Textbook of
ICU Rehabilitation
중환자재활의학

저자 **대한중환자재활학회**

대한중환자재활학회
Korean Society of ICU rehabilitation

중환자재활의학

첫째판 1쇄 인쇄 | 2025년 10월 17일
첫째판 1쇄 발행 | 2025년 11월 1일

지 은 이	대한중환자재활학회
발 행 인	장주연
출 판 기 획	이성재
책 임 편 집	배진수
편집디자인	최정미
표지디자인	김재욱
일 러 스 트	김명곤
마 케 팅	박예진
발 행 처	군자출판사(주)
	등록 제 4-139호(1991. 6. 24)
	본사 (10881) **파주출판단지** 경기도 파주시 회동길 338(서패동 474-1)
	전화 (031) 943-1888 팩스 (031) 955-9545
	홈페이지 | www.koonja.co.kr

ISBN 979-11-7068-366-7 (93510)

정가 80,000원

Textbook of
ICU Rehabilitation
중환자재활의학

편찬위원회

(가나다 순)

편찬위원장

범재원 | 서울대학교 의과대학 재활의학교실

이학재 | 을지대학교 의과대학 외과학교실

편찬위원

강승탁 | 삼성서울병원

박수영 | 서울아산병원

성관식 | 서울대학교병원

안성백 | 한림대학교 의과대학 외과학교실

임차미 | 서울대학교 의과대학 외과학교실

정재슬 | 서울아산병원

하보경 | 부산대학교병원

집필진

강승탁 | 삼성서울병원
권승연 | 연세대학교 의과대학 소아과학교실
권정이 | 성균관대학교 의과대학 재활의학교실
김상훈 | 부산대학교 의과대학 재활의학교실
김 원 | 울산대학교 의과대학 재활의학교실
김은영 | 가톨릭대학교 의과대학 외과학교실
김태윤 | 이화여자대학교 의과대학 외과학교실
나윤주 | 성균관대학교 의과대학 재활의학교실
도종걸 | 성균관대학교 의과대학 재활의학교실
박진영 | 연세대학교 의과대학 재활의학교실
백종관 | 울산대학교 의과대학 외과학교실
범재원 | 서울대학교 의과대학 재활의학교실
서지영 | 성균관대학교 의과대학 내과학교실
선현우 | 을지대학교 의과대학 외과학교실
성관식 | 서울대학교병원
송문성 | 서울아산병원
신명준 | 부산대학교 의과대학 재활의학교실
신용범 | 부산대학교 의과대학 재활의학교실
여혜주 | 부산대학교 의과대학 내과학교실
원유희 | 전북대학교 의과대학 재활의학교실
이구주 | 서울대학교 의과대학 재활의학교실
이민형 | 부산대학교병원
이병주 | 부산대학교 의과대학 재활의학교실
이송이 | 충남대학교 의과대학 내과학교실
이연주 | 서울대학교 의과대학 내과학교실
이예림 | (前) 서울대학교 의과대학 재활의학교실
이정우 | 계명대학교 의과대학 외과학교실
이학재 | 을지대학교 의과대학 외과학교실
장명훈 | 부산대학교 의과대학 재활의학교실
장예림 | 울산대학교 의과대학 외과학교실
장원혁 | 성균관대학교 의과대학 재활의학교실
정기재 | 서울아산병원
정석훈 | 울산대학교 의과대학 정신건강의학교실
정윤중 | 서울아산병원
정일영 | 우리들병원
정치량 | 성균관대학교 의과대학 내과학교실
하보경 | 부산대학교병원
현성은 | 서울대학교 의과대학 재활의학교실
홍석경 | 울산대학교 의과대학 외과학교실

발간사

중환자 치료의 목표가 생존을 넘어 일상 복귀로 확장되면서, 재활은 치료 과정 전반에서 지속적으로 고려해야 할 요소가 되었습니다. 본 교과서는 이러한 변화를 바탕으로, 임상 현장에서 활용 가능한 표준과 원칙, 다학제 접근의 실제를 한 권에 정리했습니다.

환자의 여정을 기준으로 중환자실 내 조기 재활, 이행기 관리, 지역사회 복귀까지의 흐름에 따라 핵심 주제를 배치하였고, 각 장에는 최신 근거와 실무 지침, 팀 기반 의사소통, 안전 관리 등을 함께 제시했습니다. 의사, 간호사, 물리·작업치료사, 영양 및 정신건강 전문가 등 다양한 직역이 역할을 명확히 이해할 수 있도록 실제 사례, 체크리스트, 권고 수준을 제시했습니다. 교육 현장을 고려하여 필수 도표, 알고리즘, 요점 정리 등을 담은 점도 특징입니다.

편찬 과정에서 용어와 정의, 표기 원칙을 정비하여 챕터 간 일관성을 높였습니다. 국내 제도와 자원 여건을 고려하여 적용 가능성에 무게를 두었고, 조기 가동, 호흡 재활, 진정·섬망 관리, 연하와 영양, 이행기 재활 처방, 팀 회진, 성과지표와 질 관리 등 서로 연관된 주제를 하나의 경로 안에서 이해할 수 있도록 연결했습니다. 이를 통해 단편적 지식의 나열을 줄이고, 환자·가족 중심 경로로 통합하고자 하였습니다.

이 책은 다양한 임상 현장과 전공 배경을 가진 집필진이 함께 만든 결과물입니다. 편찬위원회는 챕터별 범위와 깊이를 사전에 조율하고, 교차 검토와 공동 교열을 반복하여 중복을 줄이며 내용을 보완했습니다. 검토 과정에서 다루어진 임상적 질문과 고민들은 각 장의 문장 곳곳에 반영되어 있습니다.

아무쪼록 본 교과서가 다학제적 접근을 통해 표준에 이르는 토대를 제공하여 환자 삶의 질 향상과 중환자재활의학의 발전을 이끄는 중요한 이정표가 되기를 기대합니다. 독자께서는 각 장의 내용을 개별 기술이 아닌 연속된 진료 과정의 일부로 활용해 주시기 바랍니다. 환자 치료와 교육, 연구, 정책 논의에서 참고할 수 있도록 자료와 참고문헌도 충실히 수록하였습니다.

책을 펴내기까지 집필과 교정, 제작에 힘써 주신 모든 분들께 진심으로 감사드립니다. 본 교과서가 임상 의사결정과 팀 운영, 교육과 연구의 실질적 변화로 이어지도록 독자 여러분의 제언을 부탁드립니다. 끝으로 이 교과서가 중환자와 가족에게 더 의미 있는 회복을 선사하는 데에 보탬이 되고, 진료와 강의 현장에서 오래도록 살아 있는 지식으로 쓰이기를 바랍니다.

2025년 가을

『중환자재활의학』 **편찬위원회** 일동

축사

중환자의학의 눈부신 발전은 생존율 향상이라는 놀라운 성과를 이루었지만, 동시에 환자들이 중환자실 치료 이후 장기간 경험하는 신체적·정신적·사회적 후유증이라는 새로운 도전을 우리에게 안겨주었습니다. 이에 따라 중환자재활은 단순히 생명을 구하는 차원을 넘어, 환자들이 이전의 삶으로 회복할 수 있도록 돕는 의학의 새로운 지평을 열어가고 있습니다.

대한중환자재활학회는 "중환자들이 온전한 일상의 삶으로 복귀할 수 있도록 도와 행복하고 건강한 사회를 만든다"는 미션을 실천해왔습니다. 이번에 발간되는 〈중환자재활의학〉은 그동안 축적된 학문적 성과와 임상적 경험을 집대성하여, 환자 중심의 치료와 회복 지향적 의료를 구현하기 위한 이정표가 될 것입니다. 특히 다학제적 접근과 근거 중심의 실천을 강조하는 본 교과서는 중환자의학, 재활의학, 소아, 영양, 정신건강 등 다양한 전문 영역의 전문가들에게도 귀중한 지침이 될 것입니다.

대한중환자재활학회는 본 교과서가 중환자 재활의 표준을 정립하고 국내외 연구와 교육을 선도하는 중요한 발판이 될 것이라 확신합니다. 또한 이를 통해 우리 학회가 지향하는 환자 삶의 질 향상과 지속 가능한 중환자의료 체계 확립에 한 걸음 더 나아가기를 기대합니다.

끝으로 이번 교과서 발간을 위해 열정과 헌신을 다해주신 편찬위원장 이학재, 범재원 선생님을 비롯한 편찬위원과 집필진 여러분께 깊은 감사와 존경을 드립니다. 이 교과서가 중환자재활의 미래를 밝히는 등불이 되기를 기원합니다.

대한중환자재활학회 회장

홍석경

목 차

PART 01 중환자 재활의 역사

PART 02 집중치료 후 증후군

PART 03 중환자 치료

PART
04 중환자 재활

PART
05 중환자 재활의 특수상황

목 차

PART 06 중환자실 치료 후 재활

PART 1

중환자 재활의 역사

CHAPTER 01

중환자 재활의 역사

History of ICU Rehabilitation

서지영 의사

I 서론

중환자실(intensive care unit, ICU)은 생명을 위협하는 질환이나 외상을 입은 환자들을 치료하기 위해 설계된 공간이다. 현대의학의 발전과 함께 중환자 치료 기술이 발전하면서 생존율이 향상되었지만, 중환자 치료 후 환자들이 직면하는 신체적, 정신적 후유증 또한 중요한 문제로 대두되었다. 특히 장기적인 입원과 집중 치료로 인해 발생하는 근육 위축, 인지 기능 저하, 정신 건강 문제 등은 환자의 삶의 질을 크게 저하시킬 수 있다. 이러한 문제를 해결하고자 등장한 개념이 바로 중환자 재활이다.

중환자 재활은 단순히 생존율을 높이는 것을 넘어 환자가 치료 후에도 독립적인 생활을 영위할 수 있도록 돕는 데 초점을 맞춘다. 이 과정에는 다학제적 접근이 필수적이며, 의사, 간호사, 물리치료사, 작업치료사 등 다양한 전문가들이 협력하여 최적의 치료 전략을 수립해야 한다. 본 글에서는 중환자 재활의 역사적 발전 과정과 그 중요성, 그리고 국내 중환자 재활의 현황과 향후 방향성에 대해 살펴보고자 한다.

II 중환자실의 태동

환자 중에 가장 위중한 환자들을 한공간에 모아서 집중 관리하면 환자들의 치료결과가 향상된다는 것을 처음으로 증명한 사람은 대영제국의 간호사였던 플로렌스 나이팅게일(Florence Nightingale)이라고 전해진다.[1] 1854년, 현재 튀르키예 이스탄불에 있는 야전병원에 파견된 나이팅게일은 환자 치료의 여러 혁신적인 방법을 도입함으로써 크림전쟁에서 부상을 입은 영국 군인들의 사망율을 낮추는 데 기여했는데, 그중 하나가 위중도에 따라 부상 환자들을 모아 놓고 치료하는 것이었다. 이런 혁신들을 통해 영국군 부상자들의 사망률을 42%에서 2%로 낮췄다고 기록이 되어 있다.

나이팅게일이 활동한 시기는 또한 마취학의 발전과 새로운 외과적 기술의 발달로 더 높은 위험을 수반하는 새로운 유형의 수술이 도입됨으로써 일부 외과 의사들은 마취에서 깨어나는 환자들을 위한 회복 공간을 마련하게 되었고 이런 공간에 대한 언급은 영국에서는 1847년 문헌에 처음 등장한다. 이는 매사추세츠 종합병원에서 에테르가 수술 마취제로 시연된 지 불과 1년 후의 일이었다. 미국에서도 1890년대에 이르면 많은 병원들에서 마취 회복실이 갖추어지기 시작했으며 이런 공간은 오늘날의 마취 후 회복실(post-anesthesia care unit,

PACU)과 중환자실의 전신이라 할 수 있다.

그렇지만 병원의 한 공간에서 가장 중증도가 높은 환자들을 모아놓고 여러 장기보조 치료를 한 첫 의사는 덴마크 암스테르담에서 활동한 비욘 입센(Bjørn Ibsen)이라고 인정된다. 입센은 1952년 암스테르담에 소아마비가 유행하여 호흡근육이 약화되는 환자들의 사망률이 40%대에 이를 때 호흡부전 환자에서 양압환기 치료를 세계 최초로 도입함으로써 사망률을 급격하게 낮춘 장본인이기도 하다. 입센은 소아마비 유행 직후 암스테르담의 시립병원(Kommunehospitalet)에서 병원의 장기부전 환자들을 한 장소에 집결시켜 치료한 4년간의 경험을 세계 최초로 논문 형태로 1958년 발표하는데 많은 사람들은 이 유닛을 세계 최초의 중환자실이라고 인정한다.[2]

우리나라에서는 1958년 최초의 근대 서양식 병원체계를 도입하면서 개원한 국립의료원에서 1960년 한국 최초의 중환자실을 개설한 것으로 기록이 있다. 국립의료원은 한국전쟁 당시 의료지원을 했던 스칸디나비아 3국, 덴마크, 스웨덴, 노르웨이가 전후 국가재건 과정에서 원조의 의미에서 운영한 병원으로 당시 북유럽의 병원 시스템으로 병원을 운영하였던 것이었다. 대학병원 중에서는 1968년 세브란스 병원에서 최초로 중환자실을 개설한 것으로 기록된다.

III 중환자실의 치료 생존자들의 어려움

중환자실이라는 공간은 가장 위중한 환자들을 모아놓고 집중적으로 감시와 치료를 하는 공간으로 특히 주요 장기기능을 보조하는 공간이다. 문제는 장기기능 보조 장비들이, 특히 초기 중환자실에서는 매우 투박하였을 것이고 환자들은 이런 장치들로 인한 불편함을 견디게 하기 위해서는 이들을 침상에서 벗어나지 못하게 하면서 진정을 시키고 특히 인공호흡기를 적용하고 있는 사람들은 근이완까지 같이 할 수밖에 없었다.

이런 치료과정에서 중환자들이 오랜 기간 침상에서 벗어나지 못하고 운동제한과 사용한 약제들의 작용효과로 발생하는 근육 위축과 근력 약화는 중환자실 초기부터 문제점으로 인식되었고, 이는 중환자실 획득 쇠약(ICU-acquired weakness), 중환자 다발신경병증(critical illness polyneuromyopathy) 등 다양한 이름으로 지칭이 되어 왔다. 이런 신경근육계의 문제점들 외에도 운동제한은 심부정맥혈전, 욕창 등 여러 장기 체계에 문제를 일으킬 수 있다는 근거들도 쌓여 왔다.[3]

또한 중환자실 생존자들은 이런 신경근육 문제 외에도 삶의 질을 떨어뜨리고 지속적인 의료 서비스를 받을 수밖에 없는 여러 장기적인 후유증에 시달린다는 사실도 밝혀지게 된다. 가장 유명한 연구 중 하나가 2013년에 판디하리판데(Pandiharipande) 등이 New England Journal of Medicine에 발표한 연구인데[4], 이 대규모 관찰연구에 포함된 호흡부전이나 쇼크가 있었던 환자 중 중환자실 퇴실 후 12개월이라는 기간이 지난 시점에도 연구에 포함된 1/4의 환자들이 경증 알츠하이머 병에 해당하는 인지기능 장애가 관찰될 정도로 중환자실 치료는 후유증이 심하다는 것이 밝혀진 것이다. 그 외에는 중환자실 생존자들은 우울증, 불면증이나 불안 장애 등 정신과 적인 문제를 야기할 수 있다는 사실도 밝혀졌다.

따라서 최근에는 중환자실 생존자에서 발견되는 신경근육계 문제, 인지기능 장애, 정신과적인 문제를 포괄적으로 집중치료 후 증후군(post-intensive care syndrome, PICS)이라고 부른다. 또한 중환자실 생존자들을 간호하는 가족들의 삶도 녹록치 않아 정신과적인 문제와 연관성이 있는 것이 밝혀지면서 이를 PICS-F라고 지칭한다.[5]

Ⅳ 재활이라는 학문과 물리치료의 발달

운동과 마사지 등 물리적 자극이 신체 기능 회복에 도움이 될 것이라는 생각은 히포크라테스 시절에도 이미 있었던 개념이다. 서구에서는 산업혁명이후 산업재해와 근골격계 질환의 증가로 인해 이런 의학의 분야에 관심이 더 많아졌고 1차 세계대전 때 많은 군인들이 신체적 장애를 입게 되어 이들을 도와주는 새로운 직업군인 물리치료사와 작업치료사들이 20세기 초에 등장하게 되어 2차 세계대전을 거치면서 이 분야가 비약적으로 발전하게 됨으로써 20세기 중반에는 재활의학과 물리치료가 독립적인 의료의 한 전문분야로 인정받게 된다.[3]

Ⅴ 중환자실에서의 재활

중환자실 환자들에서 운동제한의 문제점들을 극복하기 위해 많은 의료인들은 중환자실에서 재활과 물리치료의 개념을 적용하려고 노력하였다. 예를 들어 1975년 한 학술지에는 편집장에 보내는 서한의 형식을 빌어서 인공호흡기 치료를 하고 있는 사람을 침상에서 벗어나게 해서 이동시킨 증례를 기술하고 있다.[6] 20세기 후반에 와서는 많은 중환자실 의료인들이 오랜 운동제한의 문제점에 대한 인식을 하고 있었고 이를 교정해보고자 노력을 했다. 이런 선행연구들을 바탕으로 드디어 2009년도에 란셋(Lancet)에 기념비적인 연구가 발표되기 이른다.[7] 미국 시카고 대학의 연구진들이 무작위 대조시험(randomized controlled trial, RCT)을 통하여 조기 가동(early mobilization) 및 조기 작업치료가 대조군에 비해 퇴원 시 독립적인 기능 상태로 회복된 환자 수가 유의하게 높았으며 그 외의 치료결과도 유의하게 향상되어 그동안 집중치료 후 증후군에 도움이 될 것이라고 막연하게 생각했던 조기 가동, 작업치료 등 중환자재활을 표준치료의 영역으로 끌어올리는 결정적인 근거를 제공하였다.

또한 중환자실에서 의식 수준 평가를 체계적으로 하면서 가능한 한 환자들을 얕은 진정상태를 유지하는 것이 좋고, 환자가 격양된 반응을 보이면 이를 단순히 진정제로 조절할 것이 아니라 통증조절과 섬망까지 같이 고려하는 것이 중요하다는 개념이 자리 잡게 되어 진정의 패러다임이 바뀌었다.[8] 이런 진정에 대한 접근방법은 조기 가동 등 고도의 중환자실재활을 가능하게 하는 전제조건으로 현재 많은 학술단체에서 이를 권고하고 있다.

Ⅵ 우리나라에서 중환자실에서의 재활

우리나라에서의 중환자실 재활의 역사는 길지 않다. 대부분의 병원에서 중환자실에서의 재활이란 급성기가 지난 환자들을 대상으로 기껏해야 수동적 이완 운동 정도 해주는 것이 전부였다. 2010년대 이르러서야 일부 병원에서 조기 가동을 산발적으로 시도하였으나 아직 체계적이지 못하였다. 2013년 삼성서울병원에서 우리나라에서 최초로 중환자의학과가 생기면서 과내 조직으로 중환자재활팀을 만들었는데 이 팀이 국내에서는 중환자실에서 중환자들을 체계적으로 조기 가동을 시도하려고 한 최초의 조직이었다. 그 이후 서울아산병원 외과계 중환자실에서 중환자재활을 체계적으로 적용하는 등 상대적으로 인력이 여유가 있는 소소의 병원에서 중환자재활을 시작하였다.

2016년에 개최가 확정된 제2회 아시아·태평양 중환자재활학회의 한국 유치를 계기로 중환자재활에 대해서 관심 있었던 분들이 모여서 이를 한국에서 발전시키고 전파하는 데 힘을 쏟기 시작했고(그림 1-1), 이 행사에 조직위원으로 활동했던 분들을 중심으로 2017년 정식으로 중환자재활연구회가 창립이 된다. 이후 이 연구회는 대한중환자의학회 학술대회에서 중환자재활 세션을 운영함과 동시에 매년 2회 이상 독자적인 학술모임을 개

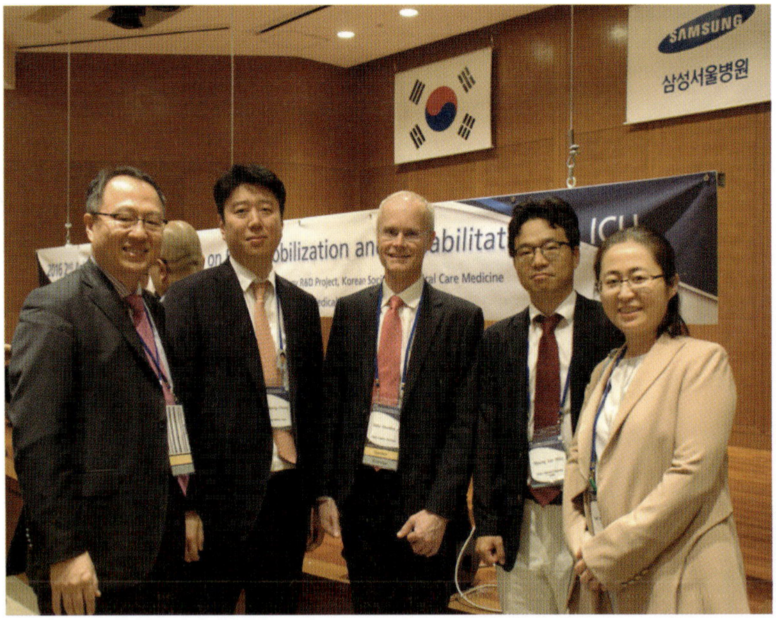
SAMSUNG
삼성서울병원

그림 1-1. 2016년 2회 아시아·태평양 중환자재활학회 당시 사진

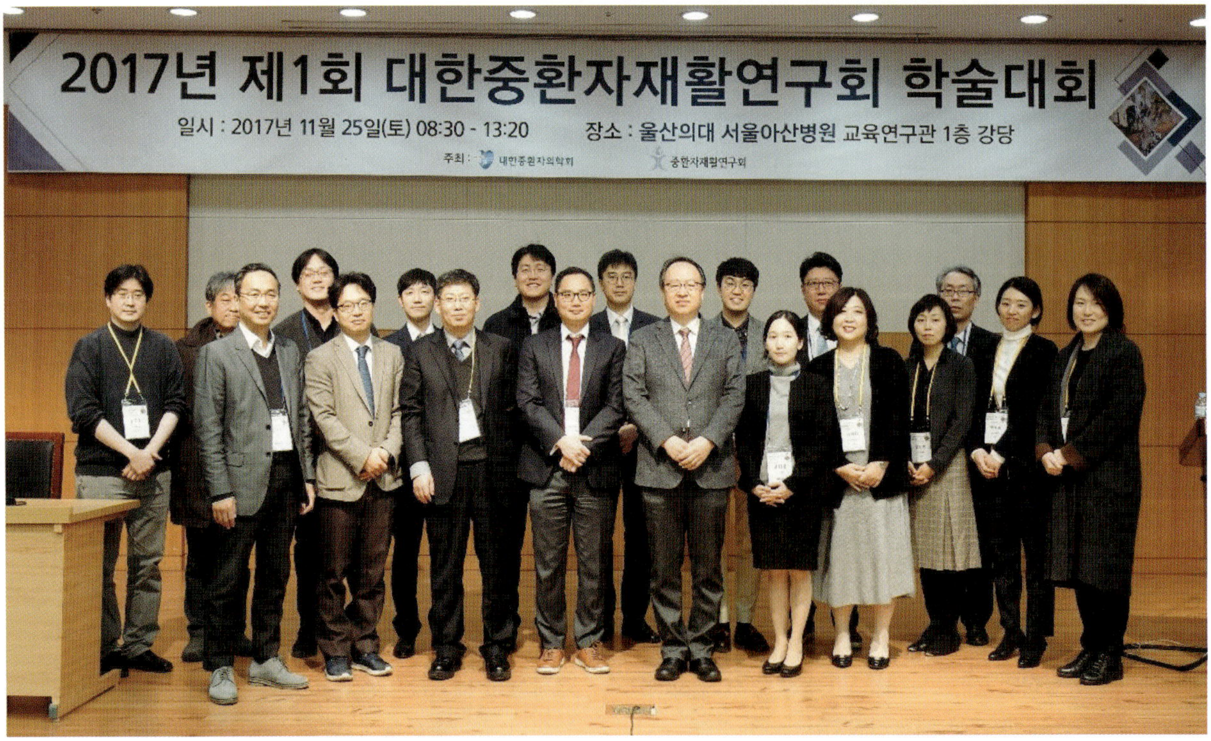
2017년 제1회 대한중환자재활연구회 학술대회
일시 : 2017년 11월 25일(토) 08:30 - 13:20
장소 : 울산의대 서울아산병원 교육연구관 1층 강당

그림 1-2. 2017년 제1회 대한중환자재활연구회 학술대회

최하여 중환자재활의 저변을 확산시키고자 노력을 하였다(그림 1-2).

저변이 확대될수록 중환자실에서 생존하였으나 장기적으로 삶의 질이 떨어질 수밖에 없었던 중환자들에게 최적의 치료를 제공해주기 위해서는 비전을 가지고 체계적으로 일을 추진해야 할 필요성이 대두되어 2020년 1월 3일에는 연구회 멤버들을 중심으로 정식으로 대한중환자의학회 산하 학회인 대한중환자재활학회가 출범을 한다. 학회는 탄탄한 조직을 바탕으로 여러 의사, 간호사, 물리치료사, 약사, 영양사 등 진정한 다학제적인 접근방법으로 국내 현실에 맞는 최적의 중환자재활 시스템을 구축하고자 노력을 하고 있다. 중환자재활 표준화 교육프로그램 개발하고 이를 배포하고, Hands-on 워크샵을 통해서 중환자재활 전문가들을 양성하고 있으며 우리나라 의료체계에서 어떤 의료행위가 가치를 인정받기 위해서 필요한 수가를 신설하는 데 주력을 하고 있다. 또한 연구분야에서도 빠르게 발전하여 학회 임원진들 중심으로 무작위 배정 연구를 성공적으로 수행한 바 있다. 또한 2025년 현재 여러 전문가들로 구성된 팀을 이루어 한국보건의료연구원(NECA)과 함께 중환자재활 진료지침을 만들고 있고 2026년에는 이를 발표할 수 있을 것이다.

VII 결론

중환자 치료의 목표는 단순한 생존이 아니라, 환자가 삶의 질을 유지하며 건강한 사회 복귀를 이루는 것이다. 중환자 재활은 이러한 목표를 달성하기 위한 필수적인 요소로 자리 잡고 있으며, 앞으로도 다학제적인 접근을 통해 지속적인 발전이 필요하다. 앞으로 우리나라에서도 보다 체계적인 중환자 재활 시스템이 정착되어, 더 많은 환자들이 최적의 치료를 받을 수 있기를 기대한다.

용어정리

- **조기 재활**(early rehabilitation): 중환자실 입실 초기부터 시작하는 전반적인 재활 치료를 의미하며, 물리치료(physical therapy), 작업치료(occupational therapy), 연하 재활(swallowing therapy), 인지 재활(cognitive therapy) 등 환자의 기능 회복을 목표로 하는 모든 재활 치료를 포함한다. 가능한 빨리 환자의 기능 유지 및 회복을 위해 다학제적(multidisciplinary) 접근으로 시작하는 치료이다.
- **조기 가동**(early mobilization/mobility): 조기 재활의 한 부분으로, 침상에서 일어나 앉기(sitting), 서기(standing), 걷기(ambulation) 등 실제적인 신체 활동을 조기에 시작하는 것을 의미한다. 이는 중환자실 획득 쇠약을 예방하고, 신체 기능을 유지하거나 향상시키기 위한 적극적인 움직임 중심의 치료이다.

여러 논문에서 위의 용어들이 혼재되어 사용되는 경우가 있어, 본 교과서에는 위와 같은 뜻으로 통일하여 작성하였다.

▶ 참고문헌

1. Grenvik A, Pinsky MR. Evolution of the intensive care unit as a clinical center and critical care medicine as a discipline. Crit Care Clin. 2009;25(1):239-50, x.
2. Berthelsen PG, Cronqvist M. The first intensive care unit in the world: Copenhagen 1953. Acta Anaesthesiol Scand. 2003;47(10):1190-5.
3. Kho ME, Connolly B. From Strict Bedrest to Early Mobilization: A History of Physiotherapy in the Intensive Care Unit. Crit Care Clin. 2023;39(3):479-502.
4. Pandharipande PP, Girard TD, Jackson JC, Morandi A, Thompson JL, Pun BT, et al. Long-term cognitive impairment after critical illness. N Engl J Med. 2013;369(14):1306-16.
5. Inoue S, Nakanishi N, Amaya F, Fujinami Y, Hatakeyama J, Hifumi T, et al. Post-intensive care syndrome: Recent advances and future directions. Acute Med Surg. 2024;11(1):e929.
6. Burns JR, Jones FL. Letter: Early ambulation of patients requiring ventilatory assistance. Chest. 1975;68(4):608.

7. Schweickert WD, Pohlman MC, Pohlman AS, Nigos C, Pawlik AJ, Esbrook CL, et al. Early physical and occupational therapy in mechanically ventilated, critically ill patients: a randomised controlled trial. The Lancet. 2009;373(9678):1874–82.
8. Devlin JW, Skrobik Y, Gelinas C, Needham DM, Slooter AJC, Pandharipande PP, et al. Clinical Practice Guidelines for the Prevention and Management of Pain, Agitation/Sedation, Delirium, Immobility, and Sleep Disruption in Adult Patients in the ICU. Crit Care Med. 2018;46(9):e825–e73.

PART 2

집중치료 후 증후군

CHAPTER 02

집중치료 후 증후군의 개요

Overview: Post-Intensive Care Syndrome, PICS

홍석경 의사

I 서론

의료기술 및 과학의 발전으로 중환자의 생존율은 지속적으로 향상되어 왔으며 이는 중환자 치료 전반에 긍정적인 영향을 미쳤다. 그러나 중환자실 생존자들이 퇴원 이후에도 신체적, 인지적, 정신적 영역에서 장기적인 기능 저하를 겪는 사례가 빈번하게 보고되면서, 중환자의 생존 이후의 삶의 질에 대한 관심이 높아지기 시작하였다.

이러한 배경 속에서 2010년 미국중환자의학회(Society of Critical Care Medicine, SCCM)는 다학제 전문가 집단을 중심으로 '집중치료 후 증후군(post-intensive care syndrome, PICS)'이라는 용어를 처음으로 제안했고, 집중치료 후 증후군은 중환자실 치료 이후 환자에게 새롭게 발생하거나 악화된 신체적, 인지적, 정신건강 영역의 기능 저하가 병원 퇴원 이후에도 지속되는 상태로 정의하였다. 초기에는 환자 본인에게 국한된 개념으로만 사용했으나, 이후 그 범위는 중환자의 가족에게 발생하는 심리적 고통(PICS-Family, PICS-F)과 소아 중환자를 위한 집중치료 후 증후군(pediatric PICS)으로 확장되었다. 집중치료 후 증후군이라는 용어가 제정된 목적은 ① 의료진, 환자, 가족 및 일반 대중을 대상으로 집중치료 후 증후군의 인식을 제고하고, ② 중환자 치료 이후 발생하는 기능 장애를 조기선별 및 적극 중재하여 ③ 해당 후유증에 대한 연구를 활성화하기 위함이다.[1]

이후 집중치료 후 증후군에 대한 관심은 지속적으로 증가하여 관련 연구 또한 활발히 이루어지고 있다. 특히 2019년 이후 전 세계를 강타한 코로나바이러스감염증-19(COVID-19) 팬데믹은 다수의 중환자에게 다양한 장기 후유증을 초래하였으며, 이러한 증상은 '롱코비드(long-COVID)' 또는 '급성기 이후 코로나바이러스감염증-19 증후군(post-acute COVID-19)'으로 지칭하였다. 이러한 후유증 중 상당 부분은 집중치료 후 증후군과 유사한 양상을 보이며, 실제로 코로나바이러스감염증-19 환자에서도 집중치료 후 증후군에 해당하는 증상이 관찰함에 따라 집중치료 후 증후군에 대한 국내외 관심이 더욱 고조되는 계기가 되었다.[2]

II 집중치료 후 증후군 개념의 변화

집중치료 후 증후군은 중환자 치료 후 발생하는 다양한 후유증으로 인해 삶의 질이 저하되는 증상군을 포괄하는 개념으로, 초기에는 신체적, 인지적, 정신건강 기능장애를 중심으로 정의되었다(그림 2-1). 이들 세

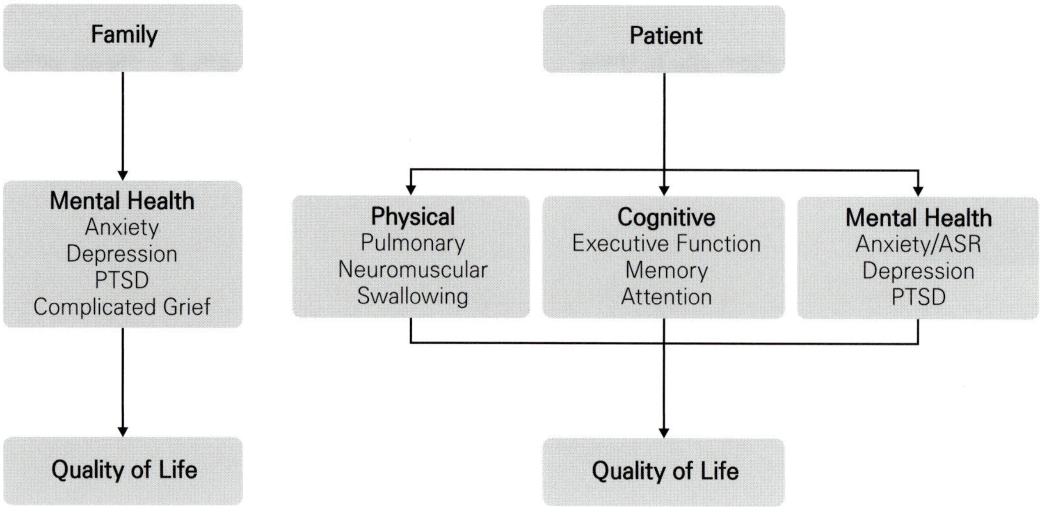

그림 2-1. 집중치료 후 증후군(post-intensive care syndrome, PICS)

영역은 비교적 높은 빈도로 발생하며, 상호 밀접하게 연관되어 있으며, 중환자 치료 이후의 장기 예후에 중요한 영향을 미치는 핵심 요소로 인식되어 왔다.

그러나 최근 몇 년 사이, 중환자실 생존자에게서 기존 개념에 포함되지 않았던 새로운 유형의 다양한 후유증이 보고되면서, 집중치료 후 증후군의 개념을 보다 광범위하고 유연한 방향으로 확장할 필요성이 제기되고 있다(그림 2-2).[3] 이러한 변화의 배경에는 집중치료 후 증후군이 단일한 증후군이라기 보다는 여러 기능 장애를 포괄하는 '우산 개념(umbrella term)'에 가깝다는 인식이 자리하고 있다. 또한 집중치료 후 증후군의 구성 요소가 모든 환자에게 동일하게 나타나지 않으며, 각 장애의 발생 기전과 위험인자 또한 상이하고, 중증도, 지속기간 등이 환자마다 상당한 이질성으로 보이기 때문이다.

확장된 포괄적 증후군 기반의 집중치료 후 증후군 접근은 중환자 치료 이후 삶의 질을 저해할 수 있는 다양한 문제들을 조기에 인지하고, 이를 체계적으로 중재하기 위한 개념적 틀로 작용할 수 있다. 이는 중환자 생존자의 장기적 건강 문제에 대한 인식을 제고하고, 다학제적 개입의 필요성을 강조한다는 점에서 집중치료 후 증후군 개념의 본래 취지와도 부합한다.

1 신체 기능 저하

집중치료 후 증후군 환자에서 흔히 관찰되는 대표적인 신체 기능 장애는 중환자실 획득 쇠약(ICU-acquired weakness, ICU-AW)으로 이는 중환자실 치료 중 또는 퇴실 이후 뚜렷한 기저 신경근 질환이 없음에도 불구하고 발생하는 사지 근력저하 증후군이다. 한 보고에 의하면 중환자실 입실 이후 불과 7일째에 이미 대퇴직근(rectus femoris muscle)의 단면적이 10.3% 감소한 것으로 보고하고 있다.[4] 중환자실 획득 쇠약의 병태생리는 미세혈관 허혈, 이화작용 그리고 장기간의 움직임 제한으로 인해 급속히 진행되는 골격근 소모이다. 이와 함께, 미세혈관 손상은 신경 허혈, 나트륨 채널 기능 이상, 미토콘드리아 손상을 유발하여 결과적으로 중환자 다발신경병증(critical illness polyneuropathy), 근병증(myopathy), 또는 이 두 가지가 동반된 형태로 나타난다. 일반적으로 근육량 및 근기능의 상실(polyneuropathy)로 나타나는데, 주로 근위부 사지와 횡격막을 중심으로 광범위하고 대칭적인 근력 저하가 특징적이다. 근긴장 저하, 근육 위축, 운동 기능 저하, 심부전반사 감소 또는 소실, 경증 마비 혹은 사지마비 등의 증상이 동반되기도 한다. 이러한 신체 기능 저하는 기계환기

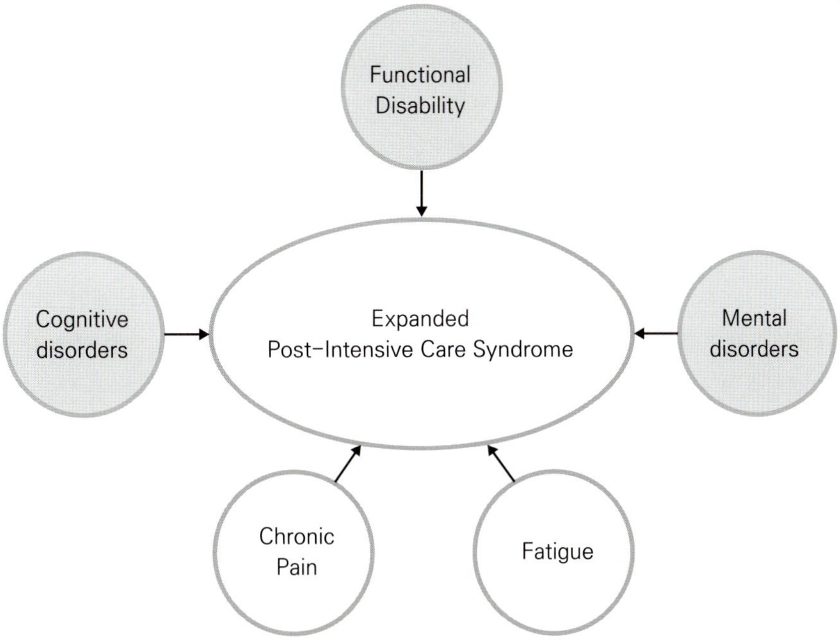

그림 2-2. 확장된 집중치료 후 증후군(PICS), 현재 구성 요소(회색 원) 및 잠재적 추가 요소(흰색 원)

기간의 연장, 재삽관 및 기관절개술의 필요 증가, 전반적인 예후 악화 및 사망률 상승과 밀접한 관련이 있다.

또한, 중환자에서 빈번하게 발생하는 연하장애는 기관삽관, 기관절개술, 중추신경계 손상, 신경근 기능 저하 등 다양한 원인에 의해 유발되며, 대부분 발관 이후에야 발견된다. 연하장애는 기도 흡인, 흡인성 폐렴, 영양불량, 재삽관 등과 같은 심각한 합병증으로 이어져 임상 경과에 부정적인 영향을 미친다.

이러한 신체 기능 장애는 중환자 치료 후 회복 과정에서 조기 인식과 적극적인 중재가 요구되는 핵심 관리 대상으로 다학제적 접근을 통해 기능 회복과 장기 예후 향상을 도모해야 한다.

2 인지 기능 저하

집중치료 후 증후군 환자에서 관찰되는 인지 기능 장애는 단기 및 장기 기억력 저하, 시간 및 장소에 대한 지남력 상실, 주의력 저하, 섬망의 발생 또는 악화, 혼란, 언어 기능 저하, 판단력 및 집행 기능의 손상 등이 포함된다. 이러한 인지장애는 짧은 중환자실 체류 이후에도 발생할 수 있는 주요 합병증 중 하나이다. 이 중에서도 기억력, 집행 기능, 의사결정 능력은 특히 자주 손상되는 핵심 인지 영역으로 알려져 있다.

여러 연구에 따르면, 중환자실 생존자의 인지 기능은 시간이 경과함에 따라 일부 호전되기도 하나, 퇴원 후 1년 이상이 지나도 정상 수준으로 회복되는 경우는 드문 것으로 보고되고 있다. 그리고 중증의 경우 다양한 정도의 치매 증상으로 이행되기도 한다. 이러한 인지 장애는 환자의 자립적 일상 복귀를 지연시키고, 가족의 돌봄 부담과 경제적 부담을 가중시키며, 궁극적으로 삶의 질 저하 및 장기 사망률 상승과도 밀접한 관련이 있다.

3 정신 건강 저하

집중치료 후 증후군 환자에게서 흔히 나타나는 정신적 건강 저하는 우울증, 불안, 외상 후 스트레스 장애(post-traumatic stress disorder, PTSD)가 대표적이며, 이들 증상은 종종 동시에 발생하거나 서로 중첩되는 양상을 보이므로, 임상적으로는 개별 진단보다는 통합적으로 평가되어야 한다. 불안 증상은 과민반응, 지속적인 불안감, 두려움 등으로 나타나며, 우울 증상은 감정적 무감각, 비관주의, 무기력감 및 지속적인 우울감을 특징으로 한다. 외상 후 스트레스 장애는 중환자실 경험 이후 발생하는 외상 재경험 증상으로 환각, 착란, 망상 등이 동반된다.

영국에서 시행된 한 관찰연구에 따르면, 4,943명의 중환자실 생존자를 대상으로 퇴원 후 3개월 및 12개월 시점에서 Hospital Anxiety and Depression Scale (HADS) 및 PTSD Examination Scale–Civilian Version을 이용해 정신건강 상태를 평가한 결과, 우울증, 불안, 외상 후 스트레스 장애의 유병률은 각각 40%, 46%, 22%로 나타났다. 이러한 증상은 장기적으로 지속될 수 있으며, 시간이 지나도 유병률이 감소하지 않는 것으로 보고되었다.[5] 이에 따라 정신적 증상은 환자의 회복을 지연시키고, 삶의 질을 저하시킬 뿐만 아니라 직업 복귀를 포함한 사회적 기능 회복에도 부정적인 영향을 미친다.

4 피로

중환자실 생존자에서 흔히 관찰되는 증상 중 하나는 퇴원 후 지속되는 피로이며, 이는 종종 신체 기능 저하와 정신 건강 장애를 동반하는 경우가 많아 장기적인 예후에 부정적인 영향을 미치는 중요한 임상 증상으로 간주된다.

급성호흡곤란증후군(acute respiratory distress syndrome, ARDS) 환자 대상으로 시행한 ALTOS 연구(n=732)에서는 functional assessment of chronic illness therapy–fatigue (FACIT–F) 척도를 사용하여 피로를 평가하였으며, 그 결과 퇴원 후 6개월과 12개월 시점에서 각각 70%, 66%의 환자가 임상적으로 유의한 수준의 피로를 경험한 것으로 보고되었다. 특히 피로를 호소한 환자들은 신체 기능 저하와 정신 건강 장애를 함께 보이는 경향이 높은 것으로 나타났다.[6] 이러한 결과는 급성호흡곤란증후군 생존자에 국한되지 않으며, 보다 광범위한 중환자군을 대상으로 한 전향적 연구에서도 동일한 경향이 확인되었다. 해당 연구에서는 퇴원 12개월 시점에서 피로의 유병률이 입원 사유에 따라 상이하게 나타났으며, 내과적 질환 환자에서 36%, 응급 수술 환자에서 45%, 정규 수술 환자에서 24%로 보고되었다.[7] 이는 피로가 특정 질환군에만 국한된 현상이 아니라, 다양한 임상적 배경을 가진 중환자 생존자들에게서 공통적으로 나타나는 보편적 증상임을 시사한다.

5 만성 통증

중환자 치료 이후 발생하는 만성 통증은 중환자 생존자에게서 흔히 나타나는 주요 후유증 중 하나로 임상에서 흔히 간과되어 온 증상이다. ALTOS 연구에 따르면, 급성호흡곤란증후군 생존자의 약 50%가 퇴원 후 1년 이내에 임상적으로 유의한 수준의 통증을 경험한 것으로 보고되었다. 특이할 점은 통증을 호소한 환자들 중 78%는 불안 또는 우울과 같은 정신 건강 장애를, 동일한 비율인 78%는 인지 또는 신체 기능 저하를 동반한 것으로 나타났다.[8] 이러한 결과는 다른 연구에서도 유사하게 나타났으며, 내과계 및 외과계 중환자실 생존자 중 각각 31%와 35%가 퇴원 3개월 및 12개월 시점에서 중등도 이상의 통증을 경험한 것으로 보고되었다.[9] 코로나바이러스감염증–19로 중환자 치료를 받은 환자에서도 약 50%가 통증을 호소, 이 중 38.5%는 임상적으로 중대한 수준의 통증을 보고하였다. 이는 일반 인구에서 만성 통증이 20% 수준임을 고려할 때 중환자 생존자에서의 통증 유병률이 일반 인구보다 현저히 높은 수준임을 시사한다.

중환자실 치료기간 동안 마약성진통제 사용량과 퇴원 후 통증 강도 간에는 뚜렷한 상관성이 보고되지 않았으나, 기저에 만성 통증 병력이 있던 환자들에서 통증 증후군 발생 위험이 더 높았다. 이는 아편유사제(opioid) 내성, 통각 과민, 혹은 통증 증후군에 이환 되기 쉬운 체질적 소인이 작용했을 가능성이 높을 것으로 설명하고 있다.

만성 통증은 집중치료 후 증후군의 신체, 정신, 인지 기능 저하를 악화시키고, 반대로 이들 기능 저하가 통증을 심화시키는 양방향 상호작용을 유발한다. 따라서 만성 통증이 동반된 집중치료 후 증후군 환자는 만성통증이 보다 복합적이고 심각한 임상 경과를 보이므로 조기 선별 및 적극적인 중재가 필수적이다.

III 유병률

최근 보고된 연구들에 따르면 집중치료 후 증후군의 유병률은 환자군의 특성에 따라 다소 차이를 보이나, 퇴원 후 12개월 시점에서 생존자의 30~50%에서 증상이 확인되었으며, 두 가지 이상의 증상을 동반한 경우도 상당수에 달하는 것으로 나타났다.

영국 내 22개 중환자실에서 48시간 이상 치료를 받은 환자 293명으로부터 중환자실 퇴실 후 6개월 및 12개월 시점에서 후속 조사가 이루어졌다. 주거 형태나 가족관계 상태에 유의미한 변화는 거의 없었음에도 불구하고 가계 소득에 부정적인 영향을 받았다고 응답한 비율은 6개월에 33%, 12개월에 28%로 나타났다. 6개월에는 25%, 12개월에는 22%의 환자가 일상생활에서 도움이 필요하다고 응답하였다. 이들에 대한 돌봄의 대부분은 가족 구성원이 제공하였으며(각각 80%, 78%), 이 중 절반은 직업 생활에 부정적인 영향을 경험한 것으로 나타났다. 전체 환자의 79%가 1차 진료 의사를 방문하였고, 44%는 지역사회 간호사의 진료를 받았다. 12개월 시점에서는 73%가 중등도 이상의 통증을 호소하였고, 44%는 지속적인 불안 또는 우울 증상을 경험하고 있었다.[10]

네덜란드에서 2,345명의 중환자실 생존자를 대상으로 중환자실 퇴원 1년 후 환자 또는 대리인이 작성한 설문지를 통해 건강 상태를 수집하였다. 본 연구에서 중환자실 입원 사유는 내과적 질환(28%, N = 649), 응급 수술(12%, N = 284), 계획 수술(60%, N = 1,412)로 구분되었으며, 이들 각각에서 58%, 64%, 43%의 환자가 신체적, 인지적 및 정신적 장애 중 하나 이상의 새로운 문제를 경험한 것으로 나타났다.[11]

내과계 중환자실, 외과계 중환자실에 입원했던 총 406명의 환자를 대상으로 시행한 연구에서는 병원 퇴원 후 3개월 및 12개월 시점에서 환자의 인지기능 장애, 일상생활 수행능력 장애, 우울 증상 등을 평가하였는데 퇴원 후 3개월과 12개월 시점에서 집중치료 후증후군 증상이 하나 이상 존재한 환자 비율은 각각 64%와 56%로 나타났다. 두 가지 이상 영역에서 집중치료 후 증후군 증상이 동반된 경우는 3개월에 25%, 12개월에 21%, 세 가지 영역 모두에서 증상이 확인된 경우는 3개월에 6%, 12개월에 4%였다. 교육 기간이 길수록 집중치료 후 증후군을 동반하지 않은 상태일 가능성이 유의하게 높았으며, 이는 3개월 및 12개월 시점 모두에서 통계적으로 유의하였다($p < 0.001$). 반면, 허약도가 심할수록 집중치료 후 증후군 동반 상태일 가능성은 유의하게 높았다(3개월: $p = 0.005$, 12개월: $p = 0.048$).[12]

일본에서 시행된 J-PICS 연구에는 기계환기가 48시간 이상 필요할 것으로 예상된 중환자실 환자 192명 중 생존자 96명을 대상으로 한 결과, ICU 입실 6개월 후 집중치료 후 증후군의 유병률은 64%에 달하였다. 구체적으로, 새로운 혹은 악화된 기능장애는 신체 장애 32.3%, 정신 장애 14.6%, 인지 장애 37.5%의 비율로 나타났다. 두 가지 이상의 집중치료 후 증후군 요소를 동시에 보인 환자는 전체의 17.8%에 해당하였다.[13]

IV 위험인자

집중치료 후 증후군의 위험인자를 사전에 인지하는 것은 임상적으로 매우 중요한데, 이는 향후 집중치료 후 증후군으로 이환될 가능성이 높은 고위험 환자군을 조기에 선별하고, 이들에게 예방적 혹은 조기 중재를 시행하는 전략을 시행할 수 있는 근거가 되기 때문이다. 집중치료 후 증후군의 위험인자는 크게 환자 관련 요인, 질환 관련 요인, 치료 관련 요인, 그리고 중환자실

표 2-1. 집중치료 후 증후군 주요 위험인자

구분	위험인자
환자 관련 요인	나이, 성별, 체질량지수, 허약(frailty), 기저 질환, 교육 수준, 사회·경제 지표, 기존 인지 저하
질환 관련 요인	급성질환의 중증도, 쇼크, 전신 염증 반응, 다장기 부전, 섬망
치료 관련 요인	장기간 인공호흡기 치료, 각종 카테터 사용, 에크모, 혈액투석, 반복적 기관 흡인, 수술, 불충분한 영양 공급
중환자실 환경 요인	과도한 소음, 부적절한 조명, 협소한 공간, 체위 제한, 움직임 억제, 면회 제한, 재활 접근성 부족

환경 요인의 네 가지 범주로 구분할 수 있다(표 2-1). 예를 들어, 고령, 기저 질환의 존재 또는 허약과 같은 환자 관련 요인은 본질적으로 중재가 어려운 경우가 많다. 반면, 중환자실 환경 요인, 즉 섬망 예방을 위한 적절한 약물 사용, 조기 재활 적용, 수면 환경의 개선 등은 비교적 중재가 용이하므로 임상적으로 보다 적극적인 개입이 권장된다.

한편 집중치료 후 증후군의 위험인자는 신체, 인지, 정신 기능 등 손상되는 기능 영역에 따라 다양하게 나타난다. 최근 연구에 의하면 이러한 세 기능 영역은 서로 독립적으로 존재하는 것이 아니라 서로 밀접하게 연관되어 있어 하나의 기능 저하가 다른 영역의 악화로 이어지는 연쇄적 상호작용을 보이는 것으로 나타났다. 따라서 집중치료 후 증후군은 단일 기능의 장애로 보기보다는, 다영역에 걸쳐 발생하는 복합적 기능장애로 이해하여야 하며, 이에 대한 평가와 중재 역시 통합적이고 체계적인 접근이 요구된다. 다음은 각 가능 영역별로 보고된 주요 위험인자들을 정리하였다.

신체기능저하, 특히 중환자실 획득 쇠약의 대표적인 선행 요인으로는 중환자실 입실 전의 기능 저하, 인지 기능 장애, 그리고 허약이 있으며, 이러한 기저 상태를 가진 환자에서는 중환자실 획득 쇠약의 발생 위험이 현저히 증가한다. 치료 관련 요인으로는 장기간의 기계 환기, 지속적인 부동 상태, 패혈증에 의한 전신 염증 반응, 그리고 다장기 기능 부전은 중환자실 획득 쇠약의 발생과 밀접한 관련이 있다. BRAIN-ICU 연구에 따르면, 신체 기능 저하가 있었던 중환자 생존자들은 퇴원 후 3개월 및 12개월 시점에서 정신 건강 악화와 삶의 질 저하를 경험할 가능성이 유의하게 높았다.[14] 신체 기능 저하, 정신 건강, 삶의 질 간의 상호작용에 대한 기전은 아직 명확히 밝혀지지 않았으며, 이에 대한 추가 연구가 요구된다.

집중치료 후 증후군의 인지 기능 장애는 다양한 위험인자에 의해 영향을 받는데, 대표적으로 섬망, 교육 수준, 패혈증, 급성호흡곤란증후군 등이 이에 포함된다. 이 중 섬망은 가장 강력한 예측 인자로, 특히 섬망의 지속 기간이 길수록 중환자실 퇴실 후 6개월 및 12개월 시점에서의 인지 기능 저하와 유의한 연관성이 있는 것으로 보고되었다.[15] 인지 예비력의 지표로 자주 활용되는 교육 수준 역시 장기 인지 예후에 영향을 미쳤는데, 고학력자는 저학력자에 비해 3개월 및 12개월 시점에서 인지 장애의 위험이 유의하게 낮은 경향을 보였다. 또한 중증 패혈증을 경험한 환자는 그렇지 않은 환자에 비해 중등도 이상의 인지 장애를 겪을 위험이 약 3배 높은 것으로 나타났다. 한편, 고령은 전통적으로 인지 기능 저하의 위험 요인으로 간주되어 왔으나, 일부 연구에서는 중환자실 생존자 집단 내에서 독립적인 위험 요인으로 작용하지 않는다는 결과도 있어, 이에 대한 해석에는 주의가 필요하다.

정신 건강 영역의 집중치료 후 증후군은 중환자실 생존자는 일반 인구에 비해 주요 정신질환의 동반 유병률이 약 4~6배 높은 것으로 보고되고 있다. 이러한 정신 건강 장애는 특히 기저에 정신과적 질환이 있던 환자에게서 더욱 높은 빈도로 발생하며, 중환자실 입원이라는 급성 스트레스 상황과 비정상적인 환경적 자극은 기존 정신 질환을 악화시키거나 새로운 정신과적 증상을 유발할 수 있다. 정신적 PICS는 종종 인지 저하 및 신체 기능 저하와 함께 나타나며, 이들 간의 복합적인 상호작용은 회복 과정에 부정적인 영향을 미친다.[16]

V 예방 및 치료

1 ABCDEF 묶음치료

중환자실 치료 과정은 생명을 위협하는 질병을 치료하는 데 필수적이지만, 그 자체가 섬망과 중환자실 획득 쇠약의 발생에 영향을 미친다는 인과관계는 점차 명확해지고 있다. 이들 합병증은 사망률 증가, 기계환기 기간 연장, 중환자실 재원 기간 증가뿐만 아니라, 퇴원 이후에도 지속적인 기능 저하와 장기적인 인지 장애를 초래하는 집중치료 후 증후군의 주요 원인으로 규명되고 있다. 이러한 배경에서 중환자실 치료의 질을 향상시키고 장기 예후를 개선하기 위한 전략으로 'ABCDE묶음치료(bundle)' 접근이 주목받고 있다. 묶음치료는 과학적 근거에 기반한 복수의 중재 요소들을 일괄적으로 적용하는 치료 방식으로, 기존에는 인공호흡기 관련 폐렴, 중심정맥관 감염 등 의인성 합병증의 예방을 위해 널리 활용되고 있다.

2013년 발표된 PAD (pain, agitation, delirium) 가이드라인은 2018년 PADIS (pain, agitation/sedation, delirium, immobility, and sleep disruption)으로 개정되고, 2025년에 또 한 차례 개정된 바 있다. 이는 중환자의 통증, 진정, 섬망 관리의 기존의 치료 접근을 환자 중심으로 재정립하는 전환점을 마련하였다.[17-20] 이를 기반으로 중환자실 회복 전략(ICU liberation) 및 집중치료 후 증후군 예방을 위한 다학제적 접근의 중요성이 강조되었고, 이를 실천에 옮기기 위한 구체적 방안으로 ABCDEF 묶음치료가 제안되었다. ABCDEF 묶음치료는 중환자 치료 과정에서 흔히 발생할 수 있는 의인성 손상을 최소화하고, 환자의 신체적·정신적·인지적 회복을 조기에 유도하여 장기적인 예후를 향상시키는 것을 궁극적 목표로 한다. 이 묶음치료는 A (assess, prevent and management pain; 통증 평가, 예방 및 조절), B (both spontaneous awakening trials and spontaneous breathing trials; 자발적 각성시도와 자발적 호흡시도), C (choice of analgesia and sedation; 적절한 진통제와 진정제 선택), D (detrium assess, prevent, and manage; 섬망 평가, 예방 및 관리), E (early mobilization and exercise; 조기 가동 및 운동), F (family engagement and empowerment; 가족 참여와 역량 강화) 여섯 가지 핵심 요소로 구성되어 있으며, 현재 전 세계적으로 중환자 진료의 표준적 접근법으로 자리 잡고 있다.

1) A: Assess, prevent, and management pain (통증 평가, 예방 및 조절)

중환자실 환자에게 통증은 매우 흔하게 관찰되는 임상 증상이며, 이는 불쾌한 경험으로 최대 50%의 유병률을 보인다. 그러나 중환자실 환경에서는 환자의 의식 저하나 의사소통 능력의 제한으로 자기 보고가 어려운 경우가 많다. 이때 환자가 언어로 표현하지 못한다고 해서 통증이 존재하지 않는다고 간주해서는 안 되며, 조기 평가와 적절한 관리는 섬망 예방 및 치료 측면에서 중요한 역할을 한다.

- **평가**: 통증 조절의 시작은 정확한 평가로부터 출발한다. 환자가 의사소통이 가능한 경우, 자기보고식 숫자 통증 평가 척도(Numerical Rating Scale, NRS)를 사용하는 것을 표준 방법으로 많은 중환자의학회에서 권고되고 있다. 의사소통이 어려운 중환자에서는 행동 및 생리학적 지표가 통증 평가의 주요 수단이 되며 비언어적 통증 평가 도구 행동 통증 척도(Behavioral Pain Scale, BPS), 중환자 통증 관찰 도구(Critical-Care Pain Observation Tool, CPOT)가 널리 사용된다. 이들 도구는 진통제 투여 여부 결정 및 치료 효과 평가에 활용된다.
- **치료**: 임상적으로 유의한 수준의 통증(NRS > 4, BPS > 5, CPOT > 3)이 평가되었거나, 통증이 유발될

가능성이 있는 처치가 예정되어 있는 경우에는 진통제 투여가 필수적이다. 중추신경병증성 통증이 아닌 경우에는 정맥 투여 아편유사제가 1차 치료제로 권고된다. 단, 아편유사제는 장기간 사용 시 내성이 발생할 수 있으며 동일한 효과를 내기 위해 용량 증량이 필요할 수도 있다. 신경병증성 통증이 의심되는 경우에는, 아편유사제에 경구용 가바펜틴(gabapentin) 또는 카르바마제핀(carbamazepine) 병용을 고려할 수 있다. 아세트아미노펜(acetaminophen), 비스테로이드성 소염제(NSAIDs), 케타민(ketamine) 등을 보조로 사용하면 아편유사제 사용량을 줄이고 약물 관련 부작용을 최소화하는 데 도움이 된다. 제한적으로 늑골 골절이 있는 외상 환자에게는 국소마취제 또는 경막 외 진통도 고려할 수 있다.

이와 같이 약물 치료 외에도, 체위 변경, 냉·온찜질 이완 또는 주의 전환 기법, 마사지 및 촉각 자극, 음악치료, 환자 교육, 정서적 지지 및 가족의 참여 등 비약물적 중재 역시 통증 비약물적 중재 역시 통증 완화에 효과적인 방법으로 권장된다.

- **예방**: 중환자실 환자에서의 통증 예방은 일상적인 시술이 상당한 통증을 유발할 수 있음을 인지하는 것에서 출발한다. 특히 흉관 제거, 상처 배액관 제거, 동맥관 삽입은 통증 유발 강도가 높은 시술로, 시술 전 대비 통증이 두 배 이상 증가하는 것으로 보고된다. 이러한 시술 전에는 반드시 사전 진통제 투여나 비약물적 중재가 선행되어야 하며, 이외의 다른 침습적 처치에 대해서도 동일한 예방적 접근이 필요하다.

2) B: Both SAT (Spontaneous awakening trial) and SBT (Spontaneous breathing trial) (자발적 각성 시도와 자발적 호흡 시도)

자발적 각성 시도(spontaneous awakening trial, SAT)와 자발적 호흡 시도(spontaneous breathing trial, SBT)의 병행 적용은 중환자의 기계 환기 기간 단축, 중환자실 및 병원 재원 기간 단축, 생존율 향상 등에 기여하는 것으로 보고되어 왔다. 한 다기관 무작위 대조 연구에 따르면, 두 중재를 병합한 군은 평균 기계 환기 기간이 평균 3.1일 감소하였으며(95% CI, 0.7–5.6; $p=0.02$), 기관절개술 시행률과 섬망 발생률 역시 유의하게 낮았다. (OR 0.505; 95% CI, 0.299–0.853; $p=0.01$)

자발적 각성 시도는 통증이 조절된 상태에서 매일 진정제 및 진통제 투여를 일시적으로 중단하거나, 이전 용량의 절반으로 감량한 후 필요 시 점진적으로 증량하는 전략이다. 자발적 각성 시도는 ABCDEF 묶음치료의 핵심 구성 요소 중 하나로, 기계 환기 조기 종료 및 입원기간 단축을 목표로 한다. 심한 진정(deep sedation)은 불량한 예후와 일관된 연관성을 보이며 특히 중환자실 입실 초기 48시간 내에 깊은 진정 수준(RASS –3 이하)에 노출된 환자는 발관 지연, 기관절개술 필요 증가, 병원 사망률 및 6개월 사망률 증가와 관련되어 있다. 따라서 모든 중환자에 대해 매일 진정의 깊이와 질을 평가하는 것은 매우 중요하다. 성인 중환자에게는 Richmond Agitation–Sedation Scale (RASS) (표 2-2) 및 Sedation–Agitation Scale (SAS)가 표준 평가 도구로 사용된다. 진정 수준은 조절 가능한 위험인자로 간주되고 있어, 가벼운 진정을 유지하기 위한 기관별 프로토콜화된 진료지침이 필요하다.

자발적 호흡 시도는 기계 환기 해제를 위한 핵심 전략으로, 다수의 무작위 대조연구에서 그 효과와 안전성이 입증되었다. 실제로 기계환기 시간 중 3분의 2는 기계환기 이탈 기간에 해당하므로, 이 시간을 단축하는 것은 환자의 예후와 자원 효율 측면에서 임상적으로 매우 중요하다. 자발적 각성 시도와 자발적 호흡 시도를 성공적으로 시행하기 위해서는 의사, 간호사, 호흡 치료사, 물리치료사 등이 포함된 다학제 팀 기반의 협업이 필수적이다. 이러한 팀 접근은 중환자실 회복 전략 묶음치료의 효과적인 적용을 가능하게 하며, 환자의 조기 회복과 장기적 예후 개선에 기여한다.

표 2-2. Richmond agitation-sedation scale (RASS)

점수	상태	설명
+4	극도로 흥분(combative)	폭력적, 즉각적인 위험 상태
+3	매우 흥분(very agitated)	관 제거 시도, 공격적 행동
+2	흥분(agitated)	초조, 목적 없는 움직임 환자-호흡기 불일치(desynchrony)
+1	불안(restless)	불안하거나 안절부절 못함 그러나 과격하지 않은 움직임
0	각성 및 안정(alert and calm)	깨어있고 차분함
-1	졸림(drowsy)	의식이 완전히 명료하지 않음. 소리에 반응하여 지속적으로 깨어있으며, 소리에 눈뜨고 10초 이상 눈맞춤 유지됨.
-2	가벼운 진정(light sedation)	소리에 반응하여 잠시 깸. 눈은 뜨지만, 10초 이상 눈맞춤되지 않음.
-3	중증도 진정(moderate sedation)	소리에 반응하여 움직이거나 눈을 뜸. 눈맞춤되지 않음.
-4	깊은 진정(deep sedation)	소리에 반응하여 움직임 없음. 신체 자극에 움직이거나 눈을 뜸.

3) C: Choice of analgesia and sedation (적절한 진통제와 진정제 선택)

중환자에서의 통증 및 불안/초조에 대해 안전하고 효과적인 약물 치료는 환자의 단기 및 장기 예후에 직결되는 중요한 요소이며, 이를 위해 PADIS 지침이 널리 활용되고 있다.

• **평가**: 모든 중환자는 개별화된 진정 수준 목표를 설정해야 하며, 진정제는 이 목표에 따라 점진적으로 조정되어야 한다. 과소진정과 과도진정 모두 환자의 예후에 부정적 영향을 미칠 수 있으므로, 최소 4시간마다 정기적인 진정 수준 평가가 필수적이다. 성인 중환자에서 표준화된 진정 수준 평가 도구는 RASS 혹은 SAS의 사용이 권고된다.

• **중재**: PADIS 가이드라인은 기계 환기 중인 환자에게 깊은 진정보다는 가벼운 진정을 우선적으로 권장하며, 진정 약물 선택에 있어, 벤조다이아제핀(benzodiazepine) 계열보다는 프로포폴(propofol) 또는 덱스메데토미딘(dexmedetomidien)의 사용을 제안하고 있다. 이러한 권고는 진정의 깊이와 약물 선택이 섬망 발생, 기계 환기 기간, 중환자실 재원 일수, 그리고 전체적인 예후에 영향을 미칠 수 있음을 근거로 하고 있다. 최적의 진정 전략 수립을 위해서는 약제의 종류, 용량, 투여 시점 및 중단 시점을 모두 고려한 환자 중심의 맞춤형 진정 관리가 필수적이다.

4) D: Delirium; Assess, prevent, and manage (섬망 평가, 예방 및 관리)

중환자에서의 섬망 관리는 평가, 예방, 치료를 포함한다. 섬망은 단기간 내 발생하고 시간 경과에 따라 변동하는 의식 및 주의력 장애로 정의되며, 중환자실에서 흔히 발생하는 신경정신학적 이상이다. 기계 환기 중인 중환자의 약 80%에서, 중증도가 낮은 환자의 20~50%에서도 발생할 수 있으며, 이는 기계 환기 기간의 연장, 중환자실 및 병원 재원 일수 증가, 의료비용 상승, 장기적인 인지 기능 저하 및 사망률 증가와 밀접하게 연관된다. 섬망은 다양한 요인에 의해 발생하는 질환으로 약물치료에 대한 근거가 제한적인 만큼 조기 인식과 비약물적 중재가 가장 효과적인 전략으로 간주된다. 특히 섬망은 중환자 생존자의 장기적인 인지 및 기능 회복에 직접적인 영향을 미치므로, 중환자 치료 전 과정에서 체계적인 평가와 다학제적 접근이 필수적이다.

• **평가**: 섬망 진단을 위해서는 신뢰성와 타당성이 입증된 도구를 활용한 정기적 평가가 필요하다. 성인 환자에게는 Confusion Assessment Method for the ICU (CAM-ICU) 또는 Intensive Care Delirium Screening Checklist (ICDSC)가 가장 널리 사용된다. 섬망은 행동 양상에 따라 과활동형, 저활동형, 혼합형으로 구분되며, 이 중 저활동형은 무반응과 무관심이 특징으로 하나 흔히 간과되며 예후가 더 불량한 것으로 보고된다. 주요 위험인자로는 기존 인지 기능 저하, 고령, 향정신성 약물 사용, 기계 환기, 조절되지 않은 통증, 패혈증, 수면 박탈, 혈역학적 불안정 등이 있으며, 특히 벤조다이아제핀 및 마약성 진통제의 사용은 가장 강력한 단일 위험인자로 알려져 있다.

• **치료**: 섬망 치료의 출발점은 유발 원인의 확인이다. 약물 복용 이력, 대사 이상, 감염 등 가역적인 유발 요인을 먼저 확인해야 하며 원인을 교정하는 것이 최우선이다. 비약물적 중재는 시간 지남력 제공, 가족과의 상호작용 유도, 불필요한 기기의 제거, 시청각 보조기기 제공, 조기 재활 시행, 적절한 영양 및 수분 공급, 수면 위생 유지, 주야간 주기 조절 등이 포함된다. 약물치료는 제한적으로 사용하며, 불안 또는 초조로 인해 자발적 호흡 시도가 방해되거나 발관이 지연되는 경우에는 덱스메데토미딘의 사용을 고려할 수 있으며, 할로페리돌(haloperidol) 등 항정신병 약물은 비교적 널리 사용되지만, 그 효과와 안전성에 대한 근거는 제한적이다.

• **예방**: 섬망 예방을 위한 항정신병제의 일상적인 사용은 권장되지 않는다. 가장 강력하게 권고되는 예방 전략은 수면 질 개선과 조기 재활 활성화이다. 섬망은 단일 중재만으로는 효과적인 예방이 어려우며, 중환자실 회복 전략 묶음치료의 전 요소들을 통합적으로 적용하는 것이 효과적인 예방 전략으로 평가된다.

5) E: Early mobility and exercise (조기 가동 및 운동)

조기 가동(early mobility)은 중환자 치료 과정에서 환자의 회복을 앞당기기 위한 중요한 전략으로 중환자실 회복 전략 묶음치료의 E 요소에 해당한다. 초기에는 혈역학적으로 불안정하거나 기계환기에 의존하는 상태에서 움직이는 것 자체가 위험하다는 인식이 많았지만, 최근에는 적절한 평가를 통해 조기에 시작하는 재활은 안전할 뿐 아니라 오히려 회복을 촉진한다는 근거가 점점 명확해지고 있다. 실제로 성인 중환자를 대상으로 한 여러 연구에서, 중환자실 단계에서 시작된 조기 재활이 섬망 발생률을 줄이고, 기능적 예후를 향상시키며, 의료 자원의 효율적인 사용에도 긍정적인 영향을 준다고 보고되었다. 이러한 근거를 바탕으로, 조기 가동은 성인뿐만 아니라 소아 중환자에게도 적용 가능한 전략으로 자리잡고 있다.

• **평가**: 환자의 상태에 따라 수동적 관절 운동부터 시작하여 자발적 보행까지 다양한 수준으로 시행될 수 있다. 활동 목표는 매일 환자의 상태를 파악한 후 그날의 활동 목표를 설정한다. 이 때 고려해야 할 항목은 매우 구체적으로 설정해야 하며, 신경학적 상태, 심혈관계 안정성, 호흡기 요구도, 도관 및 배액관의 위치와 안정성, 예정된 시술이나 검사 여부, 물리치료사 및 간호 인력의 확보 여부 등을 종합적으로 고려한다.

• **치료**: 임상 현장에서 조기 재활에 대한 우려가 존재할 수 있으나, 최근 연구들은 자발적 각성 시도를 포함한 얕은 진정 유지와 함께 가능한 한 이른 시점부터 활동을 유도하는 전략이 임상적으로 효과적임을 보여주고 있다. 중환자에게 재활 치료는 안전하며, 연속적이고 점진적인 개입을 통해 기능 회복에 실질적 기여를 할 수 있음이 입증되었다. 특히, 중환자 재활은 중환자실 단계에서 시작되어 퇴원 후 회복기에 이르기까지 연속적으로 이어져야 하며, 이를 위해 의사, 간호사, 물리치료사 등 다학제 의료진 간의 긴밀한 협력과 조정이 필수적이다. 이러한 통합적 접근은 환자 개인의 기능 회복뿐만 아니라, 가족 및 돌봄 제공자의 신체적·심리적 부담을

완화하는 데에도 중요한 역할을 한다. 이와 관련된 구체적인 내용은 본 교과서의 각 장에서 종합적으로 다루고 있다.

6) F: Family engagement and empowerment (가족 참여와 역량 강화)

중환자의 치료 과정에 가족을 적극적으로 참여시키고 이들의 역할을 강화하는 것을 핵심으로 한다. 중환자실에서 환자의 곁에 가족이 함께할 수 있도록 장려하고, 치료 과정에 있어 가족의 의견과 가치를 반영하는 것은 치료의 질과 안전을 높이고, 환자 및 가족의 불안, 혼란, 초조를 줄이는 데 긍정적인 효과가 있는 것으로 보고되었다.

- **평가**: 가족 참여 요소의 평가에서 가장 중요한 것은 환자에 대한 포괄적 평가를 위해 가족을 적극적으로 관여시키는 것이다. 이를 위해 가족 구성원 중 핵심 인물(법적 가족이 아닐 수도 있음)을 파악하고, 주요 의사결정권자를 확인하며, 가족이 필요로 하는 지지의 형태를 평가한다. 단순한 사회·의료적 병력 청취를 넘어서, 가족과 함께 환자의 목표, 문화적 가치관, 평소 생활 습관(예: 선호하는 음악, 텔레비전 프로그램, 수면 주기 등)을 파악하여 환자의 개별적 맥락을 고려한 치료계획 수립이 가능하도록 해야 한다. 특히, 환자가 자신의 의사를 표현할 수 없는 경우에는 가족이 환자의 의사와 선호를 대변할 수 있는 중요한 역할을 수행한다.
- **중재**: 가족 참여를 증진하기 위한 중재에는 다음과 같은 전략이 포함된다. 우선, 개방형 면회를 기본으로 하며, 감염병 상황 등으로 대면 면회가 어려운 경우에는 가상 면회 등 유연한 방식을 도입한다. 매일 가족과의 정기적인 면담을 시행하며, 필요시 다학제 회진에 가족이 동참할 수 있도록 한다. 환자 및 가족이 치료 과정 중 경험을 기록할 수 있도록 중환자실 일기를 활용하고, 가족의 참여 수준과 환자의 상태에 따라 가족이 환자 간호에 직접 참여할 수 있는 다양한 옵션을 제공한다. 또한, 중환자실의 용어 및 치료에 대한 이해를 도울 수 있는 교육 자료와 가족의 정서적·정보적 요구를 지원할 수 있는 다양한 자원을 제공하는 것이 바람직하다.

2 재활치료

본 교과서 전반에 걸쳐 재활치료 관련 심화된 내용으로 다룰 예정이다.

3 영양 치료

중환자에서의 영양 치료는 질환의 경과에 따라 그 목표와 접근 방식이 달라진다. 치료 초기에는 지방제외체질량(lean body mass)의 보존, 면역 기능 유지, 장기 기능의 악화 방지, 그리고 영양 치료로 인한 합병증 최소화가 주요 목표이다. 이를 위해 적절한 열량 및 단백질 공급과 더불어, 결핍된 미량영양소나 특정 영양소의 보충이 필요하다.

중환자의 상당수는 입실 시 이미 영양 상태가 불량하거나, 중환자실 재원 중 전신 염증 반응 및 보상성 항염증 반응으로 인한 이화작용으로 인해 급속한 근육 소실을 경험하게 된다. 특히 중증 질환을 가진 환자나 고위험군에서는 장기 부전이나 위장관 운동 저하로 인해 경장 또는 정맥 영양의 흡수 및 이용이 제한되는 경우가 흔하다. 따라서 중환자실에 입실한 모든 환자는 영양불량 고위험군으로 분류하여 중환자 영양 치료의 전 과정에서 과잉 및 부족 공급을 방지하고, 영양 불내성 증상에 주의를 기울이기 위한 철저한 모니터링이 필수적이다. 의사, 간호사, 약사, 영양사가 포함된 영양집중치료팀(nuturition support team, NST)이 시행하는 개별화된 공급 프로토콜을 통해 주기적인 모니터링과 계획을 세우는 것이 필요하다.

중환자실 입실 후 급성기에는 가능한 한 조기에 경장영양을 시작하는 것이 원칙이다. 다만, 이 시기의 환자들은 종종 다장기부전과 대사적 불안정 상태를 동반하므로, 과도한 열량 공급은 피해야 하며, 초기에는 장 점막 기능 보존, 감염성 합병증 위험 감소, 면역 기능 유지를 목표로 소량의 경장 영양을 시작하는 것이 권장된다. 특별한 금기사항이 없는 한, 조기 경장 영양이 우선적으로 고려되어야 하며, 이는 중환자 치료 초기에 매우 중요한 전략으로 간주된다. 경장 영양을 시작한 후에는 적응도를 지속적으로 평가하며, 환자의 전신 순환이 안정되고 수액 및 승압제 사용이 조절되면, 이후 점진적으로 열량 및 단백질 공급량을 증가시켜 목표치에 도달하도록 한다. 한편, 입실 시점에 이미 영양불량이 동반된 환자의 경우에는, 경장영양만으로는 초기 영양 요구량을 충족시키기 어려울 수 있으므로, 정맥 영양을 병행하며 보다 적극적인 영양 전략이 필요할 수 있다(그림 2-3).[21,22]

급성기의 염증 반응이 해소된 이후에는 에너지 및 단백질 공급을 점진적으로 증가시키며, 조기 재활과 병행하여 신체 기능의 회복을 도모한다. 조기 보행이 가능해지고 적극적 재활 단계에 접어들면, 경장 또는 정맥 경로를 통해 열량 공급을 강화하고 열량 공급은 측정된 휴식기 에너지 소비량(resting energy expenditure)의 125~150%까지, 단백질은 1.5~2.0g/kg/day까지 증량하도록 권장된다. 더불어 환자의 활동 수준에 맞는 맞춤형 재활치료를 동시에 시행한다.

회복기에는 영양 공급도 경장 또는 정맥영양에서 경구섭취로의 이행이 이루어진다. 이 과정에서 흔히 마주하는 문제는 연하곤란이다. 특히 장기간 기계 환기를 유지하였거나 중증의 근감소증을 겪은 환자에서는 연하기능 저하로 인해 경구 식사 시작 시 섭취량 감소, 반복적 흡인, 흡인성 폐렴 등이 발생할 수 있다. 이에 따라 회복기 영양 치료의 일환으로 연하 기능에 대한 조기 선별을 실시하고, 필요시 연하 재활을 포함한 적극적인 중재를 통해 원활한 경구섭취로의 전환이 가능하도록 해야 한다. 이는 자율적 섭취를 촉진하고, 영양 불균형 및 재입원 위험을 줄이는 데 중요하다.

4 집중치료 후 클리닉

집중치료 후 증후군은 중환자실 치료 이후 병동, 퇴원 후까지 이어지는 신체적·정신적·인지적 후유증으로, 개인의 삶의 질 저하를 넘어 가족과 사회의 부담으로 확대되는 중요한 문제이므로 퇴원 이후에도 지속적인 모니터링과 연속적인 치료가 필요하다. 현재 퇴원 후 집중치료 후 증후군 관리 시스템은 일반화되어 있지 않은데, 그 원인으로는 환자·보호자·의료진의 집중치료 후 증후군에 대한 인식 부족, 의료 보험 등 재정적 지원의 부재뿐만 아니라, 집중치료 후 증후군 추적관리에 대한 효과성 근거가 부족하다는 점이 지적된다.[24]

집중치료 후 증후군을 위한 퇴원 후 외래 진료(이하 집중치료 후 클리닉)는 운영 방식이 표준화되어 있지 않고 자발적으로 시행하고 있는 집중치료 후 클리닉조차도 참여하는 전문 직종, 대상 환자 선정 기준, 진료 시점 및 기간, 전문 진료로의 의뢰 기준 등이 기관마다 상이한 상태이다. 집중치료 후 클리닉은 환자별 병태생리에 기반한 맞춤형 중재가 필요하다. 일반적으로 중환자실 퇴원 후 2~3개월 내에 대면 평가를 통해 적절한 재활 치료 또는 전문 진료 서비스를 제공할 것이 권고되며, 특히 간과하기 쉬운 중등도 이하의 질환이거나 입원기간이 짧았던 환자라 하더라도 추적관리에서 배제되어서는 안 된다. 중환자의학 전문의, 특히 집중치료 후 증후군에 대한 임상적 관심과 경험이 있는 전문의는 중환자 치료 과정에서 발생하는 다양한 후유증을 가장 잘 이해하고 있으므로, 간호사, 약사, 물리치료사, 작업치료사, 임상심리사 등과 함께 외래 시스템의 설계 및 운영에 핵심적인 역할을 수행해야 한다.

하지만 실제 임상에서는 고위험 집중치료 후 증후군 환자일수록 거동이 어렵고 순응도가 낮아 외래 방문율이 떨어져 예약 취소율이 절반에 이를 정도로 높은 것이 현실이다. 따라서 원격진료 등 다양한 접근방법들의 고안이 필요하다. 향후 집중치료 후 클리닉을 누구에게, 언제, 누가 제공하며, 어떤 방식으로 중재할 것인가에 대한 근거를 축적하고, 이에 기반한 표준 권고안을 마련하는 것이 중요한 과제로 남아 있다.

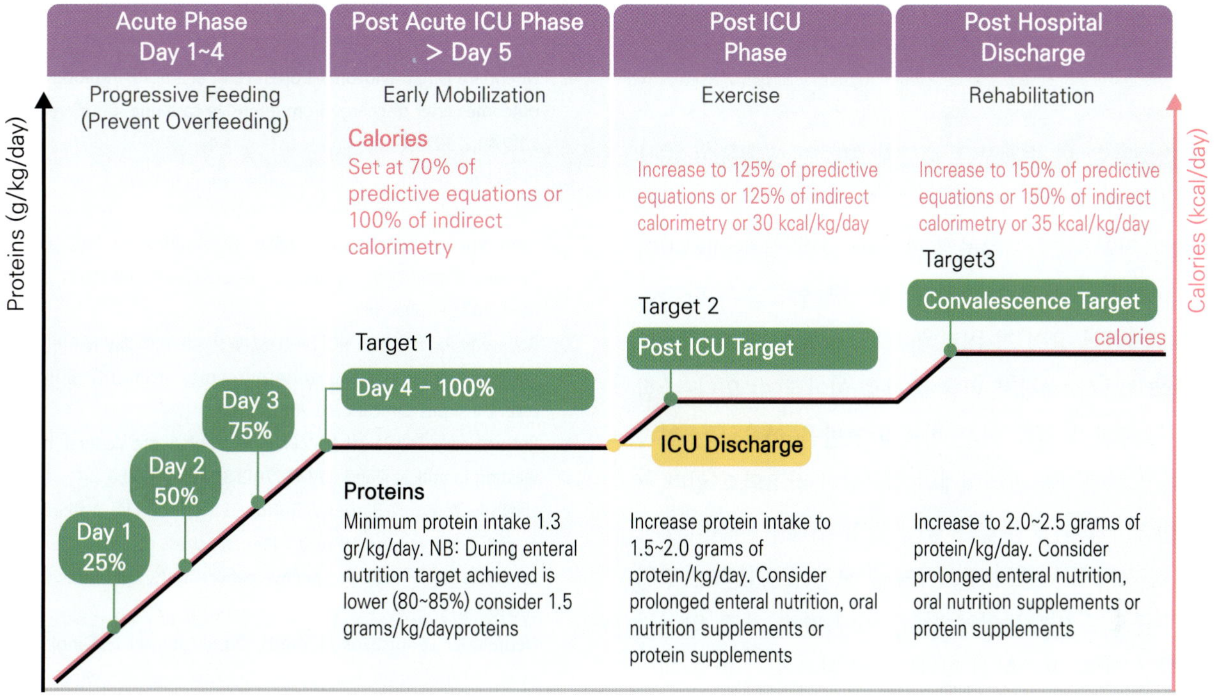

Recommendations

Acute Phase	Post Acute ICU Phase	Post ICU Phase	Post Hospital Discharge
	Adjust caloric intake for non-nutritional calories from: glucose, propofol and citrate	Patients are at-risk for reductions in caloric intake after cessation of enteral nutrition	Patients are at-risk for prolonged reduced caloric intake consider the use of oral nutrition supplements
	When feeding is reduced to prevent overfeeding due to non-nutritional calories, use very-high protein feeds or protein supple-ments	Patients are at-risk for reductions in protein intake after cessation of enteral nutrition and feeding tube removal	Patients are at-risk for prolonged reduced protein intake consider the use of oral nutrition supplements

Monitoring

Acute Phase	Post Acute ICU Phase	Post ICU Phase	Post Hospital Discharge
Monitor Phosphate. Stay at 25% of caloric target for 48h when phosphate drops	Indirect Calorimetry (every 48h) and adjust target accordingly	Monitor oral intake, do not remove feeding tube early	Monitor oral intake and oral nutrition supplement intake
Prevent very early high pro-tein intake	Consider to monitor Nitrogen balance	Consider use of muscle ultrasound, BIA, DEXA, or CT for body composition	Consider functional muscle tests and follow-up of body composition

그림 2-3. 중환자의 시기별 영양 치료 전략[23]

VI 결론

집중치료 후 증후군은 중환자 치료의 생존율이 향상됨에 따라 새롭게 부각된 후유증 개념으로, 신체적, 인지적, 정신적 기능 저하를 포함한 삶의 질을 저하시키는 다양한 장애를 포괄한다. 이러한 후유증은 단순히 환자 개인의 삶의 질 저하에 그치지 않고, 가족의 돌봄 부담과 사회·경제적 비용 증가로 이어질 수 있다는 점에서, 중환자 치료 이후 회복기 전반을 아우르는 연속적이고 포괄적인 관리체계의 필요성이 강조되고 있다.

집중치료 후 증후군은 증상 양상이 매우 이질적이며, 각 영역 간의 연쇄적 상호작용을 보이는 복합적 다영역 증후군으로 이해되어야 한다. 이에 따라 조기 인식과 위험군 선별, 표준화된 평가도구의 활용, 적절한 시기의 중재 적용이 필수적이며, 그 과정에서 의사뿐만 아니라 간호사, 물리치료사, 임상심리사, 영양사 등 다양한 직종의 협력이 요구된다. 특히, 중환자실 치료 중 시행되는 ABCDEF 묶음치료 전략, 조기 재활, 영양 지원 등의 통합적 중재는 집중치료 후 증후군의 예방과 완화에 있어 핵심적인 역할을 한다. 그러나 아직까지 국내에서는 제도적 기반과 의료 인식 모두 미흡한 실정이다. 향후에는 집중치료 후 증후군의 유병률과 위험인자, 예후에 대한 정량적 연구의 축적, 표준 진료지침의 마련, 보험 수가 체계 정비를 포함한 제도적 뒷받침이 필수적이다.

집중치료 후 증후군은 더 이상 일부 환자에서 나타나는 예외적 현상이 아닌, 중환자 치료 이후 모든 생존자에서 고려해야 할 예측 가능한 의료 문제이다. 중환자 치료의 궁극적 목표가 단순한 생존을 넘어 삶의 질을 올리기 위하여, 이제는 중환자 진료의 패러다임 역시 급성기 중심에서 회복기를 포함한 체계적 관리를 위한 전환이 요구된다. 이를 위해 집중치료 후 증후군은 향후 중환자의학의 핵심 연구 및 정책 과제로 지속적으로 다루어져야 하며, 본 교과서의 후속 장들에서 이러한 다학제적 접근과 실천 전략을 보다 구체적으로 제시할 것이다.

▶ 참고문헌

1. Needham DM, Davidson J, Cohen H, et al. Improving long-term outcomes after discharge from intensive care unit. Crit Care Med. 2012;40(2):502–9.
2. Hatakeyama J, Inoue S, Liu K, Yamakawa K, Nishida T, Ohshimo S, et al. Prevalence and risk factor analysis of post- intensive care syndrome in patients with COVID- 19 requiring mechanical ventilation: a multicenter prospective observational study. J Clin Med. 2022;11(19):5758.
3. Rousseau AF, Prescott HC, Brett SJ, Weiss B, Azoulay E, Creteur J, Latronico N, et al. Long-term outcomes after critical illness: recent insights Critical Care 2021;25:108
4. Puthucheary ZA, Rawal J, McPhail M, et al. Acute skeletal muscle wasting in critical illness. JAMA. 2013;310:1591–600.
5. Hatch R, Young D, Barber V, Griffiths J, Harrison DA, Watkinson P, Anxiety, depression and post traumatic stress disorder after critical illness: a UK-wide prospective cohort study, Crit. Care 2018;22 (1):310
6. Neufeld KJ, Leoutsakos JS, Yan H, Lin S, Zabinski JS, Dinglas VD, et al. Fatigue symptoms during the first year following ARDS. Chest. 2020;158(3):999–1007.
7. Geense WW, Zegers M, Peters MAA, et al. New physical, mental, and cognitive problems 1 year after ICU admission. Am J Respir Crit Care Med. 2021;203(12):1512–21.
8. Probert JM, Lin S, Yan H, et al. Bodily pain in survivors of acute respiratory distress syndrome: a 1-year longitudinal follow-up study. J Psychosom Res. 2021;144:110418.
9 Chanques G, Sebbane M, Barbotte E, Viel E, Eledjam JJ, Jaber S. A prospective study of pain at rest: incidence and characteristics of an unrecognized symptom in surgical and trauma versus medical intensive care unit patients. Anesthesiology. 2007;107(5):858–60.
10 Griffiths J, Hatch RA, Bishop J, et al. An exploration of social and economic outcome and associated health-related quality of life after critical illness in general intensive care unit survivors: a 12-month follow-up study. Crit Care. 2013;17(3):R100
11. Geense WW, Zegers M, Peters MAA, et al. New physical, mental, and cognitive problems 1 year after ICU admission. Am J Respir Crit Care Med. 2021;203(12):1512–21.
12. Marra A, Pandharipande PP, Girard TD, Patel MB, Hughes CG, Jackson JC, et al. Co-occurrence of post-intensive care syndrome problems among 406 survivors of critical illness. Crit Care Med. 2018;46:1393–401.
13. Kawakami D, Fujitani S, Morimoto T, Dote H, Takita M, Takaba A, et al. Prevalence of post-intensive care syndrome among Japanese intensive care unit patients: a prospective, multicenter, observational J-PICS study. Crit Care 2021;25:69.
14 Jackson JC, Pandharipande PP, Girard TD, Brummel NE, Thompson JL, Hughes CG, et al. Depression, post-traumatic stress disor-

der, and functional disability in survivors of critical illness in the BRAIN–ICU study: a longitudinal cohort study. Lancet Respir Med 2014 2(5):369–79.

15 Pandharipande PP, Girard TD, Jackson JC, Morandi A, Thompson JL, Pun BT, et al. Long–term cognitive impairment after critical illness. N Engl J Med 2013; 369: 1306–16.

16. Inoue S, Nakanishi N, Amaya F, Fujinami Y, Hatakeyama J, Toru Hifumi T, et al. Post–intensive care syndrome: Recent advances and future directions Acute Med Surg. 2024;11:e929)

17. Barr J, Fraser GL, Puntillo K, et al. American College of Critical Care Medicine: Clinical practice guidelines for the management of pain, agitation, and delirium in adult patients in the intensive care unit. Crit Care Med 2013; 41:263306.

18. Devlin JW, Skrobik Y, Gélinas C, et al. Clinical practice guidelines for the prevention and management of pain, agitation/sedation, delirium, immobility, and sleep disruption in adult patients in the ICU. Crit Care Med. 2018 Sep;46(9):e825–e873.

19. Marra A, Ely EW, Pandharipande PP, Patel MB. The ABCDEF Bundle in Critical Care. Crit Care Clin. 2017;33(2):225–243.

20. Lewis K, Balas MCC, Stollings JL, et al. A Focused Update to the Clinical Practice Guidelines for the Prevention and Management of Pain, Anxiety, Agitation/Sedation, Delirium, Immobility, and Sleep Disruption in Adult Patients in the ICU. Crit Care Med. 2025;53:e711–727.

21. Singer P, Blaser AR, Berger MM, Caldere PC, Casaer M, Hiesmayr M. ESPEN practical and partially revised guideline: Clinical nutrition in the intensive care unit Clinical Nutrition. 2023;42:1671–1689

22. Compher C, Bingham AL, McCall M, et al. Guidelines for the provision of nutrition support therapy in the adult critically ill patient: The American Society for Parenteral and Enteral Nutrition. J Parenter Enteral Nutr. 2022;46:12–41.

23. Arthur RH, Elisabeth DW, Paul EW Nutrition therapy and critical illness: practical guidance for the ICU, post–ICU, and long–term convalescence phases. Critical Care;2019(23):368.

24. Nakanishi N, Liu K, Hatakeyama J, Kawauchi A, Yoshida M, Sumita H, et al. Post–intensive care syndrome follow–up system after hospital discharge: a narrative review Nakanishi et al. Journal of Intensive Care 2024:12:2.

CHAPTER 03

신체장애

Physical Impairment

김원 의사

I 서론

중환자실 치료를 받은 환자에게는 신체 기능의 저하가 흔히 발생하여 근력과 보행능력, 일상생활활동에 장애가 오게 된다. 이러한 신체 기능의 저하는 질병 치료 후에 생기는 결과일 뿐만 아니라, 그 자체로 환자의 예후에 영향을 미치는 것으로 알려져 있다. 이에 따라 이를 예방하고 치료하기 위한 노력이 계속되고 있다.

본 장에서는 중환자의 치료 과정에서 생기는 가장 중요한 신체적 장애인 중환자실 획득 쇠약(intensive care unit acquired weakness)에 대해 정의, 진단, 병태생리, 예후 등을 종합적으로 살펴보겠다. 또 중환자 치료 시 간과해서는 안 되는 관절 구축과 국소 신경 손상에 대해서도 함께 다루겠다.

II 중환자실 획득 쇠약

1 중요성

중환자실에서 치료를 받는 동안에는 생존 자체가 임상의사의 주된 관심사이며, 환자가 전신 상태나 진정으로 인해서 의식이 없는 경우가 많기 때문에 근 쇠약(muscle weakness)에 대한 관심은 상대적으로 떨어진다. 노령 인구의 증가와 의학의 발전으로 중환자실에 입실하는 환자는 점차 증가하고 있으며, 이에 따라 중환자실 치료 후 생존하는 환자 수도 같이 증가하고 있다. 이에 생존 환자의 건강 상태와 삶의 질에 대한 관심이 높아지면서, 중환자실 획득 쇠약에 대한 주목도 역시 증가하고 있다. 실제로 근 위축(muscle atrophy)과 쇠약은 중환자실 생존자에서 흔히 나타나는 신체적 문제이다.

William Osler는 1892년, 지속된 패혈증(sepsis) 이후에 발생한 근육 손실을 보고한 바 있으며, 당시에는 중증 질환 이후에 발생하는 신경과 근육 쇠약의 원인은 밝혀지지 않았다. 1980년대 초반에 시행된 초기 연구들에서는 중환자신경병증(critical illness neuropathy)이 드문 질환으로 여겨졌으나, 현재는 중환자 신경근육병증(critical illness neuromyopathy, CINM)을 포함한 중환자실 획득 쇠약은 매우 흔한 상태로 보고되고 있다.[1]

중환자실 생존자는 퇴원 후 다양한 정도의 장애를 경험하며, 일부는 보행이 어려울 정도로 심한 신체적 장애를 보이기도 한다. Herridge 등은 급성호흡곤란증후군 환자를 대상으로 5년간의 추적 연구에서, 급성기 질환임에도 불구하고 생존자의 건강 관리에 들어가는 비용이 만성 질환에 필적할 정도로 높았다고 보고하였다. 이는 공중보건학적인 관점에서도 중환자실 생존자의 회복과 기능장애에 대한 관심이 필요함을 시사한다.[2]

2 정의

중환자실 획득 쇠약은 중증질환으로 인해 중환자실 치료를 받는 과정에서 사지와 호흡근에 쇠약이 생기는 증후군으로 정의된다.[3] 그러나 실제로는 사지의 근 쇠약이 외관상으로 더 두드러지게 나타날 뿐이지, 핵심 근육(core muscle)에서도 근 쇠약이 발생하므로, 골격근과 호흡근의 쇠약을 포함하는 개념으로 이해하는 것이 더 정확하다. 또한, 기앵–바레증후군(Guillain–Barré syndrome)이나 신경근육접합 질환(neuromuscular junction disorders)과 같은 쇠약을 설명할 수 있는 다른 원인 질환이 없어야 하며[4], 쇠약은 현재 앓고 있는 중증질환이나 그 치료에 기인한 것이어야 한다.

중환자실 획득 쇠약이라는 용어는 발생 원인이나 병태생리를 구체적으로 구분하지 않은 미분화된 개념이다. 그중에서도 가장 흔한 원인은 중환자 다발신경병증(critical illness polyneuropathy)과 중환자 근육병증(critical illness myopathy)이다.[6] 이 두 질환은 일부 공통된 발병기전을 공유하며, 동시에 발생하여 임상적으로 구분하기 어려운 경우가 많다. 이러한 이유로 중환자 신경근육병증이라는 포괄적인 용어도 자주 사용된다.[7]

중환자실 획득 쇠약을 단순히 장기간의 침상 안정으로 인한 불용위축(disuse atrophy)으로만 보는 것은 적절하지 않으며, 이는 전신적인 염증 반응의 결과로 발생하는 신경과 근육의 이상으로 이해되어야 한다.[5] 최근에는 다기관부전(multiple organ failure)이 신경근육계에서도 발생할 수 있음이 보고되고 있다.

또한, 불용에 따른 근 위축이나 이화작용의 증가 역시 항상 일정부분 기여하는 것으로 보인다(그림 3-1). 그러나 실제 임상에서는 중환자 신경근육병과 불용성 근위축의 기여 정도를 명확히 구분하기 어렵다. 다만, 중증의 근 쇠약이 나타나는 경우에는 신경근육계의 이상, 특히 중환자 신경근육병증의 가능성을 반드시 고려해야 한다.

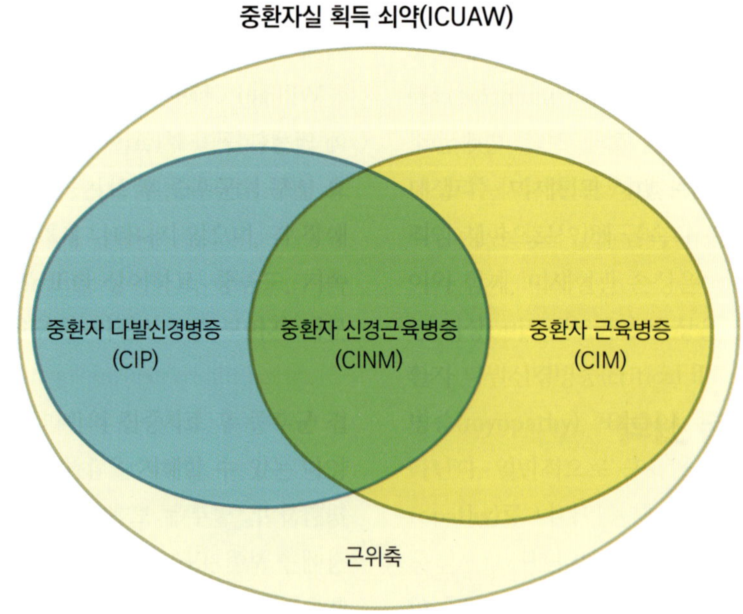

그림 3-1. 중환자실 획득 쇠약을 일으키는 구성 성분[5]

ICUAW; intensive care unit acquired weakness, CIP; critical illness polyneuropathy, CINM; critical illness neuromyopathy, CIM; critical illness myopathy

이외에도 스테로이드나 신경근차단제와 같은 약물의 사용, 고혈당(hyperglycemia) 등의 대사 이상, 관절 구축, 영양 상태의 이상, 신체 활동의 저하, 중추신경계 기능 이상 등이 중환자실 획득 쇠약의 발생에 기여할 수 있다.[8]

3 진단

중환자실 획득 쇠약의 진단은 명확한 확립된 기준이 있는 것은 아니다. 중환자실 입실 이후 근력을 평가하여 쇠약의 발생 여부를 확인하면 진단할 수 있지만, 쇠약을 어떻게 평가할 것인지, 어느 정도의 근력 저하를 쇠약으로 간주할 것인지에 대한 절대적인 기준은 없다.

또한, 진정, 뇌 손상, 섬망 등으로 인해 환자의 협조가 어려운 경우가 많아 근력 평가 자체가 쉽지 않으며, 각종 카테터의 존재, 자세 유지의 어려움, 전기생리학적 검사와 영상검사 및 조직검사의 수행 제한 등도 쇠약을 진단하거나 원인을 감별하는 데 방해요인이 된다.

다음에서 중환자실 획득 쇠약의 진단 방법에 대해 살펴보고자 한다.

1) 사지 근력 평가

많은 연구에서는 MRC 합계점수(Medical Research Council sum score)를 이용하여 사지의 근력을 평가한다(표 3-1).[3] 이 평가는 양측 어깨 외전, 팔꿈치 굴곡, 손목 신전, 엉덩이 굴곡, 무릎 신전, 발목 배측굴곡(dorsiflexion)의 사지의 총 12개 주요 관절에 대해, 각 부위의 근력을 0점(수축 없음)에서 5점(정상 근력)까지 6단계로 평가하며, 총점 60점 만점으로 산출된다. 총합이 48점 미만이면 쇠약이 있는 것으로, 36점 미만이면 중등도 이상의 심한 쇠약이 있는 것으로 진단한다.[9,10]

MRC 합계점수는 특정 부위가 아닌 전신 근력을 정량적으로 평가할 수 있다는 점에서 장점이 있다. 그러나 검사자 간 점수 판정 기준의 차이가 있을 수 있으며, 근력의 미세한 변화는 감지하기 어렵다는 단점도 존재한다.

손 근력측정계(hand dynamometer)를 이용하여 악력(grip strength)을 측정할 수도 있다. 이 방법은 근감소증의 진단에도 사용되며, 신뢰성 있는 수치화 된 악력 측정값을 얻을 수 있다. 우세 측 손을 기준으로, 남성에서 11kg 미만, 여성에서 7kg 미만일 경우 쇠약이 있는

표 3-1. MRC 합계점수(Medical Research Council sum score)[3]

근력 평가에 사용되는 근육군(Muscle group evaluated)
- 어깨 외전(Shoulder abduction)
- 팔꿈치 굴곡(Elbow flexion)
- 손목 신전(Wrist extension)
- 엉덩이 굴곡(Hip flexion)
- 무릎 신전(Knee extension)
- 발목 배측굴곡(Ankle dorsiflexion)

점수 부여(Appointed score)
- 0점: 눈에 보이거나 촉지되는 수축 없음(No visible/palpable contraction)
- 1점: 사지 움직임 없이 수축만 보이거나 촉지됨(Visible/palpable contraction without movement of the limb)
- 2점: 사지의 움직임이 있지만, 중력을 이기지 못함(Movement of the limb, but not against gravity)
- 3점: 중력을 이기고 움직일 수 있음(Movement against gravity)
- 4점: 중력과 약간의 저항을 이기고 움직일 수 있음(Movement against gravity and some resistance)
- 5점: 정상(Normal)

합계 점수: 양측 총 12개 관절의 점수 합(총 60점)
중환자실 획득 쇠약: 합계점수 < 48점

것으로 진단하기도 한다.[4,11]

그러나 이 방법은 기능적 문제가 많이 발생하는 하지 근육을 평가하지 못하며, 손의 작은 근육만을 측정한다는 점에서 제한이 있다. 또한, 손 부종, 관절 구축, 혹은 손목 주변에 카테터가 있는 경우에는 측정이 어렵다. 한편, 악력 측정용이 아닌 손 근력측정계를 이용하여 무릎 굽힘근의 근력을 측정할 수도 있으나, 침상에 누워 있는 중환자에서는 시행이 어렵고 근력이 강한 경우 측정자의 버티는 힘에 따라 결과가 달라질 수 있다는 단점이 있다.

이 외에도 FSS-ICU (Functional Status Score for the Intensive Care Unit), IMS (Intensive care unit Mobility Scale), PFIT (Physical Function in Intensive care Test)와 같은 다양한 신체기능 평가 지표들이 신체 기능장애의 진단과 추적 관찰에 활용된다. 이에 대한 자세한 내용은 'Chapter 16. 기능적 평가'에서 다룰 예정이다.

2) 호흡 근력의 평가

호흡 근력은 최대 흡기압(maximal inspiratory pressure, MIP)과 최대 호기압(maximal expiratory pressure, MEP)을 측정하여 평가할 수 있다.[4] 그러나 이 방법은 환자의 협조가 필수적이므로, 의식이 저하되어 협조가 어려운 환자에게는 적용이 어렵다. 이 경우에는 횡격막신경(phrenic nerve)을 자극하여 경횡격막 혹은 기관내관 내 압력을 측정하는 방법이 있다.[11] 하지만 이 방법은 신경 자극이 통증을 유발할 수 있고, 평가 과정이 복잡하여 임상에서 흔히 사용되지는 않는다.

영상 검사를 이용한 호흡근 평가도 가능하다. 흉부 단순 방사선 촬영은 민감도와 특이도가 낮아 제한적이나, 초음파를 이용한 횡격막 검사는 보다 민감하여 호흡근 쇠약을 평가하는데 사용할 수 있다. 횡격막의 이동이 11mm 미만이거나, 횡격막이 두꺼워지는 비율이 20% 미만일 경우 쇠약이 있는 것으로 간주하기도 한다.[4] 그러나 기계환기 중인 환자에서는 이 평가가 어렵고, 정확한 측정을 위해 검사자 훈련이 필요하다는 제한점이 있다.

3) 전기생리학적 검사

신경전도검사와 근전도검사는 중환자실 획득 쇠약 자체를 직접 진단하는 것이 아니며, 주로 중환자 다발신경근육병증의 진단에 사용된다.

이러한 전기생리학적 검사(electrophysiological test)는 그 외에도 비골신경병증이나 좌골신경병증, 요천추신경총손상(lumbosacral plexus injury)등의 다른 말초신경의 문제를 감별하는 것에도 도움이 된다. 다발신경근육병증에서의 전기생리학적 검사 소견과 진단 기준은 중환자 다발신경병증 및 근육병증 부분에서 다루겠다.

4 역학

평가시점과 방법, 위험인자 개수 및 중증도, 그리고 사용된 진단기준에 따라서 중환자실 획득 쇠약의 유병률은 다양하게 보고된다.

2015년에 발표된 한 체계적 문헌고찰에 따르면, 1주 이상 기계환기를 적용한 환자에서 중환자실 획득 쇠약의 유병률은 약 40%로 나타났다.[12] 이 중 임상적 평가를 통해 진단된 경우는 32%, 전기생리학적 검사, 즉 근전도 검사를 이용해 진단된 경우는 47%로 유병률 차이를 보였다.

임상적 평가에 의한 유병률이 더 낮게 보고된 이유는, 의식 저하나 협조 부족 등으로 인해 평가를 완료하지 못한 환자가 많았기 때문으로 해석된다. 실제로 임상적 평가를 마치지 못한 경우는 26%였던 반면, 전기생리학적 평가를 완료하지 못한 경우는 2%에 불과하였다. 또한, 임상적 평가를 완료하지 못한 환자들에서는 사망률과 뇌병증의 발생률이 더 높았다.

2007년에 발표된 또 다른 체계적 문헌고찰에서도 유사한 결과가 보고되었다. 이 연구에서는 장기간 기계환기를 받은 환자, 또는 패혈증 및 다기관부전이 있는 환자에서 약 46%의 유병률로 중환자 다발신경병증 또는 근육병증이 발생한 것으로 나타났다.[13]

5 발생기전

중환자실 획득 쇠약의 발생에는 불용에 의한 근 위축, 중증질환 상태 자체에 의한 근 위축, 중환자 다발신경병증 및 근육병증 등 여러 기전이 복합적으로 작용한다. 이러한 병태생리적 기전들은 환자마다 다양한 정도로 동시에 작용하며, 개별 환자에서 쇠약의 발생 원인을 명확히 구분하기 어려운 경우도 많다.

본 장에서는 이해를 돕기 위해 각 발생기전을 구분하여 설명하지만, 실제 임상에서는 이들 기전이 동시에 병발하는 경우가 흔하다는 점을 반드시 염두에 두어야 한다.

1) 병태생리

중환자에서는 초기부터 빠른 속도로 근 위축이 발생하며, 이는 다기관부전이 동반된 경우 더욱 심하게 나타난다.

연구에 따르면, 중환자실 입실 후 5일 동안 골격근의 단백질 함량이 약 10% 감소하는 것으로 보고되었다.[14] 중환자 상태에서는 합성대사 호르몬(anabolic hormone)의 분비가 감소하고, 반대로 분해대사 호르몬(catabolic hormone)의 활성이 증가한다.[15]

염증 반응은 단백질 합성을 억제하고 분해를 촉진시키는 방향으로 작용한다. C반응단백질(C-reactive protein) 수치와 대퇴직근의 단면적 사이에는 유의한 상관관계가 있음이 보고되었다. 또한, 건강인에게 내독소(endotoxin)를 주사하여 염증을 유도한 연구에서도 골격근 단백질의 교체주기가 감소하는 결과가 확인되었다.[16]

사립체(mitochondria)의 기능 이상은 다양한 원인에 의해서 발생할 수 있으며, 이는 신경근육계의 이상을 초래하는 주요 기전 중 하나로 작용한다. 실제로, 중증질환으로 사망한 환자의 골격근에서는 생존자보다 더 심한 사립체 기능 이상이 관찰되었다는 보고가 있다.[17] 산소 공급 부족은 사립체의 에너지 생성 능력을 저해하며, 중증질환 상태에서 스트레스 호르몬과 사이토카인, 산화질소(nitric oxide)의 증가는 인슐린저항성을 유발하고 고혈당을 초래하여, 결과적으로 사립체 기능 저하를 야기할 수 있다.[3] 사립체의 기능 이상은 단순한 에너지 생산 저하를 넘어, 자유라디칼(free radical) 및 반응산소종(reactive oxygen species)의 생성을 증가시켜 조직 손상과 세포 독성에 기여할 수 있다.[4]

혈관 확장 또는 혈관 투과성의 변화와 같은 미세순환의 이상은 신경에 손상을 유발할 수 있다.[7] 이러한 변화는 신경으로의 혈류 관류와 산소 공급을 저해하기 때문이다. 이는 중환자 다발성신경병증의 병태생리로 제시되고 있다. 실제로, 중환자 다발신경병증 환자의 말초신경 혈관 내피에서 혈관 내피 세포의 활성화를 나타내는 E-selectin 발현이 증가된 것이 이를 뒷받침한다.[18]

또한, 나트륨 통로의 비활성화 역시 중환자 다발신경병증이나 근육병증의 발생에 기여하는 것으로 추정된다. 중환자 근육병증 동물 모델에서는 나트륨 통로의 빠른 비활성화가 근섬유의 불응 상태를 유발한다는 보고가 있다.[19] 아울러, 세포 내 칼슘 항상성의 변화도 근수축에 장애를 초래할 수 있는 기전으로 제시되고 있다.

2) 불용위축

앞서 설명한 여러 병태생리에 더하여, 불용위축 역시 중환자실 획득 쇠약의 발생에 중요한 기여 요인이다. 특히 불용위축에 대한 이해는 환자의 쇠약을 평가하고 치료 전략을 수립하는 데 필수적이다.

전신 염증 반응이 없는 건강한 사람에서도 단기간의 침상 안정만으로도 상당한 근위축이 발생할 수 있다. 중환자실에 입실한 환자들은 기본적인 침상 안정 외에도, 질환의 악화, 의식 저하, 진정 등의 영향으로 인해 신체를 거의 움직일 수 없는 상태에 놓이게 된다. 이러한 운동 부족은 단백분해효소의 활성화를 유도하고, 유비퀴틴단백질분해효소경로(ubiquitin-protease pathway)를 자극하여 근단백질 분해를 촉진시킨다.[20]

불용위축은 주로 하지나 요추의 근육처럼 항 중력 근육에서 가장 뚜렷하게 관찰된다.[21] 정상인을 대상으로 침상안정 이후 근력 변화를 관찰한 연구에 따르면, 무릎신전근에서의 근력 감소는 1주에 15%, 5주에 25%, 17주에 31% 감소로 나타났다. 발바닥 굽힘근은 1주에 0%로 변화 없이 시작하여, 5주에 18%, 17주에 17% 감소하였다. 발등 굽힘근은 1주에 4%, 5주에 7%, 17주에 9% 감소하였다.[22] 이 연구에서는 상지 근력의 변화는 뚜렷하지 않았으나, 다른 연구들에서는 상지 근 위축 또한 보고된 바 있다. 하지 근력 및 근육량의 감소는 침상안정 초기 단계에서 가장 급격하게 발생하며, 이후 점차 정체되는 경과를 보인다.[23]

불용 상태에서는 근육 단면적의 감소보다 근력의 감소가 더 빠르고 심하게 진행되는 경향이 있다.[21,23,24] 체중 부하를 받는 하지 근육에 대해 시행된 체계적 문헌고찰 연구에서는, 근위축에 대한 근력 감소의 비율이 침상안정 5일째에 4.2, 2주째에는 2.4, 35일에 1.9로 점차 감소하면서 안정되는 양상을 보였다.[23] 이처럼 근력의 감소가 근육량 감소보다 먼저 나타나는 주요 원인은, 대뇌 및 척수 수준에서의 신경계 적응이 선행되기 때문이다.[21] 불용 상태에는 중추 활성화(central activation)의 결핍과 함께 피질척수 억제(corticospinal inhibition)가 증가한다. 이는 저항성 운동을 시행할 때에도 근육량 증가에 앞서 근력 향상이 먼저 나타나는 현상과 유사한 기전으로 이해할 수 있다.

불용은 골격근의 단면적을 감소시킬 뿐만 아니라, 근육의 조성에도 영향을 미친다. 건강한 젊은 성인을 대상으로, 4주간 하지를 매달아서 불용 환경을 유도한 연구에서는, 근육 내 지방 침착이 종아리에서 20%, 허벅지에서 14.5% 증가한 것으로 보고되었다.[25]

3) 중환자 다발신경병증 및 근육병증

(1) 일반적 특성

중환자 다발신경병증과 근육병증은 서로 독립된 질환이라기보다는, 다기관부전의 일부로 간주된다.[6] 이 두 질환은 각각 단독으로 발생할 수도 있고, 동시에 병발하기도 하며, 이러한 특성으로 인해 중환자 신경근육병증, 중환자 근육병증 그리고/또는 신경병증(critical illness myopathy and/or neuropathy, CRIMYNE)이라는 용어로 통칭되기도 한다. 두 질환이 병발할 경우, 다발성신경병증과 근육병증의 특성이 임상적, 전기생리학적, 병리학적으로 혼합되어 나타나는 양상을 보인다. 이들의 병태생리는 아직 완전히 규명되지는 않았으나, 미세혈관 손상, 대사 이상, 전기적 변화 등이 복합적으로 작용하는 것으로 알려져 있으며, 이에 대해서는 앞서 기술하였다.

진단은 임상 양상과 함께 전기생리학적 검사를 병행하여 이루어진다. 관련된 전기생리학적 검사 소견은 표 3-2에 정리되어 있다. 그러나 중환자 및 중환자실 환경의 특성상, 실제 진단은 쉽지 않다. 중환자는 진정 상태에 있거나 의식 저하가 동반되어, 신체 진찰 및 전기생리학적 검사 시행 시 협조가 어려운 경우가 많다. 또한 다양한 카테터의 삽입, 전신 부종, 그리고 중환자실 내 장비로 인한 전기적인 간섭 등도 검사 정확도에 영향을 미친다. 게다가, 다발신경병증과 근육병증이 다양한 비율로 혼재되어 동반되는 경우가 흔하며, 환자 개개인이 항암 치료 이력, 당뇨병, 고령 등의 기저 질환으로 인해 말초신경병증이나 신경계 퇴행성 변화를 가지고 있는 경우도 많아, 정확한 감별 진단을 더욱 어렵게 만든다.

(2) 중환자 다발신경병증

중환자 다발신경병증은 중환자실에서 발생하는 가장 흔한 급성 다발신경병증으로, 장기간의 기계환기, 중환자실 재실 기간의 연장, 사망률의 증가, 그리고 생존자의 신체 기능 저하 및 삶의 질의 악화와 밀접하게 연관되어 있다.

이 질환은 급성 축삭 감각-운동 다발신경병증(acute axonal sensory-motor polyneuropathy)의 특성을 가지며, 이에 준하는 형태로 나타난다.[1] 증상은 대칭적으로 발생하며, 신경이 길수록 병변이 잘 생기기 때문에, 근위부보다는 원위부에서, 상지보다는 하지에서 증상이 더 뚜렷하게 나타난다. 또한, 호흡근 쇠약이 동반되기도 한다.

대표적인 증상은 사지 쇠약과 기계환기에서 이탈하지

표 3-2. 중환자 다발신경병증과 근육병증의 전기생리학적 검사 소견[4, 20]

	중환자 다발신경병증	중환자 근육병증
복합근활동전위의 진폭 (CMAP amplitude)	감소	감소
복합근활동전위의 지속시간 (CMAP duration)	정상	증가
감각신경활동전위의 진폭 (SNAP amplitude)	감소	정상
신경전도 속도	정상 또는 거의 정상	정상 또는 거의 정상
비 정상 자발전위	관찰 가능(섬유자발전위 또는 양성 예파)	관찰 가능(섬유자발전위 또는 양성 예파)
운동단위 활동전위	진폭과 지속시간 증가, 다상성(polyphasic)	진폭과 지속시간 감소
반복 신경 자극 검사	감소 반응 없음	감소 반응 없음
직접 근육 자극 검사	근육 흥분성 정상	근육 흥분성 감소

CMAP; compound muscle action potential, SNAP; sensory nerve action potential

못하는 것이며, 안면부와 안구 근육은 일반적으로 침범되지 않는다. 또한, 감각저하가 함께 나타나는 경우가 많아, 의식이 명료한 환자에게 통증 및 촉각에 대한 정밀한 신체검사를 시행하면 감각 이상을 발견할 수 있다.[6] 그러나 의식 저하 환자가 많은 중환자실 환경에서는 감각저하를 정확히 확인하기 어려운 경우가 많다.

Bolton 등은 중환자 다발신경병증의 진단 기준을 다음과 같이 제시하였다. 아래의 네 가지 항목 모두 만족할 경우, 확진이 가능하다.[6, 7]

1. 중환자 상태(다기관 기능 이상과 부전 포함)
2. 사지 쇠약이 있거나, 심장이나 폐질환과 같은 비신경근육계의 원인이 없음에도 기계환기 이탈이 어려운 경우
3. 전기생리학적 검사상 축삭 운동-감각 다발신경병증의 소견
4. 반복신경자극검사에서 감소반응이 없음

위의 네 가지를 모두 충족하면 중환자 다발신경병증으로 확진할 수 있고, 이 중 1, 3, 4번을 충족할 경우에는 추정 진단이 가능하다.[6,7] 여기서 반복신경자극 검사에서 감소반응이 없다는 것은, 신경근육접합부 질환에 의한 쇠약이 아님을 의미한다. 즉, 중증 질환 중에 사지 쇠약이나 기계환기의 이탈의 어려움이 있으며, 전기생리학적 검사에서 다발신경병증이 확인된 경우, 이를 근거로 중환자 다발신경병증으로 진단할 수 있다.

중환자실 내에서 다발신경병증을 진단하기 위해 전기생리학적 검사를 완전히 시행하는 것은 현실적으로 여러 제약으로 인해 어렵다. 이러한 이유로, 검사 과정을 단순화하여 진단하려는 시도들이 이루어져 왔다. Jung 등은 MRC 합계점수가 48점 미만이면서, 편측 경골신경의 복합근활동전위(compound muscle action potential, CMAP) 및 비복신경의 감각신경활동전위(sensory nerve action potential, SNAP)가 정상 하한치의 80% 미만으로 감소한 경우, 해당 소견은 기계환기 이탈 실패와 강한 상관관계를 보였다고 보고하였다. 이를 바탕으로 저자는, 근력 평가와 단일 운동신경 및 감각신경 검사만으로도 중환자 다발신경병증을 효율적으로 추정할 수 있는 진단 방법을 제안하였다.[26]

(3) 중환자 근육병증

중환자 근육병증은 근육의 신경 손상에 의한 이차적인 근육병증이 아닌, 원발성 근육병증이다. 임상 양상은 중환자 다발신경병증과 유사하며[6, 27], 대칭적인 이완성 마비와 근위축이 나타난다. 호흡근 쇠약으로 인해

기계환기 이탈이 어려울 수 있으며, 안면 근육은 보통 침범되지 않고, 심부건반사는 감소할 수 있다. 중환자 다발신경병증과 가장 큰 차이는, 감각기능이 보존된다는 점이다.

진단은 임상양상, 전기진단학적 검사, 조직검사 결과를 종합하여 이루어진다. Lacomis 등은 중환자 근육병증의 진단기준을 다음과 같이 제시하였다.[6,28]

1. 중환자 상태(다기관 기능 이상과 부전)
2. 사지 쇠약이 있거나, 심장이나 폐질환과 같은 비신경근육계의 원인이 없음에도 기계환기 이탈이 어려운 경우
3. 두 개 이상의 신경에서 복합근활동전위 진폭이 정상 하한의 80% 미만이며, 이때 전도차단은 없음
4. 감각신경활동전위의 진폭은 정상치 하한의 80%를 초과
5. 의식이 있고 협조가 가능한 환자에서는, 침근전도 검사에서 짧은 지속시간, 낮은 진폭의 운동단위 활동전위, 조기 또는 정상의 완전한 동원 양상을 보이며, 이때 섬유자발전위(fibrillation potentials)는 동반되거나 안될 수 있음; 협조가 어려운 환자에서는 복합근활동전위 지속시간이 증가 또는 직접 근육 자극 검사에서 근육막 흥분성 감소 소견을 보임
6. 반복 신경자극 검사에서 감소 반응 없음
7. 근육 조직검사에서 원발성 근육 병소 소견을 보임

위의 일곱 가지 항목을 모두 충족하는 경우 중환자 근육병증으로 확진할 수 있으며, 1번과 3~6번 항목을 만족하는 경우에는 진단을 추정할 수 있다.[6,28]

일반적으로 근육병증에서는 복합근활동전위의 진폭과 지속시간이 모두 감소하는 양상을 보인다. 그러나 특이하게도, 중환자 근육병증에서는 진폭은 감소하지만 지속시간은 오히려 증가하는 현상이 일부 연구에서 보고되었다.[29,31] 이러한 현상은 나트륨 통로병증(sodium channelopathy)에 의해 근육의 세포막의 흥분성이 저하된 결과로 추정된다.[5]

6 위험인자

중환자실 획득 쇠약의 위험인자 중 가장 중요한 요소는 기저 질환의 중증도이며, 패혈증, 쇼크, 다기관부전의 정도 등의 상태가 여기에 해당된다. 이외에도 다양한 위험인자들이 제시되어 있으며, 이는 추후 표로 정리할 예정이다. 다만, 이러한 위험인자들은 대부분 질환의 중증도와 밀접하게 연관되어 있기 때문에, 각각이 독립적으로 쇠약의 발생에 미치는 영향을 명확히 입증하기는 어렵다(표 3-3).

APACHE (acute physiology and chronic health Evaluation) III 점수와 전신염증반응증후군(systemic inflammatory response syndrome, SIRS)의 발생은 중환자 다발신경근육병증의 발생과 관련이 있는 것으로 보고되었다.[32] Puthucheary 등은 단일 기관부전에 비해서 다기관부전에서 대퇴직근의 단면적 감소가 더 크며, 부전 장기의 수가 많을수록 근육 단면적 감소가 더 심해진다고 보고하였다.[33] 또한, 패혈증 발생 역시 중환자실 획득 쇠약의 중요한 위험인자로 간주된다.

기계환기의 적용기간과 중환자실 입실 기간의 증가는 중환자실 획득 쇠약의 발생 위험을 높이는 요인으로 알려져 있다.[9,34-36] 기계환기 기간이 길어질수록 횡격막의 능동적 수축이 감소하고, 그 결과 불용위축이 발생하여 횡격막 쇠약으로 이어질 수 있다. 실제로 뇌사자의 횡격막을 분석한 연구에서는, 기계환기를 시작한지 불과 18~69시간 내에도 횡격막 근섬유의 위축이 뚜렷하게 나타난다는 사실이 보고되었다.[37] 또한 기계환기 기간이 길어질수록 횡격막 쇠약이 심해진다는 연구 결과도 있다.[38]

사지 근육에서도 유사한 경향이 관찰되는데, 건강한 성인조차도 1주간의 침상 안정 후에 무릎신전근의 근력이 약 15% 감소하며, 안정 기간이 길어질수록 근력 감소는 더욱 심화된다.[22] 이는 중환자에게서도 동일하게 적용되며, 기계환기 및 중환자실 입실 기간의 연장은 쇠약 발생의 원인일 수 있을 뿐 아니라, 쇠약 자체가 다시 환기 기간의 연장을 유발하는 악순환 구조로 작용할

표 3-3. 중환자실 획득 쇠약의 위험인자

교정 불가능(Non-modifiable)	교정 가능(Modifiable)
• 질환의 중증도(severity of illness) • 전신염증반응증후군(systemic inflammatory response syndrome) • 패혈증(sepsis) • 다기관부전(multiorgan failure) • 장기간 기계환기(prolonged mechanical ventilation) • 장기간 중환자실 입실(prolonged ICU stay) • 고령(old age) • 병전 기능 상태(premorbid functional status) • 여성(women) • 높은 젖산염 수치(high lactate level) • 낮은 알부민 수치(low albumin level) • 신대체요법(renal replacement therapy)	• 부동화(immobilization) • 고혈당(hyperglycemia) • 비경구영양(parenteral nutrition) • 약물 - 코티코스테로이드(corticosteroids) - 진정제(sedatives) - 신경근차단제(neuromuscular blockers) - 특정 항생제(certain antibiotics) · 아미노당화물(aminoglycoside) · 반코마이신(vancomycin)

가능성도 있다.[4] 아울러, 질환의 중증도는 기계환기 기간과 쇠약 정도 모두에 영향을 미치는 교란 변수로 작용할 수 있다.

침상안정 기간의 증가도 중환자실 획득 쇠약의 위험인자 중 하나이다. 부동화(immobilization)는 필연적으로 불용위축을 유발한다. 급성폐손상 이후 환자를 2년간 추적 관찰한 연구에서는, 침상안정 기간이 퇴원 시점뿐만 아니라 퇴원 후 2년까지 대부분의 평가 시점에서 근 쇠약과 유의하게 연관되어 있음이 보고되었다.[39] 이러한 결과는 조기 재활 치료의 중요성을 잘 보여준다.[40]

고령과 병전(premorbid)의 낮은 기능 상태는 중환자실 획득 쇠약의 위험인자로 알려져 있다.[8,41] 또한, 여성에서 중환자 획득 쇠약이 4배 더 발생했다는 보고도 있으며[9], 저자들은 이를 여성이 상대적으로 근육량이 적기 때문일 수 있다고 추정하였지만, 그 기전은 아직 분명하지 않다.

고혈당 또한 중환자실 획득 쇠약의 위험인자로 고려되고 있다. 중환자 상태에서는 기존에 당뇨병이 없었던 환자에서도 고혈당과 인슐린 저항성이 흔히 나타난다. 당뇨병 환자에서 지속적인 고혈당이 당뇨신경병증을 유발하는 점을 고려할 때, 고혈당이 중환자실 획득 쇠약의 발생에 영향을 줄 수 있을 것으로 보이나, 그 정확한 병태생리는 아직 밝혀지지 않았다.[42] 고혈당이 신경세포 사립체의 기능 이상을 유발하고, 이로 인해 신경세포의 사멸과 산화 손상이 발생하여 중환자 다발신경병증이 일어난다는 가설도 제시되어 있다. 한 무작위 대조군 연구에서는, 외과계 중환자실 환자에게 혈당을 110mg/dL 이하로 유지하는 집중 인슐린 치료를 시행한 결과, 중환자 다발신경병증 발생이 44% 감소하였고, 사망률의 감소를 포함한 여러 긍정적인 효과가 관찰되었다.[43] 이 연구에서는 평균 혈당 수준과 다발신경병증 위험 간에 선형의 상관관계가 있는 것으로 나타났다. 다른 연구에서도, 인슐린 용량을 늘리면 중환자실 획득 쇠약 발생이 감소하거나[8], 고혈당이 중환자 신경근육병증의 발생과 관련이 있음이 보고되었다.[42] 하지만, 6,104명을 대상으로 한 대규모 무작위 대조 연구(NICU-SUGAR study)에서는 81~108mg/dL로 엄격히 조절한 군보다 180mg/dL 이하로 중등도 혈당관리를 시행한 군에서 사망률이 더 낮았다는 결과가 보고되었다.[44] 따라서 혈당 관리의 강도는 환자의 임상 상황에 따라 개별적으로 결정해야 하며, 중환자실 획득 쇠약의 예방만을 목적으로 엄격한 혈당 조절을 권장하지는 않는다.

한 메타분석에서는 스테로이드 사용이 중환자실 획득 쇠약의 위험인자라고 보고하였다.[45] 또 다른 메타분석에서는, 패혈증이 있는 중환자에서 스테로이드 사용은 사망률을 약간 감소시킬 수는 있으나, 동시에 신경근육계 쇠약의 위험은 증가시킬 수 있다고 하였다.[46] 만성적인 스테로이드 사용이 근육병증을 유발할 수 있다는 점은 잘 알려져 있으나, 스테로이드가 중환자실 획득 쇠약의 발생에 어떻게 기여하는지는 아직 명확히 밝혀지지 않았다.

신경근차단제(neuromuscular blocker)는 근육 수축을 저하시킬 뿐만 아니라, 간이나 신장 기능이 저하된 환자에서 장기간 투여할 경우 지속적인 신경근 차단 효과를 일으켜 쇠약을 유발할 수 있을 것으로 추정된다.[47] 그러나 이들 약제와 중환자실 획득 쇠약 간의 관련성에 대해서는 상반된 연구 결과들이 존재하여, 아직까지 명확히 밝혀지지 않았다. Papazian 등은 단기간 동안 중증 급성호흡곤란증후군 환자에게 신경근 차단제를 사용하였을 때, 사망률을 낮추는 효과가 있었으며, 추가적인 쇠약도 발생하지 않았다고 보고하였다.[48] 반면, 상반된 결과를 보고한 연구들도 있는데, 스테로이드와 신경근차단제를 병용하거나, 신경근차단제를 48시간 이상 투여하는 경우에는 중환자실 획득 쇠약의 발생 위험이 증가하는 것으로 보고되었다.[49,50] 결국, 사용 약제의 종류, 투약 기간, 스테로이드의 병용 여부가 쇠약 발생에 영향을 미치는 주요 변수로 작용할 수 있을 것으로 생각된다.[49]

진정제(sedative)를 사용하면 환자의 움직임이 줄어들기 때문에, 부동화로 인한 쇠약이 더 많이 발생할 수 있다.[51] 그러나 이러한 쇠약이 단순히 부동화 때문인지, 진정제 자체가 원인인지는 명확히 밝히기 어렵다.

정맥영양(parenteral nutrition) 또한 중환자실 획득 쇠약의 위험인자 중 하나로 제시되고 있다.[41,52,53] 중환자실 입실 후 첫 1주 동안 영양 공급을 증가시키는 것은, 쇠약이나 기능 저하를 예방하는 데 효과가 없었다는 연구 결과가 있다.[52] 흥미롭게도, 초기 단계에 다량영양소(macronutrient)의 어느 정도 결핍을 허용하고 정맥영양을 천천히 시작한 경우, 초기부터 정맥영양을 시작한 경우보다 근 쇠약이 더 적었으며, 조기 생존 퇴원, 감염 발생률 등 다른 임상 지표에서도 더 우수한 결과를 보였다.[41,54]

이외에도 혈관수축제(vasopressor), 아미노당화물(aminoglycoside)이나 반코마이신(vancomycin) 계열의 항생제, 혈중 젖산염(lactate) 상승, 그리고 신대체요법(renal replacement therapy) 등이 중환자 획득 쇠약의 위험인자로 제시되어 있다.[3,4,6,40,53,55]

이러한 위험인자들 중 일부는 소수의 연구에서만 상관성이 보고된 바 있으며, 향후 이들에 대한 추가적인 연구가 필요하다.

7 예후

1) 단기적 영향

중환자실 획득 쇠약은 중환자실 및 병원 내 사망률 증가와 관련이 있다.[35,42,56] Nanas 등은 중환자 신경근육병증이 있는 환자에서의 사망률은 32%, 없는 경우에는 20% 였다고 보고하였다. 또한, 중환자실 획득 쇠약은 중환자실 재실 기간 및 병원 재원일 수 증가, 기계환기 기간의 연장, 치료비의 증가 등과도 관련이 있다.[57-59]

중환자실 획득 쇠약과 예후 간의 관계가 인과관계인지, 단순한 상관관계인지를 명확히 구분하는 것은 어렵다. 이는 질환의 중증도와 쇠약의 발생 사이에 상관성이 존재하기 때문이며, 불량한 예후가 실제로는 질환 자체의 중증도에 기인한 것일 가능성도 있기 때문이다. 그러나 기저 특성, 질환 중증도, 위험인자의 노출 정도를 조정하여 성향 점수 매칭(propensity score matching)을 시행한 연구에서는, 쇠약이 있는 환자들이 그렇지 않은 환자에 비해 생존 기계환기 이탈, 생존 중환자실 퇴실, 생존 병원 퇴원까지의 기간이 더 길었다고 보고되었다.[57] 이는 쇠약이 단순히 예후와 관련된 것이 아니라, 나쁜 급성기 예후의 직접적인 원인일 수 있음을 시사한다.

호흡근의 약화는 기계환기 이탈 실패 및 폐렴과 같은 합병증 발생에 영향을 미칠 수 있으며, 사지 및 호흡근의 쇠약은 기계환기 기간의 증가와 관련이 있다.[60-62] 특히, 사지 쇠약이 심할수록 호흡근 쇠약 또한 심할 것으로 예상되기 때문에, 사지 쇠약 자체가 기계환기 기간의 연장과 연관될 수 있다. 실제 사지에 중환자 다발신경병증이 있는 경우에는 횡격막신경의 복합근활동전위의 크기가 더 감소하며[26], 사지 근력이나 악력은 최대 들숨압과 높은 상관관계를 보였다.[39] 또한, 인두를 포함한 삼킴근육의 쇠약은 연하장애와 흡인을 유발할 수 있으며[63,64], 호흡근과 복근의 쇠약은 기침을 통한 기도 배출능력 감소로 이어질 수 있다.[63]

2) 쇠약의 회복과 장기적 영향

(1) 쇠약의 회복

중환자실 획득 쇠약은 시간이 지나면서 점차 호전되지만, 기저 질환이 회복된 이후에도 완전히 회복되지 않는 경우가 있다. 급성호흡곤란증후군 생존자를 대상으로 한 5년 추적 연구에 따르면, 중환자실 퇴실 후 첫 1년간 6분 보행거리는 증가하여 1년 6개월 시점에서 최고치에 도달했으나, 이후 5년까지는 더 이상의 회복은 나타나지 않았다.[2] 퇴원 5년 후의 6분 보행거리는 예상 기준치의 76% 수준에 불과하였으며, SF-36의 신체부분 삶의 질 점수도 평균 기대치에 미치지 못했다. 젊은 환자가 고령 환자보다 회복이 더 빠르기는 했지만, 두 군 모두 기대되는 신체 기능 수준까지는 도달하지 못하였다. 생존자들의 폐기능은 정상 혹은 거의 정상 수준으로 회복되었음에도, 신체 기능이 충분히 회복되지 못한 것은, 중증질환으로 인한 신체 기능 저하가 장기적인 후유증으로 남을 수 있음을 시사한다.

또 다른 급성호흡곤란증후군 환자를 대상으로 한 전향적 코호트 연구에서는, MRC 합계점수가 48점 미만인 경우를 중환자실 획득 쇠약으로 정의했을 때, 유병률은 병원 퇴원 시에 36%, 3개월 후 22%, 6개월 후 15%, 1년 후 14%, 2년 후 9%로 보고되었다.[39] 퇴원 당시의 MRC 합계점수의 중앙값은 50점이었고, 급성호흡곤란증후군 후 2년이 지난 시점에서는 57점이었다. 급성호흡곤란증후군 후 2년이 지난 시점에서의 MRC 합계점수와 최대 들숨압은 정상치의 약 90% 수준이었지만, 악력은 약 80%, 6분 보행거리와 SF-36 신체부분 삶의 질 점수는 약 60% 수준에 머물렀다. 근력의 회복에 비해서 6분 보행거리와 삶의 질 회복이 더 느렸던 이유는, MRC 합계 점수가 일정 수준 이상에서는 회복을 더 반영하지 못하는 천장효과 때문일 수 있고, 감각, 균형, 인지기능, 중추신경계 이상, 관절 구축, 국소 신경 마비 등 근 쇠약 이외의 요소들이 기능과 삶의 질에 영향을 미쳤기 때문일 수도 있다.[3] 중환자실 치료 후 장기적인 신체 기능 장애와 삶의 질 저하는 여러 연구에서 반복적으로 확인되었다.[65-67]

특히 중환자실 획득 쇠약이 있었던 환자에서는 이러한 저하가 더욱 뚜렷하게 나타났다. 급성호흡곤란증후군 환자 중 중환자실 획득 쇠약이 있었던 환자들은, 중환자실 퇴실 후 3개월부터 2년까지 악력, 6분 보행거리, 최대 들숨압, SF-36의 신체 기능 점수가 일관되게 낮았다.[39] 다른 연구에서도, 중환자실 퇴실 시의 MRC 합계점수가 낮을수록 5년 후 악력과 6분 보행거리, SF-36의 신체 기능 점수가 낮았다는 결과가 보고되었다.[68]. 또한, 중환자실 획득 쇠약은 환자의 퇴원 장소에도 영향을 미친다.[57] 중환자 근육병증만 있는 경우는, 중환자신경병증이나 신경근육병증이 함께 있는 경우보다 회복경과가 양호하다는 보고도 있다.[69,70] 이는 기저 질환의 중증도 차이 또는 축삭 다발신경병증(axonal polyneuropathy)의 회복이 어려운 특성으로 설명된다.

(2) 장기적 영향

중환자실 획득 쇠약은 퇴원 이후의 장기 생존에도 영향을 미친다. 중환자실에서 퇴실 시의 MRC 합계점수를 기준으로 48점 이상, 36~47점, 36점 미만의 세 군으로 나누었을 때, 점수가 낮을수록 1년 생존율이 낮은 것으로 나타났다.[57] 또한 중환자실 퇴실 당시 MRC 합계점수가 낮을수록 5년 사망률 역시 유의하게 증가하였다.[68] 같은 연구에서는 중환자실 획득 쇠약의 일반적인 기준인 48점이 아닌, 55점을 기준으로 나누었을 때에도 MRC 합계 점수가 55점 이하인 군이 MRC 합계점수가 55점 초과인 군에 비해 더 높은 사망률을 보였다. 이는 경도의 쇠약조차도 장기 생존율에 영향을 미칠 수 있음을 시사한다.[68] 뿐만 아니라, 신경근육계의 이상을 시사하는 복합근활동전위에 이상이 있는 경우, 5년 사망률이 그렇지 않은 경우에 비해 1.6배 증가한 것으로 보고되었다.[68]

호흡근 쇠약 또한 장기 생존과 밀접한 관련이 있다. 기계환기를 시행한 환자에서 최대 흡기압이 30cmH_2O 이하인 경우, 최대 흡기압이 30cmH_2O 초과인 환자에 비해 중증도 등 다른 요인을 보정하더라도 1년 사망률이 약 4.4배가 높았다는 연구 결과도 있다.[62]

III 기타 신체적 장애

1 쇠약 발생 시 감별해야 할 질환

앞서 중환자 다발신경병증과 근육병증, 또 불용위축에 의해 설명되는 중환자실 획득 쇠약에 대해 살펴보았다. 하지만 중환자에서 발생하는 근 쇠약의 원인은 이보다 훨씬 다양할 수 있다. 이로 인해, 중대한 신경계 질환이 있음에도 불구하고 중환자 다발신경병증으로 오진되는 경우가 있을 수 있으므로, 근 쇠약을 보이는 환자에서 감별 진단이 매우 중요하다.

진정제 투약을 줄였음에도 의식저하가 지속되는 근 쇠약 환자에서는 대뇌 병변의 가능성을 반드시 고려해야 한다. 대사성, 감염성, 독성 등의 다양한 원인에 의한 뇌병증(encephalopathy)이 발생할 수 있으며, 뇌출혈이나 뇌경색도 감별이 필요하다. 특히 한쪽 팔다리가 함께 마비되는 반신마비(hemiplegia)가 발생한 경우, 뇌병변이 원인일 가능성이 높다.

사지마비가 있는 경우에는 중증의 뇌병변 또는 경추부 척수 병변을 의심해야 한다. 양측 하지의 쇠약은 중환자 다발신경근육병증에서도 흔히 나타날 수 있으나, 심한 양측 하지마비에 감각저하와 배뇨 및 배변 장애가 동반된다면, 흉요추부 척수 병변이나 마미증후군(cauda equina syndrome)의 가능성을 반드시 고려해야 한다. 이러한 척수 병변은 중환자실 입실 이전의 외상에 의한 것일 수도 있으며, 때로는 전이성 암의 진행이나 신경계의 탈수초병(demyelinating disease)에 의해서도 발생할 수 있다. 또한, 쇠약이 편측성으로 특정 부위에 국한되어 나타나고 감각 이상이 동반된다면, 이는 국소적인 말초신경의 손상에 의한 것일 가능성이 높다.

2 국소 신경 손상

국소 신경 손상(focal nerve injury)은 중환자실에서 흔히 발생한다. 자세나 혈종에 의한 압박 신경 손상, 또는 카테터 삽입과 관련된 신경 손상이 종종 발생하며, 이러한 국소 신경 손상은 중환자실 획득 쇠약과의 감별이 필요하다.

중환자신경병증 및 근육병증에서는 일반적으로 대칭적인 쇠약이 특징적이다. 반면, 국소 신경 손상은 편측에서 발생하는 경우가 많고, 특정 신경의 지배 영역을 따라 근 쇠약 및 감각저하가 동반된다. 그러나 장기 입원 환자에서 발생하는 양측 비골신경병증(peroneal neuropathy)과 같이 양측성으로 나타나는 경우도 있다. 진단을 위해서는 전기생리학적 검사가 유용하며, 혈종이나 구조적 병변이 의심될 경우에는 CT나 MRI 등의 영상검사를 시행하여 병변을 확인할 수 있다.

발처짐(foot drop)을 일으키는 비골신경병증은 중환자실에서 가장 흔한 국소 신경병증이다. 하지가 외회전된 자세 또는 측면으로 누운 자세로 장기간 유지될 경우, 비골두(fibular head)와 침대 사이에서 비골신경이 압박되어 손상이 발생할 수 있다(그림 3-2). 비골신경 마비가 발생하면, 발목관절 및 발가락의 배측굴곡(dorsiflexion이 어려워지고, 발등 부위의 감각저하가 동반된다. 다만, 중환자신경병증에서도 비골신경 침범이 흔히 발생하기 때문에 경골신경의 동반 침범 여부와 병변의 양측성 혹은 일측성 여부를 확인하여 감별해야 한다.

체외막산소공급(extracorporeal membrane oxygenation, ECMO)에서 대퇴삽입관을 사용하는 경우, 신경 손상이 상당히 흔하게 발생한다. 한 리뷰 연구에 따르면, 체외막산소공급 적용 환자의 약 23%에서 삽입관이

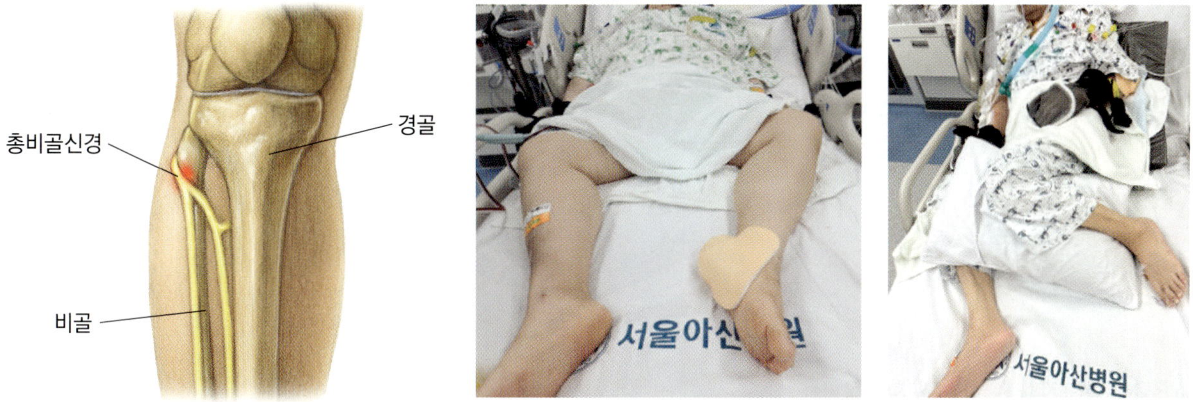

그림 3-2. 비골신경의 주행(좌측)과 비골신경이 눌릴 수 있는 자세(중앙, 우측)

위치한 측의 신경 손상이 발생한다고 보고되었다.[71] 발생한 신경마비 중에서 넓적다리 신경(femoral nerve)의 손상이 약 34%로 가장 흔하였고, 그 다음으로 외측 대퇴피부 신경(lateral femoral cutaneous nerve)과 비골신경의 순서로 손상이 흔하게 나타났다. 이러한 신경 손상의 발생 기전으로는 삽입관 주변의 혈종이나 장액종(seroma)의 형성, 항응고제 사용에 따른 혈종 발생, 삽입관 자체나 환자의 자세로 인한 국소 신경 압박, 말초 조직의 허혈로 인한 신경 손상 등이 제시된다.

또 다른 연구에서는 폐 이식 수술을 받은 환자를 대상으로 분석한 결과, 수술 전의 체외막산소공급 적용이 편측 쇠약의 발생률을 증가시켰고, 요천추신경총(lumbosacral plexus)가 가장 흔한 병변 부위로 추정되었다.[72]

3 관절 구축

관절 구축(joint contracture)은 중환자실 입실 환자에서 흔하게 발생한다. 진정, 부동, 마비, 부종, 억제대의 사용은 모두 관절 구축을 유발하는 것에 영향을 준다. 2주 이상 중환자실에 입실한 환자의 1/3 이상에서 기능적으로 문제를 일으키는 관절 구축이 발생하며[73], 이는 중환자실 재실 기간이 길어짐에 따라 더 자주 나타난다. 팔꿈치와 발목 관절의 구축이 흔하게 관찰된다.[73]

중환자실에서 환자는 보통 상체를 기울인 반좌위 자세(semi–Fowler position)를 취하며, 엉덩이 관절과 무릎 관절을 굽힌 자세가 유지된다(그림 3-3). 이러한 자세는 호흡 개선, 흡인폐렴 예방, 압력의 균등한 분산 등의 장점이 있지만, 동시에 팔꿈치, 엉덩이, 무릎 관절의 구축을 유발할 수 있다. 또한 누워 있는 자세에서 발목은 흔히 발바닥 쪽으로 굽혀지며, 종아리 신경의 마비나 중환자신경병증의 발생도 발목 관절의 발바닥 쪽 구축을 유발할 수 있다.

엉덩이, 무릎, 발목 관절에 구축이 발생하면 서 있을 때 더 많은 근력이 요구되며, 보행 시 역학적으로 불리한 조건이 된다. 이에 따라 관절 구축이 있는 경우 보행 장애가 더 흔하게 나타나고, 장기 사망률 또한 증가하는 것으로 보고되었다.[74,75]

어깨 관절에도 구축이 흔히 발생한다. 어깨 관절은 가동 범위가 큰 관절이나, 중환자 침상에서는 큰 가동 범위의 활동을 하기가 어렵고 상지에 있는 다양한 카테터와 기계환기를 위한 회로 등이 어깨 움직임을 방해한다. 또한 단순한 부동에 의한 제한뿐만 아니라, 어깨 관절에서는 이차적으로 동결견(frozen shoulder)이 동반될 수도 있다.

손가락 관절의 구축은 흔히 간과되지만 실제로 매우 흔하게 발생한다. 부종과 억제용 장갑의 사용은 이러한 구축을 더욱 유발할 수 있다. 중환자실에 있는 환자들

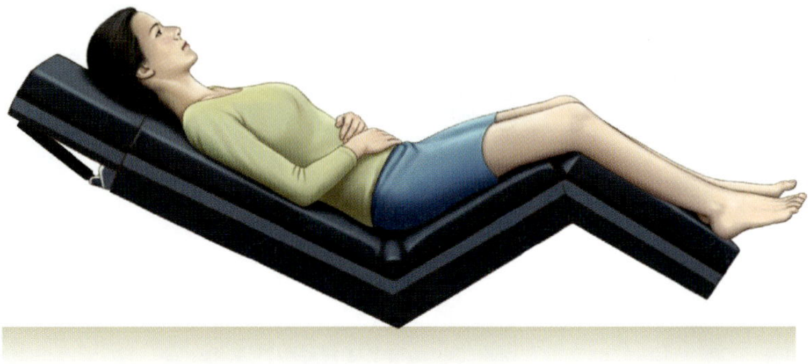

그림 3-3. 중환자실에서의 반좌위와 관절 구축

은 손가락을 완전히 굽히거나 펴는 활동을 할 기회가 적으며, 특히 진정 상태에서는 더욱 그렇다. 이로 인해 손가락은 약간 굽혀진 상태에서 완전히 펴지지도, 굽혀지지도 않는 형태로 굳어버릴 수 있다. 특히 손가락 끝의 원위지 관절에서도 발생할 수 있으나, 이는 관절가동범위 운동 시에 흔히 간과된다. 손가락의 구축은 손가락 관절 운동으로 쉽게 예방할 수 있으며, 식사를 포함한 일상생활 동작과 스마트폰 사용에 제한을 초래하기 때문에, 중환자실 입실 초기부터 예방하기 위한 관절운동이 필요하다.

IV 맺음말

중환자실에서의 치료 중에 발생하는 신체기능의 저하는 매우 흔하며, 단기적인 문제뿐만 아니라 장기적으로도 기능적 장애를 초래할 수 있다. 이러한 저하는 입원 기간 중은 물론, 퇴원 후 수년이 지난 시점의 사망률을 포함한 예후에도 영향을 미친다. 근감소증과 고령환자를 대상으로 한 여러 연구에서도 신체기능의 저하가 사망률과 밀접하게 연관되어 있으며, 다른 건강 상태와 상호작용함이 잘 알려져 있다. 이러한 관점에서 보면, 중환자 치료에 있어 중증질환의 치료뿐만 아니라 신체기능 저하의 예방과 회복을 위한 노력 또한 매우 중요하다. 본 장에서 다룬 중환자실 획득 쇠약을 포함한 신체기능 저하의 다양한 원인에 대한 이해를 바탕으로 진료에 임한다면, 보다 효과적인 예방과 치료가 가능할 것이다.

▶ 참고문헌

1. Latronico, N., E. Peli, and M. Botteri, Critical illness myopathy and neuropathy. Current Opinion in Critical Care, 2005. 11(2): p. 126–132.
2. Herridge Margaret, S., et al., Functional Disability 5 Years after Acute Respiratory Distress Syndrome. New England Journal of Medicine. 364(14): p. 1293–1304.
3. Hermans, G. and G. Van den Berghe, Clinical review: intensive care unit acquired weakness. Crit Care, 2015. 19(1): p. 274.
4. Vanhorebeek, I., N. Latronico, and G. Van den Berghe, ICU-acquired weakness. Intensive Care Med, 2020. 46(4): p. 637–653.
5. Kramer, C.L., Intensive Care Unit–Acquired Weakness. Neurol Clin, 2017. 35(4): p. 723–736.
6. Latronico, N. and C.F. Bolton, Critical illness polyneuropathy and myopathy: a major cause of muscle weakness and paralysis. The Lancet Neurology, 2011. 10(10): p. 931–941.
7. Bolton, C.F., Neuromuscular manifestations of critical illness. Muscle Nerve, 2005. 32(2): p. 140–63.
8. Patel, B.K., et al., Impact of Early Mobilization on Glycemic Control and ICU–Acquired Weakness in Critically Ill Patients Who Are Mechanically Ventilated. Chest, 2014. 146(3): p. 583–589.
9. De Jonghe, B., et al., Paresis acquired in the intensive care unit: a prospective multicenter study. Jama, 2002. 288(22): p. 2859–67.
10. Hermans, G., et al., Interobserver agreement of Medical Research Council sum–score and handgrip strength in the intensive care unit. Muscle Nerve, 2012. 45(1): p. 18–25.
11. Piva, S., N. Fagoni, and N. Latronico, Intensive care unit–acquired

weakness: unanswered questions and targets for future research. F1000Res. 2019. 8.

12. Appleton, R.T., J. Kinsella, and T. Quasim, The incidence of intensive care unit-acquired weakness syndromes: A systematic review. J Intensive Care Soc, 2015. 16(2): p. 126-136.
13. Stevens, R.D., et al., Neuromuscular dysfunction acquired in critical illness: a systematic review. Intensive Care Med, 2007. 33(11): p. 1876-91.
14. Gamrin, L., et al., Longitudinal changes of biochemical parameters in muscle during critical illness. Metabolism, 1997. 46(7): p. 756-762.
15. Van den Berghe, G., On the Neuroendocrinopathy of Critical Illness. Perspectives for Feeding and Novel Treatments. Am J Respir Crit Care Med, 2016. 194(11): p. 1337-1348.
16. Vesali, R.F., et al., Protein metabolism in leg muscle following an endotoxin injection in healthy volunteers. Clin Sci (Lond), 2009. 118(6): p. 421-7.
17. Carré, J.E., et al., Survival in critical illness is associated with early activation of mitochondrial biogenesis. Am J Respir Crit Care Med, 2010. 182(6): p. 745-51.
18. Fenzi, F., et al., Enhanced expression of E-selectin on the vascular endothelium of peripheral nerve in critically ill patients with neuromuscular disorders. Acta Neuropathol, 2003. 106(1): p. 75-82.
19. Rich, M.M. and M.J. Pinter, Crucial role of sodium channel fast inactivation in muscle fibre inexcitability in a rat model of critical illness myopathy. J Physiol, 2003. 547(Pt 2): p. 555-66.
20. Kress, J.P. and J.B. Hall, ICU-acquired weakness and recovery from critical illness. N Engl J Med, 2014. 370(17): p. 1626-35.
21. Clark, B.C., In vivo alterations in skeletal muscle form and function after disuse atrophy. Med Sci Sports Exerc, 2009. 41(10): p. 1869-75.
22. LeBlanc, A.D., et al., Regional changes in muscle mass following 17 weeks of bed rest. J Appl Physiol (1985), 1992. 73(5): p. 2172-8.
23. Marusic, U., et al., Nonuniform loss of muscle strength and atrophy during bed rest: a systematic review. J Appl Physiol (1985), 2021. 131(1): p. 194-206.
24. Deschenes, M.R., et al., Neural factors account for strength decrements observed after short-term muscle unloading. Am J Physiol Regul Integr Comp Physiol, 2002. 282(2): p. R578-83.
25. Manini, T.M., et al., Reduced physical activity increases intermuscular adipose tissue in healthy young adults. Am J Clin Nutr, 2007. 85(2): p. 377-84.
26. Jung, C., et al., Simplified Diagnosis of Critical Illness Polyneuropathy in Patients with Prolonged Mechanical Ventilation: A Prospective Observational Cohort Study. J Clin Med, 2020. 9(12).
27. Rodriguez, B., L. Larsson, and W.J. Z'Graggen, Critical Illness Myopathy: Diagnostic Approach and Resulting Therapeutic Implications. Curr Treat Options Neurol, 2022. 24(4): p. 173-182.
28. Lacomis, D., D.W. Zochodne, and S.J. Bird, Critical illness myopathy. Muscle Nerve, 2000. 23(12): p. 1785-8.
29. Kramer, C.L., et al., Compound muscle action potential duration in critical illness neuromyopathy. Muscle Nerve, 2018. 57(3): p. 395-400.
30. Goodman, B.P., C.M. Harper, and A.J. Boon, Prolonged compound muscle action potential duration in critical illness myopathy. Muscle Nerve, 2009. 40(6): p. 1040-2.
31. Zhou, C., et al., Critical illness polyneuropathy and myopathy: a systematic review. Neural Regen Res, 2014. 9(1): p. 101-10.
32. de Letter, M.A., et al., Risk factors for the development of polyneuropathy and myopathy in critically ill patients. Crit Care Med, 2001. 29(12): p. 2281-6.
33. Puthucheary, Z.A., et al., Acute skeletal muscle wasting in critical illness. Jama, 2013. 310(15): p. 1591-600.
34. Fan, E., et al., An official American Thoracic Society Clinical Practice guideline: the diagnosis of intensive care unit-acquired weakness in adults. Am J Respir Crit Care Med, 2014. 190(12): p. 1437-46.
35. Ali, N.A., et al., Acquired weakness, handgrip strength, and mortality in critically ill patients. Am J Respir Crit Care Med, 2008. 178(3): p. 261-8.
36. Garnacho-Montero, J., et al., Effect of critical illness polyneuropathy on the withdrawal from mechanical ventilation and the length of stay in septic patients. Crit Care Med, 2005. 33(2): p. 349-54.
37. Levine, S., et al., Rapid Disuse Atrophy of Diaphragm Fibers in Mechanically Ventilated Humans. New England Journal of Medicine. 358(13): p. 1327-1335.
38. Jaber, S., et al., Rapidly progressive diaphragmatic weakness and injury during mechanical ventilation in humans. Am J Respir Crit Care Med, 2011. 183(3): p. 364-71.
39. Fan, E., et al., Physical complications in acute lung injury survivors: a two-year longitudinal prospective study. Crit Care Med, 2014. 42(4): p. 849-59.
40. Chen, J. and M. Huang, Intensive care unit-acquired weakness: Recent insights. J Intensive Med, 2024. 4(1): p. 73-80.
41. Hermans, G., et al., Effect of tolerating macronutrient deficit on the development of intensive-care unit acquired weakness: a subanalysis of the EPaNIC trial. Lancet Respir Med, 2013. 1(8): p. 621-629.
42. Nanas, S., et al., Predisposing factors for critical illness polyneuromyopathy in a multidisciplinary intensive care unit. Acta Neurol Scand, 2008. 118(3): p. 175-81.
43. van den Berghe, G., et al., Intensive insulin therapy in critically ill patients. N Engl J Med, 2001. 345(19): p. 1359-67.
44. Intensive versus Conventional Glucose Control in Critically Ill Patients. New England Journal of Medicine, 2009. 360(13): p. 1283-1297.
45. Yang, T., et al., Corticosteroid use and intensive care unit-

acquired weakness: a systematic review and meta-analysis. Crit Care, 2018. 22(1): p. 187.
46. Rochwerg, B., et al., Corticosteroids in Sepsis: An Updated Systematic Review and Meta-Analysis. Crit Care Med, 2018. 46(9): p. 1411-1420.
47. Segredo, V., et al., Persistent Paralysis in Critically Ill Patients after Long-Term Administration of Vecuronium. New England Journal of Medicine, 1992. 327(8): p. 524-528.
48. Papazian, L., et al., Neuromuscular Blockers in Early Acute Respiratory Distress Syndrome. New England Journal of Medicine, 363(12): p. 1107-1116.
49. Bourenne, J., et al., Sedation and neuromuscular blocking agents in acute respiratory distress syndrome. Ann Transl Med, 2017. 5(14): p. 291.
50. Moss, M., et al., Early Neuromuscular Blockade in the Acute Respiratory Distress Syndrome. N Engl J Med, 2019. 380(21): p. 1997-2008.
51. Foster, J., Complications of Sedation in Critical Illness: An Update. Crit Care Nurs Clin North Am, 2016. 28(2): p. 227-39.
52. Casaer, M.P., Muscle weakness and nutrition therapy in ICU. Curr Opin Clin Nutr Metab Care, 2015. 18(2): p. 162-8.
53. Garnacho-Montero, J., et al., Critical illness polyneuropathy: risk factors and clinical consequences. A cohort study in septic patients. Intensive Care Med, 2001. 27(8): p. 1288-96.
54. Casaer, M.P., et al., Early versus late parenteral nutrition in critically ill adults. N Engl J Med, 2011. 365(6): p. 506-17.
55. Wolfe, K.S., et al., Impact of Vasoactive Medications on ICU-Acquired Weakness in Mechanically Ventilated Patients. Chest, 2018. 154(4): p. 781-787.
56. Sharshar, T., et al., Presence and severity of intensive care unit-acquired paresis at time of awakening are associated with increased intensive care unit and hospital mortality. Crit Care Med, 2009. 37(12): p. 3047-53.
57. Hermans, G., et al., Acute outcomes and 1-year mortality of intensive care unit-acquired weakness. A cohort study and propensity-matched analysis. Am J Respir Crit Care Med, 2014. 190(4): p. 410-20.
58. Kelmenson, D.A., et al., Outcomes of ICU Patients With a Discharge Diagnosis of Critical Illness Polyneuromyopathy: A Propensity-Matched Analysis. Crit Care Med, 2017. 45(12): p. 2055-2060.
59. Dres, M., et al., Coexistence and Impact of Limb Muscle and Diaphragm Weakness at Time of Liberation from Mechanical Ventilation in Medical Intensive Care Unit Patients. Am J Respir Crit Care Med, 2017. 195(1): p. 57-66.
60. De Jonghe, B., et al., Respiratory weakness is associated with limb weakness and delayed weaning in critical illness. Crit Care Med, 2007. 35(9): p. 2007-15.
61. De Jonghe, B., et al., Does ICU-acquired paresis lengthen weaning from mechanical ventilation? Intensive Care Med, 2004. 30(6): p. 1117-21.
62. Medrinal, C., et al., Respiratory weakness after mechanical ventilation is associated with one-year mortality - a prospective study. Crit Care, 2016. 20(1): p. 231.
63. Zuercher, P., et al., Dysphagia in the intensive care unit: epidemiology, mechanisms, and clinical management. Crit Care, 2019. 23(1): p. 103.
64. Mirzakhani, H., et al., Muscle weakness predicts pharyngeal dysfunction and symptomatic aspiration in long-term ventilated patients. Anesthesiology, 2013. 119(2): p. 389-97.
65. Hermans, G., et al., Five-year mortality and morbidity impact of prolonged versus brief ICU stay: a propensity score matched cohort study. Thorax, 2019. 74(11): p. 1037-1045.
66. Needham, D.M., et al., One year outcomes in patients with acute lung injury randomised to initial trophic or full enteral feeding: prospective follow-up of EDEN randomised trial. Bmj, 2013. 346: p. f1532.
67. Iwashyna, T.J., et al., Long-term cognitive impairment and functional disability among survivors of severe sepsis. Jama, 2010. 304(16): p. 1787-94.
68. Van Aerde, N., et al., Five-year impact of ICU-acquired neuromuscular complications: a prospective, observational study. Intensive Care Med, 2020. 46(6): p. 1184-1193.
69. Koch, S., et al., Long-term recovery In critical illness myopathy is complete, contrary to polyneuropathy. Muscle Nerve, 2014. 50(3): p. 431-6.
70. Guarneri, B., G. Bertolini, and N. Latronico, Long-term outcome in patients with critical illness myopathy or neuropathy: the Italian multicentre CRIMYNE study. J Neurol Neurosurg Psychiatry, 2008. 79(7): p. 838-41.
71. Johannes, F., R. Frohofer-Vollenweider, and Y. Teuschl, Neurological Complications of the Lower Extremities After Femoral Cannulated Extracorporeal Membrane Oxygenation: A Systematic Review. J Intensive Care Med, 2024. 39(6): p. 534-541.
72. Cho, S., et al., Risk factors for neuromuscular complications in lower limbs after lung transplantation. Front Neurol, 2022. 13: p. 1066104.
73. Clavet, H., et al., Joint contracture following prolonged stay in the intensive care unit. Cmaj, 2008. 178(6): p. 691-7.
74. Clavet, H., et al., Joint contractures in the intensive care unit: association with resource utilization and ambulatory status at discharge. Disabil Rehabil, 2011. 33(2): p. 105-12.
75. Clavet, H., S. Doucette, and G. Trudel, Joint contractures in the intensive care unit: quality of life and function 3.3 years after hospital discharge. Disabil Rehabil, 2015. 37(3): p. 207-13.

CHAPTER 04

인지장애

Cognitive Impairment

장원혁 의사

I 서론

집중치료 후 증후군(post-intensive care syndrome, PICS)은 중환자실 입실 이후 새롭게 발생하거나 악화되는 신체적, 인지적, 심리적 장애가 복합적으로 나타나는 의학적 상태이다. 이 중 인지장애(cognitive impairment)는 집중치료 후 증후군의 주요 구성 요소로, 기억력(memory), 주의력(attention), 이해력(comprehension), 실행 기능(executive function) 등의 저하로 나타난다. 중환자실 치료 후 인지장애의 유병률은 높은 편이다. 외과계 중환자실 생존자를 대상으로 한 코호트 연구에 따르면 약 78.3%의 환자에서 인지장애가 발생하였으며[1], 코로나-19 환자의 경우 중환자실 퇴실 3개월 후 약 30%의 환자에서 인지장애가 보고되었다.[2] 2025년 Hoo MU 등[3]이 발표한 메타분석에 따르면, 중환자실 퇴실 후 첫 3개월 이내에 인지장애의 유병률이 가장 높았다. 구체적으로는 퇴실 1개월 미만에서 약 49.8%, 1~3개월 사이에는 45.1%, 3~6개월에는 47.9%로 나타났다. 추적 기간이 길어질수록 유병률은 감소하여, 7~12개월에는 28.3%, 12개월 이상에서는 30.4%를 보였다. 이와 같이 중환자실 치료 후 인지장애는 발생 빈도가 높고, 일부 환자에서는 장기간 지속될 수 있는 것으로 알려져 있다. 뇌에 직접적인 손상이 없는 중증 질환의 경우에도 다양한 생리적, 신경학적, 전신적 요인이 복합적으로 작용해 뇌 기능에 영향을 미칠 수 있다. 이러한 인지장애는 중환자실 생존자의 일상생활 수행 능력 및 삶의 질을 저하시킨다.

본 장에서는 중환자실 치료 후 인지장애의 기전, 특성, 예후 및 치료에 대해 살펴보고자 한다.

II 진단

현재까지 보고된 중환자 치료 후 인지장애 관련 연구에서는, 인지장애의 진단을 위해 몬트리올 인지 평가(Montreal Cognitive Assessment, MoCA) 또는 간이 정신상태 검사(Mini-Mental State Examination, MMSE)와 같은 선별 검사가 주로 사용되고 있다. MoCA는 2005년에 Nasreddine ZS 등이[4] 개발한 도구로, 총점은 30점이며 실행기능(4점), 시공간능력(4점), 기억력(5점), 주의력(6점), 언어기능(5점), 지남력(6점)으로 구성되어 있다. MoCA는 MMSE에 비해 경도 인지장애를 보다 민감하게 감별할 수 있도록 다양한 항목으로 구성되어 있으며, 상대적으로 난이도가 높은 과제가 포함되어 있는 것이 특징이다. 특히 실행기능을 평가하는 문항이 포함되어 있어 실행기능 저하가 두드러지는

표 4-1. 간이 정신상태 검사(Mini-Mental State Examination, MMSE)와 몬트리올 인지 평가(Montreal Cognitive Assessment, MoCA)의 점수 배점

검사 항목		MMSE	MoCA
기억등록		3	
시간지남력		5	4
장소지남력		5	2
기억회상		3	5
주의집중 및 계산		5	6
언어	이름대기	2	3
	따라 말하기	1	2
	이해	3	
	읽기	1	
	쓰기	1	
	유창성		1
그리기		1	
시공간/실행기능			5
추상력			2

혈관성 인지장애나 파킨슨병 환자에서 인지기능을 선별하기 위한 도구로 적합하다고 여겨진다(표 4-1).

MMSE는 1975년 Folstein MF 등이[5] 제안한 이후, 가장 기본적인 인지 평가 도구로 사용되어 왔다. MMSE는 제한된 시간 내에 다양한 인지 영역을 평가할 수 있으며, 간편하고 쉬운 해석으로 인해 전 세계적으로 널리 사용되는 도구이며, 검사 완료에 약 10분이 소요된다. 이 검사는 주의력, 기억력, 언어능력, 시공간능력 등 여러 인지 영역을 평가하지만, 기억력 문제가 단순하고 참가자들이 언어 기억, 언어, 계산 등 좌반구 기능에서 높은 점수를 얻는 경향이 있다는 점이 한계로 지적된다. 또한 실행기능을 다루는 문항이 없어 전두엽 기능을 적절하게 평가하는 데에도 한계가 있다. 이에 따라, 혈관성 인지장애 환자 및 교육 수준이 높은 대상자의 경도 인지장애를 선별하는 데 민감도가 부족하다는 단점이 있다. 각 인지 영역의 점수는 종합 총점으로 합산되며 최대 점수는 30점으로 점수가 낮을수록 인지 기능이 저하되어 있음을 의미한다(표 4-1).

MoCA와 MMSE는 모두 한국판으로 번역되어 있으며, 한국판으로는 MoCA-Korea (MoCA-K), Korean version of MoCA (K-MoCA), Korean MMSE (K-MMSE), MMSE-Korean version (MMSE-K), Korean version of MMSE in the Korean version of CERAD Assessment Packet (MMSE-KC) 등 다양한 형태가 존재한다. 각 한국판은 의미적, 문화적, 정량적 등가성을 유지하기 위해 문항에 차이를 두고 있으며, 학력과 연령 수준에 따른 절단점이 서로 달라 각 번안판의 사용과 해석에 주의가 필요하다. 중환자실 치료 후 인지장애의 선별검사로는 MoCA가 보다 많이 사용되고 있으며, 2023년 프랑스 보건기술평가(France's national Health Technology Assessment, HTA)에서는 MoCA 사용을 권장하고 있다. 다만 MoCA와 MMSE는 각각 장단점이 있으며, 특히 MMSE는 저작권 문제가 있어 제한적으로 사용되는 경우가 있다. 이러한 이유로 두 검사 중 어느 쪽이 보다 유의미한지를 판단하기 위해서는 추가적인 연구가 필요하다. 또한 MoCA와

MMSE는 모두 선별검사로 정확한 인지장애 진단을 위해서는 서울신경심리검사 2판(Seoul Neuropsychological Screening Battery, SNSB-II), 한국판 CERAD 평가집 제2판(Consortium to Establish a Registry for Alzheimer's Disease Assessment Packet)과 같은 보다 정밀한 검사가 필요하다. 그러나 중환자실 치료 후 인지장애를 보이는 환자를 대상으로 한 인지장애 확진 검사에 대한 연구는 아직 부족한 상황이며, 향후 더 많은 연구를 통해 중환자실 치료 후 인지장애의 구체적인 인지 영역 특성과 정도에 대한 이해가 필요하다.

Ⅲ 특성

중환자실 치료 후 인지장애는 다양한 양상으로 발현된다. 중환자실 생존자들은 건망증이나 간병인에 대한 의존도 증가와 같은 주관적인 인지 증상을 호소하는 경우가 많다.[6] 객관적인 인지평가에서는 기억력, 실행 능력, 의사 결정 능력이 가장 많이 손상되는 것으로 알려져 있으며 그 외에도 시공간 감각 기능, 주의력 장애, 언어기능 장애가 동반될 수 있다.[7] 2020년 Fernandez-Gonzalo S 등[8]은 중환자실 퇴실 1개월 시점에서 100명의 환자를 대상으로 인지 평가를 시행하고 인공지능 분석을 통해 세 가지 인지장애 유형으로 분류하였다. 이 연구에서는 중증의 처리 속도 및 실행기능 저하를 보이는 유형, 중등도에서 중증 수준의 학습 및 기억력 결손과 처리 속도 및 실행기능 장애를 보이는 유형, 그리고 정상적인 인지기능을 보이는 유형으로 나누었으며, 처리 속도와 실행기능 장애의 정도에 따라 중환자실 치료 후 인지장애의 중증도를 정의하였다. 그러나 이러한 유형 분류에 따른 인지기능 예후에 대한 연구는 부족하며 향후 대규모 추가 연구가 필요한 상황이다. 또한 중환자실 치료 후 인지장애의 특성에 대한 기존 연구는 대부분 MoCA나 MMSE와 같은 선별검사 결과를 기반으로 하고 있어, 인지장애의 정확한 특성을 규명하기 위해서는 정밀한 평가 도구를 활용한 추가 연구가 필요하다.

Ⅳ 위험 인자 및 발생 기전

중환자실 치료 후 인지장애 발생의 위험 인자로는 섬망, 고령, 낮은 교육 수준, 기존 치매 유무, 장기간의 기계적 인공호흡, 진정제 사용 등이 알려져 있다. 중환자실 치료 중 발생하는 섬망과 그 지속 시간은 인지장애의 중요한 위험 요인으로, 특히 섬망의 발생 유무는 장기적인 인지장애와 밀접한 관련이 있는 것으로 보고된다.[9,10] 이 중 고령, 낮은 교육 수준, 기존 치매 유무 등은 교정할 수 없는 인자(non-modifiable factor)이지만 섬망, 기계적 인공호흡 기간, 진정제 사용 등은 교정 가능한 인자(modifiable factor)에 해당한다. 따라서 중환자실 치료 후 인지장애를 줄이기 위해서는 중환자실 내 치료 과정에서 교정 가능한 위험 인자들을 교정하는 것이 필요하다(그림 4-1).

중환자실 치료 중 발생한 섬망이 중환자실 치료 후 인지장애와 높은 연관성을 보이기 때문에 섬망의 기전으로 알려진 신경염증(neuroinflammation), 산화 스트레스(oxidative stress), 신경전달시스템의 장애(disruptions in neurotransmitter systems)가 중환자실 치료 후 인지장애의 발병 기전으로 제안되어 왔다.[11] 중증 질환은 전신 염증 반응을 유발할 수 있으며 이는 뇌로 확산되어 신경염증을 일으킬 수 있다. 이러한 신경염증 과정은 뉴런(neuron)과 신경교세포(glial cell)를 손상시키고 시냅스(synapse) 기능을 방해하며 해마(hippocampus) 활동을 저해하여 기억력 저하를 포함한 인지기능 장애를 초래할 수 있다. 또한, 심한 수준의 신경염증은 알츠하이머병과 같은 신경퇴행성 질환과 관련된 분자 변화를 촉진할 수 있는 것으로 알려져 있다.[12] 장기간의 기계적 인공호흡 치료도 위험 인자로 작용하는데 저산소증으로 인한 뇌 산소 공급 저하 및 허혈(ischemia)은 직접적인 뇌신경 손상을 유발할 수 있으며, 이러한 손상이 인지장애의 또 다른 기전으로 제안되고 있다.[13] 아울러 중환자실에서 흔히 사용되는 진정제와 진통제가 중환자실 치료 후 인지장애의 위험 인자로 작용할 수 있기

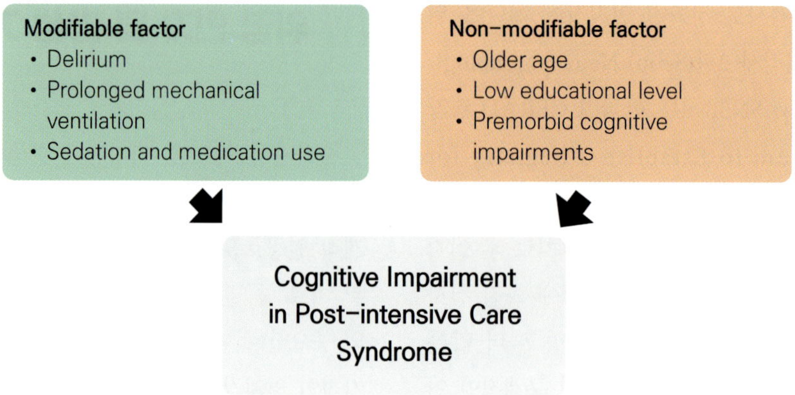

그림 4-1. 중환자실 치료 후 인지장애 위험 인자

때문에 이들 약물로 인한 뇌 화학 작용의 변화 또한 발생 기전 중 하나로 제시되고 있다.[11] 이러한 다양한 기전은 서로 연관되어 복합적으로 작용할 가능성이 있으나, 구체적인 상호작용과 병태생리적 메커니즘에 대해서는 추가적인 연구가 필요하다.

V 치료

중환자실 치료 후 인지장애의 발생을 예방하기 위해서는 교정 가능한 위험인자의 관리가 중요하며, 이와 더불어 중환자실 내 재활치료가 필요하다.[10] 중환자실에 재실 중인 환자에게 입실 후 72시간 이내에 재활치료를 시작하면 신체 및 인지 기능이 개선될 수 있는 것으로 보고되어 있다. 이러한 중환자 재활을 통한 인지 기능 향상은 중환자실 치료 후 인지장애 발생을 줄이는데 기여할 수 있을 것으로 추정된다. 다만, 중환자실에서 시행되는 최적의 재활 프로그램에 대한 명확한 합의는 아직 이루어지지 않았으며, 이에 대해서는 추가 연구가 필요하다.

중환자실 치료 후 인지장애가 발생한 환자에게는 인지기능을 악화시킬 수 있는 가역적인 원인들을 우선적으로 평가하고 관리하는 것이 중요하다. 여기에는 약물 부작용, 수면 장애, 우울증, 대사 장애, 영양 장애 등이 포함된다. 이러한 요소들을 교정한 이후에 적극적인 인지재활 치료가 권장된다. 인지재활에는 적절한 신체 활동(physical activity)이 포함되어야 한다. 적절한 신체 활동은 경도 인지장애 환자에서 인지 저하의 진행을 늦추는 효과가 있는 것으로 알려져 있다. 따라서 중환자실 치료 후 인지장애 환자에서도 유사한 효과가 기대된다. 인지기능 향상을 위한 치료 계획과 목표는 환자 개별의 인지장애 특성에 따라 달라야 하며, 이는 일상생활에서 의미 있는 활동 참여의 회복 또는 향상을 목표로 한 전략과 훈련의 조합으로 구성되어야 한다. 중환자실 치료 후 인지장애 환자에게 시행되는 인지재활은 치료 강도를 높이고 보상 전략을 병행함으로써 인지기능의 호전을 유도할 수 있을 것으로 기대된다.[14] 그러나 이러한 인지재활의 적정 강도, 치료 기간, 장기적 효과에 대해서는 아직 연구가 부족한 실정이며, 다기관에서의 대규모 연구가 필요하다.

▶ 참고문헌

1. Wang Y, Li Q, Yao L, He N, Tang Y, Chen L, et al. Shared and differing functional connectivity abnormalities of the default mode network in mild cognitive impairment and Alzheimer's disease. Cereb Cortex 2024;34.
2. Bodker Hanifa AL, Svenningsen H, Moller AN, Dreyer P, Holm A. Cognitive impairment in critically ill patients and former critically ill patients: A concept analysis. Aust Crit Care 2024;37:166–75.
3. Ho MH, Lee YW, Wang L. Estimated prevalence of post–intensive care cognitive impairment at short–term and long–term follow–ups: a proportional meta–analysis of observational studies. Ann Intensive Care 2025;15:3.
4. Nasreddine ZS, Phillips NA, Bedirian V, Charbonneau S, Whitehead V, Collin I, et al. The Montreal Cognitive Assessment, MoCA: a brief screening tool for mild cognitive impairment. J Am Geriatr Soc 2005;53:695–9.
5. Folstein MF, Folstein SE, McHugh PR. "Mini–mental state". A practical method for grading the cognitive state of patients for the clinician. J Psychiatr Res 1975;12:189–98.
6. Cuevas H, Danesh V, Henneghan A. Self–Reported Cognitive Function in Persons with Nonneurological Chronic Diseases: A Systematic Review. J Aging Res 2022;2022:5803337.
7. He X, Song Y, Cao Y, Miao L, Zhu B. Post intensive care syndrome: A review of clinical symptoms, evaluation, intervention. Heliyon 2024;10:e31278.
8. Fernandez–Gonzalo S, Navarra–Ventura G, Bacardit N, Goma Fernandez G, de Haro C, Subira C, et al. Cognitive phenotypes 1 month after ICU discharge in mechanically ventilated patients: a prospective observational cohort study. Crit Care 2020;24:618.
9. Yao L, Li Y, Yin R, Yang L, Ding N, Li B, et al. Incidence and influencing factors of post–intensive care cognitive impairment. Intensive Crit Care Nurs 2021;67:103106.
10. Inoue S, Nakanishi N, Amaya F, Fujinami Y, Hatakeyama J, Hifumi T, et al. Post–intensive care syndrome: Recent advances and future directions. Acute Med Surg 2024;11:e929.
11. Pandharipande PP, Girard TD, Jackson JC, Morandi A, Thompson JL, Pun BT, et al. Long–term cognitive impairment after critical illness. N Engl J Med 2013;369:1306–16.
12. Parker AM, Sinha P, Needham DM. Biological Mechanisms of Cognitive and Physical Impairments after Critical Care. Rethinking the Inflammatory Model? Am J Respir Crit Care Med 2021;203:665–7.
13. Honarmand K, Lalli RS, Priestap F, Chen JL, McIntyre CW, Owen AM, et al. Natural History of Cognitive Impairment in Critical Illness Survivors. A Systematic Review. Am J Respir Crit Care Med 2020;202:193–201.
14. Muradov O, Petrovskaya O, Papathanassoglou E. Effectiveness of cognitive interventions on cognitive outcomes of adult intensive care unit survivors: A scoping review. Aust Crit Care 2021;34:473–85.

CHAPTER

05 정신건강장애

Psychological Impairment

정석훈 의사

중환자실이라는 공간은 개인에게 매우 낯설고 위협적인 공간이다. 칸막이 없이 개방된 공간에서 처음 보는 의료장비들로 가득한 낯선 환경에서, 가족 없이 고립된 상황에서 홀로 고통을 감내해야 한다. 의료진들은 바쁘게 일을 하고, 심정지가 수시로 발생하고, 여러 환자들이 사망한다. 급박한 상황임을 알리는 알람은 온 사방에서 수시로 울린다. 이러한 중환자실이라는 환경에서 치료를 받거나 받은 후 퇴원하여 일상생활을 시작하는 환자들은 때로는 매우 긴 기간 동안 정신적 심리적 스트레스를 겪게 된다.[1] 중환자실에 입실하게 되는 원인이 되는 신체 질환이 발생한 이유와 관련된 이슈, 질병 자체의 이슈, 그리고 병원에 오랜 기간 입원하여 회복해 나가는 과정에서 겪는 심리적 이슈 등에 따라, 환자에 대한 평가 및 접근 방법이 다소 차이가 있을 수 있다.[2]

재난이나 사고에 의한 신체적 외상뿐 아니라 정신적 외상을 받는 경우에는 외상 후 스트레스 장애(post-traumatic stress disorder, PTSD), 중환자실에 입실해 있는 동안 발생하는 섬망, 입실 중 혹은 일반병동으로 전동된 이후 경험하게 되는 주요우울장애(major depressive disorder, MDD)와 불안장애(anxiety disorder), 그리고 불면증을 비롯한 수면장애(sleep disorder) 등, 여러가지 다양한 정신장애 등을 경험할 가능성이 있다. 따라서 중환자실에서 근무하는 의료진들은 다양한 정신장애에 대한 지식을 습득하고, 해당 장애가 발생할 경우 정신건강의학과 전문의와의 협진을 통하여 환자의 정신장애를 해결해 주어야 한다.

I 외상 후 스트레스 장애

외상 후 스트레스 장애는 개인이 일상생활에서 경험하기 어려운 수준의 심각한 외상성 사건을 경험한 이후에 발생하는 정신 장애이다. 외국의 경우 1차, 2차 세계대전을 겪는 동안 전쟁을 경험한 병사 혹은 시민들의 정신적 반응에 대한 연구가 이뤄져왔고, 유대인 학살과 같이 일반 인구 집단에서 발생한 집단적 외상성 사건 이후의 정신적 반응에 대해서도 잘 알려져 있다. 이외에도 아동학대 혹은 강간, 상해 및 폭행, 교통사고와 관련하여 발생한 외상 후 스트레스 장애에 대해서도 잘 알려져 있다. 국내에서 외상 후 스트레스 장애가 대중적으로 잘 알려지기 시작한 것은 1994년 성수대교 붕괴 사고와 1995년 삼풍 백화점 붕괴 사고일 것이다. 이후 2003년 대구지하철 화재 참사, 2014년 세월호 사건, 2022년 이태원 참사 등의 사건들을 겪으면서 외상 후 스트레스장애에 대한 사회적 관심이 증가하였다. 대한민국 정부에서도 국가적 재난으로 심리적 외상을 겪는 피해자들에 대한 피해 구제 및 지지 체계를 구축하기 위하여 애를 써 왔고, 현재는 국가적 재난 발생시 의료진과 상담사 등이 피해자들에 대한 심리적 지지를 위하여 개입하는 방식으로 체계가 갖춰졌다.

외상 후 스트레스 장애의 진단 기준은 표 5-1과 같다.

DSM-V-TR의 외상 후 스트레스 장애에서는 직접적인 외상뿐 아니라 다른 사람에게 발생한 외상적 사건에 대해서도 반복적 또는 극단적으로 노출되는 것을 포함함으로써 간접 외상을 인정하고 있다. 이는, 911테러 등 여러 외상적 사건에서 사건의 피해자뿐 아니라, 재해 상황을 처리하기 위해 투입된 소방공무원 및 의료 전문가들, 취재기자들, 그리고 방송을 통해 건물이 무너지는 것을 본 많은 일반 대중들에서도 유사한 증상이 발생한 것을 반영한 것이다.

국내에서도 세월호 사건 당시 피해자를 수색하기 위하여 투입된 스쿠버다이버들, 의료 전문가들과 기자들, 그리고 방송을 통해 배가 가라앉는 장면을 지속적으로 시청한 일반 시민들 역시 유사한 증상들이 발생한 바 있다.

외상 후 스트레스 장애의 주 증상은 재경험, 회피, 과각성이다. 이러한 증상이 정신적 외상을 경험한 이후 발생하고 증상이 한 달 이상 지속되면 진단을 내린다. 재경험은 외상적 사건과 관련된 내용의 생각을 지속적으로 반복하게 되는 것으로, 이 생각은 떨쳐버리기 어렵고, 비슷한 상황에 놓이면 침습적으로 생각이 난다. 예를 들면, 교통사고를 경험한 경우 지나가는 자동차소리, 경적소리, 자동차가 갑자기 차선을 변경하여 끼어드는 상황 등을 보면 외상적 사건에 대해 다시 생각하게 된다. 사고와 관련된 잦은 악몽을 꾸는 것 또한 재경험의 일환이다. 차만 보면 깜짝깜짝 놀라거나, 과도하게 짜증을 내고, 이전에 비해 난폭한 행동을 하게 되는 과각성 증상이 동반되며, 차가 있는 곳을 피하거나, 차를 타지 않으려 하거나, 사고에 관한 얘기를 하고 싶지 않아 하는 회피 반응이 발생한다.

중환자실에 입원하게 되면 환자들은 고립된 상태에서 각종 의료장비와 소음, 낯선 환경에서 침습적인 치료를 받는다. 환자들은 중환자실에서 예측하지 못한 충격적 경험을 할 수 있으며, 이는 퇴원 후 정신건강에도 부정적 영향을 미친다. 중환자실에서 퇴실 후 일상 생활을 하게 되면서 외상적 사건과 관련한 상황에서 외상 후 스트레스 장애의 증상들을 경험하게 되며, 심한 증상이 계속되다 보면 주요우울장애와 같은 다른 정신질환이 동반되는 경우가 흔하다. 또한 증상을 줄이기 위한 방법으로 술이나 약물을 남용하는 경우도 발생한다.

따라서 외상성 사건을 경험한 생존자의 경우 외상 후 스트레스 장애의 발생 유무를 확인하고 이에 대한 적절한 치료를 시행하는 것이 필요하다. 이를 위하여 DSM-5에서는 급성 스트레스 장애(acute stress disorder, ASD)라는 범주를 통하여 추후 외상 후 스트레스 장애로 이환될 위험이 있는 생존자를 조기 선별하고 선제적으로 개입할 수 있게 하였다.

외상 후 스트레스 장애의 치료는 정신치료와 약물치료를 시행한다. 외상 후 스트레스 장애에서의 정신치료는 외상적 사건 자체에 초점을 맞춰 실시되며, 예방이나 치료적 목적으로 사용되지는 않는다. 외상 후 스트레스 장애에 대한 정신치료 중 경험적 근거가 잘 확립된 치료로는 트라우마 중심 인지행동요법(trauma-focused cognitive-behavioral therapy, TF-CBT), 인지요법(cognitive therapy, CT), 인지처리요법(cognitive processing therapy, CPT), 지속노출치료(prolonged exposure, PE), 내러티브 노출치료(narrative exposure therapy, NET) 등이 있으며, 안구운동 탈민감 및 재처리(eye movement desensitization and reprocessing, EMDR)도 추천된다.

약물치료는 정신치료 실시 후 혹은 정신치료와 함께 실시하는 것이 권장된다. 예방을 위한 약물치료는 권장되지 않는다. 주로 항우울제가 1차 치료제로, 설트랄린(sertraline), 플루옥세틴(fluoxetine), 파록세틴(paroxetine)과 같은 선택세로토닌재흡수억제제(selective serotonin reuptake inhibitor, SSRI)와 벤라팍신(venlafaxine) 등이 사용된다. 과각성 등의 증상에서는 벤조다이아제핀(benzodiazepine) 등을 사용할 수 있으나 남용

표 5-1. 외상 후 스트레스 장애 진단 기준 (DSM-5-TR)

A. 실제적이거나 위협적인 죽음, 심각한 부상 또는 성폭력에의 노출이 다음과 같은 방식 가운데 한 가지(또는 그 이상)에서 나타난다.

1. 외상성 사건(들)에 대한 직접적인 경험
2. 그 사건(들)이 다른 사람들에게 일어난 것을 생생하게 목격함
3. 외상성 사건(들)이 가족, 가까운 친척 또는 친한 친구에게 일어난 것을 알게 됨. 가족, 친척 또는 친구에게 생긴 실제적이거나 위협적인 죽음은 그 사건(들)이 폭력적이거나 돌발적으로 발생한 것이어야 함
4. 외상성 사건(들)의 혐오스러운 세부 사항에 대한 반복적이거나 지나친 노출의 경험(예, 변사체 처리의 최초 대처자, 아동 학대의 세부 사항에 반복적으로 노출된 경찰관)

B. 외상성 사건(들)이 일어난 후에 시작된, 외상성 사건(들)과 연관이 있는 침습 증상의 존재가 다음 중 한 가지(또는 그 이상)에서 나타난다.

1. 외상성 사건(들)의 반복적, 불수의적이고, 침습적인 고통스러운 기억
2. 꿈의 내용 및/또는 정동이 외상성 사건(들)과 관련되는 반복적으로 나타나는 고통스러운 꿈
3. 외상성 사건(들)이 재생되는 것처럼 그 개인이 느끼고 행동하게 되는 해리성 반응(예: 플래시백) (그러한 반응은 연속선상에서 나타나며, 가장 극한 표현은 현재 주변 상황에 대한 완전한 소실일 수 있음)
4. 외상성 사건(들)을 상징하거나 닮은 내부 또는 외부의 단서에 노출되었을 때 나타나는 극심하거나 장기적인 심리적 고통
5. 외상성 사건(들)을 상징하거나 닮은 내부 또는 외부의 단서에 대한 뚜렷한 생리적 반응

C. 외상성 사건(들)이 일어난 후에 시작된, 외상성 사건(들)과 연관이 있는 자극에 대한 지속적인 회피가 다음 중 한 가지 또는 2가지 모두에서 명백하다.

1. 외상성 사건(들)에 대한 또는 밀접한 연관이 있는 고통스러운 기억, 생각 또는 느낌을 회피 또는 회피하려는 노력
2. 외상성 사건(들)에 대한 또는 밀접한 연관이 있는 고통스러운 기억, 생각 또는 느낌을 불러일으키는 외부적 암시(사람, 장소, 대화, 행동, 사물, 상황)을 회피 또는 회피하려는 노력

D. 외상성 사건(들)이 일어난 후에 시작되거나 악화된, 외상성 사건(들)과 연관이 있는 인지와 기분의 부정적 변화가 다음 중 2가지(또는 그 이상)에서 나타난다.

1. 외상성 사건(들)의 중요한 부분을 기억할 수 없는 무능력(두부 외상, 알코올 또는 약물 등의 이유가 아니며 전형적으로 해리성 기억상실에 기인)
2. 자신, 다른 사람 또는 세상에 대한 지속적이고 과장된 부정적인 믿음 또는 예상(예: "나는 나쁘다", "누구도 믿을 수 없다", "이 세상은 전적으로 위험하다", "나의 전체 신경계는 영구적으로 파괴되었다")
3. 외상성 사건(들)의 원인 또는 결과에 대하여 지속적으로 왜곡된 인지를 하여 자신 또는 다른 사람을 비난함
4. 지속적이고 부정적인 감정 상태(예: 공포, 경악, 화, 죄책감 또는 수치심)
5. 주요 활동에 대해 현저하게 저하된 흥미 또는 참여
6. 다른 사람과의 사이가 멀어지거나 소원해지는 느낌
7. 긍정적 감정을 경험할 수 없는 지속적인 무능력(예, 행복, 만족 또는 사랑의 느낌을 경험할 수 없는 무능력)

E. 외상성 사건(들)이 일어난 후에 시작되거나 악화된, 외상성 사건(들)과 연관이 있는 각성과 반응성의 뚜렷한 변화가 다음 중 2가지(또는 그 이상)에서 현저하다.

1. 전형적으로 사람 또는 사물에 대한 언어적 또는 신체적 공격성으로 표현되는 민감한 행동과 분노폭발(자극이 거의 없거나 아예 없이)
2. 무모하거나 자기파괴적 행동
3. 과각성
4. 과장된 놀람 반응
5. 집중력의 문제
6. 수면 교란(예, 수면을 취하거나 유지하는 데 어려움 또는 불안정한 수면)

F. 장해 진단기준(A, B, C, D, 그리고 E)의 기간이 1개월을 넘어야 한다.

G. 장해가 사회적, 직업적 또는 다른 중요한 기능 영역에서 임상적으로 현저한 고통이나 손상을 초래한다.

H. 장해는 물질(예: 치료약물, 알코올)의 생리적 효과나 다른 의학적 상태로 인한 것이 아니다.

가능성을 주의해야 한다. 심한 악몽을 경험하는 경우에는 삼환계 항우울제(tricyclic antidepressant, TCA)를 사용할 수 있고 심한 불면증에는 Z-class(비-벤조다이아제핀, non-benzodiazepine) 약물이나 벤조다이아제핀을 사용할 수 있다. 증상이 심한 경우에는 올란자핀(olanzapine), 리스페리돈(risperidone), 쿠에티아핀(quetiapine)과 같은 항정신병약물을 고려할 수 있다. 또한 주요 우울 장애가 동반되거나 알코올 및 약물 남용이 동반되는 경우에는 이에 대한 치료가 같이 이뤄져야 한다.

II 주요우울장애

주요우울장애는 가장 흔한 정신 장애 중 하나로, 일반 인구의 5~10%가 주요우울장애를 앓고 있고, 3~5%가 치료를 요하는 중증 주요우울장애를 앓는 것으로 추정하고 있다. 주요우울장애는 중요한 개인사적 사건이 발생한 경우에 쉽게 발생할 수 있기에, 중환자실 생존자의 경우 신체적 건강의 변화, 직업적 기능의 변화, 경제적 여건의 변화 등이 발생할 수 있어 상대적으로 쉽게 주요우울장애에 이환될 수 있다.[3] 스트레스 상황에서 일시적으로 우울감을 경험할 수 있지만, 주요우울장애는 우울감 이외에도 무기력감, 의욕 저하, 식욕 및 수면의 변화, 집중력 저하, 죽음에 대한 생각 등 다양한 심리적 및 신체적 증상이 동반된 상태가 2주 이상 지속되며 사회적, 직업적 기능에 장애가 발생한 경우 진단한다(표 5-2).

생존자의 경우 우울증은 신체질환에 의하여 발생하기도 하지만, 역으로 우울증이 개인의 자존감과 치료 의지를 약화시키기도 하여 치료에 대한 순응도를 저하시킨다. 중환자실 치료를 받은 생존자가 우울증이 발생할 경우 생존율이 크게 저하된다는 보고도 있고, 우울증의 증상이 심한 경우 자살률 증가로 이어지기도 한다. 즉, 우울증을 개선하면 치료에 대한 순응도가 증가해 결과적으로 생존율을 향상시킬 수 있다는 의미이므로, 현재 생존자에게 발생한 우울증을 평가하고 적절한 치료를 하는 것은 생존율 향상을 위해서도 중요한 일이라 할 수 있다.

우울증은 생존자들의 수면 문제에도 영향을 미친다. 주요우울장애의 진단 기준의 하나로 불면증 혹은 과다수면이 포함되어 있다. 우울증을 겪는 경우, 일반적으로 잠드는데 시간이 많이 걸리고(수면 잠복기 증가), 중

표 5-2. 주요우울삽화의 진단기준 (DSM-5-TR)

A. 다음의 증상 가운데 5가지(또는 그 이상)의 증상이 같은 2주 동안 지속되며 이전 기능과 비교하여 변화를 보인다.

증상 가운데 적어도 하나는 ① 우울 기분이거나 ② 흥미나 즐거움의 상실이어야 함

1. 하루 중 대부분, 거의 매일 지속되는 우울한 기분이 주관적인 보고(예: 슬픈, 공허한 또는 절망적인)나 타인에 의한 관찰(예: 눈물 흘리는 모습)에서 드러남
2. 거의 매일, 하루 중 대부분, 거의 또는 모든 일상 활동에 대해 흥미나 즐거움이 뚜렷하게 저하됨
3. 체중 조절을 하고 있지 않은 상태에서 의미 있는 체중의 감소(예: 1개월에 5% 이상의 체중 변화)나 체중의 증가, 거의 매일 나타나는 식욕의 감소나 증가
4. 거의 매일 나타나는 불면이나 과다수면
5. 거의 매일 나타나는 정신운동 초조나 지연(타인에 의해 관찰 가능한, 단지 안절부절 또는 처지는 주관적인 느낌만이 아닌)
6. 거의 매일 나타나는 피로나 활력 상실
7. 거의 매일 무가치감 또는 과도하거나 부적절한 죄책감(망상적일 수도 있는; 단순히 아픈 데 대한 자책이나 죄책감이 아닌)
8. 거의 매일 나타나는 사고력이나 집중력의 감소 또는 우유부단함(주관적 설명에 의하거나 타인에 의해 관찰 가능한)
9. 죽음에 대한 반복적인 생각(단지 죽음에 대한 두려움이 아닌), 구체적인 계획 없이 반복되는 자살사고, 구체적인 자살 계획, 또는 자살 시도

B. 증상이 사회적, 직업적, 또는 다른 중요한 기능 영역에서 임상적으로 현저한 고통이나 손상을 초래한다.

C. 삽화가 물질의 생리적 효과나 다른 의학적 상태로 인한 것이 아니다.

간에 자주 깨고(수면 효율 감소), 꿈이 많아진다(렘수면 증가). 또한 늦게까지 잠들지 못하다 보면 늦게 일어나게 되어 지연성 일주기리듬 수면각성 장애가 발생하기도 한다. 따라서 우울증에 대한 치료는 수면장애의 개선에도 도움이 된다.

주요우울장애의 치료에는 항우울제가 가장 우선적으로 사용되는데, 항우울제 사용 후 증상 호전까지는 보통 2~3주 이상의 기간이 필요하다. 따라서 효과 발현 시기와 부작용에 대해 미리 설명해두는 것이 순응도 향상에 도움이 된다. 우울증 증상과 더불어 불안 증상이 같이 동반된 경우에는 벤조다이아제핀 등의 항불안제를 사용할 수도 있지만, 항우울제 역시 2~3주 정도 복용한 후에는 항불안효과가 나타나기 때문에 초기에는 항불안제와 항우울제를 동시에 투여하고 이후에는 항불안제를 서서히 감량하는 것이 좋다. 과거에는 삼환계 항우울제가 흔하게 사용되었으나, 최근에는 다양한 항우울제가 개발되어 있어 삼환계 항우울제는 항우울제로 사용하는 것보다는 통증조절이나 수면 조절 목적으로 사용되는 경향이 있다. 통증 및 수면 조절 목적으로 소량 사용 시에는 변비 및 입마름 등의 부작용이 있을 수 있고, 고용량 사용 시 심장 독성 문제가 발생할 수 있어 주의를 요한다. 선택세로토닌재흡수억제제는 우선적으로 선택되는 항우울제이다.

선택세로토닌재흡수억제제 계열 약물들의 효과는 대부분 동등하지만 부작용은 조금씩 다르다. 플루옥세틴은 불면증을 유발할 수 있어 가급적 오전에 복용하도록 권하고 있고, 식욕감퇴 및 체중감소가 발생할 수 있다. 파록세틴은 항콜린성 부작용과 위장관계 부작용이 좀 더 흔하다. 에스시탈로프람(escitalopram)은 다른 약물에 비해 상대적으로 부작용이 덜한 것으로 알려져 있다. 약제마다 부작용의 정도는 다양하게 나타날 수 있으므로 처방 시 부작용에 대해 설명하고 저용량으로 시작하여 부작용을 줄이는 것이 환자의 순응도를 높이는 좋은 전략이 될 수 있다. 세로토닌노르에프린재흡수억제제(serotonin norepinephrine reuptake inhibitor, SNRI)도 최근 널리 사용되고 있다. 벤라팍신, 밀나시프란(milnacipran), 둘록세틴(duloxetine) 등이 있으며 선택세로토닌재흡수억제제에 비해 신체통증을 호소하는 우울증에 더 흔하게 사용되는 경향이 있다. 특히 둘록세틴은 당뇨병성 신경병증과 골관절염에 적응증이 있다. 부프로피온(bupropion)은 도파민노르에피네프린재흡수억제제(dopamine noradrenaline reuptake inhibitor, DNRI)로 금연 보조제로서의 적응증도 가지고 있다. 고용량 사용 시 경련의 위험성이 있어 주의를 요한다. 미르타자핀(mirtazapine)은 노르아드레날린특정세로토닌항우울제(noradrenergic and specific serotonergic antidepressant, NaSSA)로 수면 및 식욕 증진 작용을 같이 갖고 있기 때문에 불면증과 식욕 저하가 동반된 우울증에 흔히 사용된다. 초기 사용 시 심한 졸림 및 어지럼증이 동반될 수 있어 주의를 요한다. 티아넵틴(tianeptine)은 항우울제 중 부작용이 매우 적은 편이어서 비교적 용이하게 사용될 수 있다. 아고멜라틴(agomelatine)은 세로토닌에 대한 작용뿐 아니라 멜라토닌에 대한 작용도 있어 수면에도 도움이 될 것으로 기대하고 있다.

III 불안장애

중환자실에서 지내는 동안에는 자신의 신체적 질환에 대한 걱정뿐 아니라 주변 중환자실 환경으로 인하여 불안 증상이 발생할 수 있다. 신체적 통증이나 호흡곤란과 같은 증상도 불안 증상을 유발하지만, 지속적으로 울리는 알람, 주변 환자의 사망, 의료진들의 의사소통 내용과 표정 등에 의하여 두려움과 불안증세를 경험한다. 중환자실에서 퇴원한 이후에는 앞으로 건강하게 생활할 수 있을지, 질병이 재발하지는 않을지 등에 대해 종종 걱정과 불안감을 느낀다. 불안장애는 불안 증상을 주 증상으로 하는 다양한 장애들을 포함하는데, 공황장애, 특정공포증, 사회공포증, 범불안장애 등이 이에 해당된다. 공황장애는 갑자기 죽을 것 같은 극심한 불안 증상과 함께 숨이 가빠지거나 질식할 것 같은 느낌, 가슴이 아프거나 압박감, 어지럽거나 오한이 나는 등의 증상이 동반되기 때문에, 신체적으로 질병을 가지고 있는 환자들은 질병의 악화로 오인하게 되기도 한다. 범불안장애는 일상 상황들에 대해 과도하게 걱정하는 정신장애로 지나친 걱정을 통제하지 못하고 늘 불안하고 초조해한다. 그러다 보면 근육이 긴장하게 되어 신체적으로도 통증이 발생할 수 있다. 환자는 과도하게 걱정을 하기 때문에 질병의 증상과 오인하거나, 질병이 더 악화되는 것에 대해 지나치게 걱정하게 되기도 한다. 불안장애는 주요우울장애와 공존 유병률이 높기 때문에 두 질병이 동반하여 발생하는 경우가 매우 흔하다. 따라서 증상에 대한 치료는 항우울제와 항불안제가 동시에 사용되는 경우가 많다. 약물 사용 이전에 인지행동요법이나 노출치료 등 불안장애에 특화된 비약물적 치료를 선행하는 것이 도움이 된다.

Ⅳ 수면장애

중환자실에서 흔하게 겪는 증상 중 하나는 수면장애이다.[4] 잠을 잘 못 자는 증상은 신체적 불편감이 있는 경우 매우 흔히 경험하게 된다. 잠들기 어렵거나 중간에 자주 깨거나 일찍 깨는 등의 증상이 3개월 이상 지속되는 경우 만성 불면장애로 진단한다. 불면증의 만성화 과정을 설명하는 모델로 3P 모델이 있다. 이는 불면증에 취약한 선행요인(predisposing factor)을 갖고 있는 개인이, 촉발요인(precipitating factor)에 의하여 불면증이 발생하고, 안 좋은 수면 습관 및 불면증에 대한 역기능적 신념과 같은 지속요인(perpetuating factor)에 의해 만성화 한다는 이론이다. 생존자의 경우 지속된 치료로 인하여 신체적 불편감, 정신적 고통, 신체적 위약 등으로 인하여 피로감을 쉽게 느끼게 되어 활동이 줄어들고 누워서 지내는 시간이 늘어나게 되는데, 이 경우 불면증으로 이어지기도 한다. 또한 생존자의 경우 신체리듬이 자주 교란되는 것으로 보고되고 있는데, 밤낮이 바뀌어 낮에 잠을 자고 밤에는 잠을 잘 이루지 못하는 경우가 발생한다. 따라서 생존자들의 불면증을 평가할 경우 반드시 감별진단해야 할 질환이 일주기리듬 수면각성 장애이다. 이는 수면-각성 주기의 변화로 인하여 일반적인 시간에 잠이 드는 것에 어려움을 겪는 질환으로, 수면-각성 주기가 너무 이르거나(전진성) 반대로 너무 늦어지는(지연성) 경우로 구분한다.[5]

일주기리듬은 하루 24시간을 주기로 변동하는 생체리듬을 말한다. 우리 몸의 일주기리듬은 시상하부의 시신경교차위핵(suprachiasmatic nucleus, SCN)에서 조정하는 것으로 알려져 있는데, 24시간으로 맞춰져 있는 하루 일상과는 달리 인간의 생체시계는 24.2~24.9시간에 맞춰져 있다. 따라서 빛과 같은 외부자극(zeitgeber)의 도움을 받아 생체리듬의 시간을 하루 일상생활과 재조정하는 과정이 필요하다. 즉, 신체적 질환으로 인하여 장시간 중환자실에 입원하던 동안에는 수면-각성리듬이 깨지는 경우가 흔하고, 퇴원 이후에도 낮 동안의 피로감 때문에 활동량이 감소하면서 야간에 잠을 못 자는 경우가 흔한데, 이는 단순한 불면증이 아닌 일주기리듬 수면각성 장애이다.[6] 이를 단순히 불면증이라 판단하고 수면제를 처방하는 것만으로 해결을 하고자 하면 수면제의 효과가 잘 나타나지 않고 용량만 늘어날 가능성이 있다. 따라서, 수면제 처방 전 반드시 수면-각성 주기를 평가해야 한다. 치료 또한 일반적인 불면증에 사용되는 수면제보다는 멜라토닌이나 광치료가 이용된다.

불면증의 치료는 주로 불면증인지행동치료(cognitive behavioral therapy for insomnia, CBT-I)와 약물치료로 이뤄진다.[7] CBT-I는 불면증을 유발하는 잘못된 수면 습관을 교정하고 과각성 상태를 줄여 쉽게 잠이 들 수 있도록 하는 치료법이다. 주로 ① 수면위생법, ② 자극조절법, ③ 수면제한법, ④ 인지치료, ⑤ 이완요법으로 구성된다. 불면증에서는 약물치료를 시행하기 전에 CBT-I를 먼저 실시하도록 권고하고 있다. CBT-I는 불면증 개선에 매우 효과적인 치료법이나, 1차 의료에서 CBT-I를 개별 시행에 한계가 있어, 좀 수면제가 더 쉽게 처방되는 경향이 있다. 임상에서 활용 가능한 수면제에는 크게 ① Z-class 약물, ② 벤조다이아제핀, ③ 항히스타민(antihistamine) 작용 기전 약물, ④ 멜라토닌 작용 기전 약물로 나눌 수 있다. Z-class 약물로 국내에서 처방이 가능한 약물은 잘레플론(zaleplon), 졸피뎀(zolpidem), 에스조피클론(eszopiclone) 등이 있다. 세 가지 약물 중 반감기는 잘레플론이 가장 짧고 에스조피클론이 가장 길다. 잘레플론과 졸피뎀 속방형(immediate release) 제형은 수면개시장애에, 졸피뎀 방출조절형(controlled release) 제형과 에스조피클론은 수면개시 및 유지장애에 사용하게 된다. 과용량시 낙상 및 어지럼증, 혼동 등의 증상이 발생할 수 있어 주의가 필요하다. 또한 내성, 의존성, 약물 오남용 문제도 발생할 수 있다. 특히 졸피뎀은 자다가 일어나서 무의식적으로 무언가를 먹는 행동을 보이는 수면관련섭식장애(sleep-related eating disorder)의 부작용을 보일 수 있어 주의를 요한다. 벤조다이아제핀 계열 약물들은 보통 수면개시장애에 사용하기를 권고하나, 반감기가 긴 경우 유지장애에 도움이 될 수 있다. 벤조다이아제핀은 항불안제로도 사용되며 수면 유도 효과 역시 나타낼 수 있으나, 내성, 의존, 기억력 저하, 낙상 등의 위험이 있어 주의가 필요하다. 항히스타민 기전을 이용하는 약물로는 독세핀(doxepin)과 트라조돈(trazodone)과 같은 약물들이 있으며, 주로 수면유지장애에 주로 사용된다. 구갈, 어지럼증 등의 부작용이 있을 수 있으나, Z-class 약물이나 벤조다이아제핀 약물보다는 내성 및 의존 등 약물 남용 문제의 문제는 낮다. 멜라토닌(melatonin) 기전의 약물로는 멜라토닌 서방형(prolonged release) 제형이 주로 사용되는데, 멜라토닌 속방형 제형은 수면제라기보다는 일주기리듬을 조절하는 약물로 간주되므로 불면증에는 사용되지 않는다. 다른 수면제들이 복용한 날 즉각적인 효과를 나타내는 반면, 멜라토닌 서방형 제형은 최소 3~4주 이상 복용 후 효과가 나타난다는 점을 고려해야 한다.[8]

수면제를 복용하는 시간을 정해주는 것은 불면증 치료에서 매우 중요하다. 통상적으로 수면제는 취침 30분 전에 복용하도록 지침을 주고 있는데, 이로 인해 환자들은 더 일찍 잠들기 위하여 수면제를 지나치게 이른 시간에 복용하는 경향이 생긴다. 평균 수면시간을 7시간이라고 가정하면, 아침 기상 후 약 17시간 뒤에 다시 졸림이 온다. 즉, 아침 7시에 기상했다면 밤 12시에 졸음이 오는 것이 자연스럽다. 이를 감안하지 않고 자고 싶은 시간의 30분 전에 수면제를 복용하게 되면, 실제 졸림 시점보다 너무 이른 시간에 복용하게 되고, 이로 인해 수면제 효과에 대한 만족도가 낮아지고, 결과적으로 수면제 복용 용량이 증가하게 될 수 있다. 따라서, 수면제 복용 시간은 아침 기상 시간의 7시간 전에 복용하도록 지침을 주는 것이 더 효과적이다.[9]

V 섬망

섬망은 신체적 질환이 악화되는 경우 흔하게 관찰되는 정신장애로 중환자실에 입원해 있는 환자의 30%에서 발생하며, 인공호흡기를 사용하는 환자의 경우 60~80%까지 보고되고 있다. 의식의 저하 또는 변화, 인지 기능의 광범위한 손상, 환청 및 망상 등 비정상적

표 5-3. 섬망의 진단기준(DSM-5-TR)

A. 환경에 대한 인식 감소를 동반한 주의의 장해(즉, 주의를 기울이고, 집중, 유지 및 전환하는 능력의 감소)
B. 장해는 단기간에 걸쳐 발생하고(대개 몇 시간이나 며칠), 기저 상태의 주의와 의식으로부터 변화를 보이며, 하루 경과 중 심각도가 변동하는 경향이 있다.
C. 부가적 인지 장해(예: 기억 결손, 지남력 장애, 언어, 시공간 능력 또는 지각)
D. 진단기준 A와 C의 장해는 이미 존재하거나, 확인되었거나, 진행 중인 다른 신경인지장애로 더 잘 설명되지 않고, 혼수와 같이 각성 수준이 심하게 저하된 상황에서는 일어나지 않는다.
E. 병력, 신체검진 또는 검사 소견에서의 장해가 다른 의학적 상태, 물질 중독이나 금단(즉, 남용약물 또는 치료약물로 인한) 또는 독소 노출로 인한 직접적-생리적 결과이거나, 또는 다중 병인 때문이라는 증거가 있다.

표 5-4. 섬망의 선행요인과 자극인자

선행요인(predisposing factors)	자극요인(precipitating factors)
• 고령(>65), 남성 • 인지기능(치매, 기존의 인지장애, 섬망의 과거력, 우울증) • 신체기능(기능적 의존, 낮은 운동능력, 낙상의 과거력) • 감각장애(시각, 청각 장애) • 경구섭취저하(탈수, 저영양) • 약물(여러 향정신성 약물 혹은 약물 복용, 알코올남용) • 동반된 질환(중증의 질환, 만성 신 또는 간질환, 신경질환, 대사장애, 골절, 뇌일혈의 과거력, 말기질환, HIV 감염)	• 약물(진정제, 마취제, 항콜린성제제, 여러 약물 복용, 알코올 또는 약물금단) • 일차적 신경질환(뇌졸중, 뇌내출혈, 뇌수막염 또는 뇌염) • 동반된 질환(감염, 의원성합병증, 심한급성질환, 저산소증, 쇼크, 고열 또는 저체온, 빈혈, 탈수, 저영양증, 저알부민증, 대사성 이상) • 수술(정형외과적 수술, 심장수술, 장시간의 심폐우회술, 비심장수술) 환경(중환자실 입실, 신체억압대 사용, 방광카테터, 여러시술의 적용, 통증, 환경적 스트레스) • 지속적 수면방해

인 지각 및 사고가 급성으로 발현하며 증상은 주·야간에 따라 변동이 심하다(표 5-3). 섬망의 발생은 환자의 신체적 상태의 악화에 기인하는 경우가 많으며, 중환자실 재원 기간 및 사망률을 증가시킬 수 있다.[10]

섬망은 의식 혼탁 증상의 변동 폭이 일중에도 변화하는 양상을 보이며, 주로 야간에 악화되는 특징이 있다.[11] 주의력 결핍과 지남력 장애가 가장 두드러지게 나타나며 환각(환시, 환청, 환촉 등) 증상이 흔하게 나타난다. 이러한 증상으로 인하여 불안 증상 혹은 행동 조절 장애들이 같이 나타나, 수액 줄을 뽑거나 침대에서 뛰쳐나가려 하는 등의 행동을 보인다. 따라서 낙상의 위험 또한 증가한다. 또한 떨림이나 자세 고정 불능 등 자율신경계 활성화 증상이 동반되기도 한다.[12]

섬망은 임상적으로 과활동형(hyperactive), 저활동형(hypoactive), 혼재형(mixed)으로 나눈다. 과활동형은 환자가 쉽게 흥분하고 공격적인 행동을 보이며 환청 및 망상 등의 정신병적 증상을 두드러지게 보이기 때문에 의료진 입장에서 환자를 관리하는데 어려움을 겪는다. 대신 섬망 상태에 있음을 쉽게 파악할 수 있기 때문에 빠른 대처가 가능하다. 반대로 저활동형 섬망의 경우 지남력의 장애 및 인지 저하를 보이지만 과도한 활동이나 공격적인 행동 대신 집중력이 저하되고 처져 있는 양상을 보이기 때문에 섬망 상태임을 알아차리는데 시간이 걸릴 수 있다. 기본적으로 섬망은 그 원인을 제거하면 호전이 되는 증상이다. 물론 원인이 되는 요인이 쉽게 해결되지 않는 경우도 흔하기는 하지만, 원인에 대한 교정이 치료에 도움이 되는 만큼 섬망의 원인을 파악하고 교정하는 것을 1차적으로 시행한다.[13] 다만, 현재까지 연구된 섬망의 인자들은 중환자실이 아닌 일반적인 상황에서의 원인들이기 때문에, 중환자실 상황에 좀 더 특화된 섬망의 원인 인자 파악 및 개선 방향에 대한 논의가 앞으로 더 이뤄질 필요가 있다.[14]

섬망의 원인 인자를 교정하는 것과 함께 약물을 사용하여 섬망을 조절하는 것도 중요하다. 다만, 중환자실에서 퇴원한 이후에는 섬망이 호전된 상태일 가능성이 높아 약물을 사용하지 않을 가능성이 높다. 한편, 퇴원한 이후에도 섬망이 지속되는 경우라면 원인 교정 자체가 쉽지 않은 상태일 가능성이 높으므로, 섬망의 호전보다는 행동 조절에 초점을 맞춰서 약물을 투약하게 되는 경우가 흔하다.[15]

섬망을 조절하기 위하여 1차적으로 투여되는 약물은 항정신병약물(antipsychotics)이다. 항정신병약물은 도파민 차단체인 1세대 항정신병약물과, 도파민-세토로닌 차단제인 2세대 항정신병약물로 나뉜다. 섬망의 증상이 심하지 않은 경우에는 주사제 보다는 경구용 약물을 사용하게 되나, 증상이 심한 경우에는 주사제를 사용하여 조절할 수 있다. 1세대 항정신병약물 중 대표적인 약물은 할로페리돌(haloperidol)로, 추체외로증상(extra-pyramidal symptom) 발생의 가능성이 높기 때문에, 2세대 약물인 리스페리돈, 올란자핀, 쿠에티아핀, 아리

피프라졸(aripiprazole) 등의 약제를 경구용 약물로 우선 처방하는 편이다. 통상적으로 조현병이나 양극성 정동장애에 사용되는 용량보다는 저용량으로 처방되며, 시판되어 있는 최소용량단위 약제의 절반 용량부터 시작하여 섬망의 증상과 환자의 나이, 심전도 상 QT 간격 등을 고려하여 점차 증량하게 된다. 주로 야간에 투여하는 것이 야간 수면장애 및 섬망의 야간 악화를 줄이는 데 도움이 된다. 섬망 증상이 낮 동안에 심한 경우에는 오전에 분복할 수 있다. 섬망 증상이 심하거나 행동 조절의 문제가 발생할 경우, 경구용 약물보다는 주사제를 사용하게 된다. 특히 섬망 상태에서 경구용 약물을 복용하도록 강제하다 보면 손을 물리거나 다치는 등 의료진이 피해를 입을 수도 있기 때문에, 이러한 경우는 의료진의 안전을 위해서 주사제를 사용하는 것이 좋다. 주사제로 1세대 항정신병약물인 할로페리돌이 자주 사용되는 이유는 환청 및 망상 등의 정신병적 증상을 빠르게 호전시키는데 도움이 되는 측면도 있지만, 주사제로 개발된 항정신병약물이 흔하지 않은 이유도 있다. 할로페리돌 주사제는 2.5mg 또는 5mg부터 시작하여 섬망의 증상, 나이, QT간격 증가, 추체외로증상의 발생 등을 고려하여 증량한다. 주의할 것은 할로페리돌 데카노에이드(haloperidol decanoate) 50mg 제제는 섬망에는 사용하지 않아야 한다는 것이다. 이 주사제는 약물의 순응도가 좋지 않은 조현병 환자의 순응도 향상을 위하여 주사 후 4주간 체내에 지속되게 하기 위하여 개발된 주사제이므로, 원인 교정 후 쉽게 호전될 수도 있는 섬망 환자에게 사용하는 것은 적절하지 않다. 특히, 주사제가 투여 후 추체외로증상이 발생한다면 투여되고 4주간 지속될 약물을 제거하기도 쉽지 않기 때문에 주의를 요한다. 벤조다이아제핀 계열 약물을 섬망에 투여하는 경우도 있다. 벤조다이아제핀이 섬망을 악화시킬 가능성이 있다는 점에서는 가급적 피하는 게 좋으나, 추체외로증상의 발생 위험이 높은 경우에는 섬망 자체의 호전 보다는 환자를 진정시킨다는 목적으로 사용할 수도 있다. 또한 섬망 환자에서 정신운동초조(psychomotor agitation)가 심한 경우는 벤조다이아제핀이 도움이 된다. 증상이 심하고 즉각적인 효과를 필요로 할 경우에는 주사제 사용도 가능하다. 통상적으로 로라제팜(lorazepam)을 2mg에서 4mg 정도로 시작하여 점차 증량한다.

▶ 참고문헌

1. Hall–Melnychuk EL, Hopkins RO, Deffner TM. Post–Intensive Care Syndrome–Mental Health. Crit Care Clin. 2025;41(1):21–39.
2. Murray H, Grey N, Wild J, Warnock–Parkes E, Kerr A, Clark DM, et al. Cognitive therapy for post–traumatic stress disorder following critical illness and intensive care unit admission. Cogn Behav Therap. 2020;13:e13.
3. Du Z, Liu X, Li Y, Wang L, Tian J, Zhang L, et al. Depressive symptoms over time among survivors after critical illness: A systematic review and meta–analysis. Gen Hosp Psychiatry. 2024;87:41–7.
4. Mattiussi E, Danielis M, Venuti L, Vidoni M, Palese A. Sleep deprivation determinants as perceived by intensive care unit patients: Findings from a systematic review, meta–summary and meta–synthesis. Intensive Crit Care Nurs. 2019;53:43–53.
5. Showler L, Ali Abdelhamid Y, Goldin J, Deane AM. Sleep during and following critical illness: A narrative review. World J Crit Care Med. 2023;12(3):92–115.
6. Chiu YH, Sharma A, Dashti HS. Circadian rhythms, metabolism, and nutrition support in critically ill adult patients: a narrative review. Curr Opin Clin Nutr Metab Care. 2025;28(2):134–9.
7. Choi H, Youn S, Um YH, Kim TW, Ju G, Lee HJ, et al. Korean Clinical Practice Guideline for the Diagnosis and Treatment of Insomnia in Adults. Psychiatry Investig. 2020;17(11):1048–59.
8. 대한신경정신의학회. 불면증 임상진료지침: 불면증의 진단과 치료 2019.
9. Cho E, Ahn J, Bang YR, Kim JH, Chung S. Is the Current Lights–Off Time in General Hospitals Too Early, Given People's Usual Bedtimes? Psychiatry Investig. 2024;21(12):1415–22.
10. Marra A, Pandharipande PP, Patel MB. Intensive Care Unit Delirium and Intensive Care Unit–Related Posttraumatic Stress Disorder. Surg Clin North Am. 2017;97(6):1215–35.
11. Inouye SK. Delirium in older persons. N Engl J Med. 2006;354(11):1157–65.
12. Leong AY, Edginton S, Lee LA, Jaworska N, Burry L, Fiest KM, et al. The association between pain, analgesia, and delirium among critically ill adults: a systematic review and meta–analysis. Intensive Care Med. 2025;51(2):342–52.
13. Chan L, Corso G. Pharmacological and non–pharmacological prevention and management of delirium in critically ill and palliative patients in the inpatient setting: a review. Front Med (Lausanne).

2024;11:1403842.

14. Bienvenu OJ, Gerstenblith TA. Posttraumatic Stress Disorder Phenomena After Critical Illness. Crit Care Clin. 2017;33(3):649–58.
15. Kross EK, Gries CJ, Curtis JR. Posttraumatic stress disorder following critical illness. Crit Care Clin. 2008;24(4):875–87, ix–x.

CHAPTER 06

집중치료 후 증후군 가족

Post-Intensive Care Syndrome-Family, PICS-F

정윤중 간호사

I 서론

국내에서는 매년 약 23만에서 27만 명의 환자가 중환자실 치료를 경험하고 있으며[1], 이들 중 상당수는 퇴원 이후에도 지속적인 돌봄이 필요한 상태로 이어진다. 이러한 회복 여정에서 가장 핵심적인 지지자는 바로 '가족'이다. 여기서 말하는 가족은 단순한 혈연 관계를 넘어서, 환자에게 정서적 및 실질적 지지를 제공하며 의미 있는 관계를 유지하는 모든 사람을 포함한다.

중환자실에 입원한 환자의 가족은 예측할 수 없는 상황과 반복적인 의사결정, 생사를 오가는 긴박한 순간들을 견디며 극심한 스트레스와 정신적 충격을 경험하게 된다. 반대로 환자가 생존하더라도, 퇴원 이후 목욕, 옷 갈아입히기와 같은 일상생활 지원에서부터 진료 예약 관리, 교통 지원, 의료비 청구와 같은 복합적인 돌봄 업무에 이르기까지 다양한 신체적·정신적 부담을 함께 감당하는 주요 돌봄 주체가 된다.

이러한 지속적인 부담은 가족의 신체적, 심리적 소진으로 이어지며, 장기적으로는 사회적 관계의 단절과 경제적 어려움으로 확대될 수 있다. 그 결과 가족은 불안, 우울, 외상 후 스트레스 장애(post–traumatic stress disorder, PTSD), 수면 장애, 만성 피로 등 다양한 심리적 증상을 겪게 되며, 이러한 반응은 환자의 입원 시점부터 퇴원 또는 사망 이후 수개월에서 수년까지 지속될 수 있다.

중환자 치료 및 회복 과정에서 가족이 겪는 심리·사회적 문제는 '집중치료 후 증후군–가족(post–intensive care syndrome–family, PICS–F)'으로 정의되며, 이는 중환자 회복의 중요한 한 축으로 주목받고 있다.[2-4]

본 장에서는 PICS–F의 개념과 주요 위험 요인을 살펴보고, 이를 예방하고 완화하기 위한 실질적인 중재 방안을 제시하고자 한다.

II PICS-F 정의

중환자실에 입원한 환자의 가족은 치료 전반에 걸쳐 극심한 스트레스와 정신적 충격을 경험하게 된다. 여러 연구에 따르면, 약 3분의 1에 해당하는 가족이 불안, 우울, 외상 후 스트레스 장애 등 다양한 심리적 문제를 겪는 것으로 보고된다.[5] 이러한 반응은 환자의 입원 초기부터 나타날 수 있으며, 이를 '가족 중환자실 증후군(family ICU syndrome, FICUS)'이라 한다.

FICUS는 환자의 중환자실 입원 기간 동안 가족이 경험하는 심리적·정서적 부담을 포괄하는 개념으로, 중환자 치료가 시작됨과 동시에 가족의 부담감 또한 함께

표 6-1. FICUS와 PICS-F 정의

가족 중환자실 증후군 (family ICU syndrome, FICUS)	중환자실에서 환자를 돌보는 가족이 경험하는 심리적, 정서적 부담
집중치료 후 증후군 - 가족 (post-intensive care syndrome-family)	중환자실 치료 이후, 가족이 겪는 신체적, 정신적, 경제적 어려움이 장기적으로 지속되는 상태

시작됨을 의미한다. 그러나 이러한 부담감은 중환자실 퇴원과 함께 끝나지 않는다. 중환자실 치료 후에도 가족은 신체적, 정신적, 경제적 측면에서 지속적인 부담을 겪게 되며, 이러한 장기적인 영향을 '집중치료 후 증후군-가족'이라 정의한다(표 6-1).[2-4]

III PICS-F 개념

과거에는 중환자실 가족이 겪는 어려움을 단순히 '심리적 장애'로 설명했으나, 실제로 가족들이 경험하는 문제는 정신 건강에만 국한되지 않는다. 환자의 치료와 생존을 함께 견뎌내는 과정에서 가족은 극심한 스트레스 외에도 신체적 피로, 수면 장애, 식욕 저하, 면역력 저하 등 다양한 신체적 증상을 경험하게 된다. 환자가 회복기에 접어들면 가족은 주 돌봄 제공자의 역할을 맡게 되며, 이로 인해 가정 내 역할 변화, 가족 간 갈등, 관계의 재조정 등 새로운 부담을 감당하게 된다.[2-4] 또한 직장 생활에 제약이 생기고, 병가 사용이나 업무 중단으로 인한 소득 감소, 치료와 관련된 의료비 증가 등 경제적 어려움에도 직면하게 된다. 이렇듯 복합적이고 장기적인 부담은 가족의 삶의 질을 저하시킬 뿐만 아니라 환자의 회복과 재활 과정에도 부정적인 영향을 미친다. 이에 따라 최근에는 환자뿐만 아니라 가족 단위의 회복과 지원을 포함하는 접근이 중환자 재활의 핵심 영역으로 인식되고 있다.(그림 6-1).[5]

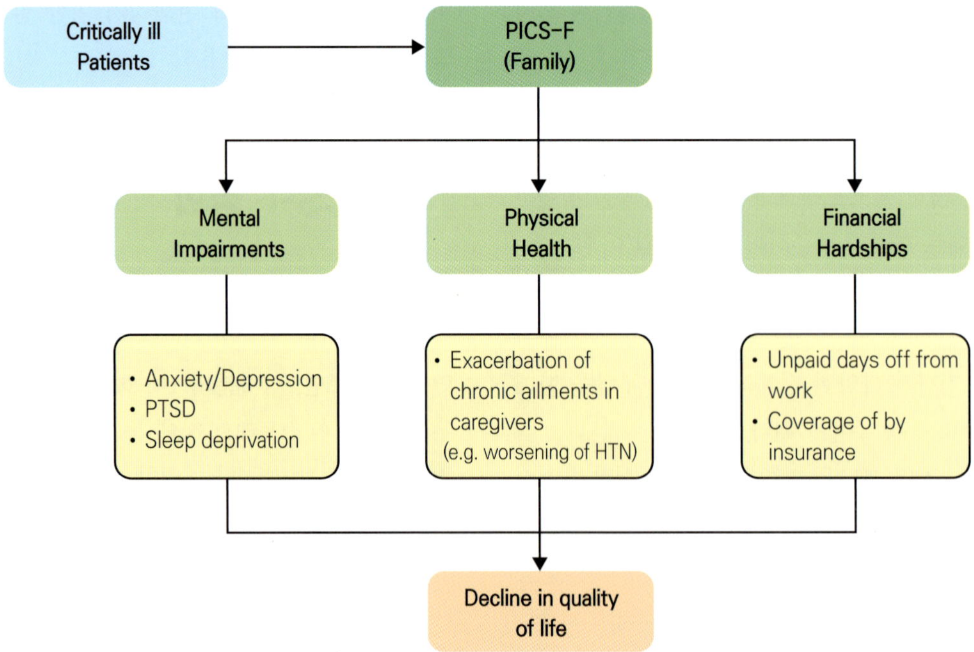

그림 6-1. 집중치료 후 증후군-가족(PICS-F)의 개념적 흐름도
PICS-F; post-intensive care syndrome-family, PTSD; post-traumatic stress disorder, HTN; hypertension

Ⅳ PICS-F 유병률과 주요 증상

PICS-F의 유병률은 연구마다 상이하다. 이는 평가 시점, 사용된 측정 도구, 증상 정의 기준의 차이에 기인한다. 전반적으로 PICS-F는 중환자 가족의 약 20~40%에서 발생하는 것으로 보고된다.[6,7] 입원 초기에는 불안과 우울이 가장 흔히 나타나며, 퇴원 이후에는 외상 후 스트레스 장애와 복합 애도 반응이 두드러지는 경향을 보인다. 한 연구에서는 가족의 최대 73%가 불안을, 35%가 우울을 경험하였고, 퇴원 6개월 후 시점에서는 최대 50%가 외상 후 스트레스 장애 증상을 보고하였다.[6]

PICS-F 증상은 크게 심리적 문제와 비심리적 문제로 구분된다.

- 심리적 문제: 우울, 불안, 외상 후 스트레스 장애, 복합 애도 반응 등이 대표적이며, 일부 연구에서는 이러한 증상이 시간이 지남에 따라 악화되는 양상도 보고된다.[8-12]
- 비심리적 문제: 경제적 부담과 신체적 피로가 주요하다. 중환자실 입원으로 인해 직·간접적 경제 손실이 발생하며, 한 연구에서는 퇴원 4개월 시점에 가족의 44%가 직장을 그만두었고, 1년 후에도 36.7%가 경제적 어려움을 겪는 것으로 나타났다.[13] 또한 지속적인 간병 과정은 가족에게 극심한 신체적 피로를 초래하며, 특히 간병 부담이 큰 가족일수록 수면의 질이 낮고 피로도가 높은 것으로 보고된다. 이러한 신체적 부담은 중환자실 입원 기간은 물론 퇴원 후에도 지속되며, 가족의 전반적인 건강 악화에 주요한 요인으로 작용한다.[14]

Ⅴ 위험 요인

PICS-F는 단일 원인보다는 다양한 요인이 복합적으로 작용하여 발생하는 복잡한 현상이다. 특히 환자의 상태, 가족 구성원의 특성, 그리고 의료 환경 내 상호작용이 가족의 심리적 반응에 큰 영향을 미친다. 이러한 위험 요인은 크게 환자 관련 요인, 가족 구성원 관련 요인, 그리고 관계적 요인으로 구분할 수 있다(표 6-2).

1 환자 관련 요인

환자의 나이, 임종 여부, 치료 과정의 중증도는 가족의 심리적 부담 수준과 깊은 관련이 있다. 특히 젊은 연령의 환자가 중환자실에 입원하는 경우 가족에게 더 큰

표 6-2. 집중치료 후 증후군-가족(PICS-F) 발생과 관련된 위험요인

구분	세부 요인
환자 관련 요인	젊은 연령의 환자
	환자의 임종
	중증 질환 및 치료 과정(신경학적 후유증, 섬망, 기계환기, 기관절개술 등)
가족 구성원 요인	젊은 연령의 가족 구성원
	낮은 교육 수준
	의사결정 과정에서의 준비 부족
	회피적 대처 전략
관계적 요인	배우자 또는 주요 돌봄 제공자의 역할 부담
	의료진과 가족 간 의사소통 부족
	가족 회의 부족
	퇴원 후 돌봄 준비 부족

충격을 준다. 일반적으로 고령 환자의 중증 질환은 어느 정도 예측 가능하지만, 젊은 환자는 사고나 갑작스러운 질병으로 입원하는 경우가 많아 가족이 느끼는 불안과 당혹감이 더욱 크다.

환자의 임종은 가족에게 극심한 정서적 충격을 남긴다. 특히 연명 치료나 심폐소생술(cardiopulmonary resuscitation, CPR) 등 응급 상황을 목격한 경우 심리적 외상이 뚜렷하게 나타날 수 있다. 만약 이러한 상황에서 의료진과 충분한 정보 공유가 이루어지지 않거나, 가족이 의사결정 과정에서 소외되었다고 느끼면, 임종을 받아들이는 과정에서 혼란과 좌절이 커지고 외상 후 스트레스 장애로 이어질 가능성도 높아진다.

중증 질환과 치료 과정이 복잡하고 예후가 불확실할 경우(예: 기계환기, 기관절개술, 섬망, 신경학적 후유증 등이 동반 시) 환자의 회복 가능성에 대한 걱정이 커지고, 가족은 지속적인 불안과 우울감 경험하게 된다. 이러한 심리적 부담은 퇴원 이후에도 장기적으로 지속된다.

1) 특수 집단의 가족: PICS-F에 더욱 취약한 대상

일부 가족은 특정한 조건으로 인해 PICS-F 발생에 더욱 취약하며 이들은 별도의 고려와 개입이 필요한 고위험군으로 간주된다.

(1) 코로나19 생존자의 가족

감염 예방을 위한 병원 정책으로 인해 면회가 제한되고, 치료 과정에 참여할 수 없으며, 임종 시 작별 인사조차 하지 못하는 상황을 겪으면서 가족은 극심한 정서적 고립을 경험하게 된다. 이러한 상황은 애도 과정의 복잡성을 심화시키고, 사회적 지지 체계로부터의 단절을 초래하여 PICS-F 발생 위험을 높이는 요인이 된다.[15]

(2) 소아 중환자의 부모

자녀의 치료 과정에서 모든 의사결정을 감당해야 하는 보호자는 무력감과 죄책감을 크게 경험하게 된다. 연구에 따르면, 소아 중환자실에 입원한 환아의 어머니 중 약 20%, 아버지 중 4%가 외상 후 스트레스 장애 증상을 보이는 것으로 보고되고 있다.[16]

(3) 만성질환자의 가족

중증 심부전 환자, 만성 신질환, 암 등으로 반복적인 입원과 치료를 겪는 경우, 가족의 삶의 질은 저하되고 정서적·신체적 탈진이 유발되어 PICS-F에 더욱 취약해질 수 있다.[7]

(4) 정신질환 병력이 있는 환자의 가족

섬망, 혼란, 공격적 행동, 신체 억제 등의 상황은 가족에게 충격적인 경험으로 다가올 수 있다. 또한 기존의 정신과 약물이 중단되거나 조정되면서 증상이 악화될 경우 가족의 불안은 더욱 심화된다. 이러한 경험들은 가족의 정서적 부담을 가중시키며, PICS-F 발생의 주요 요인 중 하나로 작용할 수 있다.[17]

2 가족 구성원 관련 요인

가족 구성원의 특성과 심리적 자원 역시 PICS-F 발생에 영향을 미친다. 젊은 연령의 가족은 의료 시스템에 대한 이해도나 의사결정 경험이 부족한 경우가 많아, 중증 환자 돌봄 상황에서 더 큰 혼란을 경험할 수 있다. 특히 배우자나 20~30대 성인 자녀가 주 돌봄 제공자인 경우, 감당해야 할 심리적 부담은 더욱 커진다.[18]

교육 수준 또한 중요한 변수이다. 낮은 교육 수준은 환자의 상태나 치료 계획에 대한 의료진의 설명을 이해하는 데 어려움을 초래하여 소외감과 심리적 스트레스를 가중시킬 수 있다. 일부 연구에서는 교육 수준이 높더라도 일상생활의 급격한 변화로 인해 스트레스가 더 커질 수 있음을 보고하고 있어, 교육 수준과 스트레스 간의 관계가 단순하지 않음을 시사한다.[8]

의사결정 과정에 대한 준비 부족 역시 주요 위험 요인이다. 예상치 못한 상황에서 연명 치료 중단 여부나 퇴원 후 돌봄 계획과 같은 중대한 결정을 내려야 할 때, 가족은 깊은 불안과 혼란에 빠질 수 있다. 이때 발생한 죄책감과 후회는 시간이 지나도 쉽게 해소되지 않으며

PICS-F 증상으로 이어질 수 있다. 가족이 회피적 대처 전략을 사용하는 경우, 환자의 상태나 향후 상황에 대한 직면을 회피하게 되어 필요한 정보를 제대로 습득하지 못하고, 적절한 돌봄 계획 수립에 어려움을 겪게 된다. 이러한 준비 부족은 퇴원 후 상황이 현실로 닥쳤을 때 더 큰 심리적 충격을 초래하며, 결과적으로 가족의 정신 건강을 위협하는 요인이 될 수 있다.[19]

3 관계적 요인

PICS-F는 가족 내부의 역할 구조뿐 아니라 가족과 의료진 간의 상호작용에도 민감하게 영향을 받는다. 특히 배우자나 주요 돌봄 제공자는 환자의 치료 전반에 깊이 관여하게 되며, 이 과정에서 높은 수준의 심리적 부담을 경험한다.[19] 환자의 상태를 이해하고 치료 방향에 대한 결정을 내리는 과정에서 의료진과의 원활한 소통이 이루어지지 않으면, 이러한 부담은 더욱 심화될 수 있다.

환자의 치료 계획이나 예후에 대한 정보가 충분히 공유되지 않거나 가족이 의사결정 과정에서 배제될 경우, 가족은 자신이 환자 치료의 '적극적 참여자'가 아닌 '소극적 관찰자'에 불과하다고 느낄 수 있다. 이러한 인식은 깊은 소외감과 불안으로 이어지며, 나아가 의료진에 대한 신뢰 상실로 연결되어 장기적으로 가족의 정신 건강에 부정적인 영향을 미칠 수 있다.

또한 가족 회의가 충분히 이루어지지 않으면, 치료 중단 여부나 임종과 같은 중대한 결정을 준비되지 않은 상태에서 내려야 할 가능성이 높다. 이로 인해 발생한 후회와 죄책감은 장기간 지속될 수 있으며, 특히 환자의 마지막 순간이 강렬한 외상적 기억으로 남을 경우 가족의 정서적 회복에 심각한 영향을 미친다.

환자의 퇴원 후 돌봄 준비 부족 역시 주요 위험 요인이다. 가족은 갑작스럽게 재활 치료, 지속적인 의료 관리, 경제적 책임을 떠안게 되며, 이에 대한 사전 정보와 준비가 부족할 경우 극심한 스트레스와 심리적 소진(burnout)을 경험한다. 이러한 문제는 의료진이 퇴원 전 충분한 설명과 교육, 지원을 제공하지 않을 때 더욱 심화되며, 궁극적으로 가족의 장기적인 돌봄 역량과 정신 건강을 위협하는 요인이 된다.[20]

VI PICS-F 평가

1 PICS-F 평가 시점

PICS-F의 적절한 평가 시점을 설정하는 것은 가족의 심리적 반응을 정확히 이해하고, 시기 적절한 개입을 제공하기 위한 핵심 요소이다. 중환자실 생존자를 대상으로 한 PICS 평가는 일반적으로 퇴원 후 2~4주 이내에 시행하는 것이 권장되지만, 가족을 대상으로 한 PICS-F는 아직 평가 시점에 대한 명확한 기준이 정립되어 있지 않다.[21] 현실적으로 가족은 환자가 아닌 '방문자'로 간주되기 때문에, 병원 내에서 심리 평가나 정신건강 지원이 공식 진료 항목에 포함되지 않는 경우가 많아 의료적 개입이 구조적으로 제한되는 상황이다.[4] 그럼에도 불구하고, 여러 연구에서 중환자 가족의 신체적·정신적 건강 문제가 반복적으로 보고되고 있으며, 이에 따라 전문가들은 가족 대상 정신건강 평가와 개입의 필요성을 강조하고 있다. PICS-F 평가는 너무 이른 시기에 시행할 경우 장기적인 정서적 반응을 충분히 반영하지 못할 수 있고, 반대로 너무 늦으면 조기 개입의 기회를 놓칠 수 있다. 따라서 임상 현장에서는 시기별로 중점적으로 평가해야 할 항목을 설정하고 이에 따른 평가 및 개입 전략을 수립하는 것이 중요하다.

2 시기별 평가 항목

입원 초기에는 가족의 기본 배경을 사정한다. 병원과의 거리, 기존 사회적 지지 체계, 정신건강 관련 이력, 의사결정에 대한 선호 및 참여 방식 등을 파악함으로써, 조기 개입이 필요한 고위험군 가족을 선별할 수 있다.

입원 중에는 의료진과의 소통에 대한 가족의 이해도와 만족도를 주기적으로 확인하는 것이 중요하다. 이는 가족의 정서적 안정을 도모하고 환자 치료에 대한 신뢰를 형성하는 데 필수적인 요소이다. 입원 기간 중 또는 퇴원 이후에는 불안과 우울 등 정서적 반응을 유연하게 모니터링해야 한다. 이러한 증상은 특정 시점에만 국한되지 않고 다양한 시기에 발생할 수 있으므로, 반복적이며 상황에 맞는 평가가 필요하다. 입원 후 1개월 이내에는 급성 스트레스 장애 여부를 평가할 수 있는 시점으로, 초기 외상 반응을 조기에 파악하고 개입하는 데 유리하다. 입원 1개월 이후에는 외상 후 스트레스 장애에 대한 평가가 가능하다. 환자의 회복 여부와 관계없이 가족은 지속적인 외상 반응을 경험할 수 있으므로, 이 시기에도 정서적 상태에 대한 주의 깊은 사정이 요구된다. 또한 환자가 사망한 경우에는 사망 이후 2개월이 지난 시점부터 복잡한 애도 반응에 대한 평가가 필요하다. 우울 증상이 지속되거나, 일상 기능의 저하, 무가치감, 자살 사고, 정신병적 증상 등이 나타날 경우에는 반드시 전문적인 정신건강 개입이 함께 이루어져야 한다 (그림 6-2).[20]

3 PICS-F 평가 도구

2020년 중환자의학회(Society of Critical Care Medicine, SCCM)는 집중치료 후 증후군 평가를 위한 권고안을 발표하였으나, 현재까지 PICS-F에 대한 공식적인 평가 지침은 제시되지 않은 상태이다.[21] 이로 인해 PICS-F를 체계적으로 평가할 수 있는 표준화된 도구 역시 부재하며, 임상 현장에서는 주로 불안, 우울, 외상 후 스트레스 장애 등을 측정하는 기존 심리 평가 도구들이 활용되고 있다(표 6-3).[4,21]

그중에서도 Hospital Anxiety and Depression Scale (HADS)은 PICS-F 관련 연구에서 가장 널리 사용되는 도구로, 높은 신뢰도와 간편한 적용 가능성으로 인해 유용하다는 평가를 받고 있다. Patient Health Questionnaire-9 (PHQ-9)은 우울 수준과 함께 자살 사고까지 포함하여 평가할 수 있으며, Impact of Event Scale (IES)과 PTSD Checklist for DSM-5 (PCL-5)는 외상 후 스트레스 장애 증상의 존재 여부와 그 강도를 파악하는 데 활용된다.[22]

이외에도 가족의 수면 질, 삶의 질, 의료서비스 만족도, 돌봄 부담, 복합 애도 반응 등을 평가하기 위한 다양한 도구들이 사용되고 있다. 예를 들어 복합 애도 반응은 Inventory of Complicated Grief (ICG)로 측정되기도 하나, 일부 도구는 임상 적용성과 타당도 측면에서 제한점이 있으므로 해석 시 주의가 필요하다.[4,22]

PICS-F는 단순한 심리적 문제를 넘어서 신체적, 사회경제적 부담까지 포함한 다차원적 개념이므로 이를 포괄적으로 반영할 수 있는 표준화된 평가 도구의 개발과 타당화가 시급한 과제로 남아 있다.

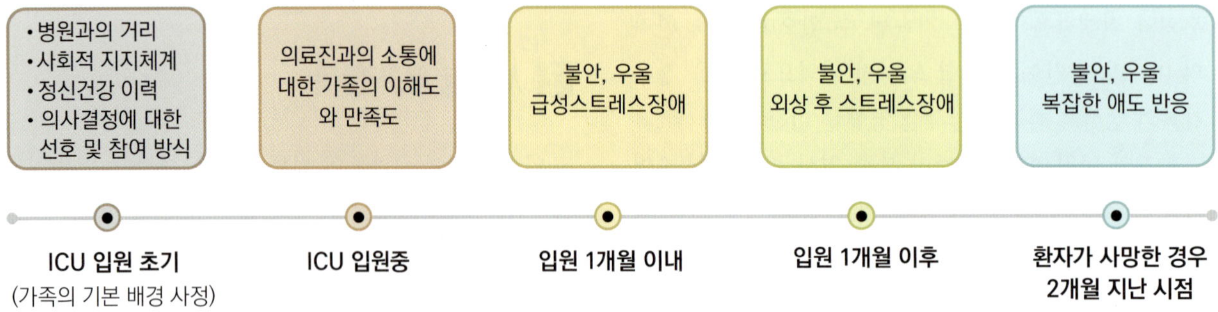

그림 6-2. 집중치료 후 증후군-가족(PICS-F) 평가 시점 및 평가 항목

표 6-3. PICS-F 평가 도구

평가 항목	평가 도구	특징
불안 및 우울	HADS (Hospital Anxiety and Depression Scale)	불안 및 우울 평가
우울	PHQ-9 (Patient Health Questionnaire)	우울증 및 자살 사고 평가
외상 후 스트레스 장애	IES (Impact of Event Scale)	DSM-IV 기준 사건 충격 정도
	PCL-5 (PTSD Checklist for DSM-5)	특정사건에 대한 외상 후스트레스 장애 평가
수면 질 평가	PSQI (Pittsburgh Sleep Quality Index)	가족의 수면 장애 및 불면증 평가
삶의 질 평가	SF-36 (36-Item Short Form Health Survey)	가족의 전반적인 삶의 질 평가
가족만족도평가	FS-ICU (Family Satisfaction in the ICU)	중환자실에서 가족이 경험한 의료서비스 및 의사소통에 대한 만족도 평가
가족의 돌봄 부담평가	ZBI-12 (Zarit Burden Interview)	가족이 환자를 돌보면서 겪는 부담 정도 평가
애도반응평가	IGC (Inventory of Complicated Grief)	환자의 사망 이후 가족이 경험하는 복합 애도 반응 평가

VII 예방 및 관리 방안

PICS-F의 예방과 관리는 중환자실 입원 단계와 퇴원 후 단계로 나눠 접근할 수 있다. 이 중 중환자실 입원 단계에서는 가족 중심 돌봄(family-centered care)이 핵심 전략으로 강조된다.

2017년 중환자의학회(SCCM)는 약 450편 이상의 관련 문헌을 검토하여, 중환자실 환경에서 적용 가능한 가족 중심 돌봄 지침을 제시하였다.[7,23]

1 중환자실에서의 PICS-F 예방 및 관리

중환자실에서의 PICS-F 예방 및 관리 전략은 크게 네 가지 핵심 항목으로 정리되며, 이는 모두 가족 중심 돌봄(family centered care)의 원칙에 기반한다. 각 중재의 구체적인 내용은 표 6-4에 요약되어 있다.

1) 개방성 중환자실 운영

개방형 중환자실(open ICU)은 가족 중심 돌봄을 실현하기 위한 핵심적인 환경 전략이다. 단순한 면회를 허용하는 수준을 넘어, 가족이 환자의 치료 과정에 적극적으로 참여할 수 있도록 설계된 구조로, 유연한 면회 시간, 방문객 수 확대, 정기적인 가족 회의, 그리고 의료진의 치료 활동에 가족이 동참할 수 있는 기회를 포함한다.

이러한 환경은 환자의 치료에 긍정적인 영향을 미칠 뿐 아니라, 가족의 불안과 우울을 완화하고 전반적인 의료 경험에 대한 만족도를 높이는 데 기여한다. 특히, 개방성 중환자실 운영 방식에 대한 정보를 가족에게 사전에 제공하는 것은 상황을 이해하고 수용하는 데 도움이 되는 중요한 전략이다. 한 연구에서는 96시간 이상 기계환기가 필요할 것으로 예상되는 환자의 가족에게 중환자실 구조, 의료진 정보, 병실 환경, 주요 의학 용어 등을 포함한 안내문을 제공한 결과, 불안과 우울 수준에는 유의한 변화가 없었지만 외상 후 스트레스 장애의 발생률은 의미 있게 감소한 것으로 나타났다.[25]

또한 가족의 치료 경과 및 계획에 대한 이해도와 만족도도 향상되었으며, 치료에 대한 신뢰와 의료진에 대한 긍정적 평가가 높아졌다. 이러한 결과는 정보 제공이 단순한 설명을 넘어, 가족의 정서적 안정과 치료팀과의 신뢰 형성에 중요한 역할을 함을 시사한다.

2) 중환자실 문화에 가족을 포함시키는 노력

중환자실은 고도의 전문성과 복잡한 의료 기술이 집약된 공간으로, 가족이 치료 과정에서 '외부인'처럼 느껴지기 쉽다. 그러나 가족을 단순한 방문자가 아닌 치료의 동반자이자 팀의 일원으로 참여시키는 것은 가족 중심 돌봄의 핵심 전제이다.

이를 위해 의료진은 가족이 치료 활동을 직접 관찰하거나, 가능한 범위 내에서 참여할 기회를 제공해야 한다. 실제로 심폐소생술이나 주요 시술에 가족을 동참시킨 기관에서는 외상 후 스트레스 장애와 우울 증상이 감소했다는 보고가 있다. 이는 환자의 마지막 순간을 함께하는 경험이 병리적 애도 반응을 줄이고 심리적 수용을 촉진하기 때문이다.[26]

또한 의료진은 가족을 환자 돌봄의 파트너로 인식하고, 치료 방향에 대한 명확하고 지속적인 정보 제공, 감정 표현의 기회 보장 등의 구조적인 노력을 기울여야 한다. 한 연구에 따르면 환자의 대리 결정을 맡은 가족 중 60~93%가 의료진과의 의사소통 부족을 경험했으며, 이는 불안과 혼란을 심화시켜 가족 중환자실 증후군(FICUS)과 집중치료 후 증후군(PICS-F) 발생 위험을 높이는 요인이 된다.[23]

간호사, 사회복지사 등 훈련된 전문가가 의료진과 가족 사이에서 중재자 역할을 수행하거나, 가족 회의에서 정서적 지지 및 정보 해석을 지원하는 것 또한 중요하다. 일부 연구에서는 중환자실 퇴원 후 24시간 이내 상담 연계가 가족의 불안과 우울 증상을 줄이는 데 효과적이었다는 결과도 보고되었으나[23], 연구마다 그 일관성은 다소 차이가 있다. 그럼에도 불구하고, 신뢰 기반의 소통 문화와 가족을 수용하는 중환자실 환경은 가족의 심리적 안정과 치료 협력에 긍정적인 영향을 미친다는 점에서 체계적인 접근이 필요하다.

3) 중환자실 일기

중환자실 환경에서 가족이 일기나 글쓰기를 통해 감정과 경험을 표현하는 활동은 걱정과 스트레스를 완화하는 데 효과적인 전략으로 알려져 있다. 극도의 긴장 속에서 생각을 정리하고 감정을 표현하는 과정은 심리적 안정과 회복에 긍정적인 영향을 미친다.

중환자실에서는 짧은 시간 안에 방대한 양의 의학 정보가 전달되지만, 높은 불안과 혼란 속에서는 핵심 정보를 놓치거나 오해할 위험이 크다. 이때 일기 쓰기는 치료 내용을 구조화해 기억하고, 놓치기 쉬운 정보를 정리하는 데 유용한 도구가 될 수 있다.

중환자실 일기(ICU diary)는 치료 중 발생한 의료적 사건과 경험을 문서화하는 것으로, 주요 내용에는 치료 일정, 환자 및 중환자실 환경의 사진, 의료진과 가족의 기록 등이 포함될 수 있다. 한 연구에 따르면, 중환자실 일기는 입원 후 3개월 시점에서는 외상 후 스트레스 장애 증상 개선에 큰 차이를 보이지 않았으나, 12개월 시점에서는 특히 회피 및 침습적 사고 영역에서 유의미한 개선을 나타냈다. 이는 중환자실 일기가 단순한 기록을 넘어, 가족의 정서적 회복 과정에서 외상 기억을 재구성하고 심리적 통합을 돕는 수단이 될 수 있음을 시사한다.[8,24]

4) 가족의 치료 참여를 위한 적극적 유도

중환자실에서 가족이 환자의 간호와 회복 과정에 적극적으로 참여할 수 있도록 유도하는 것은 가족 중심 돌봄의 핵심 전략 중 하나이다. 이는 단순한 '방문자' 역할을 넘어, 가족이 의사결정에 참여하고 비의료적 간호 활동에 함께할 수 있도록 돕는 것을 포함한다.

예를 들어, 손 마사지, 머리 빗기, 개인 용품 가져오기, 책 읽어주기, 환자에게 이야기 건네기 등은 정서적 유대를 형성하고 가족에게는 통제감과 참여감을 회복하는 데 도움이 된다. 회진에 참여함으로써 치료 방향에 대한 이해가 높아지고, 가족의 불안과 무력감이 줄어든다는 보고도 있다.

의료진은 가족을 치료팀의 구성원으로 존중하고, 참여 기회를 명확히 안내하며, 정서적 지지를 함께 제공해야 한다. 이러한 참여는 가족의 자기 효능감과 회복 탄력성을 높이고, 퇴원 후 돌봄으로의 원활한 전환을 돕는 중요한 연결고리가 된다.

표 6-4. SCCM-recommended intra-ICU intervention for the management and prevention of PICS-F

중재 항목	구성 요소 설명
개방형 중환자실(Open ICU)	- 유연한 면회 정책 - 가족 참여 유도 - 정기 가족 회의 - 병실 구조 개선
중환자실 문화에 가족을 포함시키려는 노력	- 가족 참여에 대한 의료진 인식 개선 - 교육 및 문화적 태도 변화 유도
중환자실 일기(ICU diary)	- 의료 사건과 치료 일지를 가족과 함께 기록 - 회상 기반 정서 회복 도모
가족의 치료 참여를 위한 적극적 참여 유도	- 가족이 참여할 수 있는 방법에 대한 안내서 제공 - 돌봄 활동에 대한 안내 제공 - 회진 참여 - 공동 의사결정 유도

2 중환자실 퇴실 후 예방 전략

현재까지 중환자실 퇴원 후 환경에서 PICS-F의 구체적인 예방 및 관리 중재에 대해 강력한 근거를 뒷받침하는 연구는 부족한 실정이다.[23,24] 그러나 최근 일부 연구에서는 퇴원 후 체계적인 추적 관리가 가족의 기능 회복과 삶의 질 향상에 긍정적인 영향을 미친다고 보고하고 있다.[8] 특히, 정기적인 평가와 개입을 받은 집단에서 가족의 기능과 건강 관련 삶의 질이 유의하게 개선된 결과는 퇴원 이후 관리의 중요성을 뒷받침한다.

1) 정기적인 정신건강 평가 및 조기 개입

중환자실 퇴원 후 가족은 불안, 우울, 외상 후 스트레스 장애 등 다양한 정신건강 문제를 경험할 위험이 높다. 이에 따라 가족에 대한 정기적이고 구조화된 정신건강 평가는 필수적이다. 평가는 퇴원 후 1개월, 3개월, 6개월, 1년 간격으로 시행하며, 설문조사 및 심층면담 등을 통해 가족의 심리적 부담 수준을 체계적으로 파악해야 한다.[23]

고위험군으로 분류되는 가족에게는 심리치료사나 정신건강의학과 전문의와 연계하여 개별 상담 및 적절한 정신건강 치료가 즉시 제공되어야 한다. 이러한 조기 개입은 PICS-F 증상이 심화되기 전에 정서적 안정과 회복을 촉진하는 중요한 예방 전략이 된다.

2) 가족 교육 및 돌봄 지원

중환자실 퇴원 후 가족은 환자의 재활과 일상 복귀를 지원하는 주요 역할을 맡게 된다. 그러나 돌봄에 필요한 지식과 기술이 부족할 경우 신체적·정신적 부담이 크게 증가할 수 있다. 따라서, 가족 교육에는 다음과 같은 내용이 포함되어야 한다.

- 재활 과정 전반(운동, 영양, 약물 복용)
- 투약 관리 및 응급상황 대처
- 욕창 및 장루 관리 등 직접 간호기술
- 환자 상태 변화에 따른 대응 전략

교육은 병원내 대면, 온라인 콘텐츠, 모바일 자료 등 다양한 방식으로 제공될 수 있으며, 환자의 상태 변화에 따라 지속적으로 업데이트되어야 한다. 또한 환자 돌봄 과정에서 가족이 자기 관리를 소홀히 하기 쉽기 때문에, 스트레스 관리와 건강 유지 방법에 대한 교육도 함께 이루어져야 한다.

3) 가족 서포트 그룹 운영

중환자실 퇴원 후 가족은 환자 건강 관리에 집중하면서 사회적 관계 단절과 정서적 고립을 경험할 가능성이 높다. 이를 완화하기 위해 유사한 경험을 공유하는 가족들이 모여 상호 지지와 정보 교류를 할 수 있는 가족 서포트 그룹 운영이 필요하다.

이 그룹에서는 중환자실 경험 공유 및 공감, 돌봄 관련 실질적 조언 제공, PICS-F 회복 사례 소개를 통한 희망 제공 등이 이루어질 수 있으며, 이를 통해 가족은 정서적 지지와 함께 실질적인 돌봄 정보를 얻을 수 있다.

운영 형태는 병원 기반 대면 모임, 지역사회 연계 프로그램, 온라인 커뮤니티(SNS, 웹사이트) 등이 있으며, 중환자간호사·건강 전문가·사회복지사 등이 참여해 전문적 지원을 제공하는 것이 바람직하다.

4) 의료진과 가족 간 지속적인 소통 체계 구축

퇴원 후 가족은 환자의 상태 변화에 대해 의료진과 지속적으로 소통할 수 있는 체계를 필요로 한다. 그러나 병원과의 연락이 단절되거나, 필요한 정보를 제때 얻지 못할 경우 혼란, 부담, 스트레스가 가중될 수 있다. 이러한 상황을 예방하기 위한 전략은 다음과 같다.

- 핫라인 운영, 정기 전화상담, 방문 모니터링
- 환자의 경과 및 관리에 대한 최신 정보 제공
- 가족의 피드백 반영 체계 마련
- 돌봄 어려움에 대한 맞춤형 지원 연결

이러한 체계는 가족의 의사결정 능력을 향상시키고, 치료 과정에서의 협력을 유도하며 의료진과의 신뢰를 바탕으로 한 지속적인 관계 형성에 기여할 수 있다.

5) PICS-F 예방을 위한 맞춤형 프로그램 제공

가족의 정신건강을 보호하고, 돌봄 과정에서 발생하는 스트레스를 완화하기 위해서는 PICS-F 예방을 위한 맞춤형 프로그램이 필요하다.[23,24] 각 가족마다 특성과 심리 상태가 다르기 때문에, 개별화된 접근이 핵심이다.

- 고위험군 가족: 심층 심리상담, 전문 의료진 연계
- 비고위험군 가족: 정보 제공, 기본 교육 중심의 지원
- 공통 프로그램: 명상, 요가, 스트레스 관리 워크숍 등
- 자가 관리 도구: 모바일 앱, PICS-F 가이드북 등 활용

이러한 프로그램은 가족이 스스로 감정과 스트레스를 관리하고, 중장기적으로 자기 효능감과 회복탄력성을 강화하는 데 도움을 줄 수 있다.

VIII 결론

환자의 회복과 삶의 질 향상에는 가족의 지지가 필수적이다. 그러나 돌봄을 제공하는 가족이 심리적·신체적으로 소진된다면 환자의 회복은 지연되고 돌봄의 지속 가능성도 위협받을 수 있다.

집중치료 후 증후군-가족은 중환자실 환자의 가족이 겪는 심리적, 신체적, 사회경제적 문제를 포괄하며, 입원 초기부터 퇴원 이후까지 장기간 지속될 수 있다. 이를 예방·관리하기 위해 다음과 같은 단계별 전략이 필요하다.

중환자실 입원 중인 경우,

- 개방형 중환자실 운영
- 가족 참여 문화를 반영한 환경 조성
- 중환자실 일기 활용
- 간호 참여 유도

퇴원 후에는

- 정기적인 정신건강 평가
- 가족 교육 및 스트레스 관리 프로그램
- 가족 서포트 그룹 운영
- 의료진과의 지속적인 소통 체계 구축

이처럼 체계적이고 다학제적인 지원은 가족의 회복탄력성을 높이고 환자의 장기적인 치료 성과에도 긍정적인 영향을 미친다.

IX 요약

1. PICS–F는 단순한 심리적 문제를 넘어 가족의 삶의 질을 위협하는 다차원적인 문제이다.
2. 전체 가족의 약 20~40%는 중환자실 경험 이후 불안, 우울, 외상 후 스트레스 장애 등을 겪으며, 이러한 증상이 장기화될 수 있다.
3. 중환자실 내 가족 중심 돌봄(개방형 중환자실, 중환자실 일기, 치료 참여 등)이 주요 예방 전략이다.
4. 퇴원 후에는 정기적인 정신건강 평가, 가족 교육, 서포트 그룹 운영, 의료진과의 지속적인 소통 체계가 필수적이다.

▶ 참고문헌

1. Ministry of Health and Welfare, Republic of Korea. 2024년 2~5월 중환자실 입원환자 수 통계. 보건복지부 보도자료; 2024. Available from: https://www.mohw.go.kr/board.es?mid=a10504000000&bid=0030&act=view&list_no=1483306
2. Needham DM, Davidson J, Cohen H, et al. Improving long–term outcomes after discharge from intensive care unit: report from a stakeholders' conference. Crit Care Med. 2012;40(2):502–509. https://doi.org/10.1097/CCM.0b013e318232da75
3. Harvey MA. The truth about consequences–post–intensive care syndrome in intensive care unit survivors and their families. Crit Care Med. 2012;40(8):2506–2507. https://doi.org/10.1097/CCM.0b013e318258e943
4. Davidson JE, Jones C, Bienvenu OJ. Family response to critical illness: postintensive care syndrome–family. Crit Care Med. 2012;40(2):618–624. https://doi.org/10.1097/CCM.0b013e318236ebf9
5. Aravagiri A, Bhatti W, Okereke J, Verceles AC. Families in the intensive care unit: identifying, analyzing, and combating family intensive care unit syndrome in long–term acute care hospitals. 2014;1(1):161–177.
6. Maley JH, Rogan J, Milkkelsen ME. Life after the ICU: post–intensive care syndrome in family members. 2018;1(1):119–131.
7. Smith AC, Ferguson HN, Russell RM, Savsani P, Wang S. Post–intensive care syndrome family. Crit Care Clin. 2025;41:73–88. https://doi.org/10.1016/j.ccc.2024.08.008
8. Vivar CG, González–Gil MT, Alonso MA, De la Cueva C, Aranguren MC. Postintensive care syndrome–family: A comprehensive review. Intensive Crit Care Nurs. 2024;84:103558. https://doi.org/10.1016/j.iccn.2024.103558
9. Cameron JI, Chu LM, Matte A, et al. One–year outcomes in caregivers of critically ill patients. N Engl J Med. 2016;374(19):1831–1841.
10. Rodríguez AM, Gregorio MA, Rodríguez AG. Psychological repercussions in family members of hospitalised critical condition patients. J Psychosom Res. 2005;58(5):447–451.
11. Pochard F, Darmon M, Fassier T, et al. Symptoms of anxiety and depression in family members of intensive care unit patients before discharge or death: A prospective multicenter study. J Crit Care. 2005;20(1):90–96.
12. Anderson WG, Arnold RM, Angus DC, Bryce CL. Passive decision–making preferences associated with anxiety and depression in relatives of patients in the intensive care unit. Crit Care Med. 2009;37(2):441–447.
13. Anderson WG, Arnold RM, Angus DC, Bryce CL. Posttraumatic stress and complications in family members of patients in the intensive care unit. J Gen Intern Med. 2008;23(11):1871–1876. https://doi.org/10.1007/s11606–008–0770–2
14. Swoboda SM, Lipsett PA. Impact of a prolonged surgical critical illness on patients' families. Am J Crit Care. 2002;11(5):459–466.
15. Berger P, Braude D. Post–intensive care syndrome: a crash course for general practice. Aust J Gen Pract. 2021;50(9):647–649. https://doi.org/10.31128/ajgp–07–20–55491
16. Nelson LP, Gold JI. Posttraumatic stress disorder in children and their parents following admission to the pediatric intensive care unit: a review. Pediatr Crit Care Med. 2012;13(3):338–347. https://doi.org/10.1097/PCC.0b013e3182196a8f
17. Flaws D, Patterson S, Bagshaw T, et al. Caring for critically ill patients with a mental illness: a discursive paper providing an overview and case exploration of the delivery of intensive care to people with psychiatric comorbidity. Nurs Open. 2023;10(11):7106–7117. https://doi.org/10.1002/nop2.1935
18. Putowski Z, Rachfalska N, Majewska K, et al. Identification of risk factors for post intensive care syndrome in family members (PICS–F) among adult patients: a systematic review. Anaesthesiol Intensive Ther. 2023;55(3):168–178. https://doi.org/10.5114/ait.2023.130831
19. Petrinec AB, Martin BR. Post–intensive care syndrome symptoms and health–related quality of life in family decision–makers of critically ill patients. Palliat Support Care. 2018;16(6):719–724. https://doi.org/10.1017/s1478951517001043
20. Myhren H, Ekeberg Ø, Stokland O. Satisfaction with communication in ICU patients and relatives: comparisons with medical staffs' expectations and the relationship with psychological distress. Patient Educ Couns. 2011;85(2):237–244. https://doi.org/10.1016/j.pec.2010.11.005
21. Shirasaki K, Hifumi T, Nakanishi N, Nosaka N, Miyamoto K, Komachi MH, Haruna J, Inoue S, Otani N. Postintensive care syndrome family: A comprehensive review. Acute Med Surg. 2024;11(1):e939. https://doi.org/10.1002/ams2.939

22. Hayes K, Harding SA, Blackwood B, Latour JM. How and when post intensive care syndrome–family is measured: A scoping review. Intensive Crit Care Nurs. 2024;84:103768. https://doi.org/10.1016/j.iccn.2024.103768
23. Davidson JE, Mendis JM, Huynh T–G, Farr SG, Jernigan S, Strathdee SA, et al. Family–centered care interventions to minimize family intensive care unit syndrome and post–intensive care syndrome–family. In: Netzer G, editor. Families in the Intensive Care Unit: A Guide to Understanding, Engaging, and Supporting at the Bedside. Cham: Springer International Publishing; 2018. p. 192. https://doi.org/10.1007/978–3–319–94337–4_15
24. Maley JH, Rogan J, Mikkelsen ME. Life after the ICU: Post–intensive care syndrome in family members. In: Netzer G, editor. Families in the Intensive Care Unit: A Guide to Understanding, Engaging, and Supporting at the Bedside. Cham: Springer International Publishing; 2018. https://doi.org/10.1007/978–3–319–94337–4_10
25. Mistraletti G, Umbrello M, Mantovani ES, Moroni B, Formenti P, Spanu P, et al. A family information brochure and dedicated website to improve the ICU experience for patients' relatives: an Italian multicenter before–and–after study. Intensive Care Med. 2016;43:69–79.
26. Mottillo S, Delaney JS. Should family members witness cardiopulmonary resuscitation? CJEM. 2014;16(6):497–501. https://doi.org/10.1017/s1481803500003535

CHAPTER 07

소아 집중치료 후 증후군

Post-Intensive Care Syndrome-Pediatrics

권승연 의사

의학 지식, 소생술, 의료 기술 등 소아 중환자 치료의 발전으로 인하여 중증 영아 및 소아의 생존율이 전 세계적으로 향상되었다. 하지만 소아 중환자실(pediatric intensive care unit, PICU) 치료 후 생존율의 향상과 더불어 더 많은 아동들이 중증 질환 후 장기 합병증 이환에 직면하게 되었다.[1,2]

PICU에서 성공적으로 퇴원한 아동은 다행스러운 경우에 해당하지만, 여러 연구들에 따르면 이들은 퇴원 후에도 수많은 추가적인 도전에 직면한다. 아동은 초기 질환에서 회복하는 것 외에도, 신체적, 심리적, 인지적 또는 사회적 기능 중 하나 이상의 새로운 손상이나 악화를 경험할 수 있으며, 이렇게 중환자실 집중 치료 이후에 새롭게 나타나거나 악화되는 신체적, 인지적, 심리적, 사회적 문제를 포함하는 후유 질환을 총칭하여 소아 집중치료 후 증후군(post-intensive care syndrome-pediatrics, PICS-p)이라고 한다. 중환자실 치료 후 생존한 아동들이 경험하는 집중치료 후 증후군의 문제들은 적절한 시기에 발견하고 치료하지 않으면 장기간 지속될 수 있다. 특히, 이는 아동 개인뿐 아니라 가족 전체의 삶에도 많은 영향을 미치게 되기 때문에 더 이상 중환자실 치료의 성공을 생존율 또는 사망률만으로 평가할 수 없게 되었으며, 이에 따라 치료 결과와 더불어 후유 장애 이환율, 그리고 아동과 가족의 삶의 질에 대한 관심과 노력이 지속적으로 증가하고 있다.

I 소아 집중치료 후 증후군의 개념 및 특수성

1 소아 집중치료 후 증후군의 개념

집중치료 후 증후군(post-intensive care syndrome, PICS)은 중환자실 치료 및 이후 과정에서 발생하여 환자의 예후와 삶의 질에 지속적으로 영향을 미치는 신체적, 인지적, 정신적, 사회적 건강의 새로운 손상 또는 악화를 의미한다. 또한 이러한 현상이 생존한 환자뿐만 아니라 가족들에게도 발생할 수 있어 이를 가족 집중치료 후 증후군(post-intensive care syndrome-family, PICS-F)이라고 한다. 소아 환자의 경우, 개별적인 기저 상태와 성장 및 발달 단계의 차이로 인해 PICS의 임상적 양상이 다양하게 나타나고 성인에 비해 높은 가족과의 상호의존적 관계를 지니는 특성을 반영하여, Manning 등 PICU 생존자의 예후에 관심을 가진 국제적인 소아 중환자 치료 전문가 그룹은 문헌고찰과 심층적 논의를 통해 소아 집중치료 후 증후군(PICS-p) 개념을 개발하여 발표하였으며, 이 개념의 주요 요소들은 그림 7-1

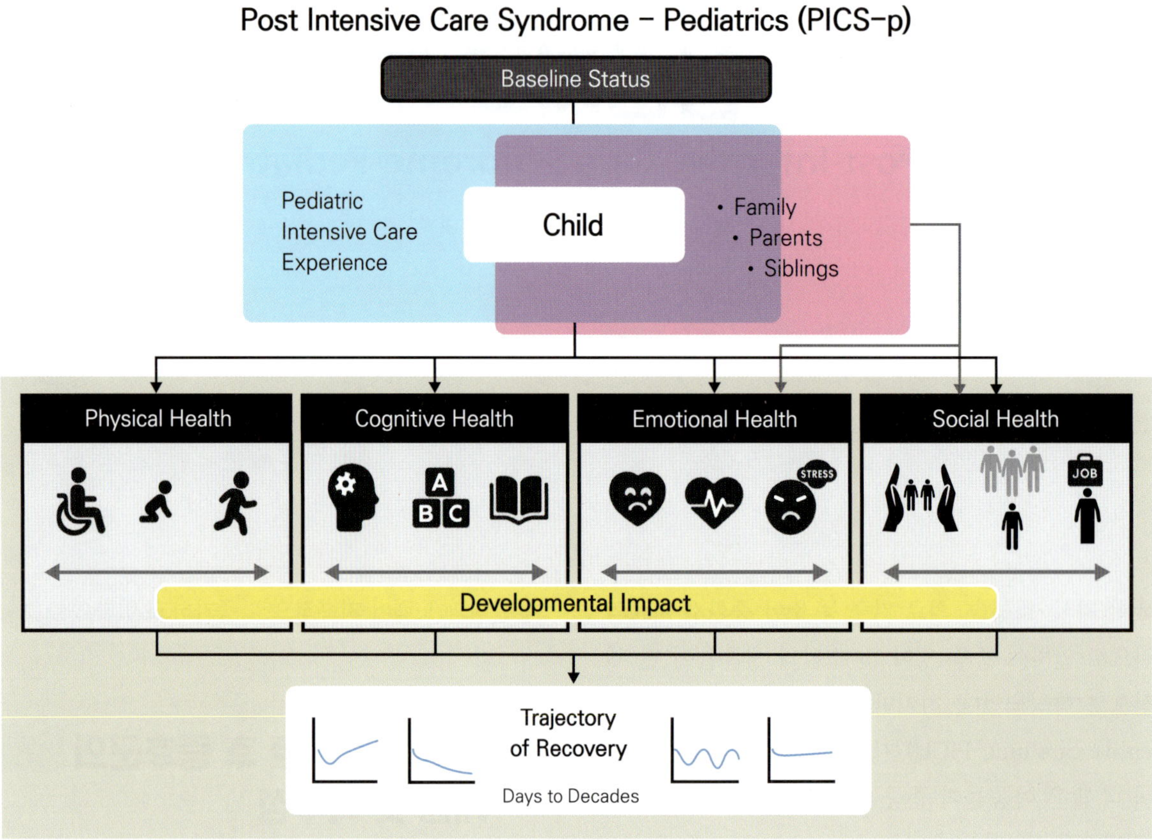

그림 7-1. **소아 집중치료 후 증후군(PICS-p) 개념틀**

중증 질환을 가진 아동은 다양한 건강 상태를 가진 상태에서 PICU에 입원하게 되며, 이들은 부모뿐만 아니라 형제자매도 포함된 가족 단위 안에서 치료를 경험한다. 모든 가족 구성원은 PICU 경험의 영향을 받으며, 가족, 부모, 형제자매 각각의 수준에서의 고려가 필요하다. PICU 퇴원 후, 소아의 신체적, 인지적, 정서적, 사회적 건강 상태는 다양하게 변화하며, 이는 PICU 입원 전 건강 상태, 발달 및 성숙 과정, 그리고 기저 질환의 자연 경과 등에 의해 영향을 받는다. 또한, 가족, 부모, 형제자매의 정서적 및 사회적 건강도 영향을 받을 수 있다. 회복 과정(y축) 및 회복 기간(x축)은 개인마다 다르게 나타나며, 회복이 향상될 수도, 악화될 수도 있고, 변동하거나 일정하게 유지될 수도 있다. 이러한 변화는 수일에서 수십 년에 걸쳐 나타날 수 있다.

에 정리되어 있다.[3]

2 소아 집중치료 후 증후군의 특수성

소아 집중치료 후 증후군은 성인과 유사한 양상을 보이기도 하지만, 소아의 신체적, 인지적, 심리사회적 발달 과정에서 비롯된 고유한 특성을 가진다. 소아는 지속적인 성장과 발달이 이루어지는 시기이므로 중환자실 치료로 인한 신체적·인지적·정서적 변화가 성장 과정에 직접적인 영향을 주며, 잠재적으로는 평생에 걸쳐 영향을 미칠 수 있다.[4] 연구에 따르면, 소아 집중치료 후 증후군은 신체적 기능뿐만 아니라 발달적 이정표(milestone)의 지연을 초래하여 운동 및 언어 발달의 문제가 발생할 가능성이 높고, 학습 능력, 사회적 기술 습득, 신경심리학적 기능에도 장기적인 영향을 미칠 수 있다.[4-6]

PICU의 환자군은 연령, 발달 단계, 생리적 특성 측면에서 매우 다양할 수 있으며, 발달 단계와 생리적 특성 간의 상호 작용은 회복을 가속화하거나 문제를 악화시킬 수 있다.[7] 특히, 아동의 발달 단계는 뇌가 손상될 때 신경 발달의 취약한 결정적 시기(critical period)에 따라 회복 정도에 영향을 미칠 수 있으며, 신경 가소성

(신경 발생 및 세포 자멸 포함)은 신경 네트워크의 재조직과 적응을 가능하게 하여 신경 손상 이후 다양한 정도의 회복을 보일 수 있다.[8,9]

소아 집중치료 후 증후군의 또 다른 특징은 진단과 회복 과정이 PICU 퇴원 후 몇 개월에서 수년에 걸쳐 지속되며, 발달적 기대가 증가하거나 아동이 성장하면서 문제를 더 잘 감지할 수 있을 때 처음 나타날 수도 있다는 점이다. PICU에서 퇴원한 후 아동과 가족이 직면하는 문제는 병원에서 가정으로 전환되는 순간에는 즉시 나타나지 않을 수 있고, 지원이 감소하거나 더 복잡한 과제와 기존 활동 및 책임을 재개할 때 비로소 드러날 수 있으며, 성인에 비해 집중치료 후 증후군의 영향을 받는 생존 기간이 길기 때문에 성장과 발달이 지속되는 동안 장기간의 모니터링이 필요하다.[7,10]

중환자실 치료를 경험한 소아는 외상 후 스트레스 장애(post-traumatic stress disorder, PTSD), 불안, 우울증, 수면 장애를 겪을 위험이 높으며[11], 부모 역시 심리적 문제를 경험할 가능성이 크다.[12] 성인은 개인의 정서적 회복 과정이 중요한 반면, 소아에서는 부모와 가족의 심리적 반응 및 변화가 아동의 심리적 반응과 높은 연관성을 지니며 아동의 회복과정에서 결정적인 역할을 한다.[13] 이렇게 아동과 가족이 본질적으로 상호 의존적이기 때문에 생존자의 PICS와 가족의 PICS를 구별하여 접근하는 성인과 달리 소아 집중치료 후 증후군에서는 아동과 가족을 의도적으로 포함하여 함께 적용한다.[7]

성인과 비교했을 때, 소아는 기저질환 및 동반질환의 유형과 빈도가 매우 다양하고, 주요 진단과 치료 전략, 신경발달적 상태가 매우 다양한 특성을 보인다. 패혈증, 급성 호흡부전, 심정지와 같은 특정 진단 범주 내에서도 기저 질환이나 치료 과정, 동반된 다기관 후유증의 정도에 따라 많은 영향을 받기 때문에 이런 다양한 상황에서의 중재법에 대한 연구는 소아 집중치료 후 증후군의 치료의 도전 과제가 되며, 진단 중심의 치료와 더불어 생물심리사회적 틀 안에서 진단 간 접근(transdiagnostic approach)을 함께 고려해야 하는 이유가 된다.[7]

II 소아 집중치료 후 증후군의 발생률과 위험 요인

1 소아 집중치료 후 증후군의 발생률

소아 집중치료 후 증후군(PICS-p)의 발생률, 이환율에 대한 연구는 중환자실 치료 이전의 기저 질환의 다양성, 중환자실 치료 당시 환자의 연령 및 발달 정도, 집중치료 후 증후군의 개념 적용 여부, 평가 항목, 추적 관찰 기간 등에 따라 매우 다양하고, 표준화된 추적 관찰 지침의 부재로 체계적이고 일관된 연구는 아직까지는 제한적인 상태이다.

Chengsi 등의 연구에 따르면 일반적인 PICU 입원 환자군에서 후천적 기능 손상의 발생률은 퇴원 시에 10~36%, 2년 이상 경과 후에는 10~13%로 나타난다고 하였고[14], Annamalai 등은 장기적인 PICU 치료를 받은 다양한 질병상태의 환자군에서 집중치료 후 증후군의 발생률 및 관련 요인을 조사하기 위해 기능적 상태 척도(Functional Status Scale, FSS)를 활용한 결과, 최소 4일 이상 PICU에 입원한 환자의 약 5명 중 1명(19.6%)에서 PICS가 발생하였다고 보고하였다.[10]

이 밖의 연구에서는 활용한 결과 측정 방법과 평가 도구, 추적 관찰 기간에 따라 신체 기능 손상의 발생률은 4~81%, 인지 기능 손상의 발생률 3~42%, 정신 건강 문제 13~83%, 사회적 건강 문제 9~21%로 큰 차이를 보이고 있어 표준화된 추적 관찰 지침과 평가 도구에 대한 추가적인 연구와 종합적 분석이 필요한 상태이다.[5,10,15]

1) 소아 집중치료 후 증후군의 위험 요인

소아 집중치료 후 증후군 발생의 근본적인 위험 요인을 이해하는 것은 효과적인 예방 및 조기 발견과 중재 전략을 개발하는 데 매우 중요하다. 위험 요인은 환자 관련 요인, 치료 관련 요인, 이외 외부 및 환경적 요인으로 나누어 볼 수 있다(표 7-1).

환자 관련 요인으로는 중증의 기저질환이나 부상, 발

표 7-1. 소아 집중치료 후 증후군의 위험 요인

환자 관련 요인	높은 중증도의 기저질환 또는 부상
	발달장애 및 만성질환 등 기저질환의 동반
	중환자실 입실 당시의 높은 소아사망위험도 (PRISM score)
	어린 연령
	입원 전 외상 및 스트레스의 병력
치료 관련 요인	장기간의 기계 환기
	장기간의 PICU 입원
	반복적인 침습적 시술 및 생명 유지 장치
	치료 중 진정제 및 아편유사제 약물 사용
외부 또는 환경적 요인	보호자의 불안 및 우울
	사회적, 가족적 지지의 취약성
	후속 치료의 부재
	사회적 고립

달 장애 및 만성질환 등 기저질환 동반, 중환자실 입실 당시의 높은 소아사망위험도(pediatric risk of mortality, PRISM score), 연령, 입원 전 외상 및 스트레스의 병력 등이 소아 집중치료 후 증후군의 발병 위험을 높이는 것으로 알려져 있으며, 이 중 기저 질환이나 부상의 중증도는 강력한 집중치료 후 증후군의 예측 변수로 보고되었다.[16-20] 연령별로는 영아의 경우 감각 및 운동 발달 지연, 학령기 아동의 경우 학습장애와 사회적 기능 약화, 정소년기의 경우 정신건강 문제의 위험이 높다.[21]

치료 관련 위험 요인으로는 7일 이상의 기계 환기, 장기간의 PICU 입원, 반복되는 침습적 시술 및 생명 유지 장치, 치료 중 진정제 및 아편유사제(opioid) 약물의 사용 등이 보고되어 있다.[10,16,19,22] 기계 환기의 기간은 생존자의 신체 및 인지 장애를 유발하는 중대한 위험 요소로 환기 시간이 길어지면 호흡기 합병증 및 신경 발달 지연 증가에 영향을 미치며[17], 장기간의 PICU 입원의 경우 대부분 질환의 중증도가 높고 긴 치료 기간 동안 침습적 치료와 진정제 사용 등이 증가하므로 신체적, 인지적, 사회적 기능 장애에 기여한다.[16,23]

외부 또는 환경적 위험 요인으로는 사회적 또는 가족적 지지의 취약성, 후속 치료의 부재, 사회적 고립 등을 들 수 있다. 보호자의 불안과 우울을 비롯한 가족의 심리적 고통은 아동의 정서적 회복에 영향을 미치며 사회 가족적 취약성 및 이와 관련된 체계적인 다학제 후속 치료의 부재는 아동의 재활 치료 및 심리적 지원에 영향을 끼쳐 PICS-p 발생 위험을 높일 수 있다.[23,24] 또한 중환자실 입원 및 지속, 반복적인 입원 치료로 인한 사회적 고립은 아동의 심리 정서적 고통을 악화시키고 또래와의 상호 작용 및 활동 참여 감소로 사회적, 인지적 장애 발생의 위험을 높인다.[19]

III 소아 집중치료 후 증후군의 임상 양상

1 신체적 측면

PICU치료 후의 아동들은 다양한 신체적 장애를 경험할 수 있으며, 기저 질환, 입원 기간, 치료 과정 등에 따라 그 양상이 다르게 나타날 수 있다(그림 7-2). 이러한 신체적 이환은 아동의 일상생활 수행 능력을 저하시킬 뿐만 아니라, 회복 과정에서도 지속적인 영향을 미치며 일부에서는 장기적인 기능적 장애로 이어질 수 있다.[5,19]

PICU 생존자의 신체적 및 기능적 장애를 분석한 다양한 연구들에 따르면, 서로 다른 평가 도구를 사용하여 분석한 결과 신체적 장애의 유병률은 연령대에 따라 1.7%에서 63%까지 다양하게 나타났다.[21] 중증 질환 이후의 신체적 장애에는 근육량 감소, 신경근 약화, 감각 및 통각 변화, 폐 기능 저하, 피로, 체중 감소 등이 나타날 수 있으며, 일부에서는 신체적 장애가 일상생활 수행을 방해하여 장기적인 기능적 장애(예: 옷 입기, 침대에서 일어나기, 의자에서 일어서기, 걷기, 계단 오르기 등의 제한)로 이어질 수 있다.[25]

운동 기능 저하 및 이동성 감소는 흔히 관찰되지만, 대부분의 경우 시간이 지나면서 중환자실 치료 전으로

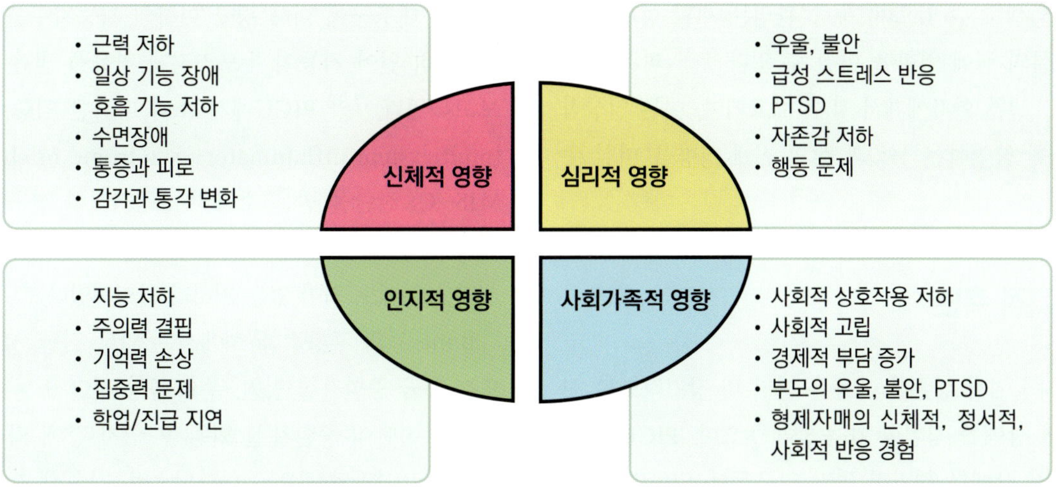

그림 7-2. 소아 집중치료 후 증후군(PICS-p)의 임상양상

회복되는 경향이 있다.[26,27] 하지만 PICU에 장기 입원 치료를 받은 후 생존한 아동에서는 신체적 장애가 발생할 가능성이 크다. Namachivayam 등의 연구에 따르면 PICU에 28일 이상 입원한 소아의 50% 이상의 환자가 독립적인 삶을 유지할 수 있었으나, 2/3 이상의 환자에서 불량한 기능적 결과(중등도 이상 장애 또는 사망)를 보였으며, 특히 장기 입원 환자의 86%가 기존의 동반 질환을 보유하고 있었다고 보고하였다.[28]

중환자실 획득 쇠약(intensive care unit–acquired weakness, ICU-AW)은 PICU 생존 환자에게 중요한 문제로, 근력 약화와 기능 장애가 특징이며 아동의 발달과 삶의 질에 장기적인 영향을 미칠 수 있다. 중환자실 획득 쇠약은 급성 대칭적 사지 근력 저하로 정의되며, 중환자 다발신경병증(critical illness polyneuropathy), 중환자 근육병증(critical illness myopathy), 중환자 신경근병증(critical illness neuromyopathy)으로 분류될 수 있다. 장기간의 기계환기와 진정제 사용, 장기간의 침상 치료로 인해 움직이지 않는 상태(immobilization)가 지속되는 것이 중환자실 획득 쇠약 발병의 가장 중요한 요인으로 장기간 아동의 움직임을 제한하는 치료는 근위축과 신경근 쇠약으로 이어질 수 있다.[29] 패혈증 및 다기관 기능 장애 동반 역시 주요 위험 인자로 전신 염증 및 대사 장애를 통해 근력 약화에 기여하는 것으로 알려져 있으며, 신경근 차단제와 글루코코티코이드(glucocorticoid)의 투여는 정상적인 근육 기능과 단백질 합성을 방해하여 근력 약화를 악화시킬 수 있다.[21,30] 어린 아이들과 기저 질환이 있는 사람들은 중증 질환 및 치료의 영향에 더 취약하기 때문에 중환자실 획득 쇠약의 발생 위험이 더 높아 주의가 필요하다.[31]

중환자실 치료 과정에서 소아는 다양한 환경적, 약물적, 신체적 요인에 노출되어 수면 장애와 수면의 질 저하를 경험할 수 있으며, 수면 장애는 다른 신체적, 심리적 증상을 악화시킬 수 있다. 마약성 진통제(narcotics) 및 진정제(sedatives)의 사용은 서파수면(slowwave sleep)과 렘(rapid eye movement, REM) 수면을 감소시킨다.[21] 한 연구에서는 화상으로 인해 PICU에 입원한 환자 중 40%에서 3단계 및 4단계 수면이 결핍되어 있었다고 보고하였으며[32], 또 다른 연구에서는 후두기관성형술(laryngotracheoplasty) 시행을 위해 진정제 및 신경근 차단 약물 투여 상태에서 기계 환기를 받은 소아의 다원수면검사 연구에서 수면 단편화(sleep fragmentation), 수면 단계 분포 변화, 그리고 중요한 수준의 생체리듬 장애가 나타났다고 보고하였다.[21,33]

중환자실 입원 기간 동안 장기간 움직이지 않고 침습적 시술을 받은 경우 어깨, 하지, 척추를 비롯한 부위의

통증이 발생할 수 있으며, 통증 관리는 재활 성과와 전반적인 삶의 질에 영향을 미칠 수 있다.[34,35] 피로감 역시 PICU 생존 환자에게서 자주 보고되며, 이는 일상적인 활동에 참여하는 능력과 삶의 질에 영향을 미칠 수 있다.[34]

2 인지적 측면

중환자실에서 생존한 아동은 단기 및 장기적으로 신경인지적 장애를 경험할 가능성이 높으며, PICU 생존자의 인지 장애를 평가한 여러 연구들에 의하면 지능, 기억 및 주의력이 모두 부정적인 영향을 받는 것으로 보고되었다(그림 7-2).

지능은 목표 지향적 행동을 위해 정보를 효율적으로 처리하는 능력을 반영하며, 신체 및 정신 건강, 학업 성취, 사회경제적 성공 및 노년까지의 생존과 관련이 있는 것으로 알려져 있고, 지능의 작은 차이조차도 삶의 기회에 많은 영향을 미칠 수 있기에 PICU 생존자의 인지적 기능 변화에 대한 추적 조사는 매우 중요하다.[36]

Sonnaville 등이 발표한 PICU 생존자의 지능에 대한 메타 분석의 주요 결과에 따르면[36], PICU 생존자들의 전체 지능 지수(full-scale intelligence quotient, FSIQ) 점수는 평균적으로 대조군에 비해 약 7.1점 낮았으며, 지적 장애의 발생률은 일반 인구(2.3%)보다 약 3배 높은 6.4%로 나타났다. 입원 사유에 따라 분류하였을 때 심장 또는 심장-폐 이식으로 입원한 아동이 심장 수술을 위해 입원한 아동 및 패혈증 및/또는 뇌수막염으로 입원한 아동에 비해 FSIQ 손상이 유의하게 더 컸으며, PICU 입원 기간도 유의미한 영향을 주는 것으로 확인되었다. 또한 입원 연도가 최근에 가까울수록(1972년부터 2016년 사이) FSIQ 점수에 따른 장애가 심해지는 것으로 나타났는데, 이는 시간이 지남에 따라 잠재적으로 심각한 질병에서 살아남은 아동의 수가 증가했기 때문일 수 것으로 보고하였다.

이외의 중환자실 생존자의 지능을 평가한 다른 연구에 의하면, 패혈증 환자 코호트를 대상으로 하였을 때, 건강한 대조군에 비해 평균 이하의 지능지수를 보였으며, 특히 언어 지능이 두드러지게 영향을 받은 것으로 보고되었다.[37,38] PICU에서 소아 다기관 염증 증후군(multisystem inflammatory syndrome in children, MIS-C) 진단을 받은 소아의 신경인지적 연구에서는, 시각 기억 및 지속 주의력의 결손이 크게 나타났으며, 계획 능력에도 의미 있는 저하가 확인되었다.[39]

Bone 등의 후향적 분석에서는 외상 진단, 비계획적 또는 응급 중환자실 입원, 주요 종양 진단 또는 주요 신경학적 진단이 중환자실 퇴원 후 인지 장애 획득과 독립적으로 연관된 것으로 나타났으며, 침습적 기계 환기, 신대체 요법, 심폐소생술 및 체외막산소공급(extracorporeal membrane oxygenation, ECMO) 등도 주요 위험인자로 포함된다.[40]

PICU 생존자의 지능 손상은 기저 기능 장애, 기저 질환, 질환의 위중도, 집중 치료와 관련된 요인들이 복합적으로 작용한 결과일 수 있다. 이러한 요인들은 저산소증, 혈당 조절 이상과 같은 대사 이상, 저산소증, 염증, 저혈압, 섬망 및 진정의 잠재적 부정적 영향이 결합된 병태생리학적 기전을 통해 영향을 미치는 것으로 예상되며, 관련된 전향적 연구가 필요하다.[36]

3 심리적 측면

PICU 생존 아동은 다양한 심리적 어려움을 경험하며, 이는 정신 건강, 인지 발달 및 사회적 통합에 중대한 영향을 미쳐 삶의 질에 지속적인 영향을 미칠 수 있다(그림 7-2). 역사적으로 PICU 장기 추적 연구는 퇴원 후 사망률과 신체적 이환에 중점을 두었지만, 최근에는 아동의 정신 건강과 웰빙에 대한 관심이 증가하면서 정신과적 장애 및 심리적·행동적 어려움의 위험이 높아졌다는 결과들이 증가하고 있다.[41] 문헌에 따르면 최대 25%의 아동이 퇴원 후 첫 1년 동안 심리적 및 행동적 어려움을 겪는 것으로 보고되고 있다.[42]

중환자실 치료 이후 아동에게서 나타나는 심리적 후유증에는 불안, 우울, 외상 후 스트레스 장애(post-traumatic stress disorder, PTSD) 및 기타 정서적 장애가 포함된다. 이러한 문제는 가족이 겪는 스트레스로 인해 더욱 악화되며, 이는 퇴원 후 아동의 회복 및 적응에 더 큰 영향을 미칠 수 있다.

Nasr 등의 연구에 따르면, PICU에서 치료받은 아동의 38%가 6주 후 시행한 강점-어려움 설문지(strength and difficulties questionnaire, SDQ)에서 어려움 점수가 높거나 매우 높은 위험 범위에 해당하였으며, 6개월 후에도 28%의 아동이 높은 위험 또는 매우 높은 위험 범위에 남아 있었다고 보고하였다.[43] Rennick 등의 연구에서는 퇴원 후 아동들이 겪는 다양한 심리적 증상을 강조하고 있는데, 여기에는 불안 증가, 자아존중감 및 정서적 웰빙의 손상, 수면 장애, 사회적 고립 등이 포함된다. 연령이 높은 학령기 아동들은 의료에 대한 두려움과 불안, 환각, 자아 인식의 변화를 보고했으며, 이는 사회적 관계와 우정에 중대한 영향을 미쳤다.[44]

중증 질환으로 PICU 치료를 받은 생존자들의 정신과적 이환율을 조사한 문헌 고찰 연구에 따르면, 가장 자주 평가된 정신과적 장애는 PTSD와 주요 우울 장애로, 임상적으로 유의미한 PTSD 증상의 유병률은 10~28%로, 우울 장애의 유병률은 7~13%로 보고되었으며, 질병 전의 정신과적 및/또는 발달 문제와 부모의 정신병리가 정신과적 이환의 취약성과 연관이 높았다.[45]

PTSD는 PICU 치료 이후 나타날 수 있는 심리적 문제 중 가장 중요하게 다루어지고 있으며, PICU에서 퇴원한 지 6개월 후, 학령기 아동 및 청소년의 PTSD의 유병률은 17~29%로 나타났으며, 질환의 중증도가 높고 침습적 시술의 빈도가 증가할수록 발생이 증가하였다.[46] 의료에 대한 두려움은 건강에 대한 통제감을 약화시키며, 지나치게 많은 침습적 중재에 노출되는 것은 소아에서 PTSD 증상의 진행을 가속화하는 것으로 알려져 있다.[5]

이처럼 PICU 생존 아동의 심리정서적 문제는 장기적인 삶의 질에 영향을 미치는 중요한 요소이므로, 중증 질환과 관련된 우울, 불안을 비롯한 심리정서적 증상에 대한 심층 연구가 필요하다. 또한 기존 심리 평가 도구의 효과를 검증하고 취약성 요인, PICU 서비스 제공의 특성, 후유 정신과적 문제로 이어질 수 있는 중증 질환 간의 관계에 대한 연구가 요구된다.

4 사회 가족적 측면

PICU 생존자들은 심각한 사회적 장애에 직면하는 경우가 많다. 이러한 장애는 다양한 방식으로 나타날 수 있으며, 아동이 학교 및 또래 집단과 같은 사회적 환경에 다시 적응하는 능력에 영향을 미칠 수 있다(그림 7-2). 아동기 발달의 역동적인 특성과 보호자에 대한 아동의 의존도로 인해 사회적 문제는 더욱 복잡하게 나타날 수 있으며, 이는 가족에 더 광범위한 영향을 미칠 수 있다. 이와 같이 소아 집중치료 후 증후군에서 사회적 영역은 아동과 그 가족의 전반적인 회복과 삶의 질에 영향을 미치기 때문에 매우 중요하다.

PICU 치료를 경험한 아동들은 종종 학교로 돌아가고 또래들과의 교류에서 어려움을 겪으며, 이로 인해 사회적 상호 작용이 어려워지고 고립되는 경험을 하게 된다.[47] 초기 질환의 중증도, 중환자실 입원 기간, 만성 질환의 유무가 사회적 장애 정도에 영향을 미칠 수 있으며, 특히 후천성 뇌 손상으로 중환자실 치료를 받은 경우 심각한 사회적 기능 손상과 의사소통 장애를 보이는 것으로 알려져 있다.[48] 이 밖에도 정서적 처리 장애와 행동 변화는 사회적 상호작용을 더욱 복잡하게 만들어 사회적 위축의 악순환으로 이어질 수 있다.[49, 50]

아동의 사회적 장애는 가족 구성원의 스트레스와 정서적 긴장을 증가시킬 수 있으며, 가족도 불안과 우울을 경험할 수 있다.[51,52] 중환자실에서 생존한 아동과 마찬가지로, PICU 생존자의 부모에서도 급성 스트레스 장애(acute stress disorder, ASD)와 PTSD 증상이 나타날 수 있는데, Nelson 등의 보고에 따르면 아동의 중환자실 퇴원 후 부모의 최대 84%가 임상적 수준의 PTSD 증상을 보이며, 진단된 PTSD의 유병률은 최대 21%에 달했다.[53] 또 다른 연구에서는 PICU 입원 첫 주 동안 가족 구성원의 최대 67%가 우울을 경험하였으며, 6개월 후에는 최대 49%가 외상 후 스트레스 장애 증상을 경험하였다고 보고하였다.[30,54] 일부 부모는 자신의 자녀와 관계없는 PICU에서 목격한 사건으로 인해 관찰된 외상(observed trauma)을 겪기도 하며[55], PICU 치료 이후의 자녀를 돌보기 위해 근로 시간을 줄이거나 직장을 그만 둘 수밖에 없어 장기적인 재정적 어려움을 겪기도 한다.

PICU 생존 아동의 정신적 웰빙은 부모의 정신적 웰빙과 밀접한 관련이 있으며[51], 부모의 정신 건강과 삶의 질이 나쁠 경우, 보호자 역할 수행 능력이 저하될 수 있고, 직장 생활의 어려움 및 만성 질환의 발병으로 이어져 가족 전체에 추가적인 스트레스를 초래할 수 있다.[56]

소아 중환자 치료는 아동뿐만 아니라 보호자와 형제·자매에게도 큰 스트레스를 유발하며, 이는 정신 건강과 가족 응집력에 부정적인 영향을 미칠 수 있다. PICU를 방문한 형제자매들은 신체적, 정서적, 사회적 반응을 다양하게 경험하는 것으로 보고되었으며, 따라서 이러한 취약한 가족들을 추적 관리할 때 형제자매들도 포함해야 한다.[11,57,58]

Ⅳ 소아 집중치료 후 증후군의 평가

PICU 치료 후 기능적 손상을 평가하기 위한 도구로 초기에는 Vineland Adaptive Behavior Scale, Modified Glasgow Outcome Scale, Pediatric Overall Performance Category (POPC) 등이 사용되었으나 세밀한 평가에는 한계가 있었다.[31] 기능 상태 척도(FSS)는 비교적 신속하게 정밀한 기능 평가가 가능한 도구로, 정신 상태, 감각, 의사소통, 운동 기능, 섭식, 호흡기 기능의 6개 영역으로 구성되어있으며, PICU 퇴원 후 기능 장애를 측정하는데 유용하게 사용될 수 있다.[59] Physical Abilities and Mobilitiy Scale (PAMS) 또한 중증 아동의 기능적 변화를 효과적으로 추적하고 퇴원 후 재활 필요를 평가하고 진행 상황을 모니터링하는 데 유용하다고 보고되었다.[60]

Chalder Fatigue Scale은 만성 피로를 평가하기 위해 개발된 11개 문항의 자기보고식 설문지로, 피로의 정도와 영향을 측정하고신체적 피로와 정신적 피로를 구분하여 평가하며, 피로로 인한 기능 저하를 평가하는 데 사용될 수 있다.[61]

Health Utility Index (HUI)는 건강 상태와 관련된 삶의 질을 평가하는 도구로, HUI2는 감각, 이동성, 감정, 인지, 자가 돌봄, 통증 등 7가지 속성을 평가하며, HUI3는 시각, 청각, 발화, 이동성, 감정, 인지, 통증 등 8가지 속성을 포함한다. 각 속성은 여러 수준으로 세분화되어 있으며, 이를 통해 전반적인 건강 상태를 종합적으로 평가할 수 있다.[62]

Children's Memory Scale (CMS)은 5세부터 16세까지의 아동을 대상으로 기억력을 평가하는 도구로, 언어적 기억, 시각적 기억, 주의력 및 집중력 등을 측정할 수 있으며, 이 도구는 아동의 학습 및 기억 기능을 종합적으로 평가하여 중환자실 치료 후 학습 장애나 신경심리학적 문제를 진단하는 데 활용된다.

Wechsler Abbreviated Scale of Intelligence (WASI)는 지능을 평가하기 위해 개발된 도구로, 어휘, 유사성, 블록 디자인, 매트릭스 추론의 4가지 하위 검사로 구성되어 언어적 이해와 시공간적 추론 능력을 평가하며, 전체 지능지수(intelligence quotient, IQ)를 산출할 수 있는 도구로 중환자실 치료 이후 인지적 영향을 평가하는 데 사용될 수 있다.[21]

PTSD를 포함한 정신건강 문제를 평가하는 다양한 도구로는 Child Revised Impact of Event Scale (CRIES), Strengths and Difficulties Questionnaire (SDQ), Child Behavior Check List (CBCL) 등이 널리 사용된다.[21] CRIES는 외상 후 스트레스 장애를 선별하기 위한 자기보고식 설문지로, 침습(intrusion), 회피(avoidance), 각성(arousal)의 세 가지 증상을 평가한다. SDQ는 3세부터 16세까지의 아동을 대상으로 정서적 증상, 행동 문제, 과잉 행동 및 주의력 문제, 또래 관계, 친사회적 행동 등 다섯 가지 주요 영역을 평가하는 도구로 부모, 교사, 또는 아동 자신이 직접 작성할 수 있으며, 정신건강 문제를 조기에 발견하고 개입하는 데 활용될 수 있다. CBCL은 6세부터 18세까지의 아동을 대상으로 부모나 보호자가 작성하는 설문지로 불안, 우울, 위축, 신체화 증상 등의 내재화 문제와 공격성, 규칙 위반 행동 등의 외현화 문제 등 다양한 행동 문제를 평가할 수 있다. 상기의 도구들은 중환자실 치료 후 아동의 정서적 및 행동적 문제를 종합적으로 파악하는 데 유용하며, 임상적 개입이 필요한 경우 이를 조기에 식별하는 데 중요한 역할을 한다. 이외에도, 중환자실 퇴원 후 심리적 고통을 평가하기 위한 자가 보고형 도구인 Children's Critical Illness Impact Scale과 Young Children's Critical Illness Impact Scale도 집중치료후 정서적 영향을 평가하는데 사용될 수 있다.[63]

건강 관련 삶의 질(health-related quality of life, HRQL)은 PICU 치료 과정이 소아의 삶에 미치는 총체적 영향을 평가하는 데 중요한 역할을 한다. Pediatric quality of life inventory (PedsQL)를 이용한 평가에서는 퇴원 후 3개월 시점에서 건강한 일반 소아 집단보다 낮은 HRQL을 보였으나, 12개월 시점에서는 유사한 수준으로 회복되었고, 외상 후 스트레스 증후군(post-traumatic stress syndrome, PTSS)이 있는 소아는 HRQL이 현저히 낮았다. 또한, PICU 입원기간이 28일을 초과한 경우 HRQL 저하 위험이 높았으며, 퇴원 후 2~10년까지 43%의 아동이 HRQL 저하를 경험했고, 20%는 심각한 수준의 HRQL 저하를 보였다. 이러한 결과는 PICU 입원 후 장기적인 HRQL 변화를 면밀히 모니터링하고, 적절한 개입을 시행하는 것이 중요함을 시사한다.[31]

V 치료적 접근

1 중환자실 치료 중 예방 및 조기 개입 전략

최근 미국 중환자의학회(Society of Critical Care Medicine, SCCM)를 비롯한 중환자 치료 그룹에서는 중환자실 회복전략(ICU Liberation)에 대한 노력들을 이어가고 있으며, 중환자실 회복전략 묶음치료(bundle) 혹은 ABCDEF 묶음치료라고 불리는 근거 기반 질 향상 지침을 적용하고 있다. ABCDEF 묶음치료는 중환자실 입원치료의 부작용으로부터 환자를 해방시키기 위하여 개발된 중환자 관리에 대한 지침으로, 통증 관리(assess prevent and manage pain, A), 자발적 호흡 시도 및 조기 발관(both spontaneous awakening trials and spontaneous breathing trials, B), 진정제의 선택과 최소화(choice of analgesia and sedation, C), 섬망의 예방 및 치료(delirium: assess, prevent and manage, D), 조기 가동(early mobility and exercise, E), 그리고 가족 참여(family engagement and empowerment, F)에 중점을 두고 있으며, 성인 중환자 치료에서 긍정적인 결과를 나타내어 많은 기관들이 이를 표준 치료에 변형하여 채택하고 있다.[64]

일부 소아 기관들은 이러한 묶음치료를 확장하여 적절한 영양/수면(good nutrition and good sleep, G)과 퇴원 후 교육 및 장기 추적 관리와 연계망 제공(home care, H)을 포함한 이른바 A부터 H까지의 묶음치료(ABCDEFGH Bundle)를 도입하고 있다.[65] 이러한 접근은 환자 및 가족 중심의 전인적인 접근을 지향하여 소아 집중치료 후 증후군의 다차원적인 문제 해결에 기여할 수 있는 가능성이 높으나, 소아 환자군을 대상으로 한 이 묶음치료의 결과와 영향에 대한 연구는 아직 초기 단계에 있다.[7]

통증 및 진정(sedation) 관리, 기계 환기(ventilation) 프로토콜, 섬망 예방(delirium prevention) 등 소아 중환자의 기본적인 치료 지침을 철저히 준수하는 것만으로도 신체적, 심리적 후유증 등 PICS-p 발생률을 낮출 수 있다. 특히 발달 중인 뇌의 취약성과 평생에 걸친 신경 발달의 변화가 미치는 광범위한 결과를 고려할 때, 이차적 뇌 손상을 최소화하기 위한 신경 보호 중재는 소아에서 매우 중요하다. PICU에서의 적정 체온 모니터링 및 경련 감지와 같은 신경 손상 보호 전략들은 주로 원발성 뇌 손상 진단을 받은 소아를 대상으로 되었으나, 뇌부종, 저산소증/고산소증, 저혈압, 염증, 영양실조, 흥분독성(excitotoxicity) 및 장기적인 기능적 결과에 영향을 미치는 약물 효과로 인한 이차적 뇌 손상의 위험이 있는 모든 PICU 환자에게도 폭넓게 필요하다.[7,66]

PICU에서 조기 가동(early mobility)은 기능 손상을 예방하고 회복을 촉진하는 매우 중요한 치료이다. 성인 환자에서는 조기 거동이 근력 향상, 기계 환기 기간 단축, 중환자실 입원 기간 감소와 관련된 긍정적인 결과를 보였으며, PICU에서 재활 치료를 받은 아동의 보호자는 치료를 받지 않은 경우보다 퇴원 후 6개월 시점에서 스트레스가 감소하는 경향을 보였다. 2022년 미국 중환자의학회 임상진료지침에서는 조기 가동 프로토콜을 도입할 것을 권고하며, 조기 가동의 참여 기준, 금기사항, 활동 유형 및 목표를 명확히 설정할 것을 제안하고 있다.[67]

PICU 환경의 개선 또한 심리적 후유증의 일부를 예방할 수 있다. 이를 위해 알람 소음 및 교대 근무로 인한 소음을 줄이고, 아동이 익숙한 일상을 유지할 수 있도록 지원하며, 병실을 친숙한 물건으로 꾸미는 것이 도움이 될 수 있다.

소아 집중치료 후 증후군을 예방하기 위해서는 가족중심 치료(family-centered care)를 강화하기 위한 정책적 지원과 교육 훈련이 필요하다. 가족 중심 치료를 위하여 의사소통 과정을 개선하고 보호자를 치료 목표 설정 및 계획 수립 과정에 참여시키며, 보호자가 머무를 수 있는 공간을 마련하거나 보호자가 PICU에 직접 방문하지 못할 경우에도 치료 과정에 참여할 수 있도록 지원하는 것도 도움이 될 수 있는 방법이다.

PICU 병상에 가족이 동반하거나, PICU 입원 중인 아동의 가족을 대상으로 한 중재들은 소아 집중치료 후 증후군 발생 위험을 낮출 수 있는 잠재적인 방법으로 알려져 있다. PICU에서 가족 간의 의사소통을 돕고, PICU 치료 중 아동과 가족이 겪을 수 있는 신체적, 인지적, 심리적 반응에 대한 정보를 제공하는 것은 부모와 가족의 이해를 돕고 가족들의 회복 여정에 도움이 될 수 있다. 특히 부모에게 예상되는 아동의 신체적, 인지적, 심리적 반응의 범위와 이에 대한 대처에 대하여 사전에 안내하고, 아동의 형제자매에게 중환자실 치료와 이후 변화에 대하여 설명하는 방법에 대한 가이드를 제공하는 것도 도움이 될 수 있다.[7,11]

입원 중 부모를 대상으로 한 심리정서적 중재 프로그램, 특히 영유아기 환자에게 부모의 촉각 및 목소리 제공, 음악치료, PICU 일기 등은 입원 중 및 퇴원 후 아동과 부모의 소통을 돕고 불안을 줄이는 것으로 보고된 바 있다. 소아 심리학자와 놀이치료 전문가들의 개입을 통해 장난감, 이야기 책, 그림 그리기 등을 통하여 아이들의 감정 표현과 심리적 안녕에 도움을 줄 수 있다.[68]

이외에도, 사회경제적 불평등, 부모의 결근, 휴직, 사직 등으로 인한 재정적 어려움은 가족 스트레스를 악화시킬 수 있어 가족의 식사, 숙소 등에 대한 재정 지원, 고용지원, 의료-법률 파트너십을 제공하는 등의 다양한 지원 서비스는 가족의 부담을 줄이고 스트레스를 완화하며 병상 가족 동반을 촉진할 수 있다.[7]

환자와 가족의 다양한 요구를 충족하고 치료 과정 중 피할 수 없이 발생되는 신체적, 심리적 어려움에 대처하고 돕기 위하여 PICU 의사, 간호사, 물리/작업/언어 치료사, 영양사, 약사, 사회복지사, 신경심리학자, 미술/놀이/음악 치료사 등의 다양한 영역의 전문가들로 이루어진 다학제 팀개입과 서비스 연계가 필요하며, 이는 PICS-p 예방 및 조기 개입에 매우 큰 도움이 된다.[67]

2 중환자실 퇴원 전후 시기의 관리

병원에서 가정으로의 전환기 돌봄은 소아 집중치료 후 증후군을 감소시키는데 있어 매우 중요하다. 특히 트라우마 기반 케어(trauma-informed care, TIC)는 과거와 현재의 트라우마 경험 발생 가능성을 고려하여 트라우마 생존자의 요구를 반영하여 재트라우마를 최소화하는 돌봄을 널리 지칭하는 것으로, 소아 집중치료 후 증후군 내에서 다양한 건강 결과를 개선할 잠재력이 있는 중재를 위한 구성이다. 아동기 부정적 경험(adverse childhood experience, ACE)과 독성 스트레스(toxic stress)가 급성 및 만성적으로 아동의 생물학적 및 심리사회적 기능에 영향을 미친다는 사실이 알려져 있기 때문에 TIC는 PICU에 있는 환자들의 병원에서 가정으로의 전환 과정에서 장기적인 중재의 기회를 제공하고 다양한 건강 결과를 개선할 수 있는 방법으로 주목받고 있다.[69]

소아 의료 외상 스트레스(pediatric medical traumatic stress, PMTS) 모델은 TIC와 비슷한 개념으로, 아동 치료의 여러 단계에서 심리사회적 중재를 위한 유용한 지침을 제공하며, 특히 PICU 환경에서 사용하기 위해 개발되었다. 1단계인 '외상 전후(peritraumatic) 단계'에서는 급성 입원 치료 과정의 올바른 정보를 제공하는 데 중점을 두며, 질병, 연령 또는 진정제 사용으로 인해 아동과의 직접적인 상호작용이 어려울 때 자녀에게 어떤 일이 일어나고 있는지에 대하여 가족들이 이해할 수 있도록 정보를 제공하고 가족에게 초점을 맞춘다. 2단계인 '급성 치료(acute care) 단계'에서는 어려운 의료 상황 직후 부모와 아동의 대처 전략을 확인하고 이를 사용할 수 있도록 돕는다. 3단계인 '지속적 치료(ongoing care) 단계'에서는 이미 확립된 스트레스 증상에 대한 보다 공식적인 치료가 제공된다.[70] 이러한 협력적 접근 방식은 가족의 의료 과정에 대한 이해를 높일 뿐만 아니라 치료 과정에서 아동과 가족의 스트레스와 불안을 줄이며, 아동의 회복을 위한 긍정적인 대처 방식을 개발하는 데 기여한다.

3 중환자실 퇴원 후 평가 및 개입

병원 퇴원 이후에도 아동과 가족을 대상으로 한 소아 집중치료 후 증후군에 대한 지속적인 평가 및 개입이 필요하다. 회복의 경로는 개인마다 다르며, 일부는 회복을 경험하지만, 상당 수의 아동과 가족들은 수주에서 수년에 걸쳐 소아 집중치료 후 증후군 관련 문제들이 지속되거나 악화되기도 한다. 퇴원 후, 의료진과 보호자는 새롭게 발생하거나 만성적으로 지속되는 건강 요구를 식별하고, 적절한 치료가 이루어지도록 노력해야 한다.[7]

수면, 통증, 영양 개선을 위한 치료와 재활 치료 여부는 소아 집중치료 후 증후군 회복의 다양한 영역에 영향을 미치며, 가정, 학교, 지역사회로의 원활한 복귀 및 재통합을 돕기 위한 노력들도 필요하다. PICU 치료 후 인지 재활의 효과를 뒷받침하는 근거는 아직 제한적이지만, 이전에 학습한 기술을 재정립하거나 손상된 영역에 대한 새로운 보상 메커니즘 패턴을 확립하기 위한 인지 재활 중재도 도움이 될 수 있다. 주의력과 기억력은 다양한 원인의 후천적 뇌 손상을 입은 소아에서 주의력 훈련을 통해 향상될 수 있으며, 자기 지시 훈련과 일지 작성 훈련은 일상 기억력, 주의력 및 기분을 개선시킬 수 있다.[71] 성인 PICS 연구에서는 신체 및 인지 치료를 결합한 다면적 재활(multifaceted rehabilitation) 프로그램이 효과적이라고 보고되었으나[72], 현재까지 소아를 대상으로 이루어진 연구는 없다.

종단 연구에 따르면, PICU 입원과 관련하여 다수의 아동과 부모가 불안, 우울, PTSD와 같은 심리적 고통, 수면 문제, 건강 관련 삶의 질 저하, 가족 기능 장애 등을 경험한다. 일부는 높은 회복 탄력성을 보이기도 하지만, 다양한 경로로 이러한 증상들이 나타날 수 있기 때문에 소아 집중치료 후 증후군 발생에 대한 선별검사(screening)와 지속적 모니터링이 필요하다. 특히, 초기 단계에서의 회피 행동은 이후 적응을 더욱 어렵게 만드는 것으로 알려져 있기 때문에, 초기 단계에서의 의사소통 지원은 이후의 심리적 고통에 영향을 미칠 가능성이 높다. 불가피하게 일부 아동과 부모는 퇴원 후에 일상 생활에 영향을 줄 정도로 심각한 심리적 고통을 겪게 되기 때문에 사전에 효율적인 의뢰 경로가 마련되어 있다면, 심각한 스트레스(주로 불안 또는 PTSD)에 대한 시기적절한 근거 기반 지원을 제공할 수 있게 된다.

최근 연구에 따르면, 기존의 확립된 PTSD 치료법이 PICU 경험 아동의 부모에게도 유용한 것으로 나타났다. 이러한 치료는 PICU전담 정신 건강 전문가, PICU 추적 진료 클리닉 또는 지역사회의 1차 의료 제공자를 통해 제공될 수 있다. 또한 수용 및 전념 치료(acceptance and commitment therapy, ACT), 안구운동 탈민감 및 재처리(eye movement desensitization and reprocessing, EMDR), 인지 행동 치료(cognitive behavioral therapy, CBT)와 같은 근거 기반 치료를 변형한 중재들에 대하여도 PICU 퇴원 환자를 대상으로 추가 연구가 필요하다.[7,68,73]

4 집중치료 후 클리닉

PICU 퇴원 후 집중치료 후 클리닉 운영은 소아 집중치료 후 증후군의 조기 인식과 관리를 통해 환자의 회복을 최적화하는 중요한 사후 관리 접근법이다. 이 클리닉은 중환자실 치료 후 발생할 수 있는 신체적, 인지적, 정신사회적 문제를 평가하고, 필요한 의료 서비스와 학교 적응 지원을 위한 의뢰를 제공하며, 다학제적 치료 조정 및 심리사회적 지원 연계를 담당한다.

기관에 따라 운영 방식에는 차이가 있지만, 집중치료 전문가, 재활의학과 전문의, 신경심리학자, 물리, 작업, 언어치료사, 사회복지사 등의 다양한 전문가가 참여하여 환자의 기능적 상태를 평가하고, 보호자 및 가족의 부담을 완화하는 데 중점을 둔다.

퇴원 후 집중치료 후 클리닉을 효과적으로 운영하기 위해서는 다양한 요소를 고려해야 하며, Butcher 등은 이를 5 S's로 정리하였다. 5 S's 란 공간(space), 인력(staff), 자원(stuff), 평가(screening), 홍보 및 지속 가능성(selling it)을 의미하는 것으로 PICU퇴원 후 클리닉 운영을 위해서는 공간과 인력을 확보하고, 평가 기준을 설정하며, 보호자 및 환자의 지속적인 참여를 유도하는 전략이 필요하다.[74] 클리닉의 공간은 비용과 접근성을 고려하여 마련되어야 하며, 다학제적 접근을 위해 적절한 의료진과 전문 인력이 배치될 필요가 있다. 또한, 운영을 위한 재정 지원과 의료 장비, 기술 확보도 필수적이다. 환자 선별 기준과 평가 항목을 명확히 설정하고, 적절한 시점에서 추적 관찰을 진행해야 하며, 보호자와 의료진의 인식을 높여 참여율을 증가시키는 노력도 필요하다.

퇴원 후 클리닉의 운영 방식은 기관의 자원과 환자의 요구에 따라 다를 수 있으며, 기존의 복합질환 관리 클리닉이나 소아 재활의학 클리닉과 협력하여 공간 및 장비 문제를 해결할 수 있다. 초기에는 장기 기계 환기, 신경학적 손상, 장기 입원 환자 등 특정 위험군 중심으로 운영하고, 점진적으로 대상군을 확대하는 방식이 현실적이다. 대면 진료뿐만 아니라 원격 진료나 비동기적 진료 방식을 활용하여 환자의 접근성을 높이고, 지속적인 관리가 가능하도록 한다. 또한, 퇴원 후 클리닉의 설계 및 운영 과정에서 의료진뿐만 아니라 보호자, 환자, 정책 결정자를 포함한 다양한 이해관계자의 의견을 반영함으로써 소아 집중치료 후 증후군에 대한 인식을 높이고, 클리닉 참여율을 증가시키며, 장기적인 치료 지속성을 보장할 수 있다.[67]

결론적으로, PICU 퇴원 후 클리닉은 기관별 자원과 필요에 따라 운영 방식이 다를 수 있으나, 다학제적 접근과 지속적인 치료 연계가 핵심적인 요소로 작용한다. 이를 통해 PICU 퇴원 후 발생할 수 있는 신체적, 인지적, 정신사회적 문제를 조기에 발견하고 적절한 개입을 제공함으로써 환자의 삶의 질을 향상시킬 수 있다.

5 의료진 교육 및 팀접근

소아 집중치료 후 증후군에 대한 이해가 높아지고 PICU 추적 프로그램에 대한 관심이 증가하면서 PICU 생존자들에게 전문적인 돌봄이 필요하다는 인식이 커지고 있다. 그러나 PICU 추적 프로그램은 아동의 발달경로와 진단의 다양성이 폭넓게 고려되어야 하는 특수한 어려움이 있어 현재까지 확립된 추적 프로그램은 주로 신경 중환자치료 생존자와 같은 고위험군을 중심으로 국한되어 있다. 다양한 영역의 PICU 생존자들을 포괄적으로 고려한 프로그램은 아직 매우 부족한 실정이다.

특히, 인지, 정서, 사회적 건강 영역에 대한 관리는 전통적으로 신체적 문제에 중점을 두는 의사의 관점을 넘어서는 경우가 많기 때문에 소아 집중치료 후 증후군을 효과적으로 해결하기 위해서는 심리학자, 사회복지사, 재활치료사, 놀이치료사, 미술치료사 등 다양한 전문가들을 포함한 팀 기반의 다학제적 접근이 필요하다.[7]

이 과정에서 소아 재활의학과 전문의는 특정 장기 시스템이 아니라 아동의 기능적 회복을 중점적으로 다룬다는 점에서, 소아 중환자 치료 후 회복을 최적화하는데 중요한 역할을 할 수 있다. 소아 재활의학과 전문의는 PICU에서 발생할 수 있는 근력 저하와 기능적 제한을 조기에 인식하고 관리할 수 있으며, 퇴원 후 환자가 가정으로 복귀하는 과정에서 필요한 치료를 조정하며, 보호자에게 소아 집중치료 후 증후군에 대한 교육을 제공한다. 또한, 기능적 제한이 보다 심각한 환자들의 경우, 가정으로 돌아가기 전에 소아 급성기 입원 재활 병동으로의 전원을 고려해야 할 필요가 있으며, 소아 재활의학과 전문의는 이러한 판단을 내리는 데 중요한 역할을 한다. 이를 통해, PICU 생존자들이 보다 원활한 회복 과정을 거치고, 기능적 손상을 최소화할 수 있도록 돕는 것이 소아 재활의학의 핵심적인 목표라 할 수 있다.[67] 소아 집중치료 후 증후군의 예방과 조기개입, 추적관찰 단계에서 재활치료의 필요성과 역할, 실제에 대하여는 'Chapter 26. 소아재활'에 보다 상세히 기술되어 있다.

Ⅵ 향후 과제

소아의 집중치료 후 증후군의 예방 및 효과적인 치료를 위해서는 다각적인 접근이 필요하며 이를 위해서는 조기 개입을 위한 표준화된 평가 체계 구축, 다학제적 접근 강화를 통한 치료 모델 개발, 보호자 및 가족 중심 치료 확대, 건강 형평성을 고려한 치료 접근, 장기 추적 연구가 필요하다.

소아 집중치료 후 증후군 예방을 위해 조기 개입이 필수적이며, 이를 위해 신뢰도와 타당도가 확보된 표준화된 평가 체계를 구축하는 것이 중요하다. 현재 PICU에서 사용되는 다양한 평가 도구들이 존재하지만, 연령별, 질환별 특성을 반영한 체계적인 선별 도구와 개입 프로토콜이 부족한 실정이다. 이에 따라, 조기 경고 신호를 인식하고 개입할 수 있으며, 신체적 기능, 신경인지 기능, 정신사회적 건강을 통합적으로 평가할 수 있는 표준화된 도구 개발이 필요하다.

소아 집중치료 후 증후군은 단일 기관이나 특정 의료진의 개입만으로 해결할 수 있는 문제가 아니므로 중환자의학, 재활의학, 정신건강의학, 신경심리학, 사회복지 등 다양한 분야의 전문가가 협력하는 다학제적 접근을 통한 통합 치료 시스템이 요구된다.

무엇보다 PICU 치료 과정은 아동뿐만 아니라 가족에게도 상당한 심리적 스트레스를 유발하며, 보호자의 불안, 우울, 외상 후 스트레스 장애는 결국 아동의 건강 상태에 부정적 영향을 미치기 때문에, 가족 중심 치료를 확대하여 보호자의 심리적 지원을 강화하고, 가족이 치료 목표 설정과 의사결정 과정에 참여하도록 지원하여야 하며, 보호자가 아동의 회복을 돕는 역할을 할 수 있도록 적절한 교육과 상담 서비스를 제공해야 한다.

연구에 따르면, PICU에 입원하는 아동들은 일반 인구보다 건강의 사회적 결정요인의 부정적인 영향을 더 많이 경험하며, 불리한 사회경제적 배경을 가진 경우가 많기 때문에 건강 형평성을 고려한 치료 접근이 필요하다. 이에 따라, 소아 집중치료 후 증후군 예방과 치료 과정에서 사회적, 경제적 요인을 고려한 맞춤형 지원 체계를 구축해야 한다. 의료 접근성이 낮거나 의료 정보가 부족한 가정에는 이해 수준에 맞는 교육 자료 제공, 사회복지 서비스 연계, 원격 진료를 활용한 치료 연속성 보장 등의 전략이 필요하다.

현재까지의 소아 집중치료 후 증후군 관련 연구는 단기적인 영향에 초점이 맞춰져 있는 경우가 많으며, 장기적인 건강 결과에 대한 근거가 부족한 상황이기 때문에 장기적인 추적 연구를 통해 소아 집중치료 후 증후군 예방과 치료 효과를 평가하고, 지속적인 관리 모델을 발전시키려는 노력이 필요하다. 퇴원 후 수년간 아동의 신체적, 인지적, 정신사회적 상태를 추적 관찰하여, 효과적인 개입 전략을 도출하고, 실질적인 치료 가이드라인을 구축할 필요가 있다. 또한, 퇴원 후 클리닉(post-PICU follow-up clinic)의 운영을 체계화하고, 표준화된 치료 프로토콜을 마련하여 중환자 치료 후 지속적인 관리가 이루어질 수 있도록 해야 한다.

결론적으로, 소아 집중치료 후 증후군의 예방과 치료를 위해서는 조기 평가 및 개입 체계를 확립하고, 다학제적 협력을 통한 치료 모델을 개발하며, 가족 중심 치료를 강화하는 것이 중요하다. 또한, 건강 형평성을 고려한 접근을 통해 모든 아동이 최적의 건강 상태를 유지할 수 있도록 지원해야 하며, 장기적인 연구를 통해 지속 가능한 치료 전략을 구축하는 것이 필수적이다. 이를 통해 PICU 생존자들이 보다 건강한 삶을 영위하고, 그 가족들의 삶의 질 또한 향상될 수 있을 것이다.

▶ 참고문헌

1. Pollack MM, Holubkov R, Funai T, Clark A, Berger JT, Meert K, et al. Pediatric intensive care outcomes: development of new morbidities during pediatric critical care. Pediatr Crit Care Med. 2014;15(9):821–7.
2. Perry-Eaddy MA, Dervan LA, Manning JC, Watson RS, Curley MAQ. Pediatric Critical Care Outcomes: State of the Science. Crit Care Clin. 2023;39(2):309–26.
3. Manning JC, Pinto NP, Rennick JE, Colville G, Curley MAQ. Conceptualizing Post Intensive Care Syndrome in Children—The PICS-p Framework*. Pediatric Critical Care Medicine. 2018;19(4):298–300.
4. Als LC, Tennant A, Nadel S, Cooper M, Pierce CM, Garralda ME. Persistence of Neuropsychological Deficits Following Pediatric Critical Illness. Crit Care Med. 2015;43(8):e312–5.
5. Herrup EA, Wieczorek B, Kudchadkar SR. Characteristics of postintensive care syndrome in survivors of pediatric critical illness: A systematic review. World J Crit Care Med. 2017;6(2):124–34.
6. Verlinden I, Güiza F, Dulfer K, Van Cleemput H, Wouters PJ, Guerra GG, et al. Physical, Emotional/Behavioral, and Neurocognitive Developmental Outcomes From 2 to 4 Years After PICU Admission: A Secondary Analysis of the Early Versus Late Parenteral Nutrition Randomized Controlled Trial Cohort. Pediatr Crit Care Med. 2022;23(8):580–92.
7. Williams CN, Pinto NP, Colville GA. Pediatric Post-Intensive Care Syndrome and Current Therapeutic Options. Crit Care Clin. 2025;41(1):53–71.
8. Knudsen EI. Sensitive periods in the development of the brain and behavior. J Cogn Neurosci. 2004;16(8):1412–25.
9. Johnston MV. Plasticity in the developing brain: implications for rehabilitation. Dev Disabil Res Rev. 2009;15(2):94–101.
10. Annamalai MR, Kuehne JT, Mainali K, Bhalala U. Post-intensive Care Syndrome in a Heterogeneous Pediatric Population. Cureus. 2022;14(12):e32928.
11. Quadir A, Festa M, Gilchrist M, Thompson K, Pride N, Basu S. Long-term follow-up in pediatric intensive care–a narrative review. Front Pediatr. 2024;12:1430581.
12. Hwang DY. Mitigating Postintensive Care Syndrome Among Patients And Caregivers via a Dyadic Intervention. JAMA Netw Open. 2020;3(10):e2021014.
13. Rennick JE, Knox AM, Treherne SC, Dryden-Palmer K, Stremler R, Chambers CT, et al. Family Members' Perceptions of Their Psychological Responses One Year Following Pediatric Intensive Care Unit (PICU) Hospitalization: Qualitative Findings From the Caring Intensively Study. Front Pediatr. 2021;9:724155.
14. Ong C, Lee JH, Leow MK, Puthucheary ZA. Functional Outcomes and Physical Impairments in Pediatric Critical Care Survivors: A Scoping Review. Pediatr Crit Care Med. 2016;17(5):e247–59.
15. Ding M, Yang C, Li Y. Risk Factors for Physical Function Impairments in Postintensive Care Syndrome: A Scoping Review. Front Pediatr. 2022;10:905167.
16. Tippayawong P, Chaiyakulsil C. Incidence and associated factors of pediatric post-intensive care syndrome using the VSCAREMD model. Acute Crit Care. 2022;37(4):627–35.
17. Chaiyakulsil C. Post-intensive-care morbidity among pediatric patients in Thailand: prevalence, risk factors, and the importance of the post-intensive-care clinic. Acute Crit Care. 2024;39(4):600–10.
18. Yuliarto S, Kadafi KT, Fauziah S, Khalasha T, Susanto WP. The risk factors of the functional status, quality of life, and family psychological status in children with postintensive care syndrome: A cohort study. Int J Crit Illn Inj Sci. 2022;12(3):165–73.
19. Ekim A. The Post-Intensive Care Syndrome in Children. Compr Child Adolesc Nurs. 2020;43(1):15–21.
20. Chau AN, Eckberg RA, Laksana E, Ehrlich L, Ledbetter DR, Aczon MD, et al. Prehospitalization Trauma and Physiologic Factors Associated with the Presence of Post-traumatic Stress 3 Months After PICU Discharge. J Intensive Care Med. 2024;39(3):268–76.
21. Chaiyakulsil C, Opasatian R, Tippayawong P. Pediatric postintensive care syndrome: high burden and a gap in evaluation tools for limited-resource settings. Clin Exp Pediatr. 2021;64(9):436–42.

22. Alger AL, Owens T, Duffy EA. Implementing Standardized Post-Intensive Care Syndrome Education by an Advanced Practice Registered Nurse in the Pediatric Intensive Care Unit. AACN Adv Crit Care. 2022;33(4):368-71.
23. Curley MAQ, Watson RS, Killien EY, Kalvas LB, Perry-Eaddy MA, Cassidy AM, et al. Design and rationale of the Post-Intensive Care Syndrome - paediatrics (PICS-p) Longitudinal Cohort Study. BMJ Open. 2024;14(2):e084445.
24. Rahmaty Z, Manning JC, Perez MH, Ramelet AS. Post Intensive Care Syndrome in Swiss Paediatric survivors and their Families (PICSS-PF): a national, multicentre, longitudinal study protocol. BMJ Open. 2023;13(11):e076023.
25. Ambuehl J, Karrer A, Meer A, Riedel T, Schibler A. Quality of life of survivors of paediatric intensive care. Swiss Med Wkly. 2007;137(21-22):312-6.
26. Jayshree M, Singhi SC, Malhi P. Follow up of survival and quality of life in children after intensive care. Indian Pediatr. 2003;40(4):303-9.
27. Knoester H, Bronner MB, Bos AP, Grootenhuis MA. Quality of life in children three and nine months after discharge from a paediatric intensive care unit: a prospective cohort study. Health Qual Life Outcomes. 2008;6:21.
28. Namachivayam P, Taylor A, Montague T, Moran K, Barrie J, Delzoppo C, et al. Long-stay children in intensive care: long-term functional outcome and quality of life from a 20-yr institutional study. Pediatr Crit Care Med. 2012;13(5):520-8.
29. Hopkins RO, Choong K, Zebuhr CA, Kudchadkar SR. Transforming PICU Culture to Facilitate Early Rehabilitation. J Pediatr Intensive Care. 2015;4(4):204-11.
30. Inoue S, Hatakeyama J, Kondo Y, Hifumi T, Sakuramoto H, Kawasaki T, et al. Post-intensive care syndrome: its pathophysiology, prevention, and future directions. Acute Med Surg. 2019;6(3):233-46.
31. Watson RS, Choong K, Colville G, Crow S, Dervan LA, Hopkins RO, et al. Life after Critical Illness in Children-Toward an Understanding of Pediatric Post-intensive Care Syndrome. J Pediatr. 2018;198:16-24.
32. Gottschlich MM, Jenkins ME, Mayes T, Khoury J, Kramer M, Warden GD, et al. The 1994 Clinical Research Award. A prospective clinical study of the polysomnographic stages of sleep after burn injury. J Burn Care Rehabil. 1994;15(6):486-92.
33. Carno MA, Hoffman LA, Henker R, Carcillo J, Sanders MH. Sleep monitoring in children during neuromuscular blockade in the pediatric intensive care unit: a pilot study. Pediatr Crit Care Med. 2004;5(3):224-9.
34. Ramnarain D, Aupers E, den Oudsten B, Oldenbeuving A, de Vries J, Pouwels S. Post Intensive Care Syndrome (PICS): an overview of the definition, etiology, risk factors, and possible counseling and treatment strategies. Expert Rev Neurother. 2021;21(10):1159-77.
35. Williams CN, Hartman ME, Guilliams KP, Guerriero RM, Piantino JA, Bosworth CC, et al. Postintensive Care Syndrome in Pediatric Critical Care Survivors: Therapeutic Options to Improve Outcomes After Acquired Brain Injury. Curr Treat Options Neurol. 2019;21(10):49.
36. de Sonnaville ESV, Königs M, van Leijden O, Knoester H, van Woensel JBM, Oosterlaan J. Intelligence outcome of pediatric intensive care unit survivors: a systematic meta-analysis and meta-regression. BMC Med. 2022;20(1):198.
37. Kaur J, Singhi P, Singhi S, Malhi P, Saini AG. Neurodevelopmental and Behavioral Outcomes in Children With Sepsis-Associated Encephalopathy Admitted to Pediatric Intensive Care Unit: A Prospective Case Control Study. J Child Neurol. 2016;31(6):683-90.
38. Vermunt LC, Buysse CM, Joosten KF, Duivenvoorden HJ, Hazelzet JA, Verhulst FC, et al. Survivors of septic shock caused by Neisseria meningitidis in childhood: psychosocial outcomes in young adulthood. Pediatr Crit Care Med. 2011;12(6):e302-9.
39. Otten MH, Buysse CMP, Buddingh EP, Terheggen-Lagro SWJ, von Asmuth EGJ, de Sonnaville ESV, et al. Neurocognitive, Psychosocial, and Quality of Life Outcomes After Multisystem Inflammatory Syndrome in Children Admitted to the PICU. Pediatr Crit Care Med. 2023;24(4):289-300.
40. Bone MF, Feinglass JM, Goodman DM. Risk factors for acquiring functional and cognitive disabilities during admission to a PICU*. Pediatr Crit Care Med. 2014;15(7):640-8.
41. Lopes-Júnior LC, Rosa M, Lima RAG. Psychological and Psychiatric Outcomes Following PICU Admission: A Systematic Review of Cohort Studies. Pediatr Crit Care Med. 2018;19(1):e58-e67.
42. Rennick JE, Dougherty G, Chambers C, Stremler R, Childerhose JE, Stack DM, et al. Children's psychological and behavioral responses following pediatric intensive care unit hospitalization: the caring intensively study. BMC Pediatr. 2014;14:276.
43. Ahmed N Nasr AMY, Sondos M Magdy, Asmaa W Abdel Aziz, Reham I Abdelmageed. Psychological Outcomes in Children Following Pediatric Intensive Care Unit Hospitalization. QJM: An International Journal of Medicine. 2024;117.
44. Rennick JE, Rashotte J. Psychological outcomes in children following pediatric intensive care unit hospitalization: a systematic review of the research. J Child Health Care. 2009;13(2):128-49.
45. Davydow DS, Richardson LP, Zatzick DF, Katon WJ. Psychiatric morbidity in pediatric critical illness survivors: a comprehensive review of the literature. Arch Pediatr Adolesc Med. 2010;164(4):377-85.
46. Dow BL, Kenardy JA, Le Brocque RM, Long DA. The diagnosis of posttraumatic stress disorder in school-aged children and adolescents following pediatric intensive care unit admission. J Child Adolesc Psychopharmacol. 2013;23(9):614-9.
47. Woodruff AG, Choong K. Long-Term Outcomes and the Post-Intensive Care Syndrome in Critically Ill Children: A North American Perspective. Children (Basel). 2021;8(4).

48. Greene RK, Rich-Wimmer N, Williams CN, Hall TA. Social Functioning and Autistic Behaviors in Youth Following Acquired Brain Injury. Children (Basel). 2022;9(11).
49. Hendrickson E, Mirpuri KK, Kolmar A. ECMO Survivors' Reflections on Their ICU Experience and Recovery. Pediatrics. 2024;154(5).
50. Williams CN, Eriksson C, Piantino J, Hall T, Moyer D, Kirby A, et al. Long-term Sequelae of Pediatric Neurocritical Care: The Parent Perspective. J Pediatr Intensive Care. 2018;7(4):173-81.
51. Garralda ME, Gledhill J, Nadel S, Neasham D, O'Connor M, Shears D. Longer-term psychiatric adjustment of children and parents after meningococcal disease. Pediatr Crit Care Med. 2009;10(6):675-80.
52. Shears D, Nadel S, Gledhill J, Gordon F, Garralda ME. Psychiatric adjustment in the year after meningococcal disease in childhood. J Am Acad Child Adolesc Psychiatry. 2007;46(1):76-82.
53. Nelson LP, Gold JI. Posttraumatic stress disorder in children and their parents following admission to the pediatric intensive care unit: a review. Pediatr Crit Care Med. 2012;13(3):338-47.
54. Haines KJ, Denehy L, Skinner EH, Warrillow S, Berney S. Psychosocial outcomes in informal caregivers of the critically ill: a systematic review. Crit Care Med. 2015;43(5):1112-20.
55. Khanna S, Finlay JK, Jatana V, Gouffe AM, Redshaw S. The Impact of Observed Trauma on Parents in a PICU. Pediatr Crit Care Med. 2016;17(4):e154-8.
56. Nadel S, Als LC, Garralda ME. Treatment of Parental Post-Traumatic Stress Disorder After PICU Admission: Who, What, Where, When? Pediatr Crit Care Med. 2015;16(9):877-8.
57. Isaacs D. Sibling rivalry. J Paediatr Child Health. 2016;52(11):977-8.
58. Abela KM, Casarez RL, Kaplow J, LoBiondo-Wood G. Siblings' experience during pediatric intensive care hospitalization. J Pediatr Nurs. 2022;64:111-8.
59. Pollack MM, Holubkov R, Funai T, Clark A, Moler F, Shanley T, et al. Relationship between the functional status scale and the pediatric overall performance category and pediatric cerebral performance category scales. JAMA Pediatr. 2014;168(7):671-6.
60. Weatherly AJ, Wang L, Lindsell CJ, Martin EN, Hedden K, Heider C, et al. The Physical Abilities and Mobility Scale as a New Measure of Functional Progress in the PICU. J Pediatr Intensive Care. 2024;13(1):100-7.
61. Als LC, Picouto MD, Hau SM, Nadel S, Cooper M, Pierce CM, et al. Mental and physical well-being following admission to pediatric intensive care. Pediatr Crit Care Med. 2015;16(5):e141-9.
62. Ebrahim S, Parshuram C. Comparison of utility scores from the Visual Analog Scale and Health Utilities Index 3 in children following pediatric intensive care unit admission. J Child Health Care. 2015;19(1):53-62.
63. Rennick JE, Johnston CC, Lambert SD, Rashotte JM, Schmitz N, Earle RJ, et al. Measuring psychological outcomes following pediatric intensive care unit hospitalization: psychometric analysis of the Children's Critical Illness Impact Scale. Pediatr Crit Care Med. 2011;12(6):635-42.
64. Pun BT, Balas MC, Barnes-Daly MA, Thompson JL, Aldrich JM, Barr J, et al. Caring for Critically Ill Patients with the ABCDEF Bundle: Results of the ICU Liberation Collaborative in Over 15,000 Adults. Critical Care Medicine. 2019;47(1):3-14.
65. Engel J, von Borell F, Baumgartner I, Kumpf M, Hofbeck M, Michel J, et al. Modified ABCDEF-Bundles for Critically Ill Pediatric Patients - What Could They Look Like? Front Pediatr. 2022;10:886334.
66. Dervan LA, Killien EY, Smith MB, Watson RS. Health-Related Quality of Life Following Delirium in the PICU*. Pediatric Critical Care Medicine. 2022;23(2):118-28.
67. Sinha A, Rubin S, Jarvis JM. Promoting Functional Recovery in Critically Ill Children. Pediatr Clin North Am. 2023;70(3):399-413.
68. Colville GA. Mental Health Provision in PICU: An Analysis of Referrals to an Embedded Psychologist Over 20 Years at a Single Center*. Pediatric Critical Care Medicine. 2023;24(12):e592-e601.
69. Duffee J, Szilagyi M, Forkey H, Kelly ET. Trauma-Informed Care in Child Health Systems. Pediatrics. 2021;148(2).
70. Yagiela LM, Carlton EF, Meert KL, Odetola FO, Cousino MK. Parent Medical Traumatic Stress and Associated Family Outcomes After Pediatric Critical Illness: A Systematic Review*. Pediatric Critical Care Medicine. 2019;20(8):759-68.
71. Ho J, Epps A, Parry L, Poole M, Lah S. Rehabilitation of everyday memory deficits in paediatric brain injury: self-instruction and diary training. Neuropsychol Rehabil. 2011;21(2):183-207.
72. Jackson JC, Ely EW, Morey MC, Anderson VM, Denne LB, Clune J, et al. Cognitive and physical rehabilitation of intensive care unit survivors: Results of the RETURN randomized controlled pilot investigation*. Critical Care Medicine. 2012;40(4):1088-97.
73. Riley AR, Williams CN, Moyer D, Bradbury K, Leonard S, Turner E, et al. Parental Posttraumatic Stress Symptoms in the Context of Pediatric Post-Intensive Care Syndrome: Impact on the Family and Opportunities for Intervention. Clinical Practice in Pediatric Psychology. 2021;9(2):156-66.
74. Butcher BW, Eaton TL, Montgomery-Yates AA, Sevin CM. Meeting the Challenges of Establishing Intensive Care Unit Follow-up Clinics. Am J Crit Care. 2022;31(4):324-8.

PART 3

중환자 치료

CHAPTER 08

중환자의 약물요법

Pharmacological Therapy for Critically Ill Patients

백종관 의사

생명이 위태로운 중환자는 집중적인 치료와 모티터링이 필요하며 환자의 혈역학적 안정성 유지, 통증 조절, 기계 환기 관리, 합병증 예방 등을 위해 다양한 약물이 사용된다. 중환자실에서 사용하는 약물 중에는 일반 병동에서 흔히 쓰이지 않는 약물도 많아 부적절한 투여는 환자에게 심각한 위해를 초래할 수 있다. 따라서 중환자실에서 투여되는 약물은 적절한 모니터링이 필수적이며, 중환자 재활 치료 전 환자 평가부터 재활 중단 기준 설정 등 재활 과정 전반에서 중요한 역할을 한다.

이 장에서는 중환자실 환자에게 사용되는 주요 약물들에 대해서 알아보고, 이를 통해 중환자 재활에 참여하는 의료진이 환자 평가 시 약물에 대한 이해를 높일 수 있도록 돕고자 한다.

I 진통제

중환자는 치료과정에서 다양한 형태의 통증을 경험하게 된다. 특히 기계환기를 위한 기관내 튜브 거치, 중심정맥관 및 동맥 카테터 삽입과 같은 침습적 시술, 욕창 예방을 위한 체위 변경, 기관내 흡입 등은 중환자에게 자주 시행되며 심한 통증을 유발할 수 있다. 조절되지 않는 통증은 수면 부족, 탈진, 지남력 저하의 원인이 되며, 환자의 초조 상태(agitation)을 초래할 수 있다. 또한 지속되는 통증은 빈맥, 심근의 산소 소모량 증가, 면역 억제, 이화작용 항진 등의 스트레스 반응을 유발하여 조직 관류 장애와 조직 산소분압 감소로 이어질 수 있으므로, 중환자실 환자에게 적절한 통증 조절은 필수적이다.[1]

중환자실에서 사용할 수 있는 진통제로는 마약성 진통제, 비스테로이드성 소염진통제(NSAIDs), 아세트아미노펜(acetaminophen), 항경련제(anti-convulsant) 등이 있으며, 적합한 약제를 선택하기 위해서는 그 약물의 약리학적 특성과 부작용을 충분히 고려하여야 한다.

1 마약성 진통제

마약성 진통제의 정맥 투여는 중환자의 비신경병증성 통증 치료의 가장 중요한 치료법이다. 대부분의 마약성 진통제는 μ-오피오이드 수용체에 작용하여 강력한 진통 효과를 나타낸다. 일관된 진통 효과를 얻기 위해서는 '필요시 투여' 방식보다 일정한 시간 간격으로 계획된 투약이나 지속적인 정맥 투여 방식이 더 효과적이다.[2]

마약성 진통제의 부작용으로는 호흡억제, 저혈압, 의식저하, 장 운동 저하 등이 있다.[3] 호흡억제는 자발 호

표 8-1. 마약성 진통제의 약리학적 작용

약제	동등용량	작용발현 시간(IV)	반감기	간헐정맥주사용량	지속정맥주사 용량	부작용
펜타닐 (fentanyl)	100μg	1~2분	2~4시간	0.35~0.5μg/kg 0.5~1시간마다	0.7~10μg/kg/hr	신장 및 간 기능부전 환자에서 축적 가능
레미펜타닐 (remifentanil)		1~3분	3~10분		부하용량: 1.5μg/kg 유지용량: 0.5~15μg/kg/hr	작용시간이 짧아 중단 시 급격한 통증 가능(withdrawal)
모르핀 (morphine)	10mg	5~10분	3~4시간	2~4mg 1~2시간마다	2~30mg/hr	간기능부전 환자에서 축적 가능
하이드로모르폰 (hydromorphone)	1.5mg	5~15분	2~3시간	0.2~0.6mg 1~2시간마다	0.5~3mg/hr	신장 및 간 기능부전 환자에서 축적 가능

흡 상태이거나 부분 기계환기 보조 상태에 있는 환자에서 특히 주의가 필요하다. 저혈압은 혈역학적으로 불안정하거나, 혈량 감소된 환자, 교감신경계 기능이 항진상태의 환자에서 발생할 수 있다. 마약성 진통제에 의한 의식수준의 저하는 중환자의 임상적 상태 평가에 혼란을 초래할 수 있으며, 위저류나 마비성 장 폐색이 흔히 발생하는 중환자에서는 마약성 진통제에 의한 장 운동 저하 또한 문제가 될 수 있다. 이러한 부작용을 최소화하기 위해 변비 예방을 위한 완하제의 예방적 사용이 권장된다.

중환자실에서 사용되는 마약성 진통제로는 펜타닐(fentanyl), 레미펜타닐(remifentanil), 모르핀(morphine), 하이드로모르폰(hydromorphone) 등이 있다.[4] (표 8-1)

1) 펜타닐

μ-오피오이드 수용체에 작용하여 진통 효과를 나타낸다. 펜타닐은 작용 발현이 빠르고 작용 지속 시간이 짧은 약리학적 성질을 가지고 있어 급성 통증 환자에게 신속한 진통효과를 위해 주로 사용된다. 그러나 반복 투여 시 체내에 약물이 축적되어 작용 지속 시간이 연장될 수 있다. 혈역학적으로 안정적인 환자에서 장기간의 진통제가 요구되는 경우에는 경피 패취(transdermal patch)의 형태로 투여될 수 있으나 패취는 최대 효과에 도달할 때까지 12~24시간이 소요되므로 급성 통증 조절에는 적절하지 않다.

2) 레미펜타닐

레미펜타닐은 펜타닐의 4-anilidopiperidine 유도체로 초단기성 μ-수용체 작용제이며 강력한 진통효과를 나타낸다. 주로 기계환기 중인 중환자에서 적절한 진통, 진정 효과를 위해 사용된다. 작용 발현 시간이 1분 이내로 매우 빠르며, 투여 중단 후 작용 지속 시간도 3~10분 이내로 매우 짧기 때문에 지속 정주 요법으로 사용한다. 그러나 약물의 역가가 높아 주의하지 않으면 용량 의존성 저혈압 및 서맥이 발생할 수 있으며, 작용 시간이 짧은 특성상 투여 중단 시 급격한 통증과 함께 교감신경 항진 반응이 나타날 수 있다는 점을 고려해야 한다.

3) 모르핀

작용 시간이 길어 간헐적 투여 방식이 권장된다. 모르핀은 히스타민 유리와 혈관 확장에 의한 저혈압을 초래할 수 있으며 활동성 대사 산물은 신부전 환자에서 진정작용을 연장시킬 수 있다. 따라서 혈역학적으로 불안정하거나 신부전이 있는 환자에게는 사용이 제한된다.[5]

4) 하이드로모르폰

작용 지속 시간은 모르핀과 유사하지만 임상적으로 중요한 활동성 대사산물이나 히스타민 유리가 없다. 따라서 작용시간이 길어 간헐적 투여 방법이 주로 사용된다.

2 비마약성 진통제

현재 대부분의 중환자실에서 마약성 진통제가 통증 관리의 주요 수단으로 사용되고 있으나 마약성 진통제는 진정, 섬망, 호흡억제, 장폐색 및 면역 억제 등의 부작용으로 중환자실 입원 기간을 연장시키고 환자 상태를 악화시킬 수 있다. 비마약성 진통제는 중환자 통증 관리에 있어 마약성 진통제의 보조제로 사용될 수 있으며, 마약성 진통제의 사용을 줄이는 데 도움이 된다. 비마약성 진통제 사용은 각 환자의 상태와 증상에 맞추어 조절하여 그 위험성을 최소화해야 한다.

1) 비스테로이드성 항염증제

비스테로이드성 항염증제(nonsteroidal anti−inflammatory drug, NSAID)는 염증 반응단계에서 중요한 역할을 하는 효소인 cyclooxygenase (COX)를 비선택적이고 경쟁적으로 억제하여 진통효과를 나타낸다. 현재 정맥주사용으로 승인된 NSAID는 케토롤락(ketorolac)이 유일하다.[6] 근육 주사 시 진통 효과는 약 1시간 후부터 나타나기 시작하며 2시간 경과 시 최고 효과를 보이고 5~6시간 지속된다. 케토롤락 30mg 근육 주사는 모르핀 10~12mg 근육 주사와 동등한 효과를 나타낸다. 케토롤락은 단독으로 사용할 수 있으나 흔히 마약성 진통제와 병용하여 투여함으로써 마약성 진통제 용량을 25~50% 줄일 수 있다.

NSAID는 위장관 출혈, 혈소판 억제로 인한 출혈, 신부전 등의 부작용을 유발할 수 있다. 특히 고령, 저혈량 상태이거나 기존에 신부전이 있는 환자에서는 NSAID로 인한 신장 기능 장애 발생 위험이 높으므로 주의가 필요하다.[5]

2) 아세트아미노펜

아세트아미노펜(acetaminophen)은 중추신경계의 프로스타글랜딘(prostaglandin)의 합성을 억제함으로써 진통 효과를 나타낸다. 중환자에서 아세트아미노펜은 마약성 진통제의 보조제 또는 혹은 해열제로서 사용된다. 비교적 부작용이 적다고 알려져 있으나, 간독성이 있을 수 있으며 정맥주사 시 환자의 최대 50%에서 저혈압 (평균 동맥압 >15mmHg 감소)이 발생할 수 있다.[6]

3) 네포팜

네포팜(nefopam)은 도파민(dopamine), 노르아드레날린(noradrenaline), 세로토닌(serotonin) 재흡수를 억제하여 진통 효과를 나타낸다. 20mg은 모르핀 6mg을 정주한 것만큼 강한 진통 효과를 내며 마약성 진통제에서 발생할수 있는 오심, 소화기계 운동장애, 환기구동 장애 등의 부작용이 없다. 그러나 녹내장, 경련 및 섬망 발생 위험이 있어 마약성 진통제의 보조제로 사용하는 것이 좋다.

4) 신경병성 통증 약물

가바펜틴(gabapentin), 카르바마제핀(carbamazepine), 프레가발린(pregabalin)으로 신경학적 통증에 대해 마약성 진통제와 병용하여 사용할 수 있다.[7]

II 진정제

진정제는 환자의 스트레스를 완화하고 중환자실에서의 시술을 용이하게 하며, 환자의 안전과 편안함을 유지하는데 중요한 역할을 하므로 중환자의 치료과정에서 필수적이다.[5]

진정에 사용되는 약물로는 벤조다이아제핀(benzodiazepine), 프로포폴(propofol), 덱스메데토미딘(dexmedetomidine) 등이 있다(표 8-2).[4] 특히 환기 보조 중인 환자에서 벤조다이아제핀을 기초로 한 진정은 기계환기 기간 및 중환자실 체류기간을 연장시킬 수 있으므로,

표 8-2. 진정제의 약리학적 작용

약제	작용 발현시간	반감기	활성대사산물	간헐정맥주사용량	지속정맥주사용량
미다졸람 (midazolam)	2~5분	3~11시간	있음 (진정상태 지연, 특히 신부전 시)	수분에 걸쳐서 0.01~0.05m/kg	0.02~0.1mg/kg/hr
로라제팜 (lorazepam)	10~40분	8~15시간	없음	0.02~0.04mg/kg (≤2mg)	필요시 2시간에서 6시간마다 0.02~0.06mg/kg 또는 0.01~0.1mg/kg/hr (≤10mg/hr)
디아제팜 (diazepam)	2~5분	20~120시간	있음 (진정상태 지연)		
프로포폴 (propofol)	1~2분	단기간사용: 3~12시간 장기간사용: 50±18.6시간	없음	5분에 걸쳐서 5mcg/kg/min	5~50mcg/kg/min
덱스메데토미딘 (dexmedetomidine)	5~10분	1.8~3.1시간	없음	10분에 걸쳐서 1mcg/kg	0.2~0.7mcg/kg/hr

프로포폴과 덱스메데토미딘 등의 비-벤조다이아제핀계 진정제 사용이 권장된다.[1]

1 벤조다이아제핀

벤조다이아제핀(benzodiazepine)은 뇌의 γ-aminobutyric acid A ($GABA_A$) 수용체를 활성화하여 진정효과를 나타낸다. 또한 선행적 기억상실(anterograde amnesia)을 유발하여 약물 사용 이후 발생하는 부정적인 경험의 기억을 방해한다. 벤조다이아제핀은 후행성 기억상실(retrograde amnesia)은 일으키지 않으며, 항경련 효과가 있지만 진통작용은 없으며, 통증 예상 반응을 낮추어 진통제와 함께 사용할 경우 진통제의 사용량을 줄일 수 있다.[5] 알코올 금단 증후군(alcohol withdrawal syndrome)에서는 벤조다이아제핀이 진정제로 권장되며[8] 그 외에도 불안, 공황장애, 수술 전 불안, 경련의 초기 치료, 근경련, 불면증을 치료를 위한 짧은 기간의 복용 및 진정 등에 사용될 수 있다.

고령의 환자는 벤조다이아제핀이나 그 중간 대사물의 청소율이 느리거나 약물 분포 용적이 더 크기 때문에 약물 제거 시간이 길어질 수 있다.[9] 또한 간 및 신기능부전이 있으면 약물 제거가 느려질 수 있어, 이러한 환자에서의 사용은 주의가 필요하다.

벤조다이아제핀 계열의 약물은 미다졸람(midazolam), 로라제팜(lorazepam), 디아제팜(diazepam) 등이 있다. 미다졸람은 지방용해도가 높아 신속히 작용하며 정맥 주사 후 2~5분 내에 진정효과가 나타난다. 따라서 심한 초조상태나 공격적인 행동을 보이는 환자에서 시급한 진정을 위하여 자주 사용된다. 그러나 정상 수면 형태를 유도하지 않으며, 지속적인 정맥 투여는 약물이 조직에 축적되어 과도한 진정을 일으킬 수 있다. 따라서 미다졸람의 지속 정맥 주사는 48시간 이내로 제한하는 것이 권장된다. 로라제팜은 미다졸람보다 역가가 강하지만 작용 시작이 느려 급성 불안증상에는 사용하기 어렵고 제거 반감기가 12~15시간으로 길어 지속 정맥 주사 시 신속한 용량 조정이 어렵다. 다아제팜은 일회 투여 시 진정 효과와 각성이 빠르게 나타난다. 대사물질이 오랜 효과를 보여서 반복 투여 시 진정 상태가 지속

될 수 있고, 이를 활용하여 장기간 진정제 치료에 사용될 수 있다.[5]

2 프로포폴

프로포폴(propofol)은 중추신경계의 $GABA_A$, glycine, nicotinic, M_1 muscarinic 수용체에 작용하여 진정, 수면, 항불안, 기억상실, 항구토, 항경련 효과가 있지만 진통효과는 없다. 뇌혈류와 뇌대사를 줄일 수 있고, 중증 뇌손상에서는 펜타닐보다 더 효과적으로 뇌압을 낮출 수 있어 뇌압 상승이 있는 환자에서 진정제로 사용된다. 지방 용해성이 높아 혈액뇌장벽을 신속히 통과하여 진정 발현이 빠르며, 신속한 재분포와 높은 간 청소율 및 간외 청소율로 인해 단기간 사용 후 진정 효과는 빠르게 소실된다. 진정 효과가 신속하게 소실되기 때문에 정맥 주사 중 일시적으로 중단하면 신경학적 평가가 가능하여 신경학적 검사를 위해 자주 환자를 깨워야 할 때나 매일 각성 시도 프로토콜 수행할 때 유리하다.

프로포폴은 주사 부위 통증, 서맥 및 용량에 비례하여 호흡억제 및 전신 혈관확장에 의한 저혈압을 유발할 수 있다. 이러한 작용은 다른 진정제 및 진통제와 함께 투여될 때 더 잘 발생하며 기존 호흡 부전, 심혈관계 불안정 환자에서 더 자주 발생한다. Long-chain triglyceride를 약물 운반자로 사용하여 1.1kcal/mL의 열량이 있으므로 고용량이 투여되는 환자는 투여되는 약물만큼 총 칼로리량에 포함시켜야 하며, 장기간 또는 고용량 사용으로 고중성지방혈증이 발생할 수 있음을 주의해야 한다.[10] 프로포폴 투여 시 1%의 발생률로 propofol-related infusion syndrome (PRIS)이 나타날 수 있으며, 대사성 산증 악화, 고중성지방혈증, 저혈압, 부정맥을 초래할 수 있다. 또한 급성 신장 손상, 고칼륨혈증, 횡문근융해, 그리고 간기능 장애 등이 발생할 수 있다. PRIS는 성인의 경우 70ug/kg/min 이상의 고용량 투여와 관련이 있지만, 저용량 지속 정맥주사 에서도 발생할 수 있다. PRIS의 사망률은 33%로 높으며 지속 정맥주사를 중단해도 호전되지 않을 수 있다.

3 덱스메데토미딘

덱스메데토미딘(dexmedetomidine)은 선택적인 α_2-agonists로서 진정, 진통, 마약성 진통제 사용량 감소 및 교감신경계 억제효과가 있으나 항경련 효과는 없다. 호흡억제에 의미 있는 영향을 주기 않기 때문에 기관삽관이 되지 않은 환자에서도 사용할 수 있고, 발관 후에도 지속 정맥주사가 가능하다. 또한 EEG상 유도된 수면의 형태가 정상 생리적 수면과 유사하고, 약물 주입 중에도 쉽게 각성이 가능하며 의사소통 및 명령 수행이 가능한 협조적인 진정을 유도할 수 있다는 점이 특징이다. 지속 정맥 주사 시 작용 발현 시간은 15분 이내이며 최대 진정 효과는 1시간 이내에 나타난다. 부하용량 투여는 작용 발현 시간을 단축시킬 수 있으나 중증환자에서는 혈역학적 불안정을 초래할 수 있다. 프로포폴과 함께 중환자 진정 치료에 유용하지만, 깊은 수준의 진정이 필요한 경우에는 덱스메데토미딘의 사용은 적절하지 않다.

덱스메데토미딘은 말초 조직에서 신속히 재분포되며 간에서 대사되는데 간 기능이 정상인 환자에서 제거 반감기는 약 3시간이다. 중증 간기능부전 환자인 경우 덱스메데토미딘의 간 제거율이 저하되어 작용 지속 시간이 연장될 수 있으므로 투여 용량을 감소시켜야 한다. 주요 부작용으로는 저혈압과 서맥이 있다.

III 혈관작용약물 및 수축촉진제

쇼크 상태의 환자에서는 조직 관류 회복을 위한 혈역학적 지지가 필수적이며, 이를 위해 혈관작용약물(vasoactive agents) 및 수축촉진제(inotropics)가 사용된다. 혈관작용약물 중 혈관수축제는 혈관을 수축시켜 혈압을 상승시키고 이를 통해 조직 관류를 증가시킨다. 수축촉진제는 심근 수축력을 증가시켜 심박출량을 유지함으로써 조직 관류에 기여한다. 일부 약물은 이 두 가지 효과를 동시에 나타내기도 한다.

표 8-3. 심혈관에 존재하는 수용체

수용체	위치	작용
α-1 수용체	혈관벽의 평활근	혈관 수축
β-1 수용체	심근	심근 수축력 증가
	심장의 동방 결절 및 방실 결절	심박동수 증가
β-2 수용체	혈관벽의 평활근	혈관 확장
도파민 수용체	신장, 위장관, 관상동맥	혈관 확장을 통한 신장 및 위장관 혈류 증가
V1 수용체	혈관벽의 평활근	혈관 수축

이러한 약물의 작용을 이해하기 위해서는 심혈관계에 분포하는 수용체에 대한 이해가 필요하다(표 8-3). 심혈관계에 작용하는 주요한 수용체로는 α-1, β-1, β-2, 도파민, V1 수용체 등이 있다. α-1 수용체는 주로 혈관벽에 존재하며 혈관 수축을 일으킨다.[11] β-1 수용체는 심근에 존재하며 심근수축력을 증가시키고 약간의 혈관 수축 작용도 있다. β-2 수용체는 혈관에 존재하며 혈관 확장을 유도한다. 도파민 수용체는 신장, 위장관, 관상동맥, 뇌혈관 등에 분포하며 혈관 확장을 통해 혈류를 증가시킨다. V1 수용체는 혈관벽에 존재하여 강력한 혈관 수축을 일으켜 혈압을 상승시킨다.

1 노르에피네프린

노르에피네프린(norepinephrine)은 강력한 α-1 작용제이며, 상대적으로 약한 β-1 작용을 가진다.[12] 따라서 말초 혈관 수축을 통해 혈압을 상승시키며 β-1 작용에 의한 심근 수축력 증가는 비교적 적다.[13] 패혈성 쇼크 환자에서 혈압 유지 및 조직 관류 개선을 위한 1차 치료제로 사용된다.[14]

2 도파민

도파민(dopamine)은 노르에피네프린과 에피네프린의 전구물질로 용량에 따른 반응 곡선(dose-response curve)을 보인다. 저용량(<5μg/kg/min)에서는 도파민 수용체에 작용하여 신장 및 위장관 혈관을 확장시킨다. 중등도 용량(5~10μg/kg/min)에서는 β-1 수용체에 작용하여 심근의 수축력을 증가시킨다. 고용량(≥10μg/kg/min)에서는 α-1 수용체에 작용하여 전신 혈관을 수축시킨다. 이러한 작용 외에도 노르에피네프린 분비를 증가시키는 효과가 있다.[13]

이러한 기전으로 저용량(<2μg/kg/min) 도파민 투여가 신장 혈류를 증가시켜 신부전 위험을 줄일 수 있다는 가설이 제시되었으나, 최근 연구에 따르면 신장 보호를 위한 저용량 도파민 사용에 대한 임상적 근거는 부정되었으며, 현재는 권장되지 않는다.[15]

도파민은 다른 카테콜아민 계열 약물에 비해 빈맥(tachycardia) 및 부정맥(arrhythmia)을 유발할 가능성이 더 높기 때문에[13] 이러한 위험성이 적은 환자에서 선택적으로 사용해 볼 수 있다.

3 에피네프린

에피네프린(epinephrine)은 부신 수질의 크로마핀 세포에서 합성, 저장 및 방출되며, 강력한 α, β 작용을 가지는 약물로 혈관의 수축뿐 아니라 심근의 수축력을 증가시켜 혈압 상승을 유도한다.[13] 에피네프린은 심박수를 증가시키며, 빈맥성 부정맥을 유발할 수 있고, 위장관 혈류를 감소시켜 위장관 허혈을 초래할 수 있으며 저혈당을 일으킬 수도 있다. 이러한 이유로 일반적으로는 1차 선택제는 아니며, 다른 약물에 반응하지 않는 경우에 이차적으로 혈압 상승을 목적으로 사용할 수 있다.[16]

4 바소프레신

스트레스 호르몬 중 하나인 바소프레신(vasopressin)은 V1 수용체에 작용하여 혈관을 수축시켜 혈압을 상승시키며 혈관의 카테콜아민 약물에 대한 반응성을 증가시킨다.[17] 바소프레신은 카테콜아민보다 직접적인 관상동맥 및 뇌혈관 수축 효과가 적다.[4] 패혈성 쇼크 환자에서 노르에피네프린을 투여해도 혈압이 유지되지 않을 경우 바소프레신을 추가하는 것이 권고된다.[14]

5 페닐에프린

강력한 α-1 작용제인 페닐에프린(phenylephrine)은 말초 혈관을 수축시켜 전신혈관저항을 증가시킨다. 지속적인 주입 시 혈류 저하가 발생할 수 있으며 빠른 내성이 우려된다.

6 도부타민

도부타민(dobutamine)은 β-1 수용체에 작용하며 α 작용과 β-2 작용은 극히 적어 혈관 수축 효과보다는 주로 강심제로 사용된다. 도파민과 달리 도부타민은 도파민 수용체를 자극하지 않으며 교감신경 말단에서 노르에피네프린을 유리시키는 효과가 없다.

심인성 쇼크 환자에서는 저출력 증후군(low-output syndrome)이 있는 경우 첫 번째 선택 약물로 사용되며[13] 패혈증 쇼크 상황에서 심기능 장애가 있을 경우 노르에피네프린에 이어 추가로 사용이 권고된다.[14]

7 밀리논

포스포다이에스터분해효소 억제제(phosphodiesterase inhibitor)인 밀리논(milrinone)은 심장과 말초 혈관 평활근에서 cAMP 분해를 억제하여 cAMP 농도를 증가시키는 작용을 한다. 이는 도부타민과 유사하게 심근 수축력을 증가시키고 말초 혈관을 확장시킨다. 다만 밀리논은 도부타민보다 강력한 혈관 확장 효과가 있어 저혈압의 위험성이 있다. 따라서 심인성 쇼크에서 다른 약물이 효과가 없을 때 고려되며, 강력한 폐혈관 확장 효과로 우심부전이 두드러지는 경우 선호된다.[13]

8 디곡신

디곡신(digoxin)은 세포막의 Na^+/K^+ pump 억제제로서 세포 내 Na^+ 농도를 증가시킨다. 이로 인해 인근 세포막의 Na^+/Ca^{2+} 교환이 활성화되어 세포 내 Ca^{2+} 유입이 증가하고 결과적으로 심근 수축력이 향상된다. 디곡신의 적응증으로는 심방세동과 심부전이 있다.

IV 호흡기계약물

1 기관지확장제

기관지확장제(bronchodilator)는 기관지 평활근을 이완시켜 기도를 넓히고, 기도 저항을 감소시키는 약물이다. 천식과 만성폐쇄폐질환(chronic obstructive pulmonary disease, COPD)의 증상 예방 및 급성 악화 시에 사용된다. 대표적인 약물로는 β-2 작용제와 항콜린제(anticholinergics) 등이 있으며 환자에 따라 단독 또는 병용 요법으로 사용된다.

β-2 작용제는 β-2 교감신경 수용체를 자극하여 기도 평활근 수축을 억제한다. 대표적인 약물로는 알부테롤(albuterol), 속효성 살부타몰(salbutamol), 살메테롤(salmeterol), 포르모테롤(formoterol) 지속성 등이 있으며, 가역적인 기류 제한이 있는 환자에서 폐 역학을 개선하는 데 효과적이다. 고용량의 흡입용 β-2 작용제 사용 시 부정맥, 저칼륨혈증 등의 전신 흡수에 의한 부작용이 발생할 수 있으므로 모니터링이 필요하다.

항콜린제는 무스카린 수용체를 차단하여 기관지 평활근을 이완시킨다. 대표적인 약물로는 이프라트로퓸(ipratropium) 속효성과 티오트로퓸(tiotropium) 지속성 등이 있으며 폐쇄성 기도질환 환자의 치료에 단독 또는 병용 요법으로 사용된다. 흡입 항콜린제는 전신 흡수가 미미하고 치료 용량의 범위가 넓어 상대적으로 안전하게 사용할 수 있다. 주된 부작용은 구강 건조증이다.

2 흡입 스테로이드

천식과 만성 폐쇄성 폐질환에 사용되며, 플루티카손(fluticasone), 부데소니드(budesonide), 베클로메타손(beclomethasone) 등이 있다. 경구 투여된 스테로이드보다 부작용이 적으나, 일부는 폐에서 흡수되어 전신 부작용이 나타날 수 있다. 전신 부작용의 위험성은 용량, 효능, 투여기구, 생체이용률, 간에서 일차 통과 대사 및 반감기 등에 따라 차이가 난다. 고용량 흡입스테로이드의 장기간 사용은 부신 억제, 피부 멍, 골밀도 감소 등을 일으킬 수 있다.

3 점액 용해제

기관 삽관이 되어 있거나 기관절개술이 시행된 상태에서는 점액의 과생산과 배출 장애로 인해 기도 폐색, 무기폐 그리고 이로 인한 폐렴 등의 합병증이 발생할 수 있다. 이러한 점액은 주로 물, 뮤신 당단백질(mucin glycoprotein), 세포 잔해, neutrophil-derived filamentous actin과 DNA, 세균 등으로 구성된다. 점액 용해제(mucolytics)는 뮤신 당단백질 네트워크 또는 유리 DNA 가닥을 분해하여 점액의 점도를 감소시켜 배출을 용이하게 한다. 이러한 목적으로 N-아세틸시스테인(N-acetylcysteine, NAC)이 사용되며, 뮤신 당단백질 네트워크의 이황화 결합(disulfide bond)을 분해하여 점액 제거를 도와준다. 그러나 기관지연축(bronchospasm)을 유발할 위험이 있어 단독 사용은 드물며, 보통 기관지 확장제와 병용하여 사용된다.[18]

V 항부정맥제

중환자실에 입원한 환자는 여러 동반질환을 가지고 있는 경우가 많고, 전해질 불균형 및 자율신경계의 변화로 부정맥이 발생하는 경우가 많다. 이러한 부정맥의 원인을 우선적으로 찾아 제거하고, 각 부정맥에 따라 약물 등 적절한 치료가 이루어져야 한다. 항부정맥제는 탈분극-재분극에 대한 작용 기전을 기준으로 한 Vaughan-Williams 분류가 흔히 사용되지만, 복잡하고 보편적으로 적용하기 어려운 점도 있다. 이 단락에서는 중환자실에서 발생하는 부정맥에 대해 흔히 사용되는 약제에 대해 알아보도록 하겠다.

1 아트로핀

아트로핀(atropine)은 항무스카린성 약물로, 부교감신경에 의해 매개되는 심박수 감소를 억제한다. 증상이 있는 급성 서맥의 1차 치료 약제로 사용되며 서맥 환자에서 초회 용량으로 0.5mg을 정맥 주사하고 동일 용량을 매 3~5분 간격으로 반복 투여하여 최대 누적 용량 3mg까지 사용할 수 있다. 심장 이식을 받은 환자의 경우, 이식된 심장에는 미주신경 분포가 없기 때문에 아트로핀의 효과를 기대하기 어렵다.

2 아데노신

퓨린 뉴클레오타이드인 아데노신(adenosine)은 AV node에서 칼륨 유출을 증가시키고 칼슘 유입을 억제하여 전도를 차단한다. 발작성 상심실성 빈맥(paroxysmal supraventricular tachycardia, PSVT) 시, 미주신경 자극법에 반응이 없을 때 투여한다. 투여방법은 아데노신 6mg을 주정 중 정맥(antecubital vein)과 같은 큰 직경의 말초정맥을 통해 급속 정맥 투여한 뒤 곧바로 20mL 식염수를 급속 정맥 주사한다. 빈맥이 1~2분 내에 종료되지 않으면 12mg을 같은 방식으로 반복 투여할 수 있다. 부작용으로는 안면홍조, 호흡곤란, 흉부 불편감 등이 흔하지만 아데노신의 반감기가 10초 미만으로 매우 짧기 때문에 대부분 일시적이며 빠르게 자가 조절된다.

3 베타 차단제

베타 차단제는 방실결절 조직에서 교감신경에 대한 길항 작용을 통해 전기 전도를 감소시킨다. 상심실성 빈맥의 치료에 사용되며, 메토프롤롤(metoprolol), 아테놀롤(atenolol), 프로프라놀롤(propranolol), 에스몰롤(esmolol), 라베탈롤(labetalol) 등이 있다. 부작용으로는 서맥, 방실 전도 지연, 저혈압 등이 있으며 폐쇄성 폐질환이나 울혈성 심부전 환자에서는 투여에 주의가 필요하다.

4 칼슘 채널 차단제

부정맥 치료에 사용되는 칼슘 채널 차단제는 비디히드로피리딘(non-dihydropyridine) 계열로 방실결절에서의 전기 전도를 억제하여 심방세동, 심방조동, 심방빈맥 등 상심실성 빈맥에서 심실 박동수를 감소시킨다. 대표 약물로는 딜티아젬(diltiazem), 베라파밀(verapamil)이 있다. 서맥이나 저혈압을 유발할 수 있으므로 투여 시 주의가 필요하다.

5 아미오다론

아미오다론(amiodarone)은 주로 칼륨 채널을 차단하지만, 나트륨 및 칼슘 채널뿐만 아니라 β 및 α 수용체도 차단할 수 있어 상심실성 부정맥과 심실성 부정맥 모두에 효과적이다. 다른 항부정맥제에 비해 심근 수축력 감소 효과가 거의 없고 심실성 전부정맥(ventricular proarrhythmia) 발생률이 낮아 널리 사용되는 부정맥 치료제 중 하나이다.[19] 부작용으로는 서맥 및 QT 간격 연장에 따른 다형성 심실빈맥(Torsades de Pointes)이 발생할 수 있어 주의가 필요하다.

VI 기타

1 근이완제

중환자실에서 근이완제는 기관내 삽관 시 일시적으로 사용되며, 호흡부전이 있는 환자에게는 기계환기 효과를 증대시키기 위해 지속적으로 투여되기도 한다. 적절히 사용된다면 근이완제는 흉벽 유순도를 향상시키고 호흡 부조화 및 최고기도압을 줄이는 동시에 호흡일(work of breath)과 호흡근 혈류량을 감소시켜 산소 소모량을 줄일 수 있다. 그러나 중환자실에서 근이완제의 장기 사용은 근육병증 및 신경병증의 발생과 관련이 있으므로, 적응증이 아닌 경우에는 투여를 피해야 한다.

근이완제는 작용 기전에 따라 탈분극성(depolarizing) 근이완제와 비탈분극성(non-depolarizing) 근이완제로 나눈다. 석시닐콜린(succinylcholine)은 유일한 탈분극성 depolarizing 근이완제로, 작용 시간이 매우 빠르고(1분 이내), 반감기가 짧아(5~10분) 기관내 삽관 시 유용하게 사용된다. 그러나 지속 주입 형태로는 사용되지 않는다. 석시닐콜린은 고칼륨혈증을 유발할 수 있으므로 고칼륨혈증이 있거나 고칼륨혈증의 위험이 높은 환자에게는 사용을 피해야 한다. 그 밖의 부작용으로는 심박동수 저하와 악성 고열(malignant hyperthermia) 등이 있다.

비탈분극성 근이완제는 구조적 차이에 따라 아미노스테로이드(aminosteroid) 구조를 지닌 베쿠로늄(vecuronium), 로쿠로늄(rocuronium) 그리고 벤질이소퀴놀리늄(benzylisoquinolinium) 구조를 지닌 아트라쿠리움(atracurium), 시사트라쿠리움(cisatracurium)이 있다. 벤질이소퀴놀리늄 계열은 히스타민(histamine) 유리에 따른 부작용으로 사용에 제한이 있다. 아미노스테로이드 계열 중 베쿠로늄은 작용시간이 길어(3~4분) 기관 삽관 시 사용한다면 이에 따른 주의가 필요하다.

2 심부정맥혈전증 예방

중환자실 재원 환자는 심부정맥혈전증(deep vein thrombosis) 위험이 높으므로 이에 대한 예방적 약물 치료가 추천된다. 비분획성 헤파린(unfractionated heparin)을 피하로(5000iu, 하루 2회) 투여하거나 저분자헤파린(low molecular weight heparin)을 매일 투여한다(enoxaparin 40mg, 하루 1회). 저혈소판증, 응고장애, 급성 출혈, 최근 두개내 출혈 등 헤파린 사용이 금기인 경우에는 압박 스타킹이나 간헐적 압박 기구를 사용한다.

3 위장관 보호제

스트레스 위염 및 궤양의 위험인자로는 48시간 이상 기계 환기가 필요한 호흡 부전, 혈액응고 장애가 중요한 위험인자로 제시되고 있으며[20] 이외에도 다발성 장기부전, 패혈증, 스테로이드 사용, 1주일 이상 중환자실 재원, 중추신경계 외상, 넓은 범위의 화상과 연관되어 발생할 수 있다. 이러한 위험인자가 있는 환자에서 H_2 차단제, 양성자펌프억제제(proton pump inhibitor, PPI) 등을 예방적으로 투여하여 스트레스 위염 및 출혈을 감소시킬 수 있다.

최근 연구에서 양성자펌프억제제가 H_2 차단제보다 효과적이라는 보고가 있으나[21] 지속적인 위산 분비 억제가 병원내 폐렴의 빈도와 클로스트리듐 디피실레(Clostridium difficile) 연관 설사를 증가시킬 수 있다는 보고도 있어[22] 환자 상태를 고려하여 사용 여부를 판단하여야 한다.

1) H_2 차단제

H_2 차단제는 벽세포의 H_2 수용체를 길항하여 위산 분비를 감소시키며 경구, 비위관, 또는 정맥 주사로 투여할 수 있다. 사용되는 약제로는 시메티딘(cimetidine), 라니티딘(ranitidine), 파모티딘(famotidine), 니자티딘(nizatidine) 등이 있다.

2) 양성자펌프억제제

양성자펌프억제제는 벽세포 막의 내강 쪽 표면에 존재하는 수소-칼륨 ATPase 펌프에 비가역적으로 결합하여 이를 억제함으로써 위산 분비를 차단한다. 오메프라졸(omeprazole), 란소프라졸(lansoprazole), 라베프라졸(rabeprazole), 판토프라졸(pantoprazole), 에소메프라졸(esomeprazole) 등이 있다.

▶ 참고문헌

1. Barr J, Fraser GL, Puntillo K, Ely EW, Gélinas C, Dasta JF, et al. Clinical practice guidelines for the management of pain, agitation, and delirium in adult patients in the intensive care unit. Crit Care Med. 2013;41(1):263–306.
2. Devlin JW, Skrobik Y, Gélinas C, Needham DM, Slooter AJC, Pandharipande PP, et al. Clinical Practice Guidelines for the Prevention and Management of Pain, Agitation/Sedation, Delirium, Immobility, and Sleep Disruption in Adult Patients in the ICU. Critical Care Medicine. 2018;46(9):e825–e73.
3. 대한중환자의학회. 중환자의학: 군자출판사; 2020.
4. Whelton PK, Carey RM, Aronow WS, Casey DE, Collins KJ, Dennison Himmelfarb C, et al. 2017 ACC/AHA/AAPA/ABC/ACPM/AGS/APhA/ASH/ASPC/NMA/PCNA Guideline for the Prevention, Detection, Evaluation, and Management of High Blood Pressure in Adults: A Report of the American College of Cardiology/American Heart Association Task Force on Clinical Practice Guidelines. Hypertension. 2018;71(6):e13–e115.
5. Seo Y, Lee HJ, Ha EJ, Ha TS. 2021 KSCCM clinical practice guidelines for pain, agitation, delirium, immobility, and sleep disturbance in the intensive care unit. Acute Crit Care. 2023;38(1):149.
6. Cantais A, Schnell D, Vincent F, Hammouda Z, Perinel S, Balichard S, et al. Acetaminophen-Induced Changes in Systemic Blood Pressure in Critically Ill Patients: Results of a Multicenter Cohort Study. Crit Care Med. 2016;44(12):2192–8.
7. Pandey CK, Raza M, Tripathi M, Navkar DV, Kumar A, Singh UK. The comparative evaluation of gabapentin and carbamazepine for pain management in Guillain-Barré syndrome patients in the intensive care unit. Anesth Analg. 2005;101(1):220–5, table of contents.
8. Sachdeva A, Choudhary M, Chandra M. Alcohol Withdrawal Syndrome: Benzodiazepines and Beyond. J Clin Diagn Res. 2015;9(9):Ve01–ve7.
9. Farias JA, Retta A, Alía I, Olazarri F, Esteban A, Golubicki A, et al. A comparison of two methods to perform a breathing trial before extubation in pediatric intensive care patients. Intensive Care Med. 2001;27(10):1649–54.

10. Brochard L, Rauss A, Benito S, Conti G, Mancebo J, Rekik N, et al. Comparison of three methods of gradual withdrawal from ventilatory support during weaning from mechanical ventilation. Am J Respir Crit Care Med. 1994;150(4):896–903.
11. Williamson AP, Seifen E, Lindemann JP, Kennedy RH. WB4101– and CEC–sensitive positive inotropic actions of phenylephrine in rat cardiac muscle. Am J Physiol. 1994;266(6 Pt 2):H2462–7.
12. Holmes CL. Vasoactive drugs in the intensive care unit. Curr Opin Crit Care. 2005;11(5):413–7.
13. Hollenberg SM. Vasoactive drugs in circulatory shock. Am J Respir Crit Care Med. 2011;183(7):847–55.
14. Evans L, Rhodes A, Alhazzani W, Antonelli M, Coopersmith CM, French C, et al. Surviving sepsis campaign: international guidelines for management of sepsis and septic shock 2021. Intensive Care Med. 2021;47(11):1181–247.
15. Bellomo R, Chapman M, Finfer S, Hickling K, Myburgh J. Low–dose dopamine in patients with early renal dysfunction: a placebo–controlled randomised trial. Australian and New Zealand Intensive Care Society (ANZICS) Clinical Trials Group. Lancet. 2000;356(9248):2139–43.
16. Hollenberg SM, Ahrens TS, Annane D, Astiz ME, Chalfin DB, Dasta JF, et al. Practice parameters for hemodynamic support of sepsis in adult patients: 2004 update. Crit Care Med. 2004;32(9):1928–48.
17. Holmes CL, Patel BM, Russell JA, Walley KR. Physiology of vasopressin relevant to management of septic shock. Chest. 2001;120(3):989–1002.
18. Rubin BK. The pharmacologic approach to airway clearance: mucoactive agents. Respir Care. 2002;47(7):818–22.
19. Goldschlager N, Epstein AE, Naccarelli GV, Olshansky B, Singh B, Collard HR, et al. A practical guide for clinicians who treat patients with amiodarone: 2007. Heart Rhythm. 2007;4(9):1250–9.
20. Cook DJ, Fuller HD, Guyatt GH, Marshall JC, Leasa D, Hall R, et al. Risk factors for gastrointestinal bleeding in critically ill patients. Canadian Critical Care Trials Group. N Engl J Med. 1994;330(6):377–81.
21. Toews I, George AT, Peter JV, Kirubakaran R, Fontes LES, Ezekiel JPB, et al. Interventions for preventing upper gastrointestinal bleeding in people admitted to intensive care units. Cochrane Database Syst Rev. 2018;6(6):Cd008687.
22. MacLaren R, Reynolds PM, Allen RR. Histamine–2 receptor antagonists vs proton pump inhibitors on gastrointestinal tract hemorrhage and infectious complications in the intensive care unit. JAMA Intern Med. 2014;174(4):564–74.

CHAPTER 09

중환자의 의식 평가 및 처치

Consciousness Assessment and Management

이학재 의사

중환자실에 입원한 환자들은 패혈증이나 외상과 같은 질환 자체로 인해 과도한 염증반응, 대사반응, 통증을 경험하게 된다. 또한, 중환자실의 강한 조명이나 환자감시장치 알람과 같은 소음 등 환자에게 불편을 주는 환경, 기계환기를 위한 기관내삽관(endotracheal intubation), 중심정맥관 또는 동맥관 삽입, 침습적 시술, 간호 술기, 신체 보호대 사용 등 다양한 치료 행위가 환자에게 통증과 과도한 스트레스를 유발한다. 이러한 스트레스는 섬망을 유발하고 치료기간을 연장시키며, 치명적인 합병증으로 이어질 수 있다. 따라서 효과적인 진통 관리, 진정 유지, 환자의 스트레스 완화는 중환자 치료의 가장 중요한 요소이다.

과거에는 환자의 대사 활동을 최소화하기 위해 환자가 회복할 때까지 깊은 진정(deep sedation)을 유지하도록 권장했으나, 최근 연구에서는 이러한 깊은 진정이 환자의 회복에 더 부정적인 영향을 미친다고 보고되어, 가능한 한 가벼운 진정(light sedation)을 유지하며 조기 발관(extubation)을 시행하는 것이 권장되고 있다.[1,2] 이를 위해서 미국 중환자의학회는 2013년 PAD (Pain, Agitation, Delirium) 가이드라인을 통해 적절한 진통, 진정, 섬망 평가 및 치료를 권고하였다.[3] 이후 2018년 PADIS (Pain, Agitation, Delirium, Immobility, Sleep disturbance) 가이드라인에서는 조기 재활 및 수면 관리 항목을 추가하여, 중환자실에서의 빠른 회복과 퇴원(ICU liberation)을 목표로 하고 있다.[4] 국내에서는 2021년 대한중환자의학회를 통해 한국 실정에 맞춘 PADIS 가이드라인이 제작 및 발표되었다.[5]

중환자 재활은 중환자의 빠른 회복을 위해 적절한 진정을 동반하여 수행되는 치료이다. 중환자에게 재활을 시행하려면 재활치료를 수행할 수 있는 적절한 의식 수준이 필요하다. 이를 위해 적절한 진정 수준이 유지되고 있는지 평가하고, 효과적인 진통 및 진정 치료를 제공해야 한다. 또한, 섬망을 주기적으로 평가하고 치료하는 것도 중환자 재활 치료의 중요한 요소이다. 이는 개별적으로 수행되기보다 함께 시행되어야 하며, 중환자의 의식 수준을 평가하고 적절한 치료를 제공하는 것은 중환자 치료의 핵심적인 요소이다.

I 중환자의 진통

중환자들은 치료과정에서 다양한 형태의 통증을 경험하게 된다. 기관내흡인(endotracheal suction), 자세잡기(positioning), 드레싱(dressing)과 같은 기본적인 행위부터 중심정맥관이나 동맥관 삽입, 신체 보호대 사용, 고정된 자세 유지 등 중환자실 환경 자체가 환자에게 통증을 유발하게 된다. 통증은 실제적 또는 잠재적 조직 손상과 관련된 불쾌한 감각적 또는 정서적 경험으로 정의된다.[6] 이러한 통증은 개인차가 크고 원인이 다양하여 평가 및 치료가 어렵다. 특히, 중환자들은 진정(sedation) 상태나 기관내삽관으로 인해 통증을 적절히 표현하기 어렵다. 중환자 치료를 전담하는 의료진이 통증을 적절히 조절하고 있다고 생각하는 경우가 많지만, 실제로는 통증 조절이 원활하지 않아 환자에게 다양한 위해가 가해지는 경우도 있다.[7] 한 연구에 따르면, 기관내삽관을 경험한 환자의 82%가 삽관으로 인한 통증이나 불편감을 호소하였다.[8] 적절히 치료되지 않은 통증은 부정맥(arrhythmia), 산소 소비 증가, 호흡 부전(respiratory failure), 면역억제(immunosuppression), 대사과다증(hypermetabolism)과 같은 다양한 스트레스 반응을 초래하여 환자의 임상 경과에 부정적인 영향을 미친다. 따라서 중환자의 통증을 정확히 파악하고 치료를 제공하는 것이 중요하다. 이를 위해 프로토콜 기반의(protocol based) 통증 평가와 관리가 필수적이다.[9]

1 통증의 평가

의사소통이 가능한 환자의 통증 평가에서 가장 신뢰할 수 있고 적절한 방법은 자기보고(self-reporting) 방식이다. Numeric Rating Scale (NRS)은 환자가 통증의 정도를 0에서 10까지 숫자로 표현할 수 있게 하는 방법으로, 가장 신뢰할 수 있는 평가 방법이다(그림 9-1).[10] 3점 이하면 통증이 적절히 조절되고 있는 상태로 간주되며, 10점이면 극심한 통증을 의미한다.

진정 상태나 기계환기(mechanical ventilation)로 인해 환자 스스로 통증 정도를 표현할 수 없는 경우, Behavioral Pain Scale (BPS)[11](표 9-1), Critical-Care Pain Observation Tool (CPOT)[12](표 9-2) 등의 도구가 가장 신뢰할 수 있는 통증 평가 방법이다. BPS는 얼굴 표정, 상지 움직임, 기계적 환기에 대한 순응도 등 3가지 항목을 점수화하여 통증을 평가 하며 총점은 3점(통증 없음)에서 12점(최고 통증)까지다. 3~5점이면 적절하게 통증을 조절하고 있음을 의미한다. CPOT는 4개의 항목(얼굴 표정, 신체 움직임, 근육 긴장도, 인공호흡기 순응도/발성)을 0점부터 2점까지 각각 점수를 부여하며, 총점은 최대 8점이다. 3점 이상인 경우 의미 있는 통증으로 간주한다.

2 통증의 처치

적절한 진통제를 처방하기 전에, 환자의 적절한 자세 유지, 신체적 자극 원인의 제거, 기관내관(endotracheal tube)이나 배액관(drainage tube)의 올바른 고정과 같은 비약물적 중재를 우선적으로 시행해야 한다. 이러한 중재는 불필요한 진통제 사용을 줄이며, 진통효과를 극대화할 수 있다.

1) 아편유사진통제

중환자실에서 주로 사용하는 진통제는 아편유사진통제(opioid analgesic)의 정맥투여이다. 미국 PAD가이드라인과 국내 PADIS가이드라인에서도 아편유사진통제를 1차 선택 약제로 권고하고 있다. 중환자에게 흔히 사

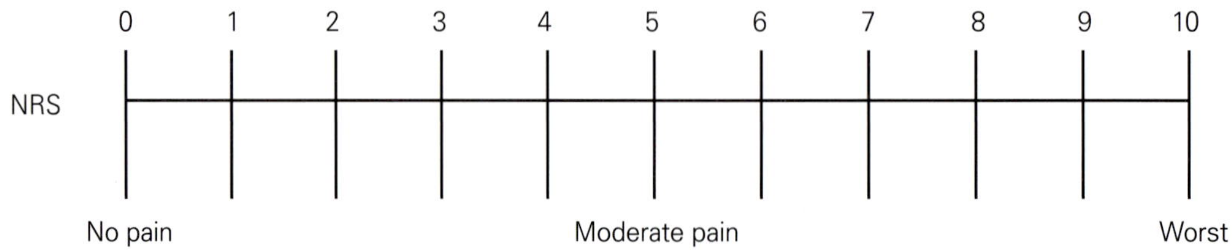

그림 9-1. Numeric Rating Scale (NRS)

표 9-1. Behavioral Pain Scale (BPS)[11]

항목	설명	점수
얼굴 표정(facial expression)	이완된 얼굴(relaxed)	1
	부분적으로 긴장(partially tightened)	2
	완전한 긴장(fully tightened)	3
	심하게 찡그림(grimacing)	4
상지 움직임(upper limbs movement)	움직임이 없음(no movement)	1
	부분적 구부림(partially bent)	2
	손가락 굴곡과 함께 완전한 구부림(fully bent with finger flexion)	3
	지속적 퇴축(permanently retracted)	4
기계환기기 순응도 (compliance with ventilation)	기계환기에 잘 견딤(tolerating ventilator)	1
	기계환기에 기침발생(coughing, but tolerating ventilator)	2
	기계환기에 부적응(fighting ventilator)	3
	호흡조절 불가능(unable to control ventilation)	4
총점		3~12

표 9-2. Critical-Care Pain Observation Tool (CPOT)[12]

항목	설명		점수
얼굴 표정 (facial expression)	근육 긴장이 없음	이완, 중립	0
	이마 찌푸림이 있음	긴장	1
	이마 찌푸림 및 꽉 닫힌 눈꺼풀	찡그린 표정	2
몸 움직임 (body movement)	움직임이 없음, 정상 위치	움직임이 없음	0
	천천히 조심해서 움직이고, 통증 부위를 만진다. 조심히 움직이려고 함.	보호	1
	튜브를 당김, 앉으려고 시도함, 사지의 움직임/때림, 명령에 따르지 않음, 직원을 때림, 침대 밖으로 나오려 함.	불안정	2
근육긴장도 (muscle tension)	수동적 움직임에 저항이 없음	이완	0
	수동적 움직임에 저항	긴장	1
	수동적 움직임에 강하게 저항함. 수동적으로 움직이는 것이 불가능함.	매우 긴장	2
기계환기 순응도(기관삽관시) (compliance with the ventilator) 또는 발성(발관시)(vocalization)	경보음이 울리지 않고 쉽게 환기됨	인공호흡기에 순응	0
	경보음이 자발적으로 멈춤	기침을 하나 참을 수 있음	1
	경보음이 자주 울리고, 환기가 되지 않음	인공호흡기에 순응하지 못함	2
	정상적으로 말함	정상적으로 말함	0
	한숨, 신음	한숨, 신음	1
	소리내어 울거나 흐느낌	소리 내어 울거나 흐느낌	2
총점			0~8

표 9-3. 아편유사진통제의 약리학적 작용[5]

약제	동등용량	작용발현 시간(IV)	반감기	간헐정주용량	지속정주용량	부작용
모르핀 (morphine)	10mg	5~10분	3~4시간	2~4mg q 1hr	2~30mg/hr	간기능부전 환자에서 축적 가능
하이드로모르폰 (hydromorphone)	1.5mg	5~15분	2~3시간	0.2~0.6mg q 1~2hr	0.5~3mg/hr	신장 및 간 기능부전 환자에서 축적가능
펜타닐 (fentanyl)	100mcg	1~2분	2~4시간	0.35~0.5mcg/kg q 0.5~1hr	0.7~10mcg/kg/hr	신장 및 간 기능부전 환자에서 축적가능
레미펜타닐 (remifentanil)		1~3분	3~10분		부하용량: 1.5mcg/kg 유지용량: 0.5~15mcg/kg/hr	작용시간이 짧아 중단 시 급격한 통증 가능(with-drawal)

용되는 아편유사진통제로는 펜타닐(fentanyl), 모르핀(morphine), 하이드로모르폰(hydromorphone), 레미펜타닐(remifentanil) 등이 있다(표 9-3).

펜타닐은 혈역학적으로 안정적인 환자에서 장기적인 진통제가 필요한 경우, 경피 첩포(transdermal patch)의 형태로 투여할 수 있다. 경피 첩포 방식은 급성기를 지난 환자에서 장기간 사용을 위해 정맥주사 용법에서 전환하여 사용할 수 있으나, 최대 효과가 나타나기까지 12~24시간이 소요되므로 급성 통증 완화가 필요한 경우에는 권장되지 않는다.

2) 비아편유사진통제

앞서 중환자의 통증 치료에서 아편유사진통제가 일차 약제로 언급되었지만, 여러 가이드라인에서는 복합진통요법 전략(multimodal analgesia strategy)을 함께 권고하고 있다.[4,5] 이는 아편유사진통제 외에도 비아편유사진통제(nonopioid analgesic)를 함께 병용하면서 아편유사진통제의 사용량을 줄이고, 통증 조절효과를 극대화하는 전략이다. 주로 사용하는 약물로는 아세트아미노펜(acetaminophen), 비스테로이드소염제(nonsteroidal anti-inflammatory drug, NSAID), 케타민(ketamine), 가바펜틴(gabapentin)등이 있다(표 9-4).

아세트아미노펜은 중추신경계에서 프로스타글랜딘(prostaglandin)의 합성을 억제하여 진통 효과를 나타내며, 해열 효과도 있다. 주로 경증 또는 중등도 통증 조절에 사용되며, 아편유사진통제와 병용 투여 시 아편유사진통제 단독 투여보다 더 큰 진통 효과를 나타낸다. 한 연구에 따르면, 아세트아미노펜을 아편유사진통제와 병용한 군에서 아편유사진통제 사용량이 유의하게 감소하고 발관 까지의 시간이 단축된 것으로 나타났다.[13] 케타민은 NMDA 수용체 억제제로, 아편유사진통제 유발 통각과민(hyperalgesia)의 발생을 줄일 수 있어 아편유사진통제와 병용 투여시 통증 개선에 효과적일 수 있다. 신경병성 통증(neuropathic pain)의 경우 아편유사진통제와 병용하여 gabapentin, carbamazepine, pregabalin등을 사용할 수 있다.

3) 프로토콜 기반 진통치료

진통진정(analgosedation)은 진정 목표에 도달하기 위해 진정제(sedative)를 사용하기 전에 먼저 진통제를 사용하는 것을 의미한다. 적절한 통증 치료의 목표는 개별화되어야 하며, 이를 위해 프로토콜 기반의 진통 치료가 필요하다. 앞서 언급된 적절한 통증 평가와 이를 바탕으로 프로토콜에 맞춰 진통 치료를 하는 것은 진통제 사용량 감소, 기계환기 기간 단축, 중환자실 재실 기

표 9-4. 비아편유사진통제의 약리학적 작용[5]

약제	반감기	대사 경로	간헐적정주용량	부작용
아세트아미노펜 (acetaminophen, IV)	2시간	Glucuronidation, Sulfonation	650mg IV q every 4hr, max dose≤4g/day	간기능 장애 시 금기
케타민 (ketamine, IV)	2~3시간	N-demethylation	부하용량: 0.1~0.5mg/kg 추가용량: 0.05~0.4mg/kg/hr	환각, 기타 정신장애
케토로락 (ketorolac, IM/IV)	2.4~8.6시간	신장 배출	30mg IM/IV, 이후 15~30mg every 6hr, max dose: 120mg/day	신장 독성, 위장관 출혈
가바펜틴 (gabapentin, PO)	5~7시간	신장 배출	최초 투여시: 100mg PO 하루 3회, 유지용량: 900~3600mg/day 하루 3회 나누어서 투여	진정, 혼동, 현기증, 신부전 시 용량 조절 필요
카바마제핀 (carbamazepine, PO)	최초: 25~65시간, 이후: 12~17시간	산화	최초 투여시: 50~100mg PO 하루 2회, 유지용량: 100~200mg every 4~6hr, max dose: 1200mg/day	안진, 현기증, 복시, 기면

간 감소와 같은 효과를 보였다.[4]

이후 자세히 다루겠지만, 환자를 매일 진통제와 진정제로부터 깨워 의식 상태를 평가하는 방법은 통증 강도를 효과적으로 조절하고, 진통제 사용량을 줄이며, 기계 환기 및 중환자실 재실 기간을 단축하는 데 필수적인 방법이다.

II 중환자의 진정

중환자는 기계환기를 위한 기관내관 및 치료 목적의 다양한 관들을 유지하고 있어 적절한 진정이 필요하다. 진정제는 불안을 완화하고, 기계환기 유지로 인한 스트레스를 줄이며, 초조(agitation)와 관련된 위험을 예방하기 위해 사용된다.[3] 초조 상태는 기계환기와의 부조화, 산소 소모량 증가로 인한 저산소증(hypoxia), 혈역학적 변화, 비계획적 탈관등 여러 문제를 초래할 수 있어, 적절한 진정 치료가 필수적이다. 그러나 지속적인 진정제 사용은 부동(immobility) 상태를 초래하여 기계환기 유발 폐렴, 중환자실 획득 쇠약(ICU-acquired weakness) 등 중환자의 이환율을 증가시키는 원인이 될 수 있다. 이에 따라, 최근 가이드라인에서는 적절한 진정 목표를 설정하고, 가능하다면 얕은 진정을 유지할 것을 권고하고 있다. 이를 위해 신뢰성 있는 도구를 활용하여 환자의 진정 수준을 자주 평가하는 것이 중요하다. 얕은 진정 수준은 뒤에서 언급하겠지만 Richmond Agitation-Sedation Scale (RASS) 점수가 −2에서 +1 사이를 유지하는 상태로 간주된다.[4,14]

또한, 일일 진정제 중단(daily sedative interruption, DSI)을 통해 환자의 의식 수준이 기계환기 이탈에 적합한지 평가하고, 간호사 주도의 진정 프로토콜(nurse protocolized targeted sedation)을 통해 적절한 진정 목표를 유지할 것을 권고하고 있다.[3-5] 일일 진정제 중단은 자발각성시도(spontaneous awakening trial, SAT)라고도 하며, 환자의 원인 질환이 어느 정도 해결되고 상태가 안정되었을 경우 매일 오전에 진정제를 중단하여 환자의 각성을 유도하는 방법이다. 만약 환자가 힘들어하며 진정이 필요한 상태라면, 전일 사용한 진정제 용량의 절반부터 시작하여 점차 증량하며 적정 진정 수준을 유지하도록 한다. 이러한 일일 진정 중단을 시행한 군은 그렇지 않은 군에 비해 기계환기 기간과 중환자실 재실 기간이 감소하였으며, 비계획적 탈관의 증가는 유의하지 않았다고 보고되었다.[2] 간호사 주도의 진정 프로토콜은 현장에서 환자를 직접 돌보는 간호사가 적절한 진정 목표에 맞춰 진정제의 용량을 조절하는 방식이다. 이는 간호사의 업무량을 증가시킬 수 있지만, 환자의 적절한 얕은 진정 유지를 위해 보다 권장되고 있다.[4,5]

1 진정 평가

중환자의 진정 상태를 평가하는 것은 의료진 간 의사소통, 적절한 진정 상태 유지를 위한 프로토콜 적용 등을 위해 필수적이다. 중환자는 인공호흡기 사용과 진정제 투여로 인해 의사소통이 어려운 경우가 많으므로, 적절한 평가 도구를 활용하여 정확히 진정 상태를 평가하는 것이 중요하다. 특히 중환자실에서 조기 재활(early rehabilitation)을 진행하려면, 중환자 전담의, 재활의학과 의사, 간호사, 물리치료사 등 다양한 직종의 의료진이 함께 참여해야 하므로 환자의 진정 상태를 평가할 수 있는 신뢰할 수 있는 도구를 활용하여 효과적으로 의사소통하는 것이 필요하다.

2013년 PAD가이드라인에서는 총 10개의 진정 평가 도구를 비교하였다.[3] 이 중 RASS와 Riker Sedation-Agitation Scale (SAS)가 가장 신뢰도와 타당도가 높은 도구로 보고되었다. RASS는 환자의 각성 상태, 인지 기능, 반응에 대한 지속성 등을 −5(깨지않음)부터 +4(공격적)까지 총 10단계로 평가하는 도구이다. 0은 의식이 명료한 상태를 나타내며, 초조나 공격적 상태로 갈수록 +점수로, 진정 상태가 깊어질수록 −점수로 평가한다. 이러한 점수 체계는 직관적이고 이해하기 쉬워 중환자 진정 평가에 적합한 도구로 간주된다(표 9-5). 중환자 재활을 위한 안전 기준(safety criteria)에서는 다양한 상황을 고려하지만, 일반적으로 RASS점수 −1에서 +1 사이일 때 재활 치료를 안전하게 진행할 수 있는 상태로 평가한다.[15]

SAS는 총 7단계 점수로 환자의 행동을 평가하는 도구이다. 4점은 의식이 명료한 상태를 나타내며, 이는 RASS에서 0점과 동일한 상태를 의미한다(표 9-6).

최근에는 보다 객관적인 진정 평가를 위해 이분분광지수(bispectral index, BIS) 등의 장비를 이용하여 환자의 진정 정도를 평가할 것을 권장하고 있다.[4,5] 이분분광지수는 주로 전신 마취 중 환자의 각성 상태를 평가하기 위해 사용되며, 그림 9-2과 같이 이마에 센서를 부착한 후 뇌파의 빈도와 진폭을 정량화하여 수치로 나타낸다. 이를 통해 의료진은 환자의 진정 상태를 보다 객관적으로 평가할 수 있다. 그러나, 국내 중환자실의 현실에서는 일부 신경계 중환자실을 제외하고는 아직 일반적으로 사용되지 않고 있는 실정이다.

표 9-5. Richmond Agitation-Sedation Scale (RASS)[16]

점수	상태	설명
+4	공격적(combative)	전투적, 폭력적, 의료진에게 직접적 위해
+3	심한 초조(very agitated)	튜브 또는 카테터를 당기거나 제거함, 공격적
+2	초조(agitated)	잦은 비의도적 움직임, 환자-기계환기기 부조화
+1	안절부절(restless)	걱정 혹은 불안하지만, 공격적이지는 않음
0	의식명료/온화함(alert & calm)	의식명료
−1	졸음(drowsy)	목소리에 깨어남(눈뜨기/눈맞춤) > 10초
−2	얕은 진정(light sedation)	10초 미만의 목소리에 깨어남(눈뜨기/눈맞춤)
−3	보통 진정(moderate sedation)	목소리에 눈을 뜨거나 움직임(눈맞춤은 없음)
−4	깊은 진정(deep sedation)	목소리에 반응 없음, 신체적 자극에 움직임/눈뜨기
−5	깨지않음(unarousable)	목소리/신체적 자극에 반응없음

표 9-6. Riker Sedation Agitation Scale (SAS)[17]

점수	상태	설명
7	심각한 초조(dangerous agitation)	기관내관을 당기고, 카테터를 제거하려 하고, 침대 난간에 올라감, 의료진을 공격함
6	심한 초조(very agitated)	반복적인 말에 안정되지 못함, 신체보호대가 필요하고, 기관내관을 깨뭄
5	초조(agitated)	불안하고 약간 초조해함, 일어나려고 하고 말로 설명시 안정됨
4	온화함/협조적(calm & coordinated)	조용하고 쉽게 깨고 지시를 따름
3	진정(sedated)	스스로 깨어나기 어려움, 말 또는 가벼운 자극에 깨어나나 이내 졸게 됨. 간단한 지시를 따름
2	매우 진정(very sedated)	물리적 자극에는 깨어나나 대화가 되지 않음. 자발적으로 움직일 수 있음
1	깨지않음(unarousable)	유해한 자극에도 반응이 없고, 대화가 되지 않음. 지시를 따르지 못함

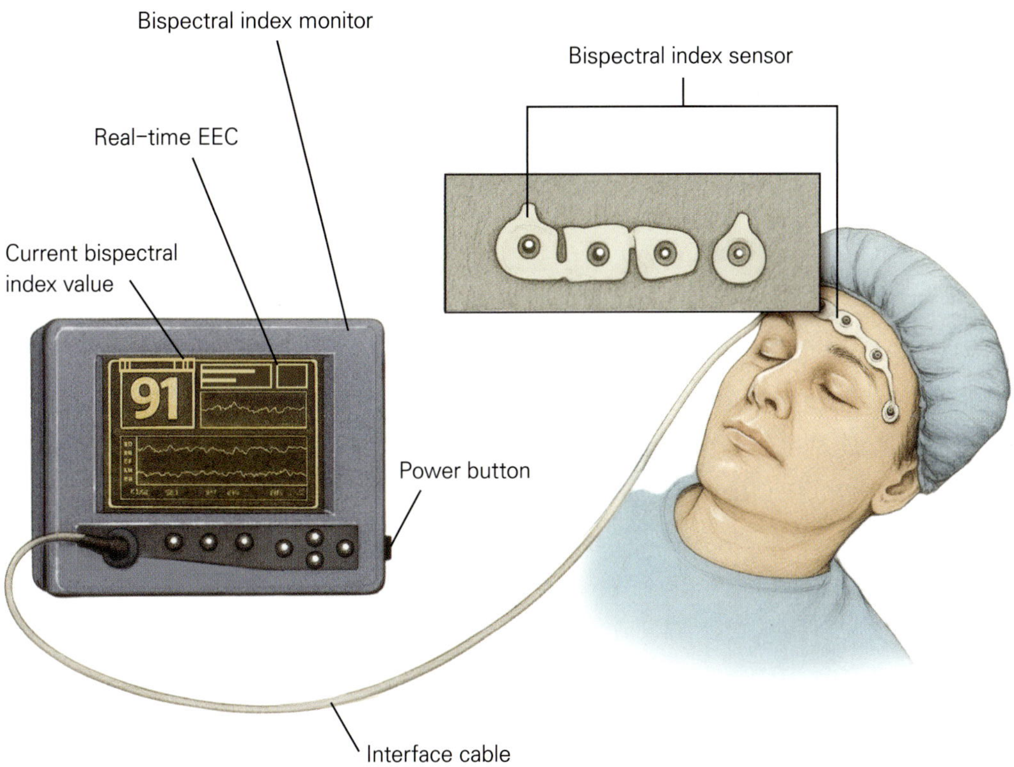

그림 9-2. Bispectral index (BIS)

2 진정 요법

1) 진정제의 선택

중환자의 진정을 위해 주로 사용하는 약물로는 미다졸람(midazolam), 로라제팜(lorazepam)과 같은 벤조다이아제핀(benzodiazepine) 계열 약물, 프로포폴(propofol), 덱스메데토미딘(dexmedetomidine) 등이 있다(표 9-7). 과거에는 벤조다이아제핀 계열 약물이 많이 사용되었으나, 이 약물이 섬망을 유발하고 기계환기 기간 및 중환자실 재실기간을 연장시킨다고 보고되어, 최근에는 프로포폴이나 덱스메데토미딘과 같은 약물이 더 선호되고 있다.[3,18] 그러나 비용적 측면, 선호도 등의 문

표 9-7. 진정제의 약리학적 작용[3, 5]

약제	작용발현시간	반감기	간헐적 정맥주사 용량	지속적 정맥주사 용량	부작용
미다졸람 (midazolam)	2~5분	3~11시간	수분에 걸쳐서 0.01~0.05m/kg	0.02~0.1mg/kg/hr	호흡저하, 저혈압
로라제팜 (lorazepam)	10~40분	8~15시간	0.02~0.04mg/kg (≤2mg)	필요시 2시간에서 6시간마다 0.02~0.06mg/kg 또는 0.01~0.1mg/kg/hr (≤10mg/hr)	호흡저하, 저혈압, 신독성
프로포폴 (propofol)	1~2분	단기간사용: 3~12시간 장기간사용: 50±18.6시간	5분에 걸쳐서 5mcg/kg/min	5~50mcg/kg/min	저혈압, 혈압저하, 고중성지방혈증, 췌장염, 프로포폴 주입 증후군 (propofol related infusion syndrome, PRIS)
덱스메데토미딘 (dexmedetomidine)	5~10분	1.8~3.1시간	10분에 걸쳐서 1mcg/kg	0.2~0.7mcg/kg/hr	서맥, 저혈압

제로 인해 여전히 많은 중환자실에서 벤조다이아제핀 약물이 사용되고 있는 실정이다.[19]

(1) 벤조다이아제핀

벤조다이아제핀은 중환자의 진정을 위해 오랫동안 사용되어 온 약물이다. 뇌의 γ-aminobutyric acid A (GABA-A) 수용체를 활성화시켜 항불안(anxiolytic), 기억상실(amnesia), 진정, 수면 유도(sleep induction), 항경련(anticonvulsant) 효과를 나타나며, 진통 효과(analgesic effect)는 없다. 효과의 강도와 지속기간은 환자의 연령, 기저 질환, 과거 알코올 남용 여부, 복용력 등에 따라 다양하게 나타난다. 고령, 간부전, 신부전 환자에서는 약물 대사가 느려지고 장기간 투여 시 약물이 축적될 가능성이 높아 사용에 주의가 필요하다. 벤조다이아제핀을 과다하게 사용했거나 빠른 가역(reversal)이 필요한 경우, 플루마제닐(flumazenil)을 사용할 수 있다. 그러나, 빠른 가역 시 금단증상(withdrawal symptom)이 나타나며, 심근의 산소요구량 증가 등의 부작용이 발생할 수 있어 일반적으로 권고되지 않는다.

미다졸람은 지방용해도가 높아 작용 발현 시간이 2~5분으로 빠르기 때문에 심한 초조 상태의 환자나 공격적인 환자에서 빠른 진정을 위해 자주 사용된다. 그러나 지속적 정맥주입 시 조직내 약물 축적으로 인해 과도한 진정을 유발할 수 있으므로, 48시간 이내 사용을 권장한다.[5] 로라제팜은 미다졸람보다 작용 발현이 느려 급성 불안 환자에서 사용하기는 어렵다. 반감기가 12~15시간으로 길어 지속적 정맥주사 시 용량을 빠르게 조절하기에는 어려움이 있다. 그래서 로라제팜은 주로 경련환자의 항경련 목적이나, 단기간의 수면 유도 목적 등으로 사용한다. 로라제팜은 프로필렌 글라이콜(propylene glycol)을 희석제로 포함하고 있으며, 과량 투여시 급성세관괴사(acute tubular necrosis) 및 젖산산증(lactic acidosis)과 같은 독성 작용을 유발할 수 있다. 로라제팜을 투여받은 환자에서 투여 전 후 삼투압 차이가 10~12mOsm/L 이상이면 유의미한 축적을 의미하며, 투여 중단을 고려하여야 한다.

벤조다이아제핀은 섬망을 유발할 가능성이 높고, 얕은 진정에 적합하지 않아 최근 가이드라인에서는 프로포폴이나 덱스메데토미딘을 우선 사용할 것을 권고하고 있다. 그러나, 알코올 금단증후군(alcohol withdrawal syndrome)에서는 벤조다이아제핀이 1차 약제(first line drug)로 권고된다.[5]

(2) 프로포폴

프로포폴은 GABA-A, 글라이신(glycine), 니코틴(nicotinic), M1 머스카린(muscarinic) 수용체에 작용하여 진정, 수면유도, 항불안, 기억상실, 항구토, 항경련 효과를 나타낸다. 그러나 진통효과는 없다.[3] 뇌압 감소 효과가 있어 외상성 뇌손상(traumatic brain injury) 등으로 뇌압이 상승한 환자에서 진정제로 사용할 수 있다. 신부전 또는 간부전 환자에서 약동학적 변화가 보고되지 않아 비교적 안전하게 사용할 수 있다. 높은 지방용해성으로 인해 혈액뇌장벽(blood brain barrier)을 빠르게 통과하여 빠른 진정 효과를 보인다. 이러한 짧은 작용 시간 덕분에 앞에서 언급한 일일 진정제 중단에 유용하게 활용된다.

부작용으로 주사부위 통증, 서맥, 호흡 저하, 전신 혈관 확장에 따른 저혈압 등이 나타날 수 있어 혈역학적 불안정이나 호흡 부전이 동반된 환자에서는 주의가 필요하다. 프로포폴은 지질 유탁액(lipid emulsion)에 용해되기 때문에 고중성지방혈증(hypertriglyceridemia) 위험이 있으며, 1.1kcal/mL의 열량을 가지므로 고용량 투여 시 열량 계산에 주의해야 한다. 프로포폴 투여시 드물게 프로포폴 주입 증후군(propofol related infusion syndrome, PRIS)이 발생할 수 있으며, 약 1%의 빈도로 보고된다.[20] 프로포폴 주입 증후군은 미토콘드리아 장애, 지방산 산화 장애, 탄수화물의 지질 전환 장애, 프로포폴 대사물 축적 등의 원인으로 발생할 수 있다(그림 9-3). 고용량(>70mcg/kg/min) 프로포폴을 지속적으로 주입할 때 주로 나타날 수 있으나, 저용량에서도 발생할 수 있다. 주된 임상 증상은 대사성 산증 악화, 고중성지방혈증, 저혈압, 부정맥, 급성 신부전, 고칼륨혈증, 횡문근융해(rhabdomyolysis), 간기능 부전 등이 동반될 수 있으며, 치명률은 33%까지 보고되고, 드물게 프로포폴 중단 후에도 발생할 수 있다.[21] 임상 양상이 일정하지

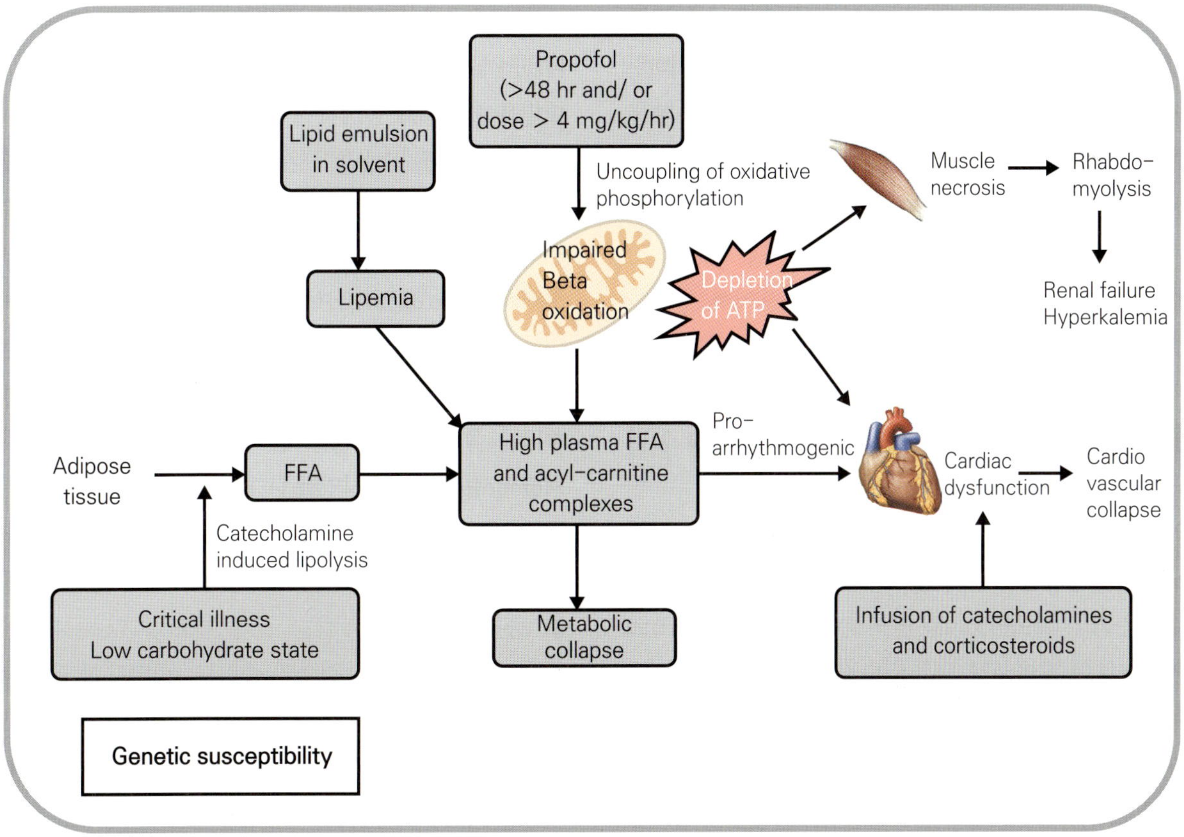

그림 9-3. 프로포폴 주입 증후군(propofol related infusion syndrome)의 병태생리[22]

않고, 진단이 어렵기 때문에 임상적으로 프로포폴 주입 증후군이 의심되면 신속히 프로포폴 투여를 중단하는 것이 중요하다. 벤조다이아제핀과 프로포폴을 비교한 메타분석 연구에서, 프로포폴을 사용한 군에서 얕은 진정까지 걸리는 시간이 7.2시간 단축되었고, 탈관까지 걸리는 시간이 11.6시간 단축되었다고 보고하였다.[4]

(3) 덱스메데토미딘

덱스메데토미딘은 선택적 α2-수용체 작용체(selective α2-receptor agonist)로, 진정 및 진통효과가 있으며, 교감신경계 억제 작용도 있다. 그러나 항경련 효과는 없다. 덱스메데토미딘은 쉽게 각성할 수 있고, 협조적인 진정이 가능하여 얕은 진정에 유용하게 사용된다. 반면, 깊은 진정이 필요한 경우에는 한계가 있다. 덱스메데토미딘은 다른 진정제와 비교해서 호흡 억제가 적어 기관삽관이 되어 있지 않은 환자의 진정에서도 비교적 안전하게 사용할 수 있다. 하지만, 입인두 근육(oropharyngeal muscle)의 긴장도 소실로 인해 기도 폐색을 유발할 수 있으므로, 저산소증 및 저환기에 대한 모니터링이 필요하다. 덱스메데토미딘은 진통 효과도 있기 때문에 마약성 진통제의 사용 용량을 줄이는 효과(opioid-sparing effect)를 제공한다.

덱스메데토미딘은 말초조직으로 빠르게 분포되며, 간에서 대사된다. 따라서 간기능 저하 환자에서는 약물 제거율이 감소하고 작용 시간이 길어질 수 있으므로 주의가 필요하다. 대표적인 부작용은 저혈압 및 서맥으로, 사용 중 적절한 모니터링이 필요하며, 특히 쇼크 환자에서는 사용에 주의가 필요하다.

덱스메데토미딘을 벤조다이아제핀과 비교한 여러 연구들에서 탈관까지 걸리는 시간이 단축되고, 중환자실 재원 기간을 줄이며, 섬망 발생 위험도 낮춘다고 보고되어 최근에 많이 사용되고 있다.[23,24] 프로포폴과 덱스메데토미딘을 비교한 일부 연구에서 덱스메데토미딘을 사용한 군에서 섬망 발생률을 다소 낮췄다고 보고되었지만, 대부분의 연구에서는 두 약물 간 임상적 결과에 큰 차이를 보이지 않았다.[23,25]

Ⅲ 중환자의 섬망

1 섬망의 정의

섬망은 급성의 뇌기능장애(acute cerebral dysfunction)로, 임상적 판단에 의해 진단된다. 섬망은 급성(acute mental status change)으로 발생하며, 짧은 기간에도 의식 변동(fluctuating mental status)을 보인다. 주요 증상으로는 주의력 결핍(inattention), 비체계적 사고(disorganized thinking), 의식 수준의 변화(altered level of consciousness)가 동반되며, 그 외에도 환각(hallucination), 망상(delusion) 등이 동반되기도 한다(그림 9-4).[4,5]

섬망은 과활동형(hyperactive), 저활동형(hypoactive), 혼재형(mixed)의 세 가지 아형(subtype)으로 구분된다. 과활동형은 과도한 움직임, 환각, 망상, 초조 상태를 특징으로 하며, 저활동형은 착란(confusion), 기면(lethargy) 등이 나타나며, 혼재형은 두 가지 양상이 혼재되어 나타난다. 과활동형은 단독으로 나타나는 경우가 2% 미만으로 드물게 발생하며, 저활동형은 43% 정도로 더 빈번하게 나타나며, 혼재형은 55% 정도로 가장 많이 발생하는 유형이다.[26] 특히 저활동형 섬망의 경우 진단이 어렵기 때문에 가장 예후가 좋지 않다. 중환자실에 입실한 환자의 20~80%에서 섬망이 발생한다고 보고되며, 기계환기 치료를 받는 환자의 경우 섬망 발생률은 80%로 높게 나타난다.[27,28] 섬망이 있는 중환자는 섬망이 없는 환자보다 사망률이 3배 이상 높으며, 섬망 지속 기간이 길어질수록 사망률 또한 증가한다.[29,30] 또한, 섬망을 경험한 환자의 36%는 중환자실 회복 후 1년이 지나도 심한 인지장애(cognitive disorder)를 동반한다고 보고된다.[31]

섬망은 환자 요인, 질환의 중증도, 중환자실 환경 자체 등 다양한 원인에 의해 발생한다(표 9-8). 중요한 것은 각 위험 요인 중 교정 가능한 원인을 평가하고, 이를 개선하는 것이다. 이는 뒤에서 언급할 환경적 중재(environmental intervention)와도 밀접하게 연관된다.

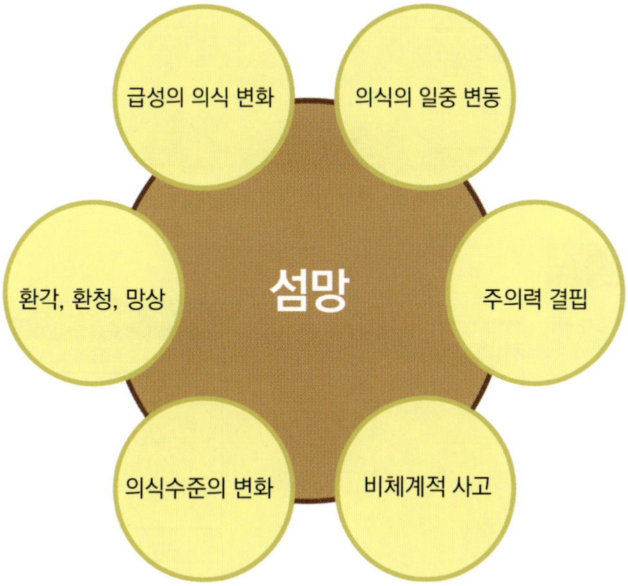

그림 9-4. 섬망의 정의

표 9-8. 섬망의 위험요인[32, 33]

	환자 요인(host factor)	질환 요인(acute illness)	환경 요인(environmental factor)
교정 불가능 요소 (not-modifiable)	나이(65세 이상) 남성 알코올 중독 치매 섬망의 과거력 우울증 고혈압 흡연력	기계환기치료 질환의 중증도 기저 질환 호흡 질환	고립 일광 부족
교정 가능 요소 (modifiable)	시력 또는 청각 장애	빈혈 산증 감염/패혈증 발열 대사장애(전해질 불균형)	부동 진정제/진통제(벤조다이아제핀, 마약성 진통제) 카테터 수면 장애

대표적인 교정 가능한 요인으로는 수혈과 벤조다이아제핀 사용이 있다.[4] 반면 환자의 연령이나, 치매, 이전 섬망의 과거력, 우울증 병력, 질환의 중증도 등은 교정이 불가한 원인이다.

2 섬망의 평가

섬망을 조기에 발견하고 이를 중재하기 위해 적절한 평가 도구를 이용하여 주기적으로 섬망을 평가하는 것이 중요하다. 현재 가장 신뢰할 수 있는 평가 도구로는 Confusion Assessment Method for the ICU (CAM-ICU) (그림 9-5, 9-6)와 Intensive Care Delirium Screening Checklist (ICDSC)가 추천되고 있다.[4,5] 전세계적으로 CAM-ICU가 섬망 평가에 널리 사용되고 있으나, 여전히 절반 이상의 중환자실에서는 섬망을 주기적으로 평가하지 않는 것으로 보고되고 있다.[34]

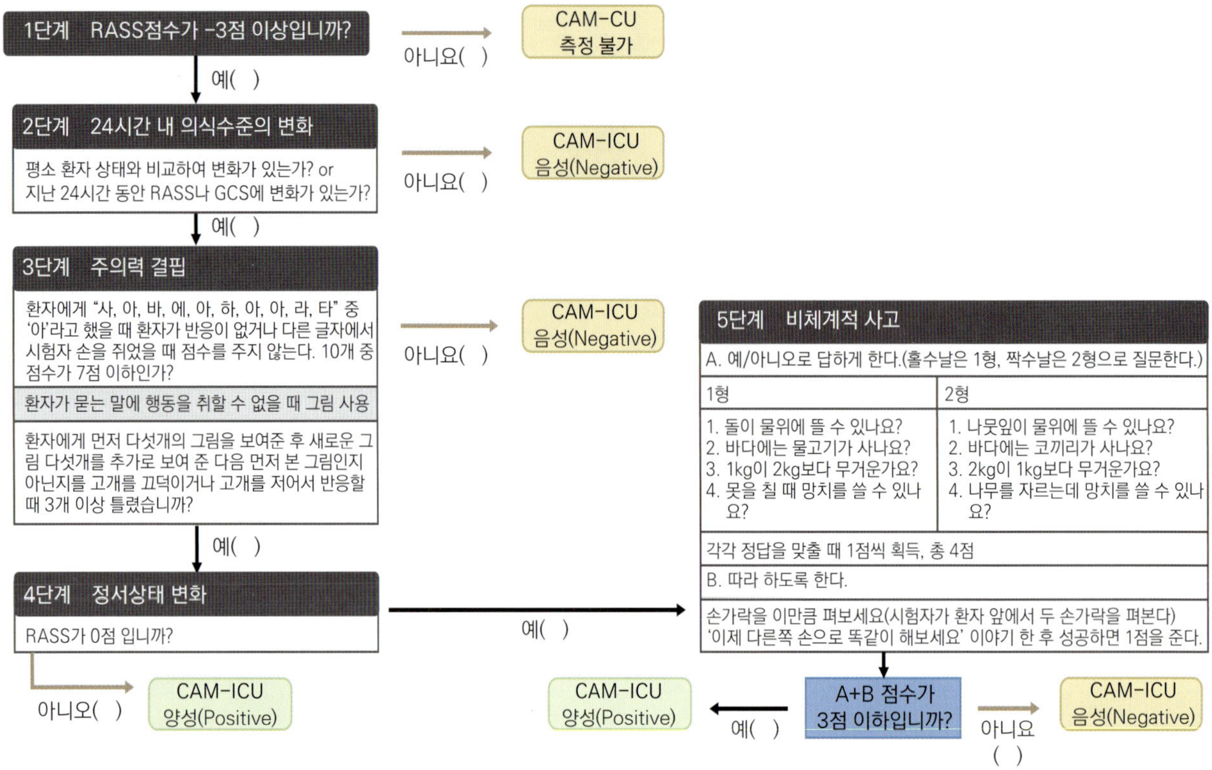

그림 9-5. CAM-ICU

CAM-ICU는 앞에서 언급한 섬망의 정의를 기반으로 다음과 같이 평가한다. 우선 RASS가 −3점 이상인 경우에만 평가를 할 수 있다. RASS가 −4점 이하인 경우에는 환자가 반응을 할 수 없는 상태이므로, '측정불가(unable to assess, UTA)'로 명시하여야 한다. 이후 평가할 항목은 특성 1: 급성의 정신 상태 변화 또는 변동, 특성 2: 주의력 결핍, 특성 3: 의식 수준의 변화, 특성 4: 비체계적 사고 네 가지이며, (특성 1)과 (특성 2)가 모두 만족되고, (특성 3) 또는 (특성 4) 중 하나 이상의 증상이 동반되어야 섬망으로 평가한다(그림 9-6). 하루 낮과 밤으로 최소 2회 이상 CAM-ICU를 통해 섬망을 평가할 것을 권장한다.[5] CAM-ICU의 진단도를 평가한 연구에서는 93~100%의 특이도(specificity)와 98~100%의 민감도(sensitivity)를 보여주었다.[27]

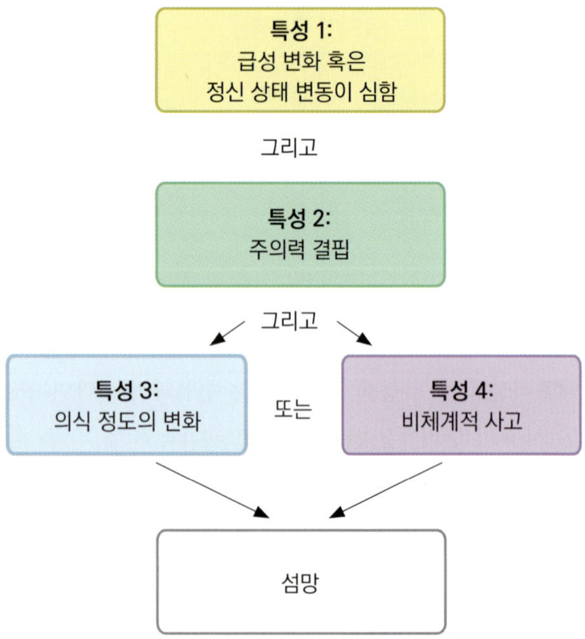

그림 9-6. CAM-ICU의 흐름도

3 섬망의 약물적 치료

섬망 치료를 위해 정형 항정신병약물(할로페리돌)과 비정형 항정신병약물(리스페리돈, 올란자핀, 쿠에티아핀)과 같은 약물이 사용되나, 아직 명확한 치료제가 있지는 않다(표 9-9). 2018년 PADIS가이드라인에서도 섬망 예방을 위해서 할로페리돌이나 비정형 항정신병약물, 덱스메데토미딘과 같은 약제 사용을 권고하지 않으며, 섬망 치료를 위해서도 위의 약물들을 주기적으로 사용하는 것을 권고하지 않는다. 다만, 초조 상태가 심하여 기계환기 이탈(weaning)이나 탈관이 어려운 환자에서는 덱스메데토미딘 사용이 권고된다.[4]

앞에서 언급한 약제들을 일상적으로 사용할 것을 권고하지는 않지만, 불안, 환청 등 섬망 증상이 심해 환자 또는 타인에게 위해가 가할 우려가 있는 경우, 할로페리돌이나 비정형 항정신병약물을 단기간 사용하는 것을 권고하고 있다.[4,5]

할로페리돌과 비정형 항정신병약물은 다형성심실빈맥(Torsades de Pointes, TdP)라는 치명적인 부정맥을 유발할 수 있으므로, 심전도에서 QT간격(QT interval) 연장이 있거나, QT간격을 연장시키는 약물을 복용 중인 환자, 부정맥의 과거력이 있는 환자 등에서는 주의가 필요하며, 가급적 사용하지 않아야 한다. 또한, 약물의 사용 중에는 지속적인 심전도 모니터링이 병행되어야 한다.

4 섬망의 환경적 중재

섬망 예방 및 치료를 위한 약물 사용은 효과가 명확히 입증되지 않았고, 부작용의 위험도 있어 권장되지 않지만, 섬망 발생 위험요인을 교정해주는 환경적, 비약물적 중재 치료는 환자의 섬망 발생을 줄이는데 효과가 입증되어, 여러 가이드라인에서 이를 적극적으로 권고하고 있다.[4,5,35] 섬망과 관련된 교정 가능한 인자를 함께 개선하기 위한 복합적(multicomponent) 접근법이 추천된다. 주요 방법으로는, (1) 현재 위치와 날짜 등을 반복적으로 설명하고, 음악을 들려주고, 가족의 사진을 걸어 놓는 등 친숙한 환경을 제공하는 등 지남력(orientation)을 회복하는 것, (2) 밤에는 중환자실의 불을 끄고, 안대나 귀마개를 적용하여 수면의 질을 높이는 수면 환경의 개선, (3) 환자가 가능한 빨리 움직일 수 있도록 조기에 재활을 적용, (4) 시각이나 청각이 저하된 환자에게는 안경이나 보청기를 착용하게 하는 등 감각 보조를 한다. 이러한 환경적 중재를 통해 섬망 기간 단축, 기계환기 기간 감소, 중환자실 재실 기간 단축, 사망률 감소 등 다양한 긍정적 효과를 나타내는 결과가 여러 연구에서 확인되었다.[4, 36-38] 이를 위해서는 가족과 의료진의 적극적 참여와 헌신이 필수적이다. 특히, 중환자 조기 재활은 환자의 회복에 중요한 역할을 차지한다.

표 9-9. 섬망 약물의 약리학적 작용[5]

약제	반감기	용량
할로페리돌(haloperidol) (IV)	18시간	0.5~10mg IV, 적절히 조절되지 않으면 15~30분 간격으로 반복
리스페리돈(risperidone) (PO)	3시간	0.5~1mg PO every 12hr
올란자핀(olanzapine) (PO)	30시간	5mg/day PO
쿠에티아핀(quetiapine) (PO)	6시간	12.5~50mg PO every 12~24hr (최대용량: 400mg/day)
덱스메데토미딘(dexmedetomidine) (IV)	1.8~3.1시간	0.2~0.7mcg/kg/hr

Ⅳ 요약

중환자에게 적절한 진통과 진정 치료를 제공하고, 섬망을 조기에 평가하고 예방하는 것은 환자 치료의 핵심 요소이다. 이를 위해 정확한 평가 도구를 사용하여 진통, 진정 수준 및 섬망 유무를 주기적으로 평가하는 것이 필요하다.

중환자의 진통을 위해서는 펜타닐이나 레미펜타닐 등 아편유사진통제를 우선적으로 사용하되, 아세트아미노펜, NSAIDs 등의 비아편유사진통제를 병행하는 복합 진통 요법 전략을 사용하는 것이 필요하다. 또한, 진정제를 적용하기 전에 진통제를 우선적으로 사용(analgesia based sedation)하고, 가급적 얕은 진정을 유지하는 것이 필요하다. 이를 위해서는 프로토콜을 통해 일관된 치료를 제공하는 것이 중요하다

그리고, CAM-ICU나 ICDSC와 같은 평가 도구를 사용하여 주기적으로 섬망을 평가하는 것이 필요하다. 약물적 중재의 효과는 제한적이며, 환자의 섬망 발생 위험 요인을 교정해주는 환경적 중재가 보다 효과적이다. 이를 위해서 ABCDEF 묶음치료(ABCDEF bundle)를 적용하고, 조기에 재활을 할 수 있도록 하는 것이 권장된다.

▶ 참고문헌

1. Brower RG. Consequences of bed rest. Crit Care Med. 2009;37(10 Suppl):S422–8.
2. Kress JP, Pohlman AS, O'Connor MF, Hall JB. Daily interruption of sedative infusions in critically ill patients undergoing mechanical ventilation. N Engl J Med. 2000;342(20):1471–7.
3. Barr J, Fraser GL, Puntillo K, Ely EW, Gelinas C, Dasta JF, et al. Clinical practice guidelines for the management of pain, agitation, and delirium in adult patients in the intensive care unit. Crit Care Med. 2013;41(1):263–306.
4. Devlin JW, Skrobik Y, Gelinas C, Needham DM, Slooter AJC, Pandharipande PP, et al. Clinical Practice Guidelines for the Prevention and Management of Pain, Agitation/Sedation, Delirium, Immobility, and Sleep Disruption in Adult Patients in the ICU. Crit Care Med. 2018;46(9):e825–e73.
5. Seo Y, Lee HJ, Ha EJ, Ha TS. 2021 KSCCM clinical practice guidelines for pain, agitation, delirium, immobility, and sleep disturbance in the intensive care unit. Acute Crit Care. 2022;37(1):1–25.
6. Cohen M, Quintner J, van Rysewyk S. Reconsidering the International Association for the Study of Pain definition of pain. Pain Rep. 2018;3(2):e634.
7. Sigakis MJ, Bittner EA. Ten Myths and Misconceptions Regarding Pain Management in the ICU. Crit Care Med. 2015;43(11):2468–78.
8. Rotondi AJ, Chelluri L, Sirio C, Mendelsohn A, Schulz R, Belle S, et al. Patients' recollections of stressful experiences while receiving prolonged mechanical ventilation in an intensive care unit. Crit Care Med. 2002;30(4):746–52.
9. Skrobik Y, Ahern S, Leblanc M, Marquis F, Awissi DK, Kavanagh BP. Protocolized intensive care unit management of analgesia, sedation, and delirium improves analgesia and subsyndromal delirium rates. Anesth Analg. 2010;111(2):451–63.
10. Chanques G, Viel E, Constantin JM, Jung B, de Lattre S, Carr J, et al. The measurement of pain in intensive care unit: comparison of 5 self-report intensity scales. Pain. 2010;151(3):711–21.
11. Payen JF, Bru O, Bosson JL, Lagrasta A, Novel E, Deschaux I, et al. Assessing pain in critically ill sedated patients by using a behavioral pain scale. Crit Care Med. 2001;29(12):2258–63.
12. Gelinas C, Fillion L, Puntillo KA, Viens C, Fortier M. Validation of the critical-care pain observation tool in adult patients. Am J Crit Care. 2006;15(4):420–7.
13. Memis D, Inal MT, Kavalci G, Sezer A, Sut N. Intravenous paracetamol reduced the use of opioids, extubation time, and opioid-related adverse effects after major surgery in intensive care unit. J Crit Care. 2010;25(3):458–62.
14. Brattebo G, Hofoss D, Flaatten H, Muri AK, Gjerde S, Plsek PE. Effect of a scoring system and protocol for sedation on duration of patients' need for ventilator support in a surgical intensive care unit. BMJ. 2002;324(7350):1386–9.
15. Hodgson CL, Stiller K, Needham DM, Tipping CJ, Harrold M, Baldwin CE, et al. Expert consensus and recommendations on safety criteria for active mobilization of mechanically ventilated critically ill adults. Crit Care. 2014;18(6):658.
16. Ely EW, Truman B, Shintani A, Thomason JW, Wheeler AP, Gordon S, et al. Monitoring sedation status over time in ICU patients: reliability and validity of the Richmond Agitation-Sedation Scale (RASS). JAMA. 2003;289(22):2983–91.
17. Riker RR, Fraser GL. Monitoring sedation, agitation, analgesia, neuromuscular blockade, and delirium in adult ICU patients. Semin Respir Crit Care Med. 2001;22(2):189–98.
18. Lonardo NW, Mone MC, Nirula R, Kimball EJ, Ludwig K, Zhou X, et al. Propofol is associated with favorable outcomes compared with benzodiazepines in ventilated intensive care unit patients. Am J Respir Crit Care Med. 2014;189(11):1383–94.
19. Luz M, Brandao Barreto B, de Castro REV, Salluh J, Dal-Pizzol F, Araujo C, et al. Practices in sedation, analgesia, mobilization, delirium, and sleep deprivation in adult intensive care units

(SAMDS-ICU): an international survey before and during the COVID-19 pandemic. Ann Intensive Care. 2022;12(1):9.
20. Roberts RJ, Barletta JF, Fong JJ, Schumaker G, Kuper PJ, Papadopoulos S, et al. Incidence of propofol-related infusion syndrome in critically ill adults: a prospective, multicenter study. Crit Care. 2009;13(5):R169.
21. Iyer VN, Hoel R, Rabinstein AA. Propofol infusion syndrome in patients with refractory status epilepticus: an 11-year clinical experience. Crit Care Med. 2009;37(12):3024-30.
22. Eziefule AA, Elshatanoufy S, Thakur M, Rocha FG. Propofol-Related Infusion Syndrome in the Peripartum Period. AJP Rep. 2016;6(4):e368-e71.
23. Jakob SM, Ruokonen E, Grounds RM, Sarapohja T, Garratt C, Pocock SJ, et al. Dexmedetomidine vs midazolam or propofol for sedation during prolonged mechanical ventilation: two randomized controlled trials. JAMA. 2012;307(11):1151-60.
24. Riker RR, Shehabi Y, Bokesch PM, Ceraso D, Wisemandle W, Koura F, et al. Dexmedetomidine vs midazolam for sedation of critically ill patients: a randomized trial. JAMA. 2009;301(5):489-99.
25. Hughes CG, Mailloux PT, Devlin JW, Swan JT, Sanders RD, Anzueto A, et al. Dexmedetomidine or Propofol for Sedation in Mechanically Ventilated Adults with Sepsis. N Engl J Med. 2021;384(15):1424-36.
26. Peterson JF, Pun BT, Dittus RS, Thomason JW, Jackson JC, Shintani AK, et al. Delirium and its motoric subtypes: a study of 614 critically ill patients. J Am Geriatr Soc. 2006;54(3):479-84.
27. Ely EW, Inouye SK, Bernard GR, Gordon S, Francis J, May L, et al. Delirium in mechanically ventilated patients: validity and reliability of the confusion assessment method for the intensive care unit (CAM-ICU). JAMA. 2001;286(21):2703-10.
28. McNicoll L, Pisani MA, Zhang Y, Ely EW, Siegel MD, Inouye SK. Delirium in the intensive care unit: occurrence and clinical course in older patients. J Am Geriatr Soc. 2003;51(5):591-8.
29. Ely EW, Shintani A, Truman B, Speroff T, Gordon SM, Harrell FE, Jr., et al. Delirium as a predictor of mortality in mechanically ventilated patients in the intensive care unit. JAMA. 2004;291(14):1753-62.
30. Pisani MA, Kong SY, Kasl SV, Murphy TE, Araujo KL, Van Ness PH. Days of delirium are associated with 1-year mortality in an older intensive care unit population. Am J Respir Crit Care Med. 2009;180(11):1092-7.
31. Girard TD, Jackson JC, Pandharipande PP, Pun BT, Thompson JL, Shintani AK, et al. Delirium as a predictor of long-term cognitive impairment in survivors of critical illness. Crit Care Med. 2010;38(7):1513-20.
32. Ouimet S, Kavanagh BP, Gottfried SB, Skrobik Y. Incidence, risk factors and consequences of ICU delirium. Intensive Care Med. 2007;33(1):66-73.
33. Park SY, Lee HB. Prevention and management of delirium in critically ill adult patients in the intensive care unit: a review based on the 2018 PADIS guidelines. Acute Crit Care. 2019;34(2):117-25.
34. Morandi A, Piva S, Ely EW, Myatra SN, Salluh JIF, Amare D, et al. Worldwide Survey of the "Assessing Pain, Both Spontaneous Awakening and Breathing Trials, Choice of Drugs, Delirium Monitoring/Management, Early Exercise/Mobility, and Family Empowerment" (ABCDEF) Bundle. Crit Care Med. 2017;45(11):e1111-e22.
35. Moraes FDS, Marengo LL, Moura MDG, Bergamaschi CC, de Sa Del Fiol F, Lopes LC, et al. ABCDE and ABCDEF care bundles: A systematic review of the implementation process in intensive care units. Medicine (Baltimore). 2022;101(25):e29499.
36. Foster J, Kelly M. A pilot study to test the feasibility of a nonpharmacologic intervention for the prevention of delirium in the medical intensive care unit. Clin Nurse Spec. 2013;27(5):231-8.
37. Moon KJ, Lee SM. The effects of a tailored intensive care unit delirium prevention protocol: A randomized controlled trial. Int J Nurs Stud. 2015;52(9):1423-32.
38. Lee HJ, Jung YJ, Choi NJ, Hong SK. The effects of environmental interventions for delirium in critically ill surgical patients. Acute Crit Care. 2023;38(4):479-87.

CHAPTER 10

중환자 모니터링

Monitoring for Critically Ill Patients

김은영 의사

과거에는 기계환기를 받고 있는 중증 환자들이 중환자실 입원 초기에는 깊은 진정과 침상 안정 상태로 관리되는 경우가 많았다. 장기간 침상 안정이 신체 기능 저하를 초래한다는 사실은 오랫동안 알려져 있었지만, 중환자실 환자의 조기 가동 및 재활치료의 효과를 평가한 연구는 최근 10~15년 사이에 본격적으로 발표되기 시작하였다. 이후 조기 가동(early mobilization) 및 재활치료의 효과를 분석한 무작위대조시험(randomized controlled trial)들이 점차 발표되면서[1-7], 체계적 문헌고찰과 함께 성인 중환자실 환자에게 조기 가동과 재활치료가 실현 가능하고, 안전하며, 기능 회복을 촉진하고, 중환자실 및 병원 입원 기간을 단축하는 등과 같은 이점을 제공할 수 있다는 근거가 제시되었다.

이에 따라 과거에는 깊은 진정과 침상 안정이 중심이었던 치료 방식이, 최근에는 보다 가벼운 진정을 유지하며 조기 가동을 시행하는 방향으로 변화하고 있다. 또한, 중환자실 환자의 조기 가동 및 재활치료와 관련된 이상 반응의 발생률은 4% 이하로 매우 낮게 보고되고 있으며[8-15], 대부분은 일시적이고 경미한 수준에 그쳐 이러한 치료의 안전성을 뒷받침한다.

중환자실 환경에서 조기 가동 및 재활치료를 안전하게 시행하고 이상 반응의 위험을 최소화하기 위해서는, 치료 시작 전 환자에 대한 면밀한 평가와 치료 중 지속적인 모니터링이 필수적이다. 이를 용이하게 하기 위해, 조기 가동과 재활치료를 시작하는 것이 합리적이고 안전한지, 또 치료 중 안전성이 적절히 유지되고 있는지를 객관적으로 판단할 수 있는 기준이 마련되어야 한다.

이 장에서는 중증 성인 환자의 중환자실 내 조기 가동 및 재활치료를 안전하게 수행하기 위해 필요한 혈역학 모니터링(hemodynamic monitoring) 요소와 이상 징후를 살펴보고, 이를 바탕으로 안전성 판단을 위한 기준을 정리하고자 한다. 아울러, 이러한 모니터링을 수행하는데 사용되는 혈역학 모니터링 장치들을 소개하고, 각 장치의 임상적 중요성, 장점 및 한계를 함께 고찰하고자 한다

I 중환자의 조기 가동 및 재활치료 시행 전 모니터링

2014년 성인 중환자실에서 기계환기 치료를 받는 환자에게 조기 가동을 시행하기 전 고려해야 할 안전 기준을 마련하기 위해, 중환자의학 전문의 및 물리치료사 등의 재활치료 전문가들이 참여한 다학제 회의가 개최되었다. 이들은 논의와 체계적 고찰을 통해 중환자실 환자의 조기 가동 및 재활치료를 위한 안전 기준을 프

표 10-1. 색상 분류 기준 정의

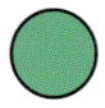	이상 반응 발생 위험이 낮음 각 중환자실의 프로토콜과 절차에 따라 평소대로 진행함
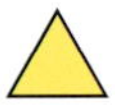	이상 반응의 잠재적 위험과 그로 인한 결과는 녹색 단계보다 높지만, 조기 가동으로 인한 잠재적 이득이 이를 상회할 수 있음 가동을 시행하기 전 주의사항인 금기사항을 명확히 해야 하며, 가동을 시행할 경우 점진적으로 신중하게 진행하는 것이 바람직함
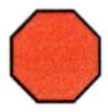	이상 반응 발생에 따른 중대한 잠재적 위험 또는 결과가 존재함 담당 중환자의학 전문의가 책임 물리치료사 및 책임 간호사와 협의하여 특별히 허가하지 않는 한, 능동적 가동은 시행하지 않아야 함

로토콜 형태로 정리하고, 이에 근거한 권고안을 제시하였다. 해당 권고안은 2014년 국제 학술지 Critical Care 및 제7회 중환자 재활 국제회의에서 발표되었다.[16]

이 권고안은 성인 중환자실 환자가 능동적 가동(active mobilization)을 동반한 재활 치료를 받는 경우에 대해서 개발되었으며, 수동적 가동(passive mobilization)에 대한 기준은 포함하지 않는다. 여기서 능동적 가동은 환자가 자신의 근력과 신체 조절 능력을 활용하여 능동적으로 참여하는 모든 활동을 의미한다. 환자는 의료진이나 보조 장비의 도움을 받을 수는 있으나, 반드시 본인의 의지로 운동에 참여해야 한다는 점이 중요하다.

능동적 가동은 다음 두 가지 형태로 구분된다.

- 침상 외 가동(out-of-bed mobilization): 침대 가장자리에 걸터앉기(dangling), 서기, 걷기, 제자리 걷기, 침대 밖에서 앉기 등
- 침상 내 가동(in-bed mobilization): 침대에서 앉거나 누운 상태에서 시행하는 활동으로, 몸을 구르기(rolling), 교각 운동(bridge exercise), 상지 근력 운동 등

이 권고안에서는 환자의 상태를 색상에 따라 분류하여 조기 가동 및 재활치료의 적절성과 안정성을 판단하도록 하였다. 적색은 이상 반응 발생 위험이 높거나 그로 인한 결과가 중대한 경우로, 가동 및 치료 시 각별한 주의가 필요함을 의미한다. 노란색은 가동이 가능할 수 있으나, 추가적인 고려 및 다학제적 팀 내 논의가 필요함을 나타낸다. 녹색은 조기 가동 및 재활치료를 안전하게 시행할 수 있는 상태임을 의미한다(표 10-1).

여러 항목 중 단 하나라도 적색으로 분류된다면, 나머지 모든 항목이 녹색이라 하더라도 조기 가동 및 재활치료 중 높은 위험 가능성이 있는 신호로 간주되어야 한다. 따라서 환자의 치료 가능 여부를 평가할 때는 단지 치료가 계획된 시점의 상태만이 아니라, 이전 몇 시간 동안의 상태 변화와 경과 방향까지 고려해야 한다. 또한 치료 수준은 환자의 근력과 지구력만이 아니라, 제시된 안전 기준의 종합적으로 평가를 통해 결정되어야 한다.

이 지침에서는 안전 기준을 다음 네 가지 범주로 구분하였다.

- 호흡기계: 기도 삽관 상태, 환기 매개변수, 호흡 보조 치료 필요성
- 심혈관계: 부정맥, 혈압, 삽입된 의료 장치의 유무
- 신경계: 의식 수준, 섬망의 유무, 두개내압
- 기타 고려사항: 삽입된 카테터 및 기타 모니터링 장치 연결선의 유무, 외과적 또는 내과적 상태

각 범주에 해당하는 세부 모니터링 항목은 다음과 같다.

1 호흡기계 고려 사항

중환자실 내에서 조기 가동 및 재활치료를 시행하기에 앞서, 중환자실의 개별 프로토콜에 따라 적절한 의

표 10-2. 호흡기계 안전 고려 사항

RESPIRATORY CONSIDERATIONS	IN-BED EXERCISES	OUT-OF-BED EXERCISES
Intubation		
Endotracheal tube	●	●
Tracheostomy tube	●	●
Respiratory parameters		
Fraction of inspired oxygen		
≤ 0.6	●	●
> 0.6	▲	▲
Percutaneous oxygen saturation		
≥ 90%	●	●
< 90%	▲	⯃
Respiratory rate		
≤ 30 bpm	●	●
> 30 bpm	▲	▲
Ventilation		
Mode HFOV	▲	⯃
PEEP		
≤ 10 cmH_2O	●	●
> 10 cmH_2O	▲	▲
Ventilator dysynchrony	▲	▲
Rescue therapies		
Nitric oxide	▲	▲
Prostacyclin	▲	▲
Prone positioning	⯃	⯃

HFOV; high-frequency oscillatory ventilation, PEEP; positive end-expiratory pressure

료 전문가는 입기관관(orotracheal tube), 코기관관(nasotracheal tube), 기관절개관 등 모든 인공 기도가 정확한 위치에 있으며 안정적으로 고정되어 있는지를 반드시 확인해야 한다. 또한, 환자가 필요로 하는 보조 산소가 충분한 여유 용량을 두고 제공되어야 하며, 예상치 못한 지연이나 산소 요구량의 증가 가능성을 고려하여, 계획된 가동 및 치료 시간보다 충분히 긴 시간 동안 안정적으로 산소가 공급될 수 있도록 준비해야 한다.

기관 내 삽관 상태는 단독으로 조기 가동의 절대 금기는 아니며, 다른 금기 사항이 없는 경우 흡입산소분율(fraction of inspired oxygen, FiO_2)이 0.6 미만일 때에는 침상 내 및 침상 외 이동이 비교적 안전한 것으로 간주된다. 기타 호흡기계 관련 안전 권고 사항은 표 10-2에 요약되어 있다.

특히, 환자가 낮은 경피적 산소포화도, 높은 흡입산소분율, 높은 호기말양압(positive end-expiratory pressure, PEEP)등 여러 호흡기계 매개변수에서 안전 한계에 근접한 경우에는 치료를 시행하기 전에 반드시 경험이 풍부한 의료진과 협의할 것이 권장된다.

2 심혈관계 고려 사항

치료 전 평가해야 할 심혈관계 고려 사항은 표 10-3에 요약되어 있다.

중환자실 내 조기 가동 및 재활치료의 안정성을 평가하기 위한 혈관작용제(vasoactive drug)의 용량에 대해서는 아직 전문가 간 명확한 합의가 이루지지 않았으나, 다음과 같은 주요 원칙에 대해서는 공통된 견해가 도출되었다.

- 혈관작용제의 투여 자체는 조기 가동 및 재활치료의 절대적 금기는 아니다.
- 치료 가능 여부는 혈관작용제의 절대 용량, 용량 변화의 방향(예: 증량 중인 경우 주의 또는 금기), 그리고 환자가 임상적으로 적절한 관류 상태를 유지하고 있는지 여부에 따라 결정되어야 한다.

이외에도, 일반적으로 아래와 같은 혈관작용제 및 기타 약제를 지속 정맥 주사하고 있는 경우에는 조기 가동 및 재활치료에서 제외할 것을 고려해야 한다.

- 도파민(dopamine)/도부타민(dobutamine) >15μg/kg/min
- 노르에피네프린(norepinephrine) > 0.15μg/kg/min
- 바소프레신(vasopressin) > 0.02unit/min
- 나이트로글리세린(nitroglycerin), 나이트로프러사이드(nitroprusside), 니카르디핀(nicardipine), 딜티아젬(diltiazem), 에스몰롤(esmolol), 라베타롤(labetalol) 지속 정맥 주사 시

혈관작용제의 임계용량(threshold dose), 용량 변화 속도, 관류 저하 및 쇼크(shock)의 구체적인 기준에 대해서는 아직 국제적 또는 학문적 최종 합의가 없는 상황이다. 따라서, 각 중환자실의 임상의들은 개별 환자의 상태에 따라 안전한 약제 용량과 조합을 다학제 팀 내에서 논의하여 결정해야 할 것이다.

표 10-3. 심혈관계 안전 고려 사항

CARDIOVASCULAR CONSIDERATIONS	IN-BED EXERCISES	OUT-OF-BED EXERCISES
Blood pressure		
Intravenous antihypertensive therapy for hypertensive emergency	⬣	⬣
MAP:		
Below target range and causing symptom	▲	⬣
Below target range despite support (vasoactive and/or mechanical)	▲	⬣
Greater than lower limit of target range while receiving no support or low level support	●	●
Greater than lower limit of target range while receiving moderate level support	▲	▲
Greater than lower limit of target range on high level support	▲	⬣
Known or suspected severe pulmonary hypertension	▲	▲

(계속)

CARDIOVASCULAR CONSIDERATIONS	IN-BED EXERCISES	OUT-OF-BED EXERCISES
Cardiac arrhythmias		
Bradycardia:		
Requiring pharmacological treatment (eg. isoprenaline) or awaiting emergency pacemaker insertion	⯃	⯃
Not requiring pharmacological treatment and not awaiting emergency pacemaker insertion	△	△
Transvenous or epicardial pacemake		
Dependent rhythm	△	⯃
Stable underlying rhythm	●	●
Any stable tachyarrhythmia:		
Ventricular rate >150 bpm	△	⯃
Ventricular rate 120 to 150 bpm	△	△
Any tachyarrhythmia with ventricular rate < 120 bpm	●	●
Devices		
Femoral IABP	●	⯃
ECMO:		
Femoral or subclavian (not single bicaval dual lumen cannulae)	●	⯃
Single bicaval dual lumen cannulae inserted into a central vein	●	△
Ventricular assist device	●	●
Pulmonary artery catheter or other continuous cardiac output monitoring device	●	△
Other cardiovascular considerations		
Shock of any cause with lactate > 4mmol/L	△	△
Known or suspected acute DVT/PE	△	△
Known or suspected severe aortic stenosis	●	△
Cardiac ischemia (defined as ongoing chest pain and/or dynamic EKG changes)	△	⯃

MAP; mean arterial pressure, IABP; intra-aortic balloon pump, ECMO; extracorporeal membrane oxygenation, DVT; deep vein thrombosis, PE; pulmonary embolism, EKG; electrocardiogram

3 신경계 및 기타 고려 사항

신경계와 관련된 고려 사항은 표 10-4, 그 외의 기타 고려 사항은 표 10-5에 요약되어 있다.

지금까지 제시된 기준들은 기존에 보고되었던 중환자실 환자의 조기 가동 및 재활치료의 시작을 위한 안전 기준들과 비교할 때, 보다 적극적이고 다양한 임상 상황을 포괄하는 접근 방식을 제공하며, 가능한 한 많은 중환자에게 중환자실 내 조기 가동 및 재활 치료의 기회를 확대하는 데 목적이 있다.

다만, 이러한 권고안을 실제 임상에 적용할 때에는 각 기관의 인력 수준과 전문성을 고려해야 하며, 특히

표 10-4. 신경계 안전 고려 사항

NEUROLOGICAL CONSIDERATIONS	IN-BED EXERCISES	OUT-OF-BED EXERCISES
Level of consciousness		
Patient drowsy, calm or restless (e.g., RASS −1 to +1)	●	●
Patient lightly sedated or agitated (e.g., RASS −2 or +2)	▲	▲
Patient unrousable or deeply sedated (e.g., RASS <−2)	▲	⬣
Patient very agitated or combative (e.g., RASS >+2)	⬣	⬣
Delirium		
Delirium tool (e.g., CAM-ICU)-ve	●	●
Delirium tool +ve and able to follow simple commands	●	▲
Delirium tool +ve and not able to follow commands	▲	▲
Intracranial pressure		
Active management of intracranial hypertension, with ICP not in desired range	⬣	⬣
Intracranial pressure monitoring without active management of intracranial hypertension	●	▲
Other neurological considerations		
Craniectomy	●	▲
Open lumbar drain (not clamped)	●	⬣
Subgaleal drain	●	▲
Spinal precautions (pre-clearance or fixation)	⬣	⬣
Acute spinal cord injury	●	▲
Subarachnoid haemorrhage with unclipped aneurysm	●	▲
Vasospasm post-aneurysmal clipping	●	▲
Uncontrolled seizures	⬣	⬣

RAAS; Richmond agitation assessment scale, CAM-ICU; confusion assessment method for the Intensive care unit, ICP; intra cranial pressure

혈관작용제의 용량에 관련된 목은 아직 명확한 국제적 합의가 이루어지지 않았기 때문에, 향후 연구를 통해 보다 정량적이고 명확한 안전 기준이 마련될 필요가 있다.

또한, 본 기준들은 주로 가동 및 재활 치료 시행 전 환자 상태를 평가를 위한 선별 도구로서의 기능에 중점을 두고 개발된 것으로, 치료 중에 수행해야 할 모니터링의 기준은 아직 충분히 정립되어 있지 않다. 이에 대해서도 향후 추가적인 임상 연구와 논의가 필요하다.

표 10-5. 내과적, 외과적 및 기타 안전 고려 사항

OTHER CONSIDERATIONS	IN-BED EXERCISES	OUT-OF-BED EXERCISES
Surgical		
Unstable/unstabilized major fracture Pelvic Spinal Lower limb long bone	▲	⯃
Large open surgical wound Chest/stemum Abdomen	●	⯃
Medical		
Known uncontrolled active bleeding	⯃	⯃
Suspicion of active bleeding or increased bleeding risk	●	▲
Patient is febrile with a temperature exceeding acceptable maximum despite active physical or pharmacological cooling management	▲	▲
Active hypothermia management	▲	▲
Other considerations		
ICU-acquired weakness	●	●
Continuous renal replacement therapy (including femoral dialysis catheters)	●	●
Venous and arterial femoral catheters	●	●
Femoral sheaths	▲	⯃
All other drains and attachments, e.g. Nasogastric tube Central venous catheter Pleural drain Wound drain Intercostal catheter Urinary catheter	●	●

ICU; Intensive care unit

II 중환자 재활치료 시행 중 모니터링

1 중환자 재활치료 중단의 임상 판단 기준과 모니터링

중환자의 재활치료를 시작 전에는 치료 가능 여부 및 안전성 확보 여부를 평가하기 위한 기준에 대해 2000년대 이후 많은 시도가 이루어졌으나 치료 시행 중 환자의 상태를 모니터링하고 중단 여부를 판단하기 위한 기준에 관한 연구는 상대적으로 부족한 실정이다.

현재까지 보고된 바에 따르면, 중환자 재활치료 도중 가장 흔한 치료 중단 사유는 빈맥과 빈호흡이며, 일반적으로는 재활치료 전 심박수 대비 20%를 초과하는 심박수 상승 또는 분당 호흡수가 45회를 초과하는 경우 치료 중단을 고려해야 한다.[17]

표 10-6은 중환자 재활치료 시행 중 치료 중단을 고려해야 하는 기준을 요약한 것이다.

다만 이러한 수치를 일률적으로 적용하여 치료를 즉시 중단할 경우, 실제로 치료가 가능한 환자들까지 불필요하게 제한할 수 있다. 따라서 해당 기준에 도달했다고 해서 곧바로 치료를 종료하기보다는, 일시적인 휴식을 취하게 한 뒤 환자 상태의 회복 여부와 안정성을 재평가하여 치료 지속 여부를 결정하는 것이 바람직하다.

필요한 경우, 기존 치료 계획을 더 세분화하고 점진적인 단계로 조정하여 진행하는 방안을 고려할 수 있다. 반면, 충분한 휴식 후에도 이상 소견이 지속되거나 호전되지 않을 경우에는 재활치료의 중단을 권장한다.

2 중환자 재활치료의 효과 및 결과 평가

재활치료를 시행할 때에는 치료의 적절한 수행 여부와 효과에 대한 평가가 병행되어야 한다. 중환자실 환자를 대상으로 하는 다양한 평가 체계 및 검사법 중 가장 널리 사용되는 것으로는 근력 측정 점수 체계인 Medical Research Council scale (MRC scale), 기능 평가를 위한 Activity Measure for Post-Acute Care (AM-PAC) 검사법, 그리고 Functional Status Score for the Intensive Care Unit (FSS-ICU) 검사법 등이 있다. 이중 FSS-ICU 검사법은 2021년 한국어판[20]이 발표되어 비교적 접근이 용이하며, 평가 시 별도의 도구가 필요하지 않아 중환자 재활치료를 시작하는 국내 병원에서 활용하기에 적합하다.

각 평가 체계 및 검사법의 구체적인 내용은 'Chapter 16. 기능적 평가'를 참조하기 바란다.

표 10-6. 중환자 재활 치료 중단 고려의 기준

계통	증상
심혈관계	새롭게 발생한 부정맥
	평균동맥압(mean arterial blood pressure, MAP) < 55mmHg
	심박수 변화 > 20%
호흡기계	분당 호흡수 < 8회 또는 > 45회
	산소포화도 < 90%
신경계	RASS ≥ +4점
	참을 수 없는 호흡곤란
	환자의 의사에 따른 거부

III 중환자실의 주요 혈역학 모니터링 장치

1 심혈관계 모니터링[21,22]

지난 수십 년 동안 중환자실 및 수술실에서 사용되는 심혈관계 모니터링 기술은 점차 침습적인 방식에서 덜 침습적인 방식으로 발전해 왔다. 1990년대에는 폐동맥 카테터(pulmonary artery catheter)가 전성기를 맞이하였으며, 당시에는 침상에서 혈역학 상태를 평가하고 모니터링 할 수 있는 유일한 수단이었다. 그러나 1995년 이후 폐동맥 카테터의 사용은 점차 감소하는 추세를 보였고, 다양한 새로운 모니터링 장치들이 개발 및 도입되기 시작하였다.

이들 최신치는 심박출량(cardiac output, CO)과 수액반응성(fluid responsiveness) 등의 변수를 실시간으로 지속적으로 제공할 수 있으며, 기능 혈역학 모니터링 장치(functional hemodynamic monitoring device)로 분류된다.

1) 혈압

혈압은 조직 관류를 유지하는 데 필수적인 생리학적 요소이며, 좌심실의 후부하(afterload)를 결정하는 중요한 혈역학 인자이다. 동맥혈압(arterial blood pressure)의 측정은 신뢰성과 정확성이 확보되어야 하며, 임상적으로 적절한 시점에 이루어져야 중환자 관리에 효과적으로 활용될 수 있다. 동맥혈압은 침습적 또는 비침습적 방법으로 측정할 수 있지만, 측정 과정에서 기술적 오류나 생리학적 변동으로 인해 부정확성이 발생할 수 있다.

(1) 간접측정법

혈압의 간접측정법은 팔을 감쌀 수 있는 탄성 있는 커프(cuff), 이를 팽창시키는 고무 공(inflation bulb), 그리고 커프의 압력을 측정하는 수은 압력계로 구성된 혈압측정장치(sphygmomanometer)를 이용하는 방식이다.

혈압 측정 시, 커프의 기계적 변형으로 인해 동맥 내에서 발생하는 와류가 코로트코프음(Korotkoff sound)을 생성하며, 이를 청진하여 수축기압 및 이완기압을 확인할 수 있다. 첫 번째 코로트코프음이 들리는 순간이 수축기압을 의미하고, 소리가 사라지거나 희미해지는 시점이 이완기압에 해당한다. 그러나 이러한 음을 구분하는 과정은 검사자의 주관에 의존하며, 음의 전달 상태나 청각적 요인에 따라 측정 오차가 발생할 가능성이 크다. 또한, 혈압 측정 시 커프의 감압 속도 역시 측정값에 영향을 미치며, 공기를 지나치게 빠르게 제거하면 혈압이 실제보다 낮게 측정될 수 있다. 특히 촉진과 청진을 통한 기법은 박동성 혈류가 유지될 때 신뢰할 수 있는 결과를 제공하므로, 말초 혈류가 저하된 상태에서는 정확성이 떨어질 수 있다.

평균동맥압은 다음의 추정 공식으로 간접적으로 계산할 수 있다.

$$\text{평균동맥압} = \text{이완기압} + \frac{1}{3}(\text{수축기압} - \text{이완기압})$$

미국심장학회의 권고안에 따르면, 간접측정법을 위해 커프의 공기주머니가 상완 둘레의 약 40%, 길이의 60% 이상을 감싸야 한다고 권고한다. 일반적으로 성인에게 적절한 커프 크기는 16×30cm이며, 체구가 작은 성인의 경우 12×24cm 크기가 적합하다. 커프의 크기가 너무 작으면 혈압이 과도하게 높게, 너무 크면 혈압이 낮게 측정될 수 있으므로 정확한 커프 선택이 중요하다.

활력징후가 불안정적인 환자에서 혈압을 자주 측정해야 하거나, 환자 이송 중으로 직접 혈압측정이 어려운 경우, 혹은 심한 화상으로 인해 접촉에 따른 감염 위험이 있는 상황에서는 진동측정법(oscillometry) 또는 도플러(Doppler) 초음파 기술을 이용한 간헐적 자동 혈압 측정 방법을 사용할 수 있다. 도플러 혈압 측정법은 초음파 송수신기를 이용하여 커프 내 공기를 점진적으로 방출하는 동안 혈류의 회복을 감지하는 방식이다. 이 과정에서 도플러 이동 현상을 탐지하여 혈압을 측정하게 된다. 일부 장비는 적혈구의 흐름 속도를 모니터링하거나, 커프에 의해 일시적으로 차단된 동맥의 원위부 혈관벽 움직임을 감지하는 기능을 갖추고 있다. 이러한 장비는 촉진이나 청진을 기반으로 한 방법보다 민감도가 높아, 말초 맥박이 약한 환자에서도 효과적으로 활용될 수 있다.

이러한 진동측정법은 점차 촉진이나 청진을 이용한 전통적인 혈압 측정 방식을 대체하고 있으며, 커프 내 공기를 점진적으로 제거하면서 발생하는 진동의 강도를 감지하여 평균 혈압을 산출하는 원리에 기반을 둔다(그림 10-1). 자동진동측정법은 평균 혈압과 이완기압을 도출하는 데 있어 동맥 내 직접측정법과 높은 일치도를 보이는 것으로 보고되나, 수축기압 경우 실제보다 낮게 측정되는 경향이 있다. 실제로 직접 요골동맥 측정법과 비교했을 때 평균 오차 범위는 6.9~8.9mmHg로 보고되었다.

자동진동측정법은 호흡 주기나 환자의 움직임으로 인한 오차를 최소화하기 위해 커프의 감압 속도를 자동으로 조절하며, 심장 주기를 분석하여 보다 정확한 측정값을 제공하도록 설계되어 있다. 하지만 커프의 흔들림, 불규칙한 맥박, 떨림(tremor), 전율(shivering) 등은 감압을 지연시키거나 감압 주기를 늘려 측정 정확도를 저하시킬 수 있다.

또한 장시간 반복적인 혈압 측정이 필요할 경우, 커프를 주기적으로 다른 부위로 옮겨 사용하는 것이 권장된다. 커프가 적절히 감압 되지 않으면 정맥혈압 상승, 혈전 형성, 구획증후군, 척골신경병증 등이 발생할 수 있다고 보고된 바 있다. 이를 방지하기 위해 커프는 척골 고랑의 근위부에 위치시켜 척골신경의 압박을 최소화하는 것이 바람직하다. 또한, 혈압 측정부위와 동일한 사지에 정맥 내 약물 투여 경로가 있을 경우, 자동혈압 측정 장치의 작동이 약물 투약 시간 간격에 영향을 줄 수 있으므로 주의가 필요하다. 마지막으로, 혈압 커프의 위치가 우심방 높이보다 높거나 낮을 경우, 정수압 차이에 따라 측정값에 오차가 발생할 수 있다. 이를 보정하기 위해서는 심장 수평면에서 커프가 벗어난 거리 1cm당 0.7mmHg를 더하거나 빼서 혈압을 교정해야 한다.

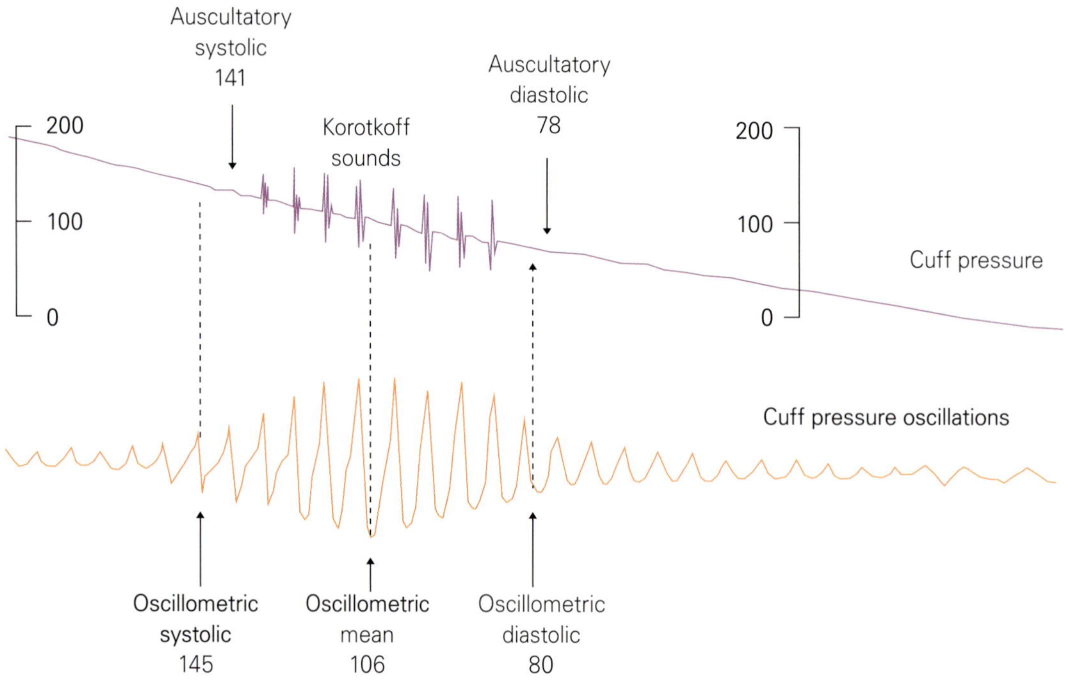

그림 10-1. 비침습적 혈압측정에서 청진법은 수축기압 및 이완기압을 각각 코로트코프음의 시작점과 소실점에 따라 결정한다. 반면, 진동측정법에서는 평균혈압이 주요 측정 변수로, 이는 커프 압력에 따른 진동이 최대에 도달하는 지점에서 결정된다.

(2) 직접측정법

직접측정법은 말초 동맥에 카테터를 삽입하여 직접 혈압을 측정하는 방식으로, 혈역학적으로 불안정한 환자 관리에 효과적이다. 이 방법은 체내 순환 혈류가 저하된 상태에서도 간접측정법보다 더 정확한 혈압 값을 제공하며, 반복적인 채혈이 필요할 때에도 유용하다. 또한, 비만 환자나 사지에 심한 화상을 입은 환자처럼 간접측정법의 이용이 어려운 상황에서도 지속적인 혈압 모니터링이 가능하다. 특히, 동맥 혈류 파형의 형태학적 변화나 이상 소견을 실시간으로 감지함으로써, 환자의 병리적 상태를 진단하는 데 도움이 된다(그림 10-2).

요골동맥(radial artery)은 시술이 비교적 용이하고 합병증 발생률이 낮으며, 곁순환(collateral circulation)이 잘 발달되어 있어 직접측정법을 위한 동맥으로 가장 널리 사용된다. 시술 전 곁순환의 적절성을 평가하기 위해 변경 앨런 검사(modified Allen's test)를 시행할 수 있다. 이 검사는 시술자가 환자의 요골동맥과 척골동맥(ulnar artery)을 동시에 압박한 상태에서, 환자에게 주

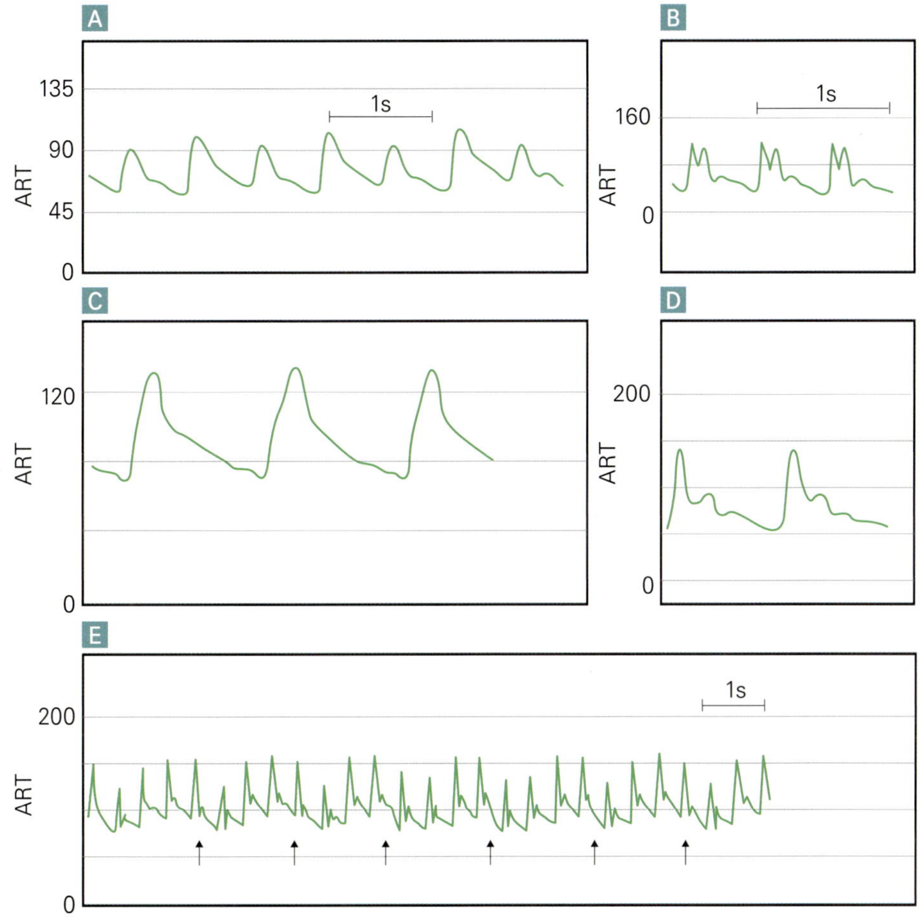

그림 10-2. 병적인 동맥혈압파형

(A) 교대맥박(pulsus alternans): 교대로 높은 수축기 정점과 낮은 수축기 정점이 반복적으로 나타나는 현상으로, 심한 심실 기능 저하와 관련된다.

(B) 이단맥(pulsus bisferiens): 두 개의 수축기 정점, 낮은 이완기압, 넓은 맥압이 특징이며, 주로 중증 대동맥 역류에서 관찰된다.

(C) 소지맥(pulsus parvus et tardus): 완만하게 상승하는 수축기압과 지연된 수축기 정점이 특징으로, 대동맥판협착증의 전형적인 소견이다.

(D) 돌기와 돔형 파형(spike and dome): 비대성 폐쇄성 심근병증에서 관찰되는 파형으로, 초기에는 정상적인 수축기압 상승을 보이나, 지연되고 넓은 중복맥박파임(dicrotic notch)과 연장된 수축기가 동반된다.

(E) 모순맥박(pulsus paradoxus): 호흡에 따른 수축기압의 변동이 비정상적으로 과장되어 나타나는 것으로, 흡기 시 혈압이 감소하고 호기 시 증가하는 양상을 보인다. 이는 심장눌림증(cardiac tamponade)의 특징적 소견이며, 파형 내 화살표는 자발호흡 중 흡기 시작을 가리킨다.

먹을 쥐게 하여 손바닥이 창백해질 때까지 혈류를 차단한 뒤, 손목을 과도하게 젖히지 않도록 주의하면서 손을 펴게 한다. 이후 척골동맥의 압박을 해제하고 손바닥의 혈색 회복 시간을 측정한다. 혈색 회복이 10초를 초과하면, 음성으로 간주되며, 이는 척골동맥을 통한 곁순환이 미흡함을 시사한다. 보다 정확한 평가는 맥박산소측정기(pulse oximeter)나 혈량측정법(plethysmography)을 통해 가능하지만, 변경 앨런 검사의 예방적 효과는 명확히 입증된 바 없다.

직접측정법은 심장 박동으로 생성되는 혈류의 기계적 에너지가 식염수를 채워진 관을 따라 이동하면서 압력변환기에 도달하고, 이때 규소결정체가 변형되어 전기적 신호로 변환된다. 이 신호는 증폭되어 실시간 동맥압 파형으로 표시된다. 이러한 시스템의 성능은 두 가지 물리적 특징, 즉 공명 주파수(resonant frequency)와 감쇠 계수(damping coefficient)에 의해 좌우된다. 공명주파수는 외부 자극이 가해졌을 때 시스템이 자연스럽게 진동하는 고유 주파수이며, 이를 충분히 높이기 위해서는 짧고 단단한 압력 관을 사용하고, 연결 부위의 수를 최소화하며, 관 내 공기 방울이나 혈전이 없도록 유지해야 한다. 파형의 왜곡이 의심될 경우에는 급속관류 검사(fast-flush test)를 통해 시스템의 역동적 반응을 평가할 수 있다.

정확한 혈압 측정을 위해서는 압력 감시 기준선을 정확하게 0으로 보정하는 것이 필수적이다. 최근 연구에 따르면, 환자의 흉곽 높이를 삼등분하였을 때 전흉부 표면에서 흉곽 높이의 1/3 지점이 우심방, 1/2 지점이 좌심방의 위치와 가장 잘 일치하는 것으로 보고되었다. 따라서 측정 기준 위치를 환자 개개인에 맞춰 일관성 있게 유지해야 하며, 이를 통해 보다 정밀한 압력 모니터링이 가능하다.

직접측정법은 침습적 기법이므로 카테터 삽입 부위 감염, 공기색전증, 혈전 생성, 말초부위의 허혈 또는 괴사 등의 합병증 발생 가능성에 대한 주의가 필요하다. 이러한 위험을 최소화하기 위해 카테터는 가능한 짧은 기간 동안만 유지해야 하며, 주기적으로 상태를 평가하고 필요 시 삽입 위치를 변경하는 것이 바람직하다.

2) 폐동맥 카테터(그림 10-3)

가장 일반적으로 사용되는 폐동맥 카테터는 직경 7~7.5Fr, 길이 80cm의 형태이며, 말단 부위는 전자 압력 변환기(electronic pressure transducer)와 연결된다.

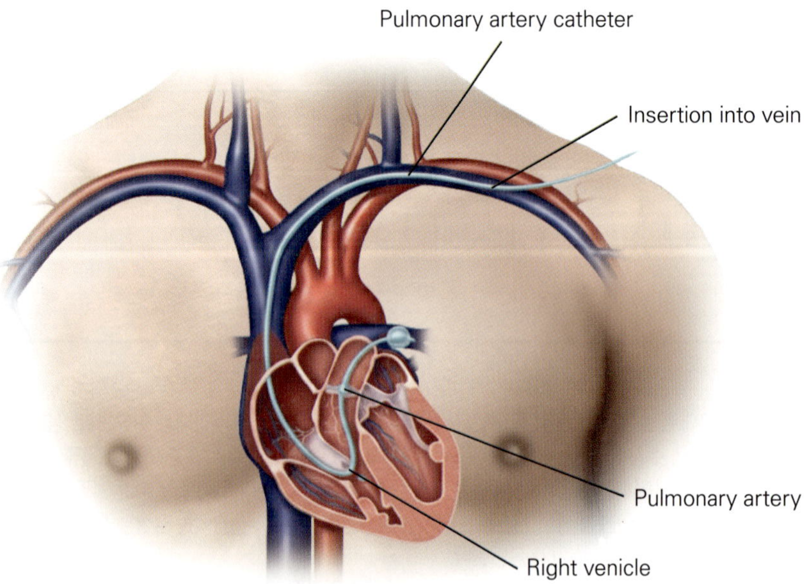

그림 10-3. 폐동맥 카테터

카테터의 원위부는 폐동맥내 혈압 측정이 가능하며, 말단의 풍선을 일시적으로 팽창시켜 폐동맥 분지를 일시적으로 폐쇄함으로써 폐동맥 폐쇄압(pulmonary artery occlusion pressure, PAOP)를 측정할 수 있다. 폐동맥 폐쇄압은 대형 폐정맥의 압력을 반영하므로, 좌심방압(left atrial pressure, LAP) 및 좌심실 이완기말압(left ventricular end diastolic pressure, LVEDP)에 근접한 지표로 사용된다. 단, 승모판 협착증이나 폐쇄부전이 있는 경우에는 좌심실 이완기말압이 실제보다 과대 평가될 수 있으며, 반대로 중증 대동맥 폐쇄부전이나 좌심실의 순응도 감소가 있는 경우에는 실제보다 낮게 측정될 수 있다.

카테터의 근위부는 우심방과 중심정맥 내 혈압을 측정할 수 있는 위치에 있으며, 카테터 말단에는 온도센서가 내장되어 있어 혈류 온도 변화를 감지함으로써 열희석법을 통한 심박출량 측정이 가능하다. 이외에도 우심실 박출계수(right ventricular ejection fraction) 및 우심실 이완기말 용적(right ventricular end diastolic volume)등을 산출할 수 있다. 지속적인 심박출량의 모니터링뿐만 아니라 혼합정맥혈 산소포화도(mixed venous blood oxygen saturation, SvO_2)의 측정도 가능하다. 폐동맥 내 혈액은 전신의 모든 정맥 구역에서 유입된 혈액이 혼합된 상태이므로, 폐동맥 카테터를 이용한 혼합정맥혈 산소포화도 측정은 전신 조직의 산소화 상태를 평가하는 데 유용하며, 정상 혼합정맥혈 산소포화도는 65~77% 범위이다.

이외에도 폐동맥 카테터를 통해 혼합정맥혈의 이산화탄소 분압과 동맥혈의 이산화탄소 분압 간의 차이인 정-동맥 이산화탄소 분압차(veno-arterial carbon dioxide tension difference, ΔPCO_2)를 측정할 수 있다. 정상적인 정-동맥 이산화탄소 분압차는 2~5mmHg이며, 정-동맥 이산화탄소 분압차가 증가하는 경우 조직에서 생성된 이산화탄소가 혈류를 통해 효과적으로 제거되지 않고 있음을 시사하며, 이는 심박출량이 조직의 대사 요구량을 충족시키지 못하는 상태일 가능성을 나타낸다. 정-동맥 이산화탄소 분압차가 높을 경우 심박출량 증가를 고려해야 하며, 이를 통해 조직 저산소증을 완화할 수 있다. 반대로, 정-동맥 이산화탄소 분압차가 정상 범위에 있다면, 심박출량의 증가는 우선적인 치료 대상이 아닐 수 있다.

(1) 폐동맥 카테터 관련 합병증

폐동맥 카테터의 사용과 관련된 합병증은 비교적 드물지만, 다음과 같은 문제가 발생할 수 있다.

- 카테터 삽입 중: 동맥 천자, 출혈, 기흉, 심실 조기수축
- 카테터 유지 중: 세균 감염, 감염 심내막염, 정맥혈전색전증
- 풍선 팽창 중: 폐동맥 분지 파열, 폐동맥 거짓동맥류
- 카테터 제거 중: 일시적 심실 부정맥, 카테터 매듭 형성

이러한 합병증들은 시술자의 숙련도와 카테터의 유지 기간과 밀접한 관련이 있다. 따라서 폐동맥 카테터는 반드시 필요한 경우에만 사용하고, 가능한 한 빠른 시일 내에 제거하는 것이 바람직하다. 일반적으로 3~4일 이상 유지하지 않는 것이 권장된다.

3) 중심정맥 카테터(그림 10-4)

중심정맥 카테터를 통해 중심정맥압(central venous pressure, CVP)을 측정할 수 있으며, 이는 우심실 충만압(right ventricular filling pressure)을 반영하여 우심실 기능 이상을 평가하는 데 도움이 된다. 중심정맥압의 내막 값(intramural value)은 대부분의 주요 장기에 대한 관류의 역압을 나타내므로, 특히 중심정맥압이 높은 경우에는 평균동맥압 단독으로 관류 상태를 판단하기보다는 평균동맥압에서 중심정맥압을 뺀 평균 관류압(mean perfusion pressure, MPP)을 기준으로 조직 관류를 평가하는 것이 더 타당하다.

중심정맥 카테터를 이용해 중심정맥 산소포화도(cen-

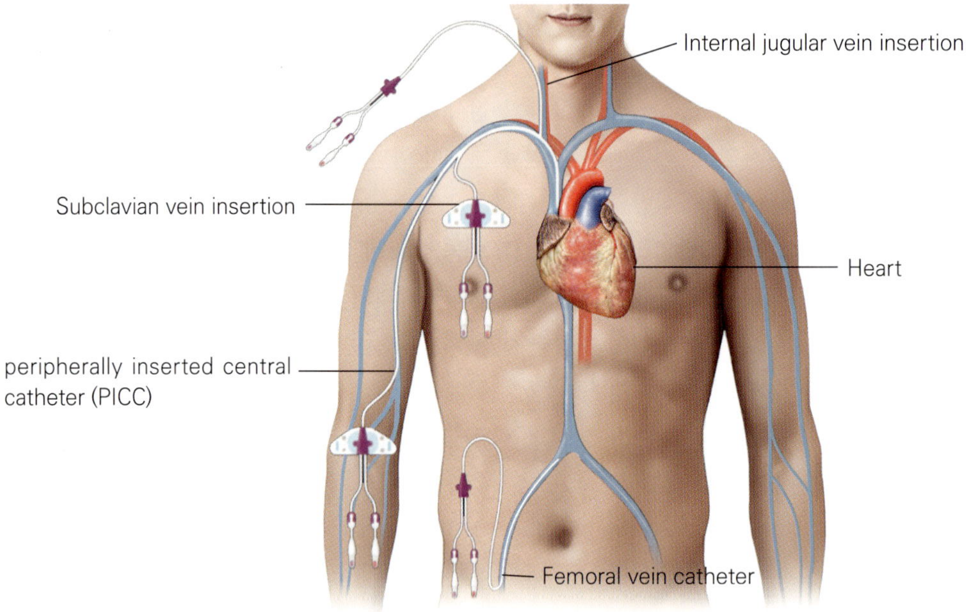

그림 10-4. 중심정맥 카테터

tral venous oxygen saturation, $ScvO_2$)를 측정할 수 있으며, 이는 폐동맥 카테터를 통한 혼합정맥혈 산소포화도의 실용적인 대체 지표로 간주된다. 또한 중심정맥혈에서 측정한 이산화탄소 분압은 동맥혈에서 측정한 이산화탄소 분압과의 차이를 계산함으로써 정-동맥 이산화탄소 분압차의 대체 지표로 활용될 수 있다. 이는 조직 대사에서 생성된 이산화탄소가 정맥혈로 얼마나 효과적으로 제거되고 있는지를 반영하며, 전신 대사 상태에 대한 심박출량의 적절성을 평가하는 데 유용한 지표이다.

예를 들어, 산소 추출이 저하된 상태에서 중심정맥 산소포화도가 정상 범위로 측정되더라도, 중심정맥혈과 동맥혈의 이산화탄소 분압 차이가 6mmHg를 초과하면 심박출량이 조직 대사 요구를 충분히 충족시키지 못하고 있음을 시사한다. 이러한 경우에는 심박출량을 증가시켜 조직 산소화를 개선해야 한다. 반대로, 중심정맥혈과 동맥혈의 이산화탄소 분압 차이가 정상 범위에 있다면, 심박출량 증가가 반드시 치료의 우선 순위가 아닐 수 있다.

4) 맥박파 분석을 통합한 시스템

맥박파 분석(pulse wave analysis, PWA)는 동맥 카테터를 통해 기록된 동맥혈압 파형을 기반으로 심박출량을 지속적으로 모니터링할 수 있는 방법이다. 그러나 시간의 경과에 따라 실제 심박출량과 측정되는 심박출량 사이에 오차가 발생할 수 있으며, 이를 보정하기 위한 주기적인 재교정이 필요하다.

맥박파 분석을 통해 산출되는 다양한 동적 지표 중, 맥박압 변이(pulse pressure variation, PPV)와 일회박출량 변동(stroke volume variation, SVV)은 수액 반응성을 평가하는 데 있어 실제 심박출량에 대해 가장 높은 정확도를 보이는 대표적인 동적 지표로 간주된다. 그러나 자발 호흡이 있는 환자, 일회호흡량이 낮은 기계환기 상태, 심한 부정맥이 동반된 경우, 혹은 복강 내압이 상승된 경우에는 이러한 지표들의 신뢰도가 저하되며, 정확한 해석이 어렵다. 특히 낮은 일회호흡량의 환기 상태의 환자에서는 일시적으로 일회호흡량을 증가시켜 맥박압 변이를 관찰함으로써 수액 반응성을 보다 신뢰성 있게 예측할 수 있다.

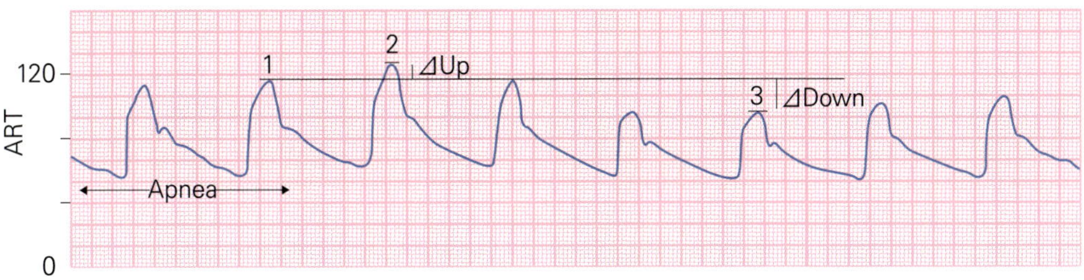

그림 10-5. 수축기압 변이

무호흡기간대비 증가(ΔUp) 및 감소(ΔDown)값이 표시되어 있다. ΔUp이 10mmHg, ΔDown이 15mmHg이면 수축기압 변이는 25mmHg가 된다.

(1) 수축기압 변이

수축기압 변이(systolic pressure variation, SPV)는 한 호흡 주기 동안 관찰되는 수축기압의 최대값과 최소값의 차이를 측정하여 평가된다. 수축기압 변이는 크게 두 가지 주요 구성 요소로 나뉜다.

첫번째는 양압 흡기 직후 나타나는 초기의 수축기압 상승으로, 일반적으로 2~4mmHg 정도이다. 이는 양압 흡기로 인해 흉곽 내 압력이 증가함에 따라 폐정맥을 통한 혈류가 좌심실로 유입되고, 좌심실의 후부하는 감소하면서 좌심실 전부하와 박출량이 일시적으로 증가하여 발생한다. 반면, 동일한 양압 흡기는 우심실으로의 정맥 환류를 감소시키고, 이에 따라 우심실의 박출량은 감소하게 된다.

두 번째 요소는 수축기압 감소이며, 일반적으로 5~6mmHg의 하강으로 나타난다. 이는 감소된 우심실 혈류량이 폐순환을 거쳐 일정 시간 후 좌심실로 도달하면서 좌심실 전부하가 줄어들고, 결과적으로 수축기압이 감소하는 현상이다. 또한 호기 시에는 흉곽 내 압력이 감소하여 폐정맥을 통한 혈액 충전이 증가하고 우심실 박출량이 회복되지만, 일시적으로 좌심실의 전부하는 감소하는 경향을 보인다(그림 10-5).

(2) 맥박압 변이

맥박압 변이는 한번의 기계적 호흡 주기 동안 측정된 최대 맥박압과 최소 맥박압의 차이를 두 값의 평균으로 나눈 값으로 정의된다(그림 10-6). 이 지표는 이완기압이나 말초 혈관의 순응도(compliance)에 대한 의존도가 낮아, 단순한 수축기압 변이보다 더 정확한 수액 반응성 지표로 활용될 수 있다. 그러나 수축기압 변이와 마찬가지로 무호흡기간대비 증가하고 감소하는 값에 의해 영향을 받으며, 과다혈량 상태나 심한 심부전이 있는 환자에서는 측정값의 정확도가 저하될 수 있다.

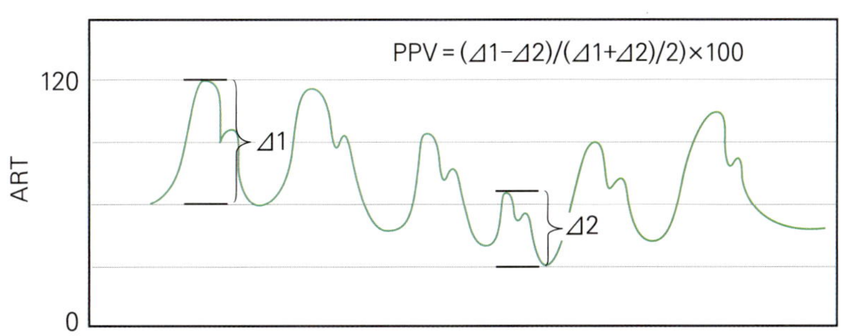

그림 10-6. 맥박압 변이(pulse pressure variation, PPV)

최대 맥박압이 약 60mmHg이고 최소 맥박압이 30mmHg이면 맥박압 변이는 두 수치의 사이인 30mmHg를 평균값인 45mmHg로 나눈 후 100을 곱한 66%가 된다. 이처럼 맥박압 변이가 12%를 초과하는 경우에는 혈량저하증이 존재하며, 수액 반응성이 있을 가능성이 높다.

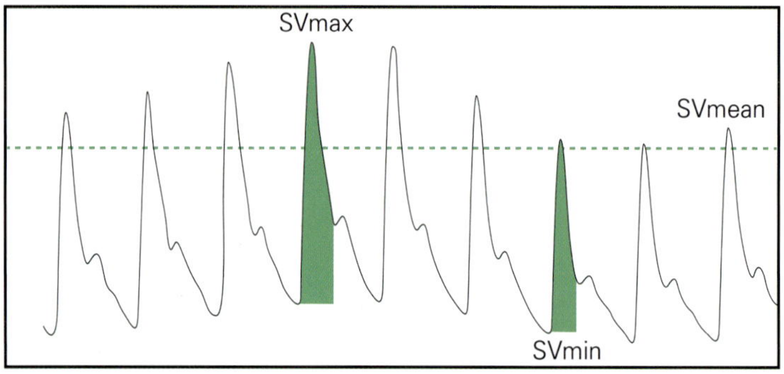

그림 10-7. 일회박출량 변이
일회박출량변이(stroke volume variation) = 100 × (SVmax − SVmin)/SVmean

(3) 일회박출량 변이

일회박출량 변이는 동맥압 파형을 기반으로 계산되며, 단일 기계호흡 주기 동안 최대 박출량과 최소 박출량의 차이를 평균 박출량으로 나눈 값을 백분율(%)로 나타낸다(그림 10-7). 일회박출량 변이 값이 10%를 초과할 경우, 신경외과적 또는 심장 수술을 받은 중증 환자에서 수액 반응성을 예측하는 데 유용한 지표로 활용될 수 있음이 밝혀졌다.

5) 식도 도플러

식도 도플러(esophageal doppler, ED)는 하행 흉부 대동맥(descending thoracic aorta) 내 혈류 속도를 지속적으로 측정하여 심박출량을 모니터링하는 기술이다. 이 장치는 식도에 삽입되는 굴곡 탐색자(flexible probe)로 구성되어 있으며, 탐색자는 흉부 식도 내에서 하행 대동맥과 평행하게 위치하게 된다. 탐색자 끝에 장착된 도플러 송수신기는 하행 대동맥을 흐르는 적혈구의 속도를 감지하고 기록한다.

식도 도플러를 사용하여 측정할 수 있는 다양한 주요 변수들은 다음과 같다.

(1) 심박출량

식도 도플러는 하행 대동맥 내 혈류 속도, 심박수, 그리고 환자의 체중, 키, 연령 등을 바탕으로 대동맥 직경 추정하여 심박출량을 계산한다. 임상 연구에 따르면 식도 도플러를 통해 측정한 심박출량 값은 폐동맥 카테터를 이용한 심박출량 값과 높은 상관관계를 보이며, 식도 도플러는 혈역학 중재 이후의 심박출량 변화를 신뢰성 있게 추적할 수 있는 기기로 보고되었다.

(2) 대동맥 혈류 및 속도의 호흡 변동

식도 도플러는 자동으로 하행 대동맥 내 혈류 속도의 호흡에 따른 변화를 측정한다. 기계 환기 중인 환자에서 이러한 대동맥 혈류 변동은 체액 반응성을 신뢰성 있게 예측할 수 있는 지표로 보고되었으나, 이는 맥박압 변이 및 일회박출량 변이와 마찬가지로 자발 호흡이 있는 경우, 낮은 일회호흡량으로 환기를 시행 중인 경우, 심한 부정맥이 있거나 복강내압이 상승한 상태에서는 신뢰도가 떨어지고 정확한 해석이 어려울 수 있다. 또한, 식도 도플러는 대동맥 혈류 가속도 및 최대 속도 측정을 통해 심장 수축력을 간접적으로 반영할 수 있다.

식도 도플러 모니터링은 거의 비침습적이며 배우기 쉽고 사용이 간편한 장점이 있다. 그러나 중환자실 환경에서는 환자가 충분히 진정되지 않을 경우, 탐색자가 식도 내에서 위치를 이탈할 수 있어 사용에 제한이 있을 수 있다. 마지막으로, 식도 도플러는 측정 가능한 혈역학적 변수가 제한적이며, 쇼크 상태와 같은 복잡한 상황에서 활용도가 낮을 수 있다.

6) 생체 임피던스 및 생체 리액턴스

생체 임피던스 기법은 심박 주기 동안 발생하는 일회박출량에 따른 체액 이동에 의해 변화하는 흉부 임피던스를 이용하여 심박출량을 추정하는 방식이다. 이 기법은 교류 전류를 흉부에 인가한 후, 전극 통해 생성되는 전압과 들어온 전류 및 나가는 전류 간의 차이를 분석하여 일회박출량을 계산한다. 이 기술은 완전히 비침습적이며, 안전하고 사용이 간편하다는 장점이 있다.

그러나 이러한 장점에도 불구하고 몇 가지 중요한 제한점이 존재한다. 가장 큰 제한점은 폐부종, 가슴막삼출액과 같은 흉강 내 혈관 외 체액의 존재로 인해 임피던스 변화 신호가 약화될 수 있다는 점이다. 또한, 부정맥, 신체 움직임, 전기적 간섭 등의 외부 요인에 의해서도 측정의 정확성이 영향을 받을 수 있다. 따라서 이 기술은 신속하고 편리하게 사용할 수 있는 장점이 있음에도 불구하고, 결과의 신뢰도와 정확성에 대한 의문이 지속적으로 제기되고 있다.

2 호흡기계 모니터링

1) 맥박산소측정법

맥박산소측정법(pulse oximetry)은 산소측정과 혈량측정법을 결합하여 동맥혈 산소포화도를 비 침습적이며 지속적으로 모니터링하는 기법이다. 이 기술은 폐에서 산소가 얼마나 효과적으로 흡수되고, 조직으로 얼마나 효율적으로 운반되는지를 평가하는 데 있어 작은 변화도 민감하게 감지할 수 있는 장점을 갖는다.

맥박산소측정법의 적용 분야에는 기계환기 중 모니터링, 수술 중 모니터링, 수면무호흡 평가, 특정 임상 중재의 효과 평가 등이 있다.

가장 일반적인 맥박산소측정 탐색자는 두 가지 형태가 있다. 첫번째는 재사용 가능한 클립형 탐색자로, 한쪽에는 두 개의 발광 다이오드(light emitting diode)가, 반대쪽에는 광 검출 포토다이오드(light detecting photodiode)가 위치한다. 이 형태의 장점은 신속한 적용이 가능하고, 손가락, 발가락, 귓불 등 다양한 부위에서 쉽게 사용할 수 있으며, 비용 효과성도 높다는 점이다. 두 번째는 단일 환자용 접착형 탐색자로, 감염 전파 가능성이 낮고, 부착 안정성이 높아 움직임이 많은 환자에게 적합하며, 신체의 다양한 부위에 적용 가능하다는 특징이 있다.

탐색자는 주로 손가락, 발가락 또는 귓불에 부착된다. 이러한 부위는 피부 혈관 밀도가 높아 보다 정확한 측정이 가능하다. 맥박산소측정법은 혈류량 변화에 따른 광 흡수량의 변동을 기반으로 한다. 특히 동맥혈류는 빛 흡수 신호에 변화를 일으키는 맥동성 성분을 생성하며, 이는 주변 조직의 정맥혈과 모세혈관혈에서 발생하는 기준선 성분과 명확히 구별될 수 있다(그림 10-8).

맥박산소측정법은 물질의 빛 투과 특성을 이용하여

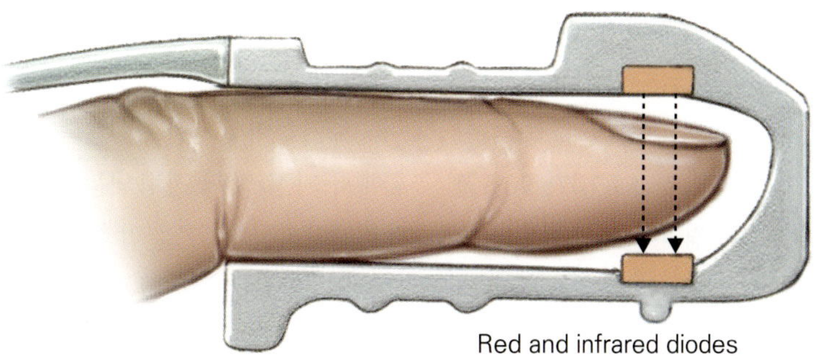

그림 10-8. 맥박산소측정기 광 흡수 신호의 개략적 표현

그 농도를 간접적으로 측정하는 방식이다 산소혈색소(oxyhemoglobin, HbO_2)과 비 산소화 된 환원혈색소(reduced hemoglobin, HbR)는 서로 다른 파장의 빛을 흡수하는 특성을 가지므로, 이들의 흡광도 비율을 이용하여 산소혈색소의 포화도를 계산할 수 있다. 센서를 통해 감지되는 투과된 빛과 흡수되지 않은 빛의 차이는 혈액 내 산소에 결합된 혈색소의 비율을 반영하며, 이는 산소포화도로 백분율로 표시된다.

맥박산소측정법에 의해 결정되는 산소포화도는 산소혈색소와 환원혈색소 두 가지 구성 성분만을 기준으로 하며, 이를 기능 동맥 산소포화도(functional arterial oxygen saturation, functional SaO_2)라고 한다.

$$\text{Functional } SaO_2\ (\%) = \frac{HbO_2}{HbR + HbO_2} \times 100$$

또한, 산소혈색소와 환원혈색소 외에도 일산화탄소혈색소(carboxyhemoglobin, COHb)과 메트혈색소(methemoglobin, metHb)와 같은 변형 혈색소가 존재한다. 이 경우, 분획 동맥 산소포화도(fractional arterial oxygen saturation, fractional SaO_2)는 총 혈색소 중 산소혈색소의 비율을 의미하며, 다음과 같이 계산된다.

$$\text{Fractional } SaO_2\ (\%) = \frac{HbO_2}{HbR + COHb + MetHb + HbO_2}$$

이러한 분획 동맥 산소포화도를 정확하게 측정하기 위해서는 네 개 이상의 파장을 사용하여 각각의 혈색소 형태를 구별할 수 있는 공동분광광도계가 필요하다. 그러나 대부분의 임상 상황에서는 두 개의 파장만을 이용한 기능 동맥 산소포화도를 간접적으로 모니터링한다.

맥박산소측정기의 기술은 꾸준히 향상되어, 동맥 산소포화도(arterial oxygen saturation, SaO_2)가 90%를 초과하는 중증 환자의 경우에는 경피 산소포화도(percutaneous oxygen saturation, SpO_2)와 동맥 산소포화도 간의 평균 차이가 2% 미만, 정밀도를 나타내는 표준편차는 3% 미만으로 보고된다. 그러나 동맥 산소포화도가 90% 이하로 떨어지면 경피 산소포화도 측정의 정확도가 급격히 떨어질 수 있으므로, 이 경우에는 측정값 해석에 더욱 주의가 필요하다.

비록 최근 기술적 발전으로 정확도가 향상되었지만, 맥박산소측정기의 측정값에 영향을 미치는 다양한 요인들은 여전히 존재하며, 임상 현장에서는 이들 요소가 결과에 미치는 영향을 고려해야 한다. 표 10-7은 임상적으로 의미 있는 주요 영향 요인을 정리한 것이다.

이들 중 움직임에 의한 신호 왜곡과 체내 혈류 감소는 경피 산소포화도 부정확성의 가장 흔한 원인이다. 신호 왜곡을 유발하는 움직임의 예로는 오한, 근육 경련, 초조함, 대동맥내풍선펌프 보조(intraaortic balloon pump assistance), 환자 이동 등이 있다. 또한 저체온증, 낮은 심박출량, 혈관수축제 사용은 말초 관류를 감소시켜 측정의 정확도에 영향을 줄 수 있다. 최근의 기술 발전으로 이러한 문제의 발생 빈도는 줄었으나, 여전히 오류의 원인으로 작용하고 있다. 보다 정확한 신호를 얻기 위해서는 탐색자의 위치를 변경하는 것이 필요할 수도 있다. 그럼에도 불구하고 지속적인 맥박산소측정법은 진행 중인 저산소혈증에 대한 조기 경고 신호를 제공할 수 있어 임상적으로 유용하며, 적용과 해석이 비교적 간편해 실제 임상 현장에서 매우 널리 사용되고 있다.

2) 호기말이산화탄소분압측정법

호기말이산화탄소분압측정법(capnometry)은 환자의 기도에서 배출되는 이산화탄소를 수치로 측정하는 방법이다. 이산화탄소 농도를 시간 또는 부피에 따라 그래프로 표시한 것을 호기말이산화탄소분압측정(capnography)이라고 하며, 이때 생성되는 파형은 호기말이산화탄소분압측정도(capnogram)라고 한다.

호기말이산화탄소분압측정법은 기계환기 중인 환자에서 가장 많이 사용되는 모니터링 기법이며, 정상적인 호기말이산화탄소분압측정도는 흡기부터 전체 호기 과정을 포함하는 네 단계의 사각형 파형으로 구성된다(그림 10-9). 1단계(Phase I)는 흡기 기준선으로, 낮은 이산화탄소 농도를 가진 흡입 가스가 유입되며 나타난다. 2단계(Phase II)는 신선한 가스와 폐포 가스가 혼합되어

표 10-7. 맥박산소측정기 결과에 영향을 미치는 일반적인 요인

요인	영향
일산화탄소혈색소(carboxyhemoglobin, COHb)	맥박산소측정기를 통한 경피 산소포화도(percutaneous oxygen saturation, SpO_2) 평가의 정확도가 약간 감소함 (즉, 산소 운반이 가능한 혈색소의 비율을 과대평가함
메트혈색소(methemoglobin, MetHb)	메트혈색소 수치가 높을 경우, 실제 동맥 산소포화도(arterial oxygen saturation, SaO_2)와 관계없이 경피 산소포화도는 약 85%에 수렴함
메틸렌블루(methylene blue)	일시적이고 뚜렷한 경피 산소포화도 감소가 수 분간 지속될 수 있으며, 이는 혈역학에 미치는 영향으로 인해 이차적인 효과를 초래함
빈혈(anemia)	동맥 산소포화도가 정상일 경우에는 영향이 없으나, 저산소혈증 상태에서 혈색소 수치가 14.5g/dL 미만일 경우 실제 동맥 산소포화도를 점진적으로 과소평가하게 됨
주변 빛 간섭(ambient light interference)	밝은 빛, 특히 그 깜빡임의 주파수가 발광 다이오드의 전환 주파수의 고조파와 가까울 경우, 경피 산소포화도 수치를 허위로 상승시킬 수 있음
혈류(blood flow)	맥동의 진폭이 감소하면 측정값을 얻기 어렵게 하거나 경피 산소포화도 수치를 실제보다 낮게 나타나게 할 수 있음
움직임(motion)	움직임, 특히 전율은 경피 산소포화도 측정값을 감소시킬 수 있음
매니큐어(nail polish)	경피 산소포화도 측정값은 약간 감소할 수 있으며, 특히 파란색 매니큐어를 사용할 경우 그 영향이 가장 큼. 그러나 일부 경우에는 측정값에 변화가 없을 수도 있음
센서 접촉(sensor contact)	광원이 방출한 빛이 피부에 반사되거나 센서로 직접 전달되는 '광학 션트(optical shunting)' 현상은 경피 산소포화도를 실제보다 낮게 측정하게 할 수 있음
피부 색소침착(skin pigmentation)	작은 오차가 있거나 큰 영향은 없다고 보고되며, 피부 색소가 짙은 경우 신호가 감소할 수 있음
테이프(tape)	센서와 피부 사이에 투명 테이프가 있을 경우에는 거의 영향을 미치지 않지만, 접착제가 번져 있을 경우 경피 산소포화도가 실제보다 낮게 측정된 사례가 보고된 바 있음
혈관확장(vasodilation)	경피 산소포화도의 약간의 감소
정맥 박동(venous pulsation)	경피 산소포화도의 인위적인 감소

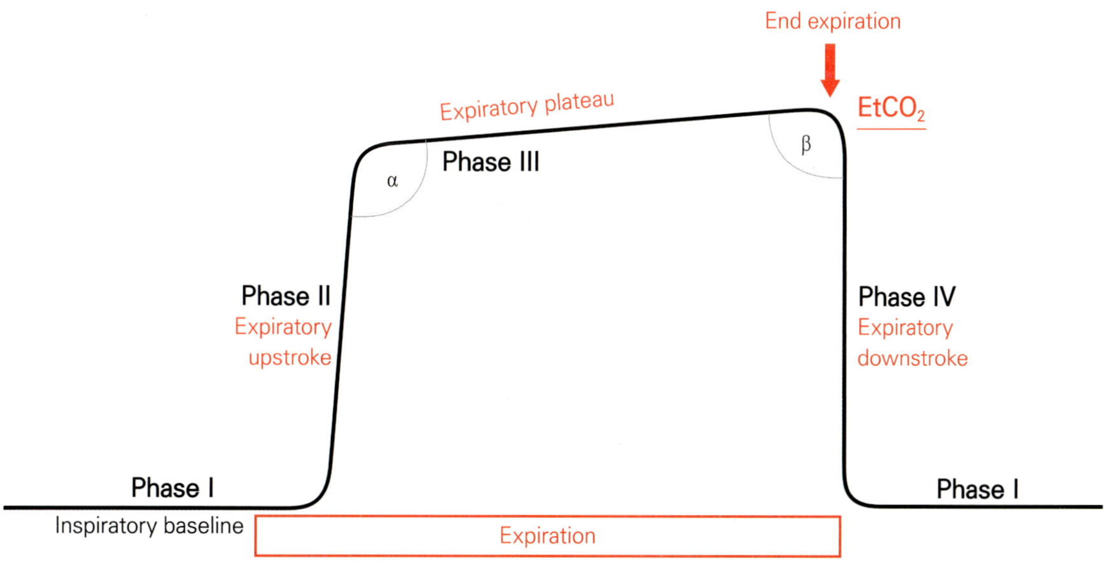

그림 10-9. 정상적인 호기말이상화탄소분압측정도(end-tidal partial pressure of carbon dioxide, $EtCO_2$) 파형

배출되며, 이산화탄소 농도가 급격히 상승하는 구간이다. 3단계(Phase III)는 폐포 고원(alveolar plateau)으로, 폐포 가스의 최종 부분이 배출되며 이 값이 일반적으로 호기말이산화탄소분압(partial pressure of end-tidal carbon dioxide, $PETCO_2$)으로 간주된다. 4단계(Phase IV)는 기류 방향이 역전되어, 흡기가 시작되는 구간을 의미한다.

호기말이산화탄소분압측정을 통해 표현되는 배출된 이산화탄소 파형은 다양한 폐 및 기도 병리를 감별하는 데 유용하다. 식도 삽관이 발생한 경우에는, 파형의 진폭이 점차 감소하며, 이와 함께 환자의 저산소증이 심화된다. 평탄한 파형이 관찰되는 다른 원인으로는 측정기 연결의 단절, 거의 완전한 기도 폐쇄, 기관내관 천공, 심정지 등이 있다. 기관지연축이 동반된 천식 환자에서는 전형적인 톱니 모양의 경사(sawtooth slope)를 가진 파형이 나타나며, 기도 폐쇄가 심해질수록 2단계 구간의 경사는 점점 완만해지는 경향을 보인다. 이러한 환자에서는 파형의 정점이 동맥혈 내 이산화탄소 농도를 반영한다.

이처럼 호기말이산화탄소분압측정법은 다양한 임상 상황에서 유용하게 활용된다. 폐색전증의 진단, 호기말양압 적용에 따른 폐 확장 효과 평가, 내인 호기말양압(intrinsic positive end expiratory pressure, PEEPi)의 감지, 환기 이탈 과정의 평가뿐만 아니라 해부학적 사강 증가의 간접적 지표로도 사용될 수 있다. 또한 심폐소생술 중 효과 평가, 부분 이산화탄소 재호흡을 통한 심박출량 추정, 기관내 삽관의 정확성 확인, 기도 사고 감지, 위관 삽입 여부 확인 등의 목적으로도 널리 활용된다.

일부 신생아나 소아에서 사용되는 경피적 혈액가스 모니터링은 피부 표면에 부착된 센서를 통해 동맥혈의 산소 분압과 이산화탄소 분압을 지속적이고 비침습적으로 추정하는 방법이다. 이 센서는 가열 장치, 산소 전극, 이산화탄소 전극으로 구성되어 있다. 가열장치는 피부를 따뜻하게 하여 국소 조직의 혈류를 증가시키고, 이를 통해 산소 및 이산화탄소의 피부 투과성을 향상시켜 동맥혈화(arterialization)를 유도한다. 전극은 센서와 피부 사이에 도포된 전해질 젤을 통해 확산된 가스의 분압을 측정한다.

이 기법은 호기말이산화탄소분압측정법이나 맥박산소측정법과 유사하게 동맥혈을 직접 채취하는 것보다 채혈량을 줄이고, 분석 시간을 단축시키며, 환자의 불편을 줄이고, 비용 절감 효과까지 기대할 수 있다. 특히 피부가 얇고 각질화가 적은 신생아에서는 매우 정확한 결과를 제공하는 것으로 알려져 있다. 반면, 성인의 경우 표피가 두껍고 피부의 확산성이 상대적으로 낮기 때문에 일부 연구에서는 성인 중환자실 환경에서 이 방법의 정확도가 충분하지 않다고 보고하고 있다.

3) 호흡 양상 및 중추 구동 평가

기본적인 호흡 패턴 평가는 호흡수와 일회호흡량 측정을 포함한다. 정상적인 호흡수는 분당 12회에서 24회 사이이며, 호흡수가 분당 30회를 초과하는 경우 일반적으로 기계환기의 적응증으로 간주된다. 일회호흡량은 체중 1kg당 약 5mL 이상이면 보조 없이 자발적인 호흡을 유지하는 데 충분한 것으로 평가된다.

호흡수가 증가하는 빈호흡은 동맥혈 가스 분석 결과가 정상 범위에 있더라도 호흡부전이 임박했음을 나타내는 가장 초기 징후일 수 있다. 이는 호흡근이 증가된 기계적 부하를 감당하지 못해 피로가 발생하고, 호흡근 펌프 기능이 완전히 소실되기 이전에 호흡수가 먼저 증가하기 때문이다. 이러한 상태가 치료되지 않으면 시간이 지남에 따라 점차 얕고 빠른 호흡 양상이 형성되고, 이는 결과적으로 효과적인 동맥혈 가스 교환 능력을 상실하게 된다.

3 기타 감시장치

1) 두개내압 감시장치

두개내 공간은 네 가지 주요 구성 요소로 이루어진다. 이는 신경세포(신경원 및 신경교세포 등), 뇌척수액(cerebrospinal fluid, CSF), 혈액, 그리고 체액(세포 내 및 세포 외)으로 구성되어 있으며, 이들 요소의 상호작용에 의해 두개내압(intracranial pressure, ICP)이 결정된다. 두개내 공간은 해부학적으로 제한된 부피를 가지므로, 종양이나 출혈과 같은 병리적 원인으로 용적이 증가하면, 초기에는 뇌척수액과 혈액의 재분포를 통해 보상 기전이 작동하여 두개내압의 상승을 억제한다. 그러나 이러한 보상 능력이 한계에 도달하면 두개내압이 급격하게 상승하고, 결과적으로 뇌조직의 탈출(herniation)이나 기계적 손상이 이차적으로 발생할 수 있다.

뇌관류압(cerebral perfusion pressure, CPP)은 평균동맥압에서 두개내압을 뺀 값으로 정의되며, 두개내압의 과도한 상승은 뇌관류압을 감소시켜 뇌 조직의 허혈성 손상을 초래할 수 있다.

정상적인 두개내압은 15mmHg 미만이며, 20mmHg를 초과하는 경우 상승된 두개내압으로 간주된다. 외상이나 기타 병리적 상태에 의해 두개내압이 비정상적으로 증가할 경우 다양한 임상 증상이 나타날 수 있으며, 대표적으로 두통, 시야 흐림, 구역 및 구토, 기면(somnolence), 눈돌림 마비(oculomotor palsy), 외전신경 마비(abducens palsy), 시신경유두부종(papilledema) 등이 포함된다. 상태가 악화되면 의식 저하와 호흡 정지에 이르게 될 수 있다.

(1) 비침습적 감시 방법

컴퓨터단층촬영(computed tomography, CT)이나 자기공명영상(magnetic resonance imaging, MRI)에서 관찰되는 정중선 이동(midline shift), 뇌바닥수조(basal cistern) 폐색, 고랑(sulcus)의 소실, 뇌부종 등의 영상 소견은 두개내압 상승을 시사하는 중요한 지표이다. 최근에는 이러한 영상 검사 외에도 초음파를 이용한 시신경집 지름(optic nerve sheath diameter, ONSD) 측정법이 두개내압 증가를 신속하고 비침습적으로 평가하는 방법으로 주목받고 있으며, 검사 과정은 아래와 같다.

1. 환자는 앙와위 자세를 취하고, 눈을 감는다.
2. 눈꺼풀 위에 무균 상태의 젤을 도포한 후, 7.5MHz 이상의 선형 탐색자를 이용하여 시신경을 찾는다.
3. 시신경집은 시신경유두(optic disc) 뒤쪽에서 저에코(hypoechoic) 구조로 나타나며, 지름은 시신경유두에서 약 3mm 뒤쪽 지점에서 측정한다(그림 10-10).

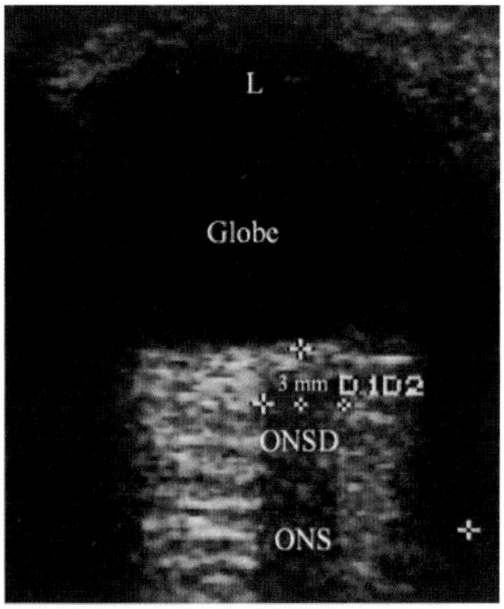

그림 10-10. 시신경과 시신경집의 초음파 소견
ONS; optic nerve sheath, ONSD; optic nerve sheath diameter

정상 성인의 경우, 시신경집 지름은 일반적으로 5mm 이하이며, 두개내압이 20mmHg 이상으로 상승하면 이 직경이 5mm를 초과하는 경향을 보인다. 두개내압이 증가함에 따라 시신경집의 지름도 함께 확대되며, 이는 두개내압 상승에 대한 간접적인 지표로 활용될 수 있다.

이 검사법은 비교적 안전하고 비침습적으로 시행 가능하다는 점에서 장점이 있으나, 장시간 탐색자를 사용할 경우 탐색자에서 발생하는 열로 인해 눈 주위 연부 조직에 화상이 발생할 수 있는 가능성이 제기되었다. 그럼에도 불구하고 현재까지 중대한 합병증은 보고되지 않았다.

한편, 시신경집 지름 측정은 간편하고 합병증 위험 없이 반복적으로 시행할 수 있는 장점이 있지만, 침습적 방법에 비해 측정 정확도가 다소 낮을 수 있다는 한계가 있어, 임상 상황에 따라 보조적 도구로 활용하는 것이 바람직하다.

(2) 침습적 방법

두개내압을 가장 정확하게 두개내압 측정하는 방법은, 뇌실질 내 탐색자를 직접 삽입하여 실시간 압력을 측정하는 것이다. 이 방법은 측정 정확도가 높고, 지속적으로 모니터링이 가능하다는 장점이 있다.

이외에도 뇌실, 경막외, 경막하, 또는 지주막하 공간에 카테터를 삽입한 후 압력 변환기를 통해 두개내압을 간접적으로 측정하는 방법이 사용된다. 특히 뇌실 내 카테터는 압력 측정뿐 아니라 뇌척수액 배액도 가능하다는 점에서 치료적 의미도 있다.

하지만 이런 침습적 방법은 반드시 무균 상태에서 시행되어야 하며, 시술 전 환자의 응고 기능이 정상인지 확인하는 것이 필수적이다. 또한, 출혈, 감염, 뇌조직 손상 등의 합병증 위험이 있으므로 숙련된 의사가 신중하게 시술해야 한다.

▶ 참고문헌

1. Chang MY, Chang LY, Huang YC, Lin KM, Cheng CH: Chair-sitting exercise intervention does not improve respiratory muscle function in mechanically ventilated intensive care unit patients. Respir Care 2011, 56:1533-1538.
2. Burtin C, Clerckx B, Robbeets C, Ferdinande P, Langer D, Troosters T, Hermans G, Decramer M, Gosselink R: Early exercise in critically ill patients enhances short-term functional recovery. Crit Care Med 2009, 37:2499-2505.
3. Morris PE, Goad A, Thompson C, Taylor K, Harry B, Passmore L, Ross A, Anderson L, Baker S, Sanchez M, Penley L, Howard A, Dixon L, Leach S, Small R, Hite RD, Haponik E: Early intensive care unit mobility therapy in the treatment of acute respiratory failure. Crit Care Med 2008, 36:2238-2243.
4. Schweickert WD, Pohlman MC, Pohlman AS, Nigos C, Pawlik AJ, Esbrook CL, Spears L, Miller M, Franczyk M, Deprizio D, Schmidt GA, Bowman A, Barr R, McCallister KE, Hall JB, Kress JP: Early physical and occupational therapy in mechanically ventilated, critically ill patients: a randomised controlled trial. Lancet 2009, 373:1874-1882.
5. Chiang LL, Wang LY, Wu CP, Wu HD, Wu YT: Effects of physical training on functional status in patients with prolonged mechanical ventilation. Phys Ther 2006, 86:1271-1281.
6. Denehy L, Skinner EH, Edbrooke L, Haines K, Warrillow S, Hawthorne G, Gough K, Hoorn SV, Morris ME, Berney S: Exercise rehabilitation for patients with critical illness: a randomized controlled trial with 12 months of follow-up. Crit Care 2013, 17:R156.
7. Adler J, Malone D: Early mobilization in the intensive care unit: a systematic review. Cardiopulm Phys Ther J 2012, 23:5-13.
8. Adler J, Malone D: Early mobilization in the intensive care unit: a systematic review. Cardiopulm Phys Ther J 2012, 23:5-13.
9. Pinheiro AR, Christofoletti G: Motor physical therapy in hospitalized patients in an intensive care unit: a systematic review. Rev Bras Ter Intensiva 2012, 24:188-196.
10. Choi J, Tasota FJ, Hoffman LA: Mobility interventions to improve outcomes in patients undergoing prolonged mechanical ventilation: a review of the literature. Biol Res Nurs 2008, 10:21-33.
11. Li Z, Peng X, Zhu B, Zhang Y, Xi X: Active mobilization for mechanically ventilated patients: a systematic review. Arch Phys Med Rehabil 2013, 94:551-561.
12. Thomas AJ: Physiotherapy led early rehabilitation of the patient with critical illness. Phys Ther Rev 2011, 16:46-57.
13. Thomas AJ: Exercise intervention in the critical care unit - what is the evidence? Phys Ther Rev 2009, 14:50-59.
14. Bassett RD, Vollman KM, Brandwene L, Murray T: Integrating a multidisciplinary mobility programme into intensive care practice (IMMPTP): a multicentre collaborative. Intensive Crit Care Nurs 2012, 28:88-97.
15. Devlin JW, Pohlman AS: Everybody, every day: an "awakening and breathing coordination, delirium monitoring/management, and early exercise/mobility" culture is feasible in your ICU. Crit Care Med 2014, 42:1280-1281.
16. Hodgson CL, Stiller K, Needham DM, Tipping CJ, Harrold M, Baldwin CE, Bradley S, Berney S, Caruana LR, Elliott D, Green M, Haines K, Higgins AM, Kaukonen KM, Leditschke IA, Nickels MR, Paratz J, Patman S, Skinner EH, Young PJ, Zanni JM, Denehy L, Webb SA. Expert consensus and recommendations on safety criteria for active mobilization of mechanically ventilated critically ill adults. Crit Care. 2014 Dec 4;18(6):658. doi: 10.1186/s13054-014-0658-y. PMID: 25475522; PMCID: PMC4301888.
17. Chi Ryang Chung. Critical Care Medicine. 4th ed.; Koonja Publishing Inc.; 2020. Chapter 29. Critical Care Rehabilitation; p. 372-374.
18. Muscle Nerve 1991, Vol.14 (11). Kleyweg RP, van der Meche FGA, Schmitz PIM., Interobserver agreement in the assessment of muscle strength and functional abilities in Guillain-Barré syndrome, pp. 1103-1109, Copyright © 2004, John Wiley and Sons.
19. Medical Care • Volume 42, Number 1 suppl, January 2004;42: I-49-I-61.
20. Do JG, Suh GY, Won YH, Chang WH, Hiser S, Needham DM, Chung CR. Reliability and validity of the Korean version of the Functional Status Score for the ICU after translation and cross-cultural adaptation. Disabil Rehabil. 2022 Dec;44(24):7528-7534. doi: 10.1080/09638288.2021.1994660. Epub 2021 Oct 29. PMID: 34713766.
21. Choon Hak Lim. Critical Care Medicine. 4th ed.; Koonja Publish-

ing Inc.; 2020. Chapter 18, Critical Care Monitoring; p. 197–219.
22. Arthur Pavot, Xavier Monnet, Jean-Louis Teboul. Textbook of critical care 8th ed.; Elsevier; 2024. Chapter 32, Cardiovascular monitoring; p.185–192.
23. John D. Davies, Amanda M. Dexter. Textbook of critical care 8th ed.; Elsevier; 2024. Chapter 33, Bedside monitoring of pulmonary function; p.193–203.

CHAPTER 11

중환자의 기도 관리

Airway Management

이정우 의사

중환자는 다양한 원인으로 심폐기능이 저하되어 저산소혈증(hypoxemia)이 발생하며, 이에 따라 기관내삽관(endotracheal intubation)이 필요하거나 이미 삽관된 상태일 수 있다. 따라서 기도 유지를 위한 지속적인 관리와 모니터링이 필수적이다. 중환자실 의료진은 응급상황을 포함한 다양한 상황에서의 기도확보 및 관리 전략을 숙지하고, 기도 유지 환경에 익숙해야 한다. 중환자실에서는 응급으로 기도를 확보해야 하는 상황이 발생할 수 있고 시술이나 재활 과정 중에도 기도 폐쇄나 손상 위험이 있으므로, 중환자를 접하는 의료진은 기도 확보에 필요한 지식과 술기를 갖추어야 한다. 또한 산소공급, 적절한 환기 유지, 흡인 예방을 포함한 기도관리는 중환자 재활의 안전성을 확보하는데 핵심적인 요소이다. 기도관리는 다양한 약물과 장비의 도움을 필요로 하므로, 관련 약물 사용과 장비 조작 및 유지 보수에 대한 교육도 병행되어야 한다.[1,2]

I 기도 평가

급성기 중환자 치료에서 신속하고 안전한 기도 확보는 사전에 준비된 기도 평가를 바탕으로 한다. 효율적이고 간결한 기도 평가 능력은 비응급 상황에서의 반복훈련과 기도 평가에 대한 이해를 통해 향상될 수 있다.

1 병력

과거 기도확보 관련 병력은 현재 입원 중 기도관리의 어려움을 예측하는 데 중요한 단서를 제공한다. 병력 청취 시 다음 항목들을 고려해야 한다.

- 과거 어려운 기도 확보(difficult airway) 경험 여부
- 마스크 환기(mask ventilation)의 용이성(난이도) 및 기도 보조 도구 사용 여부
- 과거 기관내삽관 시 사용된 약물 기록
- 비만, 폐쇄수면무호흡(obstructive sleep apnea), 경추 질환 등 기도 확보에 영향을 줄 수 있는 신체적 요인

이전 기도 확보가 용이했다고 하더라도, 현재 상황에서 어려운 기도 확보가 발생할 가능성은 항상 존재한다. 특히 과거 어려운 기도 확보의 병력은 입원 중 기도관리 실패의 가능성을 높이는 요인이다.[2-4]

2 기도 평가 및 어려운 기도 확보 예측

기도 평가는 코, 입, 목 등 기도 관련 해부학적 구조의 특성을 파악하여 어려운 기도 확보 가능성을 예측하는 것이 핵심이다. 나이, 비만도, 치아 상태를 비롯해 수정된 Mallampati 분류, 경추의 이동성/유연성, 측두하악관절(temporomandibular joint) 기능 등 다양한 요

소를 고려해야 한다. 어려운 후두경 삽관이 예상되는 해부학적 요인들은 다음과 같다.

- 윗니의 길이가 길고, 하악이 상악보다 돌출된 경우
- 입벌림이 3cm 미만, 아치형 또는 좁은 구개
- 혀를 내밀었을 때 목젖이 보이지 않는 경우
- 하악골 하방 공간이 충만한 경우
- 갑상연골-턱끝 거리(thyromental distance)가 세 개의 손가락 폭 미만
- 짧은 흉골-턱끝 거리(sternomental distance) < 12cm
- 두꺼운 목(경부 둘레 > 40cm) 또는 경추의 굴곡 및 신전 제한

그리고 마스크 환기를 어렵게 하는 상황으로는 다음 요인들이 있다.[5,6]

- 체질량지수(body mass index, BMI) 30kg/m^2 이상의 비만
- 치아 결손 또는 많은 수염
- 경부 방사선 치료 후 구조 변화
- 폐쇄수면무호흡증
- 수정된 Mallampati 분류 3~4단계

기관내삽관 난이도 예측 지표로는 수정된 Mallampati 분류(그림 11-1, 표 11-1) 외에, 삽관 시 고려해야 할 7가지 항목의 주요 글자를 따서 만든 MACOCHA 점수(표 11-2) 등이 있다. 이러한 지표들은 기도 확보 전에 육안과 정밀한 신체진찰을 통해 사전에 평가할 수 있다. 완벽한 예측 모델은 없지만, 위의 요소가 다수 해당될 경우 기도 확보 실패 위험이 높아지므로, 삽관 전 철저한 해부학적 평가가 반드시 선행되어야 한다.[4,7,8]

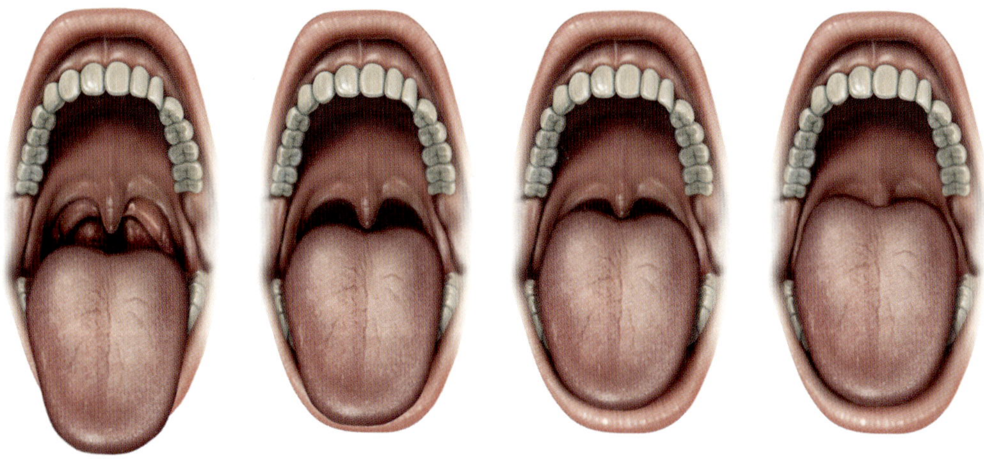

그림 11-1. 수정된 Mallampati 분류

표 11-1. 수정된 Mallampati 분류(Mallampati-Samsoon young classification)

단계(class)	눈으로 볼 수 있는 구조	기관내 삽관 난이도
1	목젖, 목구멍, 기둥, 연구개 모두 보임	쉬움
2	목젖, 목구멍, 연구개 보임, 기둥 안 보임	중간
3	연구개 및 경구개만 보임	어려움
4	경구개만 보이고 연구개도 안 보임	매우 어려움

* 평가 시 환자는 앉은 자세로 입을 열고 혀를 최대한 내밀며 '아(ahh)'를 말하지 않는 상태에서 된다.[7]

표 11-2. MACOCHA 점수

항목(factor)	점수(points)
Mallampati 3, 4단계(**M**allampati III or IV)	5
폐쇄성 수면무호흡증(obstructive sleep **A**pnea)	2
경추 운동성 감소(reduced **C**ervical spine movement)	1
제한된 입 벌림(mouth **O**pening < 3cm)	1
혼수(**C**oma)	1
저산소혈증(**H**ypoxemia, SpO_2 < 80%)	1
비마취과의사 삽관자(non-**A**nestheiologist)	1
총합(total)	12

* MACOCHA 점수는 중환자실에서 후두경검사(laryngoscopy)를 통한 삽관의 어려움을 예측하기 위해 고안되었으며, 이 점수가 높을수록 기관내삽관이 어려움이 발생할 수 있다고 알려져 있다. 0점=아주 쉬움, 12점=매우 어려움, 3점 이상인 경우 마취과 의사의 도움을 고려할 수 있다.[8]

II 기도관리의 방법

1 비침습적 기도관리

중환자 치료에서 산소 공급 및 환기 유지는 다양한 비침습적 산소요법으로 가능하다. 대표적으로 저유량(low-flow)과 고유량(high-flow) 공급방식이 있으며, 이는 그 자체가 치료가 될 수도 있고, 침습적 기도 확보 전까지의 임시적인 조치 역할을 하기도 한다.

1) 단순 비강 캐뉼라

단순 비강 캐뉼라(simple nasal cannula)는 일반적으로 6L/min 이하의 유량으로 산소를 공급하며, 다양한 농도의 산소 전달이 가능하다. 단순 비강 캐뉼라를 사용한 대략적인 흡입 산소분율(FiO_2)은 0.21 + [유량(L/min) × 0.04]로 추정할 수 있으나, 실제 산소 분압은 환자의 호흡 패턴에 따라 달라질 수 있어 가변적이다(그림 11-2).[9,10]

2) 고유량 비강 캐뉼라

고유량 비강 캐뉼라(high flow nasal cannula, HFNC)는 단순 비강 캐뉼라와 달리 최대 60L/min의 유량(flow rate)과 최대 100% 흡입산소분율(FiO_2)까지 고정된 농도의 산소를 지속적으로 공급할 수 있다(그림 11-3). 가습 기능과 온도 조절이 가능하여 비강 점막의 건조를 최소화하며, 일정한 기도 양압을 제공할 수 있

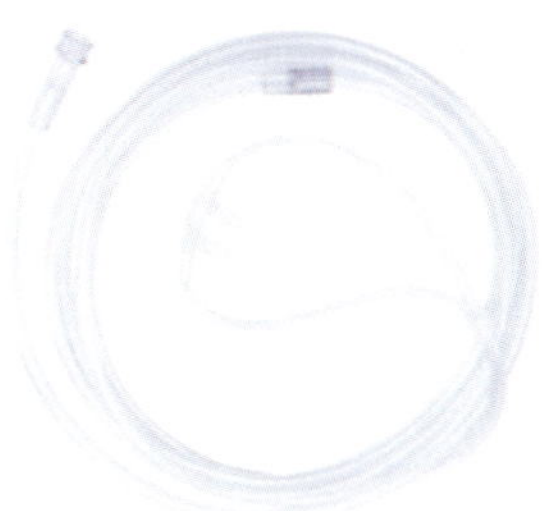

그림 11-2. 단순 비강 캐뉼라

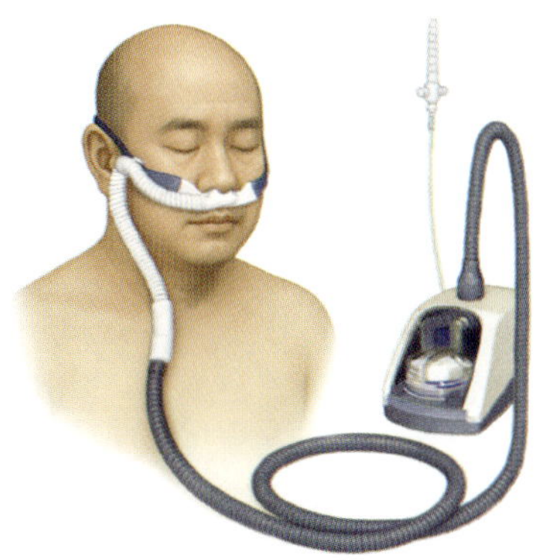

그림 11-3. 고유량 비강 캐뉼라

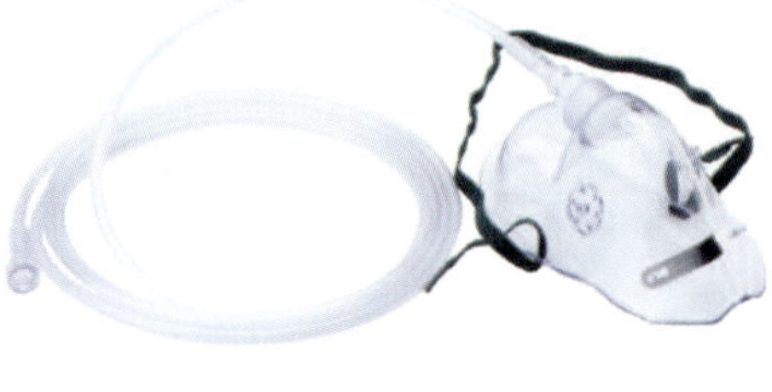

그림 11-4. 단순 마스크

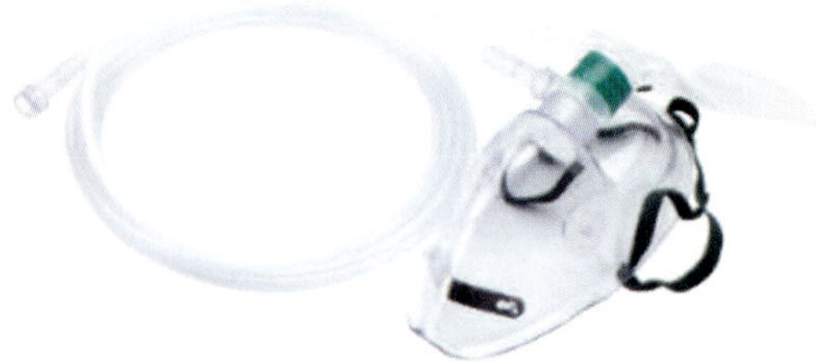

그림 11-5. 저류주머니 마스크

다는 장점이 있다. 고유량 비강 캐뉼라는 급성 저산소혈증, 급성 호흡부전, 기관내삽관 전 산소요법, 기관발관 후 산소요법 등 다양한 상황에서 널리 사용된다.[11]

3) 단순 마스크

단순 마스크(simple mask)는 얼굴에 느슨하게 착용하며, 5~10L/min의 유량으로 최대 FiO_2 0.6까지 산소를 공급할 수 있다(그림 11-4). 단순 비강 캐뉼라와 마찬가지로 환자의 호흡 양상에 따라 흡입 산소분율은 달라질 수 있다.[10,12,13]

4) 저류주머니 마스크

저류주머니(reservoir bag)가 있는 마스크는 단순 마스크보다 얼굴에 밀착되며, 더 높은 산소농도를 공급할 수 있다(그림 11-5). 유량이 적절하게 제공되는 형태인 부분재호흡형 마스크(mask with partial rebreathing, 최대 FiO_2 0.7) 또는 장치에 여러 개의 단방향 밸브가 포함된 형태인 비재호흡형 마스크(mask with non-rebreathing, 최대 FiO_2 0.8)의 두 형태 모두 저류주머니에 저장된 고농도 산소를 활용하여 단순 마스크보다 더 높은 농도의 산소를 공급할 수 있다.

5) 벤튜리 마스크

벤튜리 마스크(venturi mask)는 공기포착(air entrainment) 마스크로도 불리며, 장치 내 좁은 구멍을 통한 고속 산소 유속으로 저압 영역이 형성되어 주변 공기를 끌어들이는 원리를 이용하여, 일정한 공기 대 산소 비율을 유지하도록 한다(그림 11-6). 벤튜리 밸브가 적용된 산소장치는 환자의 호흡 양상과 관계없이 일정한 분율의 산소공급을 안정적으로 유지할 수 있다(표 11-3).[14-16]

표 11-3. 벤튜리 산소분율 및 유량

흡입 산소분율 (FiO_2)	산소유량 (Flow, L/min)	공기산소비율 (Entrainment ratio)	총 유량 (Total flow, L/min)
0.28	4	10:1	44
0.31	6	7:1	48
0.35	8	5:1	48
0.4	8	3:1	32
0.5	12	1.7:1	32
0.6	12	1:1	24
0.7	12	0.6:1	19

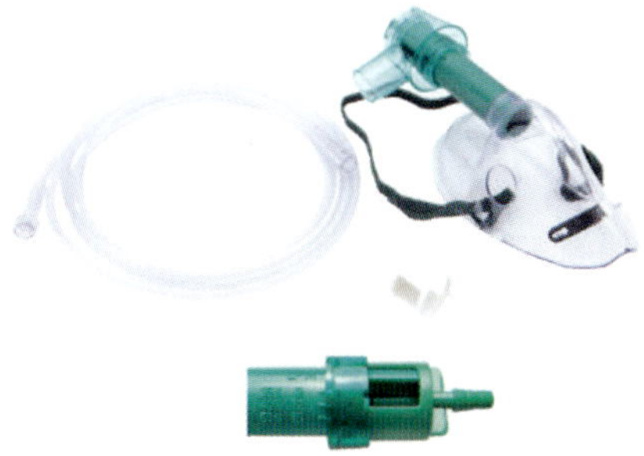

그림 11-6. 벤튜리 마스크

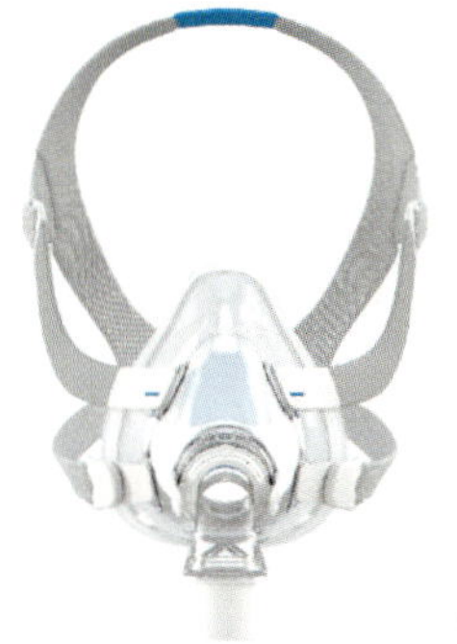

그림 11-7. 비침습적 양압환기 마스크

6) 비침습적 양압환기 마스크

위의 산소요법으로 저산소혈증, 환기장애, 과도한 호흡 노력이 조절되지 않는 경우, 비침습적 양압환기(non-invasive positive pressure ventilation, NIPPV)를 고려할 수 있다(그림 11-7). 사용되는 장치에는 얼굴 마스크, 비강 마스크, 구비강 마스크, 헬멧형 장치 등이 있다. 비침습적 양압환기는 지속적 양압 환기, 용적 순환 환기(volume-cycled ventilation), 압력 순환 환기(pressure-cycled ventilation) 방식을 통해 산소 공급 및 환기를 지원한다. 만성폐쇄폐질환(chronic obstructive pulmonary disease, COPD)/천식(asthma)의 급성악화, 급성 폐부종(pulmonary edema), 제한성 흉곽질환의 급성 악화 등의 호흡부전 중환자에서 적용할 수 있으며, 삽관 전에 산소화 전처치를 위해, 혹은 인공호흡기 치료 중 기관내삽관이 빠진 경우 등에도 사용하기도 한다. 이론적으로 48시간 이내 가역 가능한 호흡부전에서 가장 큰 효과를 기대할 수 있으며, 최소한의 협조가 되어야 하는 환자의 의식상태와 마스크 밀착이 가능한 안면 구조(헬멧을 사용하지 않는 경우)는 적용 전 반드시 고려해야 한다. 비침습적 양압환기는 통증이 적고, 말하거나 객담 배출이 가능하다는 장점이 있다. 하지만 밀착형 마스크(얼굴, 비강, 구비강) 사용 시에는 강한 밀착을 필요로 하기에 불편감, 불안, 안면 접촉부 피부 병변, 공기누출 등이 발생할 수 있고 침습적 기계환기가 늦어질 우려가 있다는 단점이 있다. 헬멧 형태의 장치는 마스크 형태보다 환자가 견디기 더 좋고 합병증 발생이 적다. 또한, 피부 접촉 부위에 폼 패드나 접착성 피부 드레싱을 사용하면 편안함이 개선되고 피부 손상을 줄일 수 있다. 한편, 코위관(nasogastric tube)은 장치의 밀폐를 방해하여 공기누출을 유발할 수 있어, 비침습적 양압환기 중에는 가능한 한 사용을 피해야 한다.[17-19]

7) 수동 마스크 환기

비침습적 산소요법만으로 충분한 기도 관리가 어려운 경우, 수동 마스크 환기(manual mask ventilation) 방법을 사용할 수 있다(그림 11-8). 이는 수동 소생용 백밸브 장치(bag-valve-mask, BVM)를 환자의 얼굴에 밀착시켜, 기도 폐색을 극복하고 산소 공급 및 환기를 제공하는 방법이다. 이 방법은 과도한 진정 등으로 일시적 호흡저하가 있는 경우, 비침습적 방식으로 단기간 산소화와 환기를 지원할 때, 침습적 기도 확보 전 응급 처치 시 적절하게 사용할 수 있다.[20]

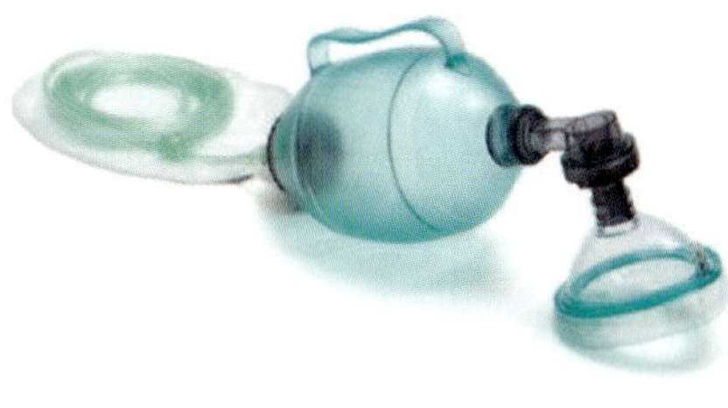

그림 11-8. 수동 마스크 및 환기 백

2 침습적 기도 관리

중환자실에서 기관내삽관은 비침습적이고 일반적인 기도관리 방법으로는 호전되지 않는 기도 폐쇄, 기도 분비물 제거 불능, 보호 기도 반사의 소실, 그리고 호흡부전 등의 이유로 시행된다. 기관내 튜브를 통해 확보된 기도는 환기 및 산소 공급을 원활하게 하고, 체액으로부터 기도를 보호하며, 흡인을 위해 기관지에 접근하는 통로를 제공하고, 기관지경 검사를 가능하게 하는 시각적 접근 수단이 된다.

1) 기관내삽관의 계획 및 각종 자원의 준비

기관내삽관은 환자에게 첫 시도에서 성공할 가능성을 최대한 높여야 한다. 응급상황이라도 시간이 허락된다면, 임상의는 환자의 이전 기도관리 이력을 검토하고 어려운 기도가 예상되는지를 평가해야 한다. 중환자실은 기관내삽관 프로토콜, 어려운 기도 및 기도 확보 실패에 대한 대처방안, 그리고 삽관 이후 침습적 기도 유지에 대한 계획을 갖추고 있어야 한다. 시술자는 본인과 보조자의 기관내삽관에 대한 숙련도 및 경험, 이차 시술자와 응급 기도확보 전문팀의 가용성을 긴급 상황에서도 파악하고 있어야 한다. 비응급 상황에서는 수련의나 경험이 부족한 시술자가 삽관을 시도할 수 있으나, 교육과 학습 기회는 환자의 위험도와 상태에 따라 신중히 결정되어야 한다. 기관내삽관을 2회 이상 반복 시도하는 경우 합병증 발생 위험이 증가하므로, 기도확보가 어려운 경우에는 가능한 한 조기에 전문가의 도움을 받아야 한다. 실제 임상 상황에서는 필요한 장비를 준비하고 약물을 투여하는 데 시간이 소요되므로, 중환자실 의료진은 기도관리 프로토콜을 숙지하고 필수 기도 장비의 위치, 기관내삽관에 필요한 약물의 준비 및 신속한 투여 방법을 정확히 알고 있어야 한다. 일부 비응급 상황에서는 환자를 수술실로 이송하는 것이 적절할 수 있으며, 수술실에서는 외과적 기도확보를 위한 외과계 및 마취과 팀이 대기하고 있어 다양한 기도 확보 장비를 즉시 사용할 수 있다.[21-24]

2) 중환자실의 기도관리 프로토콜

중환자실에서의 프로토콜화된 기도관리 전략은 합병증 감소와 관련이 있다. 비상계획을 포함한 정형화된 알고리즘을 따름으로써 기도관리와 관련된 모든 구성원이 상황을 정확히 이해하고 일관되 대처가 가능하다. 그림 11-9에 예를 든 기도관리 프로토콜에는 어려운 기도를 예측하기 위한 점수체계, 비디오후두경 사용, 급속연속기관삽관(rapid sequence intubation, RSI), 저혈압 예방 및 관리 방법, 2인 시술자 확보, 기도 확보 실패 시의 단계별 대처 방안 등이 포함된다. 이러한 프로토콜은 기도확보 성공을 위한 최소한의 안전장치로 작용한다.[21,23,25]

3) 기관내삽관을 위한 약물 선택

중환자는 이미 생리적 예비력(reserve)이 감소된 상태이므로, 기관내삽관 과정에서 약물 투여 시 혈역학적 불안정성이 쉽게 유발될 수 있다. 따라서 중환자의 기도를 관리하는 의료진은 급속연속기관삽관에 사용되는 유도약물과, 삽관 후 기계환기 중에 사용하는 유지약물들에 대해 충분한 지식을 갖추고 있어야 하며, 환자의 상태에 따라 개별적이고 최적화된 약물 선택이 이루어질 수 있도록 노력해야 한다. 다음 표는 기관내삽관과 관련하여 흔히 사용되는 약물들을 요약한 것이다(표 11-4).[26-28]

4) 기관내 튜브의 선택

기관내삽관 시에는 환자의 나이, 성별, 체격, 그리고 튜브의 내경(inner diameter)을 고려하여 적절한 튜브를 선택한다. 우리나라에서 사용하는 기관내 튜브는 내경을 기준으로 크기가 표기되며, 단위는 밀리미터(mm)이다. 예를 들어 크기 7.0은 내경이 7.0mm임을 의미한다. 삽관 시 튜브가 성대(vocal cord)를 통과할 때 조직 손상을 최소화하기 위해 신중하게 크기를 선택해야 하며, 성대 및 후두 조직과의 접촉을 피하면서 삽입 가능한 가장 큰 직경의 튜브를 사용하는 것이 이상적이다. 일반적으로 성인 남성은 7.5~8.5mm, 성인 여성이나 체격이 작은 성인은 6.5~7.5mm를 사용하며, 소아는 나이에 따

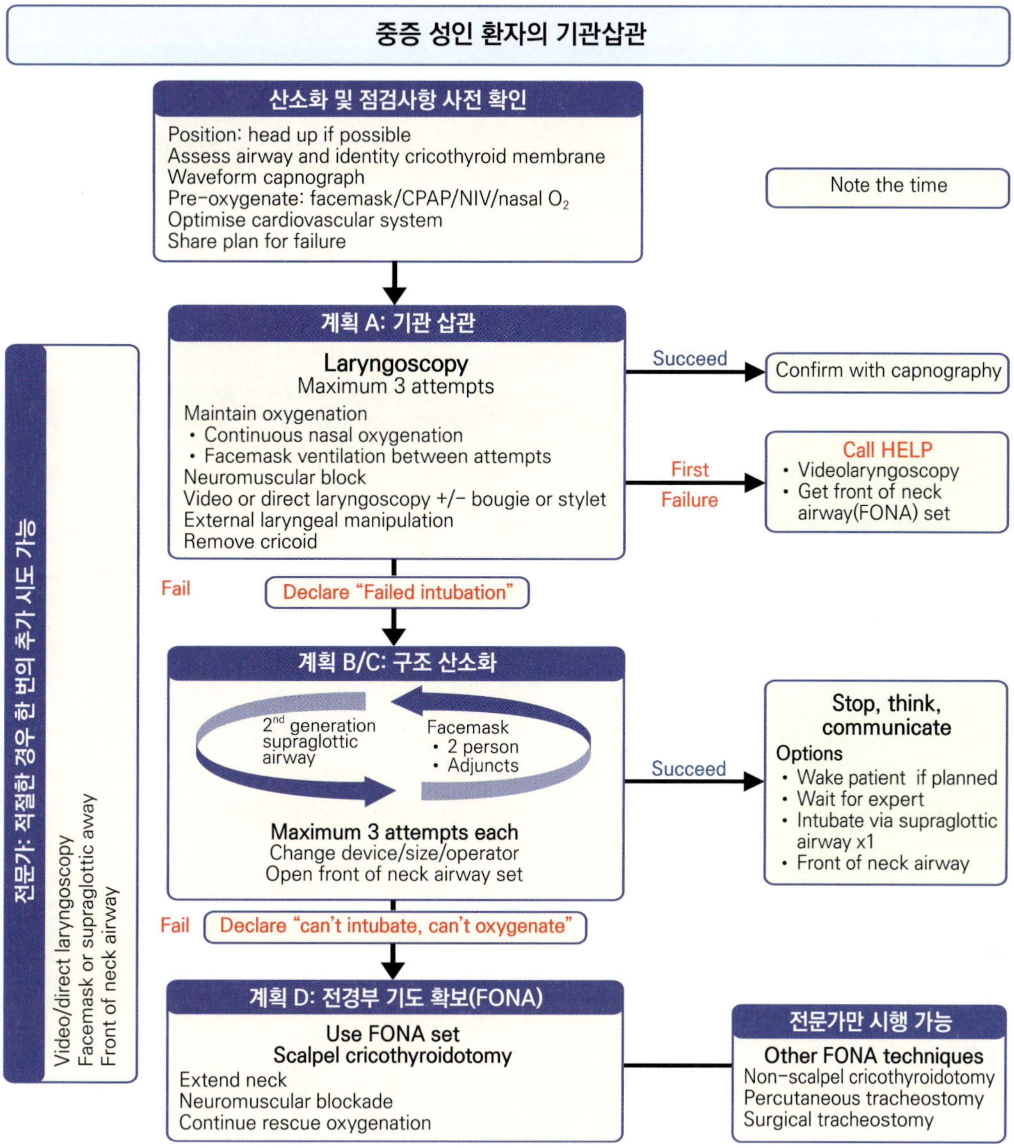

그림 11-9. 중환자의 기도관리 프로토콜
FONA; front of neck access

라, 신생아는 체중에 따라 크기를 계산하여 선택한다. 삽관 전 흉부 X선은 기도 협착 여부나 해부학적 특이사항을 간접적으로 확인하는 데는 도움이 될 수 있으나, 기관의 직경을 측정하거나 튜브 크기를 예측하는 용도로는 사용되지 않는다. 드물게 비강으로 기관내삽관 시에는 일반적으로 더 작은 크기의 튜브가 필요하다. 소아를 제외한 대부분의 경우에서는 커프(cuff)가 있는 기관내 튜브를 사용한다. 커프는 균일하게 팽창하여 튜브를 기도의 중심에 위치시키고 흡인을 최소화하며, 양압 환기를 위한 밀봉 상태를 만든다. 표준 커프는 20~30cmH_2O의 커프 압력(cuff pressure)을 유지하며, 30cmH_2O를 초과할 경우 기도 점막의 혈류 감소로 인해 조직 괴사, 기관 궤양, 파열 등의 합병증이 발생할 수 있다. 이러한 합병증을 방지하기 위해 커프압을 측정하거나 제한하는 장치를 사용하여, 삽관 직후뿐 아니라 이후에도 주기적으로 압력을 확인해야 한다.[29,30]

표 11-4. 기관내삽관에 흔히 사용되는 약물

진정유도제	용량	장점	단점
에토미데이트 (etomidate)	0.2~0.3mg/kg	빠른 효과와 회복 혈역학적 안정성 두개 내압 감소	부신 기능부전 유발 가능 근간대경련(myoclonus)
프로포폴 (propofol)	1.0~1.5mg/kg	빠른 효과와 회복 두개 내압 감소	혈압 강하 뇌 관류압 감소 주사 통증과 혈전 정맥염
케타민 (ketamine)	1.0~2.0mg/kg	진통과 진정 동반 효과 혈역학적 안정성	두개 내압 상승
미다졸람 (midazolam)	0.1~0.3mg/kg (최대 5mg)	빠른 효과와 회복 기억 상실 효과	간기능 장애 시 약효 증가 혈압 강하
신경근차단제			
석시닐콜린 (succinylcholine)	1.0~1.5mg/kg	탈분극성 빠른 효과와 아주 짧은 지속시간 RSI에 적합	두개내압 상승 고칼륨혈증과 횡문근융해증에 금기 신경근육질환
로큐로니움 (rocuronium)	0.6~1.0mg/kg	비탈분극성 빠른 효과 부작용이 적음 RSI에 적합	상대적 긴 지속시간 슈가마덱스(sugammadex)로 역전 가능 신기능 장애 시 지속시간 연장
베큐로니움 (vecuronium)	0.08~0.1mg/kg	혈역학적 안정성 RSI 및 짧은 마취에 불리	느린 발현 시간 긴 지속시간 간기능 장애 시 지속시간이 연장

5) 필수 기도 장비

중환자실에 충분히 준비된 응급 기도관리 카트는 기관내삽관을 준비 시간을 단축시킬 수 있다. 일반 병동에서도 주요 기도확보를 위한 최소한의 장비는 갖추고 있어야 한다. 포함되어야 할 장비는 다양한 크기의 기관내 튜브, 다양한 크기의 직접 후두경(direct laryngoscope), 다양한 크기의 후두마스크기도유지기(laryngeal mask airway, LMA), 여러 크기의 구강 및 비강 기도기뿐만 아니라, 기본적인 산소 공급 장치, 안면 마스크, 압력 밸브가 부착된 백밸브(bag-valve) 장치, 흡인 도구, 튜브 삽입용 스타일렛(stylet), 비디오 후두경(video laryngoscope)과 다양한 사이즈의 후두경 날(blade), 커프용 주사기, 튜브 고정용 테이프 또는 밴드, 그리고 호기말 이산화탄소 감지기(end-tidal CO_2 detector) 등이 있다. 이러한 장비는 긴급 시 즉시 확보하기 어려울 수 있으므로, 항상 응급 카트에 구비해두고 정기적으로 장비의 상태 및 손실 여부를 점검해야 한다.

6) 기관내 삽관의 술기

(1) 전산소화

시간 여유가 없는 초응급 상황에서는 전산소화 없이 즉시 기관내삽관을 시행하기도 하나, 일반적으로는 삽관 전 충분한 전산소화(탈질소화)가 중요하다. 전산소화는 수면 유도 전에 자발호흡이 가능한 환자에게 밀폐된 안면 마스크를 통해 수분간 100% 산소를 흡입하게 하여, 기능잔기용량(functional residual capacity)에 있는 산소가 질소를 대체하게 함으로써, 삽관 중 발생할 수 있는 저산소혈증에 대비하는 산소 저장고 역할을 하게 된다. 중환자의 경우에는 수동 안면 마스크 환기 외에도, 선택적으로 고유량 비강 캐뉼라나 비침습적 양압환기 마스크를 이용한 전산소화를 시행할 수 있다.[21,23,26,31]

(2) 구강 기관내삽관 또는 비강 기관내삽관 선택

기관내삽관은 일반적으로 구강 경로를 통해 시행하며, 구강 및 인두의 일상적 관리는 다소 불편할 수 있으나, 합병증이 적고 장기간 삽관이 예상되는 환자에서 선호된다. 비강 기관내삽관은 심한 혈액응고장애

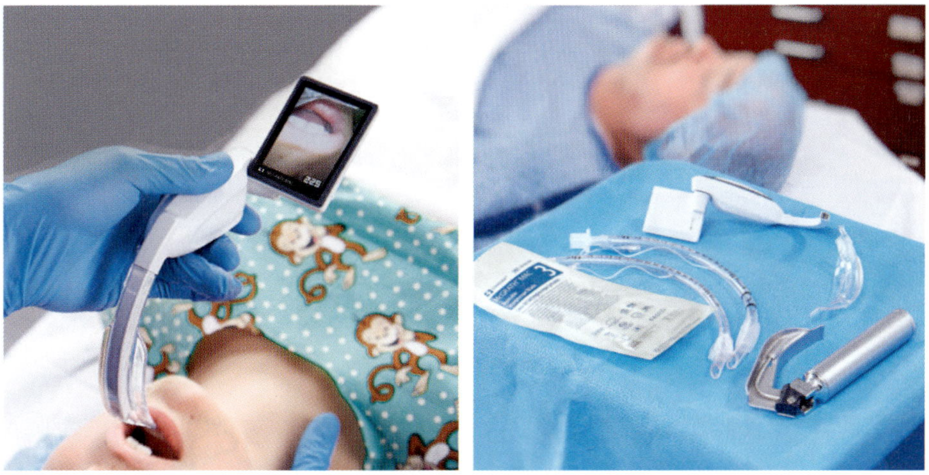

그림 11-10. 비디오 후두경을 이용한 기관내삽관

(hemostatic disorder), 뇌척수액 비루(cerebrospinal fluid rhinorrhea), 두개저 골절(base of skull fracture), 해부학적 이상이 있는 경우에는 금기이다. 비강 삽관은 출혈을 유발할 수 있으나 대부분은 자연적으로 멎으며, 드물게 코끝 괴사 등의 합병증이 발생할 수 있다.[22,24,32]

(3) 직접 후두경을 통한 기관내삽관

직접 후두경 검사는 기관내삽관 시 자주 사용되며, 시술자는 환자의 머리를 '콧바람 들이마시는 자세(sniffing position)'로 위치시켜 최적의 시야를 확보한다. 이 자세는 경추 하부를 굴곡시키고 후두부를 신전시켜 구강축, 인두축, 후두축이 일직선이 되도록 하여 후두 시야를 향상시킨다. 이 자세에서 시술자는 후두경 손잡이와 날을 이용해 성대 사이의 구멍(성문)을 통과하여 튜브를 삽입하고 커프를 팽창시킨다. 스타일렛은 기관내튜브 내에 삽입하여 시술자가 원하는 곡선을 형성하고 튜브의 강성을 높여 삽관을 용이하게 한다.[21,23,26]

(4) 직접 후두경 외 장비를 이용한 기도 확보

안전하고 쉬운 기도 확보를 위해 점점 더 많은 기술과 장치를 사용할 수 있게 되었고, 직접 후두경을 통한 기도 확보의 한계를 보완할 수 있는 방법들이 있다. 비디오 후두경은 화면을 통해 후두를 시각화하여 표준 후두경보다 넓은 시야에서 삽관이 가능하다(그림 11-10). 숙련자에게는 비디오 후두경 사용이 중환자실에서 기도 확보 실패를 줄이는 것으로 보고되었고, 비숙련자에게도 권장되나 숙달되는 데는 일정 수준의 연습이 필요하다.

후두 마스크 기도유지기(laryngeal mask airway, LMA)와 같은 성문 외 기도 장치 또한 기도를 확보하는 데 사용할 수 있다(그림 11-11). 후두 마스크 기도유지기는 장기간 기도를 유지하기 위해 사용되는 것은 아니며, 주로 마스크 환기가 실패할 때 사용할 수 있고 기관내삽관을 위한 하나의 통로로 사용될 수 있다. 두경부 해부학적 이상이나 일반적인 기관내삽관이 불가능한 환자

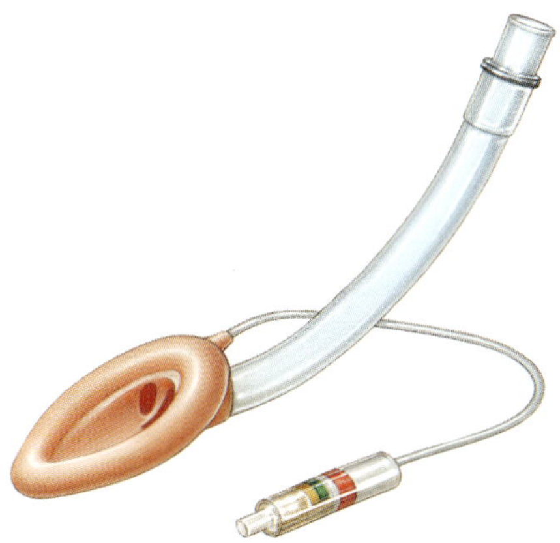

그림 11-11. 후두 마스크 기도유지기

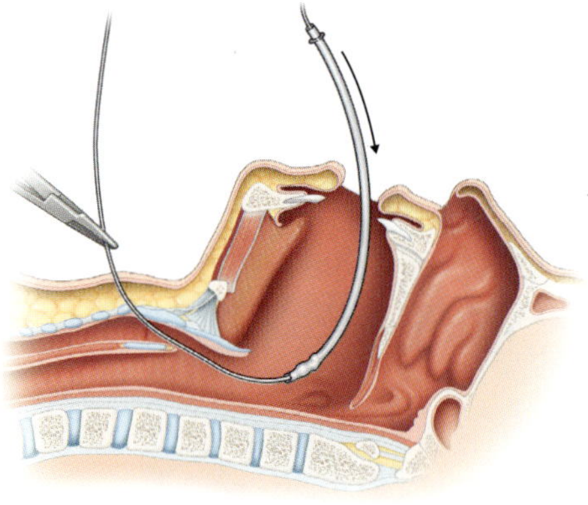

그림 11-12. 역행삽관

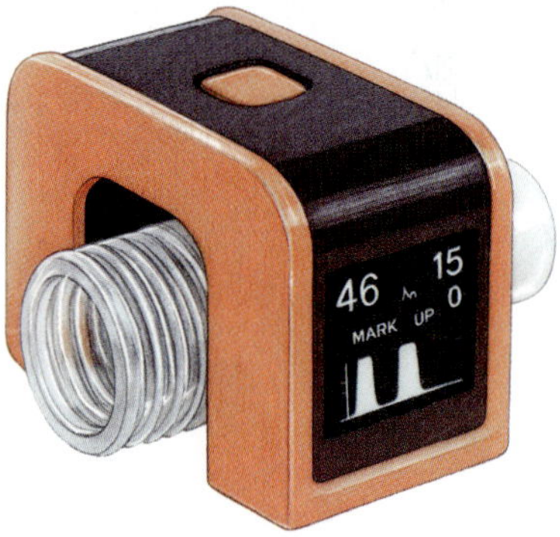

그림 11-13. 호기말 이산화탄소 측정기(capnograph)

에게는 굴곡 기관지내시경(flexible bronchoscope)을 이용한 삽관이 시행될 수 있으며, 드물게는 윤상갑상막(cricothyroid membrane) 또는 그 하방 부위에 투관침이나 카테터를 삽입한 후, 입으로 튀어나온 와이어를 따라 기관내 튜브를 삽입하는 역행삽관(retrograde intubation)도 시행할 수 있다(그림 11-12). 일반적인 기관내삽관 실패 시 시행하는 윤상갑상연골절개(cricothyroidotomy)도 최근에는 경피적 셀딩거 기법(percutaneous Seldinger technique)이나 최소 절개 방식으로도 수행된다.[21, 33-36]

(5) 급속연속기관삽관

급속연속기관삽관(rapid sequence intubation)은 의식소실과 기관내삽관 사이의 시간을 최소화함으로써, 위 팽창 및 흡인 위험을 줄이기 위한 술기이다. 이 술기의 표준화된 구성요소에는 전산소화, 빠른 작용을 위한 진정유도제 및 신경근차단제의 연속 투여, 그리고 위 팽창을 증가시킬 수 있는 백밸브 양압 마스크 환기를 가급적 피하는 것 등이 포함된다. 급속연속기관삽관은 어려운 기도가 아닌 일반적인 기도에 적용할 수 있으며, "7P"로 요약되는 일곱 단계로 구성된다.[26]

- **P**reparation(준비: 어려운 기도 평가, 기관내삽관 및 유지계획 수립, 장비 준비)
- **P**reoxygenation(전산소화)
- **P**reintubation optimization(삽관전 최적화: 삽관 관련 부작용 최소화)
- **P**aralysis with induction(유도와 마비: 진정제와 신경근차단제 투여)
- **P**ositioning(자세 잡기)
- **P**lacement with proof(삽관 및 위치 확인)
- **P**ost intubation management(삽관 후 관리)

(6) 적절한 위치 확인

기관내삽관 후 튜브의 적절한 위치를 확인하는 완벽하고 단독으로 충분한 방법은 없다. 전통적으로는 양압환기 시 흉벽의 대칭적 움직임 확인, 양측 호흡음 청진, 그리고 호기말 이산화탄소(end tidal carbon dioxide, $ETCO_2$) 측정 등을 통해 삽관 위치를 확인한다. 이 중 호기말 이산화탄소 측정은 간편하고 유용한 방법이지만, 이 방법 하나만으로 안전한 삽관을 보장할 수는 없다(그림 11-13). 일반적으로 기관내 튜브는 남성의 경우 22~23cm, 여성의 경우 20~21cm 정도 깊이의 눈금에 위치하도록 하며, 후두경에서 커프가 성문(vocal cord)보다 2cm 더 아래로 가도록 튜브를 위치시키면 된다. 삽관 직후 후두경을 통해 튜브가 성대를 정확히 통과했는지 확인하거나, 흉부 X선으로 튜브 끝(tip)의 위치를 확인하는 것이 중요하다. 또한 기관지내시경(bronchoscope)을 이용해 기관연골고리(tracheal ring)와 기관 분지(carina)를 확인하는 방법도 기관내 튜브 위치를 확인할 수 있는 방법들이다.[26,37,38]

III 기관절개와 기관절개 튜브의 관리

1 기관절개의 적응증

기관절개(tracheostomy)는 피부 표면에서 기관(trachea)까지 이어지는 절개창(stoma)을 만들어 인공기도를 확보하는 수술로, 기관내삽관 튜브와 마찬가지로 호흡 보조를 위한 기도 확보 방법 중 하나이다. 일반적으로 7~14일 이상 장기간 기계환기가 필요한 경우, 종양·외상·염증 등으로 상부기도 폐쇄가 있는 경우, 여러 신경학적 질환에서 기도 보호가 필요한 경우, 또는 폐 분비물의 배출이 어려워 이를 용이하게 하기 위해 시행된다. 절대적 금기는 없지만, 목의 해부학적 구조 이상이나 조절되지 않는 혈액응고장애가 있는 경우에는 주의해서 시행해야 한다.[39,40]

2 기관절개의 분류

기관절개는 그 목적, 시기, 시행 방법에 따라 분류할 수 있다. 목적과 유지 기간에 따라 일시적(temporary) 또는 영구적(permanent) 기관절개로 나뉘며, 시기에 따라 예정(elective)된 기관절개와 응급(emergency) 기관절개로 구분된다. 시술 방법에 따라서는, 목 부위를 절개하고 조직을 넓게 박리하여 튜브를 삽입하는 개방(open surgical) 기관절개와, 기관지내시경이나 광봉(light wand) 등의 기구를 이용하여 적은 절개와 조직 박리를 통해 시행하는 경피(percutaneous) 기관절개로 나눌 수 있다(그림 11-14).

3 기관절개 튜브의 구성과 종류

기관절개 튜브는 외경(outer diameter), 내경(inner diameter), 커브, 플랜지(flange, neck plate), 폐쇄기(obturator) 등의 구성요소로 이루어진다(그림 11-15). 재질은 플라스틱, 금속(은, 스테인리스), 실리콘 등이 있으며, 현재는 PVC와 폴리우레탄(polyurethane)이 가장 널리 사용된다. 튜브는 커프의 유무에 따라 나뉘며, 기계환기를 받는 성인 환자에게는 커프가 있는 튜브를 사용하고, 커프가 없는 튜브는 소아 환자나 자발 호흡이 가능하고 흡인 위험이 적은 환자에게 사용된다. 튜브 형태 중 하나인 성문밑 흡입 배액(subglottic suctioning drainage) 장치가 있는 튜브는, 커프 상부와 성문 사이에 고이는 분비물을 흡인하여 인공호흡기 관련 폐렴을 줄일 수 있다고 보고되어, 기계환기 환자에게 자주 적용된다. 또한, 내경 튜브(inner cannula)를 분리할 수 있어 청소가 쉽고 폐색을 예방할 수 있는 이중내강 튜브(double lumen tube)도 있으며, 외경 튜브 후방에 작은 창(window)이 있는 기관절개 튜브(fenestration tube)는

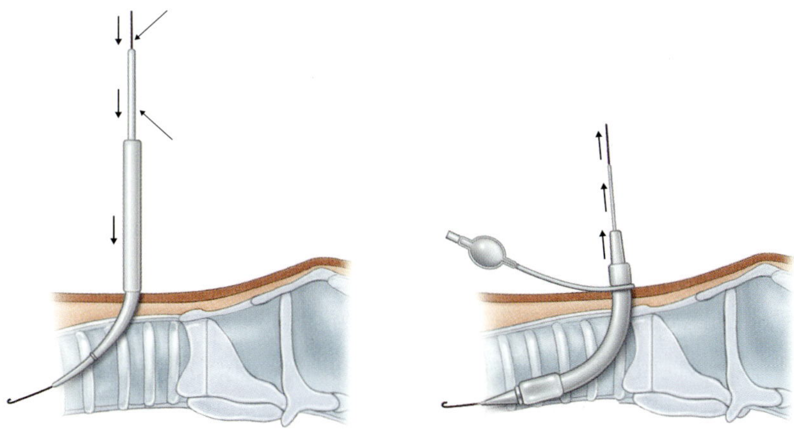

그림 11-14. 경피적 기관절개술

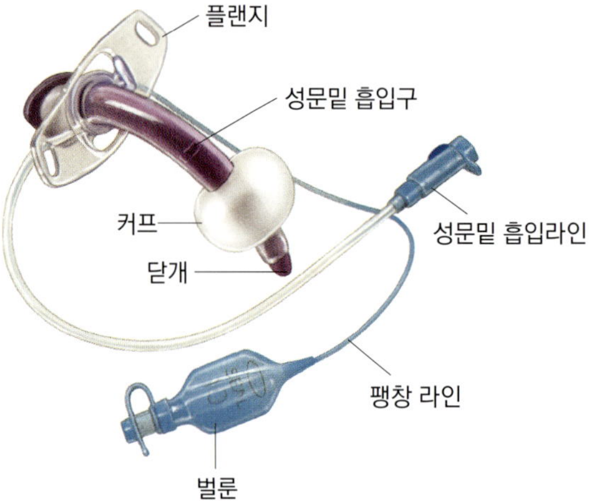

그림 11-15. 기관절개 튜브의 구성

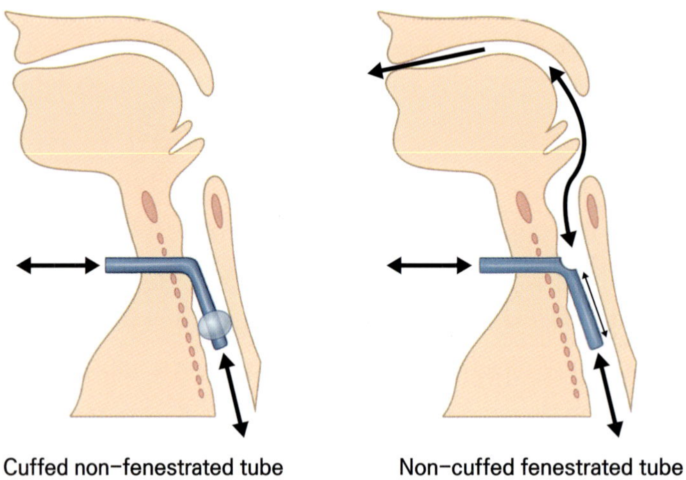

그림 11-16. 창이 있는 기관절개 튜브(Fenestrated tube)

내경 튜브를 제거했을 때 공기가 상기도를 통해 흐를 수 있어 발성이 가능하다는 장점이 있다(그림 11-16).[39,40]

4 기관절개 튜브의 선택

기관절개 튜브의 크기는 환자의 해부학적 구조를 고려하여 결정하며, 일반적으로 튜브의 외경이 기관 직경의 2/3~3/4 정도가 되도록 선택한다. 튜브 크기는 내경을 기준으로 하며, 보통 6번부터 10번까지 구분된다. 일반적으로 성인 남성은 7.0~8.0mm, 성인 여성이나 체격이 작은 성인은 6.0~7.0mm 크기의 튜브를 사용한다.

기관 협착이 있거나, 비만 또는 해부학적 구조의 이상으로 일반적인 튜브가 기관에 도달하기 어려운 경우에는 길이가 더 길고 위치 조절이 가능한 조절형 기관절개 튜브(adjustable tracheal tube)를 사용할 수 있다(그림 11-17). 초기 기관절개술에서는 대부분 커프가 있는 튜브를 사용하며, 커프 압력은 보통 25~34cmH_2O(20~25mmHg)를 유지한다. 적절한 커프 압력을 유지하면 기도 점막의 허혈, 손상, 흡인 등의 위험을 줄일 수 있다.[41-43]

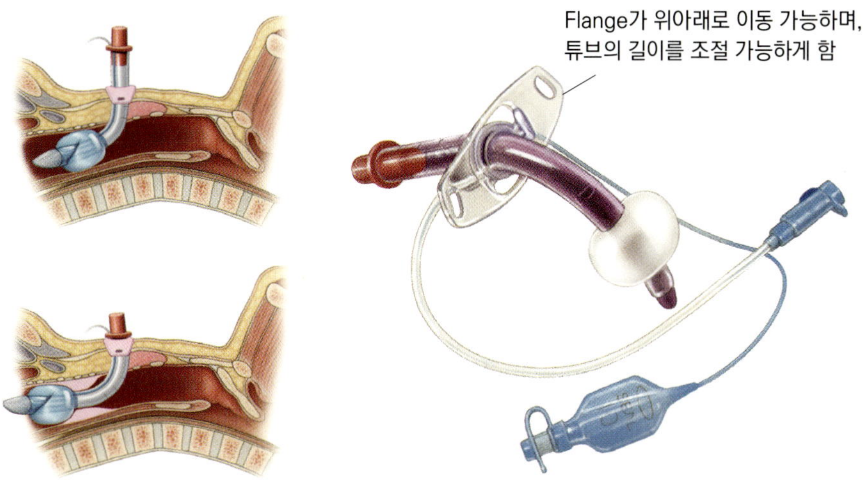

그림 11-17. 조절형 기관절개 튜브(adjustable tracheal tube)

5 기관절개 튜브의 관리

기관절개 튜브 관리는 감염 예방, 안정적인 고정, 그리고 합병증 예방을 포함한다. 튜브 주변 감염은 분비물의 축적, 불충분한 위생 관리, 기계적 자극 등에 의해 발생할 수 있으며, 국소 피부염(focal dermatitis)에서부터 농양(abscess), 연조직염(cellulitis), 심한 경우에는 종격동염으로 진행될 수 있다. 감염 관련 합병증을 최소화하기 위해서는 객담 흡인 및 튜브 관리 시 철저한 손 위생과 장갑 착용, 튜브 주변의 정기적인 소독, Y-거즈, 베타폼, 알레빈, 튜브가드 등의 표준화된 상처 관리 재료 사용, 적절한 커프 압력 유지가 필수적이다(그림 11-18). 기관절개 직후에는 누공(fistula)이 완전히 형성되지 전까지 튜브 이탈(dislodgement)의 위험이 있으므로, 초기에는 튜브를 안정적으로 고정하고 관리해야 한다. 이를 위해 튜브 플랜지(flange)는 피부에 봉합하고, 목 끈(neck tie, neck band)을 사용하여 체위 변경, 처치, 재활 등의 움직임에도 튜브가 절대 빠지지 않도록 해야 한다. 기관절개 튜브는 기관내삽관 튜브와 마찬가지로 인공호흡기 회로 외에도 고유량산소 시스템(high flow oxygen system) 등 다양한 산소 공급 장치와 연결될 수 있으며, 여러 형태의 회로(circuit)가 환자에게 함께 적용될 수 있다(그림 11-19). 이때 의료진은 튜브와 산소 장치를 잘 지지하여 튜브가 당겨지거나 꺾이지 않도록 주의 깊게 관찰해야 한다. 또한, 기관내삽관 튜브와 마찬가지로 기관절개 튜브의 위치는 육안 및 흉부 X-

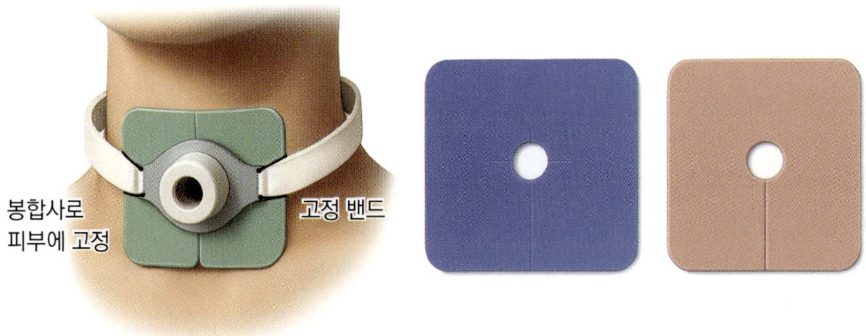

그림 11-18. 기관절개 튜브의 고정과 드레싱

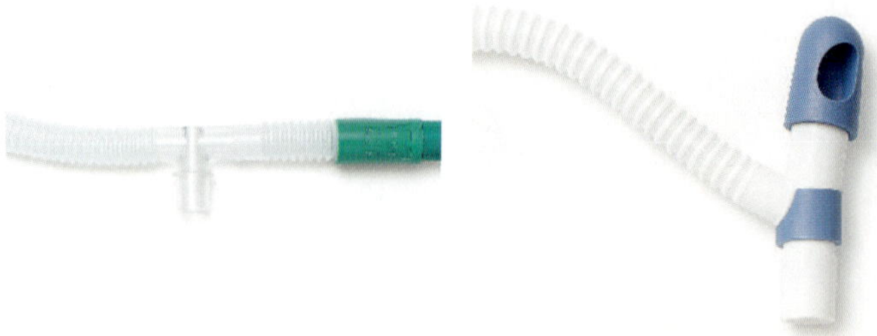

그림 11-19. 기관절개 튜브의 여러 가지 장치 회로(T-piece, high flow tracheostomy)

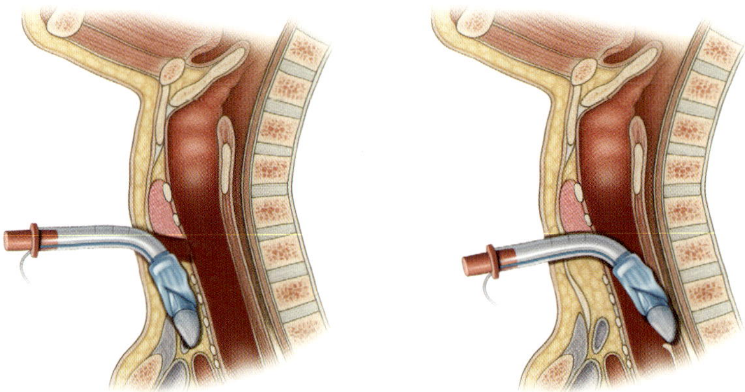

그림 11-20. 기관절개 튜브의 이탈

선으로 정기적으로 확인해야 하며, 고정 상태도 매일 점검해야 한다(그림 11-20).[42,44]

Ⅳ 기도 흡인

기도 흡인(airway suction)은 기관내삽관된 환자의 기도 내 분비물을 효과적으로 제거하기 위한 중요한 술기이다. 중환자에게 시행되는 각종 시술이나 재활 후 가래를 적절히 제거함으로써 폐렴 및 무기폐(atelectasis), 기도폐쇄(airway obstruction) 등의 기도 합병증을 예방하고, 호흡 안정성을 유지할 수 있다. 따라서 중환자실의 의료진은 기도 흡인의 원칙과 기술을 숙지하고 있어야 한다.

1 기도 흡인의 종류

기도 흡인은 인공호흡기와 기관내 튜브의 연결을 분리하는지 여부에 따라 개방형 흡인(open suction)과 폐쇄형 흡인(closed suction)으로 나뉜다. 두 방법 모두 인공호흡기 관련 폐렴이나 사망률에 유의미한 차이를 주지는 않는다.

개방형 흡인은 인공호흡기와 기관 튜브를 분리한 후, 흡인 카테터를 직접 삽입하여 분비물을 제거하는 고전적인 방법이다. 반면 폐쇄형 흡인은 인공호흡기와 환자를 분리하지 않고, 밸브를 통해 흡인 카테터를 기관내 튜브로 삽입하는 방식이다. 폐쇄형 흡인은 높은 흡인 산소분율(FiO_2)을 유지해야 하거나, 인공호흡기 분리 시 혈역학적 불안정이 우려되는 경우, 비말주의 또는 공기 주의 격리 환자에게 적합하다. 흡인 시에는 흡인 전후 산소화(oxygenation)가 중요하며, 일반적으로 30~60초 이상 충분히 시행해야 한다. 흡인 압력은 신생아는 120mmHg, 성인은 200mmHg를 넘지 않도록 하며, 흡인 시간은 소아의 경우 10초, 성인은 15초를 초과하지 않도록 한다. 흡인 카테터는 기도 점막 손상을 방지하기 위해 인공기도보다 과도하게 깊게 삽입하지 않도록 주의해야 한다.[45-50]

2 필요한 장비(그림 11-21, 22)

- 폐쇄형 흡인 카테터(closed suction catheter)
- 개방형(일반형) 흡인 카테터(open suction catheter, PVC 또는 라텍스)
- 흡인기(suction machine)
- 압력조절기(pressure regulator)
- PVC 흡인 라인(suction line)
- 산소 습윤병(humidifier)
- 20mL 멸균 생리식염수(sterile normal saline)
- 마스크, 가운 등 보호구
- 청진기(stethoscope)
- 앰부주머니(air mask bag unit, Ambu)

3 기도 흡인의 방법

기도 흡인은 환자의 산소화 상태와 감염 관리 기준을 고려하여 수행해야 하며, 흡인 전후에는 반드시 100% 산소를 이용한 과산소화를 시행하고, 감염 예방 원칙을 철저히 준수해야 한다.

기도 흡인 시 필요한 준비물과 구체적인 흡인 절차는 다음과 같다.

1) 개방형 흡인(그림 11-23)

- 손 위생(hand hygiene) 후 멸균 장갑(sterile gloves)을 착용한다.
- 한 손으로 흡인기의 PVC 흡인 라인을 잡고, 다른 손으로 멸균 흡인 카테터(suction catheter, 조절구멍이 있는)를 잡아 오염되지 않도록 연결한다.
- 카테터의 조절구멍(control port)을 열어 둔 상태로 기관내 튜브에 삽입한다.
- 흡인 위치에 도달하면 엄지손가락으로 조절구멍을 막아 흡인 압력을 가하고, 다른 손으로는 카테터 위치를 조정하여 분비물을 흡인한다.
- 흡인 후 카테터와 라인은 멸균 생리식염수(normal saline)로 세척한다.

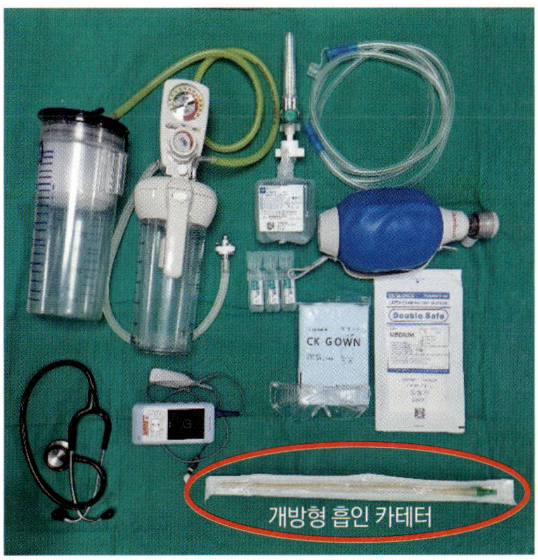

그림 11-21. 개방형 흡인 준비

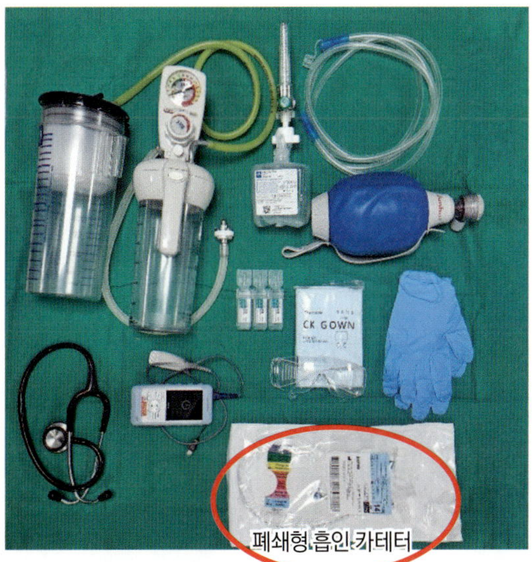

그림 11-22. 폐쇄형 흡인 준비

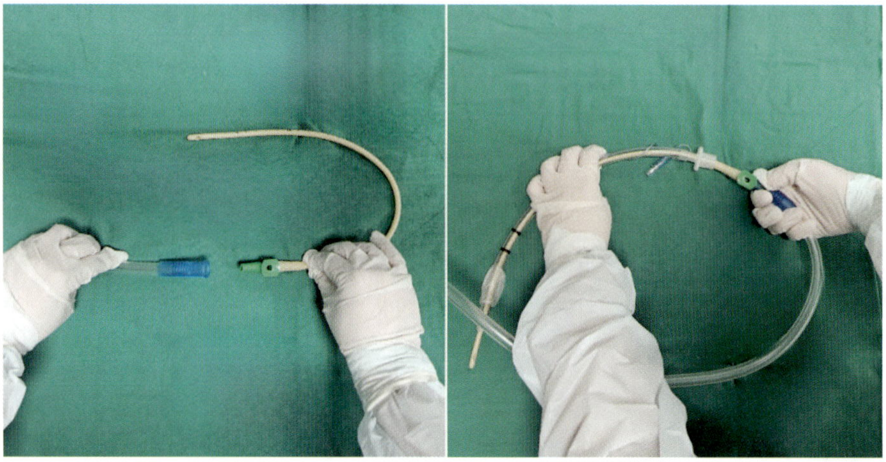

그림 11-23. 개방형 흡인

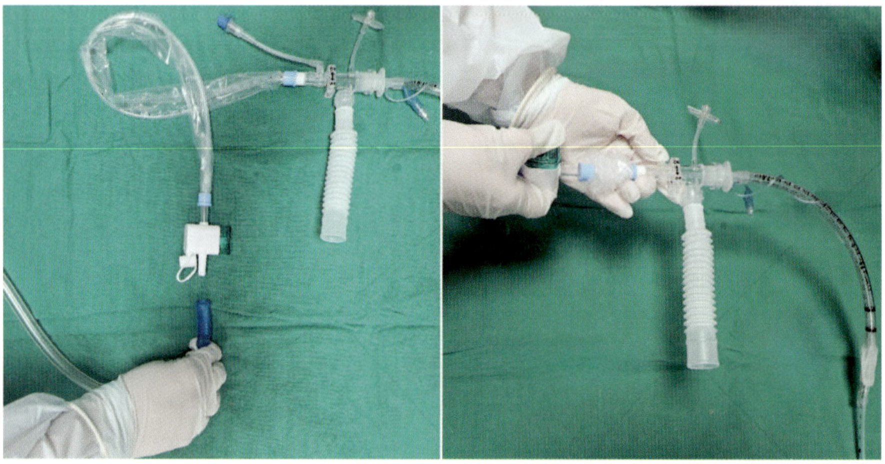

그림 11-24. 폐쇄형 흡인

2) 폐쇄형 흡인(그림 11-24)

- 손 위생 후 일반 장갑을 착용한다.
- 한 손으로 흡인기의 PVC 흡인라인을 잡고, 이를 폐쇄형 흡인 카테터에 연결한다.
- 다른 손으로 흡인기 압력을 작동시키고, 흡인 조절 밸브를 180도 회전시켜 카테터를 기관내 튜브에 삽입한다.
- 흡인 조절밸브(suction control valve)를 눌러 분비물을 흡인한 후, 세척용 포트에 멸균 생리식염수를 연결해 카테터를 세척한다.

V 기도 관리의 특수한 상황

1 위의 팽창

중환자는 소화기능 장애를 포함한 다양한 요인으로 인해 위 팽창(gastric distension) 및 복부 팽만(abdominal distension)이 발생할 수 있다. 이러한 요인에는 6시간 미만의 금식, 의식상태 변화, 외상(trauma), 당뇨병(diabetes), 위마비(gastroparesis), 병적 비만, 임신, 두개내압(intracranial pressure, ICP) 상승 등이 포함된다.

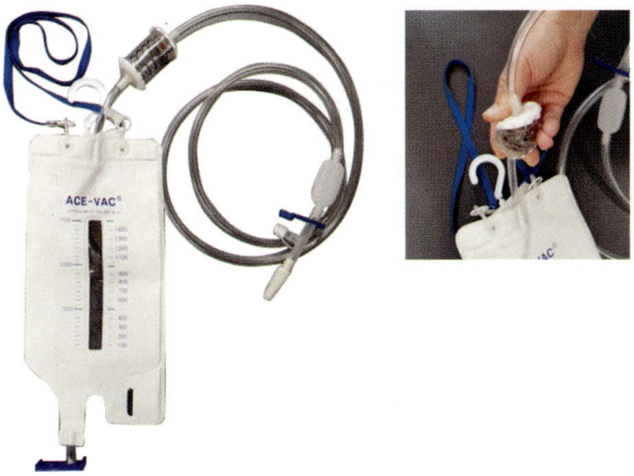

그림 11-25. 진공 펌프 위 배액

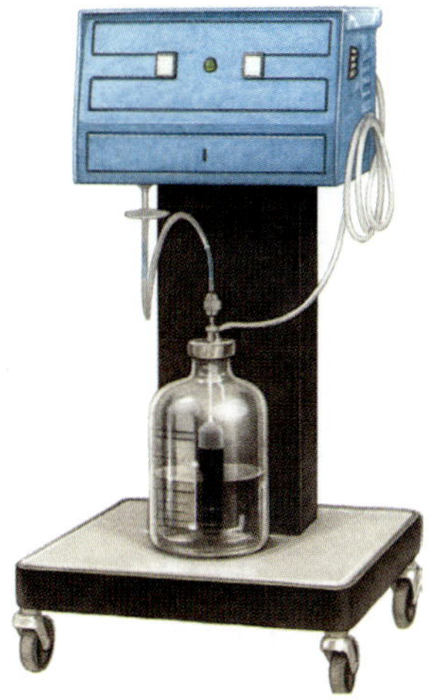

그림 11-26. Gomco 위 배액

또한 의식 저하, 기관내삽관 시 수동 마스크 환기, 각종 시술및 재활 중 행위 등도 위 팽창을 유발할 수 있다. 위 팽창은 흡인 위험을 증가시켜 기도 관리 시 우선적인 처치가 필요할 수 있다. 이를 예방하거나 관리하기 위해, 환자의 상체를 45도 이상 상승시키고, 처치 중 적절한 진통제 및 진정제를 사용하여 불편감을 줄이는 것이 도움이 된다. 위 팽창의 징후를 조기에 발견하여 필요시 코위관(nasogastric tube)을 통해 진공 펌프 위 배액(vacuum pump gastric drainage) 또는 Gomco 위 배액(Gomco gastric drainage)을 연결하면 가스에 의한 팽만을 줄일 수 있다(그림 11-25, 26).[51-53]

2 기관내삽관의 합병증

기관내삽관은 침습적 시술로 다양한 합병증을 초래할 수 있다. 반복적인 삽관 시도, 심부전(cardiac failure), 부정맥(arrhythmia), 기존 질환의 악화, 부적절한 약물 사용, 또는 부적절한 튜브 크기 등이 합병증의 원인이 될 수 있다.

초기 합병증으로는 치아 손상, 기도 손상, 기관지(bronchus) 내 삽관, 성문 상부나 식도로의 삽관, 빈맥성(tachycardia) 혹은 서맥성(brachycardia) 부정맥, 저혈압 또는 고혈압 등이 있다. 의료진은 환자의 병태생리학적 상태를 충분히 인지하고, 세심한 삽관 기술과 신중한 약물 선택을 통해 이러한 합병증을 예방하거나 최소화해야 한다.

중장기적 합병증으로는 튜브를 깨물거나 부적절한 자세 등으로 인한 기관내 튜브 폐쇄, 기계환기 기간과 관련된 인공호흡기 관련 폐렴(ventilator-associated pneumonia), 발관 후 지속되는 인후통과 쉰 목소리, 혀 감각 소실, 기관 협착(tracheal stenosis) 등이 있다.

3 발관

기관내 튜브의 발관(extubation)은 대부분 인공호흡기 이탈과 함께 이루어지나, 일부 환자에서는 두 절차가 시간차를 두고 시행되기도 한다. 따라서 삽관의 적응증이 모두 해결되었다 하더라도, 발관이 반드시 가능한 것은 아니다. 발관을 고려하기 위해서는 적절한 의식 수준, 기도 폐쇄의 부재, 보호 기도 반사(preserve airway reflex), 그리고 자발적인 기도 분비물 배출 능력이 있어야 한다. 발관 시에도 삽관과 마찬가지로 실패 가능성에 대비해 계획과 장비를 사전에 준비해야 한다. 각성 상태의 환자에게는 발관 계획을 설명하고, 침상 머리를 45도 이상 올린 후 인두 흡인을 시행하고 기관내 튜브의 커프를 축소시킨 뒤 발관한다.

기관 직경이 상대적으로 작은 여성, 큰 크기의 기관내 튜브를 사용한 경우, 장기간의 기관내 튜브 거치, 커프 누출량이 110mL 미만일 경우 등은 발관 후 기도폐색 및 재삽관 위험이 높다. 발관 전 커프 누출검사(cuff leak test)를 통해 흡기와 호기 시 일회 호흡량의 차이가 110mL 미만이거나, 누출량이 흡기 일회호흡량의 12~24% 미만인 경우 양성으로 판단하며 기도폐색 가능성을 시사한다. 그러나 이 검사는 민감도가 낮아 발관 결정의 절대적 기준으로 사용하기에는 제한이 있다. 특히 어려운 기관내삽관 병력이 있는 환자의 발관은 더욱 신중하게 접근해야 한다. 일부 상황에서는 신속한 재삽관을 대비하여 스타일렛 또는 튜브 교환기를 기관내에 삽입한 상태로 발관한 후, 문제가 없음을 확인하고 제거할 수 있다. 발관 후 후두부종과 기도폐색 예방을 위한 스테로이드(steroid)나 흡입 에피네프린(inhaled epinephrine)의 기계적 사용은 아직 근거가 확립되지 않았다.[56,57]

4 기관절개 튜브의 이탈 시 대처

기관절개술 후 누공이 완전히 형성되기 전의 기관절개 튜브 이탈은 저산소혈증과 기도폐색 등 심각한 합병증을 유발할 수 있으므로, 중환자실 의료진은 이에 대한 명확한 알고리즘과 대응 방안을 갖추고 있어야 한다. 튜브가 이탈된 경우 즉시 기도관리 전문팀을 호출하고, 환자의 목을 뒤로 신전(extension)시키며 수동 환기를 시도해야 한다. 기관절개술이 오래되었다면 기관절개 튜브를 누공으로 조심스럽게 다시 삽입할 수 있다. 입구가 좁거나 삽입이 어려운 경우에는 기존 튜브보다 작은 사이즈의 튜브를 선택해야 한다. 기관절개술 후 7일 이내이거나 누공이 잘 보이지 않는 경우에는 절개 부위를 통해 무리하게 삽입하면 기도 외 조직으로 튜브가 잘못 들어갈 수 있어, 이 경우에는 구강을 통한 기관내삽관이 더 안전하다. 기관내 재삽관 시 보조자는 검지손가락을 누공에 넣어 기도의 방향을 확인하고, 삽입자가 튜브를 정확히 기관 중앙에 위치시킬 수 있도록 도와야 한다(그림 11-27).[44,58,59]

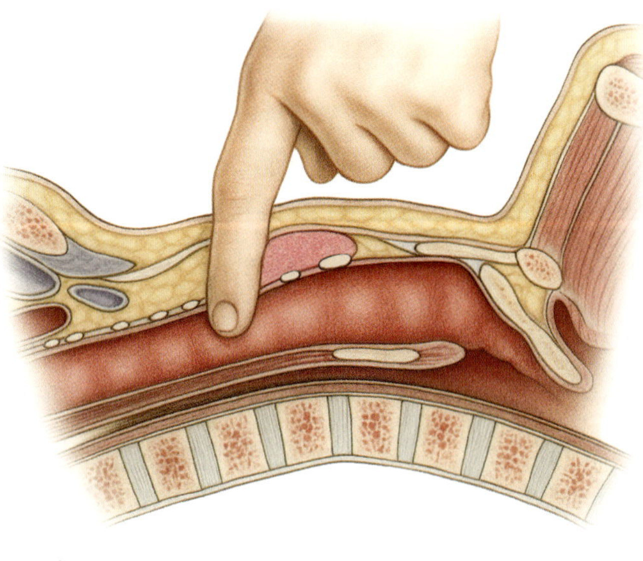

그림 11-27. 기관절개 튜브 이탈 환자의 기관내 재삽관 시 대처

▶ 참고문헌

1. Apfelbaum, J.L., et al., Practice guidelines for management of the difficult airway: an updated report by the American Society of Anesthesiologists Task Force on Management of the Difficult Airway. Anesthesiology, 2013. 118(2): p. 251-70.
2. Apfelbaum, J.L., et al., 2022 American Society of Anesthesiologists Practice Guidelines for Management of the Difficult Airway. Anesthesiology, 2022. 136(1): p. 31-81.
3. Roth, D., et al., Airway physical examination tests for detection of difficult airway management in apparently normal adult patients. Cochrane Database Syst Rev, 2018. 5(5): p. Cd008874.
4. Chen, H., Y. Zheng, Q. Fu, and P. Li, A review of the current status and progress in difficult airway assessment research. Eur J Med Res, 2024. 29(1): p. 172.
5. Detsky, M.E., et al., Will This Patient Be Difficult to Intubate?: The Rational Clinical Examination Systematic Review. Jama, 2019. 321(5): p. 493-503.
6. Levitan, R.M., W.W. Everett, and E.A. Ochroch, Limitations of difficult airway prediction in patients intubated in the emergency department. Ann Emerg Med, 2004. 44(4): p. 307-13.
7. Lee, A., et al., A systematic review (meta-analysis) of the accuracy of the Mallampati tests to predict the difficult airway. Anesth Analg, 2006. 102(6): p. 1867-78.
8. De Jong, A., et al., Early identification of patients at risk for difficult intubation in the intensive care unit: development and validation of the MACOCHA score in a multicenter cohort study. Am J Respir Crit Care Med, 2013. 187(8): p. 832-9.
9. Hess, D.R., N.R. MacIntyre, and W.F. Galvin, Respiratory Care: Principles and Practice: Principles and Practice. 2020: Jones & Bartlett Learning.
10. O'Driscoll, B.R., L.S. Howard, J. Earis, and V. Mak, British Thoracic Society Guideline for oxygen use in adults in healthcare and emergency settings. BMJ Open Respir Res, 2017. 4(1): p. e000170.
11. Frat, J.P., et al., High-flow oxygen through nasal cannula in acute hypoxemic respiratory failure. N Engl J Med, 2015. 372(23): p. 2185-96.
12. Morris, E.A., A.J. Smith, and S.M. Kinsella, Performance of standard and reservoir-type Hudson masks in pregnant and non-pregnant subjects. Int J Obstet Anesth, 2001. 10(4): p. 284-8.
13. Sorg, M.E. and R.L. Chatburn, Oxygen Delivery With an Open Oxygen Mask and Other Conventional Masks: A Simulation-Based Study. Respir Care, 2022. 67(3): p. 316-321.
14. Agustí, A.G., et al., Oxygen therapy during exacerbations of chronic obstructive pulmonary disease. Eur Respir J, 1999. 14(4): p. 934-9.
15. Soto-Ruiz, K.M., W.F. Peacock, and J. Varon, The men and history behind the Venturi mask. Resuscitation, 2011. 82(3): p. 244-6.
16. Fracchia, G. and T.A. Torda, Performance of venturi oxygen delivery devices. Anaesth Intensive Care, 1980. 8(4): p. 426-30.
17. Brochard, L., et al., Noninvasive ventilation for acute exacerbations of chronic obstructive pulmonary disease. N Engl J Med, 1995. 333(13): p. 817-22.
18. Esquinas Rodriguez, A.M., et al., Clinical review: Helmet and non-invasive mechanical ventilation in critically ill patients. Crit Care, 2013. 17(2): p. 223.
19. Patel, B.K., et al., Effect of Noninvasive Ventilation Delivered by Helmet vs Face Mask on the Rate of Endotracheal Intubation in Patients With Acute Respiratory Distress Syndrome: A Randomized Clinical Trial. Jama, 2016. 315(22): p. 2435-41.
20. Simon, M., et al., High-Flow Nasal Cannula Versus Bag-Valve-Mask for Preoxygenation Before Intubation in Subjects With Hypoxemic Respiratory Failure. Respir Care, 2016. 61(9): p. 1160-7.
21. Higgs, A., et al., Guidelines for the management of tracheal intubation in critically ill adults. Br J Anaesth, 2018. 120(2): p. 323-352.
22. Jaber, S., et al., An intervention to decrease complications related to endotracheal intubation in the intensive care unit: a prospective, multiple-center study. Intensive Care Med, 2010. 36(2): p. 248-55.
23. Lapinsky, S.E., Endotracheal intubation in the ICU. Critical Care, 2015. 19(1): p. 258.
24. Cook, T.M., N. Woodall, J. Harper, and J. Benger, Major complications of airway management in the UK: results of the Fourth National Audit Project of the Royal College of Anaesthetists and the Difficult Airway Society. Part 2: intensive care and emergency departments. Br J Anaesth, 2011. 106(5): p. 632-42.
25. Mort, T.C., Emergency tracheal intubation: complications associated with repeated laryngoscopic attempts. Anesth Analg, 2004. 99(2): p. 607-13, table of contents.
26. Acquisto, N.M., et al., Society of Critical Care Medicine Clinical Practice Guidelines for Rapid Sequence Intubation in the Critically Ill Adult Patient. Critical Care Medicine, 2023. 51(10): p. 1411-1430.
27. Cabrini, L., et al., Tracheal intubation in critically ill patients: a comprehensive systematic review of randomized trials. Crit Care, 2018. 22(1): p. 6.
28. Larsen, P.B., et al., Intubation conditions after rocuronium or succinylcholine for rapid sequence induction with alfentanil and propofol in the emergency patient. Eur J Anaesthesiol, 2005. 22(10): p. 748-53.
29. Karmali, S. and P. Rose, Tracheal tube size in adults undergoing elective surgery - a narrative review. Anaesthesia, 2020. 75(11): p. 1529-1539.
30. Kashiouris, M.G., et al., Endotracheal Tube Size Is Associated With Mortality in Patients With Status Asthmaticus. Respir Care, 2022. 67(3): p. 283-290.
31. Baillard, C., et al., Noninvasive ventilation improves preoxygenation before intubation of hypoxic patients. Am J Respir Crit Care Med, 2006. 174(2): p. 171-7.
32. Grensemann, J., et al., Comparison of nasotracheal versus orotra-

cheal intubation for sedation, assisted spontaneous breathing, mobilization, and outcome in critically ill patients: an exploratory retrospective analysis. Sci Rep, 2023. 13(1): p. 12616.

33. Dhara, S.S., Retrograde tracheal intubation. Anaesthesia, 2009. 64(10): p. 1094–104.
34. Lewis, S.R., et al., Videolaryngoscopy versus direct laryngoscopy for adult patients requiring tracheal intubation: a Cochrane Systematic Review. Br J Anaesth, 2017. 119(3): p. 369–383.
35. Ollier, F., A.S. Eichenberger, G.L. Savoldelli, and J. Maillard, Retrograde tracheal intubation using the S-guide intubation guide after emergent tracheotomy: A case report. Clin Case Rep, 2024. 12(8): p. e9294.
36. Brimacombe, J. and C. Keller, The ProSeal laryngeal mask airway. Anesthesiol Clin North Am, 2002. 20(4): p. 871–91.
37. Verification of Endotracheal Tube Placement. Ann Emerg Med, 2016. 68(1): p. 152.
38. DeBoer, S., M. Seaver, and K. Arndt, Verification of endotracheal tube placement: a comparison of confirmation techniques and devices. J Emerg Nurs, 2003. 29(5): p. 444–50.
39. Nam, I.C., et al., Guidelines for Tracheostomy From the Korean Bronchoesophagological Society. Clin Exp Otorhinolaryngol, 2020. 13(4): p. 361–375.
40. Cheung, N.H. and L.M. Napolitano, Tracheostomy: epidemiology, indications, timing, technique, and outcomes. Respir Care, 2014. 59(6): p. 895–915; discussion 916–9.
41. Hess, D.R., Tracheostomy tubes and related appliances. Respir Care, 2005. 50(4): p. 497–510.
42. Lewith, H. and V. Athanassoglou, Update on management of tracheostomy. BJA Educ, 2019. 19(11): p. 370–376.
43. Galoob, H.D. and P.S. Toledo, Comparison of five types of tracheostomy tubes in the intubated trachea. Ann Otol Rhinol Laryngol, 1978. 87(1 Pt 1): p. 99–108.
44. Raimonde, A.J., N. Westhoven, and R. Winters, Tracheostomy, in StatPearls. 2025, StatPearls Publishing Copyright © 2025, StatPearls Publishing LLC.: Treasure Island (FL).
45. Elmansoury, A. and H. Said, Closed suction system versus open suction. Egyptian Journal of Chest Diseases and Tuberculosis, 2016. 66.
46. Elmansy, F.M., et al., Intensive Care Nurses' Performance of Open versus Closed Endotracheal Suction on Critically Ill Patients in Ismailia City. Iran J Nurs Midwifery Res, 2024. 29(5): p. 590–595.
47. Haghighat, S. and A. Yazdannik, The practice of intensive care nurses using the closed suctioning system: An observational study. Iran J Nurs Midwifery Res, 2015. 20(5): p. 619–25.
48. Subirana, M., I. Solà, and S. Benito, Closed tracheal suction systems versus open tracheal suction systems for mechanically ventilated adult patients. Cochrane Database Syst Rev, 2007. 2007(4): p. Cd004581.
49. Blakeman, T.C., et al., AARC Clinical Practice Guidelines: Artificial Airway Suctioning. Respir Care, 2022. 67(2): p. 258–271.
50. Pasrija, D. and C.A. Hall, Airway Suctioning, in StatPearls. 2025, StatPearls Publishing Copyright © 2025, StatPearls Publishing LLC.: Treasure Island (FL).
51. Tessler, S., Y. Kupfer, A. Lerman, and E.L. Arsura, Massive gastric distention in the intubated patient. A marker for a defective airway. Arch Intern Med, 1990. 150(2): p. 318–20.
52. Mittal, S., K. Madan, A. Mohan, and V. Hadda, Gastric distention: A common complication of noninvasive ventilation. Lung India, 2021. 38(2): p. 195.
53. Sigmon, D.F. and J. An, Nasogastric Tube, in StatPearls. 2025, StatPearls Publishing Copyright © 2025, StatPearls Publishing LLC.: Treasure Island (FL).
54. Russotto, V., et al., Intubation Practices and Adverse Peri-intubation Events in Critically Ill Patients From 29 Countries. Jama, 2021. 325(12): p. 1164–1172.
55. Simpson, G.D., M.J. Ross, D.W. McKeown, and D.C. Ray, Tracheal intubation in the critically ill: a multi-centre national study of practice and complications. Br J Anaesth, 2012. 108(5): p. 792–9.
56. Thille, A.W., J.C. Richard, and L. Brochard, The decision to extubate in the intensive care unit. Am J Respir Crit Care Med, 2013. 187(12): p. 1294–302.
57. Kulkarni, A.P. and V. Agarwal, Extubation failure in intensive care unit: predictors and management. Indian J Crit Care Med, 2008. 12(1): p. 1–9.
58. Jung, D.T.U., et al., Implementation of an evidence-based accidental tracheostomy dislodgement bundle in a community hospital critical care unit. J Clin Nurs, 2023. 32(15–16): p. 4782–4794.
59. Long, B. and A. Koyfman, Resuscitating the tracheostomy patient in the ED. Am J Emerg Med, 2016. 34(6): p. 1148–55.

CHAPTER 12

중환자의 기계환기

Mechanical Ventilation

여혜주 의사

호흡은 체조직에 산소를 공급하고 이산화탄소를 제거하는 과정이다. 기계환기는 자발적인 호흡이 어려운 중환자에서 필수적인 치료 도구로, 폐의 가스 교환을 보조하고 호흡 근의 부담을 줄이는 역할을 한다. 이는 기도에 적절한 압력과 흐름을 제공하여 폐포와 모세혈관 사이에서 산소(O_2)와 이산화탄소(CO_2)의 교환을 돕는다.

기계환기의 주요 목표는 호흡 부전을 유발한 기저 질환이 호전될 때까지 생명 유지에 필요한 가스 교환을 지속하면서, 기계환기로 인한 합병증을 최소화하는 것이다. 특히, 기계환기 환자에서는 근감소증 예방을 위한 조기 재활이 필수적이며, 효과적인 재활을 위해 기계환기의 기본 설정과 재활 시 고려해야 할 사항을 정확히 이해하는 것이 중요하다.

I 기계환기의 목적과 적응증

호흡은 환기(ventilation)와 가스교환(gas exchange)으로 구분할 수 있다. 환기는 공기가 폐로 들어가고(흡기) 밖으로 나오는(호기) 과정을 의미하며, 가스교환은 폐포와 이를 둘러싼 모세혈관 사이에서 산소와 이산화탄소가 교환되는 과정이다. 기계환기는 환자의 환기기능을 대신하여 가스교환이 원활히 이루어지도록 대기 중 산소보다 높은 농도의 산소를 포함한 공기를 폐로 주입하는 역할을 한다. 기계환기의 주요 목적은 산소공급으로 저산소 상태를 해소하고 이산화탄소 배출로 호흡산증을 해소하며 호흡근의 부담을 경감시키는 것이다. 기계환기는 다양한 임상 상황에서 필요할 수 있으며, 대표적인 적응증은 다음과 같다.[1,2]

- 호흡부전(respiratory failure): 저산소혈증성(Type 1) 호흡부전, 고이산화탄소혈증성(Type 2) 호흡부전
- 기도 보호 필요: 신경근계 질환, 의식 저하, 기도 폐쇄 위험
- 폐포 환기 저하: 호흡근 피로, 호흡수 감소
- 산-염기 불균형 교정: 중증 대사성 산증

II 기계환기의 생리학적 효과

기계환기는 양압(positive pressure)을 이용해 공기를 폐로 밀어 넣는다. 흡기시 폐포 내 압력이 증가하며, 호기시에는 흉곽과 폐의 탄성력(elastic recoil)에 의해 공기가 배출된다.[3]

1 폐에 대한 효과

1) 근위기도압(proximal airway pressure)

기관내관(endotracheal tube) 또는 인공호흡기에서 모니터링되는 압력으로, 폐포 내 압력과는 다르다.

2) 흡기말압력과 호기말압력(end-inspiratory and end-expiratory pressure)

용적 조절 환기에서는 설정된 일회 호흡량에 도달할 때까지 기도 압력이 점진적으로 상승하며, 최고 기도압은 기도저항(airway resistance) 및 폐와 흉벽의 탄성력(elastic force)을 반영한다(그림 12-1).

- 고원압(plateau pressure, Pplat): 공기 흐름이 없는 흡기 말 상태에서 측정되는 압력으로, 고원압(Pplat)과 호기말양압(PEEP)의 차이는 폐와 흉벽의 탄성 반동력을 나타낸다. 환자가 흡기 끝에 도달했을 때 흡기 정지(inspiratory hold)를 적용하여 측정할 수 있다. 고원압(Pplat)이 30cmH_2O 이상이면, 폐 보호환기 전략에서 과도한 압력을 의미할 수 있어 30cmH_2O 이하를 목표로 설정해야 한다.
- 최고흡기압(peak airway pressure, Ppeak): 흡입 시 공기를 폐로 밀어넣는 데 필요한 최대 압력이다. 최고흡기압(peak airway pressure, Ppeak)−고원압(Pplat)=기도 유량에 대한 저항을 의미한다. 압력조절환기에서 흡기말에 기체이동이 없다면 측정된 기도압은 최고폐포압력과 동일하다. 이 경우 흡기말 기도압과 호기말양압의 차이는 폐와 흉벽의 탄성력을 반영한다.
- 호기말압력(end-expiratory pressure): 폐포수준에서 가장 낮은 압력으로 정상적인 경우 호기말양압은 0 (zero end-expiratory pressure, ZEEP)이다.
- 평균기도압(mean airway pressure, Paw): 환기 주기동안 기도압의 평균값으로, 인공호흡기 내부에서 자동 계산되어 표시된다.

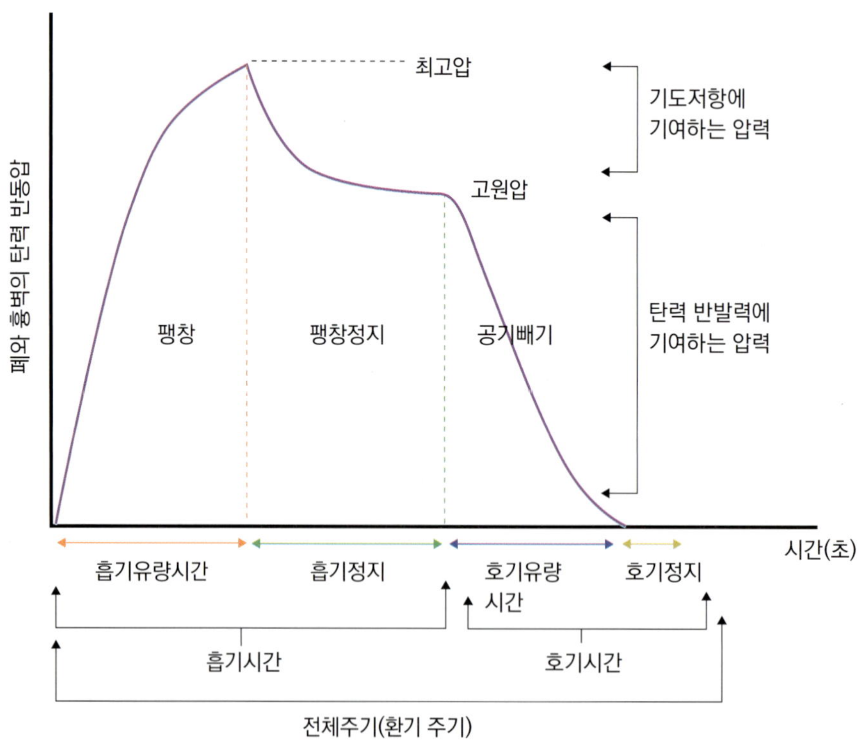

그림 12-1. 고정 유량 방식의 용적조절환기에서 시간에 따른 압력 관계. 용적조절환기(volume-controlled ventilation, VCV)에서 폐와 흉벽의 탄력 반응에 따른 압력 변화를 나타낸다.

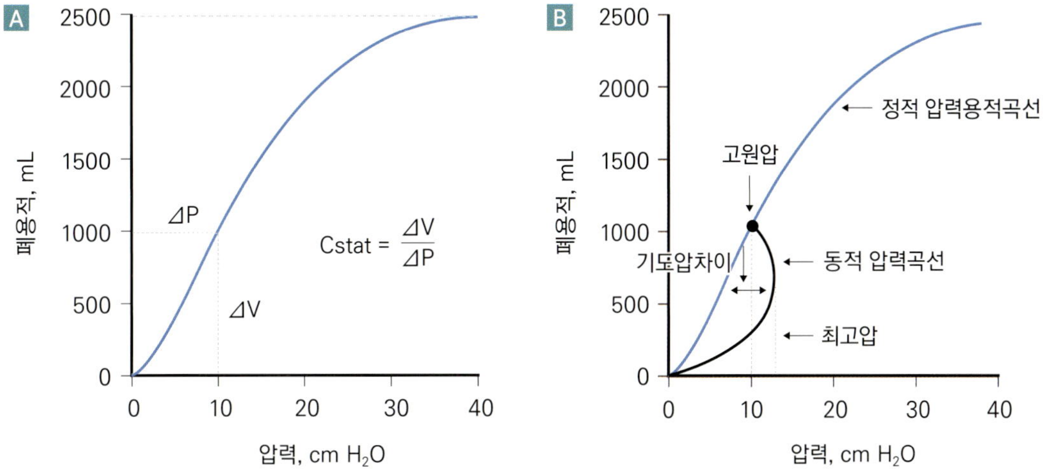

그림 12-2. 호흡기계의 압력 용적 곡선.
(A) 정적 압력 용적 곡선. 폐의 용적 변화(ΔV)와 압력 변화(ΔP)를 이용하여 정적 순응도(Cstat)를 계산한다. Cstat = ΔV / ΔP = 1000mL / 10cmH_2O = 100mL/cmH_2O. 기능잔기용량(functional residual capacity, FRC) 이상의 폐용적 변화에 대한 압력 반응을 평가한다.
(B) 동적 압력 용적 곡선. 최고압과 고원압의 차이는 기도저항(airway resistance)을 반영하며, 정상적인 경우 약 2cmH_2O 차이를 보인다.

3) 흉부 순응도(compliance: Δvolume/Δpressure, 용적변화/압력변화)

순응도(compliance)는 탄성(elasticity)의 역수로, 폐와 흉벽을 포함한 흉부 전체의 순응도를 측정한다.

- 정적 순응도(static compliance, Cstat): 용적 조절 환기에서 일회호흡량(tidal volume)을 고원압 - 호기말양압 차이로 나눈 값. 정상 폐에서는 60~100mL/cmH_2O 범위에 해당한다(그림 12-2A).
- 동적 순응도(dynamic compliance, Cdyn): 일회호흡량을 최고 흡기압과 호기말양압 차이로 나누어 계산. 기체 이동이 있는 상태에서 측정되며 기도저항을 포함한다(그림 12-2B). 압력조절환기에서 흡기말 기체 이동이 없으면 정적 순응도 계산이 가능하다.

4) 압력-용적곡선(pressure-volume curve)

압력 변화에 따른 용적 변화를 나타내며, 환기가 기능잔기용량(functional residual capacity, FRC)에서 시작하여 설정된 목표(용적 또는 압력)에 도달할 때까지 진행된다. 호기말양압을 적용하면 폐의 초기 용적, 즉 기능적 잔기용량이 증가하고 무기폐된 폐포가 열려 폐순응도가 개선될 수 있다. 이로 인해 압력-용적 곡선은 기준선이 상승하며, 같은 일회호흡량에 도달하기 위한 압력 변화(구동압)는 유지되거나 오히려 감소할 수 있다(그림 12-3).

- 굴곡점(inflection points): 저굴곡점(lower inflection point, LIP)은 많은 폐포가 개방되는 압력지점, 고굴곡점(upper inflection point, UIP)은 폐포 과팽창이 발생하는 지점이다. 저굴곡점과 고굴곡점은 급성호흡곤란증후군(ARDS) 환자의 적절한 호기말양압설정을 위한 지표로 사용된다(그림 12-3).

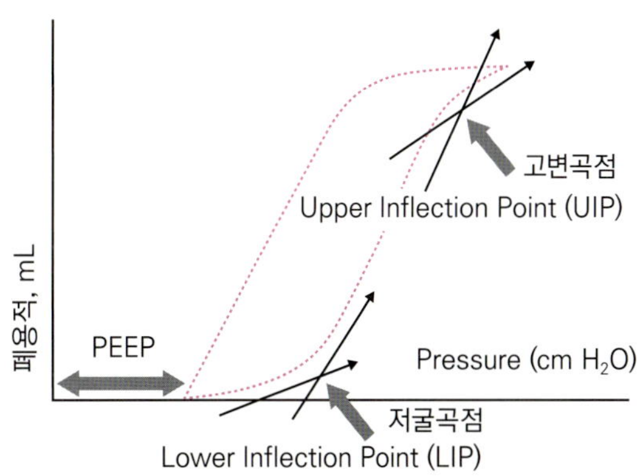

그림 12-3. 용적 및 경폐압력곡선

저굴곡점과 고굴곡점 사이의 구간에서 최적의 폐포 확장이 이루어지며, 이 범위는 기계환기 조절 시 적절한 양압호흡기 유지압과 일회호흡량 설정을 위한 중요한 지표가 된다. 저굴곡점 이하에서는 무기폐의 위험이 있고, 고굴곡점 이상에서는 과팽창 및 폐손상의 위험이 존재한다. 따라서, 저굴곡점과 고굴곡점 범위 내에서 폐를 적절히 확장하는 것이 환기 전략의 핵심이다.

5) 기도저항(airway resistance, Raw)

기도 저항은 흡기 및 호기 동안 측정 가능하며, 특히 호기 시 기도 저항은 말초 기도의 저항 정보를 제공한다. 용적조절환기에서 흡기유량이 일정한 경우 흡기저항은 (최고흡기압 Ppeak − 고원압 Pplat)/흡기유량이다. 이는 기도 저항을 극복하기 위한 압력 차이를 나타낸다. Ppeak−Pplat의 차이가 크면 기관지 경련, 기도 분비물, 튜브협착 등으로 인한 기도저항 증가를 시사한다. 반대로 두 압력 값이 모두 상승했다면 폐 순응도 감소나 과도한 일회 호흡량 설정 등 탄성 계통 문제를 고려해야한다. 이 해석은 환기 전략 조정에 있어 중요한 단서를 제공한다.

2 심혈관계에 대한 효과

심박출량에 대한 양압환기의 효과는 심실전부하(preload)와 후부하(afterload)에 미치는 영향들의 총합에 의해 결정되며, 이는 심기능, 혈관내 용적 및 흉곽내 압력에 영향을 받는다.

- 정상 심기능 환자: 양압환기가 후부하를 감소시키는 것보다 전부하감소가 심기능에 더 큰 영향을 미치므로, 심박출량이 감소하는 경우가 많다.
- 정맥환류(우심실 전부하) 감소+우심실 후부하 증가 → 좌심실 전부하 감소
- 중증 심부전 환자: 혈관 내 용적이 이미 충분히 채워진 상태이므로 양압환기로 인한 후부하감소의 영향을 더 많이 받는다. 따라서 심부전 환자에서는 양압환기가 좌심실 기능을 향상시키고 심박출량을 증가시킬 수 있다.
- 양압환기 중 우심실 기능부전 악화: 우심실 후부하 증가
- 양압환기 중 좌심실 기능부전 호전: 정맥환류 감소+좌심실 후부하 감소

III 기계환기의 기본 개념

1 단계변수

침습적 기계환기는 기관내관 또는 기관절개관을 통해 양압환기를 적용하는 방식으로, 주로 흡기 단계에서만 개입하며 호기는 폐와 흉곽의 탄성력에 의해 수동적으로 이루어진다. 환자는 호흡 구동력(respiratory drive), 환기 요구량(ventilatory requirements), 호흡 패턴에 따라 인공호흡기와 상호작용하며, 기계환기는 다음과 같은 변수로 조절된다. 기계환기의 단계변수는 유발(trigger), 제한(limit), 주기(cycle) 변수로 나눌 수 있다(그림 12-4).

유발변수는 기계환기가 시작되는 시점을 결정하는 변수로 환자나 기계가 환기의 시작을 인식하는 기준이 된다. 제한변수는 흡기 동안 기계환기가 계속될 수 있는 상한선을 설정하는 변수로 환기가 계속되는 동안 특정 변수(압력, 유량, 용적 등)가 초과되지 않도록 제한하는 역할을 한다. 주기변수는 흡기에서 호기로 전환되는 시점을 결정하는 변수다.[4]

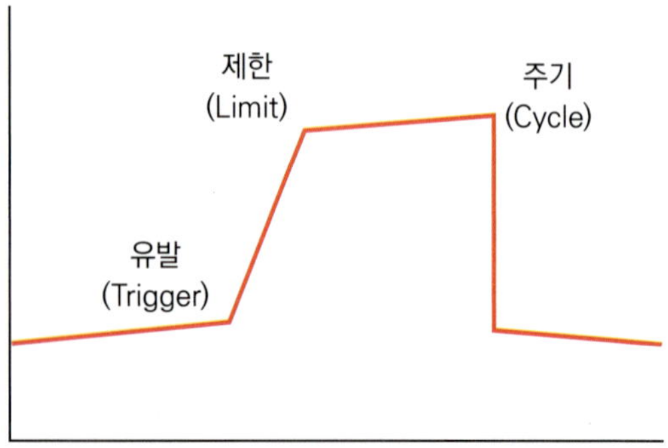

그림 12-4. 곡선의 세 가지 시작 단계 변수

1) 유발변수(trigger variable; 흡기유발기전)

호기에서 흡기로 전환하는 기전을 결정하는 변수로, 환자의 자발적 호흡 여부에 따라 시간 유발과 환자 유발로 구분된다.

- 시간유발(time trigger): 정해진 시간내에 환자의 흡기노력이 없으면 기계가 자동으로 흡기를 시작한다.
- 환자유발(patient trigger): 환자의 흡기노력이 감지되면 기계가 흡기를 시작한다.
  - 유량유발(flow trigger): 설정된 유량 변화가 감지되면 흡기가 시작된다. 압력 유발에 비해 민감도가 높아 빠른 반응이 가능하여 환기 부조화를 줄일 수 있다.
  - 압력유발(pressure trigger): 설정된 압력 감소가 감지되면 흡기가 시작된다.

2) 제한변수(limit variable)

흡기동안 기계가 유지하려는 목표변수를 의미한다.

- 유량 제한(용적 제한, flow limit): 설정한 목표 용적을 달성하기 위해 흡기 시 유량을 제한한다. 기계는 직접적으로 용적(volume)을 감지하지 못하기 때문에 대신 가스의 유량(flow), 즉 가스가 들어가는 속도를 감지하여 조절한다. 용적조절(volume controlled) 모드에서 기계는 목표유량을 조절하여 설정된 일회호흡량을 유지한다.

  일회호흡량(용적, tidal volume)
  = 흡기속도(유량, flow) × 흡기시간

- 압력 제한(pressure limit): 설정된 목표 압력에 도달하면 추가적인 압력을 공급하지 않는다.

3) 주기변수(cycling variable)

흡기가 종료되고 호기로 전환되는 기전을 결정하는 변수이다.

- 시간주기(time cycle): 설정된 흡기 시간이 지나면 자동으로 흡기를 종료한다.
- 유량주기(flow cycle): 환자의 흡기노력이 끝난 시점에 흡기를 종료한다. 환자의 흡기 기류 속도가 최대속도의 특정비율로 감소할 때 흡기를 종료하고 호기로 전환한다(그림 12-5).

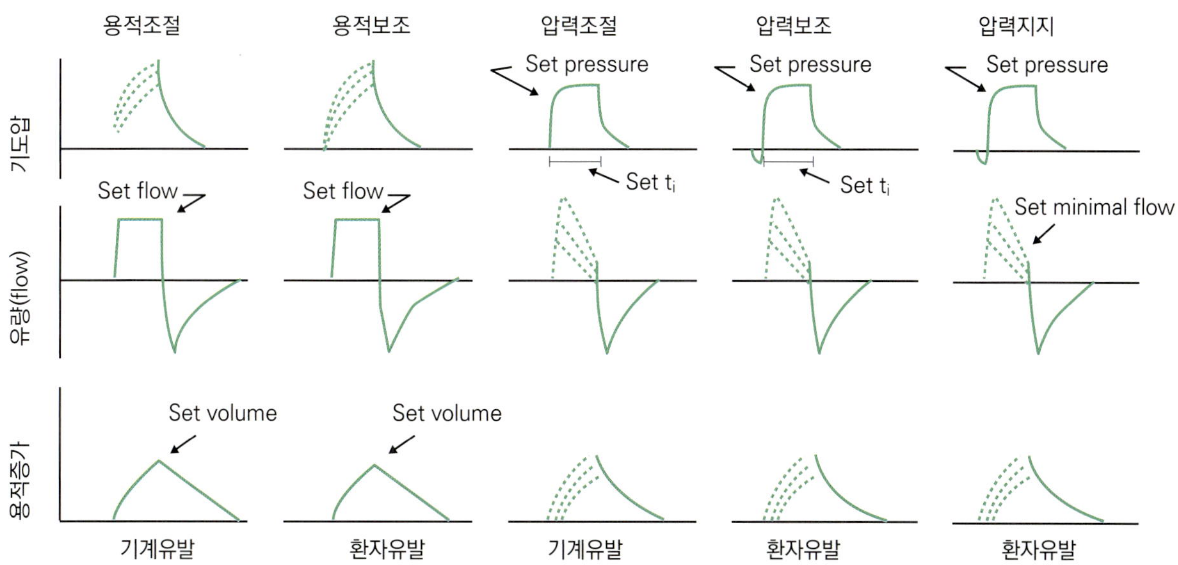

그림 12-5. 기계환기의 호흡제공방식: 호흡시작(trigger), 제한변수(target or limit), 주기(cycle)변수에 따라 그림과 같이 5가지 유형으로 분류될 수 있다. 1) 용적 조절(volume control) 2) 용적 보조(volume assist) 3) 압력 조절(pressure control) 4) 압력 보조(pressure assist) 5) 압력 지지(pressure support)

2 자발호흡과 강제호흡

- 자발호흡: 흡기의 시작과 종료가 환자에 의해서 결정되는 호흡으로 유발와 주기(cycle) 모두 환자가 결정한다.
- 강제호흡: 흡기의 종료가 기계에 의해서 결정되므로 흡기시간이 일정하다. 흡기를 종료하는 주기는 시간주기(time cycle)로 미리 정해진 흡기시간이 지나면 기계가 자동으로 흡기를 종료하고 호기단계로 전환한다.

Ⅳ 기계환기 지원 모드의 분류

현재 임상에서 주로 사용하는 기계환기 모드는 환자유발/기계필수환기(assisted/controlled mandatory ventilation, A/CMV), 동조간헐필수환기(synchronized intermittent mandatory ventilation, SIMV), 압력보조환기(pressure support ventilation, PSV), 지속성 기도양압(continuous positive airway pressure, CPAP)의 네 가지가 대표적이다.[5]

1 기계필수환기

기계필수환기(controlled mandatory ventilation, CMV)는 환자의 흡기 노력과 관계없이 기계가 설정된 시간 간격에 따라 강제적으로 환기를 시작하는 방식이다. 용적조절환기(volume-controlled ventilation, VCV) 및 압력조절환기(pressure-controlled ventilation, PCV)에서 모두 적용할 수 있으며, 신경근 차단제 사용, 호흡중추 마비, 호흡근 마비 상태에서는 이 방식을 채택해야 한다. 기계필수환기 동안 분당 환기는 설정된 호흡 수와 일회호흡량(tidal volume)에 의해 전적으로 결정된다. 용적조절환기에서 일회호흡량은 인공호흡기에 의해 설정되고 보장된다. 압력조절환기에서 일회호흡량은 설정된 흡입 압력 수준과 흡입 시간에 따라 달라진다.

2 환자유발/기계필수환기

환자유발/기계필수환기(assisted/controlled mandatory ventilation, A/CMV)는 환자의 자발적 흡기 노력이 감지될 경우 기계가 환기를 보조하는 방식이다. 최근에는 기계필수환기 단독 모드보다 환자유발/기계필수환기 모드가 더 널리 사용된다. 환자의 흡기 노력이 감지되면 기계가 환기를 시작한다. 환자의 흡기 노력을 감지하기 위해 압력유발(pressure trigger) 또는 유량유발(flow trigger)를 설정해야 한다. 환자의 흡기 노력이 없거나 불충분한 경우에는 설정된 호흡수만큼 기계가 자동으로 흡기를 제공한다(그림 12-6). 환자의 자발적인 호흡이 기계 설정값보다 많을 경우, 기계는 추가적인 강제 호흡을 제공한다. 환자에 의해서 유발되었든 기계에 의해서 유발되었든 일단 유발되면 모두 동일한 설정으로 강제호흡이 제공된다. 흡기 동안 목표가 압력인지 용적인지에 따라 압력조절환기와 용적조절환기로 구분된다.

A/CMV는 환자유발환기(assisted ventilation)와 기계필수환기(controlled mandatory ventilation)를 결합한 모드이다. 이 모드는 환자가 자발적으로 호흡을 시도할 경우, 기계는 그 호흡을 지원하고, 환자가 자발적인 호흡을 하지 않으면 기계가 필수적인 호흡을 자동으로 제공한다.

1) 압력조절환기

압력조절환기(pressure controlled ventilation, PCV)는 사용자가 흡입압력수준, 호흡수, I:E비율, 호기말양압, 흡입산소분율을 설정해야한다. 이 모드에서 흡기 목표는 기도압력이며, 기계는 설정된 기도압력까지 유량을 증가시킨다. 초기에는 유량이 높고, 흡기 후반으로 갈수록 점진적으로 감소한다(그림 12-7). 흡기말에 유량이 낮아지므로 가스 재분포가 유리하며, 환자의 기도저항과 폐순응도에 따라 일회호흡량이 달라질 수 있다. 압력조절환기는 폐의 팽창을 빠르게 일으키고 흡기 말 유량이 낮아져, 시간 상수가 다른 폐포 간 가스 교환이 효율적으로 이루어질 수 있다. 또한 기도 저항 변화에

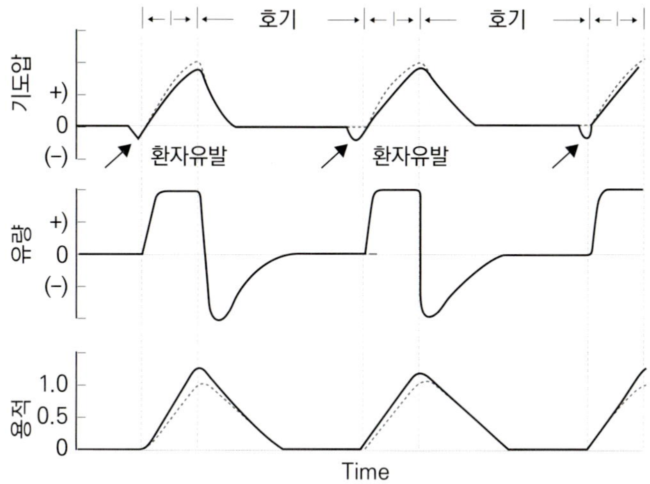

그림 12-6. 환자유발/기계필수환기(assisted/controlled mandatory ventilation, A/CMV)

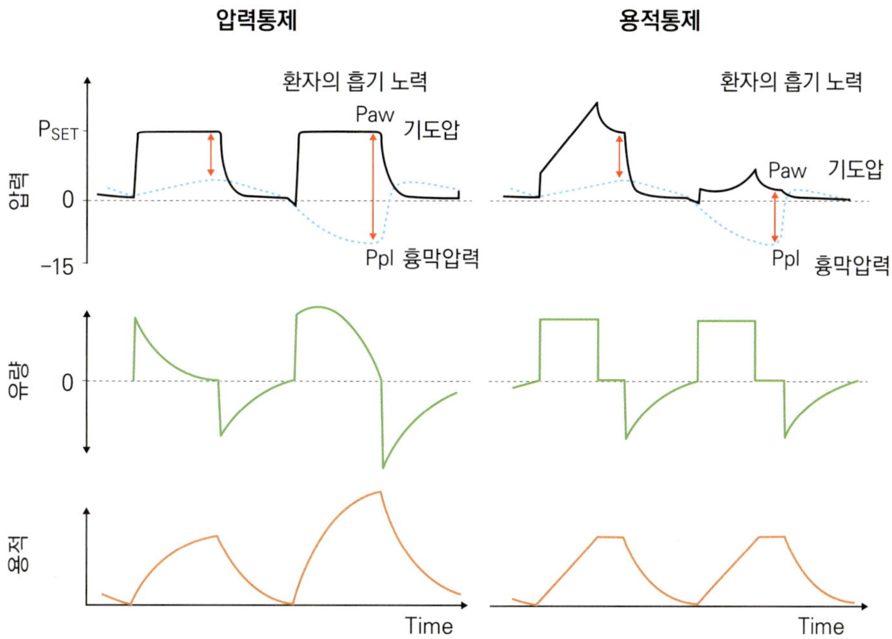

그림 12-7. 압력조절환기와 용적조절환기의 압력과 유량-시간 곡선

따라 일회호흡량이 변동할 수 있는 특성이 있다. 기관내관 누출이 있을 때도 일회호흡량을 보장하는 데 유리하다.

2) 용적조절환기

용적조절환기(volume controlled ventilation, VCV)는 유량속도, 유량 패턴, 조기용적, 호흡수, 호기말양압, 흡입 산소분율을 설정해야 한다. 이 모드는 일정한 일회호흡량을 제공하므로, 환자의 기도 저항과 폐순응도에 관계없이 일정한 일회호흡량을 보장한다. 그러나 기도저항이 증가하거나 폐순응도가 감소하면 기도 내 압력이 높아지는 단점이 있다. 용적조절환기의 유량 방식에는 고정형, 가속형, 감속형, 사인형(sine flow) 등이 있으며, 그중 고정형이 가장 흔히 사용된다(그림 12-7).

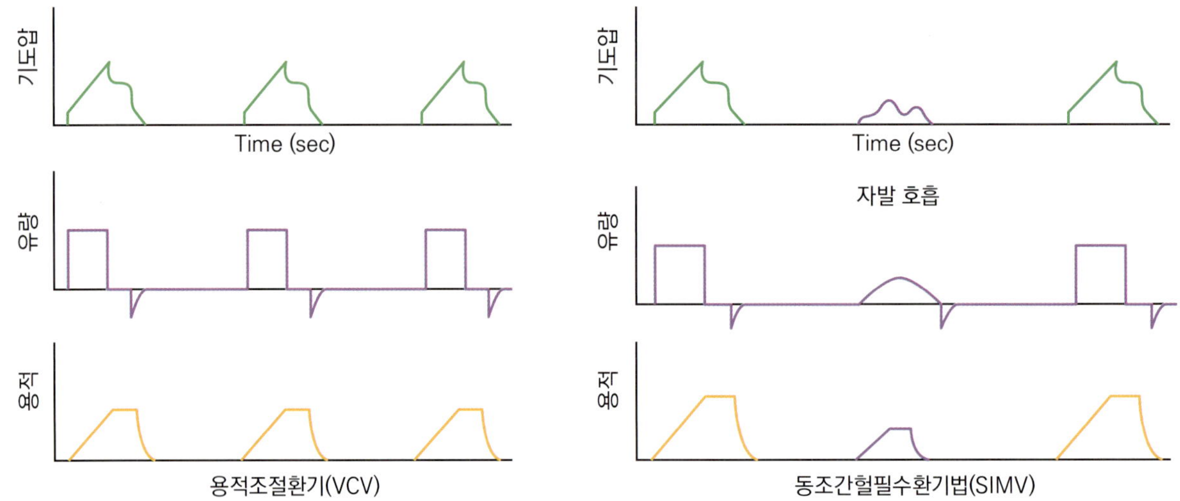

그림 12-8. 용적조절환기(VCV)와 동조간헐필수환기법(SIMV)

압력조절환기에서는 설정된 압력에 따라 환기되며 압력-시간 곡선이 일정한 압력을 나타내며, 유량-시간 곡선은 초기 유량이 빠르고, 시간이 지남에 따라 점차 감소한다. 용적조절환기는 설정된 용적에 따라 환기가 이루어지며 용적-시간 곡선이 일정하며, 압력-시간 곡선은 초기에는 급격히 상승하고, 그 후에 서서히 안정화된다.

3) 이중조절환기

이중조절환기(dual controlled ventilation)는 용적조절환기와 압력조절환기의 장점을 결합한 기계환기 방식이다. 여기에는 한 호흡 내에서 압력과 용적을 조절하는 방식(용적보장 압력보조, volume-assured pressure support)과, 전 호흡의 결과에 따라 다음 호흡에서 압력을 조정하는 방식(압력조절 용적통제환기, pressure-regulated volume control, PRVC)이 있다.

3 간헐필수환기/동조간헐필수환기

간헐필수환기(intermittent mandatory ventilation, IMV)는 기계에 의해 일정한 호흡수를 제공하는 동시에 환자의 자발호흡을 허용하는 방식이다. 동조간헐필수환기(synchronized intermittent mandatory ventilation, SIMV)는 간헐필수환기에서 기계환기를 환자의 흡기 노력에 맞추도록 동기화한 환기 방식이다(그림 12-8). 기계환기에 설정된 일정한 호흡수는 강제호흡으로 제공되고, 가능한 한 환자의 흡기노력에 맞추어 보조 호흡으로 제공한다. 환자의 흡기노력이 기계에 설정한 호흡수보다 더 많을 경우 강제호흡 사이에 환자의 자발호흡을 허용한다. 기계환기에 호흡수를 높게 설정하면 강제호흡수가 많아져 강제호흡 중간에 자발호흡을 할 수 있는 시간이 없어 자발호흡 없이 강제호흡만 제공되어 환자유발/기계필수환기와 비슷하게 된다. 기계환기 사이에 허용되는 자발호흡으로 인해, 기계필수환기에 비해 심박출량 감소, 혈압 저하 및 호흡성 알칼리증 발생이 적다. 그러나 설정된 필수 호흡수가 너무 적거나 환자의 자발호흡이 감소하면 환기량이 줄어들고, 반대로 흡기노력이 너무 강하면 호흡일(work of breathing)이 증가하여 호흡근 피로를 초래할 수 있다. 필수환기 사이에 발생하는 자발호흡을 보조하기 위해 압력보조환기를 추가할 수 있다(SIMV+PSV). 동조간헐필수환기에서 강제호흡은 환자유발/기계필수환기의 강제호흡과 같이 흡기동안 목표가 압력인지 용적인지에 따라 압력조절환기와 용적조절환기로 구분한다.

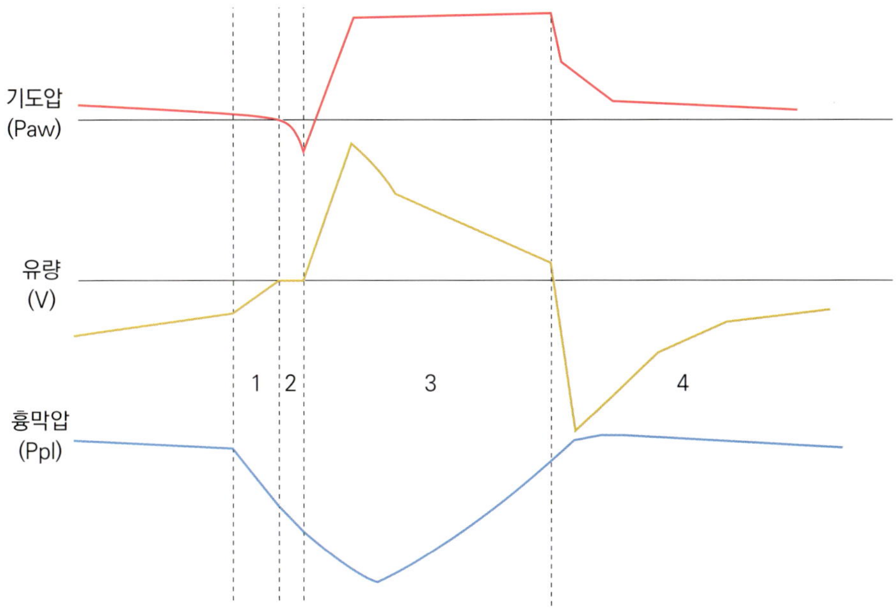

그림 12-9. 압력보조환기

용적조절환기는 설정된 호흡용적에 따라 흡기 시 공기를 공급하는 환기 모드로 환자가 자발적으로 호흡을 시도하더라도 기계는 설정된 호흡용적을 유지하려고 한다. 동조간헐필수환기는 간헐적인 필수 환기와 자발 호흡을 결합한 환기 모드이다. 이 모드는 기계환기가 주기적으로 제공되며, 환자가 자발적으로 호흡을 시도하면 기계가 그에 맞춰 동기화되어 자발적인 호흡을 방해하지 않도록 한다.

4 압력보조환기

압력보조환기(pressure support ventilation, PSV)는 환자의 자발호흡을 지원하는 방식으로, 호흡의 시작과 종료가 환자의 호흡 노력에 따라 결정된다. 호흡중추나 호흡근 상태가 불량하면 기계 호흡이 이루어지지 않으므로, 무호흡 상황을 대비하여 백업 환기(backup ventilation)를 설정해야 한다. 압력보조환기에서는 적절한 압력 보조 설정이 중요하며, 과도한 압력보조는 호흡근 위축 및 기계환기 기간 연장을 유발할 수 있고, 반대로 너무 낮은 압력보조는 호흡근 피로와 합병증을 초래할 수 있다. 폐보호 전략에 따라 예측 체중 1kg당 6~8mL의 일회호흡량을 달성하도록 압력보조를 조정하는 것이 중요하다(그림 12-9). 압력보조환기와 압력조절환기의 차이는 호흡을 종료하는 주기의 차이로 압력조절환기는 흡기가 미리 정해진 시간에 따라 종료되는 시간주기 방식이고 압력보조환기는 흡기유량이 특정기준 아래로 떨어지는 시점에 종료되는 유량주기 방식이다.

이 모드는 환자의 자발적인 호흡을 보조하여 기계 환기를 최소화하면서 환자가 호흡을 할 수 있도록 돕는 방식이다. 압력보조환기는 자발호흡 기반이므로 기계환기이탈기(weaning)에서 효과적이며, 초기 급성기보다는 후반기 적용에 적합하다. 반면, 환자유발/기계필수환기는 자발호흡 여부와 관계없이 일정한 기계적 환기를 보장하므로 초기 안정화에 흔히 사용된다. 압력보조환기에서는 환자의 호흡 노력을 기반으로 호흡을 지원하며, 4단계로 나누어 설명할 수 있다. 1단계: 호기(exhalation), 2단계: 시작(trigger), 3단계: 흡입(inspiration), 4단계: 호기(exhalation).

5 지속적 기도양압

지속적 기도양압(continuous positive airway pressure, CPAP)은 자발호흡이 가능한 환자에게 흡기와 호기 모든 단계에서 일정한 양압을 제공하는 방식이다. 이 모드는 환자의 호흡 중추 및 호흡근이 정상적으로 기능하는 경우에 적용할 수 있으며, 주로 기계환기 이탈(weaning) 과정에서 사용된다.

- 적용대상: 자발호흡이 가능한 환자, 기계환기로부터 이탈하는 과정(weaning), 비침습적 양압환기(non-Invasive positive pressure ventilation, NIPPV)가 필요한 경우
- 설정 변수: 호기말양압

6 새로운 환기방법

1) 신경조절보조환기

신경조절보조환기(neurally adjusted ventilatory assist ventilation, NAVA)은 횡격막에서 나오는 전기적 신호(즉, 횡격막 자극; EAdi)를 사용하여 기계적 호흡을 유발하는 환기 모드이다. 횡경막 자극 신호의 편향이 설정된 임계값(일반적으로 0.5마이크로볼트)을 초과하면 위관에 삽입된 카테터로 감지되어 기계적 호흡이 제공된다. 이론적으로 신경조절보조환기는 환자와 기계환기 간의 부조화를 줄여주고, 호기말양압이나 공기 누출 등 호흡기계 이상이 있어도 영향을 덜 받을 수 있다. 신경조절보조환기의 성공적인 사용은 환자에게 온전한 환기 구동(즉, 환자가 자발적으로 호흡할 수 있어야 함)에 달려 있으며, 호흡 구동력이 둔화되거나 전혀 없는 환자(예: 심한 진정 상태나 경부 척수 손상으로 인한 저환기 상태)에서는 사용이 어려울 수 있다.[6]

2) 비례조절환기

비례조절환기(proportional assist ventilation, PAV)는 인공호흡기가 환자의 순간적인 호흡 노력에 비례하여 흡입 압력을 동적으로 생성하는 새로운 형태의 부분 환기 지원 모드이다. 이론적으로 비례조절환기는 인공호흡기를 환자의 호흡 근육의 연장선으로 작용하게 하여 신경-환기 결합을 정상화할 수 있지만, 호흡의 모든 측면에 대한 제어는 환자에게 맡겨야 한다. 그러나 비례조절환기는 기존의 부분 환기 지원 모드와 공통적인 문제점을 공유한다. 기계적 환기를 받는 환자의 경우, 호흡계 임피던스는 시간이 지남에 따라 변할 수 있으며, 이러한 변화는 인공호흡기 출력과 환자의 환기 수요 간의 일치를 방해하여 환자와 인공호흡기 간의 비동기화를 초래할 수 있다.[7]

V 기계환기 보조 시작과 유지

1 환기보조 시작

기계환기는 기관내삽관과 함께 시작되며, 초기에는 진정제, 진통제, 신경근 차단제가 투여되어 환자의 자발호흡이 전혀 없거나 감소될 수 있다. 특히 혈류량이 감소된 환자에서는 기계환기 시작과 동시에 혈압이 저하될 수 있으므로 수액 투여가 필요할 수 있다.

1) 환기양식

용적조절환기와 압력조절환기 중에서 특정 모드가 확실히 우월하다는 근거는 없다. 익숙한 방식을 사용하는 것이 권장된다.

(1) 만성폐쇄폐질환 환자

압력조절환기는 용적조절환기에 비해 저환기의 위험이 있지만, 폐압력 손상을 줄이는데 도움이 될 수 있다. 반면, 용적조절환기에서는 가스걸림(gas trapping)이 발생할 수 있으며, 폐순응도 한계를 초과할 경우 기도내 압력이 급격히 증가할 위험이 있다. 가스걸림은 다음 호흡이 시작되기 전에 폐포에서 충분한 호기가 이루어지지 않거나, 역비율 환기(inverse ratio ventilation, IRV)와 같이 호기 시간이 짧을 때 발생할 수 있다. 특히 천

식이나 만성폐쇄폐질환과 같은 기도 폐쇄성 질환 환자에서 흔히 발생한다. 가스걸림이 지속되면 폐포 과팽창이 발생하고, 내인성 호기말양압(intrinsic PEEP)이 증가할 수 있으므로 주의가 필요하다(그림 12-10). 내인성 호기말양압은 auto PEEP이라고도 하며, 기도폐쇄 또는 빠른 호흡으로 인해 발생할 수 있다. 이를 줄이기 위해서는 호흡속도를 낮추거나 일회호흡량(tidal volume)을 감소시키는 것이 도움이 될 수 있다.

(2) 급성호흡곤란증후군 환자

압력조절환기에서는 역비율 환기 적용이 용이하며, 이 방식은 흡기:호기 시간 비율을 1:1보다 크게 설정하여 흡기 시간이 길어지면 국소적 가스 분포를 균등화하고, 평균 기도압을 증가시켜 폐용적을 증가시키는 효과가 있다.[8] 환자가 최적의 양압 말기 호기압과 흡입 산소 분율에도 불구하고 심각한 저산소증을 겪고 있을 경우 역비율 환기를 시도할 수 있다. 일반적으로 역비율 환기에서 흡입 대 호기(I:E) 비율은 1:1.5, 1:1 또는 2:1로 설정할 수 있다.

(3) 장기간의 상당한 공기 누출(예: 기흉 또는 폐 수술)이 있는 환자

압력조절환기 또는 동조간헐필수환기-압력보조환기, 또는 압력보조환기만 단독으로 사용하여 추가 기압 손상과 공기 누출 악화를 제한하는 것이 좋다.

(4) 두개내압이 높은 환자(예: 외상성 뇌 손상 또는 뇌졸중)

용적조절환기모드를 자주 사용하지만, 일부에서는 흉강 내압 상승이 뇌에서 정맥 환류를 방해하여 두개내압이 악화된다는 이론적 우려로 압력조절환기 모드를 선호하기도 한다. 그러나 이 집단에서 어느 모드가 다른 모드보다 우수하다는 것을 시사하는 데이터가 없으며 실제로는 환자 상태에 따라 매우 다양하게 적용된다.

선택한 초기모드에 관계없이 비동기화(dyssynchrony) 징후가 나타나면 환기모드를 변경한다. 압력 보조환기는 초기 환기 모드로 사용되는 경우는 드물지만 환기 이탈 중에는 사용될 수 있다.

2) 호기말양압 (positive end expiratory pressure, PEEP)

호기말양압은 환자가 들이마신 공기를 모두 내뱉은 후 즉 호기의 끝에서 기도내 압력이 0이 되지 않도록 유지하는 일정한 양압이다. 폐포가 허탈되지 않도록 호흡의 마지막에 인공호흡기가 가하는 압력으로 여러 가지 생리학적 효과를 유발한다.

(1) 호흡계 기능에 대한 작용

호기말양압을 적용하면 기도압의 기저치가 상승하며, 이에 따라 최고 폐포압과 평균 기도압이 증가한다. 호기말양압의 적용은 동맥혈 산소화를 개선하며, 폐포의 과팽창을 유발할 수 있다. 일반적으로 5~10cmH_2O의 호기말양압은 폐포 허탈을 예방하며, 이보다 높은 수준의 호기말양압은 폐포 동원(recruitment)을 유도할 수 있다. 그러나 폐포 동원(pulmonary recruitment) 여부[9]는 환자마다 다르며, 병의 진행 단계에 따라 차이가 있을 수 있다. 폐포 동원 여부는 호기말양압 조정에 따른 폐 순응도(compliance) 변화 및 동맥혈 산소분압/흡입산소분율(PaO_2/FiO_2) 비율 변화 등을 통해 간접적으로 평가할 수 있다.

- 호기말양압증가로 폐포 동원이 효과적으로 이루어지면 폐 순응도가 증가한다.
- 정상 폐에서 과도한 호기말양압적용 시 폐포의 과팽창이 발생하면 폐 순응도가 감소한다.
- 호기말양압이 폐포 동원을 유도할 경우 동맥혈 산소분압/흡입산소분율(PaO_2/FiO_2) 비율이 증가하지만, 폐포 동원이 일어나지 않으면 이 비율은 변화가 없거나 감소할 수 있다.

급성호흡곤란증후군 환자의 경우 산소화 개선을 위해 PEEP을 15~20cmH_2O까지 증량할 수 있다. 그러나 호기말양압의 가장 큰 단점은 정상 폐 부위의 과팽창으로 인한 기계환기 유발 폐손상(ventilator–induced lung injury, VILI)이다. 따라서 호기말양압 설정 시 폐포 동원의 이점을 극대화하면서도 과팽창을 최소화하는 균형을 유지하는 것이 중요하다.

(2) 심혈관계 기능에 대한 작용

호기말양압은 심기능이 정상인 경우, 복귀정맥혈 감소, 심실 순응도 감소, 우심실 후부하 증가를 초래하여 심박출량을 감소시킨다. 이러한 효과는 환자가 혈량 저하 상태일 때 더욱 두드러진다. 또한, 호기말양압으로 인해 심실중격의 변형이 발생하고, 좌심실의 유순도가 제한되어 좌심실 확장기말 압력이 저하되며, 일회 박출량도 감소한다. 심기능이 정상인 경우와 달리, 좌심실 기능이 저하된 환자에서는 흉강 내압 증가로 인해 좌심실 후부하가 감소하기 때문에 오히려 심박출량이 증가할 수도 있다. 호기말양압은 동맥혈 산소화를 개선하는 효과가 있지만, 심박출량 감소로 인해 조직 산소 운반량을 감소시킬 수 있어 폐포 동원으로 얻어지는 호기말양압의 장점이 상쇄될 가능성이 있다. 따라서, 동맥혈 산소화를 증가시키면서도 조직으로 최대 산소 운반량을 제공할 수 있는 수준의 호기말양압을 '적절한' 또는 '최적의' 호기말양압이라 하며, 이를 찾기 위해 동맥혈 가스 분석과 폐동맥 카테터를 이용한 심박출량 측정이 필요하다.

외인성 호기말양압은 기계적 인공호흡기에서 외부적으로 제공되는 호기말양압을 의미한다. 이는 인공호흡기 설정에서 직접적으로 적용되는 양압으로, 폐포의 과팽창을 방지하고 가스 교환을 개선하는 데 도움이 된다. 내인성 호기말양압은 불완전한 호기에 이차적으로 발생하는 호기말양압을 의미하며, auto PEEP이라고도 한다. 이는 기도 폐쇄나 빠른 호흡 주기 등으로 인해 폐포에서 호기가 충분히 이루어지지 않거나, 호기 시간이 부족할 때 발생할 수 있다.

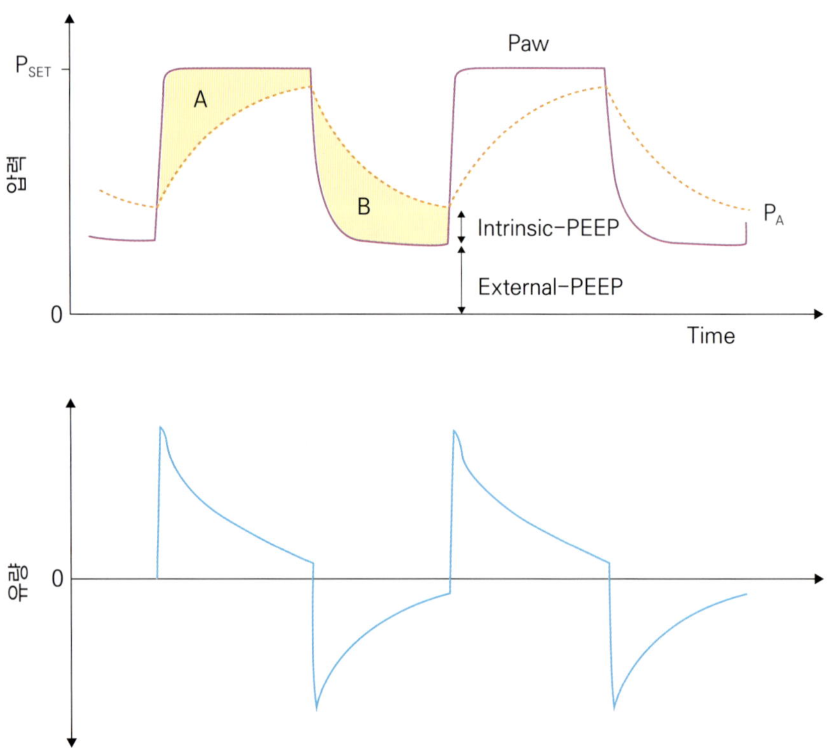

그림 12-10. 외인성 호기말양압(extrinsic PEEP)과 내인성 호기말양압(intrinsic PEEP)

2 공통 설정

기계환기 구동양식과 관계없이 공통으로 설정해야 하는 것은 흡입산소농도, 호흡수, 유발민감도, 호기말 양압이다.

1) 흡입산소분율 (fraction of inspired oxygen, FiO_2)

처음에는 100% 산소 농도를 설정하고, 이후 동맥혈 가스 분석 결과에 따라 동맥혈 산소분압(PaO_2) 55~80mmHg, 산소포화도(SaO_2) 88~95%, 또는 흡입 산소분율 0.4를 목표로 최소 필요량으로 조절한다. 저산소혈증을 개선하기 위해 흡입산소농도를 증가시킬 수 있지만, 과도한 산소공급은 과산소화증을 유발하여 폐 손상과 사망률을 증가시킬 수 있다. 따라서 기계환기 중 환자의 산소포화도를 90% 이상 유지할 수 있는 최소한의 흡입산소분율로 조절하는 것이 중요하다.

2) 호흡수

환자유발/기계필수환기, 동조간헐필수환기 모드에서 설정하는 수치로 최소 강제호흡수는 성인에서 12~20회/분, 폐질환이 있는경우 16~20회 정도로 설정한다. 호흡수 설정을 변경할때는 설정 변경 후 실제로 환자에게 제공되는 호흡수가 얼마인지 확인하는 것이 중요하다.

3) 유발 민감도(trigger sensitivity)

환자의 흡기노력이 있을 때 기계가 이를 감지하여 흡기를 시작한다. 흡기노력을 감지하는 두 가지 방법으로 유량유발 또는 압력유발 중 하나를 선택한다. 일반적으로 유량유발은 압력유발에 비해 더 민감한 반응을 보여주므로 환자의 미세한 흡기노력을 빠르게 감지할 수 있어 선호한다. 유량 트리거링은 일반적으로 2L/분으로 설정하고, 압력 유발이 사용될 때는 −1~−2cm H_2O로 설정한다. 유량유발설정에서 대부분의 기계환기기는 설정 값이 낮을수록 더 민감하게 환자의 흡기노력을 감지한다. 그러나 기기에 따라서는 설정이 유량의 증가량을 나타내어 설정 값이 높을수록 더 작은 흡기 노력으로 흡기가 시작될 수 있다(예: Maquet사의 servo-i기기).

4) 일회호흡량

일반적으로 예측 체중(PBW) 1kg당 6~8mL로 설정하고, 최고흡기압 또는 고원압은 30cmH_2O를 넘지 않도록 한다. 만성적인 이산화탄소분압 증가와 호흡성 산증이 있는 경우, 이산화탄소 교정 시 대사성 알칼리혈증을 유도할 수 있으므로, 심혈관계 및 신경계 부작용 발생 위험을 줄이기 위해 pH를 기준으로 조절한다. 압력조절/보조환기는 자발적으로 호흡근육을 사용할 경우, 기계환기기에 설정된 양압에 환자의 호흡근으로 생성된 음압이 추가되어 더 많은 공기가 흡입될 수 있다. 즉 음압부터 설정한 양압에 도달할 때까지 기계환기기는 공기를 넣어주기 때문에 더 많은 공기를 들이마실 수 있다. 그래서 자발호흡이 있는 환자에서 압력조절 또는 압력보조환기를 적용할 경우 설정한 압력 목표치를 약간 낮추더라도 환자의 자발적인 호흡노력으로 인해 동일한 양의 일회호흡량을 유지할 수 있다. 그러나 설정된 압력목표치를 지나치게 낮추면 환자가 필요한 일회호흡량을 얻기 위해 호흡근을 과도하게 사용하게 되어 자가유발폐손상(self-inflicted lung injury)이 발생할 위험이 있다. 따라서 일회호흡량이 유지된다고 무조건 압력 목표치를 낮추지 않고 환자의 호흡양상을 관찰하면서 적절한 목표 압력값을 설정해야한다.

5) 유량

흡입 유량은 일반적으로 40~60L/분으로 설정되며, 흡입:호기 비율은 약 1:2~1:3으로 목표로 한다. 흡입:호기 비율을 낮추는 최대 75L/분의 높은 속도는 기류 장애가 있는 환자에게 적합하다.

6) 호기말양압

처음에는 5cmH_2O로 시작하고 산소포화도 90~95%를 목표로 하여 폐허탈 방지 및 폐 산소화 호전을 위해 호기말양압을 추가한다. 호기말양압을 올릴 때 전체적인 기도압력이 올라가면서 기계환기관련폐손상이 발생할 수 있으므로 최고흡기압은 35cmH_2O가 넘지않도록 호기말양압을 설정한다. 과도하게 높은 호기말양압은 정상 폐포의 과팽창을 유도하여 일회호흡량 감소, 폐동맥 저항증가, 우심실 기능저하 및 혈압 감소를 유발할 수 있다. 따라서 호기말양압을 높이는 과정에서 일회호흡량이 감소하거나 우심실 기능저하 및 혈압 감소가 발생한 경우 정상 폐포의 과팽창 가능성을 염두에 둬야 한다.

Ⅵ 기계환기 감시 및 알람 대처

1 산소화와 환기 감시

기계환기 치료를 받고 있는 환자에서 재활 중 비침습적인 모니터링 방법으로는 맥박산소측정법(pulse oximetry)와 호기말이산화탄소분압측정법(capnometry)을 사용하며, 생체 징후에 급격한 변화가 있을 경우 동맥혈가스 분석을 시행한다. 산소화 목표는 일반적으로 산소분압 60mmHg 이상, 산소포화도 90% 이상을 유지하는 것이 목표이다. 하지만 저혈압, 저체온, 혈관수축제사용, 말초혈관질환 존재, carboxyhemoglobin이나 methemoglobinemia 등의 상태가 있을 경우 맥박산소측정기의 정확도는 감소할 수 있다.

호기말이산화탄소는 호기의 마지막 부분에서 측정된 이산화탄소수치로, 실시간으로 폐포환기상태를 평가하는 중요한 지표이다. 동맥혈에 존재하는 이산화탄소의 일부가 호기로 배출되므로, 호기이산화탄소값은 동맥혈 이산화탄소분압보다 낮다. 정상적으로 이산화탄소분압 호기말이산화탄소보다 약 5~10mmHg 더 높다. 이 차이가 10mmHg를 초과한다면 이는 심박출량 감소와 같이 사강 증가나, 높은 기도압력이나 일회호흡량으로 인한 폐포 과팽창을 의심해야 한다. 호기말이산화탄소 파형이 전혀 관찰되지 않는다면 기도 삽관이 기관내 위치하지 않거나, 기도관이 완전히 막혔거나, 장비 결함 일 수 있다.

기계 환기 중 맥박산소포화도가 감소하면 우선 맥박산소포화도 파형을 확인한다. 파형이 정상적으로 유지되면서 맥박산소포화도 수치만 감소한 경우 동맥혈 채혈 검사를 통해 실제 동맥혈산소포화도와 동맥혈의 산소 및 이산화탄소 분압을 확인한다.

2 환기 불안정

인공호흡기 사용 중 환기가 불안정(ventilatory instability)하거나 호흡기능이 갑자기 악화될 수 있다. 이는 환자의 상태나 기계적인 문제로 발생할 수 있다. 기계환기 중 갑작스러운 호흡곤란 악화나 생체징후 악화 시 우선적으로 기관 삽관 튜브가 제 위치에 있는지, 기계환기 회로가 분리되지 않았는 지 확인한다. 이후 기도흡인 카테터를 삽입하여 삽관 튜브 문제 및 기도내 분비물로 인한 막힘을 확인한다.

다음으로 압력과 유량 설정 등을 점검하여 기계적인 오류가 없는지 확인한다. 그리고 환자의 호흡 상태에 맞는 호흡기 모드가 설정되어 있는지 확인한다. 예를 들어, 환자가 자발호흡을 할 수 있다면 지원환기모드(동조간헐필수환기, 압력보조환기 등)로 변경할 수 있다. 마지막으로 혈액가스 분석, 산소화 상태, 흉부 엑스레이 등을 통해 환자의 상태를 평가하고, 필요 시 조기 개입을 고려한다. 양압환기를 받는 환자에서 기흉 발생 가능성이 있으므로 가슴 x선 또는 폐초음파검사가 도움이 될 수 있다.

3 기계환기기 알람

1) 최고흡기압 상승 알람 (high peak inspiratory pressure alarm)

최고흡기압 상승은 여러 가지 원인으로 발생할 수 있다. 주요 원인으로는 기침, 기계환기 회로 꼬임, 회로 내 응축수 고임, 기관 내관 폐색, 긴장성 기흉, 환자-기계환기 부조화, 기도 저항 증가, 폐탄성 감소 등이 있다. 기계환기 동안 최고흡기압이 상승하면 우선 환기보조에서 환자를 분리하고 100% 산소로 수기 환기시킨다. 수기 환기 후 저항이 느껴지지 않으면 인공호흡기와 다시 연결하고 환기 방법을 변경하여 환자–기계환기 부조화의 원인을 찾아 교정한다. 수기 환기 결과 흡기 저항이 느껴지면 기관지 연축, 기관내관 폐쇄, 우기관지 삽관 유무, 기흉 등의 원인을 확인해야 한다.

2) 저기도내압 알람 (low inspiratory pressure alarm)

기계환기 회로 누출(분리), 인공기도 커프와 기관내벽 사이의 누출, 비의도적 기관내관 발관, 환자의 흡기노력 증가가 원인이 될 수 있다. 이러한 상황이 발생하면, 우선 기계환기 회로 연결 상태를 확인하고 삽관 튜브의 위치나 커프 상태를 점검해야 한다. 이후, 흡기유량을 높이거나 압력제어환기, 지원환기 등의 설정을 변경하여 문제를 해결할 수 있다.

3) 호기 시 일회호흡량(tidal volume) 및 분당환기량 (minute ventilation) 감소 알람

압력보조환기에서 폐상태 악화로 인해 일회호흡량이 감소하거나 인공기도 또는 기계환기 회로에서 공기 누출, 또는 기관지 가슴막 샛길(bronchopleural fistula)과 기흉 가능성을 고려해야 한다. 공기누출이 의심될 경우 용적 파형 또는 기류–압력 루프를 분석하여 확인할 수 있다. 또한 기도내관의 풍선(cuff)을 감압하여 흡입된 공기와 새어 나온 공기를 비교하는 공기누출검사(air–leak test, cuff–leak test)를 시행하여 공기누출을 확인할 수 있다. 폐상태 악화로 인한 순응도 감소시 압력설정을 증가시켜 일회호흡량과 분당환기량을 증가시킨다.

4) 고호흡수 알람(high respiratory rate alarm)

고호흡수 알람은 호흡보조가 충분하지 않은 경우, 저산소혈증, 고탄산혈증, 대사성 산증, 통증이나 불안, 호흡근 피로 등의 상황에서 발생할 수 있다. 또한, 유발 민감도가 충분히 조정되지 않은 경우나 double triggering이 원인이 될 수 있다. 이 경우, 일회호흡량을 점검하고, 압력보조환기 모드에서는 보조압력을 높여 전체 환기량을 증가시킨다. 흡입산소농도나 호기말양압을 올리고, 분당환기량을 증가시키는 방법도 고려할 수 있다. 또한, 진정제나 진통제를 조절하고 유발 민감도를 조정하여 적절한 호흡을 유도할 수 있다.

4 기계환기 문제 해결

1) 공기누출(air leak)

기계환기기는 흡기와 호기의 공기량을 제공하는데 흡입된 공기량과 배출된 공기량이 일치하지 않을 경우 공기누출, 공기걸림(air trapping), 기흉 등의 가능성을 고려해야 한다. 공기누출의 주요 원인으로는 기관내관 또는 기관절개관의 커프가 손상되어 기도와 기관내관 사이로 공기가 유출되는 경우(cuff leak), 기계환기 회로와 기관내관이 분리, 기계환기 회로의 연결부위 누출(circuit leak)이 있다. 유량–시간 파형에서 호기시 나오는 공기의 양이 흡기시 들어간 양보다 적으면 공기누출을 의심할 수 있다. 또한 압력–용적 파형에서 호기곡선이 Y축 시작점으로 돌아가지않으면 공기누출을 의미한다. 유량–용적 파형에서 호기곡선이 기준선 아래 0으로 돌아가지 않으면 공기누출을 의미한다.

2) 자가호기말양압 (auto PEEP, intrinsic PEEP, air trapping)

자가호기말양압 (auto PEEP)은 호기시 기계환기기에 설정한 호기말양압보다 높은 폐포압력이 나타나는 현상이다. 만성폐쇄폐질환이나 천식과 같은 폐쇄성 폐질환에서 호기 중 기류제한으로 흡기된 가스가 폐밖으로 나오지 않고 폐에 남아서 발생할 수 있다. 또한, 빠른 호흡수 또는 높은 분당환기량으로 인해 호기시간이 충분하지 않아 발생할 수 있다. 상적으로 평균 폐포압력을 상승시켜 혈역학적 부작용과 압력손상을 유발할 수 있으며, 흡기노력이 자가 호기말양압에 의해 발생하는 압력을 추가로 극복해야 하기 때문에 유발실패의 원인이 된다. 유량-시간 파형에서 호기곡선이 기저선으로 돌아오지 않거나, 호기말중지 조작시 설정된 호기말양압보다 압력이 상승하는 경우, 유량-용적파형에서 호기곡선이 기준선 아래 0으로 돌아가지 않는 경우 자가호기말양압을 의미한다. 일시적으로 기계환기기 호흡회로와 환자를 분리하거나, 호기기류제한을 완화하기 위해 기관지확장제를 투여한다. 또한, 호기시간을 늘리도록 기계환기 설정을 변경하고, 분당환기량(호흡수 또는 일회환기량)을 낮추고, 호기말양압을 올려서 해결할 수 있다.

3) 환자와 인공호흡기 간의 비동기화 (patient-ventilator asynchrony)

환자와 인공호흡기 간의 동기화가 잘 맞지 않으면 호흡 불편감과 과도한 스트레스를 유발할 수 있다. 자발호흡과 기계 환기가 일치하지 않으면 환자-기계 환기 비동기화가 발생하고, 이는 가스 교환 악화 및 호흡일 증가로 이어져 환자의 불편감을 초래할 수 있다. 이러한 비동기화는 부적절한 기계 환기 설정이나 폐렴, 폐부종, 폐섬유증, 폐출혈 등으로 인한 폐 순응도 감소가 원인일 수 있다.

- 비효율적 흡기노력: 환자의 흡기시도가 기계환기기에 의해 감지되지 않을 때 발생한다. 유량-시간 파형에서 호기중에 위로 나타나는 돌출부가 있지만 기계는 이를 흡기로 간주하지 않으며 흡기를 시작하지 않는다. 유발민감도가 과도하게 높게 설정되었거나 호흡수, 흡기시간이 너무 높게 설정된 경우, 자가호기말양압이 있는 경우, 과도한 진정으로 호흡 구동력이 약화된 경우, 호흡근육 약화로 흡기노력이 부족한 경우에서 발생할 수 있다.
- 유발지연: 환자의 흡기노력 시작과 기계의 흡기시작 사이에 지연이 발생하는 현상이다.
- 자가유발: 기계환기기가 환자의 호흡요구와 관계없이 자동으로 호흡을 시작하는 현상이다. 흡기유발 민감도가 지나치게 민감하게 설정되었거나, 공기누출, 기계환기 회로내 분비물이나 응축수로 인한 진동, 또는 심장의 펌프작용으로 인한 심인성 진동이 원인일 수 있다.
- 역유발: 기계에 의한 강제호흡 후 환자의 흡기 근육이 활성화되는 현상이다. 기계환기가 제공하는 일정한 압력이나 부피자극이 폐, 기도, 흉곽의 기계수용체를 경유해 뇌의 호흡중추로 전달되면 반사반응으로 호흡중추에서 흡기근육이 활성화된다. 호기 중 강한 역유발이 발생하면, 앞선 호흡의 호기가 완전히 종료되지 않은 상태에서 새로운 흡기가 시작되어 호흡 누적(breath stacking)이 발생할 수 있다.
- 유량 부족: 기계환기가 환자에게 필요한 흡기유량을 제공하지 못할 때 발생한다. 압력-시간 파형에서 곡선이 아래로 볼록한 형태로 나타나며, 주로 용적조절환기모드에서 볼 수 있다. 용적조절환기에서 흡기유량을 증가시키거나 압력조절환기로 전환하고 흡기압력에 도달하는데 걸리는 시간을 조절하는 증가시간(rise time)을 단축시켜, 환자의 흡기요구를 신속하게 충족시킨다.
- 조기종료: 기계환기기에서 제공되는 호흡의 흡기시간이 환자 호흡조절 중추에서 유도된 흡기시간보다 일찍 종료될 때 발생한다. 기계환기의 흡기가 종료된 후에도 환자의 흡기노력이 계속될 경우 이중유발에 의해 호흡 누적이 발생한다. 기계환기기에서 제공되는 흡기시간을 늘리고 압력보조환기 적용 시 흡기종료유량의 백분율(cycling off %)을 낮춘다.
- 종료지연: 기계환기의 흡기시간이 환자의 자발적 흡기시간보다 지연되어 종료되는 경우 발생한다. 흡기 후반부에 환자의 호기노력이 발생하면서 유량-시간 곡선에서 유량곡선의 급격한 감소와 압력-시간곡선에서 흡기말에 원뿔모양의 압력증가를 볼 수 있다. 기계환기기에서 제공되는 흡기시간을 줄이고 압력보조환기를 적용 중인 경우 흡기종료유량의 백분율(cycling off %)을 높인다.

Ⅶ 기계환기 유발 폐손상

기계환기는 호흡기계의 물리적 및 화학적 염증 반응을 유발하고 악화시킬 수 있다. 주요 손상기전으로는 폐포 과팽창으로 인한 신전 손상, 손상된 폐포에서의 반복적인 허탈과 팽창에 따른 전단력(스트레스) 등이 있다.[10]

1 발생기전

1) 용적손상(volutrauma)

기계환기 초기에는 정상 일회호흡량(5~7mL/kg)보다 많은 일회호흡량을 사용하였으며, 당시에는 양압환기 동안 높은 팽창압이 폐손상을 유발하여 압력손상을 일으킨다고 여겨졌다. 그러나 이후 연구에서 높은 팽창압보다 과도한 용적이 더욱 큰 손상을 일으킨다는 사실이 밝혀졌고 이에 따라 용적손상이라는 개념이 등장하였다. 기계환기에 의한 폐손상은 단순한 수분성 폐부종이 아니라, 폐포의 과도한 확장과 폐포-모세혈관 경계면의 손상으로 인한 염증성 침윤이 특징적이며, 병리학적으로 급성호흡곤란증후군과 유사한 양상을 보인다. 또한, 기계환기로 인한 폐의 과팽창은 주로 상대적으로 정상인 폐 부위에 더 심하게 작용하므로, 폐렴이나 급성호흡곤란증후군과 같은 침윤성 폐질환에서는 정상 폐포의 용적 손상을 유발할 수 있다. 전통적으로 사용되던 고용적 일회호흡량 환기의 폐손상 위험성이 보고되면서, 급성호흡곤란증후군 환자에서는 저용적 일회호흡량(low tidal volume ventilation)이 폐 보호 환기 전략으로 확립되었다.

2) 무기폐손상(atelectrauma)

환기 보조 중 폐부종 또는 급성호흡곤란증후군 환자의 소기도는 호기 말에 허탈될 가능성이 높다. 소기도의 반복적인 개방과 폐쇄 과정은 기도 상피세포의 손상을 초래하며, 이를 무기폐 손상이라고 한다. 이러한 상황에서 호기말양압은 소기도의 개방을 유지하고 폐포 허탈을 방지하여 손상을 줄이는 역할을 한다.

3) 생물학적 손상(biotrauma)

생물학적 손상은 양압환기에 의해 유발되는 염증 반응으로, 염증성 매개물질과 세포질 내 칼슘 분비 증가에 의해 발생한다. 이러한 손상은 폐뿐만 아니라 전신적인 염증 반응을 유발하여 다기관부전(multiple organ failure)의 원인이 될 수 있으며, 이는 패혈증과 유사한 생리적 반응을 초래할 수 있다.

4) 압력손상(barotrauma)

압력 손상은 양압환기에 의해 소기도 및 폐포가 과도하게 팽창하여 파열되면서 공기 누출이 발생하는 현상을 의미한다. 이로 인해 기계환기 중 기흉, 종격기종(mediastinal emphysema), 피하기종(subcutaneous emphysema), 공기배증(pneumoperitoneum) 등이 발생할 수 있다.

5) 심폐 상호작용(cardiopulmonary interaction)

기계환기 중 흡기 시 우심실은 팽창된 폐에 의해 압박을 받게 되며, 호기 시 우심실로의 혈액 충만이 증가하면서 폐모세혈관 내피세포에 신전 손상을 유발할 수 있다. 이러한 기전은 폐부종을 악화시킬 가능성이 있다.

6) 환자 자발호흡에 의한 폐손상 (patient self-inflicted lung injury, P-SILI)

중증 급성폐손상 환자에서 자발호흡은 가스교환 측면에서 장점이 있지만, 물리적 관점에서는 오히려 기계환기 유발 폐손상을 악화시킬 수 있다. 중증 폐손상에서 자발호흡의 음압은 폐 실질 손상을 악화시킬 수 있으며, 정맥귀환 증가로 폐부종 유발 가능성도 있다. 따라서 이 시점에서는 자발호흡 억제와 폐보호 전략이 필요하다. 중력 의존부에서 폐손상이 심한 경우, 환자의 자발호흡으로 인해 흉강 내 음압이 증가하면 취약한 부위의 개방과 허탈이 반복되어 손상이 가중될 수 있다.

표 12-1. ARDSnet 호기말양압 설정

Lower PEEP/FiO_2 combination														
FiO_2	0.3	0.4	0.4	0.5	0.5	0.6	0.7	0.7	0.7	0.8	0.9	0.9	0.9	1.0
PEEP, cmH_2O	5	5	8	8	10	10	10	12	14	14	14	16	18	18~24
Higher PEEP/ FiO_2 combination														
FiO_2	0.3	0.3	0.4	0.4	0.5	0.5	0.5	0.6	0.7	0.8	0.8	0.9	1.0	
PEEP, cmH_2O	12	14	14	16	16	18	20	20	20	20	22	22	22~24	

또한, 음압 형성에 의해 정맥 혈류가 증가하면서 폐혈관 압력이 상승하고, 이에 따라 폐부종이 더욱 악화될 수 있다. 따라서 중증 급성폐손상 환자에서는 자발호흡을 신중하게 관리해야 한다.

2 폐보호 환기전략

기계환기 유발 폐손상을 줄이기 위해 권고되는 폐보호 환기전략(lung protective ventilation strategy)은 다음과 같다.[11]

1) 저용량 일회 호흡량 (low tidal volume ventilation)

예측 체중(predicted body weight, PBW) 기준으로 6ml/kg의 일회 호흡량을 설정한다. 기존 12ml/kg 전략과 비교 시 사망률이 약 9% 감소하였다(39.8% → 31.0%).[12]

2) 고원압

최고 폐포압을 반영하는 지표로, $30cmH_2O$ 이상의 고원압은 과도한 폐포압을 의미하며 이를 초과하지 않도록 해야 한다.[12]

3) 최소 호기말양압

최소 $5cmH_2O$ 이상의 호기말양압을 유지하여 호기말 소기도 허탈을 예방해야한다. 중등도 이상 급성호흡곤란증후군에서는 상대적으로 높은 호기말양압 설정이 필요할 수 있다. 중증 급성호흡곤란증후군 환자(PaO_2/FiO_2 ratio ≤ 200mmHg)에서 높은 호기말양압은 사망률을 5% 감소시킨 것으로 보고되었다. 폐부종 및 말기호기 폐포 허탈이 있는 경우, 낮은 호기말양압은 무기폐 손상을 유발할 수 있다. 적절한 호기말양압은 폐포 재개방 및 개방 상태 유지, 폐단락 감소, 폐순응도 향상, 환기 국소적 비균질 감소, 전단손상 감소를 통해 폐를 안정화하고 손상을 줄일 수 있다. 적정 호기말양압 설정을 위해 식도압을 활용할 수 있으며, 급성호흡곤란증후군 네트워크(ARDS Network)에서 제공하는 호기말양압 표를 참고할 수 있다(표 12-1).[13]

4) 허용적 고탄산증

동맥혈 pH가 7.3 이하로 감소되지 않는다면, 동맥혈 이산화탄소압의 증가를 허용할 수 있다. 저용적 일회호흡 환기와 흡기압 제한은 고탄산증을 유발할 수 있으므로 뇌압 상승이나 심한 산증이 있는 경우 주의가 필요하다.[14]

5) 구동압력

구동압력(driving pressure)은 폐보호환기 전략에서 중요한 개념으로, 폐의 기계환기 중 발생하는 압력 차이를 의미한다.

Driving Pressure
= 인공호흡기에서 측정된 Pplat − PEEP

이 값은 폐에 전달되는 실제적인 변형 압력(스트레칭)

을 평가하는 데 중요한 지표로 사용되며 폐의 과도한 스트레칭이나 손상을 예방하는 데 중요한 역할을 한다. 과도한 구동압력은 폐의 과도한 팽창을 초래하여 폐 손상의 위험을 증가시킬 수 있기 때문에, 폐보호환기 전략에서는 이를 최소화하려는 노력이 필요하다. 일부 연구에서는 구동압력이 15cm H_2O 미만일 때 더 큰 이점이 있을 수 있음을 시사하였다.[15]

6) 보조 전략

- 복위환기(prone position): 복위환기는 급성호흡곤란증후군 환자의 70%에서 산소화 개선 효과를 보였으며 기계적 손상 방지 및 환기–관류 불균형 감소 효과가 있다. 특히 중증 저산소혈증(PaO_2/FiO_2 < 100mmHg) 환자에서 사망률 10% 감소가 보고되었다.
- 신경근차단제(neuromuscular blocker): 중증 급성호흡곤란증후군(PaO_2/FiO_2 < 150mmHg) 환자에서 신경근차단제를 48시간 동안 투여 시 그렇지않은 환자에 비해 90일 사망률 감소가 보고되었다. 신경근차단제는 환기–환자의 동기화 개선 및 염증반응 감소 효과가 있다.
- 체외막산소공급(extracorporeal membrane oxygenation, ECMO): 체외막산소공급은 중증 급성호흡곤란증후군 환자에서 기계환기의 강도를 줄이고 폐 손상을 최소화할 수 있는 대안적 방법이다. 부분적 체외막산소공급을 활용함으로써 CO_2 제거 및 저일회 호흡량 환기 유지가 가능하다.

VIII 기계환기 이탈

기계환기에서 자발호흡으로 전환하는 과정을 '이탈'이라고 하며, 50%의 환자에서는 짧은 기간 내 이탈이 가능하나 일부 환자에서는 이탈이 일주일 이상 걸릴 수 있다. 이탈은 기계환기가 더 이상 필요하지 않은 상태와 기관내 삽관튜브를 제거하는 발관의 두 과정으로 나눌 수 있다.

1 이탈시기

기계환기로 인한 부작용을 줄이기 위해 가능하면 기계환기에서 빨리 이탈하는 것이 중요하다. 이탈 시도의 조건으로는 호흡부전의 원인이 치료되고 혈역학적으로 안정적이며 의식이 회복되어 협조할 수 있어야 한다. 매일 환자를 깨워 자발호흡 능력과 이탈 가능성을 평가해야 하며, 흡입 산소율 0.4, 호기말양압 5cmH_2O 이하에서 산소포화도 90% 이상을 유지하고 임상적으로 안정적인 상태여야 한다. 이탈 시기를 결정하기 위해 환자의 호흡계 기능을 평가하고, 이탈 후 환자가 적절한 산소화, 환기 및 기도 보호가 가능할지 평가한다. 환자마다 이탈 방식이나 속도가 다를 수 있다.

2 이탈 지표

자발호흡시도(spontaneous breathing trial, SBT)는 환자의 기계환기 중단 가능성을 평가하는 방법으로, 산소를 제공하는 T자관을 사용하거나 지속양압환기나 낮은 수준의 압력보조를 대체할 수 있다. 자발호흡 시도는 30분 이상, 120분을 넘지 않으며, 성공 기준으로는 호흡수 < 35회/분, 심박수 < 140회/분, 심박수 변이 20% 미만, 동맥혈 산소포화도 90% 이상 또는 산소분압 60mmHg 이상, 수축기 혈압 80mmHg 이상 180mmHg 미만 등이 있다. 이외에도 부호흡근 사용, 역설운동, 식은땀, 불안 등이 없어야 한다. 이탈 가능성은 빠르고 얕은 호흡지수(rapid shallow breathing index, RSBI)를 사용하여 평가할 수 있으며, 빠르고 얕은 호흡지수 값이 105 미만일 때 이탈 성공률이 높다. 초음파를 이용한 횡격막 기능 평가도 도움이 될 수 있다.

3 이탈 방법

기계환기 이탈 시 자발호흡 시도는 압력보조환기나 T자관을 사용한다. 기관내삽관 자체가 호흡근에 저항을 주기 때문에 압력보조환기 5~8cmH_2O를 사용하면 저항을 상쇄할 수 있다. 어떤 방식이 우월한지는 명확하지 않지만, 환자마다 적합한 방법을 선택하는 것이 중요하다.

4 이탈 실패 환자에 대한 접근

인공호흡기 이탈 성공은 환자가 기관삽관을 제거한 후 인공호흡기 없이 호흡할 수 있는 경우로, 일반적인 이탈 지표가 충족되어도 이탈 실패로 이어지는 경우가 있다. 중환자실 재원 동안 골격근량 감소와 근력 저하, 장기간 환기보조로 인한 횡격막 약화 등이 원인이 될 수 있다. 만성 폐질환, 흉벽질환, 신경근질환 등 호흡 관련 질환이나 비만, 심장수술 후 심부전 환자 등은 이탈 실패로 인해 장기간 환기보조가 필요할 수 있다. 이탈이 어려운 호흡부전 환자의 경우 가정용 기계환기기로 전환하여 지속하는 경우도 있다.[16]

5 발관

환자의 호흡 상태가 안정적이고, 이탈 시도가 성공적이며[17], 기도가 개방되어 있고, 재삽관 시 잠재적 어려움이 없음이 확인된 후에 발관을 시도한다. 이탈 실패와 재삽관 위험을 고려하여 발관 시에는 재삽관에 대한 대비를 하고 낮 시간에 발관하는 것이 권장된다. 발관 후 협착음이나 후두 연축 발생, 환자의 자발호흡에 의한 흉강 내 압력 동요로 복귀정맥혈 및 좌심실 과부하 증가로 인한 폐부종 발생에 주의가 필요하다. 기침 반사와 기도 보호 기전이 약화된 경우 기도 보호와 기관내 분비물 제거 목적을 위해 기관절개술을 고려할 필요가 있다.

6 기관절개

급성 호흡 부전동안 환자는 일반적으로 구강 기관 삽관을 통해 환기되며 기관 절개술은 기계환기가 장기간 적용될 것으로 예상되거나 호흡 상태를 개선하기 위해 고려되는 경우가 많다. 시행시기에 대한 의견은 다양하나 일반적으로 2주 시점에 고려한다. 이 접근 방식은 기도 보호를 제공하고 분비물 제거를 위한 접근을 용이하게 하며 환자의 편안함을 개선하고 중환자실 안팎에서 치료의 진행을 촉진할 수 있다.[18]

▶ 참고문헌

1. Mora Carpio AL, Mora JI. Ventilator Management. [Updated 2023 Mar 27]. In: StatPearls [Internet]. Treasure Island (FL): StatPearls Publishing; 2025 Jan–. Available from: https://www.ncbi.nlm.nih.gov/books/NBK448186/
2. Slutsky AS. Mechanical ventilation. American College of Chest Physicians' Consensus Conference. Chest. 1993;104(6):1833–59.
3. Silva PL, Ball L, Rocco PRM, Pelosi P. Physiological and Pathophysiological Consequences of Mechanical Ventilation. Semin Respir Crit Care Med. 2022;43(3):321–34.
4. MacIntyre N. Design Features of Modern Mechanical Ventilators. Clin Chest Med. 2016;37(4):607–13.
5. Singh PM, Borle A, Trikha A. Newer nonconventional modes of mechanical ventilation. J Emerg Trauma Shock. 2014;7(3):222–7.
6. Verbrugghe W, Jorens PG. Neurally adjusted ventilatory assist: a ventilation tool or a ventilation toy? Respir Care. 2011;56(3):327–35.
7. Grasso S, Ranieri VM. Proportional assist ventilation. Respir Care Clin N Am. 2001;7(3):465–73, ix–x.
8. Sembroski E, Sanghavi DK, Bhardwaj A. Inverse Ratio Ventilation. StatPearls. Treasure Island (FL): StatPearls Publishing Copyright © 2025, StatPearls Publishing LLC.; 2025.
9. Chacko J, Rani U. Alveolar recruitment maneuvers in acute lung injury/acute respiratory distress syndrome. Indian J Crit Care Med. 2009;13(1):1–6.
10. Slutsky AS, Ranieri VM. Ventilator-induced lung injury. N Engl J Med. 2013;369(22):2126–36.
11. Fan E, Del Sorbo L, Goligher EC, Hodgson CL, Munshi L, Walkey AJ, et al. An Official American Thoracic Society/European Society of Intensive Care Medicine/Society of Critical Care Medicine Clinical Practice Guideline: Mechanical Ventilation in Adult Patients with Acute Respiratory Distress Syndrome. Am J Respir Crit Care

Med. 2017;195(9):1253–63.

12. Brower RG, Matthay MA, Morris A, Schoenfeld D, Thompson BT, Wheeler A. Ventilation with lower tidal volumes as compared with traditional tidal volumes for acute lung injury and the acute respiratory distress syndrome. N Engl J Med. 2000;342(18):1301–8.
13. http://www.ardsnet.org/files/ventilator_protocol_2008-07.pdf
14. Gendreau S, Geri G, Pham T, Vieillard-Baron A, Mekontso Dessap A. The role of acute hypercapnia on mortality and short-term physiology in patients mechanically ventilated for ARDS: a systematic review and meta-analysis. Intensive Care Med. 2022;48(5):517–34.
15. Urner M, Jüni P, Hansen B, Wettstein MS, Ferguson ND, Fan E. Time-varying intensity of mechanical ventilation and mortality in patients with acute respiratory failure: a registry-based, prospective cohort study. Lancet Respir Med. 2020;8(9):905–13.
16. Ruan SY, Teng NC, Wu HD, Tsai SL, Wang CY, Wu CP, et al. Durability of Weaning Success for Liberation from Invasive Mechanical Ventilation: An Analysis of a Nationwide Database. Am J Respir Crit Care Med. 2017;196(6):792–5.
17. Fernandez MM, González-Castro A, Magret M, Bouza MT, Ibañez M, García C, et al. Reconnection to mechanical ventilation for 1 h after a successful spontaneous breathing trial reduces reintubation in critically ill patients: a multicenter randomized controlled trial. Intensive Care Med. 2017;43(11):1660–7.
18. Terragni P, Faggiano C, Martin EL, Ranieri VM. Tracheostomy in mechanical ventilation. Semin Respir Crit Care Med. 2014;35(4):482–91.

CHAPTER 13

비침습적 양압 환기

Noninvasive Positive-Pressure Ventilation

이송이 의사

I 서론

비침습적 양압환기(noninvasive positive pressure ventilation, NIPPV)는 호흡 부전 환자 치료에 있어 핵심적인 비침습적 기법으로 자리 잡았다. 이는 기관내삽관(endotracheal intubation) 없이 기도에 양압을 가해 폐포 환기를 유도하는 방식으로, 환자의 호흡 상태에 따라 세밀하게 설정을 조정할 수 있다. 이를 통해 침습적 기계환기(invasive mechanical ventilation)와 관련된 합병증을 줄이는 동시에, 환자의 삶의 질을 향상시키고 보다 안전하고 효과적인 호흡 보조수단으로 사용될 수 있다.

20세기 중반까지는 음압 환기 방식이 주로 사용되었으나, 기술 발전과 함께 양압 환기가 점차 표준치료방식으로 자리 잡았다. 특히 1980년대 후반부터 비침습적 양압환기는 급성 및 만성 호흡부전 치료에 있어 효과적인 대안으로 주목받기 시작하였다. 이 기법은 다양한 임상 상황에서 신속하게 적용 및 중단이 가능하고, 기도 삽관 없이도 치료를 이어갈 수 있다는 점에서 의료진과 환자 모두에게 유연한 치료 선택지를 제공할 수 있다. 최근 수십 년간 비침습적 양압환기의 적용 범위는 만성폐쇄폐질환(chronic obstructive pulmonary disease, COPD) 악화, 심인성 폐부종(cardiogenic pulmonary edema), 면역 저하 상태의 호흡 부전 등으로 점차 사용이 확대되었다.[1] 특히 중환자 재활 영역에서 비침습적 양압환기는 호흡근의 피로를 줄이고, 자발 호흡을 유지하며, 조기 활동과 재활 참여를 촉진하는 데 중요한 치료 도구로 활용되고 있다.

본 장에서는 비침습적 양압환기의 원리, 주요 적응증, 장비 및 기술적 고려 사항, 적용 방법, 그리고 모니터링 및 합병증 예방 전략을 다루고자 한다. 이를 통해 비침습적 양압환기의 임상적 유용성과 실제 적용 방안을 종합적으로 제시하고자 한다.

1 비침습적 양압 환기의 역사적 배경 및 정의

비침습적 양압환기는 기관내삽이나 기관절개 없이 환자에게 양압을 제공하여 호흡을 보조하거나 지원하는 기술이다. 주로 비강이나 전면 마스크 같은 환자 인터페이스를 통해 기계를 연결하며, 이 과정에서 기도 손상을 최소화하고 침습적 기계환기와 관련된 합병증을 예방할 수 있다. 비침습적 양압환기는 환자의 자발적인 호흡 노력을 보조하는 동시에, 폐포 환기를 개선하며, 이산화탄소 제거를 돕는데 효과적이다.

비침습적 양압환기는 1940년대 Bellevue 병원의 Motley와 동료들에 의해 처음 도입되었다.[3] 이들은 마취용 마스크를 사용하는 방법을 통하여 간헐적 양압환기

(intermittent positive–pressure ventilation)를 제공하며 폐렴, 폐부종, submersion near drowning, 기앵–바레 증후군, 급성 천식 환자를 치료했다. 그러나 이후 20년간 침습적 기계환기가 개발 및 개선되면서 비침습적 양압환기는 급성 치료 영역에서 주요 치료 방식으로 자리잡지 못했다. 그럼에도 불구하고, 비침습적 양압환기는 간헐양압호흡(intermittent positive pressure breathing, IPPB)의 형태로 병원 및 외래 치료에서 지속적으로 사용되어 왔다.[4]

1970년대 초반까지 간헐양압호흡은 미국 병원의 입원 환자 중 10% 이상에게 적용되었고, 호흡치료사가 매달 150~200건의 치료를 제공할 정도로 널리 사용되었다.[5] 하지만 간헐양압호흡의 사용이 증가하면서 경제적 부담이 커졌고, 이를 검토하기 위해 미국 국립보건원(National Institutes of Health, NIH)과 미국흉부학회(American Thoracic Society, ATS)에서 '슈가로프 회의(Sugarloaf Conference)'를 개최했다.[6] 이 회의에서 간헐양압호흡의 효과를 뒷받침할 과학적 근거가 부족하다는 결론이 도출되었고, 이후 간헐양압호흡의 사용이 급격히 감소하였다.

비침습적 양압환기의 장기적인 사용은 1950년대 일부 전문가들에 의해 시도되었으나, 1980년대에 이르러 본격적인 확산이 이루어지게 되었다.[7] 특히 1981년 Sullivan 연구진이 비강 마스크를 이용한 지속기도양압(continuous positive airway pressure, CPAP)을 폐쇄성 수면무호흡증 환자에게 성공적으로 적용한 사례가 주목 받았다.[8] 이후 1987년에는 감염 후 근육 약화 환자와 근이영양증 환자를 대상으로 비침습적 양압환기를 적용한 성공 사례가 보고되었으며[9], 이를 계기로 다양한 환경과 질환을 대상으로 비침습적 양압환기의 효과를 입증하는 연구가 활발히 진행되었다.[10-12]

이후 비강 지속기도양압의 성공적 적용, 개선된 환자 인터페이스, 침습적 기계환기로 인한 합병증의 최소화 필요성, 그리고 일부 환자들의 삽관 거부 등 다양한 요인이 복합적으로 작용하며 급성 호흡부전(acute respiratory failure, ARF) 치료에서 비침습적 양압환기의 활용에 대한 관심이 다시 증가했다. 1989년 Meduri와 동료들은 전면 마스크를 사용하여 급성 호흡부전환자 10명을 치료한 결과, 8명에서 기관내삽관을 피할 수 있었다고 보고하였다.[13] 이후에 만성폐쇄폐질환 악화 치료에서 비강 및 전면 마스크를 이용한 비침습적 양압환기의 효과를 입증하는 연구들이 잇따라 발표되었다.[14,15]

1990년대 초반에는 공기 누출을 효과적으로 보상할 수 있는 이상기도양압(bilevel positive airway pressure, BiPAP) 장치가 도입되면서 중환자실과 기타 급성 치료 환경에서 비침습적 양압환기의 사용이 용이해졌다.[16] 1997년과 2002년에 유럽의 중환자실을 대상으로 실시한 연속 조사에서는 비침습적 양압환기의 사용 사례가 급격히 증가했으며, 전체 인공호흡기 사용의 비율 중 16%에서 23%로 증가했음을 보여주었다.[17,18] 이러한 결과는 비침습적 양압환기가 급성 및 만성 호흡기 질환 치료에서 점차 중요한 역할을 차지하게 되었음을 반영한다. 현재 비침습적 양압환기는 만성폐쇄폐질환 악화, 급성 호흡부전 및 다양한 호흡기 질환에서 필수적인 치료 도구로 활용되고 있다.

II 생리학적 원리

비침습적 양압환기는 기관내삽관 없이 양압을 이용하여 기계적 환기를 제공하는 방법으로, 마스크를 통해 환자의 입과 코로 양압의 공기를 전달한다. 이 기법은 호흡기 기능을 개선하며, 다양한 생리학적 기전을 통해 이루어진다. 비침습적 양압환기는 흡기 시 기도를 통해 정상 대기압보다 높은 양압을 간헐적으로 제공함으로써 호흡근의 사용노력을 줄여준다. 이를 통해 폐포 내압이 증가하고 폐가 확장되며, 일회호흡량(tidal volume)이 증가하게 된다.[19] 이러한 과정은 흡기 근육의 긴장을 완화시키고, 특히 횡격막의 부담을 줄여주게 된다.[20] 호기 시에는 폐의 탄성력을 통해 자연스러운 호흡이 이루어지며, 이는 호흡근의 피로를 경감시키는 데 도움이 된다. 이러한 효과는 특히 중증 만성폐쇄폐질환 악화 환자에서, 호기말양압(positive end expiratory pressure, PEEP)과 흡기 압력 지원을 병행함으로써 자동 호기말양압(auto-PEEP)을 상쇄하여 호흡 부담을 효과적으로 줄이는 데 기여한다.[21] 또한, 이러한 기전은 횡격막 압력 변동을 감소시키고 호흡수, 호흡근 활동, 숨참(breathlessness) 및 이산화탄소 축적(CO_2 retention)을 감소시키는 데 중요한 역할을 하게 된다.

비침습적 양압환기는 폐 기능 개선에도 매우 중요한 기전을 가지고 있다.[19] 비침습적 양압환기는 기능잔기용량(functional residual capacity, FRC)을 증가시켜 폐포 동원(alveolar recruitment)을 돕고, 션트(shunt)를 감소시키며, 환기/관류(ventilation/perfusion, V/Q) 비율을 개선한다. 이러한 변화는 환자의 산소화를 개선하고, 호흡 시스템이 압력-부피 곡선에서 더 순응적인(compliant) 영역으로 이동하도록 유도하여 호흡곤란을 완화시킨다. 또한, 비침습적 양압환기는 기도 개방 상태를 지속적으로 유지함으로써 미세 무기폐를 예방하고 폐 순응도를 개선하여 환기 효율을 높이는 데 기여한다. 이를 통해 전반적인 폐 기능 향상을 도모하며, 환자의 호흡 부담을 줄여준다.

비침습적 양압환기는 심혈관계에 중요한 영향을 미칠 수 있다. 이 방법은 흉강 내 압력을 증가시켜 좌심실 후부하(left ventricular afterload)를 감소시키고, 심근 간압(transmyocardial pressure)을 낮추며, 심박출량(cardiac output)을 개선하여 전반적인 심혈관계 기능을 향상시킨다.[22] 이러한 효과는 특히 심혈관 질환이 동반된 환자들에게 유용하며, 심장과 폐 간의 상호작용을 개선하여 전신 산소 공급과 혈류 역학을 최적화하는 데 도움을 준다.

만성 호흡 부전 환자에서 비침습적 양압환기는 수면 중 환기의 질을 개선하는 데 중요한 역할을 한다. 비침습적 양압환기는 상기도 붕괴를 방지하여 수면 중 환기 효율을 향상시키며, 미세 무기폐를 완화함으로써 낮 시간 동안의 가스 교환도 개선하는 데 기여한다.[23] 이는 만성적으로 피로한 호흡근을 쉬게 하여 근력을 회복시키고, 비침습적 양압환기 사용 시간 외에도 효과를 지속시킬 수 있는 기전을 제공한다.[24,25] 또한 만성 고탄산혈증을 개선하여 중추성 호흡 조절의 이산화탄소 민감도를 정상화하고, 이로 인해 낮 시간 동안의 저환기를 줄이는 데 도움을 준다.[26]

이와 같은 생리학적 기전을 통해 비침습적 양압환기는 급성 및 만성 호흡 부전 환자에서 전반적인 호흡기 및 전신 상태를 효과적으로 관리하는 데 매우 중요한 도구로 자리 잡고 있으며, 기관내삽관의 필요성을 줄이고, 환자의 삶의 질을 개선하며, 장기적으로 더 나은 치료 결과를 도출하는 데 기여할 수 있다.

III 주요 적응증

비침습적 양압환기는 급성 및 만성 호흡부전 환자에서 기관내삽관 없이 기도 내 양압을 제공함으로써 호흡부담을 줄이고 폐포 환기 및 가스 교환을 개선하는 효과적인 호흡 보조 방법이다. 비침습적 양압환기는 만성폐쇄성폐질환 악화, 심인성 폐부종, 면역저하 상태의 호흡부전, 수면무호흡증 등 다양한 질환에서 임상적으로 유용하며, 중환자실뿐만 아니라 일반 병동 및 가정에서도 널리 활용되고 있다. 본 절에서는 비침습적 양압환기의 주요 적응증과 임상 적용을 다루고자 한다.

1 급성 호흡부전

아래 표 13-1은 유럽호흡기학회(European Respiratory Society, ERS)와 미국흉부학회(American Thoracic Society, ATS) 진료 지침을 바탕으로, 급성 호흡부전에서 비침습적 양압환기의 주요 적응증과 권고 수준을 요약한 것이다.

이어지는 내용에서는 표 13-1에 제시된 주요 적응증을 중심으로 비침습적 양압환기의 역할과 임상 적용을 구체적으로 살펴보고자 한다. 각 질환별로 비침습적 양압환기의 적용 근거와 기대 효과, 권장 사항을 살펴보고, 실제 임상에서 고려해야 할 사항들을 함께 논의하고자 한다.

표 13-1. 급성 호흡부전에서 비침습적 양압환기에 대한 ERS/ATS 공식 진료 지침[1]

임상적 적응증	권고 사항
만성폐쇄폐질환 악화 시 고이산화탄소혈증 예방	조건부 권고 (사용 자제)
만성폐쇄폐질환 악화와 동반된 고이산화탄소혈증	강력 권고 사항
심인성 폐부종	강력 권고 사항
급성 천식 악화	권고 사항 없음
면역 저하 상태	조건부 권고 (사용 권장)
새로운 호흡 부전	권장 사항 없음
수술 후 환자	조건부 권고 (사용 권장)
완화 치료	조건부 권고 (사용 권장)
외상	조건부 권고 (사용 권장)
유행성 바이러스 질병	권장 사항 없음
고위험군 환자의 발관 후 예방적 사용	조건부 권고 (사용 권장)
발관 후 호흡 부전	조건부 권고 (사용 자제)
고이산화탄소혈증 환자에서의 기계환기 이탈	조건부 권고 (사용 권장)

1) 만성폐쇄폐질환

만성폐쇄폐질환 악화로 인한 급성 호흡부전은 비침습적 양압환기의 대표적인 적응증 중 하나이다. 비침습적 양압환기는 호흡근의 부담을 줄이고 이산화탄소 제거를 개선함으로써, 기관내삽관 및 침습적 인공호흡의 필요성을 감소시킨다. 특히, 급성 또는 만성 호흡성 산증(pH ≤ 7.35)이 동반된 경우, 비침습적 양압환기는 강력히 권고되며, 이를 통해 사망률 감소(상대위험도 0.63, 95% 신뢰구간 0.46~0.87)와 기관내삽관률 감소(상대위험도 0.41, 95% 신뢰구간 0.33~0.52)등의 유의미한 임상효과가 보고되었다.[1] 또한, 병원 내 폐렴(상대위험도 0.26, 95% 신뢰구간 0.08~0.81)의 위험을 감소시키고[1], 병원 및 중환자실 체류 기간을 단축하는 데 기여한다.[27-29]

한편, 호흡성 산증이 없는 만성폐쇄폐질환 악화 환자(pH > 7.35)에서는 비침습적 양압환기의 효과가 제한적이며, 현재로서는 사용을 권고하지 않는다.[1,30] 이러한 환자군에서는 보존적 치료(예: 산소 투여 및 기관지 확장제)가 우선되어야 하며, 비침습적 양압환기의 명확한 이점은 입증되지 않았다.

결론적으로, 만성폐쇄폐질환 악화로 인한 급성 호흡부전 환자 중 산증(pH ≤ 7.35)이 동반된 경우, 비침습적 양압환기는 치료법으로 조기에 적용해볼 수 있다. 그러나 중증 산증(pH ≤ 7.25) 환자에서는 비침습적 양압환기의 실패 가능성이 높으므로, 시행 시 환자를 면밀히 모니터링하며 필요시 신속히 기관내삽관 및 침습적 기계환기를 시행할 준비를 해야 한다. 이를 통해 비침습적 양압환기의 효과를 극대화하고 환자의 예후를 개선할 수 있다.

2) 심인성 폐부종

심인성 폐부종은 심부전에 의해 발생하는 폐부종으로, 급성 호흡부전의 주요 원인 중 하나이다. 비침습적 양압환기는 이러한 환자에서 호흡 부담을 감소시키고 산소화를 개선하며, 기관내삽관의 필요성을 줄이는 데 효과적으로 알려져 있다. 연구에 따르면, 지속기도양압(continuous positive airway pressure, CPAP)과 비침습적 양압환기는 기관내삽관율을 30% 이상 감소시켰으며[31,32],

코크란 메타분석에서도 비침습적 양압환기는 사망률과 기관내삽관률을 유의하게 감소시키는 것으로 확인되었다.[33]

지속기도양압과 비침습적 양압환기 모두 효과적인 치료 방법으로 평가되지만, 비침습적 양압환기는 호흡 곤란 완화와 산소화 개선 속도가 더 빠르며, 특히 이산화탄소저류가 동반된 환자에게 더 적합하다고 보고되었다.[34] 초기 연구에서 비침습적 양압환기가 지속기도양압보다 심근경색 발생 위험이 높다고 우려되었으나[35], 이후 연구에서는 이러한 위험이 명확히 확인되지 않았다. 심인성 폐부종에서 지속기도양압은 초기 치료로 적합하며, 비침습적 양압환기는 이산화탄소저류가 있거나 지속기도양압으로 호전되지 않는 경우에 고려할 수 있다.[36]

결론적으로, 심인성 폐부종 환자에서 비침습적 양압환기는 빠른 호흡 곤란 완화와 가스 교환 개선을 제공하며, 적절한 초기 치료로 병원 및 중환자실 체류 기간 단축과 치료 성과 향상에 기여할 수 있다. 단, 비침습적 양압환기 적용 시, 환자의 심혈관 상태와 동반 질환을 면밀히 평가하며 신중히 사용해야 한다.

3) 천식

급성 천식 악화는 기관지 수축으로 인해 기도 저항이 증가하고 호흡근 부하가 높아지며, 심한 경우 호흡근 피로와 고이산화탄소혈증(hypercapnia)으로 이어질 수 있다.[37] 비침습적 양압환기는 약물 치료와 병행하여 호흡근 부담을 줄이고 환기 효율을 개선함으로써, 기관내삽관과 침습적 기계환기를 예방하고자 사용된다. 그러나 급성 천식 악화 환자에서 비침습적 양압환기의 효과에 대한 근거는 제한적이며, 연구 결과 역시 일관되지 않게 나타났다.

일부 연구에서는 비침습적 양압환기가 호흡 곤란과 기도 저항을 완화하고, 1초간 강제호기량(forced expiratory volume in 1 second, FEV1) 및 최고호기유속(peak expiratory flow rate, PEFR)을 개선하는 데 기여할 수 있음을 보여주었다.[38,39] 그러나 무작위 대조 연구 및 메타분석에서는 사망률, 기관삽관률, 또는 병원 체류 기간에 유의한 영향을 미친다는 근거가 부족하였고[40,41], 비침습적 양압환기 사용이 표준 치료를 능가하는 임상적 이점을 명확히 보여주지 못했다.

따라서 ERS/ATS 공식 지침에 따르면 급성 천식 악화에서 비침습적 양압환기의 사용을 권장하지 않으며, 이는 해당 치료가 사망률 감소나 기관내삽관 예방에 대한 명확한 근거를 제공하지 못하였기 때문이다.[1] 다만, 만성폐쇄폐질환과 천식이 중복된 환자나 이산화탄소 저류가 동반된 사례에서는 제한적으로 비침습적 양압환기 사용을 고려할 수 있다.[1]

결론적으로, 급성 천식 악화에서 비침습적 양압환기의 사용은 제한적이며, 주로 약물 치료에 반응하지 않거나 중증 호흡 곤란이 있는 환자에서 밀접한 모니터링 하에 신중하게 고려해야 한다.

4) 수술 후 환자

수술, 특히 상복부 또는 횡경막 근처의 수술, 마취, 수술 후 통증은 저산소혈증, 폐 용적 감소, 무기폐를 유발할 수 있으며, 이러한 변화는 수술 직후부터 시작되어 나타난다. 횡격막 기능 장애는 수술 이후에도 장기간 지속될 수 있다.[42,43] 이러한 호흡기 변화는 수술 직후 저산소증을 유발할 수 있으며, 적절한 호흡 관리가 이루어지지 않으면 기관내삽관 및 침습적 기계환기가 필요할 수도 있다. 비침습적 양압환기는 폐의 재팽창을 촉진하고 무기폐 발생을 줄이며, 산소화를 개선하는 데 효과적인 방법으로 널리 활용되고 있다.[42,44]

(1) 복부 및 흉부 수술 후 비침습적 양압환기의 효과

복부 및 흉부 수술 후 비침습적 양압환기는 호흡기 합병증 예방과 치료에 중요한 역할을 한다. 복부 수술 후 환자의 약 30~50%는 저산소혈증을 경험하며, 이 중 8~10%는 기관내삽관이 필요할 정도로 상태가 악화된다.[45] 연구에 따르면, 비침습적 양압환기의 조기 사용은 수술 후 환자에서 기관내삽관률과 병원 내 감염 발생률을 유의미하게 감소시키는 데 효과적인 것으로 나타났다. 또한, 중환자실 및 병원 체류 기간 단축에도 효과적인 것으로 나타났다.[45,46] Pettenuzzo 등의 체계적 문헌 고찰에 따르면[47], 비침습적 양압환기는 재삽관률(오즈비 0.49, 95% 신뢰구간 0.28~0.87, p=0.015)을 감소시키고 병원 내 폐렴 위험을 낮추며, 중환자실 입원 기간 및 사망률을 감소시키는 데 효과적인 것으로 나타났다. 이러한 효과는 특히 고위험군 환자에서 더욱 두드러지게 관찰되었다.

흉부 수술 후에도, 비침습적 양압환기는 폐렴, 무기폐, 호흡부전의 위험을 줄이고 재삽관률과 사망률을 낮추는 데 효과적이다.[48] 특히 폐 절제술 후 환자에서 비침습적 양압환기는 산소화를 개선하고, 폐 기능 회복을 도우며, 수술 후 합병증을 예방하는 데 유용한 치료법으로 평가된다.[49]

(2) 예방적 비침습적 양압환기의 활용

수술 후 고위험군 환자에서 예방적 비침습적 양압환기의 적용은 호흡기 합병증 예방에 일부 효과가 있을 수 있으나, 연구 결과는 다소 상이하다. 한 연구에서는 비침습적 양압환기가 수술 후 급성 호흡 부전 예방에 유의한 차이를 보이지 않았으며(비침습적 양압환기: 24.0% vs. 기존 치료: 27.3%, p=0.54), 환자 순응도 역시 낮은 경향을 보였다.[50] 반면, 다른 연구에서는 개복 수술 후 예방적 지속기도양압이 폐렴 발생률을 현저히 감소시키고(5.6% vs. 25.9%, p<0.001), 입원 기간 단축과 관련이 있는 것으로 나타났다.[51] 따라서 예방적 비침습적 양압환기의 적용 효과는 환자군에 따라 차이가 있을 수 있으며, 이를 명확히 규명하기 위한 추가 연구가 필요하다.

(3) 임상적 고려사항

비침습적 양압환기를 적용하기 전에, 수술 후 발생할 수 있는 문합부 누출이나 복강 내 감염과 같은 합병증을 반드시 확인하여 배제해야 한다. 또한, 환자가 기도 보호 능력이 있으며 치료에 협조할 수 있는 상태인지 여부도 중요하다. 이러한 조건이 충족된다면, 비침습적 양압환기는 수술 후 호흡 기능을 개선하고 치료 효과를 향상시키는 데 기여할 수 있다.[42,47]

5) 발관 후 호흡 부전

발관 후 발생하는 급성 호흡부전은 재삽관률과 사망률 증가로 이어질 수 있는 중요한 임상 문제이며, 이를 예방하고 효과적으로 관리하는 전략이 필수적이다. 연구에 따르면, 발관 후 재삽관률은 최대 15~42%에 달하며, 이는 환자의 예후에 부정적인 영향을 미칠 수 있다.[52,53] 특히 65세 이상 고령 환자나 심혈관 및 호흡기 질환이 있는 환자는 발관 후 호흡부전 발생 위험이 높아[54], 이러한 고위험군에서 적절한 중재가 도움이 될 수 있다.

고위험군 환자에서 예방적 비침습적 양압환기 적용은 발관 후 호흡부전 발생을 줄이는 데 효과적일 수 있다. 조기에 계획된 발관 후 비침습적 양압환기를 적용한 연구에서는 재삽관률과 중환자실 사망률이 유의미하게 감소한 것으로 보고되었다.[55] 특히, 발관 전 자발호흡시도(spontaneous breathing trial, SBT) 중 고탄산혈증(동맥혈 CO_2 분압 > 45 mmHg)이 있는 고위험군 환자에서 비침습적 양압환기는 발관 후 호흡부전과 중환자실 사망률을 줄이고, 90일 생존율을 유의하게 개선한 것으로 나타났다.[56] 또한, 비만 환자를 대상으로 한 연구에서는 발관 후 3일 이내 치료 실패율을 유의미하게 감소시켜, 임상적으로 비침습적 양압환기의 유용성을 뒷받침하는 결과를 보였다.[57] 그러나 일반 환자군에서 예방적 비침습적 양압환기의 효과는 제한적이며, 일부 연구에서는 표준 산소요법과 비교했을 때 발관 후 호흡부전 예방이나 사망률 감소에 유의미한 영향을 미치지 않는다고 보고되었다.[58,59]

결론적으로, 비침습적 양압환기는 발관 후 호흡부전의 예방 및 치료에 있어 고위험군 환자, 특히 심혈관계 또는 호흡기 질환을 동반한 경우에 효과적일 수 있으며, 환자의 상태와 위험 요인을 면밀히 평가한 후 신중하게 적용해야 한다.

6) 면역 저하 환자

급성 호흡부전은 면역 저하 환자에서 중환자실 입원의 주요 원인 중 하나로, 인공호흡기 적용 및 높은 사망률과 관련이 있다.[60] 연구에 따르면, 면역 저하 환자에게 발병 초기에 비침습적 양압환기를 적용하면 기관내 삽관과 그로 인한 합병증을 유의미하게 줄일 수 있다.[61] 한 다기관 관찰 연구에서는 혈액질환 환자에서 비침습적 양압환기 적용이 더 나은 예후와 연관되었으며, 침습적 기계환기보다 사망률이 현저히 낮았다.[62] 또한, 지속기도양압은 폐 손상 진행을 예방하고, 중환자실 입원 및 기관내삽관의 필요성을 줄이는 데 효과적인 것으로 나타났다.[63] 메타분석 결과에서도 비침습적 양압환기는 기관내삽관률(상대위험도 0.52, 95% 신뢰구간 0.32 to 0.85, p=0.01)과 단기 사망률 (상대위험도 0.62, 95% 신뢰구간 0.40 to 0.97, p=0.04)을 감소시키고, 중환자실 체류 기간을 단축시키는 효과(평균차이 −1.71 days, 95% 신뢰구간 −2.98 to 1.44, p=0.008)가 있는 것으로 보고되었다.[64]

그러나 일부 연구에서는 비침습적 양압환기가 모든 면역 저하 환자에서 사망률을 감소시키는 효과를 보이지 않았으며[65,66], 이는 질환의 중증도나 동반 질환, 적용 시기 등에 따라 치료 효과가 달라질 수 있음을 시사한다. 따라서, 조기 비침습적 양압환기의 적응증과 최적의 적용 기준을 명확히 규명하기 위한 추가 연구가 필요하다. 또한, 비침습적 양압환기를 적용할 때는 중환자실에서 면밀한 모니터링이 이루어져야 하며, 필요 시 신속하게 침습적 기계환기로 전환할 수 있는 체계적인 대응이 병행되어야 한다.[67]

결론적으로, 비침습적 양압환기는 면역 저하 환자의 급성 호흡부전 치료에 있어 유용한 도구가 될 수 있으며, 개별 환자의 상태와 적용 시기를 고려한 다학제적 접근과 지속적인 임상 평가가 중요하다.

2 만성 호흡부전

비침습적 양압환기는 만성 호흡부전 환자에서 산소화와 환기 기능을 향상시키고, 호흡부전의 악화를 예방하며, 증상을 완화하는 데 중요한 역할을 한다. 만성폐쇄폐질환, 비만 저환기 증후군(obesity hypoventilation syndrome), 신경근육병(neuromuscular disease)과 같은 다양한 만성 질환에서 적용될 수 있으며, 합병증 예방과 삶의 질 향상에 기여할 뿐만 아니라 장기적인 치료 결과를 개선하는 데 효과적이다. 특히, 환자의 상태에 대한 면밀한 평가와 적절한 적용 기준에 따라 치료를 시행하면, 더 큰 치료 효과를 기대할 수 있다.

1) 만성폐쇄폐질환

만성폐쇄폐질환 환자에서 만성 고이산화탄소혈증이 동반된 경우 비침습적 양압환기는 산소화 및 환기 개선, 증상 완화, 생존율 향상에 효과적인 치료법으로 자리 잡고 있다.[68] 특히, 안정된 만성 상태의 만성폐쇄폐질환 환자 또는 급성 악화 후 고이산화탄소혈증이 지속되는 환자에서 비침습적 양압환기는 재입원율을 감소시키고 생존기간을 연장하는 데 기여한다.[69] 한 연구에서는 만성폐쇄폐질환 급성 악화 후 고탄산혈증성 호흡부전이 지속되는 환자에서 가정 산소요법 단독 치료보다 가정 산소요법과 비침습적 양압환기를 병행한 경우, 재입원이나 사망까지의 기간이 유의하게 연장된 것으로 보고되었다.[70]

만성폐쇄폐질환 환자에서 비침습적 양압환기는 주로 야간에 적용하여 호흡근의 부담을 줄이고, 이산화탄소 축적을 완화하며, 호흡기 합병증의 위험을 감소시키는 데 효과적이다. 하루 최소 5시간 이상 연속적으로 적용하는 것이 권장되며, 치료 초기에는 환자의 상태에 맞는 기기 설정과 지속적인 모니터링이 필수적이다.[71,72] 또한, 장기 비침습적 양압환기 시작 전 수면무호흡증 여부를 평가하는 것이 유용할 수 있으며, 급성 악화 기간보다는 2~4주 이후 상태가 안정된 시점에서 치료를 시작하는 것이 더 효과적인 것으로 알려져 있다.[71,72] 만성폐쇄폐질환 환자에서 비침습적 양압환기는 재입원율 감소, 생존율 향상, 삶의 질 개선에 기여하는 중요한 치료법이며, 성공적인 치료를 위해서는 적절한 환자 선별과 초기 관리가 필수적이다.

2) 비만 저환기증후군

비만 저환기증후군은 비만[체질량지수(body mass index, BMI) > $30 kg/m^2$)] 환자에서 깨어 있을 때 동맥 이산화탄소 분압(partial pressure of carbon dioxide in arterial blood, $PaCO_2$)이 45mmHg 이상으로 상승한 폐포 저환기가 관찰되며, 신경근육병 등 다른 원인으로 설명되지 않을 때 진단된다.[73] 비만 저환기증후군의 주요 치료법으로 비침습적 양압환기가 권장되며, 특히 야간 적용 시 증상 완화 및 혈중 이산화탄소 감소에 효과적인 것으로 보고되고 있다.[74,75]

약 90%의 비만 저호흡증후군 환자는 폐쇄수면무호흡(obstructive sleep apnea, OSA)을 동반하며, 이 경우 초기 치료로 지속기도양압이 권장된다. 지속기도양압은 기도 개방성을 유지하여 폐쇄성 사건과 저호흡을 예방하며, 산소화 및 환기 유지에 기여한다.[76] 비만 저호흡증후군와 폐쇄수면무호흡이 동반된 환자에서 지속기도양압 치료는 혈중 이산화탄소 감소와 삶의 질 개선 효과를 보이지만, 모든 환자에서 완전한 정상화를 보장하는 것은 아니다.[77]

급성 악화된 비만 저호흡증후군 환자나 수면 관련 저환기가 있는 경우, 초기 치료로 이단계 양압환기(BiPAP)가 권장된다. BiPAP은 흡기 압력과 호기 압력을 독립적으로 조절하여 환기를 개선하며, 지속기도양압 치료에 실패하거나 견디지 못하는 환자에게도 효과적으로 사용된다.[78] 또한, 지속기도양압과 BiPAP 모두 실패하는 경우에는 평균 용적 보증 압력 지원(average volume assured pressure support, AVAPS)과 같은 하이브리드 모드가 대안으로 고려될 수 있다.[79]

비만 저환기증후군에서 비침습적 양압환기 치료는 산소화와 환기 개선뿐만 아니라 생존율 향상에도 기여한다.[80] 비침습적 양압환기는 수면 중과 깨어 있는 동안의 혈중 이산화탄소 농도를 감소시키고, 장기적으로 증상 완화, 폐동맥 고혈압 및 우심부전과 같은 합병증 예방 효과를 나타낸다.[81] 치료 효과를 극대화하기 위해서는 환자 상태에 맞는 기기 설정, 지속적인 모니터링, 순응도 향상을 위한 교육 및 지원이 필수적이다.[76,78]

비만 저환기증후군 환자에서 산소 치료가 필요한 경우에는 비침습적 양압환기와 함께 제공되어야 하며, 단독 산소 치료는 저산소혈증 개선에는 도움이 될 수 있으나, 상기도 폐쇄와 환기 부족을 해결하지 못하며, 오히려 이산화탄소 축적을 악화시킬 가능성이 있다.[82] 따라서, 비만 저환기증후군 환자의 효과적인 치료를 위해 적절한 양압 설정과 정기적인 모니터링이 핵심 요소로 고려되어야 한다.

3) 신경근육병

신경근육병 환자에서 비침습적 양압환기는 호흡근 약화로 인한 만성 호흡부전을 관리하는 데 필수적인 치료법으로, 환기 개선 및 삶의 질 향상에 효과적이다. 비침습적 양압환기는 안정 시 동맥 이산화탄소 분압이 45mmHg 이상이거나, 수면 중 산소포화도(saturation pulse oxygen, SpO_2)가 88% 미만으로 지속되는 경우, 또는 수면 관련 저환기 증상이 동반될 때 적용이 권장된다.[83] 이외에도 기침 능력 저하와 같은 질환의 진행으로 호흡 보조가 필요할 경우에도 효과적인 치료 옵션이 될 수 있다. 신경근육병 관련 적용 가능한 질환의 예시는 표 13-2에 제시되어 있다.[84] 성공적인 치료를 위해서는 초기 기기 설정과 함께, 질환의 진행 속도 및 환자의 증상에 맞춘 지속적이고 개별화된 조정이 필수적이다. 이를 통해 호흡기 합병증을 예방하고 치료 효과를 극대화하며, 환자의 기능적 독립성과 삶의 질을 향상시킬 수 있다.

Ⅳ 금기 및 합병증

비침습적 양압환기의 금기 사항과 합병증은 환자 질환의 특성, 기저 상태, 그리고 사용되는 환기 방식에 따라 다양하게 나타날 수 있다(표 13-3).[85] 따라서 치료 시작 전 환자의 임상적 상태와 동반 질환을 종합적으로 평가하고, 치료 과정에서 발생할 수 있는 합병증을 면밀히 모니터링하는 것이 필수적이다. 특히, 얼굴 구조

표 13-2. 신경근육 및 흉벽 질환

신경병성 질환(Neuropathic disease)
운동신경 질환(Motor neuron disease)
근위축축삭경화증(amyotrophic lateral sclerosis)
회색질척수염, 폴리오증후군(poliomyelitis, post-polio syndrome)
척수근위축증(spinal muscular atrophy)
마비성 광견병(paralytic rabies)
말초 신경병증(peripheral neuropathies)
기앵-바레증후군, 만성 염증성 탈수초성 다발 신경병증(Guillain-Barré syndrome, chronic inflammatory demyelinating)
다발신경병증(Polyneuropathy)
중환자 다발신경병증(critical illness polyneuropathy)
한쪽 또는 양쪽 횡격막 마비(unilateral or bilateral diaphragm paralysis)
샤르코-마리-투스병(Charcot-Marie-Tooth disease)
신경근 접합부 장애(Disorders of the neuromuscular junction)
중증근무력증, 선천성 근력저하증후군, 램버트-이튼근무력증후군(myasthenia gravis, congenital myastenic syndrome, Lambert-Eaton myasthenic syndrome)
보툴리누스중독, 큐라레 및 유기인산염 중독(botulism, poisoning with curare and organophosphate)
근병증(Myopathies)
후천성 근병증(Acquired myopaties)
다발근육염, 피부근염(polymyositis, dermatomyositis)
중환자근육병증(critical illness myopathy)
유전성 근병증(inherited myopathies)
진행근디스트로피(progressive muscular dystrophy)
뒤센느근디스트로피(Duchenne muscular dystrophy)
베커근디스트로피(Becker muscular dystrophy)
얼굴어깨위팔근디스트로피(facioscapulohumeral muscular dystrophy)
사지대근디스트로피(limb girdle muscular dystrophy)
근긴장디스트로피(myotonic dystrophy)
선천성 근병증(congenital myopathies)
네마린 근병증, 근병증, 근관 근병증(Nemaline myopathy, core diseases, myotubular myopathy)
선천근디스트로피(congenital muscular dystrophy)
울리히 선천성 근디스트로피, 에머리-드라이퍼스 근디스트로피, 메로신 결핍 선천성 근이영양증, 메로신 양성 선천성 근디스트로피, 경직성 척추 근디스트로피(Ullrich congenital muscular dystrophy, Emery-Dreifuss muscular dystrophy, merosin-deficient congenital muscular dystrophy, merosin-positive congenital muscular dystrophy, rigid spine muscular dystrophy)
대사성 근병증(metabolic myopathies)
미토콘드리아 근병증, 글리코겐 저장 질병 유형 2 (mitocondrial myopathy, glycogen storage disease type 2)

표 13-3. 비침습적 양압환기의 금기 사항과 합병증

항목	설명
금기 사항	
안면 외상 또는 기형	심한 안면 외상, 안면 기형 또는 해부학적 이상으로 인해 마스크 착용이 어려운 경우에는 비침습적 양압환기 적용이 제한될 수 있음. (헬멧 인터페이스 사용 가능)
혈역학적 불안정	심혈관계 상태가 불안정하거나, 심한 저혈압 또는 쇼크가 있는 경우 비침습적 양압환기가 혈역학적 악화를 초래할 수 있어 금기일 수 있음.
장폐색	장폐색이 있거나 심한 복부 팽창이 있는 환자에서는 복강 내 압력이 증가할 위험이 있어 비침습적 양압환기 사용이 제한될 수 있음.
의식 저하	기도 보호 능력이 저하된 의식 저하 환자에서는 비침습적 양압환기 사용 시 흡인의 위험이 증가함. 다만, 경도에서 중등도의 의식 저하가 있고 기도 보호가 가능한 환자에서 고이산화탄소혈증이 주요 원인인 경우, 신중한 모니터링 하에 적용을 고려할 수 있음.
과다한 분비물 또는 구토	분비물이 많거나 잦은 구토가 있는 환자는 흡인의 위험이 증가할 수 있음.
단기 합병증	
피부 자극 및 압박 궤양	비침습적 양압환기 마스크의 장기간 사용은 피부 자극, 압박 궤양 및 궤양을 유발할 수 있으며, 특히 뼈 돌출 부위에서 발생 가능
마스크 불편감	일부 환자는 비침습적 양압환기 마스크 착용으로 불편함이나 폐소공포증을 경험할 수 있으며, 이로 인해 순응도가 낮아지고 치료 중단으로 이어질 수 있음.
구강 건조 및 비강 혼잡	비침습적 양압환기는 구강 및 비강 점막 건조를 유발할 수 있으며, 이에 따라 불편함과 수면 장애를 초래할 수 있음.
위 팽창 및 흡인 위험	부적절한 압력 설정 또는 마스크 누출로 인해 위 팽창이 발생할 수 있으며, 특히 기도 보호 능력이 저하된 환자에서 흡인 위험이 증가할 수 있음.
기흉	비침습적 양압환기에서 높은 기도 압력이 사용될 경우, 특히 BiPAP과 같은 압력 기반 모드에서 기흉 위험이 증가할 수 있음. (기저 폐질환이 있는 환자에서 더욱 주의 필요)
장기 합병증	
상기도 감염 또는 흡인성 폐렴	마스크 위생 관리 부족, 부적절한 세척 및 장비 취급 문제로 인해 비침습적 양압환기 관련 감염이나 흡인성 폐렴의 위험이 증가할 수 있음.
콧등 부위의 피부 손상	코 마스크의 장기 사용은 특히 콧등 돌출이 심하거나 피부가 얇은 환자에서 압박에 의한 콧등 피부 미란이 발생할 수 있음.

이상, 혈역학적 불안정, 의식 저하, 과도한 분비물 배출 등의 요인은 비침습적 양압환기의 적용을 어렵게 할 수 있으며, 장기간 사용 시 피부 손상, 위 팽창, 흡인 위험 증가 등의 부작용이 나타날 수 있다. 따라서 치료의 효과를 극대화하기 위해서는 적절한 환자 선별과 지속적인 치료 조정이 필요하다.

비침습적 양압환기의 합병증을 예방하기 위해서는 적절한 마스크 선택과 올바른 착용법을 유지하는 것이 중요하다. 장시간 사용 시 피부 궤양이나 압박 손상이 발생할 수 있으므로, 마스크 압력 조절 및 피부 보호 패드 사용, 필요에 따라 마스크 유형을 변경 등을 고려하는 것이 필요하다. 특히, 비강 마스크는 콧등에 압박 궤양을 유발할 가능성이 높아 주기적인 피부 상태 확인이 필수적이다.

공기 누출과 착용 불편감은 비침습적 양압환기의 순응도를 저하시키는 주요 요인이므로, 이를 방지하기 위해 초기 마스크 적응 과정이 필요하다. 입이 벌어져 공기 누출이 증가할 경우 턱끈(chin strap) 사용을 고려하고, 가습기를 사용하여 점막 건조를 예방해야 한다. 또한, 과도한 흡기 압력으로 인해 환자가 불편감을 호소하는 경우에는 압력 설정을 조정하고, 환자의 호흡 패턴에 맞춘 맞춤형 모드로 변경하는 것이 필요하다.

위팽창과 흡인 위험을 줄이기 위해서는 적절한 호기 기도 양압(expiratory positive airway pressure, EPAP) 설정과 함께 환자의 위장 상태를 면밀히 평가해야 한다. 복부 팽만이 지속되거나 구역감이 심한 경우 소화제 사용을 고려할 수 있으며, 흡인 위험이 높은 환자에서는 경구 섭취를 제한하거나 필요 시 비위관 삽입을 검토해야 한다.

기흉 및 혈역학적 불안정을 예방하기 위해서는 비침습적 양압환기 적용 전 폐 및 심혈관 상태를 철저히 평가해야 한다. 특히, 중증 폐기종 환자에서 높은 압력 적용 시 기흉 발생 가능성을 고려해야 하며, 심혈관 기능이 저하된 환자에서는 치료 초기에 혈압과 심박수를 면밀히 모니터링해야 한다.

마지막으로, 환자–환기기 비동기성을 최소화하기 위해 치료 초기 충분한 교육과 적응 과정을 제공해야 한다. 환자의 호흡 패턴에 맞춰 흡기 감도와 유량을 최적화하고, 필요시 자극 조절 기능을 활용하여 환자의 호흡 주기와 기계의 보조가 원활하게 동기화되도록 해야 한다.

이와 같은 체계적인 예방 및 관리 전략을 통해 비침습적 양압환기의 합병증을 최소화하고, 치료의 안정성과 환자의 만족도를 향상시킬 수 있다.

V 장비 및 설정

비침습적 양압환기는 급성 및 만성 호흡부전 환자의 호흡을 보조하는 핵심적인 치료 전략이며, 치료 효과를 극대화하고 합병증 발생을 최소화하기 위해서는 적절한 장비 선택과 초기 설정이 필수적이다. 환자의 임상 상태, 병태생리, 치료 목표에 따라 인공호흡기 유형, 환자–기기 연결에 사용되는 인터페이스(예: 마스크 종류), 환기 회로, 초기 압력 설정 및 모드 선택 등이 신중히 결정되어야 한다. 적절한 장비 및 설정은 환자의 순응도 향상과 치료 지속 가능성 확보에 핵심적인 요소이며, 초기 설정 이후에도 환자의 반응에 따라 지속적인 조정이 필요하다.

1 인공호흡기기 선택

비침습적 양압환기는 일반적으로 중환자실에서 사용되는 표준 기계환기기나 이동형 비침습적 양압환기 전용 장비를 통해 제공될 수 있다. 기기 선택은 병원의 자원, 환자의 호흡 부전 유형, 필요한 흡입산소분율(fraction of inspired oxygen, FiO_2) 등에 따라 결정된다.

중환자실에서 사용하는 기계환기기는 높은 산소 요구량이 있는 환자에게 정밀한 흡입산소분율 제공이 가능하며, 이산화탄소 재호흡을 줄이는 이중 회로(dual–limb circuit)를 사용할 수 있다. 반면, 이동형 비침습적 양압환기 장비는 다양한 환기 모드를 제공하며 일반 병동에서도 사용할 수 있으나, 일부 기기는 산소 유량 공급에 제한이 있어, 고농도 산소가 필요한 중증 호흡부전 환자에게는 부적합할 수 있다.

2 인터페이스 선택

비침습적 양압환기는 다양한 유형의 마스크를 통해 적용되며, 환자의 상태와 편안함, 기도 확보 정도를 고려하여 적절한 인터페이스를 선택하는 것이 중요하다(그림 13–1). 인터페이스는 밀착도가 높고 공기 누출이 적어야 하며, 착용으로 인한 불편감이 최소화되어야 한다.

비강 마스크(nasal mask)는 코만 덮는 형태로 비교적 착용감이 좋고 환자 적응도가 높다. 공기 흐름이 자연스럽고 편안함을 제공하지만, 입을 통해 공기가 새어 나가면 효과가 감소할 수 있다. 이러한 경우 턱끈을 함께 사용하여 입이 벌어지는 것을 방지할 수 있다. 구강–비강 마스크(oro–nasal Mask)는 코와 입을 모두 덮는 형태로, 가장 널리 사용되는 인터페이스이다. 이 방식은 공

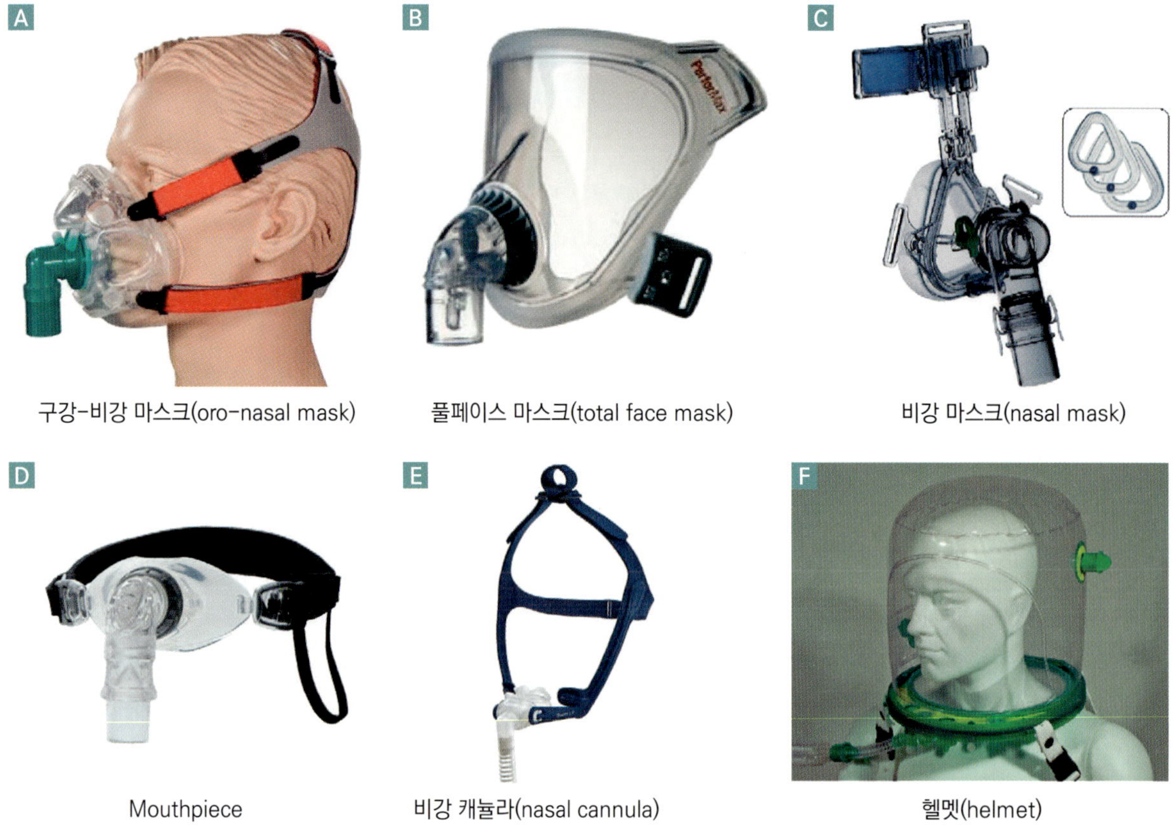

그림 13-1. 다양한 인터페이스(interface) 유형[2]
(A) Hans-Rudolph, (B) Respironics, (C) Koo Medical Equipment, (D) Fisher & Paykel Healthcare, (E) ResMed, (F) Harol

기 누출을 최소화하고 효과적인 환기 보조가 가능하다는 장점이 있다. 그러나 일부 환자는 마스크의 압박감을 불편하게 느끼거나, 폐쇄감으로 인해 적응에 어려움을 겪을 수 있다. 비강 캐뉼라(nasal cannula)는 콧구멍에 삽입하는 소형 기구로, 일반적인 마스크를 견디기 어려워하는 환자에서 고려될 수 있다. 피부 자극이 적고 휴대성이 뛰어난 반면, 공기 누출이 많거나 기류가 일정하지 않을 경우 환기 효과가 감소할 수 있다. 풀페이스 마스크(total face mask)는 눈, 코, 입을 모두 덮는 구조로 설계되어 있으며, 공기 누출이 적어 효과적인 환기가 가능하다. 특히, 비강이나 구강 마스크를 사용할 수 없는 환자에게 적용할 수 있다. 하지만 무게가 크고 착용감이 불편하며, 장시간 사용 시 피부 압박에 의한 손상이 발생할 가능성이 있다. 헬멧(helmet) 인터페이스는 머리 전체를 감싸는 형태의 후드형 장비로, 피부 압박이 적고 착용감이 비교적 편안하다. 그러나 소음이 크고 환기기-환자 비동기(asynchrony) 문제가 발생할 수 있으며, 이산화탄소 축적을 방지하기 위해 높은 유량의 공기 공급이 필요하다. 특히, 급성 저산소성 호흡부전 환자에서 효과적일 수 있으나, 급성 고이산화탄소혈증 환자에서는 효과가 제한적일 수 있다.

마스크 내부의 사강(dead space)은 이산화탄소 재호흡과 연관될 수 있으나, 연구에 따르면 대부분의 마스크에서는 임상적으로 유의미한 차이가 없는 것으로 보고되었다. 그러나 헬멧 인터페이스는 일반적인 마스크와 달리 높은 유량의 공기 공급이 필요하며, 이산화탄소 제거 효율이 달라 적용 시 주의가 필요하다.

환기 장치와 환자 회로 유형

Different technologies used in mechanical ventilation (IV & NIV)

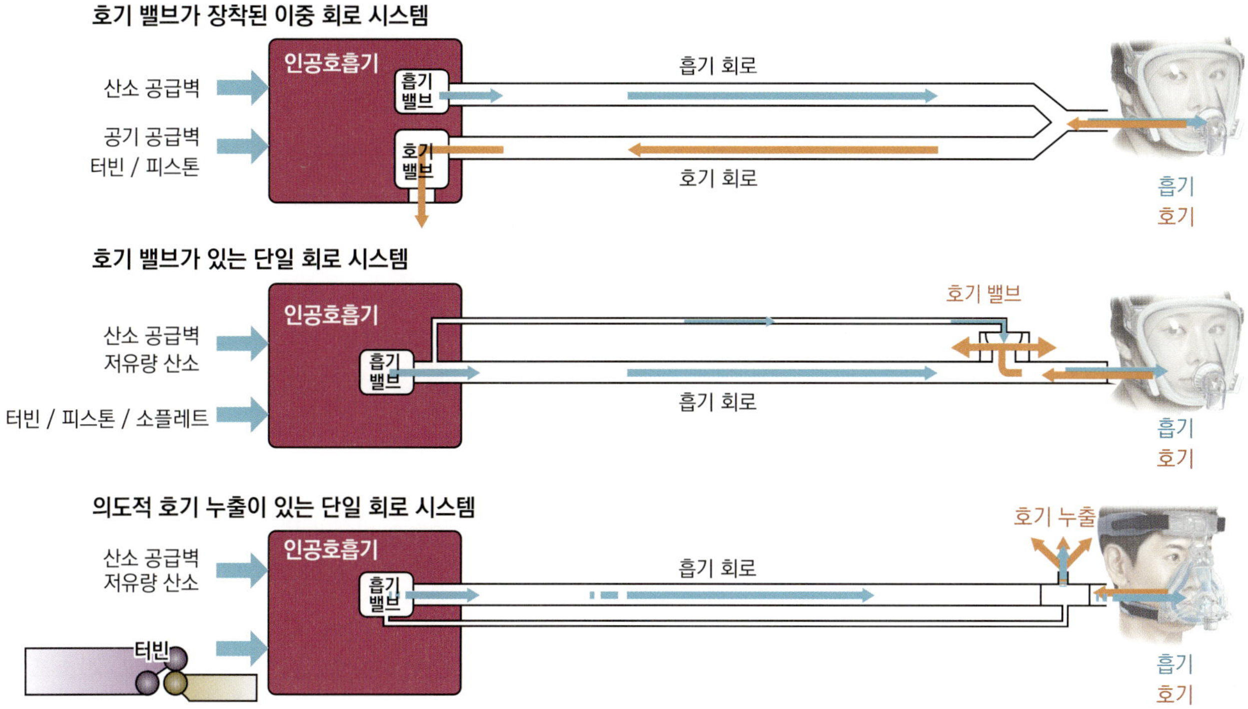

그림 13-2. 환기 장치와 환자 회로 유형
기계환기(침습 및 비침습 환기)에서 사용되는 다양한 회로 구조를 나타낸다. 상단부터 순서대로 비례 호기 밸브(proportional expiratory valve)가 포함된 이중 회로 시스템, 근위 호기 밸브(proximal expiratory valve)를 사용하는 단일 회로 시스템, 의도적 호기 누출(intentional expiratory leak)을 갖춘 단일 회로 시스템을 보여준다. 파란색 화살표는 흡기(inspiration) 흐름, 빨간색 화살표는 호기(exhalation) 흐름을 의미한다.

3 환기 회로 선택

비침습적 양압환기는 환자의 호흡부전 유형과 상태에 따라 적절한 회로 및 인터페이스를 선택하여 적용해야 한다(그림 13-2). 기류와 산소 공급 방식은 단일(single-limb) 회로와 이중 회로(dual limb)로 나뉘며, 각각의 특성에 맞는 장비 및 마스크와 함께 사용되어야 한다.

단일 회로는 이동형 비침습적 양압환기 장비에서 주로 사용되며, 공기 누출을 보완하기 위해 높은 유량이 필요하다. 이 경우 배기 밸브가 내장된 마스크(vented mask)를 사용해야 하며, 배기 기능이 없는 마스크를 사용할 경우 별도의 배기 장치가 필요할 수 있다. 반면, 이중 회로는 중환자실에서 사용하는 기계환기기에서 흔히 사용되며, 흡기와 호기 경로가 분리되어 있어 이산화탄소 제거 효율을 높이고 정밀한 산소 공급이 가능하다. 이중 회로를 사용할 경우에는 비배기형(non-vented) 마스크를 사용해야 한다.

또한, 장기간 비침습적 양압환기를 적용하는 환자에서는 점막 건조를 예방하고 환자 적응도를 높이기 위해 가열식 가습기(heated humidifier) 사용이 권장된다. 적절한 인터페이스와 회로 선택, 가습 설정 등의 요소를 환자 상태에 맞게 조정함으로써 비침습적 양압환기의 효과를 극대화하고, 합병증을 최소화할 수 있다.

4 초기 설정 및 조절

비침습적 양압환기의 초기 설정은 환자의 호흡부전 유형, 임상 목표(산소화, 환기 개선 등), 그리고 환자의 자발호흡 여부 등을 고려하여 결정되어야 한다. 일반적으로 BiPAP 및 지속기도양압 모드가 널리 사용된다.

BiPAP 모드에서는 흡기 양압(IPAP)을 8~12cmH_2O로 설정하고, 필요 시 2cmH_2O씩 증가하여 최대 20 cmH_2O까지 조정할 수 있다. 호기 양압은 3~5cmH_2O로 시작하며, 산소 공급이 충분하지 않은 경우 최대 10cmH_2O까지 증가시킬 수 있다. 환자는 자발 호흡을 유지하며, 최소한의 호흡수를 제공하는 S/T (spontaneous/timed) 모드의 사용이 권장된다.

지속기도양압 모드는 5~8cmH_2O로 시작하며, 필요시 최대 20cmH_2O까지 조정할 수 있다. 이 모드는 주로 심인성 폐부종 환자에서 사용되며, 고이산화탄소혈증이 동반된 경우 BiPAP을 우선 고려해야 한다.

또한, 환기량이 일정 수준 이상 유지되어야 하는 경우에는 보조 조절 환기(assist control ventilation, ACV)를 사용할 수 있으며, 이는 최소한의 분당 환기량을 보장하는 방식이다. 환자–환기기 동기화와 편안함이 중요한 경우에는 압력 보조 환기(pressure support ventilation, PSV)를 선택할 수 있으며, BiPAP과 유사한 설정(IPAP 8~12cmH_2O, PEEP 3~5cmH_2O)으로 조정한다. 압력 보조 환기는 자발적 호흡이 있는 환자에게 주로 적용되며, 흡기 시 추가적인 압력을 제공하여 호흡 근육의 부담을 줄이고, 호기 시 일정한 양압을 유지하여 기도를 개방하는 데 도움을 준다.

그 외에 조절 기계 환기(controlled mechanical ventilation), 간헐필수환기(intermittent mandatory ventilation, IMV), 동조간헐필수환기(synchronized intermittent mandatory ventilation, SIMV), 비례 보조 환기(proportional assist ventilation, PAV), 신경 조절 보조 환기(neurally adjusted ventilatory assist, NAVA) 등은 주로 중환자실의 표준 기계환기기에서 사용되며, 비침습적 환기에서는 제한적으로 적용된다.

5 모니터링 및 조정 전략

비침습적 양압환기 적용 후에는 초기 치료 반응을 면밀히 평가하고, 필요시 환기 설정을 적절히 조정하여 치료 효과를 극대화해야 한다. 일반적으로 적용 후 12시간 이내에 초기 반응을 확인하는 것이 권장되며, 호흡곤란의 감소, 안정된 호흡수(12~22회/분), 산소포화도(SpO_2) 90% 이상 유지, 그리고 동맥혈가스검사에서 이산화탄소 분압($PaCO_2$)의 감소 및 pH 안정화(pH >7.25) 등이 관찰되면 성공적인 적용으로 간주할 수 있다.

반면, 호흡 부전이 지속되거나 악화되는 경우(산소포화도 감소, 호흡수 증가), 인공호흡기–환자 비동기 증가, 의식 저하 및 분비물 제거 어려움 등의 상황에서는 즉시 기관내삽관을 고려해야 한다.

비침습적 양압환기 치료의 종료는 환자의 임상적 안정성과 호흡 기능의 회복 정도를 고려하여 결정된다. 일반적으로 호흡수가 12~22회/분으로 안정되고, 선소포화도가 90% 이상이 유지되며, 동맥혈가스검사에서 혈중 이산화탄소 농도가 개선된 경우 비침습적 양압환기 이탈을 시도할 수 있다.

이탈은 초기에는 일정 시간 동안 비침습적 양압환기 없이 지내는 시간을 점진적으로 연장하면서, 압력 설정을 단계적으로 감압하는 방식으로 진행한다. 치료 종료 과정에서는 환자의 자발 호흡 능력, 피로도, 순응도 등을 종합적으로 평가하고, 필요시 다시 비침습적 양압환기를 적용할 수 있도록 유연한 접근이 필요하다. 이러한 체계적인 모니터링과 조정 전략을 통해 비침습적 양압환기의 성공률을 높이고, 합병증을 최소화할 수 있다.

VI 결론

비침습적 양압환기는 중환자 재활 과정에서 중요한 호흡 보조 전략으로, 기도내삽관 없이 자발 호흡을 유지하며 폐포 환기를 개선하고 호흡근의 부담을 경감시킴으로써 기능적 회복을 촉진한다. 특히 신경근질환,

흉곽 변형, 비만 저환기증후군 등 만성 호흡부전이 동반된 중환자에서 비침습적 양압환기는 장기적인 호흡지지 수단으로 활용되며, 이로 인해 호흡기 합병증 발생률 감소, 이탈 성공률 향상, 재입원율 감소 등 긍정적인 임상 효과가 보고되고 있다. 환자의 병태생리와 임상 상태에 따라 BiPAP, 지속기도양압, 압력지지 환기 등의 모드를 적절히 선택하고, 인터페이스 및 초기 설정을 신중히 결정하는 것이 치료 성공의 핵심이다. 효과적인 비침습적 양압환기 적용을 위해서는 기계-환자 동기화를 유지하고, 공기 누출 및 점막 건조를 최소화하며, 지속적인 모니터링과 개별화된 치료 조정이 필수적이다. 중환자 재활의 맥락에서 비침습적 양압환기는 단순한 생리적 안정화를 넘어서, 전반적인 기능 회복과 삶의 질 향상에 기여하는 중요한 중재로 자리매김하고 있으며, 이를 위한 다학제적 협력과 체계적인 접근이 요구된다.

▶ 참고문헌

1. Rochwerg B, Brochard L, Elliott MW, et al. Official ERS/ATS clinical practice guidelines: noninvasive ventilation for acute respiratory failure. The European respiratory journal. Aug 2017;50(2) doi:10.1183/13993003.02426-2016
2. Nava S, Hill N. Non-invasive ventilation in acute respiratory failure. Lancet (London, England). Jul 18 2009;374(9685):250-9. doi:10.1016/s0140-6736(09)60496-7
3. Motley HL, Werko L, et al. Observations on the clinical use of intermittent positive pressure. J Aviat Med. Oct 1947;18(5):417-35.
4. Murray JF. Review of the state of the art in intermittent positive pressure breathing therapy. Am Rev Respir Dis. Dec 1974;110(6 Pt 2):193-9. doi:10.1164/arrd.1974.110.6P2.193
5. Baker JP. Magnitude of usage of intermittent positive pressure breathing. Am Rev Respir Dis. Dec 1974;110(6 Pt 2):170-7. doi:10.1164/arrd.1974.110.6P2.170
6. Hyatt RE. Conference on the scientific basis of respiratory therapy. Intermittent positive pressure breathing therapy. Introduction. Am Rev Respir Dis. Dec 1974;110(6 Pt 2):169. doi:10.1164/arrd.1974.110.6P2.169
7. Pierson DJ. History and epidemiology of noninvasive ventilation in the acute-care setting. Respiratory care. Jan 2009;54(1):40-52.
8. Sullivan CE, Issa FG, Berthon-Jones M, Eves L. Reversal of obstructive sleep apnoea by continuous positive airway pressure applied through the nares. Lancet (London, England). Apr 18 1981;1(8225):862-5. doi:10.1016/s0140-6736(81)92140-1
9. Ellis ER, Bye PT, Bruderer JW, Sullivan CE. Treatment of respiratory failure during sleep in patients with neuromuscular disease. Positive-pressure ventilation through a nose mask. Am Rev Respir Dis. Jan 1987;135(1):148-52. doi:10.1164/arrd.1987.135.1.148
10. Bach JR, Alba A, Mosher R, Delaubier A. Intermittent positive pressure ventilation via nasal access in the management of respiratory insufficiency. Chest. Jul 1987;92(1):168-70. doi:10.1378/chest.92.1.168
11. Leger P, Jennequin J, Gerard M, Lassonnery S, Robert D. Home positive pressure ventilation via nasal mask for patients with neuromusculoskeletal disorders. Eur Respir J Suppl. Jul 1989;7:640s-644s.
12. Carroll N, Branthwaite MA. Control of nocturnal hypoventilation by nasal intermittent positive pressure ventilation. Thorax. May 1988;43(5):349-53. doi:10.1136/thx.43.5.349
13. Meduri GU, Conoscenti CC, Menashe P, Nair S. Noninvasive face mask ventilation in patients with acute respiratory failure. Chest. Apr 1989;95(4):865-70. doi:10.1378/chest.95.4.865
14. Brochard L, Isabey D, Piquet J, et al. Reversal of acute exacerbations of chronic obstructive lung disease by inspiratory assistance with a face mask. The New England journal of medicine. Nov 29 1990;323(22):1523-30. doi:10.1056/nejm199011293232204
15. Meduri GU, Abou-Shala N, Fox RC, Jones CB, Leeper KV, Wunderink RG. Noninvasive face mask mechanical ventilation in patients with acute hypercapnic respiratory failure. Chest. Aug 1991;100(2):445-54. doi:10.1378/chest.100.2.445
16. Waldhorn RE. Nocturnal nasal intermittent positive pressure ventilation with bi-level positive airway pressure (BiPAP) in respiratory failure. Chest. Feb 1992;101(2):516-21. doi:10.1378/chest.101.2.516
17. Demoule A, Girou E, Richard JC, Taillé S, Brochard L. Increased use of noninvasive ventilation in French intensive care units. Intensive care medicine. Nov 2006;32(11):1747-55. doi:10.1007/s00134-006-0229-z
18. Carlucci A, Richard JC, Wysocki M, Lepage E, Brochard L. Noninvasive versus conventional mechanical ventilation. An epidemiologic survey. American journal of respiratory and critical care medicine. Mar 2001;163(4):874-80. doi:10.1164/ajrccm.163.4.2006027
19. MacIntyre NR. Physiologic Effects of Noninvasive Ventilation. Respiratory care. Jun 2019;64(6):617-628. doi:10.4187/respcare.06635
20. Carrey Z, Gottfried SB, Levy RD. Ventilatory muscle support in respiratory failure with nasal positive pressure ventilation. Chest. Jan 1990;97(1):150-8. doi:10.1378/chest.97.1.150
21. Coleman JM, 3rd, Wolfe LF, Kalhan R. Noninvasive Ventilation in Chronic Obstructive Pulmonary Disease. Annals of the American Thoracic Society. Sep 2019;16(9):1091-1098. doi:10.1513/AnnalsATS.201810-657CME

22. Naughton MT, Rahman MA, Hara K, Floras JS, Bradley TD. Effect of continuous positive airway pressure on intrathoracic and left ventricular transmural pressures in patients with congestive heart failure. Circulation. Mar 15 1995;91(6):1725–31. doi:10.1161/01.cir.91.6.1725
23. Roussos C. Function and fatigue of respiratory muscles. Chest. Aug 1985;88(2 Suppl):124s–132s. doi:10.1378/chest.88.2_supplement.124s
24. Rochester DF. Does respiratory muscle rest relieve fatigue or incipient fatigue? Am Rev Respir Dis. Sep 1988;138(3):516–7. doi:10.1164/ajrccm/138.3.516
25. Bergofsky EH. Respiratory failure in disorders of the thoracic cage. Am Rev Respir Dis. Apr 1979;119(4):643–69. doi:10.1164/arrd.1979.119.4.643
26. Shah NM, Steier J, Hart N, Kaltsakas G. Effects of non–invasive ventilation on sleep in chronic hypercapnic respiratory failure. Thorax. Feb 15 2024;79(3):281–288. doi:10.1136/thorax–2023–220035
27. Conti G, Antonelli M, Navalesi P, et al. Noninvasive vs. conventional mechanical ventilation in patients with chronic obstructive pulmonary disease after failure of medical treatment in the ward: a randomized trial. Intensive care medicine. Dec 2002;28(12):1701–7. doi:10.1007/s00134–002–1478–0
28. Jurjević M, Matić I, Sakić–Zdravcević K, Sakić S, Danić D, Buković D. Mechanical ventilation in chronic obstructive pulmonary disease patients, noninvasive vs. invasive method (randomized prospective study). Coll Antropol. Sep 2009;33(3):791–7.
29. Osadnik CR, Tee VS, Carson–Chahhoud KV, Picot J, Wedzicha JA, Smith BJ. Non–invasive ventilation for the management of acute hypercapnic respiratory failure due to exacerbation of chronic obstructive pulmonary disease. The Cochrane database of systematic reviews. Jul 13 2017;7(7):Cd004104. doi:10.1002/14651858.CD004104.pub4
30. Keenan SP, Powers CE, McCormack DG. Noninvasive positive–pressure ventilation in patients with milder chronic obstructive pulmonary disease exacerbations: a randomized controlled trial. Respiratory care. May 2005;50(5):610–6.
31. Masip J, Betbesé AJ, Páez J, et al. Non–invasive pressure support ventilation versus conventional oxygen therapy in acute cardiogenic pulmonary oedema: a randomised trial. Lancet (London, England). Dec 23–30 2000;356(9248):2126–32. doi:10.1016/s0140–6736(00)03492–9
32. Bersten AD, Holt AW, Vedig AE, Skowronski GA, Baggoley CJ. Treatment of severe cardiogenic pulmonary edema with continuous positive airway pressure delivered by face mask. The New England journal of medicine. Dec 26 1991;325(26):1825–30. doi:10.1056/nejm199112263252601
33. Berbenetz N, Wang Y, Brown J, et al. Non–invasive positive pressure ventilation (지속기도양압 or bilevel NPPV) for cardiogenic pulmonary oedema. The Cochrane database of systematic reviews. Apr 5 2019;4(4):Cd005351. doi:10.1002/14651858.CD005351.pub4
34. Nouira S, Boukef R, Bouida W, et al. Non–invasive pressure support ventilation and 지속기도양압 in cardiogenic pulmonary edema: a multicenter randomized study in the emergency department. Intensive care medicine. Feb 2011;37(2):249–56. doi:10.1007/s00134–010–2082–3
35. Mehta S, Jay GD, Woolard RH, et al. Randomized, prospective trial of bilevel versus continuous positive airway pressure in acute pulmonary edema. Critical care medicine. Apr 1997;25(4):620–8. doi:10.1097/00003246–199704000–00011
36. Pang D, Keenan SP, Cook DJ, Sibbald WJ. The effect of positive pressure airway support on mortality and the need for intubation in cardiogenic pulmonary edema: a systematic review. Chest. Oct 1998;114(4):1185–92. doi:10.1378/chest.114.4.1185
37. Leatherman J. Mechanical ventilation for severe asthma. Chest. Jun 2015;147(6):1671–1680. doi:10.1378/chest.14–1733
38. Galindo–Filho VC, Brandão DC, Ferreira Rde C, et al. Noninvasive ventilation coupled with nebulization during asthma crises: a randomized controlled trial. Respiratory care. Feb 2013;58(2):241–9. doi:10.4187/respcare.01371
39. Brandao DC, Lima VM, Filho VG, et al. Reversal of bronchial obstruction with bi–level positive airway pressure and nebulization in patients with acute asthma. J Asthma. May 2009;46(4):356–61. doi:10.1080/02770900902718829
40. Pallin M, Naughton MT. Noninvasive ventilation in acute asthma. Journal of critical care. Aug 2014;29(4):586–93. doi:10.1016/j.jcrc.2014.03.011
41. Green E, Jain P, Bernoth M. Noninvasive ventilation for acute exacerbations of asthma: A systematic review of the literature. Australian critical care : official journal of the Confederation of Australian Critical Care Nurses. Nov 2017;30(6):289–297. doi:10.1016/j.aucc.2017.01.003
42. Jaber S, Chanques G, Jung B. Postoperative noninvasive ventilation. Anesthesiology. Feb 2010;112(2):453–61. doi:10.1097/ALN.0b013e3181c5e5f2
43. Warner DO. Preventing postoperative pulmonary complications: the role of the anesthesiologist. Anesthesiology. May 2000;92(5):1467–72. doi:10.1097/00000542–200005000–00037
44. Chiumello D, Chevallard G, Gregoretti C. Non–invasive ventilation in postoperative patients: a systematic review. Intensive care medicine. Jun 2011;37(6):918–29. doi:10.1007/s00134–011–2210–8
45. Squadrone V, Coha M, Cerutti E, et al. Continuous positive airway pressure for treatment of postoperative hypoxemia: a randomized controlled trial. Jama. Feb 2 2005;293(5):589–95. doi:10.1001/jama.293.5.589
46. Jaber S, Lescot T, Futier E, et al. Effect of Noninvasive Ventilation on Tracheal Reintubation Among Patients With Hypoxemic Respiratory Failure Following Abdominal Surgery: A Randomized Clinical Trial. Jama. Apr 5 2016;315(13):1345–53. doi:10.1001/

jama.2016.2706

47. Pettenuzzo T, Boscolo A, Pistollato E, et al. Effects of non-invasive respiratory support in post-operative patients: a systematic review and network meta-analysis. Critical care (London, England). May 8 2024;28(1):152. doi:10.1186/s13054-024-04924-0
48. Landoni G, Zangrillo A, Cabrini L. Noninvasive ventilation after cardiac and thoracic surgery in adult patients: a review. J Cardiothorac Vasc Anesth. Oct 2012;26(5):917-22. doi:10.1053/j.jvca.2011.06.003
49. Auriant I, Jallot A, Hervé P, et al. Noninvasive ventilation reduces mortality in acute respiratory failure following lung resection. American journal of respiratory and critical care medicine. Oct 1 2001;164(7):1231-5. doi:10.1164/ajrccm.164.7.2101089
50. Abrard S, Rineau E, Seegers V, et al. Postoperative prophylactic intermittent noninvasive ventilation versus usual postoperative care for patients at high risk of pulmonary complications: a multicentre randomised trial. British journal of anaesthesia. 2023/01/01/ 2023;130(1):e160-e168. doi:https://doi.org/10.1016/j.bja.2021.11.033
51. Herzberg J, Guraya SY, Merkle D, Strate T, Honarpisheh H. The role of prophylactic administration of 지속기도양압 in general surgical wards after open visceral surgery in reducing postoperative pneumonia-a retrospective cohort study. Langenbecks Arch Surg. Apr 29 2023;408(1):167. doi:10.1007/s00423-023-02899-0
52. Thille AW, Harrois A, Schortgen F, Brun-Buisson C, Brochard L. Outcomes of extubation failure in medical intensive care unit patients. Critical care medicine. Dec 2011;39(12):2612-8. doi:10.1097/CCM.0b013e3182282a5a
53. Boles JM, Bion J, Connors A, et al. Weaning from mechanical ventilation. The European respiratory journal. May 2007;29(5):1033-56. doi:10.1183/09031936.00010206
54. Hernández G, Vaquero C, Colinas L, et al. Effect of Postextubation High-Flow Nasal Cannula vs Noninvasive Ventilation on Reintubation and Postextubation Respiratory Failure in High-Risk Patients: A Randomized Clinical Trial. Jama. Oct 18 2016;316(15):1565-1574. doi:10.1001/jama.2016.14194
55. Nava S, Gregoretti C, Fanfulla F, et al. Noninvasive ventilation to prevent respiratory failure after extubation in high-risk patients. Critical care medicine. Nov 2005;33(11):2465-70. doi:10.1097/01.ccm.0000186416.44752.72
56. Ferrer M, Valencia M, Nicolas JM, Bernadich O, Badia JR, Torres A. Early noninvasive ventilation averts extubation failure in patients at risk: a randomized trial. American journal of respiratory and critical care medicine. Jan 15 2006;173(2):164-70. doi:10.1164/rccm.200505-718OC
57. De Jong A, Bignon A, Stephan F, et al. Effect of non-invasive ventilation after extubation in critically ill patients with obesity in France: a multicentre, unblinded, pragmatic randomised clinical trial. The Lancet Respiratory medicine. Jun 2023;11(6):530-539. doi:10.1016/s2213-2600(22)00529-x
58. Jiang JS, Kao SJ, Wang SN. Effect of early application of biphasic positive airway pressure on the outcome of extubation in ventilator weaning. Respirology (Carlton, Vic). Jun 1999;4(2):161-5. doi:10.1046/j.1440-1843.1999.00168.x
59. Su CL, Chiang LL, Yang SH, et al. Preventive use of noninvasive ventilation after extubation: a prospective, multicenter randomized controlled trial. Respiratory care. Feb 2012;57(2):204-10. doi:10.4187/respcare.01141
60. Azoulay E, Mokart D, Kouatchet A, Demoule A, Lemiale V. Acute respiratory failure in immunocompromised adults. The Lancet Respiratory medicine. Feb 2019;7(2):173-186. doi:10.1016/s2213-2600(18)30345-x
61. Antonelli M, Conti G, Bufi M, et al. Noninvasive ventilation for treatment of acute respiratory failure in patients undergoing solid organ transplantation: a randomized trial. Jama. Jan 12 2000;283(2):235-41. doi:10.1001/jama.283.2.235
62. Gristina GR, Antonelli M, Conti G, et al. Noninvasive versus invasive ventilation for acute respiratory failure in patients with hematologic malignancies: a 5-year multicenter observational survey. Critical care medicine. Oct 2011;39(10):2232-9. doi:10.1097/CCM.0b013e3182227a27
63. Squadrone V, Massaia M, Bruno B, et al. Early 지속기도양압 prevents evolution of acute lung injury in patients with hematologic malignancy. Intensive care medicine. Oct 2010;36(10):1666-1674. doi:10.1007/s00134-010-1934-1
64. Huang HB, Xu B, Liu GY, Lin JD, Du B. Use of noninvasive ventilation in immunocompromised patients with acute respiratory failure: a systematic review and meta-analysis. Critical care (London, England). Jan 7 2017;21(1):4. doi:10.1186/s13054-016-1586-9
65. Lemiale V, Mokart D, Resche-Rigon M, et al. Effect of Noninvasive Ventilation vs Oxygen Therapy on Mortality Among Immunocompromised Patients With Acute Respiratory Failure: A Randomized Clinical Trial. Jama. Oct 27 2015;314(16):1711-9. doi:10.1001/jama.2015.12402
66. Coudroy R, Frat JP, Ehrmann S, et al. High-flow nasal oxygen alone or alternating with non-invasive ventilation in critically ill immunocompromised patients with acute respiratory failure: a randomised controlled trial. The Lancet Respiratory medicine. Jul 2022;10(7):641-649. doi:10.1016/s2213-2600(22)00096-0
67. Xu Y, Wang YF, Liu YW, et al. The Impact of Delayed Transition From Noninvasive to Invasive Mechanical Ventilation on Hospital Mortality in Immunocompromised Patients With Sepsis. Critical care medicine. Nov 1 2024;52(11):1739-1749. doi:10.1097/ccm.0000000000006400
68. Hatipoğlu U, Aboussouan LS. Chronic hypercapnic respiratory failure and non-invasive ventilation in people with chronic obstructive pulmonary disease. BMJ Med. 2022;1(1):e000146. doi:10.1136/bmjmed-2022-000146
69. Raveling T, Vonk J, Struik FM, et al. Chronic non-invasive ventilation for chronic obstructive pulmonary disease. The Cochrane

database of systematic reviews. Aug 9 2021;8(8):Cd002878. doi:10.1002/14651858.CD002878.pub3

70. Murphy PB, Rehal S, Arbane G, et al. Effect of Home Noninvasive Ventilation With Oxygen Therapy vs Oxygen Therapy Alone on Hospital Readmission or Death After an Acute COPD Exacerbation: A Randomized Clinical Trial. Jama. Jun 6 2017;317(21):2177–2186. doi:10.1001/jama.2017.4451
71. Ergan B, Oczkowski S, Rochwerg B, et al. European Respiratory Society guidelines on long-term home non-invasive ventilation for management of COPD. The European respiratory journal. Sep 2019;54(3)doi:10.1183/13993003.01003-2019
72. Macrea M, Oczkowski S, Rochwerg B, et al. Long-Term Noninvasive Ventilation in Chronic Stable Hypercapnic Chronic Obstructive Pulmonary Disease. An Official American Thoracic Society Clinical Practice Guideline. American journal of respiratory and critical care medicine. Aug 15 2020;202(4):e74–e87. doi:10.1164/rccm.202006-2382ST
73. Shah NM, Shrimanker S, Kaltsakas G. Defining obesity hypoventilation syndrome. Breathe (Sheff). Sep 2021;17(3):210089. doi:10.1183/20734735.0089-2021
74. Masa JF, Pépin J-L, Borel J-C, Mokhlesi B, Murphy PB, Sánchez-Quiroga Maria Á. Obesity hypoventilation syndrome. European Respiratory Review. 2019;28(151):180097. doi:10.1183/16000617.0097-2018
75. Masa JF, Corral J, Caballero C, et al. Non-invasive ventilation in obesity hypoventilation syndrome without severe obstructive sleep apnoea. Thorax. Oct 2016;71(10):899–906. doi:10.1136/thoraxjnl-2016-208501
76. Piper AJ, Grunstein RR. Obesity hypoventilation syndrome: mechanisms and management. American journal of respiratory and critical care medicine. Feb 1 2011;183(3):292–8. doi:10.1164/rccm.201008-1280CI
77. National Guideline C. NICE Evidence Reviews Collection. Positive airway pressure therapy variants for OSAHS, OHS and COPD-OSAHS overlap syndrome: Obstructive sleep apnoea/hypopnoea syndrome and obesity hypoventilation syndrome in over 16s: Evidence review F. National Institute for Health and Care Excellence (NICE) Copyright © NICE 2021.; 2021.
78. Afshar M, Brozek JL, Soghier I, et al. The Role of Positive Airway Pressure Therapy in Adults with Obesity Hypoventilation Syndrome. A Systematic Review and Meta-Analysis. Annals of the American Thoracic Society. Mar 2020;17(3):344–360. doi:10.1513/AnnalsATS.201907-528OC
79. Patout M, Gagnadoux F, Rabec C, et al. AVAPS-AE versus ST mode: A randomized controlled trial in patients with obesity hypoventilation syndrome. Respirology (Carlton, Vic). Oct 2020;25(10):1073–1081. doi:10.1111/resp.13784
80. Mokhlesi B, Masa JF, Afshar M, et al. The Effect of Hospital Discharge with Empiric Noninvasive Ventilation on Mortality in Hospitalized Patients with Obesity Hypoventilation Syndrome. An Individual Patient Data Meta-Analysis. Annals of the American Thoracic Society. May 2020;17(5):627–637. doi:10.1513/AnnalsATS.201912-887OC
81. Kreivi HR, Itäluoma T, Bachour A. Effect of ventilation therapy on mortality rate among obesity hypoventilation syndrome and obstructive sleep apnoea patients. ERJ Open Res. Apr 2020;6(2) doi:10.1183/23120541.00101-2019
82. Wijesinghe M, Williams M, Perrin K, Weatherall M, Beasley R. The effect of supplemental oxygen on hypercapnia in subjects with obesity-associated hypoventilation: a randomized, crossover, clinical study. Chest. May 2011;139(5):1018–1024. doi:10.1378/chest.10-1280
83. Hess DR. Noninvasive Ventilation for Neuromuscular Disease. Clinics in chest medicine. Jun 2018;39(2):437–447. doi:10.1016/j.ccm.2018.01.014
84. Ambrosino N, Carpenè N, Gherardi M. Chronic respiratory care for neuromuscular diseases in adults. The European respiratory journal. Aug 2009;34(2):444–51. doi:10.1183/09031936.00182208
85. Criner GJ, Gayen S, Zantah M, et al. Clinical review of non-invasive ventilation. The European respiratory journal. Nov 2024;64(5) doi:10.1183/13993003.00396-2024
86. BaHammam AS, Singh TD, Gupta R, Pandi-Perumal SR. Choosing the Proper Interface for Positive Airway Pressure Therapy in Subjects With Acute Respiratory Failure. Respiratory care. Feb 2018;63(2):227–237. doi:10.4187/respcare.05787
87. Tams C, Stephan P, Euliano N, et al. Clinical decision support recommending ventilator settings during noninvasive ventilation. J Clin Monit Comput. Oct 2020;34(5):1043–1049. doi:10.1007/s10877-019-00409-6
88. Ergan B, Nasiłowski J, Winck JC. How should we monitor patients with acute respiratory failure treated with noninvasive ventilation? Eur Respir Rev. Jun 30 2018;27(148) doi:10.1183/16000617.0101-2017

CHAPTER 14

중환자 재활과 영양

Nutrition and ICU Rehabilitation

선현우 의사

중환자는 질병의 중증도와 치료 과정에서 식욕 감퇴, 의식 저하, 장기 기능 부전 등으로 인해 경구 섭취가 어려운 경우가 많으며, 이에 따라 경장영양(enteral nutrition, EN)이나 정맥영양(parenteral nutrition, PN)에 의존하게 되는 경우가 빈번하다. 중환자에게 적절한 영양 공급이 이루어지지 않으면 심각한 근육 소실과 면역 기능 저하가 발생할 수 있으며, 이는 인공호흡기 의존 기간의 연장, 중환자실(intensive care unit, ICU) 재원 기간 증가, 사망률 상승 등과 같은 부정적인 임상 결과로 이어질 수 있다. 반대로, 과도한 영양 공급은 급성기의 대사 불균형을 초래하여 다양한 대사성 합병증의 위험을 높인다. 따라서 중환자에게 있어 영양 치료는 단순한 보조 치료가 아니라, 환자의 임상 경과를 결정짓는 핵심 치료 요소 중 하나로 간주되어야 한다.[1-3]

특히 중환자의 영양 불균형은 중환자 치료 이후 발생하는 후유증인 '집중치료 후 증후군(post-intensive care syndrome, PICS)'과 밀접한 연관이 있다. 집중치료 후 증후군은 중환자실 획득 쇠약(ICU-acquired weakness), 인지 기능 저하, 정신적 문제 등을 포함하는 개념으로[4,5], 중환자 치료 후 흔히 발생하는 장애 증후군이다. 중증 질환에 동반되는 전신 염증 반응의 강도와 지속 기간은 중환자실 획득 쇠약의 발생에 중요한 영향을 미치며, 이 과정에서의 영양 결핍과 부동(immobility)은 증상을 더욱 악화시킬 수 있다.[6] 중환자는 대사 스트레스 상태에서 근육 단백질을 주요 에너지원으로 활용하며, 염증 반응의 구성 요소로도 근육 단백이 동원된다. 이로 인해 질병 초기부터 심각한 근육 소실이 발생할 수 있으며, 질환의 중증도가 클수록 다장기 기능 부전과 연관되어 입원 첫 주 내에 최대 20%의 근육량이 손실될 수 있다. 이러한 근육 소실은 장기적인 신체 기능 저하로 이어지며, 후기 사망률 증가와도 밀접한 관련이 있다.[7,8] 따라서 적절한 에너지와 단백질의 공급은 중환자의 근육 소실을 최소화하고, 신체 기능 저하를 예방하는 데 필수적이다. 비록 외부에서 제공되는 영양만으로 중환자의 분해대사 반응(catabolic response)을 완전히 억제할 수는 없지만, 최소한의 합성대사 반응(anabolic response)을 유지함으로써 근육 소실을 완화하는 데 기여할 수 있다. 또한, 조기 재활과 적극적인 신체 활동을 병행하면 근육 합성에 도움이 되며, 이러한 효과는 충분한 영양 공급과 함께할 때 더욱 극대화된다.[2,9]

최근 연구들에 따르면, 중환자에 대한 영양 치료는 임상 경과에 직접적인 영향을 미치는 것으로 나타났으며, 이를 바탕으로 보다 체계적이고 정밀한 영양 치료 전략이 개발되고 있다. 이에 따라 중환자 재활 과정에서는 환자의 영양 상태를 철저히 평가하고, 지속적인 모니터링을 통해 개별화된 영양 치료 전략을 수립·적용하는 것이 필수적이다. 본 장에서는 중환자 재활 과정에서 영양 치료의 역할과 중요성에 대해 살펴보고, 최적의 영양 공급 전략에 대해 논의하고자 한다.

I 중환자 재활에서 영양치료의 어려움

중환자의 영양치료는 단순한 영양 공급을 넘어, 생리적·기능적·심리적 장애 등 복합적인 요인을 고려해야 하는 어려움이 따른다.

먼저, 생리적 요인으로는 식욕 감퇴가 가장 흔히 보고되며, 이는 중환자실 퇴원 후 수 개월간 지속될 수 있다. 조기 포만감, 구역 및 구토, 미각 변화 등도 영양 섭취를 어렵게 만든다. 이러한 요인들은 회복 과정에서 영양 섭취 부족 및 합병증 증가로 이어질 수 있다.[10,11]

기능적 장애도 주요한 장애물이다. 중환자의 상당수가 기관삽관 후 입인두 연하 장애(oropharyngeal dysphagia, OPD)를 경험하며, 이는 영양 섭취의 어려움을 더욱 심화시킨다. 연구에 따르면, 기관삽관을 경험한 환자의 최대 84%에서 연하장애가 발생할 수 있으며, 이는 영양결핍, 입원기간 연장, 사망률 증가와 연관된다. 입인두 연하장애 환자에게는 음식의 질감 및 점도 조절이 필요한 식이가 요구되나, 이로 인해 열량 및 단백질 섭취량 감소로 이어져 추가적인 영양 결핍을 유발할 수 있다.[12,13]

심리적 요인도 간과할 수 없다. 중환자 재활 과정에서 우울, 불안, 외상 후 스트레스 장애(post-traumatic stress disorder, PTSD) 등 정신건강 문제가 영양 섭취에 부정적인 영향을 줄 수 있다. 특히 입원 초기 회복 단계에서는 기분 저하나 불안으로 인해 음식 섭취가 우선순위에서 밀리는 경우가 많다. 더불어, 신체 이미지 변화, 수면장애, 만성 통증, 피로 등도 식욕 저하 및 영양 섭취 감소의 주요 요인으로 작용한다.[14]

이외에도 조직적 요인이 중환자의 영양 공급을 방해할 수 있다. 병원 식사 시간이 환자의 생체 리듬과 맞지 않거나, 병동 환경이 식사를 방해하는 경우가 흔하다. 또한, 영양치료 계획이 의료진 간에 원활히 전달되지 않아 최적의 영양 공급이 이루어지지 않기도 한다. 특히, 중환자가 일반 병동으로 전동되는 과정에서 영양 지원이 감소할 위험이 있으며, 영양 공급이 의학적 치료에 비해 우선순위에서 밀리는 경향이 있다.[15] 이러한 문제를 해결하기 위해서는 다학제적 접근과 체계적인 영양관리 전략이 필수적이다. 본 장에서는 중환자 재활 과정에서 영양치료에 영향을 미치는 다양한 장애 요인을 분석하고, 이를 극복하기 위한 전략을 고찰하고자 한다.

II 중환자 영양평가

1 중환자의 대사적 변화에 대한 이해

중환자는 급성 질환에 인해 심각한 대사 변화를 경험한다. 급성 염증 반응의 활성화는 전신적인 스트레스 대사를 유발하며, 이 과정에서 단백질 분해대사 작용이 증가하고 인슐린 저항성이 동반된다. 이러한 변화는 근육량 감소, 면역 기능 저하, 회복 지연 등의 결과를 초래한다. 특히 중증 질환 환자에서는 근육 손실이 빠르게 진행되며, 첫 2주 이내에 가장 급격한 감소가 나타난다. 이는 장기적인 기능 회복에도 부정적인 영향을 미칠 수 있다.[7]

급성기 대사에서는 주로 내인성 포도당 생성이 활발하며, 이 시기에 외부 영양을 과도하게 공급하면 혈당 조절 이상, 혈류 감염 증가 등 영양 과잉에 의한 합병증이 발생할 수 있으므로 주의가 필요하다(그림 14-1).[16] 또한, 중환자는 질환 자체 외에도 기계환기, 부동 상태, 부신피질호르몬 사용 등 다양한 요인으로 인해 근육 단백질 합성이 억제되며, 합성대사 저항성(anabolic resistance)이 발생한다. 이 상태에서 영양 공급이 불충분하면 심각한 영양 결핍 상태로 이어질 수 있다. 따라서, 중환자의 대사적 변화를 면밀히 평가하고, 이에 기반한

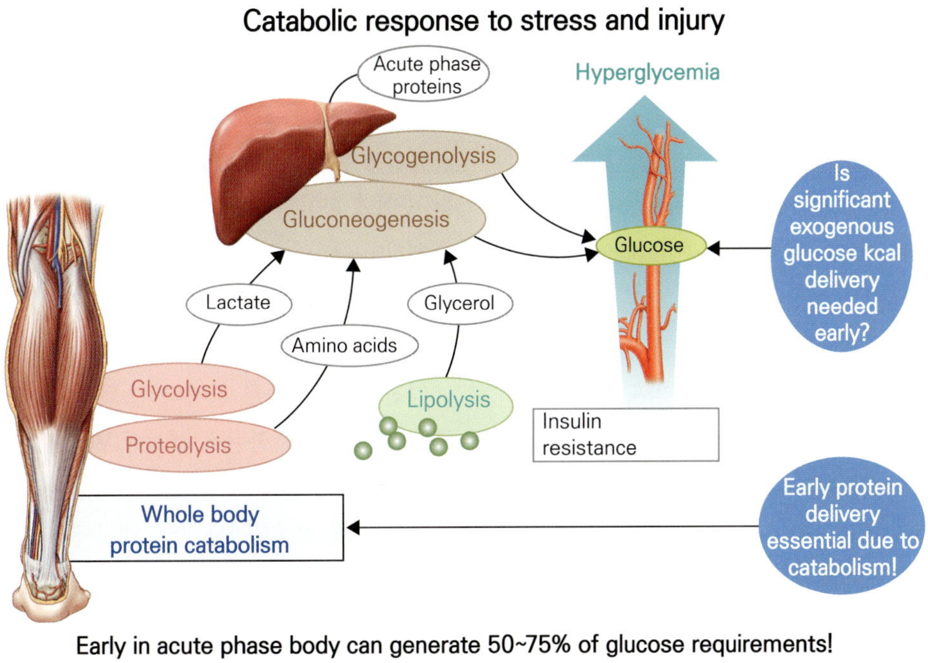

그림 14-1. 중환자의 급성기 대사상태에서의 내인성 포도당 생성[16]

맞춤형 영양 전략을 수립하는 것이 필수적이다.

2 중환자 영양상태 평가방법

중환자 재활에서 초기 영양평가는 영양치료의 출발점으로 매우 중요하다. 영양 요구량은 환자의 초기 상태와 영양 상태에 따라 달라지므로, 영양불량 고위험군을 사전에 식별하고 이를 바탕으로 적절한 영양치료 및 모니터링을 시행하는 것이 필수적이다. 중환자에서 단백질-열량 영양부족(protein-energy malnutrition)이 발생하면, 중증 질환과 결합되어 에너지 소비 및 단백질 분해가 가속화되고, 신체적 보상작용이 효과적으로 이루어지지 않아 체내 단백질 및 에너지원이 고갈된다. 이로 인해 생화학적·면역학적 기능 저하가 발생하여 회복을 어렵게 만든다.[16]

전통적으로 사용되는 중환자의 영양평가 지표에는 체중, 체질량지수(body mass index), 신체계측치(anthropometry), 그리고 생화학적 검사인 알부민(albumin), 앞알부민(prealbumin), 철결합글로불린(transferrin), 총 림프구 수(total lymphocyte count) 등이 있다. 그러나 이러한 지표들은 중환자에게 적용할 때 여러 한계점이 있다. 급성 질환, 수술, 소생술 등으로 인한 체액 증가 및 부종은 체중과 체구성 변화를 급격히 유발할 수 있으며, 생화학적 수치는 영양 상태보다는 질병의 중증도를 더 반영하고 있다. 따라서, 중환자에서는 최근 체중 변화, 식욕 변화, 질병 중증도, 동반 질환 유무 등이 영양 평가 시 중요하게 고려되어야 한다.[17]

영양불량은 다양한 원인으로 발생할 수 있으며, 최근에는 염증 반응이 영양불량을 유발하는 주요 기전으로 인식되고 있다. 염증은 식욕 감소, 에너지 소비 증가, 근육 분해대사 작용을 유발하여 체성분 변화를 초래한다. 그 결과 근육량 감소는 기능적 장애 및 임상 예후에 부정적 영향을 미친다. 특히, 염증과 관련된 영양불량은 지방제외체질량(fat-free body mass) 또는 근육량(muscle mass)의 감소로 이어지며, 이는 회복 과정에 중대한 장애 요인이 될 수 있다. 따라서, 중환자의 영양 평가는 단순한 영양 상태 측정을 넘어, 염증 반응을 고려한 포괄적인 접근이 필요하다. 이를 통해 적절한 영양치료 계획을 수립하고, 회복을 최적화할 수 있다. 현재까지 중환자 영양평가에 대한 글로벌 기준과 방법에 있어 일관된 합의가 부족하며, 향후 이를 위한 지속적인 연구와 논의가 필요하다.

유럽임상대사영양학회(European Society for Clinical Metabolism and Nutrition, ESPEN) 가이드라인에 따르면, 중환자실에 48시간 이상 입실하는 모든 환자에게 영양 선별도구를 활용해 영양실조 위험을 평가할 것을 권고하고 있으며, 위험군에서는 영양평가도구를 통해 중증도를 추가로 평가해야 한다. 신뢰도 높은 중환자 영양선별도구로는 Nutritional Risk Screening (NRS) 2002와 Malnutrition Universal Screening Tool (MUST)가 권장되며, 영양평가도구로는 Global Leadership Initiative on Malnutrition (GLIM) 기준과 Nutritional Risk In Critically ill (NUTRIC) 점수가 제시되고 있다. GLIM 기준은 중환자에서의 영양불량 진단을 표준화하고자 하며, 입실 전 체중 변화, 체질량지수, 질병 중증도 등이 평가 요소로 포함된다. 이러한 표준화된 기준은 향후 중환자 치료에 중요한 역할을 할 것으로 기대된다.[18]

III 중환자 영양치료

1 열량 요구량 계산

중환자의 열량 요구량 계산은 재활 및 영양 관리에서 핵심적인 요소이다. 정확한 요구량 평가를 통해 적절한 영양 공급이 가능하며, 이는 환자의 임상 상태를 고려하여 부족하지도 과도하지도 않게 결정되어야 한다. 영양 공급 부족은 면역 기능 저하, 상처 치유 지연, 장기 기능 저하와 연관되며, 과잉 공급은 고혈당, 폐기능 및 간기능 저하 등 대사성 합병증을 초래할 수 있다. 따라서 적절한 평가 방법을 통해 환자에게 맞는 정확한 목표 열량을 설정하는 것이 매우 중요하다. 중환자의 열량 요구량 평가는 다음과 같은 방식으로 수행될 수 있다.

1) 휴식기 열량요구량(resting energy expenditure, REE) 측정

중환자에서 주로 사용되는 열량요구량 측정 방식은 간접열량측정법(indirect calorimetry)를 통해서 실측하는 방법과 환자의 여러 지표들을 이용해 기존에 개발된 예측식(predictive equation)을 통해 측정하는 방법이다.

(1) 간접열량측정법

간접열량측정법은 환자의 산소 소비량(VO_2)과 호흡 중에 발생한 이산화탄소 생성량(VCO_2)을 측정하여 열량요구량을 추정하는 방법이다. 중환자는 대부분 기관내관을 통해 기계환기를 받기 때문에, 기관내관에 측정 장치를 연결하여 산소 소비량과 이산화탄소 생성량을 실시간 측정할 수 있다. 이 방법은 신체에서 실제 발생하는 열량을 산소소비량과 이산화탄소 생성량을 통해 간접적으로 추정하는 방식으로, 가장 정확한 열량 요구량을 측정법이다. 이에 따라 ESPEN 및 미국정맥경장영양학회(American Society for Parenteral and Enteral Nutrition, ASPEN) 가이드라인에서도 가장 우선적으로 권고하는 검사 방법이다.

측정 시, 기관내관에 측정 키트를 연결하여 산소 소비량(VO_2)과 이산화탄소 생성량(VCO_2)을 측정하며, 이를 Weir 공식을 사용해 휴식기 열량요구량으로 계산한다(그림 14-2, 3). 또한 호흡지수(respiratory quotient, RQ)는 이산화탄소 생성량(VCO_2)을 산소소비량(VO_2)으로 나눈 값으로, 각 영양소 대사에 따라 호흡지수가 다르게 나타나기 때문에 현재 환자의 대사에서 어떤 영양소가 주로 사용되고 있는지를 분석하여 공급 열량의 증량 또는 감량을 결정하는데 중요한 지표가 된다.[19]

- Weir공식: REE(kcal/day) $= 1.44 \times ([VO_2(mL/min) \times 3.94] + [VCO_2(mL/min) \times 1.11])$
- 호흡지수(RQ) $= VCO_2 / VO_2$
  (fat: 0.7/protein: 0.8/carbohydrate: 1.0)
  ($RQ<0.7$: underfeeding / $RQ>1.0$: excessive carbohydrate)

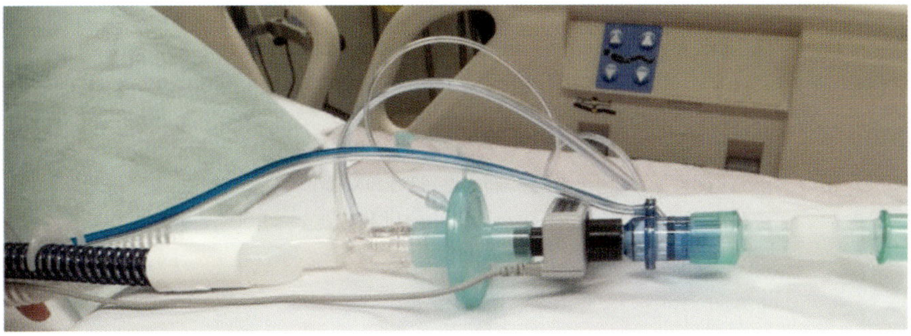

그림 14-2. 기계적 환기 시스템의 환자 회로에 일회용 유량계(QNRG®, Cosmed, Italy)의 삽입[19]

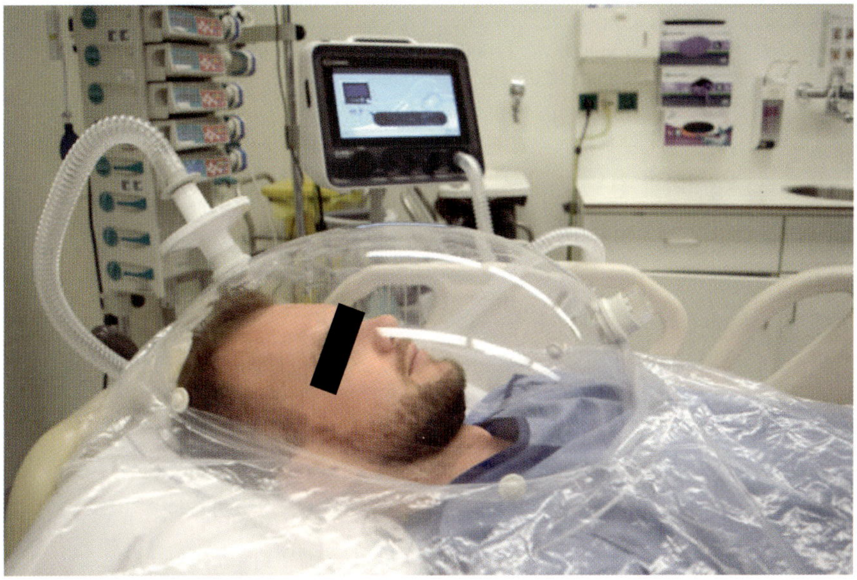

그림 14-3. 자발호흡 환자의 가스 교환을 측정하기 위한 캐노피 후드(QNRG®, Cosmed, Italy)의 사용[19]

(2) 예측식 사용

ESPEN 가이드라인에서는 중환자의 열량 요구량 측정 시 간접열량측정법을 1차적으로 사용할 것을 권고하고 있다. 그러나 국내에서는 간접열량측정법이 건강보험 수가로 책정되어 있음에도 불구하고, 검사 재료비 대비 낮은 수가로 인해 실제 임상 현장에서 사용하는 병원은 매우 드문 실정이다.

간접열량측정법이 불가능한 경우, 기계 환기기(mechanical ventilator)에서 산소 소비량(VO_2) 및 이산화탄소 생성량(VCO_2)을 측정할 수 있다면, 이를 Weir 공식으로 환산하여 계산할 것을 권장한다. 하지만 이마저도 어려운 경우에는, 기존의 예측식을 활용한 간접 추정법을 사용할 수 있다. 대표적인 예측식으로는 다음과 같다(표 14-1).

① 체중당 계산법

체중당 계산법(weight-based equation)은 가장 널리 사용되는 방식 중 하나로, 1997년 American College of Chest Physicians (ACCP)에서 제안되었다. 이는 중환자에게 과도한 열량 공급을 피하면서도 적절한 합성대사 작용을 촉진하기 위한 방법으로, 환자의 평상시 체중(usual body weight) 기준 25kcal/kg/day의 공급을 권장

표 14-1. 열량요구량 측정을 위한 예측식(Predictive equations for resting energy expenditure)

Name	Equation
체중당 계산법 (Weight-based equation)	REE = 25× W • BMI 16~25 kg/m^2: 평상시 체중(usual body weight) • BMI 25 kg/m^2 이상: 이상 체중(ideal body weight) • BMI 16 kg/m^2 이하: 초기 7~10일은 현재 체중(actual body weight), 이후에는 이상 체중 적용
Harris-Benedict 공식	Male: REE = 1.3 (stress factor) × [66.47 + 13.75 × W + 5 × H − 6.755 × A] Female: REE = 1.3 (stress factor) × [665.1 + 9.563 × W + 1.85 × H − 4.676 × A]
Ireton-Jones 공식 (for ventilated patients)	Male: REE = 2028 − 11(A) + 5(W) + 239(T) + 804(B) Female: REE = 1784 − 11(A) + 5(W) + 239(T) + 804(B)
Penn state 공식	1998: REE = (1.1 × HBE) + (140 ×Tmax) + (32 × VE) − 5340 2003: REE = (0.85 × HBE) + (175 × Tmax) + (33 × VE) − 6433

W: actual body weight (kg), H: height (cm), A: age (y), T: trauma, B: burn, HBE: Harris-Benedict equation, Tmax: maximum body temperature, VE: expired minute volume, REE: resting energy expenditure

한다. 비만 환자(BMI > 25 kg/m^2)의 경우, 평상 시 체중을 기준으로 하면 열량 과잉의 위험이 있어, 이상 체중(ideal body weight) 기준으로 계산한다.

최근 가이드라인에서는 초기에 저열량 공급(hypocaloric feeding)을 권고하고 있어 ASPEN에서는 12~25 kcal/kg/day로, ESPEN에서는 20~25 kcal/kg/day로 권고하며, 중환자실 입실 초기에는 계산된 목표의 70% 이내로 공급하고, 3일 이후부터 80~100%까지 단계적으로 증량할 것을 권장한다.

② Harris-Benedict 공식

Harris-Benedict 공식은 1919년에 발표된 예측식으로, 체중, 키, 연령, 성별을 변수로 하여 기초대사량(basal metabolic rate)을 계산한다. 중환자의 경우 스트레스 상태나 손상에 의해 요구량이 증가하므로, 스트레스 계수(stress factor)를 곱하여 조정된 열량 요구량을 산출한다.

③ Ireton-Jones 공식

Ireton-Jones 공식은 기계환기 중인 환자를 대상으로 개발된 예측식으로, 화상 또는 외상으로 인한 과분해 상태(hypercatabolic state)를 고려하여 보정된 점이 특징이다.

④ Penn state 공식

Penn state 공식은 1998년에 개발되어 2003년 개정된 예측식으로, 기계환기 중인 외상, 외과계, 내과계 중환자를 대상으로 하며, 기존 예측식과는 달리, 최고 체온, 호기 시 일회호흡량(expired tidal volume) 등 동적 생리 지표(dynamic variables)를 포함하여 환자의 실시간 대사 상태를 보다 정확히 반영한다. 여러 연구에서 간접열량측정법과 가장 높은 일치도를 보인 예측으로 보고되고 있다.

2) 중환자에서의 저열량 공급

최근 급성기 중환자치료에서는 의도적인 저열량 공급(hypocaloric feeding, permissive underfeeding)에 대한 연구가 많이 시행되고 있다. 앞서 언급한 바와 같이, 급성기 중환자는 전신적인 염증 반응과 함께 스트레스 대사 상태에 놓이며, 이 과정에서 단백질 분해대사 작용 증가, 인슐린 저항성 상승 등의 대사 변화가 발생한다. 이에 따라 총 에너지 소비량의 약 60~70% 수준으로 공급하는 저열량 공급 전략이 급성기 치료에 유리하다는 보고들이 발표되고 있다. 2022년 ASPEN 가이드라인 역시, 중환자 치료 초기 7~10일간 12~25kcal/kg/day의 열량 공급이 임상적으로 유의한 차이를 보이지 않는다고 하며, 의도적 저열량 공급 전략을 지지하고 있다.[1]

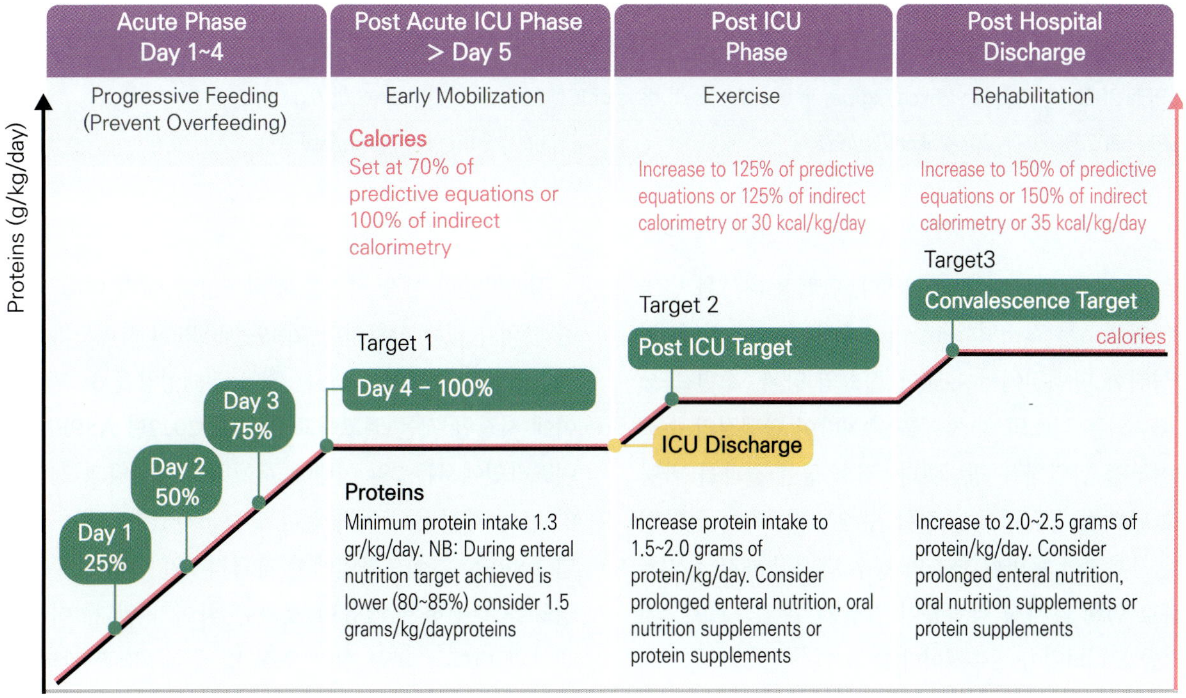

그림 14-4. 중환자실 환자의 시기에 따른 영양 공급 변화[20]

(1) 급성기

중환자실 입실 직후의 급성기(acute phase)에는 소생술 후 분해대사가 극대화되며, 열량 소비량 증가와 인슐린 저항성 상승이 동반된다. 이 시기에는 공급된 에너지를 효과적으로 활용하지 못하고, 영양 과잉, 고혈당, 기타 대사적 합병증 위험이 높아진다. 따라서 최근 연구에서는 초기부터 목표 열량을 공급하기보다는, 소량의 열량부터 시작하여 점진적으로 증량하는 방식을 권장한다. 이를 '저열량 공급(permissive underfeeding)'이라 하며, 환자의 상태가 안정되면 열량을 점차 증량하여 중환자실 입실 4~7일 이내에 목표 열량에 도달하도록 조정한다(그림 14-4).

(2) 안정기

환자가 안정기(stable phase)에 접어들면, 대사 반응이 분해대사에서 합성대사로 전환되므로 공급 열량을 증가시켜야 한다. 이 시기에는 간접열량측정법을 통한 측정치에 따라 열량을 공급하거나, 25~30kcal/kg/day 수준의 열량 공급이 권장된다.

(3) 재활기

재활기(rehabilitation phase)로 진입하면 보다 높은 열량 공급이 필요하며, 일반적으로 30~35kcal/kg/day로 증량한다. 이 단계에서는 간접열량측정법, 질소 평형(nitrogen balance), 앞알부민 등의 다양한 지표를 활용하여 환자의 대사 상태를 정밀 평가하고, 이를 바탕으로 개별화된 영양 치료 전략을 수립해야 한다.

3) 중환자에서의 단백질 공급

중환자에게 충분한 단백질 공급은 매우 중요하다. 단백질은 골격근(skeletal muscle) 및 급성기 반응 단백(acute phase protein)의 전구체로 작용한다. 중환자에서는 단백질 회전율(turnover)이 급격히 증가하고, 급성기 분해대사로 인해 골격근 손실이 불가피하다. 따라서 이를 보완하기 위한 충분한 단백질 공급이 필요하다.

현재 중환자에게 권장되는 단백질 공급량은 일반적

표 14-2. ESPEN, ASPEN 가이드라인에서 제시하는 열량 및 단백질요구량

	열량요구량	단백질요구량
ASPEN 2022	12~25kcal/kg/day in the first 7~10days of ICU	1.2~2.0g/kg/day
ESPEN 2023	20~25kcal/kg/day	1.3g/kg/day

으로 1.2~2.0g/kg/day로 제시된다. 단백질 대사를 반영하는 지표로는 질소평형(nitrogen balance)이 있다. 이는 섭취한 단백질에서 유래한 질소의 양과, 소변 등으로 배출되는 질소의 양 차이를 측정하여 단백질의 순소모 여부를 판단하는 방법이다. 질소 평형 결과를 바탕으로 단백질 공급량을 조정할 수 있으나, 특히 신부전 또는 간부전이 동반된 환자의 경우 단백질 대사 능력의 저하로 인해 대사성 합병증이 발생할 수 있으므로, 지속적인 모니터링이 필수적이다(표 14-2).[21]

2 영양공급의 적절한 시기와 방법

환자에게 영양치료 계획을 세울 때 가장 중요한 것은 언제 영양공급을 시작할 것인가이다. 영양공급이 늦어질 경우 누적된 에너지 부족이 증가함에 따라 근육 손실이나 면역 기능 장애가 올 수 있으며, 반대로 너무 빨리 공급되는 경우에는 오히려 염증반응을 증가시키거나 고혈당을 유발할 수 있고, 경장영양에서 적응도가 떨어져 부작용이 발생할 수 있다.

경장영양은 경구 섭취가 불가능한 중환자에서 가장 먼저 고려되어야 한다. 일반적으로 소생술이 끝나고 혈역학적으로 안정적일 경우 바로 시작해야 하며, 중환자실 입실 후 48시간 이내 시작할 것을 권고하고 있다. 경장영양은 장 점막의 통합성을 유지하고 감염률을 감소시킬 뿐 아니라, 정맥영양에서 발생할 수 있는 중심정맥관 관련 합병증과 대사성 합병증을 줄이며, 경제적 측면에서도 유리하다. 그러나 혈역학적으로 불안정한 상태이거나 고용량의 혈관수축제를 사용하는 환자에서는 경장영양이 위장관 허혈성 손상을 유발할 수 있어 주의가 필요하다.

정맥영양의 시작 시점은 경장영양과 달리 아직 명확한 합의가 없는 상황이다. 2019년 ESPEN 가이드라인은 경장영양을 시작할 수 없는 경우 정맥영양을 3~7일 사이에 시작할 것을 권고하고 있으며, 2022년 ASPEN 가이드라인에서는 7일 이내에 시행된 경장영양과 정맥영양 간에 임상적 차이가 없다고 보고하였다. 이는 2016년 ASPEN 가이드라인에서 가급적 7일 이내에는 정맥영양을 추천하지 않았던 것과는 차이가 있다. 이러한 권고의 변화는 최근 혈당 조절 및 중심정맥관 관리 기술이 향상되면서 조기 정맥영양과 관련된 합병증의 발생이 감소한 점에 기인한 것으로 보인다.

3 경장영양

1) 경장영양 공급 경로

경장영양을 공급하기 위한 경로는 크게 위장관(gastric tube)과 소장관(jejunal tube)으로 나눌 수 있다(그림 14-5). 대부분 비강을 통해 삽입하지만, 삼킴장애, 뇌졸중, 치매 등으로 장기간 관 유지가 필요한 경우에는 복부에 직접 삽입하는 위창냄관(gastrostomy) 또는 공장창냄관(jejunostomy)을 사용하기도 한다. 또한, 위 배출 지연이나 흡입의 위험성이 높은 환자에게는 위를 지나 소장에 직접 영양액을 주입하는 소장관을 사용할 수 있다. 소장 삽입은 대부분 내시경이나 투시조영 하에 이루어지므로 내시경실 또는 검사실로 이동해야 하며 시간이 소요되므로, 중환자실 초기 환자나 외상 환자에서는 적용이 어려울 수 있다.

2) 경장영양 공급방법(간헐적 주입과 연속적 주입)

간헐적 주입은 방법이 간단하고 시간이 덜 소모되는

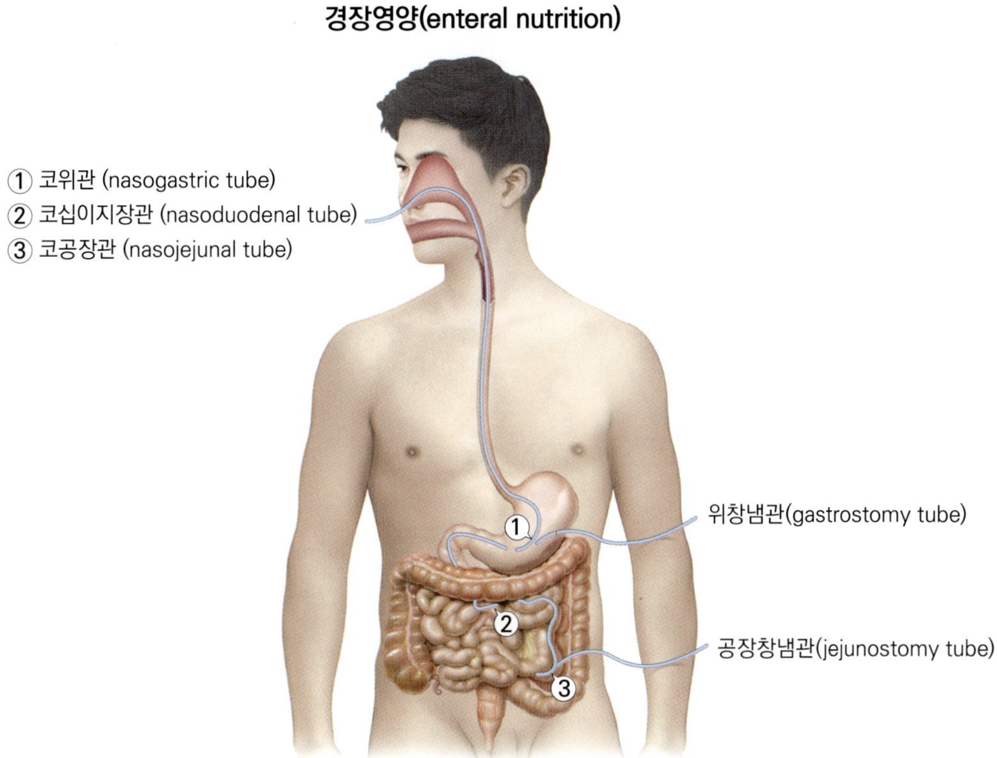

그림 14-5. 경장영양의 공급경로

장점이 있으나, 단시간 내에 많은 양의 영양액이 투여되므로 흡인 위험이 높고 설사가 자주 발생할 수 있다. 반면 연속적 주입은 영양액을 천천히 지속적으로 공급함으로써 위장관 기능이 저하된 중환자에게 더 안전한 방법이 된다. 그러나 연속적 주입 시에는 펌프와 같은 추가 장비가 필요하다.

3) 경장영양의 합병증

의식이 저하된 중환자에서는 경장영양의 적응도를 면밀히 감시해야 한다. 단순히 위잔류량(gastric residual volume)만으로 적응도를 판단하는 것은 위험하다. 현재 진료지침에서는 허용 가능한 위잔류량의 상한선을 250~500mL로 비교적 높게 설정하고 있지만, 실제 임상에서는 위잔류량보다는 환자의 불편감, 이학적 소견, 배변 상태 등을 종합적으로 고려하여 신중히 평가할 것을 권고하고 있다. 초기 경장영양이 원활하게 진행되지 않는 경우, 소장 공급으로 전환하거나, 경장 펌프를 이용한 지속적 주입, 위장운동촉진제(motility agent) 사용 등의 대안을 고려할 수 있다.[1,3]

경장영양 중 역류는 많게는 80%의 환자에서 발생한다고 보고되며[22], 역류 및 흡인의 빈도는 영양관 위치와는 관계가 없는 것으로 알려져 있다. 역류 예방을 위해 환자의 상체를 30~45도 올린 자세를 유지하고, 위잔류량은 통상 4시간마다 측정한다. 위잔류량이 높을 경우 위 배출지연이 의심되며, 위장운동촉진제 투여가 도움이 될 수 있고, 장마비나 영양관 문제 등도 원인으로 고려해 해결해야 한다.

변비는 중환자에서 가장 흔한 합병증 중 하나로, 비활동, 장운동 감소, 수분 섭취 부족 등이 주요 원인이다. 배변이 주 2회 이하일 경우 의심해야 하며, 수분 섭취를 늘리고 식이섬유를 제한하거나 배변완화제를 사용하는 것이 도움이 된다. 심한 경우 관장이 필요할 수 있다.

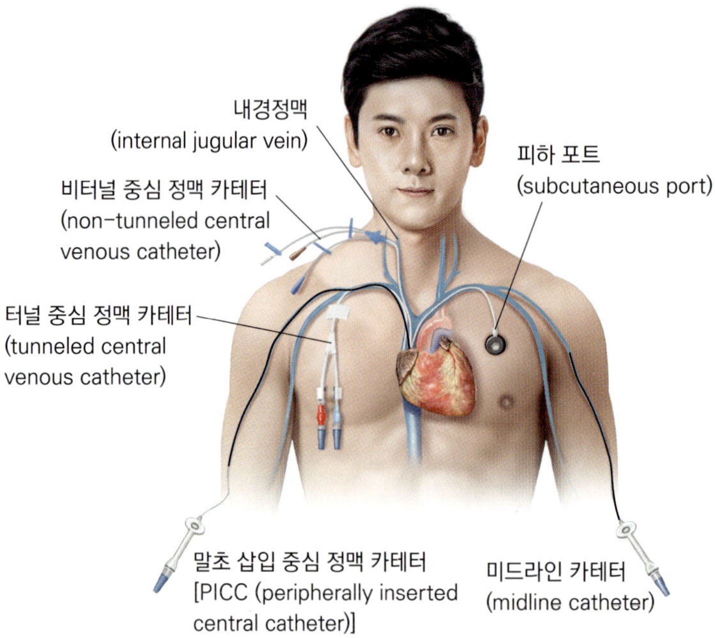

그림 14-6. 정맥영양의 공급경로

설사는 경장영양 환자의 약 30%에서 발생하며, 원인으로는 경장영양식의 고삼투압의 경장영양액, 클로스트리듐 디피실레(Clostridium difficile)에 의한 결장염 등이 있다. 삼투성 설사인 경우 간헐적 주입보다는 연속적 주입이 유리할 수 있고, 주입 속도나 양을 줄이거나, 식이섬유가 포함된 영양액으로 변경하거나, 유익생균제(probiotics)를 사용하는 것도 고려할 수 있다.

4 정맥영양

1) 정맥영양의 공급 경로

정맥영양의 공급 경로는 크게 말초정맥을 통한 공급과 중심정맥을 통한 공급으로 나눌 수 있다. 정맥영양은 일반적으로 삼투압이 높기 때문에, 주로 중심정맥에 삽입된 카테터를 통해 공급된다. 중심정맥 카테터에는 말초삽입 중심정맥 카테터(peripherally inserted central catheter, PICC), 비터널형 중심정맥 카테터, 터널형 중심정맥 카테터 등이 있다(그림 14-6). 장기간 정맥영양이 필요한 경우에는 터널형 중심정맥 카테터를 사용하는 것이 감염성 합병증을 줄이는데 도움이 된다.

2) 정맥영양의 합병증

정맥영양의 합병증은 주로 카테터와 관련된 합병증이 많다. 삽입과 과정에서의 합병증, 카테터 관련 감염증, 카테터 탈관의 위험 등이 대표적이다. 대사적 합병증으로는 고혈당증과 저인산혈증이 가장 흔하게 나타나며, 정맥영양이 장기적으로 지속될 경우 지방간이나 고빌리루빈혈증과 같은 간 관련 합병증이 발생할 수 있다.

IV 중환자실에서 영양집중치료팀

중환자실에서의 영양집중치료팀(nutritional support team, NST)은 환자의 영양상태를 평가하고 적절한 영양 지원을 제공하기 위해 다양한 의료 전문가들이 협력하는 다학제 팀이다. 이 팀은 주로 의사, 임상 영양사, 간호사, 약사 및 기타 관련 전문가들로 구성되며, 각 전문 분야의 지식을 바탕으로 환자의 개별적인 상태에 맞춘 맞춤형 영양 계획을 수립하게 된다.

영양집중치료팀은 환자의 병력, 임상 상태, 대사 요구량, 치료 계획 등을 종합적으로 고려하여 경장영양 또는 정맥영양의 적절한 방법을 결정하고, 환자의 영양 상태를 지속적으로 모니터링하며 필요시 그 내용을 조정한다. 이러한 협력적 접근은 중환자의 회복을 촉진하고 합병증 발생을 줄이며, 전반적인 치료 성과를 향상시키는 데 도움을 준다.[23,24]

V 결론

중환자의 치료에서 영양치료는 단기간에 즉각적인 효과가 나타나지 않을 수 있으나, 수일에 걸쳐 점진적으로 회복되는 경과를 확인할 수 있다. 그동안 중환자 치료에서 영양치료는 우선 순위에서 떨어져 간과되어 왔으나, 최근에는 영양치료가 임상 결과에 중대한 영향을 미칠 수 있음이 입증되고 있다. 중환자에게는 경장영양, 정맥영양 등 다양한 치료 방법과 공급 시점이 중요하며, 정확한 영양 평가와 지속적인 모니터링이 필수적이다. 이를 위해 의사, 간호사, 약사, 영양사 등 다직종으로 구성된 영양집중지원팀의 자문과 중환자실 내 체계적인 영양치료 프로토콜이 필요하다.

최근 활발히 이루어지고 있는 임상연구를 바탕으로, 중환자의 영양치료는 근거중심의 치료지침을 통해 점차 체계화되고 있다. 중환자의 영양치료는 집중치료에서 결코 소홀히 해서는 안 될 중요한 치료 축 중 하나로서, 임상의는 초기 치료 단계부터 영양치료의 중요성을 인식하고 적극적으로 고려해야 한다.

▶ 참고문헌

1. Compher C, Bingham AL, McCall M, et al. Guidelines for the provision of nutrition support therapy in the adult critically ill patient: The American Society for Parenteral and Enteral Nutrition. JPEN J Parenter Enteral Nutr. Jan 2022;46(1):12–41. doi:10.1002/jpen.2267
2. Singer P, Blaser AR, Berger MM, et al. ESPEN guideline on clinical nutrition in the intensive care unit. Clin Nutr. Feb 2019;38(1):48–79. doi:10.1016/j.clnu.2018.08.037
3. Singer P, Blaser AR, Berger MM, et al. ESPEN practical and partially revised guideline: Clinical nutrition in the intensive care unit. Clin Nutr. Sep 2023;42(9):1671–1689. doi:10.1016/j.clnu.2023.07.011
4. Kress JP, Hall JB. ICU–acquired weakness and recovery from critical illness. N Engl J Med. Apr 24 2014;370(17):1626–35. doi:10.1056/NEJMra1209390
5. Batt J, dos Santos CC, Cameron JI, Herridge MS. Intensive care unit–acquired weakness: clinical phenotypes and molecular mechanisms. Am J Respir Crit Care Med. Feb 1 2013;187(3):238–46. doi:10.1164/rccm.201205–0954SO
6. Needham DM, Davidson J, Cohen H, et al. Improving long–term outcomes after discharge from intensive care unit: report from a stakeholders' conference. Crit Care Med. Feb 2012;40(2):502–9. doi:10.1097/CCM.0b013e318232da75
7. Puthucheary ZA, Rawal J, McPhail M, et al. Acute skeletal muscle wasting in critical illness. Jama. Oct 16 2013;310(15):1591–600. doi:10.1001/jama.2013.278481
8. Nakanishi N, Oto J, Tsutsumi R, Iuchi M, Onodera M, Nishimura M. Upper and lower limb muscle atrophy in critically ill patients: an observational ultrasonography study. Intensive Care Med. Feb 2018;44(2):263–264. doi:10.1007/s00134–017–4975–x
9. Nakamura K, Nakano H, Naraba H, et al. High protein versus medium protein delivery under equal total energy delivery in critical care: A randomized controlled trial. Clin Nutr. Mar 2021;40(3):796–803. doi:10.1016/j.clnu.2020.07.036
10. Peterson SJ, Tsai AA, Scala CM, Sowa DC, Sheean PM, Braunschweig CL. Adequacy of oral intake in critically ill patients 1 week after extubation. J Am Diet Assoc. Mar 2010;110(3):427–33. doi:10.1016/j.jada.2009.11.020
11. Chapple LS, Weinel LM, Abdelhamid YA, et al. Observed appetite and nutrient intake three months after ICU discharge. Clin Nutr. Jun 2019;38(3):1215–1220. doi:10.1016/j.clnu.2018.05.002
12. Skoretz SA, Flowers HL, Martino R. The incidence of dysphagia following endotracheal intubation: a systematic review. Chest. Mar 2010;137(3):665–73. doi:10.1378/chest.09–1823
13. Macht M, Wimbish T, Clark BJ, et al. Postextubation dysphagia is persistent and associated with poor outcomes in survivors of critical illness. Crit Care. 2011;15(5):R231. doi:10.1186/cc10472
14. Jackson JC, Pandharipande PP, Girard TD, et al. Depression, post–traumatic stress disorder, and functional disability in survivors of

critical illness in the BRAIN-ICU study: a longitudinal cohort study. Lancet Respir Med. May 2014;2(5):369–79. doi:10.1016/s2213-2600(14)70051-7

15. Keller H, Allard J, Vesnaver E, et al. Barriers to food intake in acute care hospitals: a report of the Canadian Malnutrition Task Force. J Hum Nutr Diet. Dec 2015;28(6):546–57. doi:10.1111/jhn.12314
16. Wischmeyer PE. Tailoring nutrition therapy to illness and recovery. Crit Care. Dec 28 2017;21(Suppl 3):316. doi:10.1186/s13054-017-1906-8
17. Heyland DK, Dhaliwal R, Jiang X, Day AG. Identifying critically ill patients who benefit the most from nutrition therapy: the development and initial validation of a novel risk assessment tool. Crit Care. 2011;15(6):R268. doi:10.1186/cc10546
18. Jensen GL, Cederholm T, Correia M, et al. GLIM Criteria for the Diagnosis of Malnutrition: A Consensus Report From the Global Clinical Nutrition Community. JPEN J Parenter Enteral Nutr. Jan 2019;43(1):32–40. doi:10.1002/jpen.1440
19. Moonen HPFX, Beckers KJH, van Zanten ARH. Energy expenditure and indirect calorimetry in critical illness and convalescence: current evidence and practical considerations. Journal of Intensive Care. 2021/01/12 2021;9(1):8. doi:10.1186/s40560-021-00524-0
20. van Zanten ARH, De Waele E, Wischmeyer PE. Nutrition therapy and critical illness: practical guidance for the ICU, post-ICU, and long-term convalescence phases. Critical Care. 2019/11/21 2019;23(1):368. doi:10.1186/s13054-019-2657-5
21. Fazzini B, Märkl T, Costas C, et al. The rate and assessment of muscle wasting during critical illness: a systematic review and meta-analysis. Crit Care. Jan 3 2023;27(1):2. doi:10.1186/s13054-022-04253-0
22. Ibáñez J, Peñafiel A, Raurich JM, Marse P, Jordá R, Mata F. Gastroesophageal reflux in intubated patients receiving enteral nutrition: effect of supine and semirecumbent positions. JPEN J Parenter Enteral Nutr. Sep-Oct 1992;16(5):419–22. doi:10.1177/0148607192016005419
23. Cahill NE, Dhaliwal R, Day AG, Jiang X, Heyland DK. Nutrition therapy in the critical care setting: what is "best achievable" practice? An international multicenter observational study. Crit Care Med. Feb 2010;38(2):395–401. doi:10.1097/CCM.0b013e3181c0263d
24. Lee SH, Lee JG, Kwon MK, et al. Nutritional support for critically ill patients by the Korean Society for Parenteral and Enteral Nutrition — part I: a clinical practice guideline. Ann Clin Nutr Metab. 12 2024;16(3):89–111. doi:10.15747/ACNM.2024.16.3.89

PART 4

중환자 재활

CHAPTER 15

중환자 재활팀의 구성 및 다학제접근

Composition of ICU Rehabilitation Team and Multidisciplinary Approach

신명준 의사

I 서론

중환자실(intensive care unit, ICU)에서 생존율이 향상됨에 따라, 생존 환자들은 퇴원 후에도 상당한 후유증에 시달리는 경우가 많다.[1] 이러한 후유증은 신체적, 인지적, 심리적 영역에 걸쳐 나타나며, 이를 통칭하여 집중치료 후 증후군(post-intensive care syndrome, PICS)이라고 한다.[2] 집중치료 후 증후군은 환자의 삶의 질과 사회 복귀에 중대한 영향을 미친다. 이러한 복잡하고 다면적인 환자의 요구를 해결하고 최적의 회복을 도모하기 위해서는 단순히 의학적 치료를 넘는 다학제 접근이 필수적이다.[3] 다학제 팀은 중환자실 환자와 생존자의 복잡한 문제 해결을 위해 다양한 전문 분야의 지식과 관점을 통합하여 활용한다. 이러한 팀 접근은 환자 결과 개선, 사망률 감소, 돌봄 조정 및 의사소통 향상에 기여할 수 있다.[4] 따라서 중환자 재활팀의 이상적인 구성과 다학제접근의 중요성 및 실행 방안에 대해 논의하고자 한다.

II 중환자 재활팀의 구성

중환자를 치료하는 의료진은 치료 이후 환자가 어느 정도 신체 능력을 회복할 수 있을 것으로 기대하며 최선을 다한다. 따라서 중환자실 내 집중 치료로 생존을 가능하게 한 뒤, 중환자 재활을 통해 인공호흡기 이탈, 호흡 기능 회복, 일상생활 수행능력 유지, 인지기능 저하 예방 및 개선 등의 생리적·신체적 기능을 유지하거나 향상시키기 위해 노력한다. 그러나 환자마다 질병의 중증도와 범위가 달라 어느 수준까지 활동을 유도해야 할지 판단하는 것이 쉽지 않다. 또한 나라별·병원별 의료 환경의 차이로 인해 중환자 재활 적용에 어려움을 겪기도 한다. 이외에도 중환자실의 인력 및 자원 부족, 가족의 우려, 체계적인 교육의 부족, 상호 협력과 의사소통의 문제 등 중환자 재활을 효율적으로 제공하기 위해서는 수많은 장벽이 존재한다.[1] 이러한 문제들을 해결하기 위해서는 다양한 전문 분야 간의 협력이 필요하며, 다음의 전문가들을 포함할 수 있다.[3] 중환자 재활팀은 환자의 상태 변화에 따라 유연하게 구성될 수 있다 (표 15-1).

1 의사

1) 중환자의학 전문의

환자의 급성기 상태 관리를 담당하며, 재활 계획 수립 시 의학적 안정성 평가 및 결정에 중요한 역할을 한다.[3]

2) 재활의학 전문의

환자의 기능적 평가 및 재활 계획을 주도하며, 팀을 이끌어 치료 목표를 설정하는데 중심적인 역할을 한다.[5]

그 외에도 다양한 임상과 의사들이 포함될 수 있으나, 가능하다면 정신건강의학과 전문의의 참여를 적극적으로 고려해 볼 수 있다.

2 간호사

1) 중환자실 간호사

환자의 상태를 가장 밀접하게 관찰하며, 통증, 섬망, 조기 가동 등 ABCDEF 묶음치료 실행의 핵심적인 역할을 수행한다.[3,6] 간호사는 환자 움직임의 '게이트키퍼(gatekeeper)'로 여겨지며, 적절한 교육 및 지원이 중요하다.[1]

2) 전문간호사

중환자 재활을 위해 환자의 전문적인 평가, 치료 계획 실행과 조정 등에 참여한다.[7] 의료환경에 따라 간호사 인력 구성은 다를 수 있으나, 중환자실 간호사들과 함께 협력하여 중환자 재활을 이끌어가는 핵심 인력으로 생각된다. 새로운 재활치료 단계에서는 환자의 생체 신호를 모니터링하고, 다학제 인력 간 의사소통과 치료 내용을 조율하는 역할을 수행한다.

3) 중환자재활 코디네이터

모든 주요 중환자 재활 환자의 입원을 파악하고, 이들의 재활치료를 조정하는 핵심 역할을 한다. 중환자 재활치료의 전체적인 개요를 파악하고 있으며, 임상 경과를 매일 검토하고 전실 및 전원 계획에 참여하며 재활 프로그램의 개발과 개선에도 관여한다. 중환자 재활 시작을 위한 매일 선별(daily screening)을 시행하고, 안전 기준(safety criteria)를 적용한다. 재활 치료 중 발생 가능한 저산소증을 예방하기 위해 산소 주입량 조절, 인공호흡기 설정 변경 등을 시행할 수 있을 정도의 교육이 필요할 수 있다. 가족 교육과 참여를 유도하며, 다학제 진료팀 내 의사소통 체계에서 중추적인 역할을 수행한다. 중환자재활 코디네이터는 새롭게 정의되고 있는 분야로 기존의 재활간호[8], 재활 코디네이터[9]의 역할을

표 15-1. 중환자 재활팀 구성원 및 주요 역할

구성원	주요 역할
의사	의학적 안정성 평가 및 재활 계획 수립 주도
간호사	환자 상태 모니터링, ABCDEF 묶음치료 실행, 조기 가동 지원, 가족 소통
호흡치료사	인공호흡기 관리, 기도 분비물 관리, 호흡 기능 평가
물리치료사	신체 기능 및 근력 평가/훈련, 조기 가동, 호흡 재활
작업치료사	일상활동(ADL) 훈련, 인지 기능 평가/중재, 연하장애 평가/재활
언어재활사	의사소통 및 연하장애 평가/재활
사회복지사/케이스 매니저	사회적/정서적 지원, 퇴원 계획, 자원 연계, 가족 지원
약사	약물 관리 및 자문
영양사	영양 상태 평가 및 지원
심리 전문가	섬망, 불안, 우울, 외상 후 스트레스 장애 등 심리적/인지적 문제 평가/중재

중환자실에 맞게 조정한 것이며, 의료환경에 따라서 전문 간호사, 호흡치료사의 역할을 일부 수행하기도 한다.

3 호흡치료사

인공호흡기 관리, 기도 분비물 관리, 호흡 기능 평가 등 환자의 호흡기 상태와 재활에 필수적인 역할을 한다. 의료 환경에 따라 이 역할은 전문 간호사, 중환자재활 코디네이터, 물리치료사가 수행하기도 한다. 국내에서는 아직 전문 호흡치료사가 활성화되지 않아 다른 직종이 그 역할을 담당하는 경우가 많다.

4 물리치료사

중환자실 재활의 핵심적인 역할을 담당하며[10], 환자의 근력, 관절 가동 범위, 기능적 이동성, 지구력 등을 평가하고 침상내 운동, 앉기, 서기 보행 등 조기 가동, 근력 강화, 기능적 활동 훈련을 포함한 신체 재활 프로그램을 주도적으로 실행한다.[3] 호흡 물리치료(호흡 운동, 객담 배출 등)도 중요한 역할 중 하나이다.[5] 중환자 재활에 대한 전문성과 숙련된 기술이 필요하다.

5 작업치료사

환자의 개인 위생, 식사 등 일상활동(activities of daily living, ADL) 능력 평가 및 훈련, 인지 기능 평가 및 중재 등 환자의 기능적 회복을 위한 치료를 제공한다.[3] 미세 운동 능력을 평가하고 중재하며, 물리치료사와 협력하여 환자의 기능 회복 목표를 설정하고 치료를 수행한다. 연하장애 평가와 재활을 담당할 수도 있다.

6 언어재활사

삽관(intubation) 또는 기관절개술(tracheostomy) 후 환자의 의사소통 문제 및 연하장애(dysphagia)에 대한 평가와 재활을 담당한다.[11,12]

7 사회복지사/케이스매니저

환자와 가족의 사회적, 정서적 지원, 퇴원 계획 및 지역사회 자원 연계 등 통합적인 돌봄 조정 역할을 한다.[11] 가족 지원은 중환자 회복에서 중요한 부분이다.

8 약사

환자의 약물 관리 및 재활 치료에 영향을 미칠 수 있는 약물에 대한 자문을 제공한다.[3,4]

9 영양사

중환자의 영양 상태 평가 및 재활을 위한 적절한 영양 지원 계획을 수립한다.[3]

10 심리전문가

집중치료 후 증후군의 중요한 구성 요소인 섬망, 불안, 우울, 외상 후 스트레스 장애(post-traumatic stress disorder, PTSD) 등 심리적 및 인지적 문제에 대한 평가와 중재를 제공한다.[3]

III 다학제접근의 실행

다학제 팀은 단순히 여러 전문가가 한 장소에 모여 있는 것을 넘어, 환자 중심의 통합적인 돌봄을 제공하기 위해 체계적인 방식으로 협력해야 한다.[1,3] 핵심적인 실행 요소는 다음과 같다.

1 종합적인 환자 평가

다학제 팀은 환자의 급성기 상태뿐만 아니라 신체 기능, 인지 상태, 심리 상태, 영양 상태, 의사소통 및 연하 기능 등을 포괄적으로 평가한다. 환자의 중환자실 입원

전 기능 수준을 파악하는 것도 중요하다.[13]

2 공동 목표 설정 및 계획 수립

다학제팀 회의(multidisciplinary team meetings) 또는 팀 회진(team rounds)을 통해 환자의 평가 결과를 공유하고, 단기 및 장기 재활 목표를 공동으로 설정하며, 이를 달성하기 위한 개별화된 치료 계획을 수립한다. 이 과정에서 각 전문 분야의 관점과 전문성이 통합된다.[3,4]

3 치료 계획 실행 및 조정

수립된 재활 계획에 따라 각 전문 분야의 전문가들이 역할을 수행한다. 조기 가동, 호흡 재활, 인지 및 심리 중재, 영양 관리 등 다양한 치료가 통합적으로 제공된다. 환자의 상태 변화에 따라 팀은 계획을 유연하게 조정해야 한다.[2,3,5]

4 지속적인 의사소통 및 협력

팀 구성원 간의 효과적인 의사소통은 필수적이다. 정기적인 팀 회의 외에도, 환자 침상에서의 회진이나 비공식적인 소통을 통해 정보가 원활하게 공유되고 협력이 이루어져야 한다.[1]

IV 다학제접근의 중요성 및 장점

다학제 팀 접근은 중환자 재활에서 여러 가지 명확한 이점을 가진다.

1 포괄적인 문제 해결

중환자들은 복합적인 신체적, 인지적, 심리적 문제를 동시에 가진다. 각 전문 분야의 전문성을 결합함으로써 이러한 다면적인 문제를 효과적으로 식별하고 해결할 수 있다.[2,3] 예를 들어, 중환자 전문의는 질병 치료를, 재활의학과 의사는 신체기능 평가와 신경학적 이상 모니터링, 재활 코디네이터는 팀 내 의사소통 문제를 주로 해결할 수 있다. 또한 물리치료사는 신체 기능을, 심리 전문가는 불안이나 섬망을, 언어재활사는 의사소통 문제를 평가하고 개입할 수 있다.

2 돌봄의 조정 및 연속성

여러 전문가가 환자를 평가하고 치료할 때 발생할 수 있는 정보의 단절이나 계획의 불일치를 줄일 수 있다. 팀 회진을 통해 모든 구성원이 최신 정보를 공유하고 일관된 치료 방향을 유지할 수 있다.[1] 이는 특히 중환자실에서 일반 병동으로, 또는 병원에서 퇴원 후 지역사회로 이동하는 과정에서 중요하다.

3 환자 결과 개선

연구에 따르면 다학제 팀 접근은 중환자의 사망률을 감소시킬 수 있으며[3], 조기 가동 프로그램 실행을 촉진하여 섬망 발생률을 낮추고[14], 인공호흡기 이탈 및 퇴원 후 기능 회복에 긍정적인 영향을 미칠 수 있다.[15]

4 장애물 극복

중환자 재활의 흔한 장애물로는 인력 부족, 시간 제약, 장비 부족, 환자의 불안정성, 진정 및 섬망 등이 있다. 다학제 팀은 이러한 장애물을 공유된 책임감과 표준화된 프로토콜을 통해 극복하는 데 도움을 줄 수 있다.[1,16] 각 팀원의 교육적 요구를 충족시키고, 명확한 의사소통 및 긍정적인 팀 문화를 구축하는 것도 중요하다.[1,6]

V 결론

중환자 재활팀의 다학제접근은 중환자 생존자들의 복잡하고 다양한 요구를 충족시키고 최적의 회복을 달성하기 위한 필수적인 모델이다. 의사, 간호사, 물리치료사, 작업치료사, 호흡치료사, 언어재활사, 약사, 영양사, 심리 전문가, 사회복지사 등 다양한 전문가들이 각자의 전문성을 발휘하고 긴밀하게 협력할 때, 환자 중심의 통합적인 돌봄이 가능해질 수 있다. 종합적인 평가, 공동 목표 설정, 체계적인 실행, 그리고 지속적인 의사소통을 통해 다학제 팀은 조기 가동 및 기능 회복 촉진, 섬망 감소, 입원 기간 단축 등 환자 결과 개선에 기여할 수 있다. 인력, 시간, 교육 등 재활 실행의 장애물을 극복하기 위해서도 팀 차원의 노력이 중요하다. 중환자 치료의 패러다임이 생존을 넘어 회복과 삶의 질 향상으로 확장됨에 따라, 다학제 재활팀의 역할은 더욱 중요해질 것이다.

▶ 참고문헌

1. Parry, S.M., et al. What factors affect implementation of early rehabilitation into intensive care unit practice? A qualitative study with clinicians. Journal of critical care 38, 137–143 (2017).
2. Sevin, C.M., et al. Comprehensive care of ICU survivors: development and implementation of an ICU recovery center. Journal of critical care 46, 141–148 (2018).
3. Herbst, N.P., Danesh, V., Lewis, A. & Sevin, C.M. Multidisciplinary Team Approaches to Assessing and Addressing Post Intensive Care Syndrome. Critical Care Clinics 41, 157–170 (2025).
4. Kim, M.M., Barnato, A.E., Angus, D.C., Fleisher, L.F. & Kahn, J.M. The effect of multidisciplinary care teams on intensive care unit mortality. Archives of internal medicine 170, 369–376 (2010).
5. Jang, M.H., Shin, M.-J. & Shin, Y.B. Pulmonary and physical rehabilitation in critically ill patients. Acute and critical care 34, 1 (2019).
6. Lin, F., Phelan, S., Chaboyer, W. & Mitchell, M. Early mobilisation of ventilated patients in the intensive care unit: A survey of critical care clinicians in an Australian tertiary hospital. Australian Critical Care 33, 130–136 (2020).
7. Wu, Y., et al. Current practice and barriers to ICU-acquired weakness assessment: a cross-sectional survey. Physiotherapy 112, 135–142 (2021).
8. Gutenbrunner, C., Stievano, A., Nugraha, B., Stewart, D. & Catton, H. Nursing-a core element of rehabilitation. International nursing review 69, 13–19 (2022).
9. Strid, C., Benner, R., Stefansdotter, R. & Stigmar, K. Rehabilitation coordinator-managers' experiences of a new function in health care. BMC Health Services Research 24, 1–10 (2024).
10. Çakmak, A., et al. Physiotherapy and rehabilitation implementation in intensive care units: a survey study. Turkish Thoracic Journal 20, 114 (2019).
11. Freeman-Sanderson, A., et al. A consensus statement for the management and rehabilitation of communication and swallowing function in the ICU: a global response to COVID-19. Archives of physical medicine and rehabilitation 102, 835–842 (2021).
12. Cardinal, L.A., Freeman-Sanderson, A. & Togher, L. The speech pathology workforce in intensive care units: Results from a national survey. Australian Critical Care 33, 250–258 (2020).
13. Mikkelsen, M.E., et al. Society of Critical Care Medicine's international consensus conference on prediction and identification of long-term impairments after critical illness. Critical care medicine 48, 1670–1679 (2020).
14. Hashem, M.D., Nelliot, A. & Needham, D.M. Early mobilization and rehabilitation in the ICU: moving back to the future. Respiratory care 61, 971–979 (2016).
15. Schaller, S.J., et al. Early, goal-directed mobilisation in the surgical intensive care unit: a randomised controlled trial. The Lancet 388, 1377–1388 (2016).
16. Rai, S., et al. Barriers to rehabilitation after critical illness: a survey of multidisciplinary healthcare professionals caring for ICU survivors in an acute care hospital. Australian Critical Care 33, 264–271 (2020).

CHAPTER 16

중환자의 기능적 평가

Functional Assessment of the Critically Ill Patients

강승탁 물리치료사, **도종걸** 의사

I 서론

1 중환자 재활에서 기능적 평가의 중요성

중환자실 치료의 발전으로 중증 질환 환자의 생존율은 꾸준히 향상되고 있으나 이에 따라 발생하는 신체기능 저하 및 후유증은 중요한 임상적 문제로 대두되고 있다.[1] 특히 장기간의 중환자실 치료는 근력 약화, 신체기능 저하, 인지기능 장애 등 다양한 합병증을 유발할 수 있으며, 이는 환자의 삶의 질 저하, 의료비용 증가, 사회 복귀의 어려움으로 이어질 수 있다.[2] 따라서 중환자의 신체기능을 표준화된 도구를 이용해 체계적으로 평가하고 적절한 재활 계획을 수립하는 것이 필수적이다. 중환자 재활의 핵심적인 요소인 기능적 평가는 환자의 회복 과정과 예후를 결정하는 데 매우 중요한 역할을 한다. 중환자실에서의 기능적 평가는 환자의 현재 상태를 객관적으로 파악하고, 적절한 치료 계획을 수립하며, 재활 과정의 효과를 모니터링하는 데 필수적이다. 특히 조기에 시행되는 기능적 평가는 잠재적인 문제를 발견하고 예방적 중재를 시행할 수 있게 하며, 이는 환자의 장기적인 예후 개선에 기여할 수 있다. 중환자실 환자들은 급성기 질환이나 외상으로 인한 직접적인 손상뿐만 아니라, 장기간의 침상 안정, 기계 환기, 약물 치료 등으로 인한 이차적인 기능 저하를 경험하게 된다.[3] 이러한 복합적인 상황에서 정확한 기능적 평가는 환자의 회복 잠재력을 예측하고 최적의 재활 전략을 수립하는 데 결정적인 역할을 한다. 기능적 평가를 통해 얻은 정보는 재활 치료의 시작 시점, 강도, 진행 속도 등을 결정하는 데 핵심적인 근거가 되며, 이는 환자의 회복과 예후에 직접적인 영향을 미친다.

2 평가의 목적과 임상적 의의

기능적 평가의 목적은 크게 네 가지로 나눌 수 있다. 첫째, 진단적 목적으로, 중환자실 획득 쇠약(ICU-acquired weakness, ICU-AW)이나 신경학적 합병증 등을 조기에 발견하는 것이다. 둘째, 예후 예측의 목적으로, 환자의 회복 가능성과 예상되는 재원 기간, 그리고 퇴원 후 기능 수준을 예측하는 것이다. 셋째, 신체기능 저하가 예상되는 환자의 상태를 조기에 파악할 수 있으며, 이에 따른 치료 계획을 수립하기 위함이며, 환자 개별적 특성에 맞는 재활 목표를 설정하고 구체적인 치료 프로토콜을 적용 및 개발하는 것이다. 넷째, 의료진 간의 정보 공유와 환자 및 보호자와의 효과적인 의사소통을 위한 도구로서의 역할이다.[4,5]

3 중환자실에서의 기능적 평가의 특수성

중환자실에서의 기능적 평가는 일반적인 재활 환경과는 다른 특수성을 가진다. 다양한 생명 유지 장치와 모니터링 장비가 연결되어 있는 환경적 제약, 혈역학적 불안정성과 의식 수준의 변화 등 환자의 특수한 상태, 그리고 감염 관리의 필요성 등을 고려해야 한다. 이러한 환경에서는 표준화된 평가 도구를 그대로 적용하기 어려운 경우가 많아, 중환자실 상황에 맞게 수정된 평가 방법이 필요하다. 안전성 확보는 중환자실의 기능적 평가에서 가장 중요하게 고려해야 할 요소이다. 평가 과정 중 발생할 수 있는 혈역학적 불안정성이나 호흡기계 합병증을 예방하기 위해 지속적인 모니터링이 필요하며, 즉각적인 중재가 가능한 상태에서 평가해야 한다. 또한 중환자실의 특성상 감염 예방을 위한 적절한 조치가 동반되어야 한다.

기능적 평가는 단순히 환자의 현재 상태를 파악하는 것에 그치지 않고, 전반적인 재활 치료 과정을 이끌어 가는 나침반 역할을 한다. 정확한 평가를 통해 얻어진 정보는 재활 치료의 시작 시점, 강도, 진행 속도 등을 결정하는 데 핵심적인 역할을 하며, 이는 궁극적으로 환자의 회복과 예후에 직접적인 영향을 미친다. 이에 중환자실에서의 기능적 평가는 지속적이고 반복적인 과정이어야 한다. 환자의 상태는 시시각각 변할 수 있으므로 이에 따라 재활 계획도 유동적으로 조정되어야 한다. 따라서 초기 평가뿐만 아니라 정기적인 재평가를 통해 환자의 진전 상황을 모니터링하고, 이를 바탕으로 재활 계획을 지속적으로 수정해 나가는 것이 중요하다.[6]

II 중환자의 기능적 상태 변화

중환자의 기능적 상태 변화는 원인 질환이나 손상으로 인한 일차적 변화와 중환자실 입원 자체로 인한 이차적 변화를 모두 포함하는 복합적인 과정이다. 중환자의 신체 기능에 영향을 미치는 다양한 요인들이 있다(그림 16-1). 이러한 요인들은 호전되는 추세일 경우 긍정적인 치료결과를 예상할 수 있다. 하지만, 부정적인 지표를 나타낼 경우에는 단기적으로 재원 기간 연장과 합병증 발생의 위험을 증가시킬 수 있고, 장기적으로는 환자의 기능적 회복과 삶의 질에 중대한 영향을 미친다.

1 중환자실 획득 쇠약

중환자실 획득 쇠약은 중환자실 치료를 받는 환자들의 40~50%에서 발생하는 주요 합병증이다. 중환자실 획득 쇠약의 발생 기전은 전신성 염증 반응, 부동, 약물 사용(특히 스테로이드와 신경근육 차단제), 고혈당, 영양 불균형 등 다양한 요인들의 복합적인 상호작용으로 설명된다. 특히 패혈증이나 다발성 장기부전이 있는 환자, 장기간의 기계환기를 받는 환자에서 발생 위험이 높다.[8] 중환자실 획득 쇠약은 임상적으로 사지와 호흡근의 대칭적 근력 약화로 나타나며, Medical Research Council Sum Score (MRC-SS)를 이용한 평가에서 48점 미만인 경우로 정의된다. 이러한 근력 약화는 기계환기 이탈을 어렵게 하고, 재활 치료의 진행을 지연시키며, 장기적인 기능 회복에도 부정적인 영향을 미친다.[9]

2 탈조건화

탈조건화(deconditioning)는 장기간의 침상안정으로 인해 발생하는 전신적인 기능 저하를 의미한다. 심혈관계에서는 혈장량 감소, 심근 수축력 저하, 자율신경계 조절 장애로 인해 기립성 저혈압이 발생하고, 심박출량과 최대 산소섭취량이 감소한다. 이러한 변화는 침상안정 시작 후 수일 내에 나타나기 시작하며, 1주일 정도면 심폐 기능이 10~20% 정도 감소할 수 있다. 호흡기계에서는 폐용적과 폐활량의 감소, 기도 청결 능력 저하, 호흡근 약화가 발생하며, 이는 무기폐와 폐렴의 위험을 증가시킨다. 근골격계에서는 하지 근력이 매일 1~1.5%씩 감소할 수 있으며, 특히 항중력근에서 더 빠른 위축이 일어난다. 또한 관절의 구축, 골밀도 감소, 연부조직의 단축 등이 발생한다.[10]

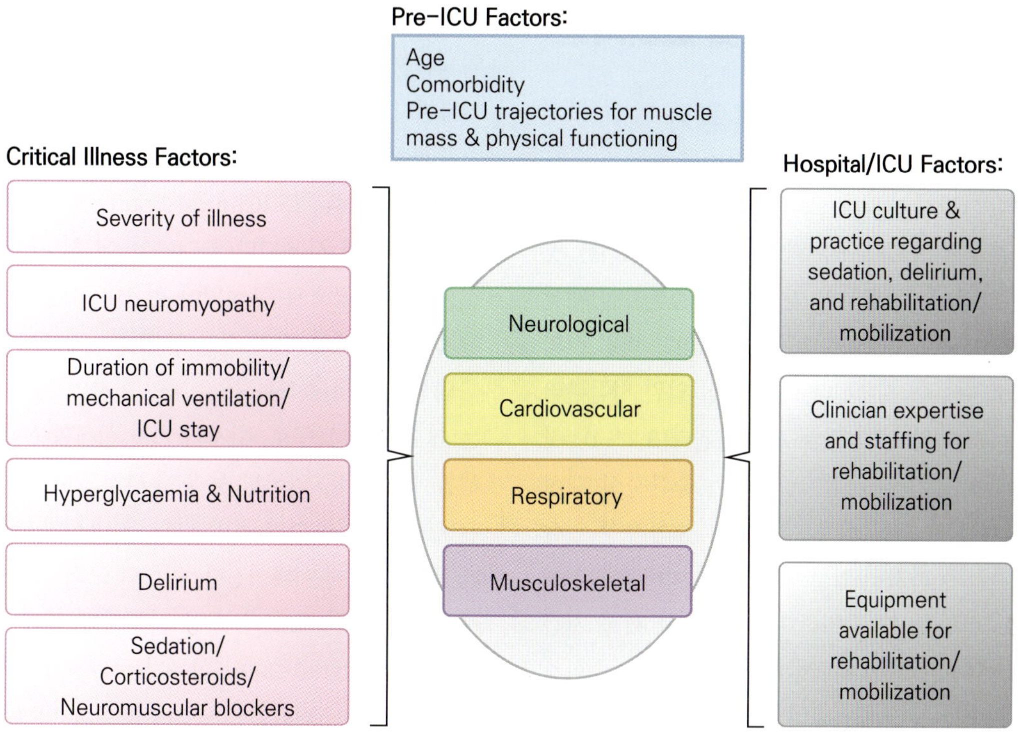

그림 16-1. 신체 기능에 영향을 미치는 다양한 요인들[7]

3 장기부전이 기능에 미치는 영향

다발성 장기부전은 중환자의 기능적 상태에 가장 심각한 영향을 미치는 요인이다. 각 장기의 기능 저하는 단독으로 존재하지 않고 서로 연쇄적인 영향을 미치며, 이는 결과적으로 전반적인 신체 기능의 악화를 초래한다. 예를 들어, 호흡부전으로 인한 조직 저산소증은 근육의 산화적 대사를 저해하고 근력 약화를 악화시키며, 이는 다시 호흡 기능을 더욱 저하시키는 악순환의 고리를 형성한다. 또한 신부전은 전해질 불균형과 대사성 산증을 유발하여 근육 기능을 저하시키고, 간부전은 단백질 합성 장애를 통해 근육량 감소를 가속화한다.[11]

4 집중치료 후 증후군

집중치료 후 증후군(post-intensive care syndrome, PICS)은 중환자실 치료 후 발생하는 신체적, 인지적, 정신적 건강의 복합적인 문제를 포괄하는 개념이다. 신체적 측면에서는 지속적인 근력 약화, 운동 내구성 감소, 만성 통증 등이 나타난다. 인지적 측면에서는 기억력 저하, 집중력 장애, 실행기능 저하, 처리 속도 감소 등이 발생하며, 이는 일상생활 수행과 직장 복귀에 큰 장애가 된다. 정신적 측면에서는 불안, 우울, 외상 후 스트레스 장애가 높은 빈도로 발생하며, 이는 환자의 삶의 질을 크게 저하시킨다. 집중치료 후 증후군은 중환자실 퇴실 후 수개월에서 수년간 지속될 수 있으며, 일부 환자에서는 완전한 회복이 이루어지지 않을 수 있다.[12]

이러한 기능적 상태 변화들은 서로 밀접하게 연관되어 있으며, 한 가지 문제가 다른 문제들을 악화시키는 악순환을 형성할 수 있다. 따라서 악순환의 고리를 끊기 위해 이러한 변화들을 조기에 인식하고 예방하는 것이 중요하며, 이를 위해서는 체계적인 평가와 적절한 중재가 필수적이다.

III 기능적 평가의 시기 및 고려사항

1 환자의 시기에 따른 기능적 평가

중환자의 신체기능 평가 도구는 환자의 상태와 평가 시점에 따라 체계적으로 구분되어 적용된다. 이러한 평가는 크게 입원 전, 중환자실 입실 시점, 중환자실 재실 중, 중환자실 퇴실, 일반병실 입원 중, 그리고 퇴원 시의 여섯 단계로 나누어 시행된다. 중환자실 입원 시점부터 퇴실까지는 크게 세 가지 단계로 구분된다(표 16-1). 첫 번째는 중환자실 입실 시점, 두번째는 중환자실 재실 중, 세번째는 중환자실 퇴실 시점이다. 중환자실 입실 시점의 평가는 중환자실 입실 후 48시간 이내 의료진이 안전하다고 판단할 때 시행하며, 중환자실 재실 기간 중 정기 및 수시 평가를 시행한다. 정기 평가는 중환자 재활팀의 회의를 통해 결정되며 매주 혹은 격주 간격으로 시행할 수 있다. 수시 평가는 환자의 평가 수준에 변화가 있다고 예상되는 경우, 치료를 진행하면서 환자의 평가 수준에 변화가 있다고 판단되는 경우 즉시 평가를 수행하여 변화를 기록한다. 중환자실 퇴실 시점에도 퇴실 평가를 진행하는데 이때 퇴실 시점에서의 평가 점수와 최근 평가 시 가장 높은 점수의 평가 점수를 함께 기록한다.

중환자실 입실 시 환자의 입실 전 상태를 위한 평가로 임상적 노쇠 척도(Clinical Frailty Scale, CFS)이 핵심적인 도구로 사용된다(그림 16-2). 이 척도는 1점부터 9점까지의 등급으로 구성되어 있으며, 1점은 매우 건강한 상태를, 9점은 말기 질환 상태를 나타낸다.[13]

임상적 노쇠 척도는 특히 노인 환자의 예후를 예측하는 데 유용한 도구로, 환자의 기저 신체활동 수준, 일상생활 수행능력, 의존도 등을 종합적으로 평가한다. 또한 입원 전 이동성과 동반 질환, 전반적인 취약성에 대한 평가도 함께 이루어진다. 임상적 노쇠 척도의 단계의 구분은 간단한 보호자 대상 설문지를 통해 쉽게 평가할 수 있다(그림 16-3). 이 설문지는 환자가 일상생활 동작에서 도움이 필요했는지 여부를 확인하며, 외출, 금전 관리, 약 복용 등에 도움이 필요했는지도 평가한다. 또한, 환자가 하루 종일 피곤함을 느꼈는지와 보행에 문제가 있었는지 통해 단계를 구분할 수 있다.

중환자실 재원 중에는 더욱 구체적이고 다양한 평가

표 16-1. 환자의 시기에 따른 기능적 평가

단계	평가 항목 및 내용
중환자실 이전 (pre-ICU)	• 일상활동(ADL) 기능에 대한 보호자/환자 보고(예: Katz, Lawton IADL, FSS-ICU의 기초 평가) • 기저 운동능력, 동반질환, 허약도(Clinical Frailty Scale) • 직업, 교육, 생활환경
중환자실 입실 시 (ICU admission)	• 기능 평가를 위한 인지능력 선별 검사 • 통증(pain): BPS 또는 CPOT, 의사소통 가능 시 NRS 사용 • 진정 수준(sedation level): RASS 또는 SAS • 섬망(delirium): CAM-ICU 또는 ICDSC • 근력(muscle strength): Medical Research Council (MRC) Sum Score • 깨어 있는 경우 아래의 측정 도구 사용 가능
중환자실 입실 중 (during ICU)	• 신체기능은 다음 중 하나로 측정: CPAx, FSS-ICU, PFIT-s 또는 IMS(도구 선택은 평가 목적에 따라 다름) 예시: - 이동성만 평가: IMS - 근력 + 이동성: PFIT-s, CPAx - 호흡기 + 이동성: CPAx - 상세한 신체 기능 평가: FSS-ICU, PFIT-s • 최소 주 1회 또는 ICU 퇴실 시 반복 평가

Category		Clinical frailty scale-Korean
1	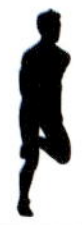	**매우 건강함** - 원기 왕성하고, 활동적이며, 활기차고, 의욕적입니다. 여기에 속하는 사람들은 규칙적으로 운동을 합니다. 또래 중에는 가장 건강한 편에 속합니다.
2	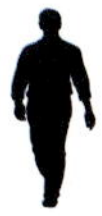	**건강함** - 현재 질병으로 인한 증상이 없는 사람들이지만 1번 범주의 사람들보다는 덜 건강합니다. 이들은 가끔 운동을 하거나 활동적인 일을 할 수 있습니다. (예를 들어, 계절적으로)
3	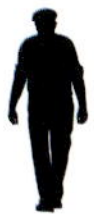	**잘 관리됨** - 의학적인 문제들은 있으나 잘 조절이 되고 있는 상태입니다. 일상적인 걷기 이상의 규칙적인 활동은 하지 않는 사람들입니다.
4	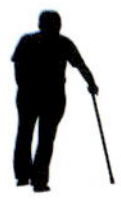	**취약함** - 일상생활에 다른 사람의 도움이 필요하지는 않지만 질병에 의한 증상으로 인해 종종 활동에 제한을 받습니다. 흔히 움직임이 느려지거나 낮에 피곤함을 느낍니다.
5	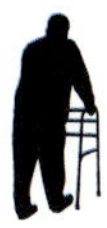	**경증 쇠약** - 여기 속한 사람들은 더욱 움직임이 느려지며, 높은 단계의 일상생활(돈 관리, 교통수단 이용, 힘든 집안일, 약 복용) 등에 도움이 필요합니다. 보통 경증 쇠약은 혼자 장보고 외출하기, 식사 준비와 집안일 하는 것을 점차 어렵게 합니다.
6	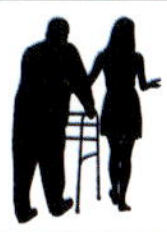	**중등도 쇠약** - 모든 바깥 활동과 집안일을 하는데 도움이 필요합니다. 실내에서는 일반적으로 계단을 오르거나 목욕을 하는데 어려움이 있고, 씻고 옷을 갈아 입을 때 다른 사람의 도움이 필요합니다.
7	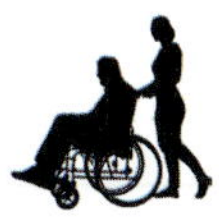	**중증 쇠약** - 어떤 이유(신체 장애 혹은 인지 장애)로든 개인위생(목욕, 양치, 세수)까지 완전히 남에게 의존적인 삶이 된 상태입니다. 그렇지만 안정적이어서 곧(6개월 이내에) 사망할 위험성은 높지 않은 사람들입니다.
8	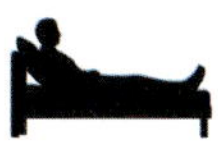	**고도 중증 쇠약** - 완전히 의존적이며 임종기로 진행 중인 상태입니다. 보통, 이들은 경미한 질병이라도 회복하기 어렵습니다.
9	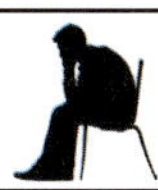	**말기** - 임종기로 진행하는 사람들입니다. 눈에 띄게 쇠약하지 않지만 기대 여명이 6개월 미만인 사람들이 이 범주에 해당합니다.

그림 16-2. 임상적 노쇠 척도-한국어판

도구가 사용된다. 근력 평가를 위해서는 Medical Research Council Sum Score (MRC-SS) 점수 체계가 사용되는데, 이는 주요 근육군의 근력을 체계적으로 평가한다. 상지에서는 팔 벌림근(외전근), 아래팔 굽힘, 손목관절 폄, 엉덩관절 굽힘, 무릎관절 폄, 발목관절 발등굽힘을 평가하며, 각각 0~5점까지 점수를 매긴다. 총점 60점 중 48점 미만일 경우 중환자실 획득 쇠약으로 진단된다.

기능적 상태 평가를 위해서는 Functional Status Scale for ICU (FSS-ICU)가 사용된다. 이 도구는 5가지 주요 기능적 활동을 평가한다: ① 침상에서의 구르기, ② 앉은 자세로 이동하기, ③ 침대 가장자리에 앉기, ④ 일어서기, ⑤ 보행. 각 항목은 환자의 독립적 수행 정도에 따라 점수화되며, 이는 재활 치료의 진행 상황을 모니터링하는 데 매우 유용하다.

환자의 이동성을 평가하기 위해서는 ICU Mobility Scale (IMS)이 사용된다. 이는 환자가 달성한 최고 수준

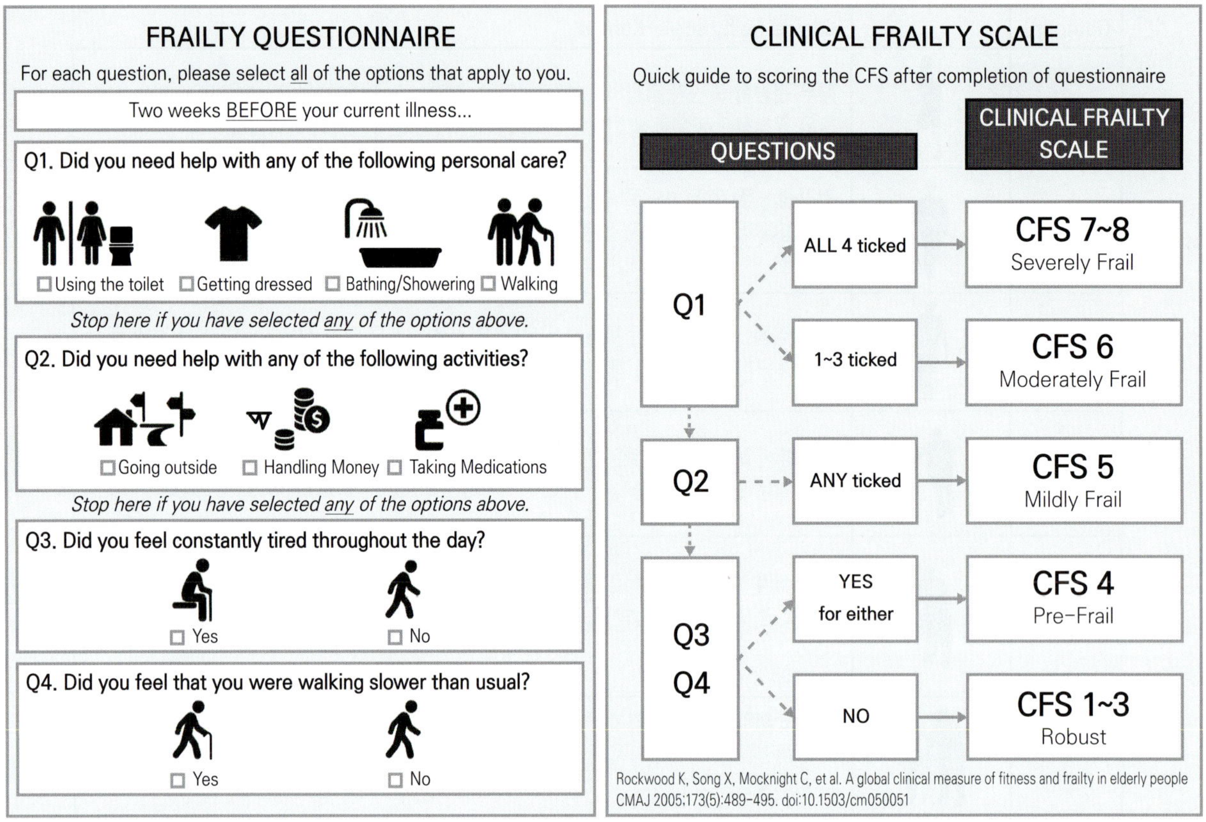

그림 16-3. 노쇠 설문지(Frailty Questionnaire)

의 이동성을 0점(수동적 움직임)부터 10점(보조 없이 독립적으로 걷기)까지의 단일 점수로 평가하는 간단하면서도 효과적인 도구이다. 또한 간단한 환자의 이동성을 확인하기 위한 목적으로 Johns Hopkins Highest Level of Mobility (JH-HLM)과 환자의 기능을 간단한 평가하는 도구로 Activity Measure for Post Acute Care 6-Clicks Score (AM-PAC 6-Clicks Score)를 사용할 수 있다.

중환자실 퇴실 및 병원 퇴원 시에는 이러한 평가들이 종합적으로 시행되며 중환자실입실부터 퇴원까지는 설정된 평가 도구를 일정하게 사용하는 것을 권장한다. 동일한 평가 도구의 추적 결과를 토대로 환자의 신체기능 변화 양상을 확인할 수 있기 때문이다. 또한 종합적인 평가 결과는 퇴원 후 재활 치료의 필요성을 결정하고 적절한 재활 계획을 수립하는 데 필수적인 기초 자료로 활용된다.

2 시기에 따른 환자 안정성 평가

중환자실에서의 기능적 평가 시기는 환자의 임상적 상태와 안정성을 신중하게 고려하여 결정해야 한다. 초기 평가는 가능한 한 조기에 시행하는 것이 중요하지만, 이는 반드시 환자의 생체징후가 안정적이고 의학적 상태가 허용하는 시점에 이루어져야 한다. 일반적으로 중환자실 입실 후 48~72시간 이내에 초기 평가를 시행하는 것을 목표로 하되, 환자의 상태에 따라 유동적으로 조정해야 한다.

평가 시기를 결정하는 주요 요인들 중 의식 수준은 특히 중요하다. 환자가 간단한 지시를 이해하고 따를 수 있을 정도의 의식 수준이 확보되어야 하며, 진정제를 사용하는 경우에는 가능한 한 최소 용량으로 조절된 상태에서 평가가 이루어져야 한다. 신경근육 차단제를 사용하는 경우에는 약물 효과가 충분히 소실된 후에 평가를 시행해야 한다. 통증이 있는 경우에는 적절한 통증 조절이 선행되어야 하며, 심한 피로감이 있는 경우에는 충분한 휴식 후 평가를 시행해야 한다.

안전성 평가는 모든 기능적 평가에 앞서 반드시 확인해야 하는 필수적인 선행 조건이다. 평가 시작 전에는 활력징후의 안정성, 산소포화도, 의식 수준, 통증 정도를 포함한 포괄적인 안전성 평가에서 문제가 발생하는 경우에는 즉시 평가를 중단해야 하고, 의료진과 환자의 상태에 대하여 상의하는 것이 필요하다. 평가 중 발생할 수 있는 위험 상황에 대한 대처 프로토콜이 마련되어 있어야 하며, 모든 평가자들이 이를 충분히 이해하고 있어야 한다.

3 평가 시 주의사항 및 금기사항

평가는 가능한 한 환자가 가장 좋은 컨디션을 보이는 시간대에 시행하는 것이 바람직하다. 일반적으로 아침 기본 처치가 끝난 후, 환자가 충분히 휴식을 취한 상태에서 시행하는 것이 좋다. 의학적 처치나 검사가 예정된 경우에는 이를 피해 평가 일정을 조정해야 하며, 식사 시간과도 적절한 간격을 두어야 한다. 또한 가족 면회 시간을 고려하여 평가 시간을 계획하는 것도 중요하다. 가족 면회 시간에 보호자를 평가나 치료에 함께 참여시켜 중환자 재활에서의 보호자의 역할을 부여하고 동기 부여를 도모할 수 있다.

4 측정 도구 선택의 이해

중환자의 신체기능을 평가하기 위한 측정 도구를 선택할 때는 여러 중요한 측면들을 종합적으로 고려해야 한다(그림 16-4). 이는 평가의 정확성과 효율성, 그리고 임상적 유용성을 확보하기 위해 필수적이다.

첫째, 측정의 목적과 대상이 되는 신체기능을 명확히 규정해야 한다. 평가하고자 하는 기능이 호흡기능인지, 이동성인지, 근력인지에 따라 적절한 평가 도구가 달라진다. 예를 들어, 호흡기능 평가가 목적이면 호흡근력이나 폐기능 검사가 중심이 될 것이고, 이동성 평가가 목적이면 IMS와 같은 도구가 적절할 것이다. 또한 근력 평가가 필요하다면 MRC-SS와 같은 도구를 선택해야

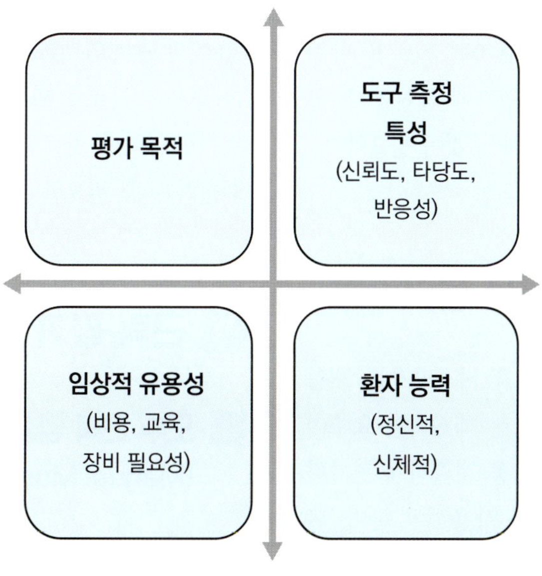
평가 목적
도구 측정
특성
(신뢰도, 타당도,
반응성)
임상적 유용성
(비용, 교육,
장비 필요성)
환자 능력
(정신적,
신체적)

그림 16-4. 측정 도구 사용시 고려해야 할 요소

한다. 이처럼 평가의 목적에 따라 가장 적합한 도구를 선정하는 것이 중요하다.

둘째, 선택하는 측정 도구의 측정학적 특성(psychometric properties)이 검증되어야 한다. 이는 도구의 신뢰도, 재현성, 그리고 반응성을 포함한다. 신뢰도는 같은 조건에서 반복 측정했을 때 일관된 결과가 나오는지를 의미하며, 재현성은 다른 평가자가 측정해도 비슷한 결과가 나오는지를 나타낸다. 또한 치료 효과를 민감하게 반영할 수 있는 반응성도 중요한 고려사항이다. 이러한 요소들이 검증된 도구를 선택함으로써 평가 결과의 신뢰성을 확보할 수 있다.

셋째, 임상 현장에서의 실용성을 고려해야 한다. 여기에는 환자의 수행 가능성, 비용적 측면, 필요한 장비나 도구의 가용성 등이 포함된다. 아무리 좋은 평가 도구라도 환자가 수행하기 어렵거나, 비용이 너무 많이 들거나, 필요한 장비를 구하기 어렵다면 실제 임상에서 활용하기 어려울 것이다. 따라서 의료기관의 상황과 환자의 특성을 고려하여 현실적으로 적용 가능한 도구를 선택해야 한다.

넷째, 평가에 대한 환자의 참여 가능한 수준을 고려해야 한다. 환자가 중증의 혈역학적 이상을 동반한 급성 상태 혹은 중증 상태인 경우 환자가 평가를 제대로 이해하고 참여하는 것이 힘들다. 그렇기 때문에, 환자의 상태에 따라 평가 진행 여부를 판단하는 기준을 마련하는 것이 중요하다. 또한, 환자가 평가에 참여할 수 있도록 지속적인 지시와 지지를 제공하는 것이 필요하다.

Ⅳ 의식수준 및 인지기능 평가

중환자실에서의 의식수준과 인지기능 평가는 재활치료의 시작과 진행 방향을 결정하는 핵심적인 요소이다. 중환자의 의식수준과 인지기능을 정확하게 평가하기 위해서는 표준화된 평가 도구를 사용해야 하며, 환자의 상태에 따라 적절한 도구를 선택해야 한다. Confusion Assessment Method for ICU (CAM-ICU)는 중환자실 섬망을 진단하기 위한 표준화된 평가 도구이다. 간이정신상태검사(Mini-Mental State Examination, MMSE)는 전반적인 인지기능을 평가하는 포괄적인 도구로, 환자의 상태가 어느 정도 안정된 후에 시행한다. 시간과 장소에 대한 지남력, 기억력, 주의집중력, 언어능력, 시공간 구성능력 등 다양한 인지 영역을 평가한다. 글래스고 혼수 척도(Glasgow coma scale, GCS)는 뇌 기능 손상의 심각도를 평가하는 가장 기본적이고 표준화된 도구이다. 글래스고 혼수척도는 눈뜨기 반응, 언어 반응, 운동 반응의 3가지 영역을 평가한다. Richmond Agitation-Sedation Scale (RASS)은 중환자의 진정-흥분 상태를 평가하는 표준화된 도구로, 특히 진정제를 사용하는 환자의 진정의 정도를 평가하는 데 유용하다. De Jonghe 기준을 활용하여 중환자실 환자의 신체 기능 평가를 가능하게 하는 주요 요소를 평가할 수 있다. 이 기준은 환자가 5가지 명령 중 3가지 이상을 수행할 수 있는지를 확인하는 데 사용된다. 이는 환자의 인지 및 신체적 반응 능력을 간단히 평가할 수 있는 유용한 도구이다. 이러한 평가들은 정기적으로 시행되어야 하며, 특히 진정제 용량 조절이나 새로운 약물 투여 시, 임상 상태의 변화가 있을 때마다 추가 평가가 필요하다. 평가 결과는 단순히 점수의 기록에 그치는 것이 아니라, 재활 치료의 시작 시기와 방법을 결정하고, 섬망 예방 중재의 필요성을 판단하며, 예후를 예측하는 데 중요한 지표로 활용된다. 또한 시간에 따른 변화를 추적함으로써 치료의 효과를 판단하고, 치료 방향을 수정하는 데 필요한 정보를 제공한다.

Ⅴ 근력 평가

1 도수 근력 검사 (Manual Muscle Test, MMT)

근력 평가는 중환자실 획득 쇠약의 진단과 모니터링에 핵심적인 요소로, 여러 가지 표준화된 평가 도구와 방법을 사용한다. 도수 근력 검사(Manual Muscle Test, MMT)는 가장 기본적이고 널리 사용되는 근력 평가 방법이다. MMT는 0~5점까지의 등급 체계를 사용하며, 각 등급은 중력과 저항에 대한 근육의 반응을 기준으로 정의된다. Grade 5는 최대 저항에 대항하여 완전한 관절가동범위의 움직임이 가능한 상태를 의미하며, Grade 0는 근수축이 전혀 없는 상태를 의미한다(표 16-2).[15]

2 Medical Research Council Sum score (MRC-SS)

MRC-SS는 상하지의 주요 12개 근육군을 평가하여 총점을 계산하는 방법이다. 상지에서는 어깨 외전근, 팔꿈치 굽힘근, 손목 신전근을, 하지에서는 엉덩관절 굽힘근, 무릎 관절 폄근, 발목관절 발등굽힘근을 좌우 각각 평가한다. 각 근육군은 MMT 등급 체계를 사용하여 grade 0~5 (표 16-2)로 평가하며, 총점 60점 만점으로 계산한다. 48점 미만일 경우 중환자실 획득 쇠약을 의심할 수 있다(표 16-3, 4).[16]

MRC-SS 근력 평가는 체계적인 절차와 방법을 따라 수행한다. 처음에는 침상 각도를 45° 상태에서 시작하며, 환자의 MRC 점수가 3점 이상이면 그대로 유지하고, 3점 미만이면 침상 각도를 10°로 낮추어 진행한다. 평가는 MRC 3점을 기준으로 시작하여, 환자의 수행 정도에 따라 MRC 4점 또는 2점으로 이어서 평가한다.

표 16-2. Manual Muscle Test (MMT) 평가

Grade 5 (Normal)	중력과 최대 저항에 대항하여 관절의 완전한 가동 범위 동작 가능
	정상적인 근력으로 평가자의 최대 저항을 이길 수 있음 관절가동범위 내 완전한 움직임이 가능 근수축시 근긴장도가 즉각적으로 형성됨
Grade 4 (Good)	중력과 중등도의 저항에 대항하여 관절의 완전한 가동 범위 동작 가능
	중등도의 저항을 이길 수 있음 완전한 관절가동범위 수행 가능 다양한 각도에서 자세 유지 가능
Grade 3 (Fair)	중력에 대항하여 관절의 완전한 가동 범위 동작 가능
	중력만을 이길 수 있는 정도 저항을 가하면 움직임이 저하됨 완전한 관절 가동 범위는 가능하나 유지가 어려움
Grade 2 (Poor)	중력이 제거된 상태에서 관절의 완전한 가동 범위 동작 가능
	중력을 제거한 상태에서만 움직임 가능 수평면에서의 움직임만 가능 능동적 움직임은 있으나 기능적 사용은 어려움
Grade 1 (Trace)	근육의 수축은 촉지되나 관절 운동은 발생하지 않음
	시각적 움직임은 관찰되지 않음 근섬유의 수축만 촉지됨 관절 운동은 전혀 없음
Grade 0 (Zero)	근수축이 전혀 없음

표 16-3. Medical Research Council Sum score (MRC-SS) 결과 작성

	Right	Reason	EP	Left	Reason	EP
Arm abduction						
Forearm flexion						
Wrist extension						
Hip flexion						
Knee extension						
Ankle dorsiflexion						
MRC sum-score	/60					

표 16-4. MRC-SS의 각 근육별 Grade 평가 방법

1. 팔 벌림(Arm abduction)

지시: 팔을 위로 움직이세요

□ Grade 0	팔꿈치 관절을 굽힌 상태에서 팔 벌림 시, 근수축이 보이거나 촉진되지 않음
□ Grade 1	팔꿈치 관절을 굽힌 상태에서 팔 벌림 시, 팔다리의 움직임은 없지만, 근수축이 보이거나 촉진됨
□ Grade 2	팔꿈치 관절을 굽힌 상태에서 평가자가 환자의 팔을 지지해 중력이 제거된 상태에서 거의 전체 관절가동범위 움직임
□ Grade 3	팔꿈치 관절을 굽힌 상태에서 팔 벌림 시, 중력에 대항하여 거의 전체 관절가동범위 움직임
□ Grade 4	팔꿈치 관절을 굽힌 상태에서 팔 벌림 시, 전체 가동 범위에서 적당한 저항에 대항하여 움직임
□ Grade 5	팔꿈치 관절을 굽힌 상태에서 팔 벌림 시, 정상

2. 아래팔 굽힘(Forearm flexion)

지시: 손을 어깨 쪽으로 움직이세요

□ Grade 0	아래팔 굽힘 시, 근수축이 보이거나 촉진되지 않음
□ Grade 1	아래팔 굽힘 시, 팔다리의 움직임은 없지만, 근 수축이 보이거나 촉진됨
□ Grade 2	아래팔 엎침 상태에서 팔이 환자의 몸통 위를 지나도록 하여 중력이 제거된 상태에서 아래팔 굽힘 시, 거의 전체 관절가동범위 움직임
□ Grade 3	아래팔 중립 상태에서(엄지손가락이 천장 방향) 아래팔 굽힘 시, 중력에 대항하여 거의 전체 관절가동범위 움직임
□ Grade 4	아래팔 중립 상태에서(엄지손가락이 천장 방향) 아래팔 굽힘 시, 전체 가동 범위에서 적당한 저항에 대항하여 움직임
□ Grade 5	아래팔 중립 상태에서(엄지손가락이 천장 방향) 아래팔 굽힘 시, 정상

3. 손목관절 폄(Wrist extension)

지시

- 손을 침상 위로 들어올리세요(Grade 3)
- 손을 옆으로 움직이세요(Grade 2)

□ Grade 0	손목관절 폄 동작 시, 근수축이 보이거나 촉진되지 않음
□ Grade 1	손목관절 폄 동작 시, 팔다리의 움직임은 없지만, 근수축이 보이거나 촉진됨
□ Grade 2	아래팔 중립 상태에서(엄지손가락이 천장 방향) 평가자가 환자의 손목을 지지해 중력이 제거된 상태에서 손목관절 폄 동작 시, 거의 전체 관절가동범위 움직임
□ Grade 3	아래팔을 엎침시키고 평가자가 아래팔을 지지해 팔꿈치 관절을 약간 굽힘시킨 자세에서 손목관절 폄 동작 시, 중력에 대항하여 거의 전체 관절가동범위 움직임
□ Grade 4	아래팔을 엎침시키고 평가자가 아래팔을 지지해 팔꿈치 관절을 약간 굽힘시킨 자세에서 손목관절 폄 동작 시, 전체 가동 범위에서 적당한 저항에 대항하여 움직임
□ Grade 5	아래팔을 엎침시키고 평가자가 아래팔을 지지해 팔꿈치 관절을 약간 굽힘시킨 자세에서 손목관절 폄 동작 시, 정상

4. 엉덩관절 굽힘(Hip flexion)

지시: 무릎을 가슴 쪽으로 움직이세요

☐ Grade 0	엉덩관절 굽힘 시, 근수축을 보이거나 촉진되지 않음
☐ Grade 1	환자 다리를 외측 회전시키고 엉덩관절 굽힘 시, 팔다리의 움직임은 없지만 수축이 보이거나 촉진됨
☐ Grade 2	환자 다리를 외측 회전시키고 평가자가 다리를 지지해 중력이 제거된 상태에서 엉덩관절 굽힘 시, 거의 전체 관절가동범위 움직임
☐ Grade 3	엉덩관절 굽힘 시, 중력에 대항하여 거의 전체 관절가동범위 움직임
☐ Grade 4	엉덩관절 굽힘 시, 전체 가동 범위에서 적당한 저항에 대항하여 움직임
☐ Grade 5	엉덩관절 굽힘 시, 정상

5. 무릎관절 폄(Knee extension)

- 환자의 오금 밑에 지지 롤을 위치하여 무릎 관절을 굽히고 발이 침상에 닿지 않도록 한 후, 평가를 실시합니다.
- 지시: 무릎을 펴보세요

☐ Grade 0	무릎을 펼 때, 근수축이 보이거나 촉진되지 않음
☐ Grade 1	롤을 제거, 환자 다리를 외측 회전시키고 무릎 폄 시, 팔다리의 움직임은 없지만 근수축이 보이거나 촉진됨
☐ Grade 2	롤을 제거, 환자 다리를 외측 회전시키고 평가자가 다리를 지지해 중력이 제거된 상태에서 무릎 폄 시, 거의 전체 관절가동범위 움직임
☐ Grade 3	무릎 폄 시, 중력에 대항하여 거의 전체 관절가동범위 움직임
☐ Grade 4	무릎 폄 시, 전체 가동 범위에서 적당한 저항에 대항하여 움직임
☐ Grade 5	무릎 폄 시, 정상

6. 발목관절 발등굽힘(Ankle dorsiflexion)

지시: 발목을 머리쪽으로 올려보세요

☐ Grade 0	발목관절 발등굽힘 시, 근수축이 보이거나 촉진되지 않음
☐ Grade 1	환자 다리를 외측 회전시키고 발목관절 발등굽힘 시, 움직임은 없지만 근수축이 보이거나 촉진됨
☐ Grade 2	환자 다리를 외측 회전시키고 평가자가 발목과 발을 지지해 중력이 제거된 상태에서 발목관절 발등굽힘 시, 거의 전체 관절가동범위 움직임
☐ Grade 3	평가자가 다리를 지지해 발이 침상에 닿지 않도록 한 상태에서 발목관절 발등굽힘 시, 중력에 대항하여 거의 전체 관절가동범위 움직임
☐ Grade 4	평가자가 다리를 지지해 발이 침상에 닿지 않도록 한 상태에서 발목관절 발등굽힘 시, 거의 전체 가동 범위에서 적당한 저항에 대항하여 움직임
☐ Grade 5	평가자가 다리를 지지해 발이 침상에 닿지 않도록 한 상태에서 발목관절 발등굽힘 시, 정상

평가 시 환자가 편안한 자세로 사지의 움직임을 직접 볼 수 있도록 머리 아래에 베개를 배치한다. 정확한 평가를 위해 고정도구와 자세유지기구를 제거하고 사이드 레일을 내린 상태에서 진행하며, 환자에게 연결되어 있는 각종 도관들로 인해 움직임에 방해되지 않도록 미리 조정한다.

평가 전 필요한 경우 객담 관리를 시행하고, 환자에게 적절한 휴식 시간을 제공한다. 평가자는 먼저 해당 관절을 수동적으로 움직여 환자가 각 근육의 움직임을 인지할 수 있도록 한 후, 능동적인 움직임을 요청한다. 평가는 우측부터 시작하여 반대측의 동일 부위를 평가하는 순서로 진행하며, 이러한 방식으로 모든 평가 부위를 검사한다.

각 근육에 대한 평가는 최대 3번까지 시도할 수 있으나, 첫 시도에서 적절한 수행이 이루어진 경우 바로 다음 근육 평가로 진행한다. 근육 간 측정 간격은 특별한 회복 시간이 필요하지 않은 경우 30초 미만으로 진행할 수 있다. 중요한 점은 환자의 근수축 반응이 지연될 수 있으므로, 최소 5~6초 동안 충분한 구두 격려를 제공하며 평가를 수행해야 한다는 점이다.

MRC-SS는 상지와 하지의 모든 근력 값을 합산하여 계산한다. 미측정 항목에 대한 채점의 경우, 정형외과적, 신경과적 또는 기타 이유로 근력을 평가할 수 없을 때는 반대측 해당 근육의 점수로 대체할 수 있다. 단, EP (extrapolation; 추정값) 항목이 두 개 이상일 경우에는 총점을 계산할 수 없으며, EP 항목이 발생한 이유는 반드시 기재해야 한다.

EP 종류는 다음과 같다.

A	뇌졸중 후의 반마비
B	하반신마비 척수손상
C	금지된 정형외과적 이유
D	말초신경손상
E	절단
F	Others

3 악력(handgrip strength)

악력(handgrip strength) 측정은 간단하면서도 유용한 평가 방법으로, 전반적인 근력 상태와 예후를 예측하는 데 도움이 된다(표 16-5). 악력 측정은 다음과 같은 체계적인 절차로 진행한다. 먼저 검사 전 환자의 우세손을 확인하여 기록한다. 측정계의 손잡이는 환자의 둘째 손가락 마디와 수직을 이루도록 하되, 중수지골관절(metacarpophalangeal joint, MCP Joint)와 근위지간관절(proximal interphalangeal joint, PIP Joint) 사이에 위치하도록 한다. 손잡이의 간격은 환자가 편하게 쥘 수 있는 크기로 조절하여 기록하며, 준비 운동으로 열 손가락을 가볍게 쥐었다 펴는 동작을 2회 정도 실시한다.[17]

측정 자세는 침상각도 45도로 비스듬하게 앉은 상태에서 시행하며, 상완은 흉부와 나란히 위치시키고 어깨는 편하게 내린 상태로 유지한다. 팔꿈치 관절은 90도 굴곡, 손목 관절은 중립 자세를 취한다. 평가 중에는 이러한 표준 자세가 유지되도록 하며, 측정계는 평가자가 손으로 받쳐서 그 무게가 환자에게 영향을 주지 않도록 한다. 환자의 자세 유지가 어려운 경우에는 전완을 받쳐줄 수 있다. 평가자는 시범을 보이며 검사 방법을 설명하고, 가볍게 쥐어보는 1회의 예비 검사를 통해 환자가 검사 방법을 숙지하도록 한다. 검사 중에는 세게 쥐도록 격려할 수 있으며, 측정계를 쥐는 시간은 3초 이내로 하되, 협조가 잘 되지 않는 경우 5초간 구두로 격려하며 평가할 수 있다(그림 16-5). 첫 검사 후에는 통증 등의 문제 여부를 확인하고, 문제가 없다면 검사를 계속 진행한다.[18] 각 손당 3회씩 측정하여 최대값을 기록하며, 남성의 경우 11kg 미만, 여성의 경우 7kg 미만일 때 중환자실 획득 쇠약을 의심할 수 있다. JAMAR®(그림 16-6A)의 경우 악력 측정에 예전부터 많이 사용하던 장비이나 무게가 상대적으로 무거우며, 악력이 5kg 미만으로 측정되는 경우 정확하게 확인할 수 없다는 단점이 있다. microFET®(그림 16-6B)의 경우 무게가 가벼우며, 악력이 5kg 미만으로 측정되는 경우에도 확인을 할 수 있다는 장점이 있다.

표 16-5. 나이 및 성별에 따른 악력 기준[18]

	Male			Female		
Age group	kg (mean ± SE)			kg (mean ± SE)		
10~14	24.9	±	0.5	20.6	±	0.3
15~19	39.7	±	0.4	26	±	0.3
20~24	42.5	±	0.5	25.9	±	0.3
25~29	44.6	±	0.5	26.1	±	0.3
30~34	46.7	±	0.5	27.5	±	0.3
35~39	47.2	±	0.4	28.7	±	0.3
40~44	46.3	±	0.4	27.9	±	0.2
45~49	44.8	±	0.4	27.5	±	0.2
50~54	43.3	±	0.3	26.9	±	0.2
55~59	41.3	±	0.4	25.7	±	0.2
60~64	40.1	±	0.4	25	±	0.2
65~69	37.5	±	0.4	23.6	±	0.2
70~74	34.7	±	0.4	22	±	0.3
75~79	32.6	±	0.5	20.2	±	0.3
80~	28.6	±	0.5	17.4	±	0.3
65 and above	34.5	±	0.2	21.2	±	0.2
70 and above	32.8	±	0.3	20.1	±	0.2

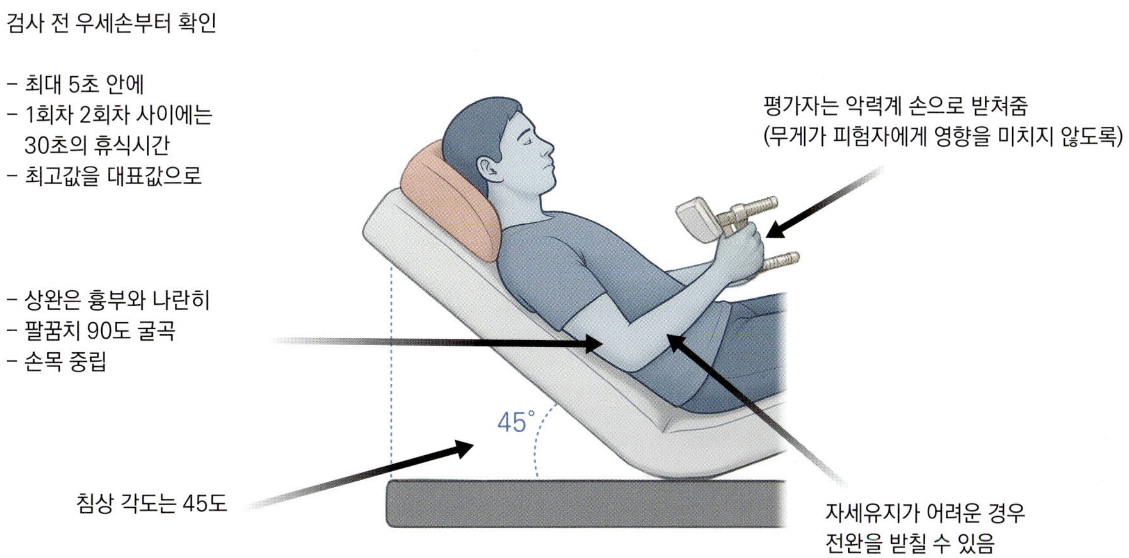

그림 16-5. 악력 측정 방법

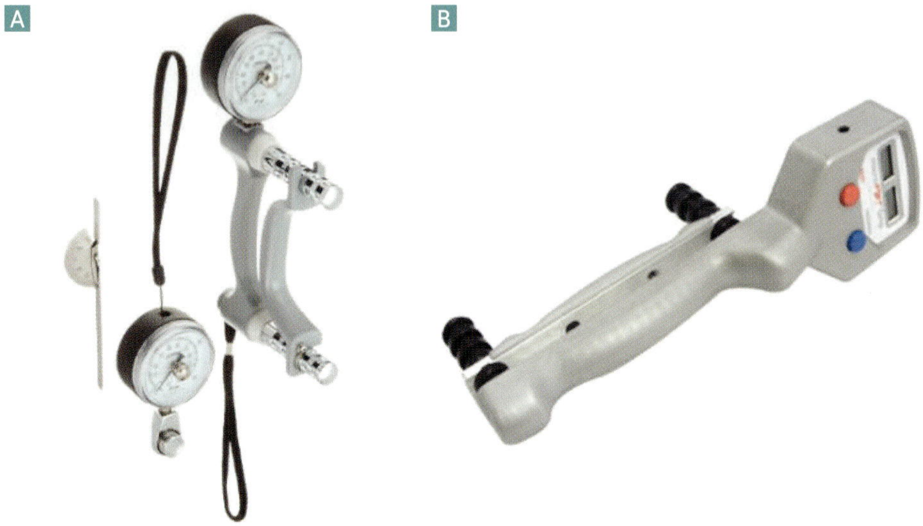

그림 16-6. (A) JAMAR®, Hydraulic Hand Dynamometer, (B) microFET® Digital Handgrip Dynamometer

4 기타 검사

근전도 검사는 근력 약화의 원인을 감별하는 데 도움이 되며, 특히 중환자실 획득 쇠약의 병태생리학적 특성을 확인하는 데 유용하다('Chapter 3. 신체장애' 참고). 신경전도검사를 통해 운동신경과 감각신경의 전도 상태를 평가할 수 있으며, 침근전도검사를 통해 개별 근육의 전기적 활동을 분석할 수 있다. 반복신경자극검사는 신경근 접합부의 기능을 평가하는 데 유용하다.

또한, 근육 초음파 평가는 비침습적으로 근육의 구조적 변화를 관찰할 수 있는 방법이다. 근육의 두께, 단면적, 근섬유다발각도, 에코발생도, 근육경도 등을 측정할 수 있다. 주요 평가 대상 근육으로는 상지의 이두박근, 전완근, 하지의 대퇴사두근, 비복근 등이 있다. 특히 시간에 따른 변화를 추적하는 데 유용하며, 침상에서도 쉽게 시행할 수 있다는 장점이 있다.

VI 심폐 기능 평가

심폐기능 평가는 중환자의 운동 내성과 재활 진행 속도를 결정하는 데 중요한 정보를 제공한다. 기본적으로 활력징후를 모니터링 하는 것이 필수적이며, 여기에는 혈압, 심박수, 호흡수, 산소포화도 등이 포함된다. 특히 운동 중과 운동 후의 활력징후 변화를 관찰하여 운동 내성을 평가하고, 안전한 재활 강도를 설정하는 데 활용한다.

심폐기능 평가는 중환자의 생리학적 안정성과 운동 수행 능력을 평가하는 핵심 과정이다. 활력징후 모니터링에서는 혈압, 심박수, 호흡수, 체온, 산소포화도를 기본적으로 측정한다. 특히 혈압은 수축기와 이완기 혈압뿐만 아니라 평균 동맥압을 함께 고려해야 하며, 체위 변화나 운동 시의 변동을 주의 깊게 관찰해야 한다. 심박수는 안정 시와 운동 시의 변화를 모니터링하며, 부정맥의 발생 여부도 확인해야 한다. 호흡수는 호흡의 규칙성과 깊이, 보조 호흡근 사용 여부 등을 함께 평가한다.

산소포화도와 호흡양상의 평가는 매우 중요하다. 산소포화도는 안정 시, 체위 변경 시, 운동 시의 변화를 모두 기록해야 하며, 산소요구량의 변화도 함께 평가해야 한다. 호흡양상 평가 항목에는 호흡의 깊이와 규칙성, 호흡음의 특성, 객담의 양과 성상, 기침 능력 등을 종합적으로 평가한다. 특히 인공호흡기를 적용 중인 환자에서는 호흡기 설정값과 실제 호흡양상의 일치 여부, 자발호흡 노력의 정도, 호흡근 피로도 등을 주의 깊게

표 16-6. 운동강도의 설정의 예

구간 (Zone)	강도 (Intensity)	효과 (Effect)
Zone 5: 무산소성 (Anaerobic)	90~100%	**속도 향상(Develops Speed)** 최대 강도의 운동으로 운동선수는 짧은 시간 동안 이 영역에서 훈련해야 한다. 젖산이 빠르게 축적되고 근육은 산소 부채 상태에 놓이게 된다.
Zone 4: 무산소 역치 (Anaerobic Threshold)	80~90%	**운동 능력 향상(Increases Performance)** 이 영역에서는 근육에서 생성되는 젖산을 제거하는 속도가 생성 속도를 따라가지 못하게 된다. 이 구간에서의 훈련은 무산소 역치 및 젖산 내성을 향상시키는 데 도움이 된다.
Zone 3: 유산소성 (Aerobic)	70~80%	**심폐 지구력 향상(Improves Aerobic Fitness)** 심혈관 체력을 향상시키기에 가장 효율적인 영역이다. 운동선수는 산소가 풍부한 혈액을 근육으로 운반하고 이산화탄소를 제거하는 능력을 개선하게 된다.
Zone 2: 유산소성 (Aerobic)	60~70%	**체중 관리 및 지구력 향상(Weight Management/Endurance)** 이른바 "지방 연소 구간(Fat burning zone)"으로 불리며, 이 강도에서는 지방이 에너지원으로 더 많이 사용된다. 스트레스 수준이 낮고, 근육이 산소를 더 잘 활용하도록 훈련된다.
Zone 1: 유산소/회복 (Aerobic/Recovery)	50~60%	**건강 증진 및 회복 향상(Improves Health & Aids Recovery)** 아주 가벼운 유산소 또는 회복 운동에 해당된다. 근육은 매우 낮은 스트레스 상태에 있으며, 운동 전후 회복용으로 사용된다.

관찰해야 한다.

운동 시 심폐반응 평가는 점진적으로 진행해야 한다. 초기에는 수동적 관절운동이나 간단한 능동운동 시의 반응을 관찰하고, 점차 앉기, 서기, 보행 등으로 진행하면서 심폐기능의 변화를 평가한다. 특히 운동 중 발생하는 호흡곤란의 정도를 수정 Borg 척도로 평가하고, 운동 후 회복 시간도 함께 측정한다. 운동 부하의 증가에 따른 심박수와 혈압의 변화, 부정맥 발생 여부, 산소포화도의 변화를 지속적으로 모니터링해야 한다.

기능적 잔기용량의 평가는 폐 기능을 평가하는 중요한 지표이다. 직접적인 측정이 어려운 경우에는 호흡음 청진, 흉곽의 움직임, 호흡 패턴 등을 통해 간접적으로 평가할 수 있다. 최대흡기압과 최대호기압은 호흡근의 근력을 평가하는 지표로, 가능한 경우 정량적 측정을 시행한다. 이러한 측정값들은 기계환기 이탈의 가능성을 예측하는 데에도 중요한 정보를 제공한다. 하지만 이러한 폐기능 평가는 중환자실에서 쉽게 적용하기 힘들다는 단점이 있다.

심박수의 평가는 치료를 진행할 때에는 60~120회/분 내에서 안정적으로 유지되는지 여부와, 새로운 부정맥이 없어야 함을 치료의 기준으로 삼는다. 하지만 중환자의 임상적 특성에 따라 안정 시 심박수의 기준이 달라질 수 있으므로 담당 의료진 또는 중환자재활 팀과 면밀한 상의를 통하여 치료 진행 여부에 대한 판단이 필요하다. 심장재활에서 일반적으로 최대 심박수를 계산하는 방법은 '220−나이(회/분)'이다. 최대 심박수를 넘지 않음을 원칙으로 하며 카르보넨(Karvonen) 공식에 따라 목표 심박수(target heart rate, THR)를 설정하고 치료를 진행하는 것도 하나의 방법이다. 이때 운동강도를 천천히 올려가며 목표 심박수를 설정하여야 하는데 그 이유는 중환자의 특성상 심박수의 급격한 변화가 발생할 수 있기 때문이다. 빠르게 운동강도를 상승시킬 경우 목표하는 심박수를 예상치 못하게 빠르게 넘어갈 수 있어 면밀한 관찰이 필요하다. 각 환자의 최대 심박수는 일반적으로 심박수 모니터링 값에 설정되어 있으므로 참고하도록 한다(표 16-6).

여유 심박수(heart rate reserve, HRR)
= 최대 심박수(HRmax) − 안정 시 심박수(HRrest)

목표 심박수(target heart rate, THR)
= 여유 심박수(HRR) × 운동강도 +
안정 시 심박수(HRrest)

Ⅶ 기능적 동작 및 이동성 평가

1 Functional Status Score for ICU (FSS-ICU)

FSS-ICU는 중환자의 실제적인 운동 수행 능력과 일상생활 복귀 가능성을 예측하는 핵심적인 평가이다. FSS-ICU는 수행이 용이하고 검증된 평가도구로, 구르기, 누운자세에서 앉기, 앉은 자세에서 일어서기, 침대 가장자리에 걸터앉기, 걷기의 5가지 기능적 과제로 구성되어 있으며, 각 항목은 도움의 수준에 따라 7점 척도로 평가한다(표 16-7). 각 항목은 0점(전혀 수행하지 못함)에서 7점(완전 독립적으로 수행 가능)까지 평가되며, 총점은 35점 만점이다. 높은 점수를 받을수록 환자의 기능적 상태가 양호하다는 것을 의미한다. 다양한 이동능력 평가에 탁월하여 FSS-ICU는 환자의 기본 움직임에서부터 복잡한 보행 능력까지 포괄적으로 평가한다. 표준화된 척도인 8점 척도(0~7점)를 사용해 신뢰성과 재현성을 확보하여 임상적 의사 결정을 지원한다. 또한, 환자의 상태 변화를 모니터링하고 재활 계획을 수립하는 데 중요한 정보를 제공한다.[19]

평가를 위한 일반 지침으로, FSS-ICU는 오직 환자의 신체 수행 능력만을 평가하는 데 사용되어야 한다. 평가자는 의료 기기나 장비 관리, 환자 모니터링 장치 감독은 할 수 있으나, 환자의 신체 수행 능력을 평가할 때는 평가자의 도움을 고려해서는 안 된다. 걷기 및 휠체어 이동 점수 측정처럼 2명의 평가자가 허용되는 경우를 제외하고는, 주어진 과제마다 환자를 신체적으로 돕거나 감독하는 평가자는 1명이어야 하며, 환자 리프트 장치는 사용하지 않는다. 채점은 과거 수행 여부나 예상되는 수행 능력이 아닌, 현재 검사가 진행되는 세션에서의 수행을 기준으로 해야 한다. 채점을 위한 구체적 지침으로, 각 항목은 0점에서 7점까지 구성되어 있으며, 총점은 모든 항목의 합계로 0점에서 35점 사이가 된다. 만약 쇠약이 아닌 다른 이유(예: 환자 거부나 의료장비로 인한 제한)로 검사를 수행할 수 없는 경우, 2개 이하의 항목이 검사되지 않은 경우에는 나머지 항목들의 평균 점수를 반올림하여 미검사 항목에 기입하고 총점을 계산할 수 있다. 그러나 미검사 항목이 3개 이상인 경우에는 검사된 항목만 점수를 부여하고 총점은 계산할 수 없다. 각 항목별 구체적인 평가 지침과 점수 기준은 아래에 자세히 설명되어 있다.[20]

FSS-ICU는 중환자실 환자의 기능적 상태를 종합적으로 평가할 수 있는 도구로, 환자의 회복 과정을 추적하고 재활의 효과를 검토하는 데 있어 임상적으로 유용하게 사용된다. FSS-ICU 점수와 임상적 예후의 관계에 대해 여러 연구들이 진행되어 왔다. 이러한 연구들은 FSS-ICU 점수가 단순한 기능 상태의 평가를 넘어 환자의 전반적인 임상 경과와 예후를 예측하는 중요한 지표가 될 수 있음을 보여준다. 먼저, FSS-ICU 점수와 입원 기간의 관계를 살펴보면, 초기 평가에서 높은 FSS-ICU 점수를 보인 환자들은 일반적으로 더 짧은 입원기간을 보이는 것으로 나타났다. 퇴원 시점의 FSS-ICU 점수는 장기 예후와 밀접한 관련이 있는 것으로 나타났으며, 퇴원 시 FSS-ICU 점수는 퇴원 후 재활 치료의 필요성과 기간을 예측하는 데도 유용한 지표가 될 수 있다. 또한, FSS-ICU는 공식적으로 번역된 한국어판을 사용할 수 있다는 장점이 있다.[20]

2 ICU Mobility Scale (IMS)

ICU Mobility Scale (IMS)는 환자의 이동 상태(mobility status)를 평가하기 위해 설계된 단일 항목 도구로, 매우 간단하고 직관적인 평가 방법을 제공한다. 이 도구는 환자가 침대에서 시작하여 이동 보조 기구 없이 독립적으로 보행할 수 있는지를 포함한 다양한 이동 수준을 점수화하여 기록한다.[21] IMS는 0단계에서 10단계로 구성되며, 각각의 단계는 환자의 이동 능력을 나타낸다. 환자가 특정 이동 활동을 수행할 수 있는지 여부에 따라 점수를 부여한다(표 16-8).

표 16-7. FSS-ICU 평가방법

1. 구르기

환자는 침대에서 몸을 구를 때 다른 사람이나 도구의 도움이 필요하였습니까?
[참고: 침대는 환자에게 안전하게 가능한 평평하게 하십시오]

아니오	환자가 침대 난간이나 다른 도구를 이용하지 않고 스스로 몸을 구를 수 있습니까?	□ 7
	환자가 혼자서 몸을 구르기 위해서 침대 난간이나 잡아당길 도구를 이용해야 합니까?	□ 6
예	환자가 몸을 구르기 위해서 물리적 도움은 필요 없으나(필요하면 환자가 침대 난간이나 잡아당길 도구를 사용 가능), 행동을 유도하거나 격려가 필요합니까?	□ 5
	환자가 몸을 구르기 위해서 최소의 도움(환자가 동작의 75% 이상을 수행할 수 있는 경우로 정의)만 필요합니까?	□ 4
	환자가 몸을 구르기 위해서 중등도의 도움(환자가 동작의 26~74%을 수행할 수 있는 경우로 정의)이 필요합니까?	□ 3
	환자가 몸을 구르기 위해서 최대의 도움(환자가 동작의 25% 이하를 수행할 수 있는 경우로 정의)이 필요합니까?	□ 2
	환자가 전적으로 의존적이거나 몸을 구르는 것에 전혀 도움을 주지 못합니까? (구르기 동작은 완료하였지만, 결국 환자는 도움을 받을 수 없는 경우)	□ 1
	환자가 시도조차 불가능하거나, 쇠약으로 인하여 동작을 완료하는 것이 불가능합니까?	□ 0
	만약 쇠약이 아닌 다른 이유(환자의 거부, 의료장비로 인한 제한)로 검사를 수행할 수 없었다면, 점수를 부여하지 마십시오.	□

2. 누운 자세에서 앉기

환자는 누워 있는 자세에서 일어나 앉을 때 다른 사람이나 잡아당길 도구의 도움이 필요하였습니까?
[참고: 침대는 환자 상태가 안전할 수 있는 범위 내에서 가능한 평평한 상태로 유지하십시오]

아니오	환자가 침대 난간이나 다른 물체를 잡지 않고 혼자서 누운 자세에서 앉은 자세로 바꿀 수 있습니까?	□ 7
	환자가 혼자서 누운 자세에서 앉은 자세로 바꿀 수는 있지만 침대 난간을 이용하거나 잡아당길 다른 물체가 필요합니까?	□ 6
예	환자가 누운 자세에서 앉은 자세로 바꾸기 위해서 물리적 도움은 필요 없으나(침대 난간이 필요하면 환자 스스로 지탱하기 위해 다른 물체를 사용 가능), 행동을 유도하거나 격려가 필요합니까?	□ 5
	환자가 누운 자세에서 앉은 자세로 바꾸기 위해서 최소의 도움(환자가 동작의 75% 이상을 수행할 수 있는 경우로 정의)만 필요합니까?	□ 4
	환자가 누운 자세에서 앉은 자세로 바꾸기 위해서 중등도의 도움(환자가 동작의 26~74%를 수행할 수 있는 경우로 정의)이 필요합니까?	□ 3
	환자가 누운 자세에서 앉은 자세로 바꾸기 위해서 최대의 도움(환자가 동작의 25% 이하를 수행할 수 있는 경우로 정의)이 필요합니까?	□ 2
	환자가 전적으로 의존적이거나 도움 없이는 누운 자세에서 앉기 동작을 할 수 없습니까? (결국 환자는 눕기에서 앉은 자세로 완료하였지만, 도움 없이는 전혀 불가능한 경우)	□ 1
	환자가 시도조차 불가능하거나, 쇠약으로 인하여 동작을 완료하는 것이 불가능합니까?	□ 0
	만약 쇠약이 아닌 다른 이유(환자의 거부, 의료장비로 인한 제한)로 검사를 수행할 수 없었다면, 점수를 부여하지 마십시오.	□

3. 앉은 자세에서 일어서기

환자는 앉아 있는 자세에서 일어설 때 도구를 사용하거나 다른 사람의 도움이 필요하였습니까? [참고: 침대, 의자 등을 포함한 보통(합리적, 일반적) 높이의 어떤 표면에서 진행할 수 있습니다]

아니오	환자가 침대 난간/팔걸이 또는 다른 물체를 잡지 않고 혼자서 앉은 자세에서 일어설 수 있습니까?	□ 7
	환자가 혼자서 앉은 자세에서 일어설 수는 있지만 침대 난간/팔걸이 또는 다른 물체를 이용합니까?	□ 6
예	환자가 앉은 자세에서 일어서기 위해서 물리적 도움은 필요 없으나(침대 난간/팔걸이, 혹은 필요하면 환자 스스로 지탱하기 위해 다른 물체를 사용 가능), 행동을 유도하거나 격려가 필요합니까?	□ 5
	환자가 앉은 자세에서 일어서기 위해서 최소의 도움(환자가 동작의 75% 이상을 수행할 수 있는 경우로 정의)만 필요합니까? 필요하다면 팔걸이를 이용할 수는 있습니다.	□ 4
	환자가 앉은 자세에서 일어서기 위해서 중등도의 도움(환자가 동작의 26~74%을 수행할 수 있는 경우로 정의)이 필요합니까?	□ 3
	환자가 앉은 자세에서 일어서기 위해서 최대의 도움(환자가 동작의 25% 이하를 수행할 수 있는 경우로 정의)이 필요합니까?	□ 2
	환자가 전적으로 의존적이거나 도움 없이는 앉은 자세에서 일어서기 동작을 할 수 없습니까? (결국 환자는 앉은 자세에서 일어서기를 완료하였지만, 도움 없이는 전혀 불가능한 경우)	□ 1
	환자가 시도조차 불가능하거나, 쇠약으로 인하여 동작을 완료하는 것이 불가능합니까?	□ 0
	만약 쇠약이 아닌 다른 이유(환자의 거부, 의료장비로 인한 제한)로 검사를 수행할 수 없었다면, 점수를 부여하지 마십시오.	□

4. 침대 가장자리 걸터앉기

환자는 침대 가장자리에 걸터 앉을 때 다른 사람이나 도구의 도움이 필요하였습니까?
[참고: 이 작업을 위한 제한 시간은 없습니다]

아니오	환자가 손으로 침대 난간이나 다른 물체를 잡지 않은 채 혼자서 침대 가장자리에 걸터앉을 수 있습니까?	□ 7
	환자가 혼자서 침대 가장자리에 걸터앉을 수는 있지만 손이나 침대 난간을 이용하여 균형을 잡아야 합니까?	□ 6
예	환자가 침대 가장자리에 걸터앉기 위해서 물리적 도움은 필요 없으나(필요하다면 균형을 잡기 위해 손을 사용할 수 있음), 행동을 유도하거나 격려가 필요합니까?	□ 5
	환자가 침대 가장자리에 걸터앉기 위해서 최소의 도움(환자가 동작의 75% 이상을 수행할 수 있는 경우로 정의)만 필요합니까?	□ 4
	환자가 침대 가장자리에 걸터앉기 위해서 중등도의 도움(환자가 동작의 26~74%을 수행할 수 있는 경우로 정의)이 필요합니까?	□ 3
	환자가 침대 가장자리에 걸터앉기 위해서 최대의 도움(환자가 동작의 25% 이하를 수행할 수 있는 경우로 정의)이 필요합니까?	□ 2
	환자가 전적으로 의존적이거나 침대 가장자리에 걸터앉는 것에 전혀 도움을 주지 못합니까? (걸터앉기 동작은 수행하였지만, 결국 환자는 도움을 받을 수 없는 경우)	□ 1
	환자가 시도조차 불가능하거나, 쇠약으로 인하여 동작을 완료하는 것이 불가능합니까?	□ 0
	만약 쇠약이 아닌 다른 이유(환자의 거부, 의료장비로 인한 제한)로 검사를 수행할 수 없었다면, 점수를 부여하지 마십시오.	□

5. 걷기

환자가 150피트(45m)를 걷는 동안 다른 사람이나 도구의 도움이 필요합니까?

[참고: 휠체어로 환자를 이동을 따라 가거나 의료 장비 작동하는 작업을 보조하는 사람은 환자의 동작(mobility)을 돕는 사람으로 간주해서는 안 됩니다. (장비를 움직이는 역할을 하는 사람은 FSS-ICU 채점에 참여할 수 없음)]

<table>
<tr><td rowspan="2">아니오</td><td>환자가 보조기구(지팡이, 보행차, 목발, 보조기나 의지)를 사용하지 않고 150피트(45m)를 걸을 수 있습니까?</td><td>□ 7</td></tr>
<tr><td>환자가 150피트(45m)를 걸을 수 있었지만 보조기구(지팡이, 보행차, 목발, 보조기나 의지)를 사용합니까?</td><td>□ 6</td></tr>
<tr><td rowspan="7">예</td><td>환자가 150피트(45m)를 혼자서 걷기 위해 물리적 도움은 필요 없으나(필요하면 보조기구 사용 가능), 행동을 유도하거나 감독이 필요합니까?</td><td>□ 5</td></tr>
<tr><td>환자가 단지 한 사람의 최소의 도움(환자가 걷기 노력의 75% 이상을 수행할 수 있는 경우로 정의)만으로 최소한 150피트(45m)를 걷을 수 있습니까?</td><td>□ 4</td></tr>
<tr><td>환자가 단지 한 사람의 중등도의 도움(환자가 걷기 노력의 50~74%을 수행할 수 있는 경우로 정의)으로 최소한 150피트(45m)를 걷을 수 있습니까?</td><td>□ 3</td></tr>
<tr><td>환자가 단지 한 사람의 도움으로 최소 50피트(15m)는 걸을 수 있습니까?</td><td>□ 2</td></tr>
<tr><td>환자가 단지 한 사람의 도움으로 50피트(15m) 미만을 걸을 수 있습니까? 그렇다면, 혹은 환자가 조금이라도 걷기 위해서는 두 사람의 도움이 필요 합니까?</td><td>□ 1</td></tr>
<tr><td>환자가 시도조차 불가능하거나, 쇠약으로 인하여 수행을 완료하는 것이 불가능합니까?</td><td>□ 0</td></tr>
<tr><td>만약 쇠약이 아닌 다른 이유(환자의 거부, 의료장비로 인한 제한)로 검사를 수행할 수 없었다면, 점수를 부여하지 마십시오.</td><td>□</td></tr>
</table>

6. 휠체어 이동

환자가 손으로 휠체어를 굴러 평지 150피트(45m)를 이동하는데 도움이 필요합니까?

[참고: 휠체어 이동을 보조하거나 의료 장비(예: 정맥내 약물 거치 폴대, 심장 모니터링 장치 등)를 관리하는 작업을 보조하는 사람을 환자의 움직임을 돕는 사람으로 간주해서는 안됩니다]

<table>
<tr><td>아니오</td><td>환자가 감독이나 물리적 도움 없이 손으로 휠체어를 안전하게 굴려서 150피트(45m)를 이동할 수 있습니까?</td><td>□ 6</td></tr>
<tr><td rowspan="8">예</td><td>환자가 손으로 휠체어를 안전하게 굴려서 150피트(45m)를 이동하기 위해서 물리적 도움은 필요 없으나 행동을 유도하거나 감독이 필요합니까?</td><td>□ 5</td></tr>
<tr><td>환자가 단지 최소(환자가 수행의 75% 이상을 독립적으로 수행할 수 있는 경우; 가령 회전이나 문턱 넘기에서 한 사람의 도움이 필요할 수 있음)의 도움을 받아 손으로 휠체어를 안전하게 굴려서 최소 150피트(45m)를 이동할 수 있습니까?</td><td>□ 4</td></tr>
<tr><td>환자가 한 사람의 중등도 도움(환자가 전체 수행 중 50~74%을 독립적으로 수행할 수 있는 경우)을 받아 손으로 휠체어를 안전하게 굴려서 최소 150피트(45m)를 이동할 수 있습니까?</td><td>□ 3</td></tr>
<tr><td>환자가 한 사람의 도움을 받아 손으로 휠체어를 안전하게 굴려서 최소 50피트(15m)를 이동할 수 있습니까?</td><td>□ 2</td></tr>
<tr><td>환자가 한 사람의 도움을 받고도 손으로 휠체어를 안전하게 굴려서 50피트(15m) 미만의 거리만을 이동할 수 있습니까?</td><td rowspan="2">□ 1</td></tr>
<tr><td>환자가 휠체어를 이용하여 조금이라도 이동하기 위해서 두 사람의 도움이 필요합니까?</td></tr>
<tr><td>환자가 시도조차 불가능하거나, 쇠약으로 인하여 휠체어 이동을 완료하는 것이 불가능합니까?</td><td>□ 0</td></tr>
<tr><td>만약, 쇠약이 아닌 다른 이유(환자의 거부, 의료장비로 인한 제한)로 검사를 수행할 수 없었다면 점수를 부여하지 마십시오.</td><td>□</td></tr>
</table>

표 16-8. ICU Mobility Scale (IMS)

Classification		Definition
0	Nothing (lying in bed)	Passively rolled or passively exercised by staff, but not actively moving
1	Sitting in bed, exercises in bed	Any activity in bed, including rolling, bridging, active exercises, cycle ergometry and active assisted exercises; not moving out of bed or over the edge of the bed
2	Passively moved to chair (no standing)	Hoist, passive lift or slide transfer to the chair, with no standing or sitting on the edge of the bed
3	Sitting over edge of bed	May be assisted by staff, but involves actively sitting over the side of the bed with some trunk control
4	Standing	Weight bearing through the feet in the standing position, with or without assistance. This may include use of a standing lifter device or tilt table.
5	Transferring bed to chair	Able to step or shuffle through standing to the chair. This involves actively transferring weight from one leg to another to move to the chair. If the patient has been stood with the assistance of a medical device, they must step to the chair (not included if the patient is wheeled in a standing lifter device.)
6	Marching on spot (at bedside)	Able to walk on the spot by lifting alternate feet (must be able to step at least 4 times, twice on each foot), with or without assistance
7	Walking with assistance of 2 or more people	Walking away from the bed/chair by at least 5 metres (5 yards) assisted by 2 or more people
8	Walking with assistance of 1 person	Walking away from the bed/chair by at least 5 metres (5 yards) assisted by 1 person
9	Walking independently with a gait aid	Walking away from the bed/chair by at least 5 metres (5 yards) with a gait aid, but no assistance from another person. In a wheelchair bound person, this activity level includes wheeling the chair independently 5 metres (5 years) away from the bed/chair
10	Walking independently without a gait aid	Walking away from the bed/chair by at least 5 metres (5 yards) without a gait aid or assistance from another person.

ICU Mobility Scale (IMS) 진행 단계

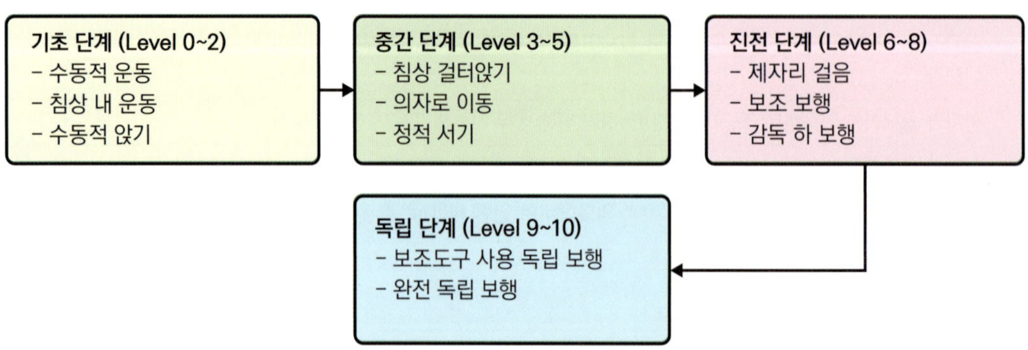

IMS는 이동성 평가 도구로써, 환자의 현재 상태를 간단히 파악하고 재활 과정에서의 변화를 모니터링하는 데 효과적이다. 이 도구는 평가 시간이 짧고 특별한 장비가 필요하지 않아 임상 환경에서 쉽게 사용할 수 있는 장점이 있다. 이를 통해 환자의 기능적 상태를 신속히 확인하고, 재활 치료 계획을 수립하는 데 있어 중요한 지표로 활용될 수 있다. 영어, 일본어, 포르투갈어 번역이 되어 있으나 한국어 번역은 아직 제공되지 않았다.

3 Johns Hopkins Highest Level of Mobility (JH-HLM)

Johns Hopkins Highest Level of Mobility (JH-HLM)는 환자의 최고 이동 수준을 평가하기 위해 사용되는 단일 항목 척도이다. 이 도구는 환자가 실제로 수행한 이동 활동 중 가장 높은 수준의 활동을 기록하며, 1점에서 8점까지 총 8단계로 구성되어 있다(표 16-9). 각각의 점수는 환자의 이동성 및 독립성을 반영하며, 신체 기능의 회복 상태를 모니터링하는 데 유용하다. JH-HLM은 환자의 이동 상태를 한 번의 관찰로 간단히 평가할 수 있어 사용이 매우 용이하다. 환자의 최고 이동 수준을 객관적으로 기록할 수 있기 때문에, 이를 통해 환자의 상태 변화를 비교하거나 장기적으로 추적하는 데 유용하다. 또한, 재활 치료의 효과를 확인하고 환자에게 적합한 재활 계획을 수립하는 데 필요한 중요한 데이터를 제공한다. JH-HLM은 평가 시간이 짧고 추가적인 장비가 필요하지 않아 임상 현장에서 쉽게 활용할 수 있는 효율적인 도구로 널리 사용되고 있다.[22]

표 16-9. Johns Hopkins Highest Level of Mobility (JH-HLM)

비고		Score
Walk	75m 이상	□8
	75m > Walk ≥ 7.5m	□7
	10걸음 이상	□6
Stand	1분 이상	□5
Chair	의자로 옮겨 앉기	□4
Bed	침대에 걸터앉기	□3
	돌아눕기/침상 활동	□2
	누워있기	□1

1) 침상 활동은 passive / active range of motion, movement of arms or legs, and bed exercises가 포함됩니다.
2) 검사는 실제 관찰을 기반으로 작성하며 환자가 수행한 최고 수준의 이동성을 기록합니다.

기능적 동작 평가 시에는 환자의 안전을 최우선으로 고려해야 하며, 각 동작 수행 중 활력징후를 지속적으로 모니터링해야 한다. 특히 산소포화도의 변화와 호흡곤란 정도를 주의 깊게 관찰해야 한다. 또한 평가 결과는 환자의 전반적인 임상 상태와 함께 해석해야 하며, 시간에 따른 변화를 추적하여 재활의 진행 상황을 모니터링하는 데 활용해야 한다.

4 Chelsea Critical Care Physical Assessment Tool (CPAx)

Chelsea Critical Care Physical Assessment Tool (CPAx)은 호흡기능, 기침능력, 침상 움직임, 자세 조절, 앉기, 서기, 이동하기 등 10개의 항목을 평가하는 종합적인 도구이다. 각 항목은 0~5점까지의 척도로 평가되며, 총점은 50점이다. 특히 인공호흡기를 적용 중인 환자에서도 사용할 수 있도록 설계되어 있다.[23]

신체 기능 평가 항목 이외에도 호흡 기능과 기침 능력을 평가하는 항목이 포함되어 있다. 호흡 기능은 호흡기 및 산소 등 호흡 보조가 어느 정도 필요한지 평가하며, 기침의 경우 일관성과 객담 배출에 대한 기침의 효율성을 중심으로 평가한다. 평가항목에서 표 16-10과 같이 환자 상태에 해당하는 레벨을 먼저 선정하고, 그 레벨의 점수로 환산하여 더하게 된다.

5 Physical Function in ICU Test-Scored (PFIT-s)

Physical Function in ICU Test-Scored (PFIT-s)는 중환자실 환경에 특화된 기능적 동작 평가 도구이다. 어깨 굽힘 근력, 무릎 신전 근력, 제자리 걸음 수, 앉아서 일어서기 등의 항목을 평가한다(표 16-10). 어깨 굽힘과 무릎 신전은 MMT grade와 같은 방법으로 평가하되 0~3점까지의 척도로 평가하며, 제자리 걸음 수는 분당 걸음수로 측정한다. 3분 이상 제자리 걸음이 가능하다면 분당 걸음수에 상관없이 3점을 부여한다. 앉아서 일어서기는 독립적 수행 정도에 따라 점수를 부여한다.[24]

각 항목은 3점으로 평가되며, 총점은 12점 만점으로 계산하여 아래 표 16-11의 기준에 따라 10점 척도로 변환하여 기록하게 된다.[24]

이 평가는 약 10~15분이 소요되며, 제자리 걷기 속도를 측정하기 위해 초시계(stopwatch)가 필요하다. PFIT-s는 신뢰성과 타당성이 뛰어나며 임상적으로 활용도가 높은 평가 도구이다. 평가 결과의 최소 유의 차이가 1.0~1.5로 설정되어 있어 임상적으로 유의미한 변화 감지가 가능하다. 또한, 무료 교육 영상과 패키지를 제공하여 평가 도구를 쉽게 학습하고 활용할 수 있는 장점이 있다. 이 도구는 비교적 짧은 시간 안에 평가를 완료할 수 있어 간단하게 수행할 수 있으며, 임상 현장에서 활용도가 매우 높다. PFIT-s는 환자의 기능적 회복 상태를 효과적으로 평가하고 재활 치료의 효과를 모

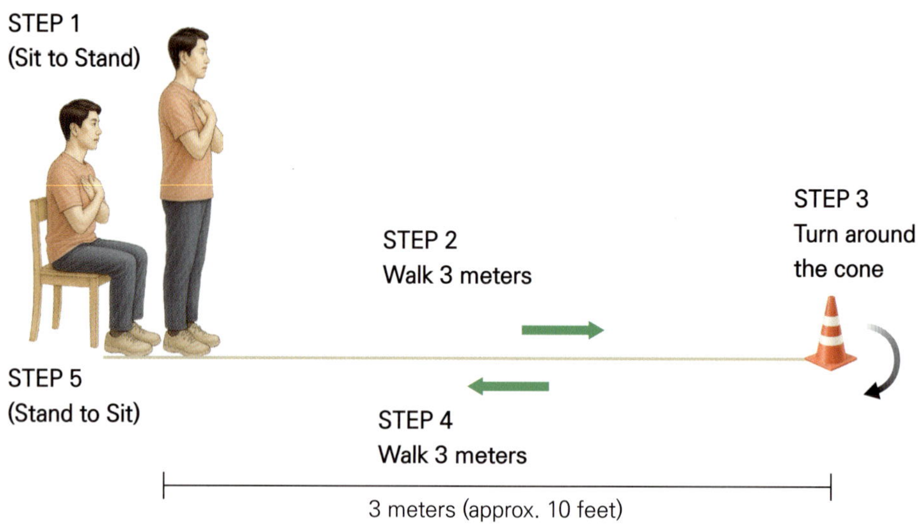

그림 16-7. Timed Up and Go (TUG) test

표 16-10. Physical Function in ICU Test-Scored (PFIT-s)

PFIT Scoring	0	1	2	3	TOTAL
Shoulder strength (grade)	0, 1 or 2	3	4	5	□
Knee strength (grade)	0, 1or 2	3	4	5	□
Sit to Stand Assistance	Unable	Assist x2	Assist x1	No Assist	□
Cadence (steps/min)	Unable	> 0 ~ 49	50~ < 80	80+	□

표 16-11. PFIT-s score의 순서형 점수분류와 간격형 점수분류

Scale	PFIT-s Score												
Ordinal	0	1	2	3	4	5	6	7	8	9	10	11	12
Interval	0	2	3.2	3.9	4.4	4.9	5.4	5.9	6.4	7.1	7.9	8.8	10

니터링하는 데 중요한 역할을 하며, 중환자실 환경에서 널리 사용되고 있다.

6 Perme ICU Mobility Score

Perme ICU Mobility Score는 더욱 세분화된 항목으로 구성된 평가 도구로서, 정신 상태, 잠재적 장애요인, 기능적 근력, 침상 이동성, 이동하기, 보행 등의 영역을 평가한다. 각 항목은 0점부터 2점 또는 3점까지의 척도로 평가되며, 총점은 32점이다. 이 도구는 중환자의 전반적인 기능 상태를 포괄적으로 평가할 수 있으며, 재활 진행 상황을 모니터링하는 데 유용하다.[25]

7 Activity Measure for Post-Acute Care (AM-PAC) Inpatient Mobility Short Form (IMSF)

The Activity Measure for Post-Acute Care (AM-PAC) '6-Clicks' Inpatient Short Forms (IMSF)은 급성기 이후 치료 환경에서 환자의 기능적 상태를 평가하기 위해 6개의 질문으로 이루어진 평가 도구이다. 원래 The Activity Measure for Post-Acute Care (AM-PAC)은 basic mobility, daily activity, applied cognition으로 구성되어 다양한 진단 및 다양한 환자군에 사용된다. AM-PAC '6-Clicks'는 기존 항목 중 데이터를 신속하게 평가할 수 있도록 선택된 6가지 질문만으로 구성되었다. AM-PAC의 단축형 평가들은 아래 표 16-12에서와 같이 다양한 환자의 상황에 따라 선택하여 사용할 수 있다.[26]

이 평가의 장점 중 하나는 평가자의 범위가 넓다는 데 있다. 환자가 스스로 평가할 수도 있고, 환자를 관찰하는 것을 기반으로 임상적 판단을 할 수도 있으며 환자에 대한 이해를 기반으로 평가할 수도 있다. 따라서 입원 시에는 의료진을 포함한 다양한 직종에서 평가할 수도 있고 퇴원 후 함께 거주하고 있는 가족이 평가할 수도 있다. 또한 빠르게 측정할 수 있고 간단하여 급성기나 기능이 낮은 환자들에게 사용하기 용이하다.

표 16-12. AM-PAC의 단축형 평가

환자의 상황 분류	사용되는 단축형 평가
Inpatients	Basic mobility Daily activity Applied cognitive
Inpatients (low function)	Basic mobility Daily activity
Home care	Basic mobility Daily activity Applied cognitive
Outpatients	Basic mobility Daily activity Applied cognitive

AM-PAC 평가에서 각 항목은 정도에 따라 4점 척도로 평가하며 점수가 높을수록 환자의 기능이 더 좋거나 장애가 적음을 나타낸다. 평가 시 평평한 침대를 사용하며 양쪽 침대 난간을 내리지 않고 수행한다. 평가 시 '환자의 어려움을 겪는 정도(how much difficulty does the patient currently have)'와 '환자가 도움을 필요로 하는 정도(how help from another person does the patient currently need)'를 구분하여 평가한다.

1) 환자가 겪고 있는 '어려움'을 점수 매기는 방법은 다음과 같다.

Unable	환자가 활동을 할 수 없거나 보조 도구나 다른 사람의 도움(지켜봄[supervision]이나 안전을 위한 구두지시를 포함)을 사용해야만 활동을 수행할 수 있는 경우
A lot	환자가 보조도구나 다른 사람의 도움 없이 활동을 할 수 있지만 훨씬 더 많은 노력 또는 시간이 필요한 경우
A little	환자가 보조도구나 다른 사람의 도움 없이 활동을 할 수 있지만 약간 더 많은 시간과 노력이 필요한 경우
None	환자가 보조도구나 다른 사람의 도움 없이 독립적으로 활동을 할 수 있는 경우

2) 환자가 필요한 '도움'을 점수 매기는 방법은 다음과 같다.

Unable	환자가 완전한 도움이 필요하거나 전혀 할 수 없는 경우
A lot	환자가 많은 도움이 필요한 경우 (최대에서 중간정도의 도움)
A little	환자가 약간의 도움이 필요한 경우 (관찰에서 최소한의 도움)
None	환자가 아무런 도움이 필요하지 않고 독립적으로 활동을 하는 경우

Ⅷ 균형 및 보행 평가

중환자실에서의 균형과 보행 평가는 환자의 의학적 안정성을 최우선으로 고려하여 단계적으로 시행되어야 한다. 중환자실에서의 균형 및 보행 평가는 제한적으로만 시행 가능하다. 앉기 균형 평가는 대부분의 중환자에게 시작되는 첫 번째 기능적 평가로, 처음에는 침상에서 45도 상체 거상을 시작으로 진행한다. 이때 혈압, 심박수, 산소포화도의 변화를 면밀히 관찰하며, 어지러움이나 호흡곤란의 발생 여부를 확인한다. 점진적으로 침상 끝에 걸터앉은 자세에서의 균형 평가를 시행하는데, 이때 체간 정렬 상태, 근긴장도, 자세 유지 능력을 평가한다. 특히 인공호흡기를 적용 중인 환자의 경우, 호흡기 회로의 안전한 관리와 기관 내관의 위치 변화에 주의를 기울여야 한다.

서기 균형 평가는 침상 내 움직임이 안정적인 환자에서 시행 가능하며, 침상에서 걸터앉은 자세부터 시작한다. 이 과정에서 기립성 저혈압, 어지러움, 실신 전 증상의 발생 여부를 주의 깊게 관찰해야 한다. 특히 체외막산소공급(extracorporeal membrane oxygenation, ECMO)이나 지속적 신대체요법(continuous renal replacement therapy, CRRT)을 적용 중인 환자의 경우, 회로의 안전성을 확보한 상태에서 제한된 범위 내에서만 평가를 시행해야 한다. 이후 단계적으로 서기 균형 평가를 시행하여, 기립 시 하지의 체중 부하 정도와 균형 유지 능력, 양하지 체중 분포, 자세 동요 등을 평가한다.

중환자실에서의 보행 평가는 일반적인 보행 평가와는 차이가 있다. 대부분의 중환자들이 다양한 의료 장비를 부착하고 있기 때문에, 초기에는 침상 옆 서기나 제자리 걸음부터 시작한다. 이때 산소 공급 장치, 심전도 모니터링, 정맥주사 라인 등의 안전한 관리가 필수적이다. 보행 평가를 시작할 때는 최소 2명 이상의 의료진이 보조해야 하며, 환자의 체력과 균형 능력에 따라 보행 거리와 시간을 조절한다. 보행 보조도구는 중환자실 환경에 적합한 것을 선택해야 한다. 초기에는 주로 높이 조절이 가능한 워커를 사용하며, 산소통이나 모니터링 장비를 안전하게 거치할 수 있는 구조여야 한다. 보조도구 선택 시에는 환자의 근력, 균형 능력뿐만 아니라 의료 장비의 이동성 또한 고려해야 한다.

1 Timed Up and Go (TUG) test

독립적인 보행이 가능한 경우 일부 환자에 한해 Timed Up and Go (TUG) test를 시행할 수 있다(그림 16-7). Timed Up and Go test는 노인의 낙상을 예측하기 위한 선별검사로 개발되었으며, 보행 및 균형 능력을 평가하여 낙상의 위험여부를 판단한다.[27]

이 검사를 위해서는 팔걸이가 있는 의자(의자높이 46cm, 팔걸이 높이 67cm), 테이프, 줄자, 초시계가 필요하며, 환자의 상태에 따라 워커나 지팡이 등의 보행보조장치가 추가로 필요할 수 있다. 검사 방법은 다음과 같다. 먼저 환자가 사용할 의자는 서거나 앉을 때 움직이지 않도록 안정적으로 출발선에 위치시킨다. 출발선에서 3m 떨어진 곳 바닥에는 환자가 쉽게 볼 수 있도록 테이프로 표시한다. 환자는 팔걸이가 있는 의자에 엉덩이와 등이 닿도록 올바르게 앉은 상태에서 검사를 시작하며, 앉고 일어서는 동안 필요한 경우 팔걸이를 사용할 수 있다. 평가자가 "출발"이라고 지시하면 환자는 의자에서 일어나서 3m 지점의 위치를 돌아서 다시 의자에

표 16-13. TUG test 결과지 예문

날짜	시간(s)	보행보조도구	특이사항
		□ 보조기구 없음(No mobility aids) □ 지팡이(단지팡이, 네발지팡이) (Cane: mono cane, quad cane) □ 양손 지팡이(Two canes) □ 4륜 보행기(4 wheeled walker) □ 2륜 보행기(2 wheeled walker) □ 고정형 보행기(Solid walker)	

앉는데, 이때 규칙적인 걸음걸이로 걸어야 한다.

평가자는 "출발"이라고 할 때 타이머를 시작하고, 환자가 다시 의자로 돌아와 의자 시트에 엉덩이가 닿는 순간 타이머를 정지한다. 환자는 1회의 연습 후 검사를 진행하며, 2번의 시도 중 더 높은 점수를 기록한다. 환자는 편안한 신발을 착용하며 평상시 사용하는 보행보조도구를 사용할 수 있으나, 다른 사람의 도움을 받을 수는 없다. 검사에는 시간 제한이 없으며, 환자는 필요한 경우 멈춰서 쉴 수 있다. 검사 결과는 10초 미만이면 정상, 20초 미만은 양호한 이동성으로 독립적인 외출과 보행이 가능한 상태, 20초 이상 30초 미만은 문제가 있는 상태로 독립적 외출이 불가능하며 도움이 필요한 상태를 나타내며, 특히 13.5초 이상일 경우에는 낙상 위험도가 높다고 평가한다(표 16-13).[28-30]

2 30초 의자 앉았다 일어서기

하지의 근력과 균형 능력을 평가하는 다른 검사로 30초 의자 앉았다 일어서기(30s chair sit and stand, 30s CSS)가 있다(그림 16-8). 30초 의자에서 일어서기 검사는 팔걸이가 없는 약 43.2cm 높이의 의자와 스톱워치를 사용하여 수행한다. 검사 방법은 다음과 같다. 환자는 허리를 펴고 의자에 깊게 앉은 상태에서 두 발은 어깨 넓이로 벌려 서로 평행하게 하되 무릎보다 뒤로 위치시키며, 두 손은 반대쪽 어깨에 가볍게 올려 서로 교차하게 한다. 의자는 검사 중 움직임을 방지하기 위해 침대나 벽면에 받쳐 놓는다.[31]

평가자는 시범을 보이며 주의사항을 설명하고, 환자는 1회 연습을 시행한 후 검사를 진행한다. 만약 연습

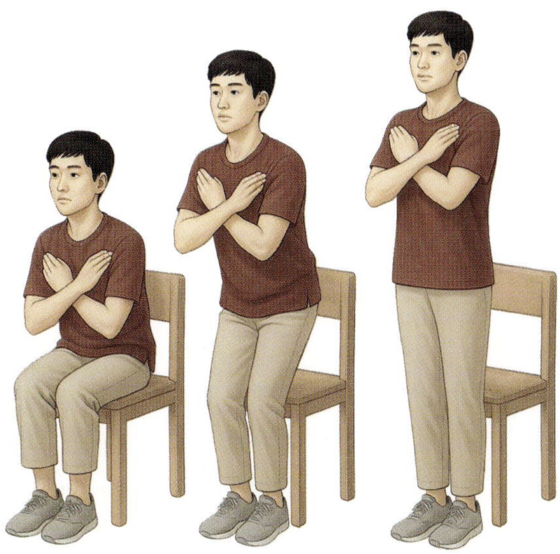

그림 16-8. 30s CSS (30s chair sit and stand) 평가 방법

동작에서 평가자가 판단하기에 환자가 동작을 수행할 수 없거나 위험하다고 생각되는 경우, 또는 팔을 사용해야 하는 경우에는 0점으로 기록하고 검사를 종료한다. 환자가 동작을 수행할 수 있는 경우에는 본 검사를 시행하며, 안전 사고에 대비하여 평가자는 50cm 정도 떨어져 있는다. 환자에게는 30초 동안 정확한 동작을 수행하면서 가능한 빠르게 일어섰다 앉았다를 반복해야 함을 설명한다. 시작 신호와 함께 환자는 완전히 일어섰다가 완전히 앉는 동작을 반복하며, 평가자는 초시계로 시간을 측정하고 피검자가 들을 수 있도록 일어섰다 앉은 횟수를 센다. 30초가 되면 '끝' 신호와 함께 초시계를 정지하고 완료한 동작의 총 횟수를 기록한다. 평가 시 주의사항은 무릎과 몸이 완전히 펴진 선 자세를 1회로 평가하며, 앉는 동작에서는 의자에 깊게, 상체를 완전히 세워서 앉도록 해야 한다. 손을 사용하거나 완전히 일어서거나 앉지 않은 경우에는 0으로 간주하며, 30초가 끝났을 때 환자가 절반 넘게 일어선 상태라면 1회로 간주하고 그렇지 않을 경우에는 0으로 기록한다. 일반적으로 65세 이상의 남성의 경우 14회 이상, 여성의 경우 12회 이상이면 정상으로 간주되며, 횟수가 평균 이하일 경우 하지 근력, 균형능력의 감소 및 낙상 위험도가 높다고 알려져 있다.[32]

3 간편신체기능검사

간편신체기능검사(short physical performance battery, SPPB)는 노인의 하지 기능을 평가하는 종합적인 도구로, 균형 검사, 보행 속도, 하지 근력의 3가지 영역을 평가하며 각 영역별로 0~4점이 부여되어 총 12점 만점으로 구성된다(그림 16-9).

첫번째 영역인 균형 검사는 세 가지 자세에서의 균형 능력을 평가한다. 첫번째 자세는 일반적인 양발 서기(side-by-side stand)로, 발을 나란히 붙이고 서 있는 자세를 10초간 유지하는 것이다. 두번째 자세는 반일렬 서기(semi-tandem stand)로, 한 발의 뒤꿈치를 다른 발의 엄지발가락 옆에 위치시키고 10초간 유지한다. 세번째 자세는 일렬 서기(tandem stand)로, 한 발의 뒤꿈치를 다른 발의 앞에 일렬로 위치시키고 10초간 유지한다. 각 자세는 특정 시간 동안 유지할 수 있는지를 평가하며, 수행 능력에 따라 점수가 부여된다. 두번째 영역은 4m 보행 속도 검사이다. 이는 평상시 보행 속도로 4m를 걷는 데 걸리는 시간을 측정하며, 측정된 시간에 따라 점수가 부여된다. 세 번째 영역은 의자에서 일어서기 검사로, 팔을 사용하지 않고 의자에서 5회 연속으로 일어섰다 앉는 것을 수행하는 데 걸리는 시간을 측정한다. 아래 표 16-14에서와 같이 각 항목별로 측정된 시간에 따라 점수가 부여된다.

SPPB의 총점은 이 세 영역의 점수를 합산하여 산출되며, 점수가 높을수록 더 좋은 신체 기능을 나타낸다. 점수에 따른 신체 기능 상태는 다음과 같다. 근력 측정 및 근육량 평가를 함께 고려하여 SPPB 9점 이하인 경우는 중증도 근감소증의 진단 기준 중 하나로 사용될 수 있다. SPPB는 여러 가지 임상적 장점을 가진 평가도구이다. 먼저 특별한 장비 없이 의자와 초시계만으로 간단히 시행할 수 있어 임상 현장에서의 접근성이 매우 높다. 또한 평가에 소요되는 시간이 10~15분 정도로 비교적 짧아 바쁜 임상 환경에서 효율적으로 적용할 수 있다. 각 항목별 수행 능력이 객관적인 수치로 평가되어 결과의 해석이 명확하며, 시간에 따른 변화를 정확하게 추적할 수 있다는 장점도 있다. 특히 노인 인구에서 SPPB 점수는 낙상 위험도와 장애 발생 위험을 예측하는 데 유용한 지표로 활용되며, 이는 여러 연구를 통해 입증되었다. 또한 평가자 내 및 평가자 간 재현성이 높고 신뢰도가 충분히 검증되어 있어, 임상 현장에서 신뢰할 수 있는 평가 도구로 널리 사용되고 있다.

균형과 보행 평가 시에는 응급상황에 대비한 준비가 필수적이다. 산소포화도가 90% 이하로 감소하거나, 수축기 혈압이 기저치에서 20% 이상 변동하는 경우, 심박수가 분당 120회를 초과하는 경우, 부정맥이 발생하는 경우에는 즉시 평가를 중단하고 안정화 조치를 취해야 한다. 또한 평가 시에는 산소 공급 장치, 흡인 장비, 응급 카트 등이 즉시 사용 가능한 상태로 준비되어 있어

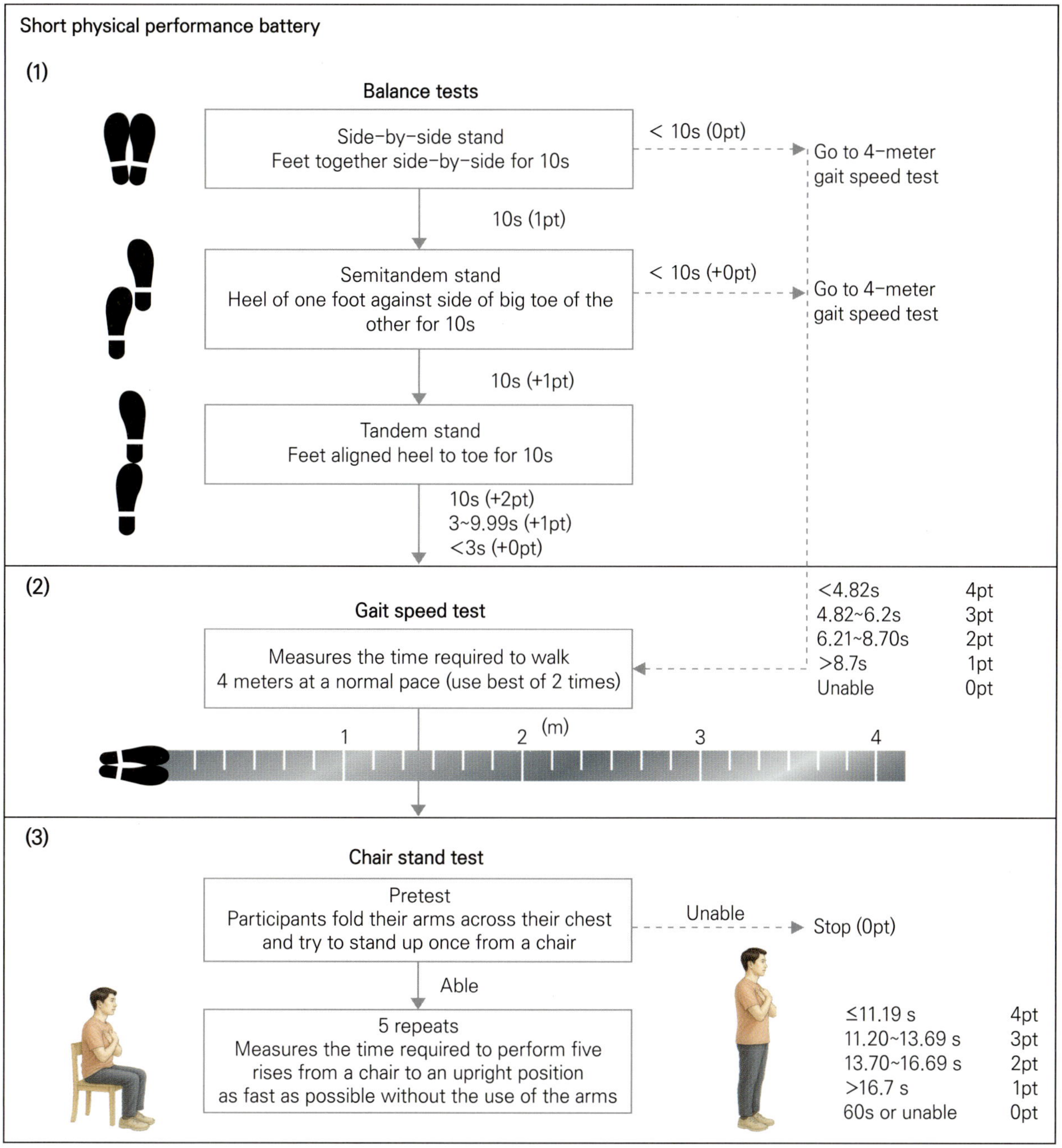

그림 16-9. 간편신체기능검사(short physical performance battery, SPPB) 검사 방법

표 16-14. SPPB 서식

검사항목		평가기준
균형검사(4점)	일반자세	> 10초 (1점)
	반 일렬자세	> 10초 (1점)
	일렬자세	3 ~ 10초 (1점)
		> 10초 (2점)
점 수		
보행속도(4점)	4m 걸음	< 4.82초 (4점)
		4.82 ~ 6.20초 (3점)
		6.21 ~ 8.70초 (2점)
		> 8.70초 (1점)
총 시간 (초)		
점 수		
의자 일어서기(4점)	5회 반복	< 11.19초 (4점)
		11.20 ~ 13.69초 (3점)
		13.7 ~ 16.69초 (2점)
		> 16.7초 (1점)
		> 60초 또는 실패 (0점)
총 시간 (초)		
점 수		
총 합		

야 한다.

평가 결과는 환자의 전반적인 의학적 상태, 약물 사용 현황, 의식 수준 등과 함께 해석되어야 하며, 이를 바탕으로 다음 단계의 재활 진행 여부를 결정해야 한다. 특히 승압제나 진정제를 사용 중인 환자의 경우, 약물 용량 변화에 따른 균형과 보행 능력의 변동을 고려해야 한다.[33]

IX 일상생활동작 평가

1 기능적 독립 척도

일상생활동작의 평가는 중환자의 기능적 독립성과 간호 필요도를 파악하는 데 핵심적인 요소이다. 기능적 독립 척도(functional independence measure, FIM)는 기능적 평가 도구 중 가장 포괄적인 항목을 포함하고 있으며, 자기관리, 괄약근 조절, 이동성, 보행, 의사소통, 사회적 인지의 6개 영역에 걸쳐 총 18개 항목을 평가한다. 자기관리 영역에는 식사하기, 개인위생, 목욕하기, 상하의 입기, 화장실 위생관리가 포함되며, 괄약근 조절 영역에서는 소변과 대변 조절 능력을 평가한다. 이동성 영역은 침상, 화장실, 욕실에서의 이동을 평가하고, 보행 영역에서는 보행 능력과 계단 오르기를 평가한다. 의사소통 영역에서는 이해력과 표현력을, 사회적 인지 영역에서는 사회적 상호작용, 문제해결 능력, 기억력을 평가한다. 각 항목은 1점(완전 의존)부터 7점(완전 독립)까지의 척도로 평가되어, 환자의 기능적 독립성 정도를 세밀하게 구분할 수 있다.[34]

2 수정바델지수

수정바델지수(modified barthel index, MBI)는 기본적 일상생활동작을 평가하는 도구로, 임상에서 가장 널리 사용되고 있다. 총 10개 항목으로 구성되어 있으며, 식사하기, 개인위생, 화장실 사용, 목욕하기, 옷 입기, 대소변 조절, 이동하기, 보행, 계단 오르기를 평가한다. 각 항목은 수행의 독립성 정도에 따라 0점, 5점, 10점(일부 항목은 15점)으로 평가되며, 총점은 100점이다. 평가가 간단하고 직관적이어서 일상적인 임상 환경에서도 쉽게 적용할 수 있다는 장점이 있다.[35]

3 Katz Index

Katz Index는 특히 노인 환자의 기본적 일상생활동작을 평가하는 데 유용한 도구이다. 목욕하기, 옷 입기, 화장실 사용, 이동하기, 배변 조절, 식사하기의 6개 기본 항목을 평가하며, 각 항목은 독립적 또는 의존적으로 구분하여 평가한다. 단순하고 명확한 평가 기준으로 인해 평가자 간 신뢰도가 높다는 장점이 있다.[36]

4 일상활동(Activities of daily living, ADL) 평가

일상활동(activities of daily living, ADL) 평가는 기본적 일상생활동작과 함께 도구적 일상생활동작(instrumental ADL, IADL)까지 포함하는 포괄적인 평가이다. 기본적 ADL에는 앞서 언급된 자기관리 활동들이 포함되며, IADL에는 전화 사용, 쇼핑, 식사 준비, 집안일, 세탁, 교통수단 이용, 투약 관리, 재정 관리 등이 포함된다. 이러한 포괄적 평가는 환자의 지역사회 복귀와 독립적 생활 가능성을 예측하는 데 중요한 정보를 제공한다.[37]

이러한 ADL 평가 도구들은 환자의 현재 기능 상태를 객관적으로 평가하고, 재활 목표를 설정하며, 치료 효과를 측정하는 데 필수적이다. 또한 퇴원 계획 수립과 적절한 지원 서비스 결정에 중요한 지표로 활용된다. 평가는 정기적으로 시행되어야 하며, 환자의 회복 경과를 모니터링하고 치료 계획을 수정하는 데 활용되어야 한다.

X 삶의 질 및 참여도 평가

중환자의 삶의 질 평가는 신체적, 정신적, 사회적 기능을 포괄적으로 평가하여 전반적인 회복 상태를 파악하고 재활의 효과를 판단하는 핵심적인 요소이다. 특히 중환자실 치료 후의 삶의 질 평가는 장기적인 예후와 사회 복귀의 성공 여부를 예측하는 중요한 지표가 된다.

1 Short Form-36 (SF-36)

Short Form−36 (SF−36)은 건강 관련 삶의 질을 평가하는 대표적인 도구로서 다음 8개의 세부 영역을 평가한다. 신체적 기능 영역에서는 일상적인 신체 활동의 수행 능력을 평가하며, 걷기, 계단 오르기, 몸 구부리기, 물건 들기 등의 구체적인 활동들이 포함된다. 신체적 역할제한 영역은 신체적 건강 문제로 인한 일상생활이나 직업 활동의 제한 정도를 평가한다. 통증 영역은 통증의 강도와 이로 인한 일상생활의 방해 정도를 측정하며, 일반적 건강 영역은 전반적인 건강상태에 대한 주관적 평가와 건강 변화에 대한 인식을 포함한다. 활력 영역에서는 피로감, 에너지 수준, 의욕 등을 평가하고, 사회적 기능 영역은 신체적, 정신적 건강 문제로 인한 사회활동의 제한 정도를 측정한다. 감정적 역할제한 영역은 정서적 문제로 인한 일상생활의 제한을 평가하며, 정신건강 영역은 우울, 불안, 정서적 안녕감 등을 포함한다.[38]

2 EuroQol 5-Dimension (EQ 5D)

EuroQol 5-Dimension (EQ-5D)는 간단하면서도 포괄적인 건강 관련 삶의 질 평가 도구로, 5개의 핵심적인 영역을 평가한다. 운동능력 영역에서는 보행이나 이동의 어려움을, 자기관리 영역에서는 씻기, 옷 입기 등의 기본적인 자기관리 능력을 평가한다. 일상활동 영역은 일, 공부, 가사일, 여가활동 등의 수행 능력을 측정하며, 통증/불편 영역은 신체적 고통이나 불편감의 정도를 평가한다. 불안/우울 영역에서는 정서적 상태를 평가한다. 추가로 시각적 상사 척도(visual analog scale, VAS)를 통해 0~100점 사이에서 전반적인 건강상태를 표시하도록 한다.[39]

3 Hospital Anxiety and Depression Scale (HADS)

Hospital Anxiety and Depression Scale (HADS)는 중환자의 정서적 상태를 평가하는 데 특화된 불안과 우울 평가 도구이다. 불안과 우울을 각각 7개 문항으로 평가하며, 신체적 증상을 배제하고 심리적 측면에 집중된 도구라는 점이 특징이다. 각 문항은 0~3점으로 평가되며, 불안과 우울 각각 21점 만점으로 계산된다. 8점 이상인 경우 임상적으로 의미 있는 불안이나 우울이 있다고 판단한다.[40]

4 Impact of Event Scale-Revised (IES-R)

Impact of Event Scale-Revised (IES-R)는 외상 후 스트레스 장애의 증상을 평가하는 도구로, 중환자실 치료 경험으로 인한 심리적 외상을 평가하는 데 유용하다. 침습 증상(악몽, 플래시백 등), 회피 증상(관련된 생각이나 상황을 피하는 것), 과각성 증상(과민반응, 수면장애 등)의 세 영역을 평가한다. 총 22개 문항으로 구성되어 있으며, 각 문항은 0~4점으로 평가된다.

5 한국형 정신건강(우울·불안·스트레스) 평가 도구

기존의 정신건강 평가 도구는 대부분 외국에서 개발된 것을 번안한 것으로, 일부 도구는 사용료가 발생하는 제한이 있다. 이를 보완하기 위해, 사용료 부담 없이 한국의 문화적 특성을 반영한 평가 도구가 개발되었다. 이 평가도구는 우울, 불안, 스트레스를 측정하기 위한 한국인 우울 척도(National Depression Scale, NDS), 한국인 불안 척도(National Anxiety Scale, NAS), 한국인 스트레스 척도(National Stress Scale, NSS). 이렇게 총 3가지의 평가도구로 나뉘며 단축형 버전(brief version)을 포함하고 있어 상황에 따른 적절한 적용이 가능하다. 본 평가 척도를 수행할 때에는 수검자가 방해받거나 자극받지 않을 수 있는 환경에서 진행하여야 할 것을 권고하고 있으며 글씨를 읽는 데에 어려움이 있는 경우, 충분한 설명 후 소리 내어 읽어 설명해 주는 것도 가능하다.[41]

이러한 평가 도구들을 통해 얻은 결과는 환자의 전반적인 회복 상태를 파악하고, 추가적인 중재가 필요한 영역을 확인하는 데 활용된다. 또한 시간에 따른 변화를 추적함으로써 재활 중재의 효과를 평가하고, 장기적인 예후를 예측하는 데에도 도움이 된다. 평가 결과는 환자와 가족에게도 공유되어 재활 목표 설정과 치료 계획 수립에 반영되어야 한다.

XI 평가 결과의 해석 및 활용

1 평가 결과의 기록

평가 결과의 기록은 체계적이고 일관된 형식으로 이루어져야 한다. 기본적인 평가 결과는 정량화된 객관적 데이터와 함께 환자의 주관적 반응, 평가 시 관찰된 특이사항, 제한요인 등이 기록되어야 한다. 평가 시점의 환자 상태(의식수준, 약물 사용 여부)와 평가 환경도 함께 기록하여, 추후 재평가 시 비교의 기준으로 활용할 수 있도록 해야 한다. 평가 결과는 전자의무기록 시스템에 표준화된 서식으로 입력되어 의료진 간의 원활한 정보 공유가 가능해야 하며, 시간에 따른 변화를 쉽게 파악할 수 있도록 도표 또는 차트 형태로도 제시되어야 한다.

2 임상적 의사결정에서의 활용

임상적 의사결정에의 활용에 있어서 평가 결과는 환자의 현재 기능 상태, 회복 잠재력, 위험 요인 등을 종합적으로 판단하는 근거가 된다. 재활 치료의 시작 시기를 결정할 때는 환자의 의학적 안정성과 함께 기능적 평가 결과를 고려해야 한다('Chapter 18. 포괄적 중환자 재활 치료 프로토콜' 참고). 특히 중환자실 획득 쇠약의 조기 발견과 예방을 위해서는 근력, 관절가동범위, 기능적 동작 수행 능력 등의 평가 결과가 중요한 지표가 된다. 치료 강도와 진행 속도의 결정에 있어서는 활력징후의 안정성, 운동 순응도(compliance), 운동 수행능력(performance), 기능적 평가 등의 평가 결과를 기준으로 삼아야 한다.

3 예후 예측

예후 예측은 평가 결과를 바탕으로 환자의 회복 가능성과 최종 기능 수준을 예측하는 과정이다. 이를 위해서는 초기 평가 결과뿐만 아니라 시간에 따른 변화 양상을 분석해야 한다. 특히 초기 2~3주간의 기능 회복 속도는 장기 예후를 예측하는 중요한 지표가 될 수 있다. 예후 예측 시에는 환자의 연령, 기저질환, 중환자실 입실 원인, 인공호흡기 적용 기간 등의 요인들도 함께 고려해야 한다. 또한 인지기능, 영양 상태, 정서적 상태 등의 평가 결과도 장기적인 회복을 예측하는 데 중요한 정보를 제공한다.

4 재활 목표 설정

재활 목표 설정은 평가 결과를 바탕으로 환자 개개인에게 적합한 단기 및 장기 목표를 수립하는 과정이다. 목표 설정 시에는 환자의 현재 기능 수준, 회복 잠재력, 사회적 역할과 요구 등을 종합적으로 고려해야 한다. 단기 목표는 1~2주 이내에 달성 가능한 구체적인 기능적 과제들로 구성되며, 장기 목표는 퇴원 시점과 그 이후의 기능 회복 수준을 포함한다. 목표는 환자와 가족의 의견을 반영하여 설정되어야 하며, 정기적인 재평가를 통해 수정될 수 있어야 한다.

5 조기 목표지향적 접근

중환자실에서 사용되는 목표 설정 방법 중 하나는 목표지향적 접근(goal-directed approach)이다. 이 접근을 적용하기 위해서는 한 명의 환자를 중심으로 하는 중환자재활 팀원들의 팀워크가 중요시된다. 먼저 중환자재활팀은 해당 환자의 일일 움직임의 목표를 다학제간 회의를 통하여 정의한다. 팀원은 각자 환자의 움직임(mobility)의 촉진자(facilitator) 역할을 한다. 전문가 임상팀이 환자의 움직임 목표를 설정하고 환자에게 내용을 공유한다. 환자는 목표한 움직임을 달성하기 위하여 노력해야 하고, 팀원들은 목표한 움직임에 도달하기 위하여 여러 가지 접근을 한다. 먼저 목표 움직임을 수행하는데 방해 요인이 없는지 확인하여, 해결하기 위한 노력을 한다. 그리고 환자의 신체기능 목표를 다양한 방

표 16-15. 매일 재활 목표 설정을 위한 단계별 기준의 예

	Level 0 활동 없음	Level 1 수동적 관절 운동 또는 누운상태에서의 운동	Level 2 앉기	Level 3 서기	Level 4 보행
향상된 재활 진행을 위해 다음 단계로 넘어가기 위한 안전 기준(Safety criteria to advance mobilization)	a) 척추 안정성 확보 b) 24시간 이내 과도한 사망 위험 없음 c) 두개내압(ICP) $< 20\ cmH_2O$				
	→	a) 한 단계 명령 수행 가능 b) 자발적 움직임 존재 c) 앉기 자세를 수행하기 어려운 중대한 척수 손상이 없음			
		→	a) 양측 대퇴사두근 근력 ≥ 3/5 b) 보조 없이 앉을 수 있음 c) 체중부하 제한 없음		
			→	a) 최소한의 도움으로 2회 이상 서기 가능 b) 최소한의 도움으로 제자리 걷기 가능	

법으로 제시하여 환자를 격려하고 동기부여해야 하며 목표 달성을 위하여 다학제 소통을 실시한다. 각 움직임의 단계를 넘어갈 때에는 환자의 안전이 우선 고려되어야 하며 그 기준은 팀원 간의 논의를 통해 설정되고 목표 달성을 위해 각 병원에 환경에 맞는 적절한 절차를 개발하는 것이 필요하다(표 16-15).

목표지향적 접근에서 주의하고 유의해야할 점은 또한 '목표지향'의 비중을 적절하게 배분해야 한다는 점이다. '목표지향'이라는 점에 너무 많은 무게가 실릴 경우 환자와 치료사의 안전과 앞으로의 치료 계획에 부정적인 영향을 끼칠 수 있다. 또한 환자, 보호자와의 정서적 교감과 합의가 충분히 이뤄져야 할 것이다. 이를 위해서는 팀원들의 팀워크가 우선적으로 중요하며 현장에서는 치료를 주도하는 주요 촉진자(main facilitator)의 판단 또한 매우 중요하다.

평가 결과 활용에 있어서 중요한 것은 다학제적 접근이다. 의사, 간호사, 물리치료사, 작업치료사 등 각 분야의 전문가들이 평가 결과를 공유하고 논의하여 종합적인 재활 계획을 수립해야 한다. 또한 평가 결과는 환자와 가족에게도 적절히 설명되어야 하며, 이를 통해 재활 과정에 대한 이해와 참여를 높일 수 있다. 또한, 평가 결과는 임상 연구와 질 관리에도 활용될 수 있다. 체계적으로 수집된 평가 데이터는 중환자 재활의 효과를 검증하고 새로운 평가 도구나 치료 방법을 개발하는 데 귀중한 자료가 된다. 또한 기관별 재활 성과를 비교 분석하여 서비스의 질을 향상시키는 데에도 활용될 수 있다.

XII 특수 상황에서의 평가

중환자실에서는 다양한 특수 상황에서 기능적 평가가 필요하며, 각 상황에 따라 적절한 평가 방법의 수정과 안전 조치가 요구된다. 특히 인공호흡기 또는 ECMO를 적용 중인 혈역학적으로 불안정한 환자, 의식이 저하된 환자, 그리고 격리가 필요한 환자의 평가는 세심한 주의와 특별한 고려가 필요하다. 인공호흡기나 ECMO를 적용받고 있는 환자, 혈역학적으로 불안정한 환자의 평가 중에는 지속적인 혈압 측정, 심전도 모니터링, 조직 관류 상태, 산소포화도, 피부색과 체온을 면밀히 관찰해야 한다.

의식저하 환자에서는 의식수준에 적합한 평가 도구를 선택하고, 필요한 경우 수정된 평가 방법을 적용해야 한다. 진정제 사용 여부와 용량, 각성도의 일중 변동, 자극에 대한 반응 정도를 확인한다. 평가는 수동적 관절가동범위, 근긴장도, 병적 반사, 자발적 움직임, 통증 반응 등을 중심으로 진행하며, 기도 유지 상태, 흡인 위험성, 체위성 저혈압, 두개내압 상승 위험을 주의해야 한다.

격리 환자의 평가는 감염 관리 지침을 철저히 준수하면서 수행해야 한다. 적절한 개인보호장비를 착용하고 손 위생 프로토콜을 준수해야 하며, 사용하는 모든 장비의 소독과 관리, 의료폐기물 관리, 격리실 출입 절차를 철저히 지켜야 한다. 평가는 최소 필요 인력만 투입하여 효율적으로 진행해야 하며, 필수 평가 항목을 선정하여 장비 사용을 최소화해야 한다. 평가 도구는 가능한 한 전용 도구나 일회용 도구를 사용하고, 재사용 도구의 경우 철저한 소독 절차를 거쳐야 한다.

이러한 특수 상황의 환자들을 평가할 때는 항상 안전을 최우선으로 고려하며, 필요한 경우 평가 항목을 조정하거나 생략할 수 있다. 또한 각 전문분야 의료진의 의견을 종합하여 최적의 평가 계획을 수립하는 다학제적 접근이 매우 중요하다. 평가 결과는 환자의 전반적인 임상 상태와 함께 해석해야 하며, 시간에 따른 변화를 추적하여 재활 계획 수정에 반영해야 한다.

XIII 평가의 질 관리

1 평가자 간 신뢰도

중환자 재활에서 평가의 질 관리는 신뢰성 있고 일관된 평가 결과를 얻기 위한 핵심적인 요소이다. 평가자 간 신뢰도는 평가의 일관성을 확보하는 데 가장 중요한 요소이며 이를 위해서는 체계적이고 지속적인 교육 프로그램이 필요하다. 교육 내용에는 평가 도구의 이론적 배경, 실제 적용 방법, 평가 시 주의사항, 결과 해석 방법 등이 포함되어야 하며, 정기적인 실습과 피드백 세션을 통해 평가자들의 숙련도를 향상시켜야 한다. 또한 평가자들 간의 정기적인 회의를 통해 평가 과정에서 발생하는 문제점들을 공유하고 해결방안을 모색해야 한다.

2 평가 도구의 표준화

평가 도구의 표준화는 평가의 객관성과 재현성을 확보하기 위한 필수 요소이다. 각 평가 도구의 표준화된 측정 방법, 측정 환경, 필요한 장비, 평가 시점, 평가 순서 등이 명확히 규정되어야 한다. 특히 중환자실의 특수한 환경을 고려한 수정된 평가 프로토콜이 필요할 수 있으며, 이러한 수정 사항도 명확한 기준과 근거를 바탕으로 표준화되어야 한다. 평가 도구의 선택에 있어서는 타당도와 신뢰도가 검증된 도구를 우선적으로 고려해야 하며, 필요한 경우 중환자실 환경에서의 타당도 검증 연구를 시행해야 한다(표 16-16).

3 포괄적 평가 프로토콜 개발

포괄적 평가 프로토콜의 개발은 체계적이고 일관된 평가 시스템을 구축하기 위한 기초가 된다. 프로토콜에는 평가의 목적, 대상자 선정 기준, 평가 시기와 주기, 필수 평가 항목, 선택적 평가 항목, 평가 순서, 주의 사항, 금기 사항, 응급상황 대처 방안 등이 포함되어야 한다. 특히 중환자실의 다양한 특수 상황(인공호흡기 적

표 16-16. 중환자 기능평가 타당도와 신뢰도[7]

Instrument name (range for score)	Evidence of reliability?	Evidence of validity?	Evidence of predictive validity?	Evidence of responsive-ness?	Evidence for MID?
ACIF (0~1)	Yes	Construct validity: Yes	Yes: for discharge to home	No	No
CPAx (0~50)	Yes	Content validity: Yes Construct validity: Yes	Yes: for discharge to home	Yes	Yes
CcFROM (0~63)	Yes	Face/content validity: Yes	No	No	No
DEMMI (0~100)	Yes	Convergent validity: Yes Divergent validity: Yes	No	No	No
FSS-ICU (0~35)	Yes	Construct validity: Yes Discriminant validity: Yes Known groups validity: Yes	Yes: for discharge to home and post-ICU hospital LOS	Yes	Yes
IMS (0-10)	Yes	Construct validity: Yes Divergent validity: Yes	Yes: for discharge to home and 90-day survival	Yes	No
MMS (0~7)	Yes	Construct validity: Yes	Yes: for post-ICU hospital LOS	No	No
Perme (0~32)	Yes	Construct validity: Yes	No	No	No
PFIT-s (0~10)	Yes	Construct validity: Yes Divergent validity. Yes	Yes: for discharge to home, post-ICU hospital LOS; Not predictive of 28-day and 12-month mortality	Yes	Yes
SOMS (0~4)	Yes	Construct validity: Yes Divergent validity: Yes	Yes: for ICU and hospital LOS, and in-hospital mor-tality	No	No
SPPB (0~12)	No	Construct validity: Yes Divergent validity: Yes	Not predictive of discharge to home	Yes	Yes

ACIF; Acute Care Index of Function, CPAx; Chelsea Critical Care Physical Assessment Tool, CcFROM; Critical Care Functional Rehabilitation Outcome Measure, DEMMI; De Morton Mobility Index, FSS-ICU; Functional Status Score for the ICU, ICU; intensive care unit, IMS; ICU mobility scale, LOS; length of stay, MID; minimal important difference, MMS; Manchester Mobility Score, PFIT-s; Physical Function in intensive care test scored, SOMS; Surgical Optimal Mobility Scale, SPPB; Short Physical Performance Battery

용, 체외막산소공급 적용, 혈역학적 불안정 등)에 따른 세부 프로토콜이 마련되어야 한다. 프로토콜은 정기적으로 검토하고 업데이트해야 하며, 새로운 근거나 임상 경험을 반영하여 지속적으로 개선해야 한다.

질 관리 시스템의 운영을 위해서는 전담 인력과 조직이 필요하다. 질 관리 담당자는 평가자 교육, 평가 도구의 표준화, 프로토콜 개발과 수정, 평가 결과의 분석과 피드백 등을 총괄적으로 관리해야 한다. 또한 정기적인 질 관리 회의를 통해 평가 시스템의 문제점을 파악하고 개선방안을 논의해야 하며, 필요한 경우 외부 전문가의 자문을 받아 평가 시스템을 보완해야 한다.

마지막으로, 평가 결과의 데이터베이스 구축과 분석도 중요한 질 관리 요소이다. 체계적으로 구축된 데이터베이스는 평가의 신뢰도와 타당도를 검증하는 데 활용될 수 있으며, 장기적으로는 예후 예측 모델의 개발이나 새로운 평가 도구의 개발에도 기여할 수 있다. 데이터 분석 결과는 정기적으로 평가자들과 공유되어야 하며, 이를 통해 평가 시스템의 지속적인 개선이 이루어져야 한다.

XIV 미래 전망

1 새로운 평가 도구의 개발

중환자 재활 분야의 기능적 평가는 기술의 발전과 함께 빠르게 진화하고 있다. 새로운 평가 도구의 개발은 전통적인 평가 방식의 한계를 극복하고 더욱 정확하고 객관적인 평가를 가능하게 할 것이다. 특히 센서 기술과 생체신호 측정 기술의 발전으로 비침습적이면서도 연속적인 데이터 수집이 가능해지고 있다. 이러한 첨단 센서들은 근활성도, 관절 움직임, 자세 변화, 보행 패턴 등을 정밀하게 측정할 수 있으며, 측정된 데이터는 실시간으로 분석되어 즉각적인 피드백을 제공할 수 있다.

2 디지털 기술의 활용

디지털 기술의 활용은 평가의 정확성과 효율성을 크게 향상시킬 것으로 예상된다. 3D 모션 캡처 시스템은 환자의 움직임을 정밀하게 분석할 수 있으며, 가상현실(VR)과 증강현실(AR) 기술은 더욱 다양하고 실제적인 기능 평가를 가능하게 할 것이다. 또한 클라우드 기반의 데이터 저장 및 공유 시스템은 평가 결과의 효율적인 관리와 분석을 가능하게 하며, 다기관 연구 및 임상 데이터의 통합 분석도 용이해질 것이다.

3 원격 모니터링

원격 모니터링 기술의 발전은 중환자실 내에서뿐만 아니라 퇴원 후의 지속적인 평가와 관리를 가능하게 한다. 웨어러블 디바이스를 통해 환자의 활력징후, 활동량, 수면 패턴 등을 지속적으로 모니터링할 수 있으며, 모바일 애플리케이션을 통해 환자의 주관적 증상이나 기능 상태를 실시간으로 보고받을 수 있다. 이러한 원격 모니터링 시스템은 조기 경보 시스템과 연동되어 위험 징후를 조기에 발견하고 대응할 수 있게 해준다.

4 인공지능 활용 전망

인공지능 기술의 활용은 중환자 재활 평가의 새로운 지평을 열 것으로 기대된다. 기계 학습 알고리즘을 통해 방대한 양의 평가 데이터를 분석하여 개별 환자의 예후를 더욱 정확하게 예측할 수 있으며, 최적의 재활 전략을 제시할 수 있다. 딥러닝 기술을 활용한 영상 분석은 환자의 움직임이나 자세를 자동으로 분석할 수 있으며, 자연어 처리 기술은 의무기록에서 중요한 임상 정보를 자동으로 추출하여 평가에 활용할 수 있다. 실시간 데이터 수집과 분석, 자동화된 평가 시스템, 예측 모델을 통한 조기 경보, 맞춤형 재활 프로그램 추천 등이 하나의 통합된 시스템으로 구현될 것이다. 이는 의료진의 업무 효율을 높이고 의사결정을 지원하며, 궁극적으로는 환자의 회복과 예후를 개선하는 데 기여할 것이다. 그러나 이러한 기술의 도입을 위해서는 선행되어야 하는 조건들이 있다. 새로운 기술의 임상적 타당성과 신뢰성 검증, 비용 효과성 평가, 의료진의 교육과 훈련, 개인정보 보호와 보안 문제 등이 해결되어야 한다. 또한 기술이 인간의 판단을 완전히 대체하는 것이 아니라 보완하는 역할을 해야 한다는 점을 항상 명심해야 한다. 중환자 재활에서의 기능적 평가는 계속해서 발전하고 있는 분야이며, 새로운 평가 도구와 방법이 지속적으로 개발되고 있다. 따라서 임상가들은 최신 연구 동향을 파악하고, 과학적 근거를 바탕으로 한 평가 방법을 선택하여 적용하는 것이 중요하다.

▶ 참고문헌

1. Rengel, K.F., et al., Long-term Cognitive and Functional Impairments After Critical Illness. Anesth Analg, 2019. 128(4): p. 772-780.
2. Zhang, L., et al., Early mobilization of critically ill patients in the intensive care unit: A systematic review and meta-analysis. PLoS One, 2019. 14(10): p. e0223185.
3. Herridge, M.S., Long-term outcomes after critical illness. Curr Opin Crit Care, 2002. 8(4): p. 331-6.
4. Parry, S.M., et al., Functional outcomes in ICU - what should we be using? - an observational study. Crit Care, 2015. 19(1): p. 127.
5. Christakou, A., et al., Functional assessment scales in a general intensive care unit. Hospital Chronicles 2013.
6. Zorowitz, R.D., ICU-Acquired Weakness: A Rehabilitation Perspective of Diagnosis, Treatment, and Functional Management. Chest, 2016. 150(4): p. 966-971.
7. Parry, S.M., M. Huang, and D.M. Needham, Evaluating physical functioning in critical care: considerations for clinical practice and research. Crit Care, 2017. 21(1): p. 249.
8. Vanhorebeek, I., N. Latronico, and G. Van den Berghe, ICU-acquired weakness. Intensive Care Med, 2020. 46(4): p. 637-653.
9. Chen, J. and M. Huang, Intensive care unit-acquired weakness: Recent insights. J Intensive Med, 2024. 4(1): p. 73-80.
10. Pawelczyk, J.A., et al., Regulation of muscle sympathetic nerve activity after bed rest deconditioning. Am J Physiol Heart Circ Physiol, 2001. 280(5): p. H2230-9.
11. Ulvik, A., et al., Multiple organ failure after trauma affects even long-term survival and functional status. Crit Care, 2007. 11(5): p. R95.
12. Lee, M., J. Kang, and Y.J. Jeong, Risk factors for post-intensive care syndrome: A systematic review and meta-analysis. Aust Crit Care, 2020. 33(3): p. 287-294.
13. Ko, R.E., et al., Translation and validation of the Korean version of the clinical frailty scale in older patients. BMC Geriatr, 2021. 21(1): p. 47.
14. Rockwood, K., et al., A global clinical measure of fitness and frailty in elderly people. Cmaj, 2005. 173(5): p. 489-95.
15. Cuthbert, S.C. and G.J. Goodheart, Jr., On the reliability and validity of manual muscle testing: a literature review. Chiropr Osteopat, 2007. 15: p. 4.
16. Hermans, G., et al., Interobserver agreement of Medical Research Council sum-score and handgrip strength in the intensive care unit. Muscle Nerve, 2012. 45(1): p. 18-25.
17. Innes, E.V., Handgrip strength testing: A review of the literature. Australian Occupational Therapy Journal 1999. 46.3: p. 120-140.
18. Kim, M., C.W. Won, and M. Kim, Muscular grip strength normative values for a Korean population from the Korea National Health and Nutrition Examination Survey, 2014-2015. PLoS One, 2018. 13(8): p. e0201275.
19. Thrush, A., M. Rozek, and J.L. Dekerlegand, The clinical utility of the functional status score for the intensive care unit (FSS-ICU) at a long-term acute care hospital: a prospective cohort study. Phys Ther, 2012. 92(12): p. 1536-45.
20. Do, J.G., et al., Reliability and validity of the Korean version of the Functional Status Score for the ICU after translation and cross-cultural adaptation. Disabil Rehabil, 2022. 44(24): p. 7528-7534.
21. Hodgson, C., et al., Feasibility and inter-rater reliability of the ICU Mobility Scale. Heart Lung, 2014. 43(1): p. 19-24.
22. Hiser, S., et al., Inter-rater reliability of the Johns Hopkins Highest Level of Mobility Scale (JH-HLM) in the intensive care unit. Braz J Phys Ther, 2021. 25(3): p. 352-355.
23. Corner, E.J., et al., The Chelsea critical care physical assessment tool (CPAx): validation of an innovative new tool to measure physical morbidity in the general adult critical care population; an observational proof-of-concept pilot study. Physiotherapy, 2013. 99(1): p. 33-41.
24. Denehy, L., et al., A physical function test for use in the intensive care unit: validity, responsiveness, and predictive utility of the physical function ICU test (scored). Phys Ther, 2013. 93(12): p. 1636-45.
25. Luna, E.C.W., C. Perme, and A.C. Gastaldi, Relationship between potential barriers to early mobilization in adult patients during intensive care stay using the Perme ICU Mobility score. Can J Respir Ther, 2021. 57: p. 148-153.
26. Jette, D.U., et al., Validity of the AM-PAC "6-Clicks" inpatient daily activity and basic mobility short forms. Phys Ther, 2014. 94(3): p. 379-91.
27. Bohannon, R.W., Reference values for the timed up and go test: a descriptive meta-analysis. J Geriatr Phys Ther, 2006. 29(2): p. 64-8.
28. Podsiadlo, D. and S. Richardson, The timed "Up & Go": a test of basic functional mobility for frail elderly persons. J Am Geriatr Soc, 1991. 39(2): p. 142-8.
29. Shumway-Cook, A., S. Brauer, and M. Woollacott, Predicting the probability for falls in community-dwelling older adults using the Timed Up & Go Test. Phys Ther, 2000. 80(9): p. 896-903.
30. Kear, B.M., T.P. Guck, and A.L. McGaha, Timed Up and Go (TUG) Test: Normative Reference Values for Ages 20 to 59 Years and Relationships With Physical and Mental Health Risk Factors. J Prim Care Community Health, 2017. 8(1): p. 9-13.
31. Lein, D.H., Jr., et al., Normative Reference Values and Validity for the 30-Second Chair-Stand Test in Healthy Young Adults. Int J Sports Phys Ther, 2022. 17(5): p. 907-914.
32. Rikli, R.E. and C.J. Jones, Functional fitness normative scores for community-residing older adults, ages 60-94. Journal of aging and physical activity, 1999. 7(2): p. 162-181.
33. Pavasini, R., et al., Short Physical Performance Battery and all-cause mortality: systematic review and meta-analysis. BMC Med, 2016. 14(1): p. 215.

34. Ottenbacher, K.J., et al., The reliability of the functional independence measure: a quantitative review. Arch Phys Med Rehabil, 1996. 77(12): p. 1226–32.
35. Shah, S., F. Vanclay, and B. Cooper, Improving the sensitivity of the Barthel Index for stroke rehabilitation. J Clin Epidemiol, 1989. 42(8): p. 703–9.
36. Wallace, M. and M. Shelkey, Katz Index of Independence in Activities of Daily Living (ADL). Urol Nurs, 2007. 27(1): p. 93–4.
37. Millán–Calenti, J.C., et al., Prevalence of functional disability in activities of daily living (ADL), instrumental activities of daily living (IADL) and associated factors, as predictors of morbidity and mortality. Arch Gerontol Geriatr, 2010. 50(3): p. 306–10.
38. Anderson, C., S. Laubscher, and R. Burns, Validation of the Short Form 36 (SF–36) health survey questionnaire among stroke patients. Stroke, 1996. 27(10): p. 1812–6.
39. Balestroni, G. and G. Bertolotti, [EuroQol–5D (EQ–5D): an instrument for measuring quality of life]. Monaldi Arch Chest Dis, 2012. 78(3): p. 155–9.
40. Spinhoven, P., et al., A validation study of the Hospital Anxiety and Depression Scale (HADS) in different groups of Dutch subjects. Psychol Med, 1997. 27(2): p. 363–70.
41. Creamer, M., R. Bell, and S. Failla, Psychometric properties of the Impact of Event Scale – Revised. Behav Res Ther, 2003. 41(12): p. 1489–96.

CHAPTER 17

안전한 중환자 재활

Safety Criteria for ICU Rehabilitation

김태윤 의사, 하보경 간호사

중환자 재활에 가장 중요한 것은 환자의 안전이다. 중환자 재활에서 환자의 안전을 저해할 수 있는 요인들은 다양하게 존재한다. 환자는 호흡, 혈압 등의 활력징후가 불안정할 수 있으며, 체위 변화에 따른 활력징후가 급격하게 변화할 수 있다. 또한, 중심정맥관이나 기계환기를 위한 인공호흡기 도관 등 중환자 치료에 필요한 의료장비들의 비계획적인 발관이 발생할 수 있다. 이러한 다양한 안전사고에 대한 우려 때문에 중환자실 의료진들은 중환자 재활을 시작하는데 망설일 수 있다. 특히, 새롭게 중환자 재활을 시작하는 병원에서는 더욱 그러할 것이다.

이번 단원에서는 안전한 중환자 재활을 시행하기 위한 여러 가지 고려사항, 안전 기준 지표, 중환자 재활 선정 기준과 중단 기준, 안전사고 예방을 위한 방안 등을 제시한다.

I 중환자 재활의 안전성

1 안전사고의 정의

중환자 재활에서 안전사고란 재활 중이나 재활 후에 발생하는 부작용 또는 사고를 말한다. 흔하게 보고되는 안전사고에는 산소포화도 저하, 혈역학 불안정(저혈압, 빈맥), 부정맥 등이 있으며, 낙상이나 심정지, 도관 발관 등의 물리적인 안전사고도 포함된다. 특히, 환자의 생명을 위협하는 중대한 안전사고가 발생할 수 있다. 이러한 안전사고는 중환자 재활을 중단하는 기준이 되는 경우가 많다. 또한, 이러한 안전사고는 기관에서 중환자 재활 프로그램을 시작하거나 유지할 때 구성원들에게 심리적인 장벽으로 작용하기도 한다. 프랑스, 독일, 영국, 미국 등 중환자 재활을 적극적으로 시행하는 국가에서도 안전사고에 대한 우려가 주된 장벽으로 보고된 바 있다.

2 안전사고의 빈도

다양한 연구와 리뷰저널에 따르면, 중환자 재활에서 안전사고의 발생 빈도는 낮은 것으로 보고되고 있다. 2017년 한 리뷰 저널에서는, 7,500명의 중환자실 환자(22,000회의 중환자 재활 세션)를 분석한 결과, 누적된 안전사고의 발생률이 2~3%에 불과한 것으로 나타났다.[1] Hodgson 등은 추가적인 의학적인 중재가 필요한 심각한 합병증의 발생률을 0.5~0.6%로 보고하였으며, 이는 매우 드문 수준이다.[2] 또한, 일시적인 저혈압이나 산소포화도의 불안정과 같은 이상 반응은 대부분 일시

표 17-1. 신호등 체계

(녹색 원)	이상 반응 발생 위험이 낮음 각 중환자실의 프로토콜과 절차에 따라 평소대로 진행함
(노란색 삼각형)	이상 반응의 잠재적 위험과 그로 인한 결과는 녹색 단계보다 높지만, 조기 가동으로 인한 잠재적 이득이 이를 상회할 수 있음 가동을 시행하기 전 주의사항인 금기사항을 명확히 해야 하며, 가동을 시행할 경우 점진적으로 신중하게 진행하는 것이 바람직함
(적색 팔각형)	이상 반응 발생에 따른 중대한 잠재적 위험 또는 결과가 존재함 담당 중환자의학 전문의가 책임 물리치료사 및 책임 간호사와 협의하여 특별히 허가하지 않는 한, 능동적 가동은 시행하지 않아야 함

적이며, 재활을 일시 중단하면 호전을 보이는 경우가 많다. 심각한 안전사고가 전혀 관찰되지 않은 리뷰저널도 보고된 바 있다.[3] 대부분의 경우, 중환자 재활 중 발생하는 안전사고의 빈도는 일반적인 중환자실 치료 중 발생하는 안전사고와 큰 차이가 없다. 따라서 중환자 재활은 안전한 프로토콜 하에서 시행된다면 충분히 안전하다고 할 수 있으며, 안전사고에 대한 우려만으로 재활을 시행하지 않을 이유는 없다.

II 안전한 중환자 재활을 위한 고려사항

1 안전 기준 지표 설정

중환자 재활의 일관되고 공통된 안전 기준에 대한 지표설정은 매우 중요하다. 지난 수년 동안 전세계의 중환자 재활 전문가들은 환자의 안전을 유지하면서 중환자 재활의 타당성을 높이기 위해 증거 기반의 안전 기준을 개발해왔다. 이러한 안전 기준은 환자 상태에 대한 다양한 요소를 포함하며, 대표적으로는 심혈관계, 호흡기계, 신경학적 기준 등이 있다.

중환자 재활에 앞서 환자의 전반적인 임상양상을 점검하여 재활 시행 가능성을 확인하는 것이 권고된다. 유럽 호흡기 학회와 유럽 중환자의학회에서도 중환자실 환자에 대해 중환자 재활이 가능할지 개별화된 점검을 시행할 것을 강조하고 있다. 2014년, 전문가 그룹은 기계환기를 적용중인 중환자실 환자에게 중환자 재활을 시행하기 위한 권고안을 발표하였다. 이 권고안에서 제시한 신호등 체계(traffic light system)는 각각의 상황을 색상으로 구분하여 설명한다. 녹색은 안전사고의 위험성이 낮고 안전하게 움직일 수 있음을, 노란색은 중간정도의 안전사고 위험이 있어 다학제 팀원의 추가적인 논의 후 재활을 실시해야 함을, 적색은 안전사고 위험성이 높아 고도의 주의가 필요함을 의미한다(표 17-1).[4]

이 신호등 체계는 호흡기계, 심혈관계, 신경계, 기타 항목으로 나뉘어 있으며, 중환자 재활을 시작할지 여부에 대해 다학제 팀이 쉽게 논의할 수 있도록 도와준다. 이러한 구조화된 결정 체계는 다학제 팀이 환자별로 개별화된 접근을 통해 중환자 재활의 안정성과 잠재적인 위험 사이에서 합리적인 의사결정을 내리는 데 중요한 기준이 된다.

1) 호흡기계 안전 기준

호흡기계 안전 기준은 여러 연구와 가이드라인에서 유사한 기준을 제시하고 있다. 거의 모든 프로토콜에서는 현재 환자에게 적용중인 산소요법 기준에서, 말초산소포화도(peripheral oxygen saturation, SpO_2)가 88~90%를 초과해야 충분한 산소화 상태로 간주하였다. 기계환기를 시행 중인 환자의 경우, 흡입산소분율(fraction of inspired oxygen, FiO_2)이 0.6 이하이고, 호기말양압(positive end expiratory pressure, PEEP)이 10 이하일 때 중환자 재활을 시작하기에 안전한 조건으로 간주하는 연구자들도 있다. 그러나 이러한 흡입 산소

표 17-2. 호흡기계 안전 고려사항

RESPIRATORY CONSIDERATIONS	IN-BED EXERCISES	OUT-OF-BED EXERCISES
Intubation		
Endotracheal tube	●	●
Tracheostomy tube	●	●
Respiratory parameters		
Fraction of inspired oxygen		
≤ 0.6	●	●
> 0.6	▲	▲
Percutaneous oxygen saturation		
≥ 90%	●	●
< 90%	▲	⯃
Respiratory rate		
≤ 30 bpm	●	●
> 30 bpm	▲	▲
Ventilation		
Mode HFOV	▲	⯃
PEEP		
≤ 10 cmH_2O	●	●
> 10 cmH_2O	▲	▲
Ventilator dysynchrony	▲	▲
Rescue therapies		
Nitric oxide	▲	▲
Prostacyclin	▲	▲
Prone positioning	⯃	⯃

HFOV; high-frequency oscillatory ventilation, PEEP; positive end-expiratory pressure

분율과 호기말양압의 기준은 절대적인 것이 아니며, 산소화 상태가 안정적이고 임상적으로 분당 호흡수 및 호흡 패턴이 안정적이라면, 해당 수치를 초과하더라도 중환자 재활을 시행할 수 있다.

결국, 환자의 상태에 따라 임상적으로 개별화된 판단이 중요하다. 전문가 그룹에서는 이러한 호흡기계 기준들을 각각의 상황에 대하여 신호등 체계로 분류해 제시하고 있다(표 17-2).

2) 심혈관계 안전 기준

심혈관계 기준은 안정적인 분당 심박수와 혈압 그리고 소량의 혈압상승제 사용 여부 등, 환자의 혈역학 안정성을 파악할 수 있는 요소들로 구성되어 있다. 다수의 연구에서는, 중환자 재활을 시작하기 위해서는 환자가 안정적인 심박수와 혈압을 유지하고 있어야 한다고 보고하고 있다.

중환자실 내에서 중환자 재활을 시행할 때, 심혈관계 약물의 사용 용량에 대한 명확한 안전 기준은 전문가 그룹 내에서도 합의가 이루어지지 않았다. 그러나 재활 시행 전 수시간 동안 혈압상승제, 수축 촉진제의 요구량이 증가하지 않았다면, 심혈관계 안정성이 일정 부분 확보되었다고 간주할 수 있다는 견해도 있다.

전문가 그룹은 심혈관계 기준들을 상황에 따라 신호등 체계로 분류하여 제시하였다(표 17-3).

3) 신경학적 기준

신경학적 기준은 조절되지 않는 두개내압(intracranial pressure, ICP) 상승, 경련 여부, 그리고 의식 수준에 초점을 맞추고 있다. 신경학적 기준의 관점에서 볼 때, 중환자 재활을 시행하기에 적합한 환자는 의식이 명료하거나, 최소한 중환자 재활에 참여할 수 있을 정도로 각성이 가능한 상태여야 한다. 깊은 진정 상태를 유지하는 환자나 근이완제를 사용하는 기계환기 환자는 적극적인 중환자 재활의 대상이 아니다.

많은 프로토콜에서 얕은 진정 상태 유지와 함께, 일일 진정제 중단(daily sedative interruption)을 포함하고 있다. 그러나 환자가 전혀 반응이 없는 의식 상태에서는 적극적 재활은 불가능하며, 신경학적으로 의식 상태가 회복되기 전 까지는 수동 관절 운동(passive range of motion exercise) 정도가 가능하다. 신경계 중환자 영역에서는 두개내압이 상승했거나 불안정한 경우, 안정화될 때까지는 중환자 재활을 시행할 수 없다(표 17-4).

표 17-3. 심혈관계 안전 고려 사항

CARDIOVASCULAR CONSIDERATIONS	IN-BED EXERCISES	OUT-OF-BED EXERCISES
Blood pressure		
Intravenous antihypertensive therapy for hypertensive emergency[a]	⬣ (red)	⬣ (red)
MAP[b]		
Below target range and causing symptom	△ (yellow)	⬣ (red)
Below target range despite support (vasoactive and/or mechanical)	△ (yellow)	⬣ (red)
Greater than lower limit of target range while receiving no support or low level support	● (green)	● (green)
Greater than lower limit of target range while receiving moderate level support	△ (yellow)	△ (yellow)
Greater than lower limit of target range on high level support	△ (yellow)	⬣ (red)
Known or suspected severe pulmonary hypertension	△ (yellow)	△ (yellow)

(계속)

CARDIOVASCULAR CONSIDERATIONS	IN-BED EXERCISES	OUT-OF-BED EXERCISES
Cardiac arrhythmias		
Bradycardia		
Requiring pharmacological treatment (eg. isoprenaline) or awaiting emergency pacemaker insertion	Red	Red
Not requiring pharmacological treatment and not awaiting emergency pacemaker insertion	Yellow	Yellow
Transvenous or epicardial pacemake		
Dependent rhythm	Yellow	Red
Stable underlying rhythm	Green	Green
Any stable tachyarrhythmia		
Ventricular rate >150 bpm	Yellow	Red
Ventricular rate 120 to 150 bpm	Yellow	Yellow
Any tachyarrhythmia with ventricular rate < 120 bpm	Green	Green
Devices		
Femoral IABP[c]	Green	Red
ECMO		
Femoral[c] or subclavian (not single bicaval dual lumen cannulae)	Green	Red
Single bicaval dual lumen cannulae inserted into a central vein	Green	Yellow
Ventricular assist device	Green	Green
Pulmonary artery catheter or other continuous cardiac output monitoring device	Green	Yellow
Other cardiovascular considerations		
Shock of any cause with lactate > 4mmol/L	Yellow	Yellow
Known or suspected acute DVT/PE	Yellow	Yellow
Known or suspected severe aortic stenosis	Green	Yellow
Cardiac ischemia (defined as ongoing chest pain and/or dynamic EKG changes)	Yellow	Red

IABP; intra-aortic balloon pang, ECMO; extracorporeal membrane oxygenation, bpm; beats per minute, MAP; mean arterial pressure, DVT; deep vein thrombosis, PE; pulmonary embolus.

[a]This may be a yellow (pause) for in-bed activities if the blood pressure is within target range as documented by the medical team

[b]Experienced ICU practitioners were considered to have good judgmt about the impact of cardiovascular instability and low, medium or high levels of hemodynamic support on the ability to exercise. However, in the case of uncertainty or lack of experience, it is recommended that the decision to mobilize a patient is discussed with appropriate experienced ICU staff. The target mean aerial pressure is determined by the weaning ICU

[c]Cycling and hip flexion may be contraindicated in the leg where the IABP ECMO is inserted. If so, in-bed exercises may need to be modified to limit hip flexion.

표 17-4. 신경계 안전 고려 사항

NEUROLOGICAL CONSIDERATIONS	IN-BED EXERCISES	OUT-OF-BED EXERCISES
Level of consciousness		
Patient drowsy, calm or restless (e.g., RASS −1 to +1)	●	●
Patient lightly sedated or agitated (e.g., RASS −2 or +2)	▲	▲
Patient unrousable or deeply sedated (e.g., RASS <−2)	▲	⬣
Patient very agitated or combative (e.g., RASS >+2)	⬣	⬣
Delirium		
Delirium tool (e.g., CAM-ICU)-ve	●	●
Delirium tool +ve and able to follow simple commands	●	▲
Delirium tool +ve and not able to follow commands	▲	▲
Intracranial pressure		
Active management of intracranial hypertension, with ICP not in desired range	⬣	⬣
Intracranial pressure monitoring without active management of intracranial hypertension	●	▲
Other neurological considerations		
Craniectomy	●	▲
Open lumbar drain (not clamped)	●	⬣
Subgaleal drain	●	▲
Spinal precautions (pre-clearance or fixation)	⬣	⬣
Acute spinal cord injury	●	▲
Subarachnoid haemorrhage with unclipped aneurysm	●	▲
Vasospasm post-aneurysmal clipping	●	▲
Uncontrolled seizures	⬣	⬣

RASS; Richmond agitation sedation scale, CAM-ICU; confusion assessment method for the Intensive care unit, ICP; intra cranial pressure

4) 정형외과적 제한점, 외과적 제한점, 장비에 대한 기준

정형외과적인 제한점은 외상 환자나 정형외과 수술 후 중환자실에 입실한 환자에서 고려해야 한다. 골반 골절이나 척추, 하지의 골절이 있는 경우 서는 자세를 유지하기 어려우며, 골절의 상태, 수술 여부, 보조기의 사용 여부 등에 따라 중환자 재활에 제한이 생길 수 있다.

체외막산소공급(extracorporeal membrane oxygenation, ECMO), 동맥내 혈압 측정과 같은 침습적 장비가 적용된 경우에는 환자의 임상 양상과 상태에 따라 침상 내 또는 침상 밖에서 중환자 재활을 시행할 때 고려해야 할 요소가 많다. 조기 가동(early mobilization) 훈련 과정에서 기계의 오류나 과도한 알람이 발생할 수 있으며, 적용된 장비나 도관이 많을수록 안전사고를 예방하기 위해 더 많은 전문 인력이 필요한 문제가 발생할 수 있다(표 17-5).

이러한 여러 방해 요소가 존재하지만, 장비가 많다는

표 17-5. 내과, 외과적 및 기타 안전 고려사항

OTHER CONSIDERATIONS	IN-BED EXERCISES	OUT-OF-BED EXERCISES
Surgical		
Unstable/unstabilized major fracture Pelvic Spinal Lower limb long bone	△	⯃
Large open surgical wound Chest/stemum[a] Abdomen[a]	●	⯃
Medical		
Known uncontrolled active bleeding	⯃	⯃
Suspicion of active bleeding or increased bleeding risk[b]	●	△
Patient is febrile with a temperature exceeding acceptable maximum despite active physical or pharmacological cooling management	△	△
Active hypothermia management	△	△
Other considerations		
ICU-acquired weakness	●	●
Continuous renal replacement therapy (including femoral dialysis catheters)	●	●
Venous and arterial femoral catheters	●	●
Femoral sheaths	△	⯃
All other drains and attachments, e.g. Nasogastric tube Central venous catheter Pleural drain Wound drain Intercostal catheter Urinary catheter	●	●

[a]Patients with large open wounds who have a prolonged stay in ICU may be able to commence mobilization after consultation with the treating surgeon.

[b]The suspicion of active bleeding is not just about bleeding risk, but the likelihood of an adverse event that will be compounded by an increased bleeding risk, e.g. fall or line displacement.

이유만으로 중환자 재활을 제한하기보다는, 적절한 준비와 모니터링 계획을 포함한 다학제적 접근을 통해 조기 가동 훈련이 가능한 환경과 프로토콜을 마련해야 한다. 자세한 내용은 'Chpater 18. 포괄적 중환자 재활치료 프로토콜'을 참고하기 바란다.

2 중환자 재활 중단 기준

중환자 재활은 중환자실에서 입원해 있는 환자에게 조기 가동 훈련을 제공하여 빠른 회복을 도모하는 데 목적이 있지만, 무엇보다도 환자의 안전이 최우선으로 확보되어야 한다. 중환자실 환자들은 여러 인자에 취약해져 있으므로, 무리한 재활 운동은 오히려 혈역학 불안정이나 호흡부전 등을 초래할 수 있다. 따라서 표준화된 중환자 재활 중단 기준을 설정하는 것이 환자 안전을 위해 중요하다.

이 중단 기준은 혈압, 심박수 등과 같은 객관적인 수치뿐 아니라, 환자의 의식 상태와 같은 임상적 상황을 포함한다. 이러한 한계치는 절대적인 것은 아니지만, 다학제 팀 구성원 간에 사전에 결정하고 공유해 두면, 재활에 참여하는 의료진이 환자의 상태를 적절히 파악하며 재활을 중단할 수 있는 근거가 되어, 보다 안전한 중환자 재활을 가능하게 한다. 실제로, 중단 기준을 설정하고 이를 준수하면서 재활을 시행할 경우, 중대한 부작용이 발생할 가능성은 매우 낮다는 보고가 있다.[5]

1) 심혈관계 기준

(1) 혈압의 불안정

재활 중 환자에게 중증의 저혈압이나 고혈압이 발생하는 경우, 즉각 재활을 중단해야 한다. 예를 들어, 수축기 혈압이 90mmHg 미만으로 떨어지거나 180mmHg를 초과하는 경우, 또는 평균 동맥압(mean arterial blood pressure, MAP)이 65mmHg 미만이거나 110mmHg를 초과할 경우에는 재활을 지속하는 것이 위험할 수 있다. 이러한 혈압 변화는 중요 장기에 혈류 공급이 부족해지거나, 반대로 과도한 혈압 상승으로 장기나 심장에 부담이 가해질 수 있음을 의미한다. 또한, 운동 중 혈압이 갑작스럽게 20% 이상 변화하는 경우에도 위험 상황으로 판단하여 재활 중단을 고려해야 한다는 프로토콜도 존재한다.

(2) 부정맥 발생

새로운 부정맥이 발생하거나 기존에 있던 리듬 이상이 악화되는 경우, 또한 부정맥 소견에 저혈압이 동반되는 경우에는 중환자 재활을 중단해야 한다. 예를 들어, 새로운 심방세동이 발생하거나 조기심실수축(premature ventricular contraction, PVC)이 연속적으로 발생, 또는 심실빈맥과 같은 리듬이 관찰되면, 이는 심근의 전기적 안정성이 손상되었음을 시사한다. 이러한 상황에서 중환자 재활을 지속할 경우 더 심각한 부정맥이나 혈역학 악화로 이어질 수 있으므로 즉시 중단하는 것이 바람직하다.

(3) 심박수의 급격한 변화(빈맥 또는 서맥)

재활 치료 중 심박수가 분당 120~130회를 초과하는 빈맥이나 40회 미만으로 감소하는 서맥이 발생할 경우, 재활을 즉시 중단해야 한다. 이러한 기준은 다수의 연구에서 보고된 수치로, 실제 여러 중환자 재활 관련 연구에서도 심박수 130회를 상한선으로 설정한 경우가 많다. 이는 운동으로 인한 심근의 과도한 부담을 방지하고, 불안정한 심장 리듬의 악화를 예방하기 위한 조치이다.

(4) 심근허혈

심근허혈(myocardial ischemia)의 징후인 흉통을 호소하거나, 심전도 상 ST 분절의 변화가 새로 발생하는 경우, 재활 치료는 즉시 중단해야 한다. 많은 프로토콜에서 중환자 재활을 시작하기 전, 심근허혈이 없음을 전제로 하고 있으며, 재활 치료 중 이와 유사한 증상이나 심전도 변화가 발생할 경우 즉각적인 중단을 권고하고 있다. 예를 들어, 보행 중 환자가 '가슴이 조인다'고 표현한다면 즉시 재활을 중단하고, 휴식을 취하게 한 후 심전도 확인 및 추가 검사를 시행해야 한다. 이 경우에는 중환자 재활이나 조기 가동보다, 심장 상태의 안정화가 우선이다.

2) 호흡기계 기준

중환자실 환자는 호흡부전이나 저산소증으로 쉽게 진행할 위험이 높기 때문에, 재활 치료 중에는 호흡기계 상태를 면밀히 감시해야 한다. 재활 치료 중에는 신체의 대사율과 근육 및 심장의 산소 소모량이 증가하므로, 환자가 이를 감당하지 못하는 신호가 보일 경우, 즉시 재활 치료를 중단해야 한다.

(1) 산소포화도 저하

일반적으로 산소포화도가 88~90% 미만으로 떨어지면 안전 범위를 벗어난 것으로 간주한다. 또한 기저 수치 대비 산소포화도가 4% 이상 감소하는 경우도 위험 신호로 본다. 예를 들어, 재활 치료 전에 산소포화도가 95%였던 환자가 치료 중 90% 이하로 떨어진다면, 이는 산소 공급이 부족해졌음을 의미하므로 재활을 중단하고 휴식을 취해야 한다. 이는 조직에 충분한 상소를 공급하기 위해 필수적이다. 중환자는 평소에도 산소 요구량이 약간만 증가해도 쉽게 저산소증에 빠질 수 있기 때문에 각별한 주의가 필요하다. 문헌에서도 산소포화도를 88~90% 이상 유지하는 것을 안전 기준으로 삼은 연구들이 가장 많았다.[6]

(2) 빈호흡 및 과호흡, 호흡곤란

분당 호흡수가 급격히 증가하거나, 환자가 숨쉬기 힘들어하는 모습을 보이며 호흡근육을 과하게 사용하는 경우 역시 재활을 중단해야 하는 기준에 해당한다. 일반적으로 분당 호흡수가 35~40회를 초과하면 재활을 중단할 것을 권고한다. 재활 치료 중 과호흡 상태에 빠지거나, 숨을 가쁘게 몰아쉬며 호흡 보조근을 사용하는 등의 호흡곤란 임상양상이 관찰된다면 즉시 재활을 중단해야 한다. 이는 재활 치료로 인해 산소 요구량이 증가하거나, 이산화탄소 배출 요구를 환자의 호흡기계가 감당하지 못하고 있음을 의미한다.

(3) 인공호흡기 설정 및 이상

기계환기 중인 환자의 경우, 환기 보조 수준이 높아지면서 인공호흡기와 비동기(asynchrony)가 있는 경우 재활을 중단해야 한다. 이는 기계환기에 의한 호흡 보조가 적절히 이루어지지 않고 있다는 의미이기 때문이다. 또한 기관내관 혹은 기관절개관이 빠지거나 위치가 변하는 사고가 발생하면, 즉각 모든 활동을 중단하고 기도 확보에 최선을 다해야 한다. 이러한 기도 관리 문제는 응급 상황에 해당하므로, 다학제 중환자 재활팀은 항상 기관내관 혹은 기관절개관이 안전하게 고정되어 있는지 사전에 확인해야 한다.[7]

(4) 기도 보호 불가

환자가 기도를 보호할 수 없는 상태로, 의식이 저하되어 구토 흡인의 위험이 있거나, 분비물이 많아 기도가 막힐 가능성이 있는 경우에는 재활 치료를 즉시 중단해야 한다.

요약하자면, 호흡기계 중단 기준은 재활 치료 중 환자가 저산소증이나 환기부전을 일으키지 않도록 예방하는 역할을 한다. 중환자실 환자는 산소 공급과 환기 능력이 이미 취약하므로, 상태가 빠르게 악화될 수 있다. 실제로 보고된 중환자실 조기 재활 부작용 중 가장 흔한 것이 산호포화도 저하와 호흡곤란이라는 점은 이러한 기준의 중요성을 보여준다.[7]

3) 신경학적 기준

중환자실에서는 진정제 투여 등으로 환자의 의식수준이 저하되어 있거나, 반대로 섬망으로 인해 과 흥분 상태인 경우가 있다. 환자가 재활에 안전하게 참여하려면 일정 수준 이상의 의식과 협조도가 필요하므로, 신경학적 중단 기준은 주로 환자의 의식과 인지상태, 그리고 급성 신경학적 사건의 발생 여부에 초점을 맞춘다.

(1) 의식 저하 또는 소실

중환자 재활을 시행하려면 환자가 의식을 명료하게 유지하는 것이 필요하다. 여러 연구에서 '혼수 상태가 아닐 것'을 조기 가동 훈련의 조건으로 명시하고 있어, 환자가 이미 혼수상태인 경우에는 적극적인 재활 치료 제공이 제한된다. 또한, 재활 중 의식의 변화가 관찰되면 즉시 치료를 중단해야 한다. 예를 들어, 재활 중 환자가 갑자기 반응하지 않고 눈을 감거나 일시적으로 실신한 경우, 이는 뇌 혈류 부족이나 또는 미주신경 반사 등에 의한 의식 소실일 수 있으므로, 즉시 재활을 중단하고 환자를 눕힌 후 상태를 확인해야 한다.

(2) 심한 흥분이나 섬망

섬망으로 인한 인지 장애나 심한 초조(agitation) 및 흥분 상태의 환자 역시 안전한 재활 참여가 어렵다. 일반적으로 Richmond Agitation–Sedation Scale (RASS)를 사용하며, RASS 점수가 −2에서 +2 사이일 경우를 재활에 적합한 범위로 판단한다. 만약 환자가 RASS +3 이상으로 매우 흥분하거나 공격적인 상태가 되면, 재활을 즉시 중단해야 한다. 이러한 상태에서는 환자가 낙상, 신체에 연결된 장치나 도관의 이탈 등 안전사고 발생 위험이 높아지기 때문이다.

안전한 재활을 위해서는 환자가 명령을 이해하고 수행할 수 있는 신경학적 상태가 전제되어야 하며, 재활 도중 섬망의 정도에 따라 재활의 속도를 늦추거나 중단하고, 환자를 진정시켜야 한다.

(3) 경련 또는 급성 신경학적 이벤트

재활 도중 뇌전증 경련이 발생하거나, 갑자기 편측 마비, 언어 또는 조음 장애가 나타나는 등 뇌졸중을 시사하는 급성 신경학적 징후가 발생하면 재활을 즉시 중단해야 한다. 중단 후 신경과적 평가를 시행 및 의뢰하고, 필요시 급성 뇌졸중에 대한 적절한 처치가 신속하게 이루어지도록 해야 한다. 중환자실 환자 중에는 두부 손상이나 뇌 병변을 동반한 경우가 많으며, 이들 중 일부는 두개내압을 실시간으로 모니터링하고 있다. 이때 두개내압이 20mmHg를 초과하여 급상승하는 경우, 뇌관류압이 감소하면서 생명이 위협받을 수 있으므로 재활을 중단하는 것이 일반적이다. 즉, 두개내압이 뇌 실질이나 뇌 혈류에 영향을 줄 수 있는 수준으로 상승하는 경우, 환자에게 가해지는 자극을 최소화하기 위해 재활을 즉시 중단하고, 두개내압 안정화에 집중해야 한다.

중환자실 환자는 진정 상태가 시시각각 변하거나, 섬망이 갑자기 발생할 수 있으므로 의료진은 환자의 의식 수준과 인지 상태의 변화를 지속적으로 관찰해야 한다. 문헌에 따르면, 신경학적 평가 기준은 연구마다 다소 차이를 보이는 것으로 나타났는데, 이는 의식 수준이나 섬망의 정도를 주관적으로 판단해야 하는 어려움에서 기인한 것으로 보인다. 그럼에도 불구하고 모든 연구에서 공통적으로 강조하는 점은, 중증의 의식 장애나 통제가 불가능한 흥분 상태에서는 재활 치료를 시행해서는 안 된다는 것이다.

4) 기타 생리적 요인

(1) 통증 및 환자의 불편

환자가 호소하는 극심한 통증이나 불편은 재활 중단을 고려해야 하는 중요한 신호이다. 재활 도중 환자가 "도저히 못 견디겠다"고 말할 정도의 통증을 느낀다면 즉시 재활을 중단해야 한다. 또한, 환자가 극도의 피로를 느끼거나 얼굴에 힘이 없고 창백해지는 등 한계에 도달한 모습을 보이면, 잠시 휴식을 취하도록 해야 한다. 환자의 주관적 증상은 중요한 지표이며, 이는 환자 개개인의 신체 상태와 내적 한계를 가장 직접적으로 반영한다. 실제 일부 지침에서는 '환자가 가슴 두근거림을 심하게 느끼거나, 숨이 너무 가쁘고 견딜 수 없이 피곤하다고 표현하면 즉시 재활을 중단한다'고 명시하고 있다. 결국 환자가 표현하는 이러한 증상에 대해 의료진이 귀 기울이고, 무리하게 재활을 강행하지 않는 것이 안전한 재활의 기본이다. 통증이나 피로로 인한 스트레스는 교감신경 항진을 유발해 심박동의 증가, 혈압 상승 등 다른 위험 요인을 초래할 수 있으므로 더욱 주의가 필요하다.

(2) 각종 도관의 이탈 및 발관 문제

중환자실 환자는 생명 유지 및 치료 목적의 다양한 침습적 기구를 사용하며, 여러 도관을 거치 중인 경우가 많다. 중심정맥관, 동맥관, 흉관, 기관내관, 체외막 산소공급 도관 등 환자에게 연결된 각종 도관의 안전한 유지는 중환자 재활 치료 수행 시 필수적인 안전 요소이다. 재활 도중 이러한 생명유지 장치가 빠지거나 고정된 위치가 변한다는 등의 이상이 발생하면 즉시 재활을 중단하고 해당 문제를 우선적으로 해결해야 한다. 또한 이탈까지는 이르지 않더라도, 각 라인에 과도한 당김이나 불필요한 저항이 가해지는 것이 관찰될 경우, 즉시 자세를 조정하거나 필요시 재활을 중단해야 한다.

결론적으로, 환자에게 연결된 모든 의료 기구들의 안전이 확보되지 않은 상황에서는 재활을 진행할 수 없다. 중환자 재활팀은 치료 시작 전부터 이러한 장치와 도관들의 고정 상태를 확인하고, 엉킴을 방지하며 여유 있는 길이를 확보해야 한다. 또한, 환자가 움직이는 중에도 지속적으로 주의를 기울이고, 문제가 발생하면 즉각 대응할 수 있어야 한다.

(3) 정형외과적/외과적 안정성 문제

만약 환자가 골절로 인해 외고정을 시행한 상태에서 고정구가 흔들리는 느낌을 받거나 통증이 급격히 심해진다면, 재활을 즉시 중단하고 정형외과의 확인을 받아야 한다. 또한 재활 치료 중 복부 창상 부위에 부적절한 압력이 가해질 경우, 창상이 벌어지거나 출혈이 발생할 수 있다. 이 경우에도 즉시 재활을 중단하고 외과적인 처치를 받아야 한다. 또한 운동 도중 환자가 갑자기 토혈이나 다량의 혈변을 하는 경우, 즉시 재활 치료를 종료하고 이에 따른 신속한 처치를 시행해야 한다.

Ⅲ 중환자 재활 시행단계별 안전사고 예방을 위한 노력

1 환자에 대한 이해 및 선별기준

안전한 중환자 재활을 위해서는, 환자가 재활 치료를 견딜 수 있는 기본적인 안정성을 갖추었는지를 체계적으로 선별해야 한다. 이를 위해 다학제 팀은 환자의 통증, 심혈관계 상태, 호흡 상태, 의식 수준 등을 표준화된 도구를 통해 평가해야 한다. 전문가 합의에 따라 앞서 언급한 '신호등 체계' 개념에 따라 분류하여, 위험이 높은 경우(적색)에는 재활을 피하고, 주의가 필요한 경우(노란색)에는 팀 논의를 통해 신중히 시행하며, 안전한 상태(녹색)에서는 재활을 진행하도록 권고하고 있다.

이처럼 객관적인 기준과 임상적 판단을 병행함으로써 환자별로 개별화된 재활 가능 여부와 적절한 재활 강도를 결정해야 한다. 주요 안전 기준에 대해서는 앞서 상세히 설명하였다.

환자의 상태는 실시간으로 변화할 수 있으므로, 매일 다학제 회진을 통해 환자의 상태를 재평가하고 그에 따라 재활 계획을 수립하는 것이 중요하다. 환자의 컨디션이 저조하거나 선별 기준에 미달할 경우, 재활 강도를 낮추거나 일시적으로 중단해야 한다.

2 중환자 재활 시작 전 준비 단계의 안전수칙

1) 사전 안전 체크 리스트

중환자 재활을 시작하기 전에, 환자와 주변 환경, 장비에 대한 안전 점검이 필요하다. 먼저, 앞서 정한 재활 적용 기준을 환자가 모두 충족하는지 매 치료 시작 전마다 확인한다(표 17-6). 활력징후를 다시 한번 점검하고, 모니터를 부착하여 실시간으로 상태를 관찰하기 시작한다. 환자에게 오늘 시행할 재활의 내용과 방법을 설명하여 협조를 유도하고, 불안감을 덜어주는 것도 중요하다. 의료진은 각자 역할을 사전에 분담해 두어야 한다. 예를 들어, 한 명은 기도 관리 및 산소 공급 모니

표 17-6. 사전 안전 체크리스트 예시

Safety Criteria for Early Mobilization in ICU

PASS ☐	FAIL ☐

등록번호		이름		성별		평가일	

System	Screening Item	
Cardiovascular	☐ SBP < 90mmHg or SBP > 180mmHg ☐ MBP < 60mmHg or MBP > 110mmHg ☐ HR < 50bpm or HR > 130bpm ☐ New or symptomatic arrhythmia, MI ☐ PTE(discuss with MD to determine suitability) ☐ DVT(may mobilize as tolerated immediately after LMWH is given) ☐ Platelet count < 20,000/uL	〈Vasoactive agent〉 : new vasoactive agent, use of three or more agents or frequent increases ☐ Dopamine ☐ Norepinephrine ☐ Vasopressin ☐ Epinephrine ☐ Other :
Respiratory	☐ RR ≤ 5 or RR ≥ 40breaths/min ☐ FiO_2 ≥ 0.6 ☐ Airway is not adequately secured	☐ SpO_2 ≤ 88% ☐ PEEP > 10mmHg
Neurologic	☐ Severe agitation, stress state ☐ Attention required for increased intraocular pressure ☐ ICP ≥ 20mmHg ☐ Unstable spinal injury or lesion ☐ CSF leakage or lumbar drain	
Other	☐ BT ≥ 38°C ☐ Active or uncontrolled bleeding ☐ Unstable fracture ☐ Open abdomen	

*the cited values are not absolute criteria for withholding mobilization or chest physiotherapy. It may be modified according to the medical condition of the critically ill patient.

Stop Criteria
☐ Abnormalities in the above-mentioned vital signs occur. (If it is not stabilized even after stopping mobilization.) ☐ Changes in consciousness ☐ New/symptomatic arrhythmia ☐ Ventilator asynchrony ☐ Fall ☐ Bleeding ☐ Medical device removal or malfunction ☐ Distress reported by patient or observed by clinician

Safety Fail Event : *(comment 기입)*

터링을 담당하고, 다른 한 명은 혈관내 거치된 도관과 배액관 관리를 맡으며, 또 다른 인력은 환자의 재활 보조를 담당하는 식이다.

물리치료사, 간호사 등을 포함한 3인 이상의 다학제 팀이 투입되어야 하며, 팀 구성원 모두 재활 중 자신의 역할과 대처 방법을 숙지하고 있어야 한다. 이처럼 숙련된 전문 인력으로 구성된 팀이 중환자 재활을 시행하면, 안전사고의 위험을 크게 줄일 수 있다.

2) 필요 장비 및 환경 준비

환자의 상태와 계획된 재활 수준에 맞추어 필요한 장비를 미리 준비한다. 환자가 침상에서 일어나 걸을 수 있는 경우에는, 이동식 모니터와 휴대용 인공호흡기(또는 충분히 긴 산소 공급 라인)를 준비하여 이동 중에도 활력징후와 호흡 상태를 지속적으로 감시할 수 있도록 한다. 최근에는 블루투스 기술을 활용해 활력징후를 원격으로 모니터링 할 수 있는 장비들도 다수 출시되어 있다.

중심정맥관, 동맥관, 흉관 등 모든 도관은 단단히 고정하고, 충분한 여유 길이를 확보하여 견인이 발생하지 않도록 해야 한다. 낙상 방지 장치도 고려해야 한다. 침대에서 내려올 때는 넘어짐을 막기 위해 리프트나 보행 보조기구, 보행 허리띠(gait belt)를 활용할 수 있다. 재활 공간의 주변 환경도 미리 정돈하여, 장애물이나 미끄러울 수 있는 요소가 없도록 정리해두는 것이 중요하다.

3) 환자 상태 최적화

통증이 있는 경우, 사전 진통제 투여 등을 통해 충분히 통증을 조절하여 재활 중 통증으로 인한 협조 저하나 혈압의 급격한 변화를 방지하도록 한다. 환자가 과도하게 흥분하거나 섬망이 있는 경우에는 재활 전에 이를 조절하여 안정된 정신 상태를 유도해야 한다. 반대로 지나치게 진정되어 있는 경우에는 진정제를 감량하거나 일시적으로 투약을 중단하여, 재활에 적절한 의식 수준으로 조절하는 것이 좋다. 이러한 이유로, 재활팀은 다학제적 접근을 통해 사전에 계획된 재활 목표에 맞추어 진정 수준을 조절하고 치료 일정을 조율하는 것이 중요하다.

또한, 재활 직전에 환자의 혈당을 확인하고 필요시 조정하여 저혈당이나 고혈당으로 인한 문제를 방지하며, 가래의 흡인이나 배변 활동 여부도 사전에 확인하여 중환자 재활이 불필요하게 중단되지 않도록 해야 한다. 이처럼 중환자 재활 전에 환자의 상태를 조기 가동 훈련에 협조할 수 있는 최적의 상태로 준비하는 것이, 재활 중 안전사고를 예방하고 재활 참여도를 높이는 데 도움이 된다.

4) 다학제 팀 소통

치료 전 단계부터 의사소통 체계를 확립하는 것은 필수적이다. 팀원 간에 환자의 현재 상태, 주의해야 할 사항, 계획된 재활 내용과 중단 기준을 다시 한번 공유해야 한다. 특히 의사, 물리치료사, 간호사 등이 함께 환자를 평가하고 재활 적응 여부를 결정하는 다학제 협진 모델이 바람직하다.

중환자 재활팀 내에서는 누구나 환자 상태에 이상이 있다고 판단되면 즉시 재활을 중단하거나 수정을 제안할 수 있어야 하며, 이를 가능하게 하는 개방적인 의사소통 방식이 반드시 갖추어져야 한다. 이러한 협업 체계를 미리 마련해 두는 것이 재활 중 발생할 수 있는 다양한 상황에 빠르게 반응하여 위험을 최소화하는데 도움이 된다. 중환자 재활의 다학제 팀에 대한 자세한 내용은 'Chpater 15. 중환자 재활팀의 구성 및 다학제접근'을 참고하길 바란다.

3 중환자 재활 중 모니터링과 사고 예방

1) 실시간 활력징후 모니터링

중환자 재활을 시작한 후에는 환자의 모든 활력징후를 지속적으로 관찰해야 한다. 환자에게 심전도 모니터링을 시행하여 심박수와 심전도 리듬의 변화를 확인하고, 말초 산소포화도를 실시간으로 측정한다. 혈압은 커프나 동맥관을 통해 연속적으로 측정하거나, 적어도 수 분 간격으로 반복 측정해야 한다. 또한 호흡수와 호흡곤란의 징후나 호흡 보조근의 사용과 같은 호흡양상도 면밀히 관찰한다.[8]

의식 수준 역시 주기적으로 확인해야 하며, 대화를 통해 환자가 질문에 적절히 반응하고 지시를 이해하는지를 평가한다. 앞서 언급한 다양한 중단 기준에 해당하는 객관적 지표뿐 아니라, 환자가 주관적으로 호소하는 통증이나 피로감, 혹은 스스로 중단 의사를 밝히는 경우에도 즉시 중환자 재활을 중단해야 한다.

한 연구에서는 이러한 안전 기준들이 어디까지나 임상의 판단을 보조하는 도구이며, 각 환자의 상태에 따라 융통성 있게 적용되어야 한다고 강조하였다. 중요한 것은 중환자 재활팀 전체가 동일한 안전 기준과 중단 조건을 공유하고, 이에 따라 신속하고 일관된 대응이 가능하도록 준비되어 있어야 한다는 것이다.

2) 실시간 의사결정과 팀워크

중환자 재활 중에는 상황이 실시간으로 변동하므로, 탄력적인 의사결정이 매우 중요하다. 팀 전원이 환자의 반응과 전체 상황을 면밀히 주시하며 정보를 지속적으로 공유해야 하며, 누구든 이상 징후를 감지하면 즉시 알릴 수 있어야 한다. 특히 환자가 힘들어하는 모습을 보이지만 안전 기준치를 넘지 않은 경우처럼, 재활 치료를 계속할지 판단이 애매한 순간에는 재활은 잠시 중단하고 환자와 소통한 뒤 상태를 재평가하여, 이후 치료 지속 여부를 결정하는 신중한 접근이 필요하다. 사전에 마련된 안전 기준과 중단 기준은 의사결정에 도움을 주는 중요한 도구이지만, 결국 개별 환자의 상태에 따른 임상 판단이 가장 핵심적이다.

이처럼 재활 치료 중 철저한 모니터링과 신속한 대응, 그리고 팀 기반의 유연한 의사결정을 통해 사고를 예방하고, 환자에게 최적의 재활 치료를 제공할 수 있다.

4 재활 치료 후 정리 및 평가

1) 재활 직후 환자 상태 확인

재활 치료가 끝난 뒤에는 환자의 상태가 완전히 안정될 때까지 모니터링을 지속해야 한다. 기립이나 보행 등 적극적인 조기 가동 훈련을 마친 이후에는 누운 자세로 체위를 변경하는 과정에서 저혈압이 지연되어 나타날 수 있으므로, 재활 종료 후에도 혈압을 반복적으로 재측정하거나 지속적으로 측정하여 그 추이를 관찰해야 한다. 또한, 환자가 과도한 피로로 인해 과호흡을 호소하거나 저산소증이 발생하는지 확인하고, 산소요구량이 증가한 경우에는 일시적으로 산소 공급을 늘린 후 면밀한 모니터링이 필요하다.

재활 치료로 인한 근육통이나 관절 통증이 있는지도 확인하고, 필요시 적절한 통증조절을 시행해야 한다. 아울러, 환자에게 연결된 모든 장비의 기능과 도관의 위치를 점검하여 치료 전후로 변화된 점이 없는지 확인해야 한다. 이러한 철저한 사후 관찰을 통해 재활 치료 중에는 문제가 없었더라도 종료 직후 발생할 수 있는 지연성 합병증을 예방할 수 있다.

2) 재활 후 발생가능한 이벤트 예방

환자는 중환자재활 후 남은 하루 동안 재활과 관련된 상태 변화를 지속적으로 관찰할 필요가 있다. 경우에 따라 강도 높은 재활 치료 후 수 시간 뒤에 근육통이 발생하거나, 운동으로 인한 염증 반응으로 발열이 나타날 수 있으며, 누적된 피로로 인해 활력징후의 불안정이 지연되어 나타날 수도 있다. 이러한 가능성을 고려하여, 환자 가족들에게도 면회 시간 중 무리한 자발적 운동은 자제하고 안정을 취해야 함을 사전에 안내하고 협조를 구해야 한다.

이처럼 재활 치료 이후에도 환자의 상태를 지속적으로 모니터링하고 적절히 관리함으로써, 중환자 재활의 지속 가능성과 효과를 높일 수 있다.

3) 문서화 및 보고 절차

정상적인 중환자 재활 이후에는 환자가 재활을 얼마나 수행했는지, 잘 견뎌냈는지, 관찰된 사항은 무엇이었는지 등을 상세히 기록해야 한다. 또한 재활 치료 중 안전사고나 근접오류가 발생한 경우, 이에 대한 초기 치료 및 중재를 시행한 뒤 관련 내용을 정확히 문서화하는 것이 중요하다. 환자의 의료기록에는 어떤 일이 발생했는지, 어떤 조치를 취했는지, 그 결과가 어떠했는지를 명확히 남겨야 한다. 아울러 병원 내 환자안전보고 시스템을 통해 해당 사건을 보고하고, 기관 차원에서 원인 분석과 재발 방지 대책을 함께 논의하는 과정도 필요하다.

이러한 보고와 피드백을 바탕으로 중환자 재활팀은 개선이 필요한 부분을 파악하고, 프로토콜을 수정하거나 추가적인 교육을 실시할 수 있다. 이처럼 표준화된 기록과 보고는 지속적인 환자 안전관리와 질향상을 위한 기본 자료로 활용될 수 있다.

4) 질향상 활동과 교육

중환자 재활의 안전을 향상시키기 위해서는 지속적인 질향상(quality improvement, QI) 활동이 필요하다. 재활팀은 정기적으로 재활 프로그램의 결과를 검토하고, 안전사고 발생 빈도, 유형, 그리고 대응 과정을 분석해야 한다.

여러 연구에서도 안전에 대한 우려가 조기 재활 시행의 큰 장애 요소로 지적되었으나, 체계적인 안전 지침을 갖춘 조기 재활 프로그램을 도입한 결과 재활 시행률이 증가하면서도 안전사고는 오히려 드물게 발생한다는 것으로 보고되었다. 국내외 여러 의료기관들은 이러한 질향상 활동의 일환으로 재활 안전 체크리스트를 개발하여 사용하고 있으며, 모의 훈련을 통해 응급상황 대처 능력을 향상시키고 있다. 또한 최신 연구 결과와 가이드라인에 따라 재활 프로토콜을 주기적으로 업데이트하고, 새로운 장비나 기법이 도입되면 그에 맞는 안전 수칙을 추가한다.

팀원에 대한 지속적인 교육도 중요하다. 신규 직원은 반드시 중환자 재활과 관련된 안전 교육을 이수한 후 현장에 투입되며, 기존 직원 역시 정기적으로 워크숍이나 시뮬레이션을 통해 재훈련을 받는다.

이처럼 지속적인 피드백과 질향상 활동은 중환자 재활의 안전 문화를 정착시키는데 필수적이며, 이를 통해 환자에게 보다 안전하고 효과적인 재활 치료를 제공할 수 있다.[9,10]

Ⅳ 결론

중환자 재활에서는 안전이 필수적이다. 중환자 재활을 제공하는 각 기관에서는 재활 시작 전과 치료 도중 각각에 대해 계통적인 안전 기준을 마련하고 이를 팀원들과 공유해야 한다. 중환자 재활을 시행할 때는 다학제 팀 구성원 모두가 전반적인 재활 환경과 안전 기준을 면밀히 관찰하고, 환자의 상태 변화에 즉각적으로 대응할 수 있어야 한다. 재활 치료가 종료된 후에도 환자의 상태를 지속적으로 모니터링하고 사후 평가를 시행하여 지연성 이상 반응을 예방해야 한다. 또한 향후 체계화된 안전 관리와 수행 기록을 기반으로 한 질향상 활동과 팀원 교육은 다학제 중환자 재활팀의 전문성을 높이고, 안전 문화를 정착시키는 데 매우 중요하다.

▶ 참고문헌

1. Parker AM, et al. (2017). Safety of patient mobilization and rehabilitation in the ICU: systematic review with meta-analysis. Annals of the American Thoracic Society, 14(5):766–777
2. Hodgson et al. Early mobilization of patients in intensive care: Organization, communication and safety factors that influence translation into clinical practice. Critical care, 2018 Mar 20;22:77
3. Zhiqiang Li et al. Active mobilization for mechanically ventilated patients: a systematic review. Arch Phys Med Rehabil. 2013 Mar;94(3):551–61
4. Hodgson CL, Stiller K, Needham DM, et al. Expert consensus and recommendations on safety criteria for active mobilization of mechanically ventilated critically ill adults. Crit Care. 2014;18(6):658.

5. Figueiredo FCX, Vieira DSR, Bündchen DC, et al. Safety criteria to start early mobilization in intensive care units: systematic review. Rev Bras Ter Intensiva. 2017;29(4):509–519.
6. Bailey P, Thomsen GE, Spuhler VJ, et al. Early activity is feasible and safe in respiratory failure patients. Crit Care Med. 2007;35(1):139–145.
7. Stiller K. Safety issues that should be considered when mobilizing critically ill patients. Crit Care Clin. 2007;23(1):35–53.
8. Bourdin G, et al. (2010). The feasibility of early physical activity in intensive care unit patients: a prospective observational one-center study. Respiratory Care, 55(4):400-407
9. Kress JP & Hall JB (2014). ICU-acquired weakness and early mobilization in the ICU. New England Journal of Medicine, 370(17):1626-1635
10. Needham DM, et al. (2010). Improving long-term outcomes after discharge from ICU: Report from a stakeholders' conference. Critical Care Medicine, 38(3):667-673

CHAPTER 18

포괄적 중환자 재활치료 프로토콜

Integrated Rehabilitation Protocol in the Intensive Care Unit

현성은 의사

I 서론

앞선 단원에서 중환자 재활치료의 대상이 되는 환자에서 'Chapter 16. 기능적 평가'와 'Chapter 17. 안전한 중환자 재활'을 어떻게 진행하는지 다루었다. 본 장에서는 이를 종합하여 환자 개개인의 안정성 기준을 준수하면서 신체 및 인지기능 수준에 적합한 재활치료의 계획을 수립하고, 포괄적 재활치료를 제공하는 실제적인 방법에 대해 다루고자 한다.

중환자실 환자의 기능 수준은 침상 안정이 필요한 완전 와상상태에서부터 감독하에 독립 보행 훈련이 가능한 상태까지 매우 다양하고, 같은 환자에서도 매일 혹은 매 시각 급격히 변화할 수 있다는 특징이 있다. 따라서 고식적인 재활치료와 같이 환자의 진단명 기준으로 일률적인 재활치료를 제공하는 방식은 비효율적이다.

중환자 재활치료는 치료가 제공되는 시점마다 환자의 신체기능을 반복적으로 평가하는 과정이 필수적이고, 그 결과에 따라 최대한의 기능 훈련이 가능한 재활치료를 제공하는 것이 바람직하다. 최근에는 저하된 신체기능 수준에 맞춘 신체재활(운동치료)뿐 아니라 손상된 기관과 저하된 수준에 따라 호흡, 연하, 인지 재활치료를 병행하는 것이 강력하게 추천되고 있다.[1,2]

II 신체 재활

1 단계별 신체재활 치료를 위한 평가결과와 치료 단계의 다학제 공유

중환자실 환자는 질병의 중증도와 급성기 침상 안정 시기를 거치며 신체기능 저하 위험에 지속적으로 노출된다. 이런 신체 위약이 중환자실 퇴실 이후에도 지속되는 중환자실 획득 쇠약(ICU-acquired weakness, ICU-AW)을 방지하기 위해서는 아주 초기 단계에서부터 포괄적인 재활치료를 제공하는 것이 권장된다.[3,4] 기본적인 안정성 기준(호흡기계, 심혈관계, 신경학적 기준 등, 'Chapter 17. 안전한 중환자 재활' 참고)을 만족하여 재활치료 대상임이 확인된 후에는 환자의 의식 및 협조 가능 수준, 근력 수준에 따라 단계별로 구분된 조기 가동 훈련(early mobilization)을 필수적으로 제공해야 한다.[5] 국가별, 기관별로 세분화된 단계 수준은 다양할 수 있지만 대부분 5~7단계 수준으로 신체기능을 구분하여 적극적인 조기 가동 훈련을 제공한다(표 18-1, 그림 18-1). 상위 단계로의 전환은 주로 생리적 안정성 확보, 의식과 근력 수준의 향상, 협조도 증가 등을 기준으로 하며, 반대로 하위 단계로의 전환은 활력징후의 불안정, 의식 저하, 피로감 및 심폐질환의 증상과 협조도 제한 등의 징후가 나타날 때 고려한다. 따라서 중환자 재활치료의 첫 시작은 치료 당일의 안전성 기준('Chapter 17. 안전한 중환자 재활', '표 17-6. 사전 안전 체크리스트 예시' 참고)과 더불어 기본적인 의식수준, 근력과 신체기능 수준의 평가에서부터 이루어진다.

의식 수준은 리치몬드 흥분-진정 척도(Richmond agitation-sedation scale, RASS), 협조도는 Standardized five questions (S5Q), Pittsburgh Rehabilitation Participation Scale (PRPS) 등의 척도를 활용하여 빠르게 정량적인 평가가 가능하다. 중환자실에서 환자의 진정 및 흥분 상태를 일관되게 평가하기 위한 도구로 널리 사용되는 RASS는 대부분의 기관에서 −2에서 +2 사이일 때 적극적인 상위 단계 조기 가동 훈련이 가능한 것으로 평가한다(표 18-2).[6] "① 눈을 감았다 뜨세요, ② 저를 보세요, ③ 입을 벌리고 혀를 내밀어 보세요, ④ 고개를 끄덕여 보세요, ⑤ 제가 다섯을 셀 때 눈썹을 올려보세요."의 5가지 질문에서 몇 개의 질문을 수행할 수 있는지 확인하는 S5Q 척도에서는, 3개 이상이면 중간 이상의 협조 가능으로 2단계 이상, 5개 모두 수행하면 완전한 협조 가능으로 평가하여 4단계 이상의 조기 가동 훈련에 적합할 것으로 평가하고 있다.[7] 이외에도 'Chapter 16. 기능적 평가'에서 자세하게 소개된 여러 가지 근위약과 균형능력 등을 포함한 신체기능 및 포괄적인 기능평가 도구를 활용하여 환자에게 제공할 적정 재활 단계를 결정하는 데 사용한다.

중환자실 내에서 신체기능 평가는 대부분 환자의 신체적 수행 능력(capacity)보다, 다양한 도관과 모니터링 장비 등이 설치된 제한된 중환자실 환경 내에서의 실제 신체적 수행 수준(performance)을 중심으로 평가한다('Chapter 16. 기능적 평가' 참고). 이는 중환자실 특성 상 발생할 수밖에 없는 신체 활동의 제한을 고려하면서, 해당 환자가 어느 정도의 기능을 최대한 발휘할 수 있을지 객관적으로 판단하기 위함이며, 이 결과를 토대로 환자 개인별로 도달 가능한 최대 기능 수준의 목표를 설정할 수 있다(표 18-1). 이러한 이유로, 중환자실 입실 시, 재실 기간, 퇴실 후 등에서 일정 간격으로 동일하게 실시되는 포괄적인 기능 평가와는 달리, 중환자 재활치료의 '적정 단계'를 결정하기 위한 기능 평가는 매 치료 개시 전 시행하는 것이 바람직하고, 신속하고 반복 사용이 가능한 항목으로 선정하는 것이 효율적이다. 기능 상태가 급변할 수 있는 중환자의 특성을 고려할 때, 최소 2~3일 간격으로 반복 평가를 실시하여 단계의 재조정이 이루어져야 하며 매 치료 전 평가를 하고 평가 결과를 당일 치료 계획에 반영하는 것이 더욱 바람직하다.

모든 다학제 중환자 재활팀은 환자의 기능 수준을 평가하고, 그에 따라 제공할 재활치료의 수준과 범위를 결정하기 위한 평가도구 목록과 재활단계를 결정하는 기준을 사전에 정의하고 공유해야 한다('Chapter 15. 중환자 재활팀의 구성 및 다학제접근' 참고). 이러한 사전 합의를 바탕으로 치료 당일 환자의 기능 수준에 가장 적합한 단계별 조기 가동 훈련이 제공될 수 있고, 재활치료의 목표와 강도를 매일 변화하는 중환자 상태나 치료 반응 수준에 따라 유동적으로 조절할 수 있다. 이러한 목표 지향적 접근은 개개인의 중환자가 최대의 신체기능 회복을 이룰 수 있게끔 효과적인 치료 제공을 가능하게 한다. 또한 조기 가동 훈련 목표를 다학제 팀원뿐 아니라 환자 및 보호자와도 공유하여 환자에게 동기부여가 될 수 있도록 돕는다.

또한, 중환자실별로 서로 다른 진단군 특성과 자원 수준을 반영하여 설정된 각 기관의 재활치료 프로토콜에 따라, 환자 개별 상황에 따른 중재 조정은 다학제 간 실시간 의사소통을 통해 유연하게 이루어져야 한다. 아울러, 적절한 호흡, 연하, 인지 재활치료의 병행을 위해서도 해당 영역에 대해 추가 치료의 필요성을 판단할 수 있는 적절한 평가도구를 적용하는 것이 필요하다.

2 의식수준이 저하된 환자를 대상으로 하는 중환자 재활치료(1~2단계)

의식이 없고 최소 반응만 가능한 중환자에게는 재활치료의 초기 단계로 보통 수동 관절 운동(passive range of motion exercise)이 기본 중재로 시작된다. 수동 관절

표 18-1. 단계별 포괄적 중환자 재활치료 프로토콜 예시[7-10]

	1단계	2단계	3단계	4단계	5단계	비고
기능 수준	협조 안됨	간단한 협조 가능 (혹은 침대밖이동 금기인 경우)	중간 정도 협조 근위약 심함	협조 원활 근위약 있음 균형능력 저하	협조 원활 근위약 있음	
목표	의식 수준 향상 관절 구축 예방	침상 내 앉기	침상 밖 앉기	서기	걷기	
신체 재활	수동 관절 운동	수동 관절 운동	수동 관절 운동	수동 관절 운동	수동 관절 운동	전기자극치료 추가 여부 고려
		능동 관절 운동 근력운동	능동 관절 운동 근력운동	능동 관절 운동 근력운동	능동 관절 운동 근력운동	침상 자전거 등 기구 이용하여 적극적 침상내 운동 추가
			앉은 자세 유지 침상 밖 앉기	앉은 자세 유지 침상 밖 앉기	앉은 자세 유지 침상 밖 앉기	치료시간 이외 자가 운동 교육
				돌아눕기, 혼자앉기, 보조하 일어서기	돌아눕기, 혼자앉기, 보조하 일어서기	보조기기 이용한 서기 훈련 (그림 18-1A)
					서기, 걷기	중환자실 내 적극적 보행 훈련 예 (그림 18-1B)
추가 재활치료 'Chapter 20~22' 참고			호흡/연하/인지 추가 고려	호흡/연하/인지 추가 고려	호흡/연하/인지 추가 고려	협조도 및 기능장애 여부에 따라 결정

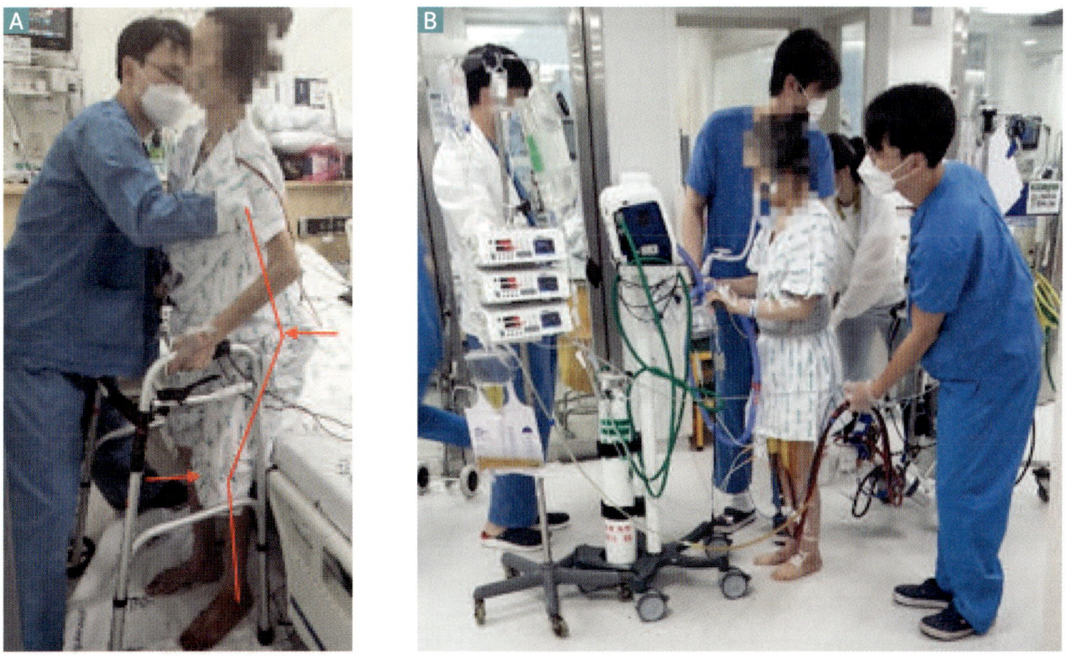

그림 18-1. 포괄적 중환자 재활치료 프로토콜을 활용한 중환자실 내 적극적 조기 가동 훈련. (A) 서기 훈련, (B) 걷기 훈련

표 18-2. Richmond Agitation-Sedation Scale (RASS)[6]

RASS 점수	수준	정의
+4	매우 흥분된 상태(Combative)	극도의 공격적 행동, 즉각적인 신체적 위험 유발
+3	심한 흥분(Very agitated)	지속적인 움직임, 관 삽입 제거 시도, 명령 불응
+2	흥분 상태(Agitated)	자주 불안정하게 깨어 있고, 자발적 움직임 많음
+1	안절부절 못함(Restless)	자주 깨어 있고, 안절부절 못하나 과도한 움직임은 없음
0	차분하고 깨어 있음(Alert and calm)	자극 없이 각성 상태, 행동 안정적
−1	졸림(Drowsy)	자극 없이 깨어 있지 않으나 말소리에 각성, 10초 이상 주의 유지
−2	가벼운 진정(Light sedation)	말소리에 짧게 눈을 뜨나 10초 미만 주의 유지
−3	중간 진정(Moderate sedation)	말소리에 반응 없으나 큰 소리나 자극에는 눈을 뜸 또는 움직임
−4	깊은 진정(Deep sedation)	소리나 물리적 자극에도 거의 반응 없음 (약간 움직임 있을 수 있음)
−5	각성 반응 없음(Unarousable)	강한 자극에도 반응 없음, 전혀 움직이지 않음

통상적으로 RASS −2~+2에 해당할 때 적극적인 중환자 재활치료가 가능한 것으로 간주한다.

가동 운동은 장기간 침상 안정으로 인해 발생할 수 있는 관절 구축, 근위축, 혈액순환 저하를 예방하며, 정상적인 관절 가동 범위 유지를 통해 근골격계 합병증을 최소화하는 데 목적이 있다. 통상적으로 하루 2회 이상, 관절당 5~10회 이상 반복 실시하는 것이 권장되며, 치료 중에는 관절의 통증, 근긴장도 변화, 심혈관 반응 등을 주의 깊게 관찰해야 한다.[11,12] 수동 관절 가동 운동을 적용할 때에는, 빠르게 강한 힘을 가하기보다는 적절한 힘으로 30초 이상 충분히 지속하여 관절 운동 방향에 일치한 장력이 정확하게 주어지는 것이 중요하다.

관절 가동 운동과 함께 최소 2시간 간격의 체위 변경(positional change/turning)은 모든 단계에서 욕창 예방을 위한 필수적인 방침이며, 이 때 체중 부하 부위의 피부 상태 확인이 항상 병행되어야 한다. 특히 와상상태가 길어질수록 팔꿈치와 발목 관절이 구축될 위험이 높으며, 발목 중립 위치를 유지할 수 있는 발목관절 보조기(ankle-foot orthosis)나 부목(splint)을 조기에 적용하는 것이 효과적이라는 보고도 제시되었다. 주로 외상 및 뇌졸중 환자 대상으로 보고된 결과가 많지만 이미 관절 구축이 진행된 경우라면, 1~2주 간격으로 점차 관절가동범위를 증가시키는 동적 부목고정(progressive dynamic splinting)을 고려할 수도 있다.[27,28]

의식이 점차 회복되고 치료사의 언어적 지시에 반응이 가능한 수준이 되는 2단계에서부터는, 능동 관절 운동(active range of motion exercise) 및 근력 강화 운동을 단계적으로 도입한다. 장기간의 침상 안정으로 인해 발생한 근위약은 최대운동강도의 65~75% 수준의 근력 운동을 꾸준히 시행하였을 때, 주당 6%의 비율로 회복 가능하다고 보고된 바 있다. 또한 초기부터 협조가 가능한 환자라면, 근위약이 발생하기 전에 미리 최대 근력의 20% 수준의 근수축 운동을 매일 수 초간 만이라도 유지하였을 때 근력을 유지할 수 있다고 보고되었다. 이러한 저항 훈련으로 증가한 근력은 훈련이 중단되더라도 24주까지 유지된 결과를 보였다.[29,30]

단, 의식수준이 저하된 상태에서의 초기 중재는 비침습적이며 안전한 범위 내에서 이루어져야 하며, 심혈관계 및 호흡기계 불안정성 등으로 중재가 제한되는 상황에서는 중환자 재활을 위한 안전기준 지표에 대해 대상자별 맞춤 계획이 필요할 수도 있다. 최근에는 생리학적 안전기준을 만족하지 못하는 중증 급성기 상태의 환자라 하더라도 수동 관절 가동 운동 및 체위 변경과 같은

1단계 수준의 치료는 모든 환자에게 제공되어야 한다는 전문가들의 의견이 증가하고 있다.[9, 13-15] 이는 완화의료를 위한 연명치료 중단 결정이 없는 한, 회복 가능성을 고려하고 있는 모든 환자에서는 최소 재활 개입이 환자의 예후 향상에 기여할 수 있다는 근거에 기반한다. 중환자 재활치료는 다학제 협업을 통해 '모든 환자에게 매일 조기 가동 훈련(Every patient, Every day)'를 제공한다는 방침이 전제되어야 하는데, 대상자 선별 과정에서부터 복잡한 기준이 도입될 경우 오히려 협업의 효율성이 저해될 수 있다는 현실적 한계도 반영한 것이다.[10-11]

1~2단계 환자에서도 보다 적극적인 중환자 재활치료를 고려한다면, 수동적 운동이 가능한 침상자전거(passive cycling)와 전기근육자극(electrical muscle stimulation, EMS) 혹은 신경근 전기 자극 치료기(neuromuscular electrical stimulation, NMES) 치료가 가능하다 ('Chapter 19. 중환자 재활치료 장비 및 도구' 참고). 이는 의식 수준이 낮고 협조가 되지 않는 환자에서도 적용 가능하다는 장점이 있다. 매일 3시간, 혹은 2.5시간씩 하루 4회의 수동적(passive) 자전거운동이 주어졌을 때 단순 수동 관절 가동 운동(스트레칭)만 한 것에 비해 근위축이나 단위 근육량당 근력의 향상이 관찰되었다.[16-18] 침상자전거의 효과는 연구마다 상반된 결과를 보고하기도 하는데, 이에 대해서는 중증 상태로 인한 침상자전거 참여율의 제한이 교란변수인 것으로 논의된 바 있다. 또한 자발적인 근수축 및 운동 참여가 불가능한 중환자에서 전기자극치료가 근력을 유지하고 근위축 및 중환자획득위약을 예방할 수 있다는 가능성과 입원기간 및 기계환기 환자의 발관 성공률 향상을 보여준 결과들도 다수 보고되었다.[19-22]

3 협조가 가능한 환자 대상 중환자 재활치료 (3단계 이상)

표 18-1의 3단계 이상은 일정 수준 이상 환자의 협조가 가능하고 근력 및 체간 조절 능력이 회복되고 있어 침상 밖 앉기, 서기, 걷기의 순서로 이루어지는 보다 적극적인 조기 가동 훈련에 해당한다. 이 단계에서의 재활치료 핵심 목표는 환자를 점진적으로 침상 밖으로 이끌어내어 기립 및 보행 기능의 회복과 일상생활동작 수행의 독립성을 촉진하는 것이다.

3단계(침상 밖 앉기)는 환자가 앉은 자세를 스스로 유지할 수 있는지를 확인하고 훈련하는 단계로, 침상 가장자리 앉기와 체간 균형 유지 훈련을 포함한다. 이전 단계의 수동 및 능동 관절 운동과 근력 강화 운동이 병행되며, 기립 훈련으로 이행하기 위한 머리 올린(head elevation) 자세의 시간을 증진시키는 데 중점을 둔다. 처음 기립 자세를 훈련할 때는 기립성 저혈압 및 어지러움 증상을 호소할 수 있으므로 주의해서 치료 강도와 세션 시간 및 횟수를 조절해야 한다.

4단계(서기)는 침상에서 이탈하여 치료사 보조 혹은 장비를 활용해서라도 바닥에 발을 짚고 서 있는 자세를 일정 시간 유지할 수 있도록 하는 훈련에 중점을 둔다 (그림 18-1A). 아직 근위약과 균형능력 저하가 동반된 경우가 많으므로, 경사 침대, 기립 및 보행 보조 기구 등 다양한 장비를 활용하여 부족한 근력으로도 최대한 서 있는 자세를 시도할 수 있도록 돕는다('Chapter 19. 중환자 재활치료 장비 및 도구'의 '그림 19-4~7' 참고). 하지와 체간 근력 운동에 중점을 두며, 점차 보조 없이 독립적인 체중 지지를 할 수 있도록 진행하되, 심장-호흡기계 모니터링을 철저히 하면서 낙상 방지에 유의해야 한다.

5단계(걷기)는 보행 기능 회복의 중점을 두어 독립 보행을 목표로 하는 단계이다. 중환자실 내에서 각종 도관이 연결된 상태에서도 적극적인 보행 훈련을 할 수 있도록 다양한 최신 장비들이 소개되고 있으며('Chapter 19. 중환자 재활치료 장비 및 도구'의 '그림 19-8~11, 19-14' 참고), 때로는 환자의 안전을 위해 2~3인 이상의 치료사 및 간호사의 보조가 필요할 수도 있다. 도관과 모니터링 장비가 너무 많아 보행훈련을 하기 부적절할 때는 워커 내 선 자세에서 제자리 걷기 훈련(marching on spot)을 통해 보행치료를 대체하기도 한다. 체외막산소공급(extracorporeal membrane oxygenation, ECMO) 요법이나 기관내삽관(endotracheal intubation)을 통한 기계환기 중에도 5단계 수준의 걷기 훈련까지 수행 가능하다는 보고가 많고, 이를 통해 추가적인 기능 회복을 기대할 수 있다고 되어 있어 도관의 존재만으로 상위 단계의 재활치료를 제한하는 것은 지양해야 한다.[23,24]

3~5단계에 해당하는 적극적인 조기 가동 훈련은 환자의 기능 회복 속도 및 반응에 따라 유연하게 조정되어야 하며, 각 단계 전환과 중재 강도의 적절한 조율을 위해서는 중환자 재활팀 구성원 간의 실시간 의사소통이 필수적이다. 기관과 중환자실별로 주로 입원 중인 환자 특성과 기능 상태가 다양하므로 표 18-1과 같은 프로토콜의 단계 수준은 각 실별 상황에 맞추어 5단계가 아니라 7~10단계로 보다 세분화해서 정할 수도 있다(그림 18-2). 더불어 치료사가 동반하는 재활치료시간 이외에도 침상 내에서 수행 가능한 자가 운동을 교육하고, 가족이 참여할 수 있는 보조 자료를 함께 제공하는 방안이 제안되기도 하였다. 환자별로 오늘의 재활 목표를 시각화하여(그림 18-3), 환자가 매일 도달한 최대 기능 수준과 재활치료 단계를 환자 본인, 담당의료진, 치료사, 환자 보호자(가족)가 모두 실시간으로 공유하는 방법을 활용하는 것도 효과적이다.

근력 저하나 균형 능력 손상으로 인해 지속적으로 혼자 서기 이상의 다음 단계로의 이행이 어려운 환자에게는 침상자전거 등의 장비를 활용하여 유산소운동과 근력훈련을 병행하는 것이 신체기능 향상에 효과를 준다는 보고가 있다.[25] 중환자실 재원기간 동안 조금이라도 향상된 기능 상태에 도달할 수 있도록, 매일 현 기능 상태를 점검하고 가급적 더 높은 수준의 신체 기능에 도달하고자 하는 끊임없는 노력이 중요하다. 동시에 모든 단계의 조기 가동 훈련은 지속적인 안전기준 모니터링을 전제로 하며, 당일 환자 상태에 따라 치료 수준이 매일 달라질 수 있음을 고려해야 한다. 예를 들어, 전날 상위 단계의 서기 및 걷기 훈련을 수행한 환자이더라도, 오늘은 활력징후 변화나 전신 상태 악화로 인해 일시적으로 수동 관절 가동 운동만 해야 할 수도 있다. 그렇다고 재활치료를 중단해버리는 것이 아니며 그 날의 환자 기능 수준에 맞춘 재활치료를 제공하다가, 반복적인 의식수준과 신체기능 재평가를 통해 상위 단계의 조기 가동 훈련이 가능하다고 판단되는 경우, 다시 가능한 최대 수준의 중재를 제공할 수 있어야 한다.

III 호흡재활치료

호흡재활치료는 중환자 재활 전 과정에서 환자의 상태에 따라 적절한 시점에 병행되어야 한다. 특히 객담 배출이 제한되거나 호흡근력 및 횡격막 기능 저하 위험이 높은 환자의 경우 기계환기 의존성 증가를 방지하기 위해 적극적으로 고려해야 한다. 의식이 없거나 비협조적인 1~2단계의 환자에서는 환자의 자발적 노력에 기반한 중재가 제한되기 때문에, 체위배액(postural drainage), 진동(vibration), 타진(percussion) 등을 이용한 수동적 객담 배출 및 폐환기 유도 전략 중심으로 호흡재활치료가 이루어진다. 환자의 의식 수준 및 협조도가 향상되면 유발폐활량계(incentive spirometer)와 같은 호흡재활 도구들을 활용하여 자발적 호흡 훈련이 가능해진다. 최근에는 기관내삽관 및 기계환기 중인 상태에서도 호흡근 훈련 및 바이오피드백 훈련을 활용한 호흡재활치료가 가능한 방법들이 많이 소개되고 있다 ('Chapter 20. 호흡재활' 참고).[26]

A 신체 재활치료 단계를 총 7단계로 진행하는 예시(서울대학교병원)

Mental Satus		Unconscious		Conscious				
Rainbow mobilization scale		Red	Orange	Yellow	Green	Blue	Dark blue	Violet
RASS		±3, ±4, −5	±3 −4	±2≥	±2≥	±2≥	±2≥	±2≥
motor power				grossly 1	grossly 2	UE ≤ 3	LE ≤ 3	LE ≥ 3
사전 안전 체크리스트 확인: 혈역학적, 기도/호흡, 출혈여부, 통증, 주의 도관 등								
No activity		0						
ROM	Passive		0	0	0	0	0	0
	Active assistive			0	0	0		
	Active				0	0	0	0
Sitting	Tiliting (in bed)		0	0				
	supported sitting			0	0			
	long / tailor sitting				0	0		
	sitting on the edge of a bed					0	0	0
Standing	sit to stand / standing						0	0
	marching on spot						0	0
Ambulation	assisted gait & endurance training							0
침상자전거 추가 가능(RASS ≤ ±2)			0 (passive)	0	0	0	0	0
단계별 중환자재활 목표		Lying without contractures	Turning self	Sitting balance	Sit at edge	Standing & Transfer (bed-chair)	Assisted Gait	Gait endurance
중환자 재활치료 장비 및 호흡/연하/작업-인지/전기자극치료 추가 고려		Reposition (foot plate, trochanteric roll, air-mattress, cushion)	Lateral transfer devices	Sitting support	Sitting support (Seba)	Stand pivot (Sara) Sit to stand lift	Stand pivot Walking aid	Gait belt

RASS; Richmond agitation-sedation scale, UE; upper extremity, LE; lower extremity

B 신체 재활치료 단계를 총 10단계로 진행하는 예시(캐나다 온타리오병원)

1	수동 관절 운동~침대 위에서의 활동(돌아눕기, 침상자전거 포함)		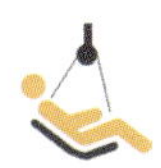
2 (지시 반응 가능)	수동 관절 운동, 근력 운동 포함 침상 내 앉기(리프트 활용)	일상생활 동작 훈련 포함	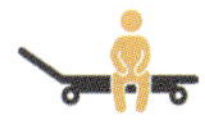
3	침상 밖 앉기(일부 몸통 지지 필요)		
4 (근력 Grade 3 이상)	서기	가급적 앉은 자세, 기립 시간 증진, 변기 이용	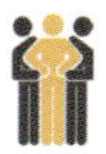
5	서서 침대에서 의자로 옮겨 가기		
6	제자리 걷기(marching on spot): 각 발 2회 이상	자가 근력운동 교육 병행 화장실/샤워 훈련 추가	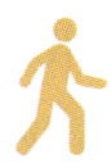
7	2인 이상 보조하 걷기		
8	1인 이하 보조하 걷기		
9	보행 보조기 도움만으로 걷기		
10	도움 없이 걷기		

그림 18-2. 단계적 중환자 재활치료 프로토콜의 다른 예

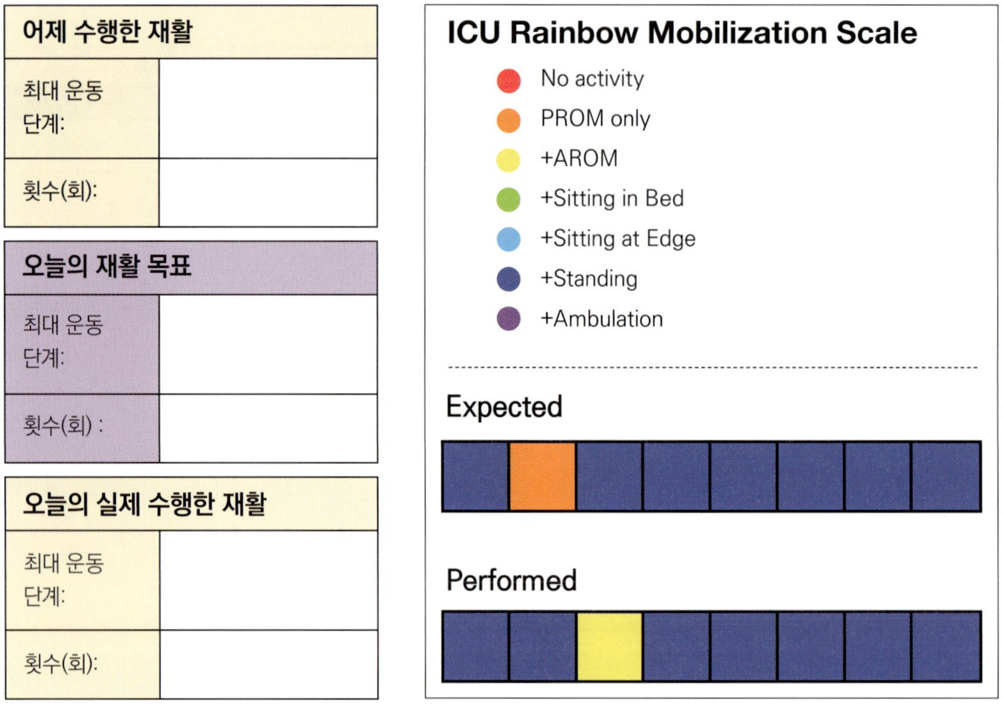

그림 18-3. 중환자 재활치료 중인 환자에서 오늘의 재활 목표와 실제 수행 완료한 단계를 공유하는 방법의 예

Ⅳ 연하재활치료

중환자실 퇴실 후 연하장애가 흔히 발생하는 주요 원인 중 하나는 기관내삽관과 같은 인공호흡기 치료가 일시적 연하 기능 저하를 초래할 위험이 높기 때문이다. 이로 인한 발관 후 연하장애(post-extubation dysphagia)를 적절히 관리하지 않으면, 흡인폐렴(aspiration pneumonia)으로 이어지고, 이는 기관 재삽관(re-intubation), 호흡기 의존 연장, 중환자실 재입실 등 악순환으로 이어질 수 있다. 따라서 발관 후 연하장애의 위험이 높은 환자를 조기에 선별하고 적절한 연하재활치료를 중환자실에서부터 병행하는 것이 중요하다.

연하재활치료는 일반적으로 기관 발관 후 경구 식이를 재개하는 시점에 고려하게 되므로, 주로 앉은 자세 훈련을 시작하는 3단계 이상의 적극적인 조기 가동 훈련 대상 환자에서 고려하게 된다. 연하장애 위험이 높은 환자에서는 항상 연하재활치료 병행의 필요성을 염두에 두어야 하므로, ① 고령, ② 인공기관 삽관 기간이 길거나 발관 실패로 기관절개술을 받은 경우, ③ 중환자실 입실 이전부터 연하장애가 확인되었던 경우 등에서 중환자 연하재활치료를 위한 평가와 개입을 추가적으로 검토해야 한다. 중환자 대상 연하장애 평가와 관리 및 연하재활치료 방법에 대한 자세한 내용은 'Chapter 21. 연하재활'에 상세히 기술되어 있다.

Ⅴ 작업/인지 재활

최근 연구들에 따르면, 중환자실 생존자는 퇴원 이후에도 신체기능뿐만 아니라 인지기능의 저하로 인해 일상생활 동작 수행에 장기적인 제한을 자주 겪는 것으로 보고되었다. 이에 따라 중환자실 내 섬망 예방과 관리, 인지 기능 평가 및 조기 중재의 중요성이 점차 강조되고 있다.[25-26] 인지 및 상지 기능 재활은 일반적으로 환자가 침상에서 앉을 수 있고, 치료사의 지시에 중간 이상 협조가 가능 한 3단계 이상의 환자에서 시행 가능하다. 따라서 3단계 이상으로 평가되는 중환자에게는 인지, 우울, 불안에 대한 선별검사를 고려하고, 인지기능 장애의 위험도가 높다고 판단되면 중환자실에서부터 작업 및 인지재활치료를 시작할 것을 권고한다. 치료사의 주도 하에 인지 훈련 과제, 단기 기억 자극, 시공간 지남력 훈련과 일상생활 동작 훈련 등을 반복적으로 시행하게 되며, 중환자실 일기를 활용하여 인지 자극과 환자-가족 간 상호작용 촉진에 활용할 수도 있다. 보다 구체적인 내용은 'Chapter 22. 인지/작업재활, Chapter 23. 중환자실 일기'에서 자세히 기술되어 있다.

VI 결론

포괄적 중환자 재활치료는 환자의 급변하는 임상 상태에 유연하게 대응하기 위해 다학제적 접근을 기반으로 주기적인 의식, 신체, 인지기능 평가를 병행하는 것이 필수적이다. 이러한 평가 결과를 바탕으로 적절한 재활 개입의 시기와 치료 목표, 중재 전략을 즉각적으로 설정하고 조정함으로써 환자 개개인에 최적화된 재활치료를 제공할 수 있다. 특히, 의학적 안정성과 현재의 기능 수준을 기준으로 해당 환자가 도달 가능한 최대한의 기능적 회복 목표를 설정하고, 이에 부합하는 조기 가동 훈련과 더불어 호흡, 연하, 인지 재활치료의 통합적인 재활치료가 이루어져야 한다.

효율적인 중환자 재활치료를 위해서는 모든 다학제 팀 구성원이 사전에 합의된 해당 기관의 표준화된 치료 프로토콜을 숙지해야 한다. 중환자실에 입원 중인 모든 환자에게 효과적인 재활치료를 제공할 수 있다는 목표를 공유하여야 환자의 상태가 다양하고 수시로 변화하더라도 치료가 중단되지 않고 적합한 치료 내용으로 수정하여 제공될 수 있다. 또한 중환자 재활 질 관리를 위해서, 정기적인 다학제 회의를 하고 기능 평가 결과, 치료 진행 경과를 공유하고 프로토콜을 지속적으로 개선해 나가는 것이 중요하다. 이를 통해 환자의 기능 저하 양상에 따른 개별화된 중재가 가능하고, 새로 도입되는 최신 중환자 재활치료도 적절하게 제공될 수 있다.

포괄적 중환자 재활치료 프로토콜의 고도화를 위한 향후 과제로는 기능 저하가 심한 환자에게도 적용 가능한 재활 중재 도구의 개발, 개입 빈도 및 강도의 최적화, 실효성 있는 평가지표 및 프로토콜 개정 기준 마련이 필요하다. 이러한 지속적인 연구와 임상으로의 실시간 반영을 통해 보다 효과적이고 표준화된 중환자 재활치료 체계를 확립할 수 있을 것이다.

▶ 참고문헌

1. Lewis, K., Balas, M. C., Stollings, J. L., McNett, M., Girard, T. D., Chanques, G., ... & Aldrich, J. M. (2025). A Focused Update to the Clinical Practice Guidelines for the Prevention and Management of Pain, Anxiety, Agitation/Sedation, Delirium, Immobility, and Sleep Disruption in Adult Patients in the ICU. Critical care medicine, 10-1097.
2. Schaller, S. J., Scheffenbichler, F. T., Bein, T., Blobner, M., Grunow, J. J., Hamsen, U., ... & Coldewey, S. M. (2024). Guideline on positioning and early mobilisation in the critically ill by an expert panel. Intensive Care Medicine, 50(8), 1211-1227.
3. Gosselink, R., Bott, J., Johnson, M., Dean, E., Nava, S., Norrenberg, M., ... & Vincent, J. L. (2008). Physiotherapy for adult patients with critical illness: recommendations of the European Respiratory Society and European Society of Intensive Care Medicine Task Force on physiotherapy for critically ill patients. Intensive care medicine, 34, 1188-1199.
4. Hodgson, C. L., Berney, S., Harrold, M., Saxena, M., & Bellomo, R. (2013). Clinical review: early patient mobilization in the ICU. Critical Care, 17, 1-7.
5. Stiller K. Safety issues that should be considered when mobilizing critically ill patients. Crit Care Clin 2007;23:35-53.
6. Sessler, C. N., Gosnell, M. S., Grap, M. J., Brophy, G. M., O'Neal, P. V., Keane, K. A., ... & Elswick, R. (2002). The Richmond Agitation-Sedation Scale: validity and reliability in adult intensive care unit patients. American journal of respiratory and critical care medicine, 166(10), 1338-1344.
7. Morris, P. E., Goad, A., Thompson, C., Taylor, K., Harry, B., Passmore, L., ... & Haponik, E. (2008). Early intensive care unit mobility therapy in the treatment of acute respiratory failure. Critical care medicine, 36(8), 2238-2243.
8. MD Anderson Center Clinical Management Algorithm for Early

Mobilization in ICU Patients. Available from: https://www.mdanderson.org/documents/for-physicians/algorithms/clinical-management/clin-management-icu-adult-early-mobilization-web-algorithm.pdf

9. Liu, K., Ogura, T., Takahashi, K., Nakamura, M., Ohtake, H., Fujiduka, K., ... & Mato, T. (2018). The safety of a novel early mobilization protocol conducted by ICU physicians: a prospective observational study. Journal of intensive care, 6, 1–11.
10. Early Mobility in Critical Care: A Toolkit for Adult Care Providers. Available from: https://criticalcareontario.ca/wp-content/uploads/2022/05/CCSO_Early-Mobility-in-Critical-Care-Toolkit_20220505.pdf
11. Sommers, J., Engelbert, R. H., Dettling-Ihnenfeldt, D., Gosselink, R., Spronk, P. E., Nollet, F., & van der Schaaf, M. (2015). Physiotherapy in the intensive care unit: an evidence-based, expert driven, practical statement and rehabilitation recommendations. Clinical rehabilitation, 29(11), 1051–1063.
12. Kayambu, G., Boots, R., & Paratz, J. (2013). Physical therapy for the critically ill in the ICU: a systematic review and meta-analysis. Critical care medicine, 41(6), 1543–1554.
13. Needham, D. M., Davidson, J., Cohen, H., Hopkins, R. O., Weinert, C., Wunsch, H., ... & Harvey, M. A. (2012). Improving long-term outcomes after discharge from intensive care unit: report from a stakeholders' conference. Critical care medicine, 40(2), 502–509.
14. Engel, H. J., Needham, D. M., Morris, P. E., & Gropper, M. A. (2013). ICU early mobilization: from recommendation to implementation at three medical centers. Critical care medicine, 41(9), S69–S80.
15. Hanekom S, Gosselink R, Dean E et al. The development of a clinical management alogorithm for early physical activity and mobilization of critically ill patients: synthesis of evidence and expert opinion and its tranlatio into practice. Clin Rehabil 2011;25:771–87.
16. Burtin, C., Clerckx, B., Robbeets, C., Ferdinande, P., Langer, D., Troosters, T., ... & Gosselink, R. (2009). Early exercise in critically ill patients enhances short-term functional recovery. Critical care medicine, 37(9), 2499–2505.
17. Llano-Diez, M., Renaud, G., Andersson, M., Marrero, H. G., Cacciani, N., Engquist, H., ... & Larsson, L. (2012). Mechanisms underlying ICU muscle wasting and effects of passive mechanical loading. Critical care, 16, 1–16.
18. Parry, S. M., Berney, S., Koopman, R., Bryant, A., El-Ansary, D., Puthucheary, Z., ... & Denehy, L. (2012). Early rehabilitation in critical care (eRiCC): functional electrical stimulation with cycling protocol for a randomised controlled trial. BMJ open, 2(5), e001891.
19. Nakanishi, N., Yoshihiro, S., Kawamura, Y., Aikawa, G., Shida, H., Shimizu, M., ... & Inoue, S. (2023). Effect of neuromuscular electrical stimulation in patients with critical illness: an updated systematic review and meta-analysis of randomized controlled trials. Critical Care Medicine, 51(10), 1386–1396.
20. Xu, C., Yang, F., Wang, Q., & Gao, W. (2024). Effect of neuromuscular electrical stimulation in critically ill adults with mechanical ventilation: a systematic review and network meta-analysis. BMC Pulmonary Medicine, 24(1), 56.
21. Zayed, Y., Kheiri, B., Barbarawi, M., Chahine, A., Rashdan, L., Chintalapati, S., ... & Al-Sanouri, I. (2020). Effects of neuromuscular electrical stimulation in critically ill patients: a systematic review and meta-analysis of randomised controlled trials. Australian Critical Care, 33(2), 203–210.
22. Gutiérrez-Arias, R. E., Zapata-Quiroz, C. C., Prenafeta-Pedemonte, B. O., Nasar-Lillo, N. A., & Gallardo-Zamorano, D. I. (2021). Effect of neuromuscular electrical stimulation on the duration of mechanical ventilation. Respiratory Care, 66(4), 679–685.
23. Hodgson, C. L., Broadley, T., Paton, M., Higgins, A. M., Anderson, S., Brennan, S., ... & Green, S. E. (2025). Australian clinical practice guideline for physical rehabilitation and mobilisation in adult intensive care units. Australian Critical Care, 38(4).
24. Turner DA, Cheifetz IM, Rehder KJ et al. Active Rehabilitation and physical therapy during extracorporeal membrane oxygenation while awaiting wlung transplantation-a practical approach. Crit Care Med 2011;39:2593–8.
25. Schweickert, W. D., Pohlman, M. C., Pohlman, A. S., Nigos, C., Pawlik, A. J., Esbrook, C. L., ... & Kress, J. P. (2009). Early physical and occupational therapy in mechanically ventilated, critically ill patients: a randomised controlled trial. The Lancet, 373(9678), 1874–1882.
26. Unoki, T., Hayashida, K., Kawai, Y., Taito, S., Ando, M., Iida, Y., ... & Committee for the Clinical Practice Guidelines of Early Mobilization and Rehabilitation in Intensive Care of the Japanese Society of Intensive Care Medicine. (2023). Japanese clinical practice guidelines for rehabilitation in critically ill patients 2023 (J-ReCIP 2023). Journal of Intensive Care, 11(1), 47.
27. Kerr L, Jewell VD, Jensen L. Stretching and splinting interventions for poststroke spasticity, hand function, and functional tasks: A systematic review. Am J Occup Ther. 2020;74(5): 7405205050p1–7405205050p15.
28. Lai PT, Kuo IJ. Less is more: Dynamic splint design for stroke patients. OT Practice. 2023;28(9):21-25
29. Müller EA. Influence of training and of inactivity on muscle strength. Arch Phys Med Rehabil. 1970;51:449-462.
30. Encarnação IGA, Viana RB, Soares SRS, Freitas EDS, de Lira CAB, Ferreira-Junior JB. Effects of detraining on muscle strength and hypertrophy induced by resistance training: a systematic review. Muscles. 2022;1(1):1-15

CHAPTER 19

중환자 재활치료 장비 및 도구

Devices and Tools for ICU Rehabilitation

성관식 물리치료사, 이민형 물리치료사

I 서론

중환자실 환자들은 장기간의 침상 안정으로 인해 근육 위축, 신체 기능 저하, 그리고 장기적인 장애 위험에 노출될 가능성이 크다. 이러한 문제를 완화하기 위한 전략 중 하나로 중환자실 조기 가동(early mobilization)이 점점 더 강조되고 있으며, 이는 중환자 치료의 새로운 표준으로 자리 잡고 있다. 중환자의 조기 가동은 근육 약화를 예방하고 신체 기능을 유지하는 데 기여하며, 섬망(delirium)의 감소, 인공호흡기 사용 기간 단축, 그리고 중환자실 재원 기간 감소 등의 긍정적인 효과를 보이는 것으로 입증되었다.[1]

그러나 중환자실 환자의 조기 가동에는 여러 가지 장애 요인이 존재한다. 과거에는 한 명의 환자를 이동시키기 위해 최대 4~5명의 의료진이 필요했으며, 기관내관(endotracheal tube), 의식 수준 저하, 혈액 여과(hemofiltration) 라인 등의 요소가 물리적 장벽으로 작용했다.[2] 또한, 의료진의 부족과 환자 안전에 대한 우려 등의 조직적 요인도 조기 가동 시행의 주요한 제한 요소로 지적되어 왔다.[3]

최근에는 의료 기술의 발전과 함께 환자의 조기 가동을 지원하는 다양한 신체재활 장비 및 도구들이 개발되면서 이러한 장벽을 극복하는 데 도움을 주고 있다. 자전거 에르고미터(cycle ergometer), 기립 경사대(tilt table), 환자 안전 기구(safe patient handling devices), 보행 보조 기구(gait assist devices) 등의 장비들은 조기 가동 과정에서 환자의 안전성을 강화하고, 의료진의 신체적 부담을 줄이는 역할을 한다. 특히, 이러한 장비 및 도구들은 환자의 상태와 재활 목표에 따라 다양한 방식으로 활용될 수 있으며, 환자의 기능 회복을 촉진하는 데 중요한 역할을 한다.

이에 본문에서는 중환자실에서 사용되는 재활 장비 및 도구들의 목적과 그 이점에 대해 논의하고, 이를 통해 조기 가동 및 전반적인 중환자 재활의 효과성을 높이는 방안을 모색하고자 한다.

II 중환자 재활 장비 및 도구의 분류

중환자 재활 장비 및 도구는 중환자실 환자의 기능 회복과 삶의 질 향상을 목표로 설계된 다양한 형태로 구성된다. 장기간 침상 안정 상태가 지속되면 근육 위축, 관절 구축(joint contracture), 신경 기능 저하 등의 문제가 발생할 수 있으며, 이러한 문제를 예방하고 회복을 촉진하기 위해 적절한 재활 도구 및 장비를 활용하는 것이 중요하다. 중환자 재활 장비 및 도구는 크게 수동적 재활, 능동적 재활, 전기 자극 기반, 로봇 보조, 호흡 재활, 특수 목적 재활로 분류할 수 있다. 이러한 분류는 환자의 상태에 따른 맞춤형 치료 접근을 가능하게 하며, 중환자실에서의 재활 효율성을 높이는 데 기여한다.

1 수동적 재활 장비 및 도구

수동적 재활(passive rehabilitation) 장비 및 도구는 자발적인 움직임을 수행하기 어려운 환자에게 근육 위축을 방지하고 관절 가동성을 유지하는 데 사용된다. 대표적으로는 관절 가동 범위 운동 도구, 체위 변경 보조 장비, 관절 구축 예방 보조기(그림 19-1) 등이 있으며, 이러한 장비 및 도구들은 중환자실에서 움직임이 저하된 환자들의 관절의 움직임 범위를 유지 및 증진시키거나 체위를 변경하는 것을 도와 관절의 구축 및 2차적인 합병증을 예방하는 데 중요한 기능을 한다.

2 능동적 재활 장비 및 도구

능동적 재활(active rehabilitation) 장비 및 도구는 환자가 자발적으로 근육을 움직이며 근력을 강화하고 기능을 회복하는 데 활용된다(그림 19-2). 주요 장비 및 도구로는 저항(resistance) 운동 도구, 유산소(aerobic) 운동 장비, 균형(balance) 및 보행(gait) 훈련 장비가 있으며, 이는 근육 강화, 혈액 순환 개선, 균형 유지 및 독립적인 보행 능력 회복을 돕는다. 특히 중환자실에서 사용할 수 있는 운동 장비들은 환자가 침상 안에서도 훈련을 진행할 수 있도록 설계되어 있어, 재활 초기 단계에서부터 활용할 수 있다.

3 전기 자극 기반 장비 및 도구

전기 자극 기반 장비 및 도구(electrical stimulation based devices)는 전기 신호를 이용하여 근육과 신경 기능을 활성화하는 역할을 한다. 주요 장비 및 도구로는 신경근 전기 자극(neuromuscular electrical stimulation, NMES), 기능적 전기 자극(functional electrical stimulation, FES) 기반 운동장비, 경피신경 전기자극(transcutaneous electrical nerve stimulation, TENS) 치료기 등이 있으며, 이는 자발적 움직임이 없는 상태에서도 근육의 수축을 유도하여 마비된 사지의 기능 회복을 돕거나 통증을 경감하는 데 활용된다. 특히 스스로 근력 운동에 참여하지 못하는 환자들에게 효과적이며, 재활 초기부터 근육의 활동성을 유지하는 데 기여한다. 이러한 전기 자극 기반 장비 및 도구들은 휴대형으로

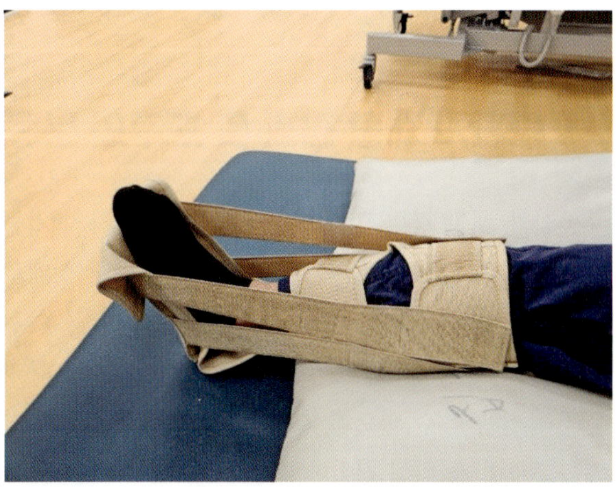

그림 19-1. 수동적 재활 도구(예: 발목 구축 예방 보조기)

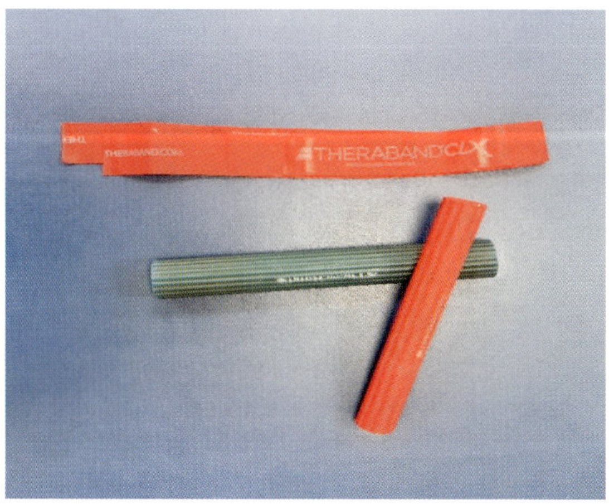

그림 19-2. 능동적 재활 도구(예: 저항 밴드, 플렉시바)

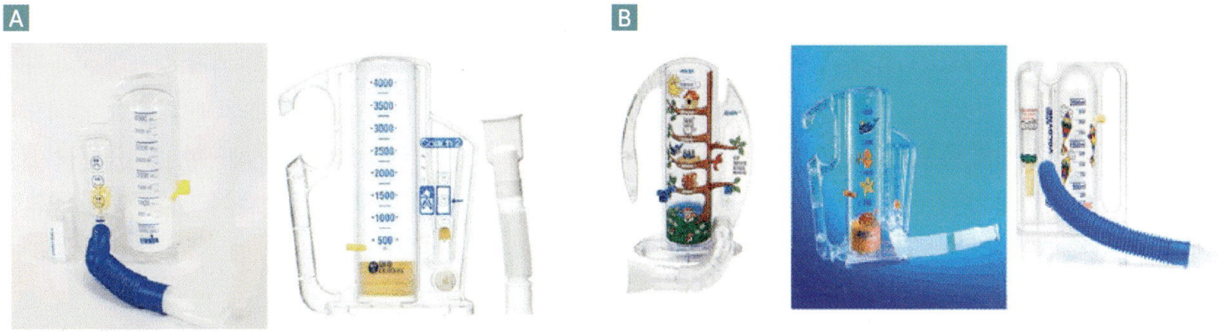

그림 19-3. 중환자실 호흡 재활 도구. (A) 성인용 폐활량계, (B) 소아용 폐활량계

개발되어, 쉽게 이동이 가능하여 적용이 용이하다.

4 호흡 재활 장비 및 도구

호흡 재활 장비 및 도구는 중환자의 폐 기능을 유지하고 호흡기 합병증을 예방하는 역할을 한다. 폐활량계(spirometer)(그림 19-3), 흡기근 훈련기(inspiratory muscle training, IMT), 기침유발기(mechanical insufflation–exsufflation, MIE), 고빈도 흉벽 진동기(high-frequency chest wall oscillation, HFCWO) 등의 장비가 대표적이며, 이는 흡기 근육을 강화시키며 폐의 확장을 유도하고 분비물 배출을 돕는다. 특히 장기간 인공호흡기 사용으로 인해 호흡근이 약화된 환자들에게 중환자실에서부터 호흡재활 치료가 권고되기 때문에 'Chapter 20. 호흡재활' 참조, 해당 환자들에게 필수적인 재활 장비 및 도구로 활용된다.

5 특수 목적 재활 장비 및 도구

특수 목적 재활 장비 및 도구는 특정한 기능 회복이나 치료 목표를 위해 설계된 장비들로, 인지 재활 도구, 연하 재활 도구 및 재활의 동기 및 흥미유발 위한 가상현실 및 게임화 장비 등이 있다.

중환자 신체재활 장비 및 도구는 환자의 상태와 재활 목표에 따라 다양하게 활용될 수 있으며, 조기 재활 및 기능 회복을 촉진하는 데 중요한 역할을 한다. 의료진의 전문성과 함께 적절히 사용될 때 최대의 효과를 발휘할 수 있으며, 환자의 장기적인 회복 가능성을 높이는 핵심적인 요소로 작용한다.

III 중환자실 조기 가동 보조 장비

중환자실 내 조기 가동은 중환자의 회복을 돕는 필수적인 재활치료로써, 특히 중증 환자의 예후를 개선하는 데 큰 역할을 한다. 그러나 조기 가동 훈련 중에는 다양한 위험 요소가 존재한다. 이동 치료 중 환자에게 예상치 못한 치명적인 상황이 발생할 수 있기 때문에, 환자의 안전한 이동을 위해 중환자 신체재활 장비가 반드시 필요하다.[4] 최신 가동 보조 장비들은 중환자실에서 환자의 이동성 및 안정성을 향상시키고, 조기 가동을 위한 필요 직원수를 줄이고, 의료진의 신체적 부담을 줄이는 데 중요한 역할을 한다. 최근 점점 더 발전된 형태로 개발되고 있다.

1 기립경사대

1) 일반적 기립 경사대

다수의 연구에서 중환자실에서의 가동(mobilization) 치료의 안전성을 조사하였으며, 낮은 부정적 이벤트 발생률을 보고하였다. 심지어 기관절개(tracheostomy) 및 기관내관(endotracheal tube)을 통해 기계환기 치료를 받는 환자들과 지속신대체요법(continuous renal replacement therapy, CRRT)을 받는 환자들에게도 이동 치료는 안전하게 시행될 수 있음을 확인하였다.[5,6] 그럼에도 불구하고, 실제 임상에서는 중증 질환의 급성기에 조기 가동 치료의 안전성에 대한 지속적인 우려가 존재하며 여전히 한계가 있다.[7] 환자가 점진적으로 기립할 수 있도록 도와주는 기립 경사대(tilt table)는 이러한 급성기 중증 환자들에게 안전한 치료방법이 될 수 있다.

중환자는 장시간 침대에 누워 있기 때문에 근력이 저하되며, 기립 및 보행이 어려운 경우가 많다. 따라서 급성기의 중환자를 다양한 의료 장비를 통제하며 물리치료사가 환자를 기립시키는 것은 매우 고난이도의 기술이다. 하지만 슬라이딩 보드를 사용하여 환자를 안전하게 동적 경사 침대로 옮긴 후, 천천히 기립시키면 환자가 서는 과정에서 느낄 수 있는 신체적, 심리적 부담을 최소화한다. 또한, 높은 수준의 중증 환자도 근력을 강화하기 위한 활동적인 운동에 참여가 가능하다(그림 19-4). 중환자실에서 조기에 수행할 수 있는 운동은 일반적으로 저강도 운동이지만[8], 기립 경사대는 환자가 다양한 각도에서 기립할 수 있도록 도와주며, 경사도에 따라 2~75%의 체중 지지력을 제공할 수 있다.[9] 기립경사대는 일반적으로 침대의 형태이고 다관절을 조절할 수 있는 형태도 개발되고 있다.

2) 다기능 기립기

다기능 기립기는 일반적인 기립 경사대와 유사한 장비지만 추가적으로 앉기 기능과 좌·우측으로의 경사 기능이 포함된 장비이다(그림 19-5). 이 장비는 기계를 완전히 평평하게 만들어 슬라이딩 보드를 통해 환자를 침대로부터 안전하게 옮길 수 있으며, 이 상태에서 서있는 훈련으로 진행할 수 있다. 또한 환자가 기대어 앉을 수 있는 자세를 취할 수 있는 의자 모드인 '공간 기울이기(tilt in space)'라는 기대기(recline) 기능을 함께하면 중환자실에서 사용하는 일반 의자보다 더 편안하게 앉는 자세를 취할 수 있는 것이 특징이다. 특히, 침대 가

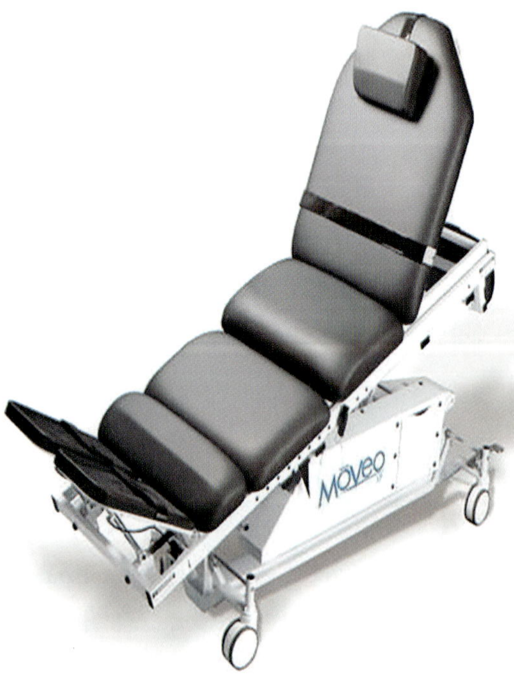

그림 19-4. 기립 경사대 (예: 동적 기립 경사대)

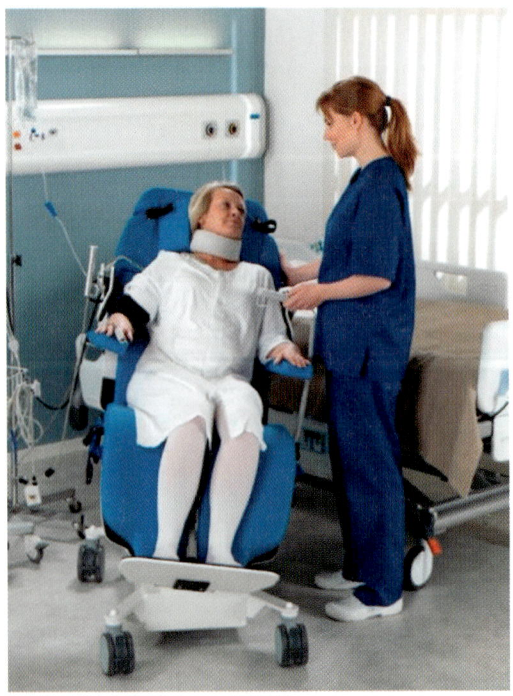

그림 19-5. 다기능 기립기 (예: Sara Combilizer®)

장자리에 앉기 어려운 환자에게 효과적이며, 물리치료사의 부담을 줄여주는 장점이 있다.[7] 이 장비를 이용한 수동적 앉기 훈련은 침대 가장자리에 앉는 것보다는 쉽지만, 여전히 심혈관 및 호흡 반응을 유발할 수 있으며[10],이 장비를 사용하였을 경우, 최초 조기 가동 훈련을 적용하는 데까지 걸리는 시간을 단축시키는 것으로 보고된 바 있다.[7]

2 보행 보조 장비

환자가 보행 보조 도구 없이 또는 보행 보조 도구를 사용해서라도 선 상태에서 일정 시간 이상 자세 유지가 가능하다면 보다 적극적인 보행 훈련을 시작할 수 있다. 일반적으로 보행에 어려움이 있는 환자들의 경우 보행기(walker), 지팡이, 목발 등을 선택하여 훈련하지만[11], 대부분의 중환자실 환자의 경우 많은 카테터가 거치되어 있어 안전 문제로 인해 낙상 위험이 가장 낮은 보행기를 주로 사용한다. 하지만 일반 보행기를 사용하게 되면 환자 모니터, 휴대용 산소, 의약품 주입펌프 또는 인공호흡기 등을 이동하기 위해 많은 인력이 요구된다. 이는 매일 보행 훈련할 수 있는 환자의 수 또는 시간을 제한할 수 있기 때문에 효율적인 재활치료를 위해 보행 보조 장비의 사용이 필수적이다.

1) 기립 보조 장비

중환자실 환자가 침상에 걸터앉은 후 처음으로 일어서기를 시도할 때, 물리치료사가 예상한 것보다 환자의 상태가 더 불안정할 수 있다. 따라서 환자가 갑작스럽게 주저앉거나 균형을 잃는 상황을 방지하고 안전을 확보하기 위해, 첫 일어서기 시도에는 기립 보조 장비를 사용하는 것이 환자와 물리치료사의 안전성을 높이는 데 도움이 된다. 또한, 첫 시도 이후에도 환자가 독립적으로 앉은 자세에서 일어서기가 어려운 경우, 근력을 향상시키기 위한 보조 장비로 활용할 수 있다. 또한, 이런 장비들은 환자가 서 있는 자세를 유지할 수 있도록 기계적으로 보조하여, 독립적으로 서 있기 어려운 환자도 서기 훈련이 가능하도록 하며 장시간 서 있는 자세를 유지하는 데 필요한 근력과 지구력을 강화하는 훈련에 유용하다. 물리치료사는 이 기립 보조 장비를 사용하여 환자를 보다 안전하게 최장 시간 동안 서 있는 훈련을 진행할 수 있으며, 환자의 근력과 지구력 수준에 따라 제자리 걷기나 침상 앞 보행을 시도할 수도 있다.

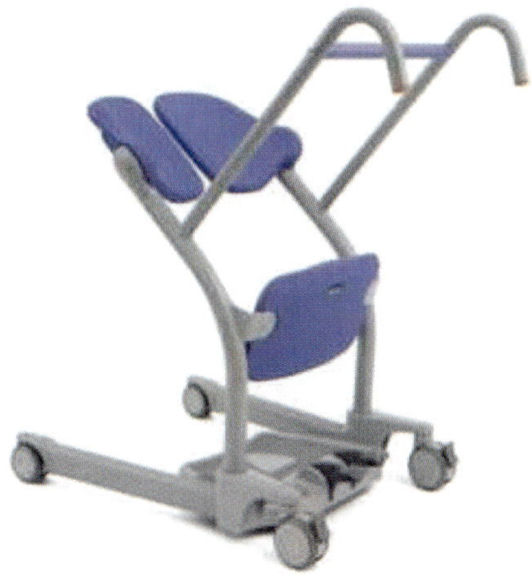

그림 19-6. 기립 보조 장비 (예: Sara Stedy®)

기립 보조 장비(그림 19-6)는 환자가 앉은 상태에서 일어서도록 돕는 장비로, 환자가 서는 과정에서 또는 서있는 훈련 중에 무릎을 펴는 근육의 힘이 빠지며 균형을 잃어버리는 상황을 대비하기 무릎 앞쪽에 패드가 설치되어 있어 보다 안전하게 환자를 세우고 이동시킬 수 있다.

또 다른 기립 보조장비는 전동형 체중 보조기능을 가진 형태로, 기계적 보조 기능을 통해 환자가 앉은 자세에서 일어서는 과정을 더욱 안정적으로 돕는다(그림 19-7). 또한 이 장비를 사용하여 환자는 서 있는 동안 안정성을 확보하며, 점진적으로 근력과 균형 감각을 향상시킬 수 있다.[12]

2) 천장형 레일 및 체중 보조 장비

천장형 레일 및 기립 승강장치(hoist)는 환자의 체중을 지지하면서 보행 훈련을 돕는 장비이다(그림 19-8). 환자가 장비에 고정된 상태에서 체중 부하를 조절할 수

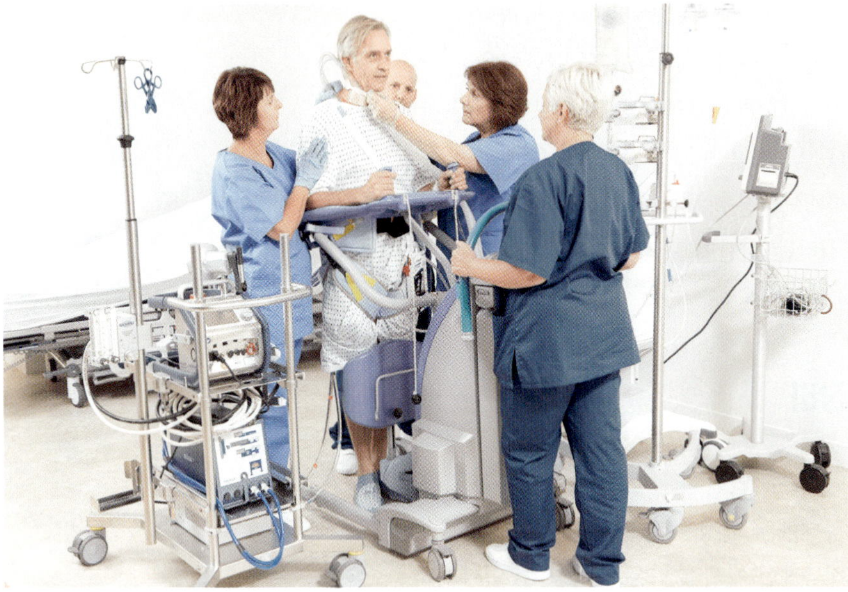

그림 19-7. 기립 보조 장비 (예: Sara plus)

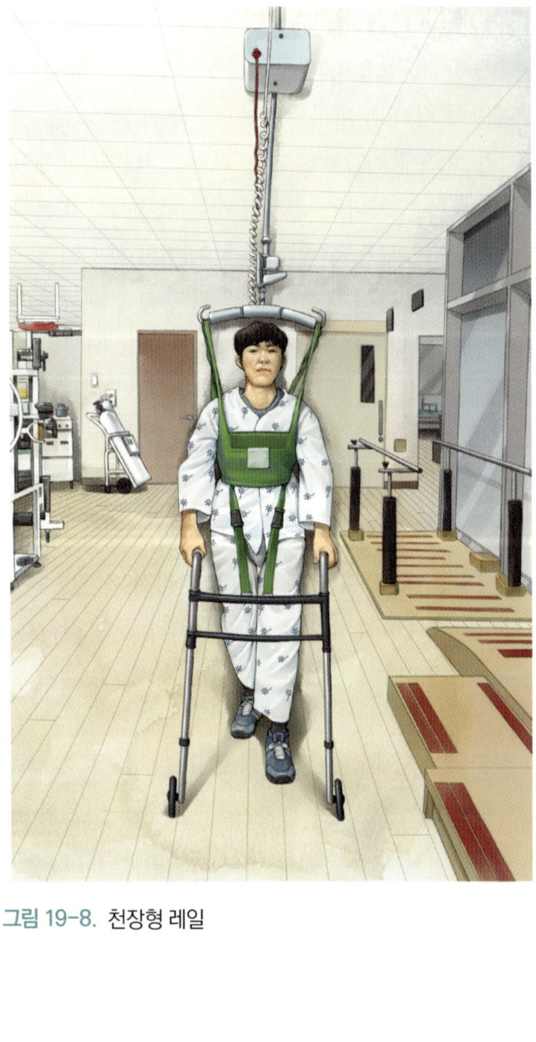

그림 19-8. 천장형 레일

있어, 환자가 의자나 침대 가장자리에 앉아 있을 때 들어 올리는 것뿐만 아니라 앉히고 이동하는 데에도 도움을 줄 수 있다. 또한 이동 시 단독으로 사용하거나 워커와 같은 보행 보조 도구와 함께 활용할 수 있으며, 환자가 가능한 한 오랜 시간 동안 움직임을 지속하도록 유도하여 삶의 질을 향상시키는 데 기여한다.

최근 중환자실 환자에게 침상 옆에서 승강장치를 사용하여 환자의 체중을 보조하고 트레드밀 걷기 훈련을 시행하였더니, 환자가 독립적으로 걷기 가능한 시간을 단축하고 환자의 병원 재원일수 감소를 보고한 바 있다(그림 19-9).[13] 무엇보다 이러한 승강 장치를 사용할 때, 치료사는 낙상과 같은 환자의 부정적인 결과에 대한 부담이 줄어들어 안전하고 통제된 환경에서 보다 목표 지향적이고 적극적인 훈련을 할 수 있다. 또한 물리치료사의 신체적 부담이 줄어 피로가 감소하며, 환자를 부축하거나 보호하는 과정에서 발생할 수 있는 근골격계 질환을 예방할 수 있다.

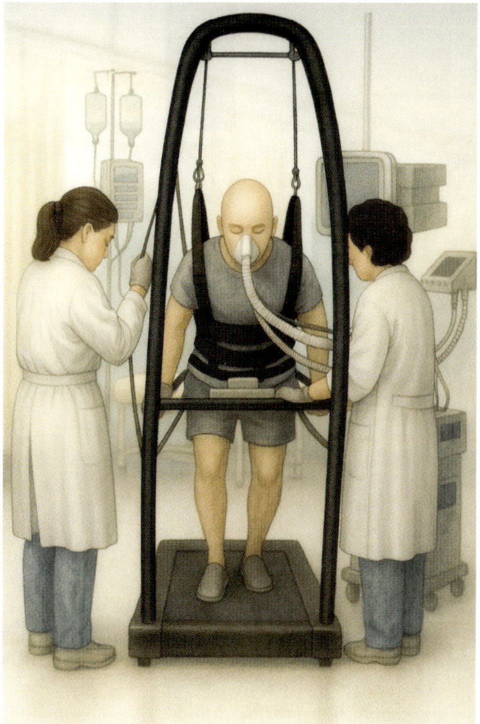

그림 19-9. 체중 보조 장비와 트레드밀

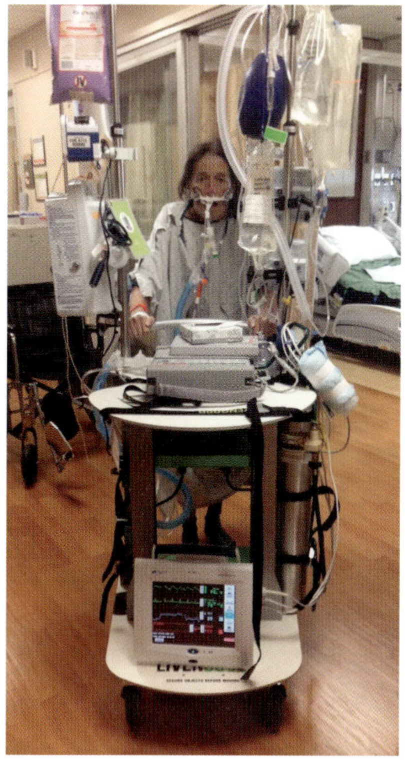

그림 19-10. 다기능 보행 보조 장비 (예: Mobigo ™)

3) 다기능 보행 보조 장비

기계적 환기를 받는 환자의 보행에는 상당한 장비관련 문제가 있으며, 종종 4명 이상의 의료인의 도움이 필요할 때도 있다. 이런 경우 중환자실에서 상당한 인력 및 자원 문제를 초래하여 환자들이 적극적인 조기 가동 훈련에 참여할 수 있는 기회를 제한하기 때문에, 다양한 중환자실용 보행 보조장비가 개발되고 있으며[11], 의료기관에 따라 자체적으로 제작되기도 한다.[14] 최근 중환자실용 보행 보조장비는 정맥내(intravenous) 약물용 펌프, 휴대용 심장 모니터 및 맥박(pulse) 산소 측정기, 가슴관(chest tube), 휴대용 산소 및 휴대용 인공호흡기 등을 모두 또는 일부 운반할 수 있는 형태로 개발되고 있다(그림 19-10). 이러한 다기능 보행 보조장비의 사용을 통해 중증환자에게 보행훈련을 제공하는데 필요한 인력의 수를 줄일 수 있다.[15] 그중 Mobigo는 중환자실에서 사용하기 위해 개발된 다기능 보행 보조 장비이다. 이 장비는 정맥 주사 펌프, 산소통, 인공호흡기 등 여러 장비를 함께 이동할 수 있도록 설계되어 있으며, 의료진의 부담을 줄이면서 환자의 보행 훈련을 더욱 쉽게 진행할 수 있도록 한다.

4) 로봇 보조 조기 가동 훈련 장비

중환자실 환자에게 조기 가동 훈련은 매우 중요하지만, 환자의 협조도가 낮거나 근위약이 심하면 적극적으로 진행하기 어렵다. 그러나 별도의 치료 장비들을 사용하면 해당 환자들에서도 항중력 운동을 수행할 수 있다. 로봇 보조 조기 가동(robot-assisted early mobilization) 훈련이 그 한 가지 옵션이 될 수 있다. 현재 상용화 된 다양한 로봇 보행 재활 장비가 있지만 그 크기가 중환자실에 사용하기에는 현실적인 어려움이 있다. 또한 이러한 로봇 보행 훈련을 위해 치료 장치로 환자를 옮기는 과정은 많은 시간이 소요될 뿐만 아니라 환자에게 위험할 수 있으며, 높은 수준의 인력 투입이 필요하여 실제 임상에서는 자주 시행되지 못한다.[16] 따라

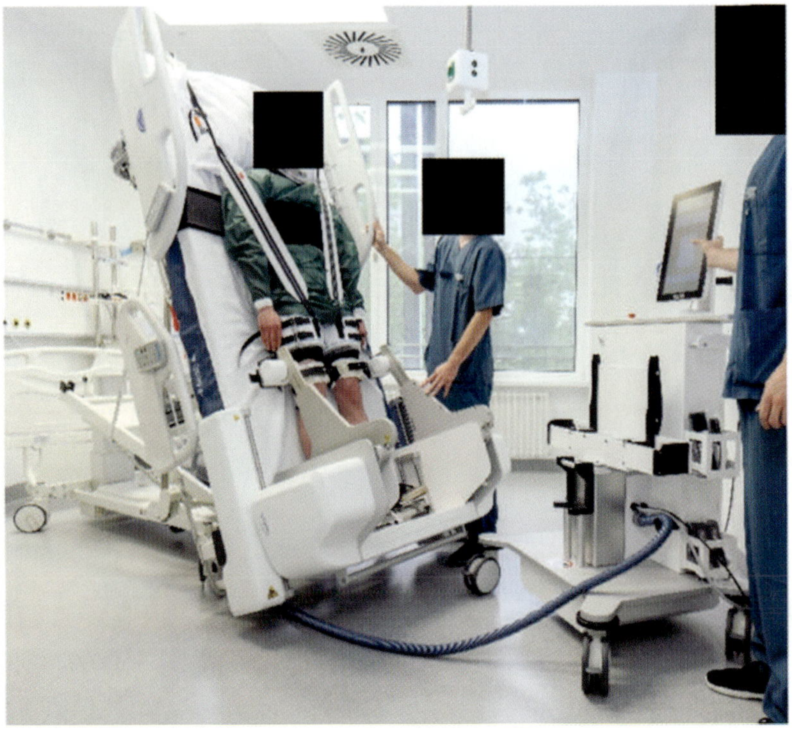

그림 19-11. 침대 결합형 로봇 보조 조기 가동 훈련 장비

서 이러한 단점을 개선하기 위해 현재 침상에서 별도의 기기로 환자를 옮기지 않고 환자 침대에 기기를 결합하여 환자를 기립시키고, 보행 훈련까지 가능한 로봇 시스템이 개발되었다(그림 19-11).

이러한 모듈형 로봇 재활 장비를 활용하여 침대에서 직접 조기 가동 치료를 시행하면 환자의 낙상 위험을 줄일 수 있으며, 기립 훈련뿐만 아니라 누워서만 지내고 있는 환자에게도 정상적인 하지 보행 패턴을 학습시키는 재활치료가 가능하다. 또한 이 보행 훈련은 환자에게 수동 및 능동 모드가 모두 적용 가능하여 운동 강도를 조절할 수 있으며, 장비 사용을 통해 재활 치료를 시행하는 물리치료사의 신체적 부담을 줄이는 효과도 기대할 수 있다. 최근 이 모듈형 로봇 재활 치료기기와 가상현실(virtual reality, VR)을 함께 적용하며 더욱 혁신적인 접근을 하였다.[17] 재활 중 부작용은 없었다고 보고되었지만, 중증환자에게 가상현실 기반 중재의 효과에 대하여 근거의 질은 제한적이며, 무작위 대조 시험 또한 부족한 실정이다.

3 중환자실 침대

중환자실 간호사, 물리치료사 및 작업치료사는 환자를 직접 돌보는 과정에서 근골격계 부상률이 높다.[18,19] 이는 증가하는 환자의 복잡성(complexity), 보조 인력에 대한 환자의 의존도 증가, 그리고 체위잡기(positioning) 및 가동(mobilization) 시 도움이 필요한 비만 환자의 증가로 인해 더욱 두드러진다. 이에 따라 관련 의료인력들의 부상이 증가하는 추세이다. 최근 개발된 침대는 중환자실 환자의 가동성을 고려하여, 환자의 가동을 보조하는 의료진들의 신체적 부담을 줄이는 방향으로 설계되고 있다.

1) 체위잡기 기능이 포함된 최신 기술의 침대

중환자실 환자는 장기간 침대에 누워 있는 경우가 많

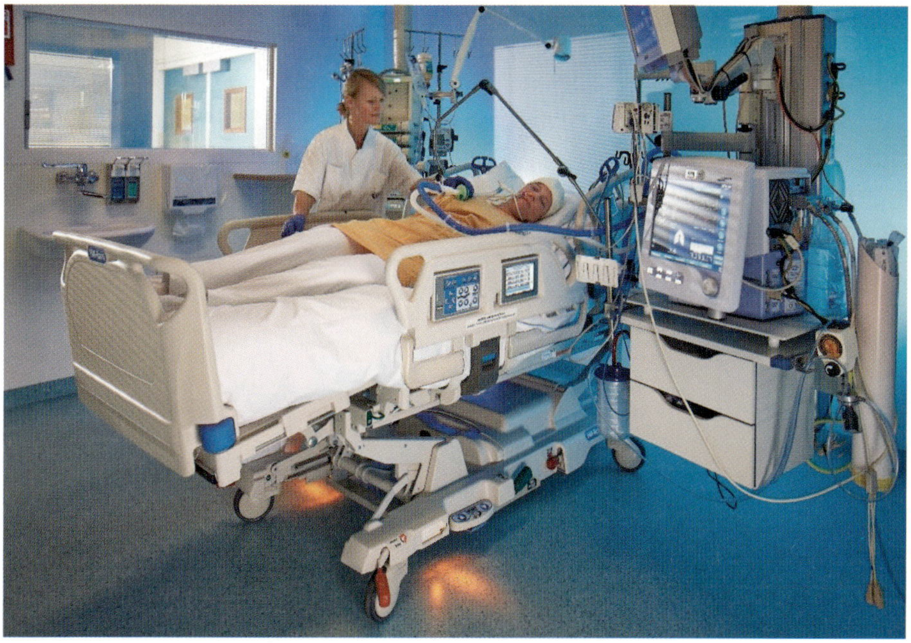

그림 19-12. 자세 조정을 돕는 침대 기능의 예

으며, 이는 근력 감소와 합병증을 유발할 수 있다. 체위 변경 기능이 포함된 최신 중환자실 침대(그림 19-12)는 환자의 신체 상태에 맞게 자동으로 자세를 조정할 수 있도록 설계되어 있다. 이 기능을 통해 혈류 순환을 개선하고, 욕창 발생을 예방할 수 있으며, 근육 위축을 방지하는 데도 효과적이다. 또한, 간호사와 치료사는 환자의 체위를 직접 자주 변경할 필요 없이, 간단한 조작만으로 자세 조정을 할 수 있어 업무 부담이 줄어든다.[15]

2) 앉기 기능이 포함된 최신 기술의 침대

중환자실의 중증 환자가 침상에서 수동적으로 걸터앉는 자세를 취하려면, 다기능 기립기와 같은 별도의 장치로 환자를 옮긴 후 동적 테이블을 이용해 수행해야 한다. 대부분의 중환자실 침대는 환자를 이동시키지 않고 침대 위에서 앉을 수 있도록 지원하는 기능이 부족했기 때문이다. 그러나 최근 개발된 중환자실용 침대(그림 19-13)는 침대 자체에서 환자를 앉은 자세로 조정할 수 있는 기능을 탑재하고 있다. 이 기능을 활용하면 환자를 별도의 장비로 옮길 필요 없이 침상에서 직접 걸터앉는 자세를 취할 수 있어 절차가 간소화되며, 시간과 자원을 절약할 수 있다. 또한, 이동 중에 발생할 수 있는 사고가 줄어 보다 안전하게 침대 위에서 앉기를 연습할 수 있다(그림 19-13). 또한, 이 걸터앉기 자세에서 환자의 근력이 회복되면서 연속적으로 서기 및 걷기 연습

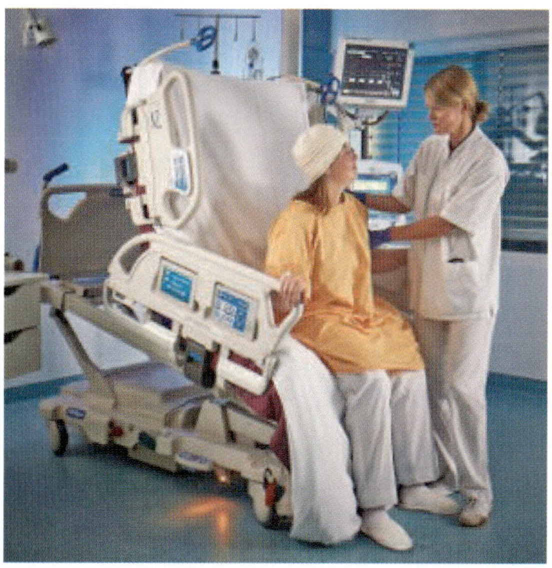

그림 19-13. 중환자실에서 앉기 및 서기 훈련이 가능한 침대

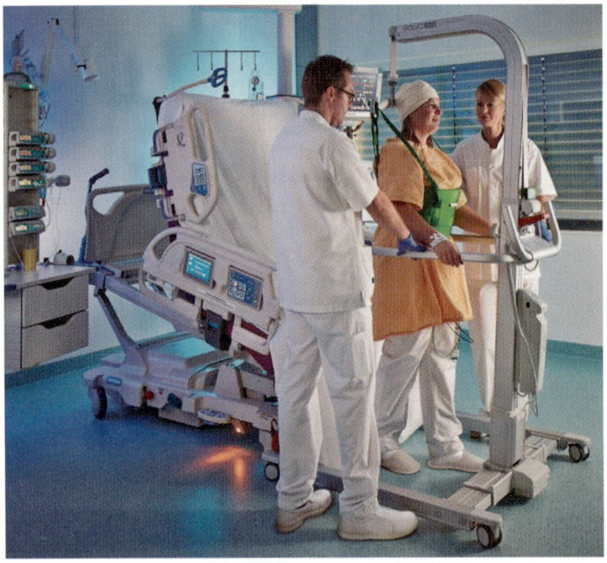

그림 19-14. 중환자실 침대를 활용한 서기 및 걷기 훈련

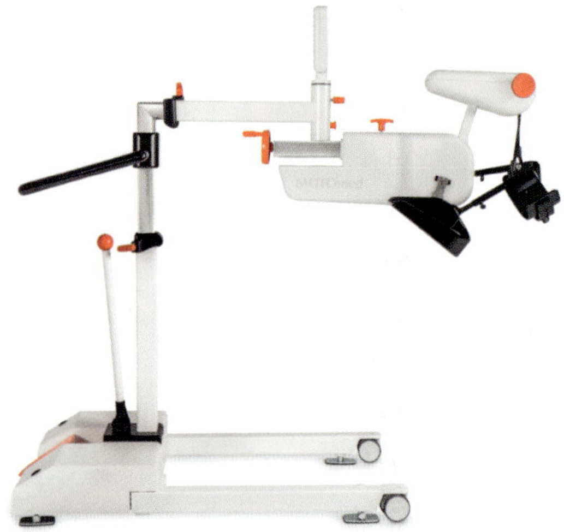

그림 19-15. 침상용 전동 자전거 에르고미터
(예: MOTOmed® layson)

을 이어서 진행할 수 있으며 다양한 형태의 보행 보조 장비들을 함께 적용하여 보다 효율적인 재활 치료가 가능하다(그림 19-14). 이를 통해 환자의 체력 회복 속도를 높이고, 조기 가동 훈련을 더욱 쉽게 진행할 수 있다.[15]

Ⅳ 근력 및 유산소 운동 장비

1 침상용 전동 자전거 에르고미터

중환자실 환자는 근력약화 문제로 인하여 앉은 상태에서 균형을 잡기 어렵거나, 그 자세를 오래 유지하기 힘들다. 재활치료에 많이 사용되는 침상용 전동 자전거 에르고미터(cycle ergometer)는 이러한 중환자실 환자의 특성을 고려하여 환자가 침상에 누운 상태에서 적용 가능할 수 있도록 개발되고 있다(그림 19-15). 환자의 상태에 따라 침대의 상반신 각도를 조절한 후 침상 고정형 자전거를 환자에게 적용하며, 약 20 RPM 정도로 수동적 운동부터 시작할 수 있다. 침상 자전거의 운동시간은 20분을 목표로 수동 운동부터 능동 운동, 저항 운동까지 점진적으로 시행한다. 수동 운동이 안전하게 가능한 경우 능동적 운동을 변경하여 시행할 수 있고, 환자가 협조 가능한 경우 10분씩 2회를 시행한다. 환자가 20분간 부하 없이 능동적 자전거 운동을 시행할 수 있다면, 환자의 기능 수준에 따라 점차적으로 부하를 올려간다.[20]

환자가 자전거 운동 시 페달에 닿는 발뒤꿈치는 중환자실 환자의 욕창 호발 부위이므로 주의해야 한다. 필요 시 운동 중 기계와의 접촉을 최소화하여 피부를 보호하기 위해 발뒤꿈치에 마른 거즈 또는 메디폼 등으로 덮고 의료용 테이프를 이용해 고정한다.

1) 근력 및 유산소 운동을 병행하는 장비

침상용 전동 자전거 에르고미터는 중환자실에서 조기 가동을 촉진하는 주요 장비 중 하나이다. 이 장비는 환자가 침상에 누운 상태에서도 하반신을 사용하여 자전거 페달을 밟을 수 있도록 설계되어 있으며, 근력 운동과 유산소 운동을 동시에 수행할 수 있는 장점이 있다. 침상 자전거는 고관절과 슬관절의 관절 운동과 함께 굴곡과 신전근의 근수축이 교대로 발생하여 중환자실 환자들의 부동(immobility)으로 인한 문제를 최소화한다. 따라서, 이 자전거 운동을 통해 중환자실 입원 중

발생하는 근감소증(sarcopenia)과 근육 위축(muscle atrophy)을 예방하는 데 중요한 역할을 한다. 연구에 따르면, 침상용 전동자전거 에르고미터를 활용한 환자들은 유의미한 근력 증가와 함께 기능적 운동 능력이 향상되었다고 보고되었다.[21] 또한, 유산소 운동을 병행함으로써 심폐 기능을 유지하고 개선하는 효과도 기대할 수 있으며, 심박수 증가와 산소 소비량의 증가를 유도하여 환자의 전반적인 대사 기능을 개선하는 데 기여한다.[22]

이 장비의 또 다른 장점은 근력 훈련도 가능하다는 점에 있다. 주로 대퇴사두근(quadriceps), 넓적다리뒤근(hamstrings) 및 둔근(gluteus muscles)의 근력을 유지 및 강화하는 데 유용하다. 장기간 침상에 누워 있는 환자들은 이러한 근육이 빠르게 위축될 수 있으며, 침상용 전동 자전거 에르고미터는 이러한 근육을 활성화시키는 데 중요한 역할을 한다. 결과적으로 중환자실에서 자전거 운동을 통해 증가된 근력 및 유산소 능력은, 환자의 퇴원 시 기능을 증가시켜 중환자실 입원 기간을 단축시키고, 퇴원 후에도 기능 회복을 촉진한다.[20]

2) 침상에서 안전하게 적용 가능한 형태의 장비

중환자실 환자들에게 적용할 때 가장 중요한 요소는 안전성이다. 침상용 전동 자전거 에르고미터는 환자가 움직일 수 없는 상태에서도 안전하게 적용할 수 있도록 설계되어 있고, 중환자실 환경에서 사용하는 동안 심각한 부작용이 발생할 확률이 매우 낮았다.[21] 또한, 이 장비는 기계 환기를 받는 환자들도 사용할 수 있도록 설계되어 있다. 연구에 따르면, 기계 환기 중인 환자들도 침상에서 자전거 타기 운동을 수행하는 것이 가능하며, 이는 장기적으로 근력 유지뿐만 아니라 소화기 기능 개선에도 기여하는 것으로 나타났다.[23]

2 침상용 전동 팔 자전거 에르고미터

하지에 중대한 수술을 받았거나 절단 등으로 인하여 다리에 적용하는 침상용 전동 자전거 운동이 불가능한 경우, 환자는 침상에서 팔(arm)을 사용하여 유산소 운동 및 상지 근력운동을 시행할 수 있다. 최근에는 운동 중 환자의 흥미를 유지하기 위해 디스플레이를 접목한 게임 기능도 추가되고 있다(그림 19-16).

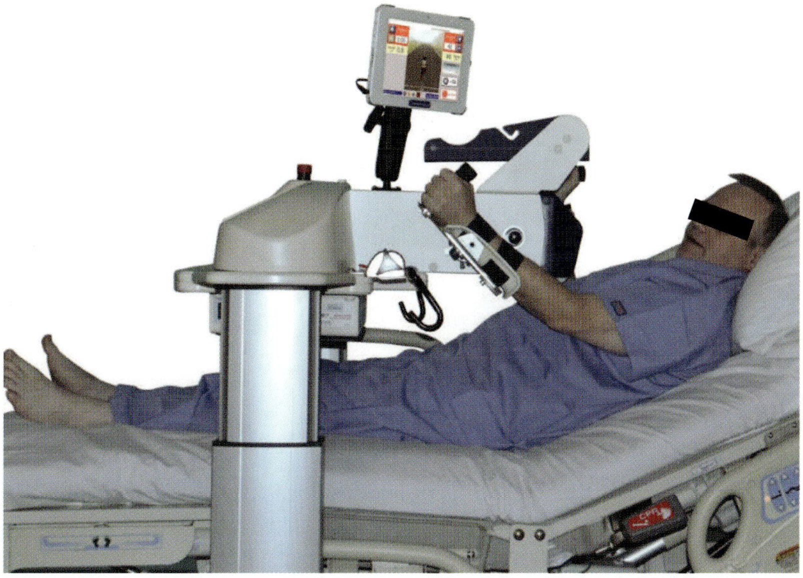

그림 19-16. 침상 팔 자전거

3 이동이 가능한 휴대형 자전거 및 스텝퍼

침상용 전동 자전거 에르고미터의 높은 가격과 큰 크기로 인한 중환자실 내의 장비 보관 문제는 중환자실 환자에게 자전거의 적용을 어렵게 한다. 따라서 최근 침상용 전동 자전거 에르고미터의 소형화를 통한 이동이 가능한 휴대형 장비들이 개발되고 있다. 이러한 소형 장비는 기존과 동일한 자전거 페달 형태의 운동 방식뿐만 아니라 스텝퍼(stepper) 형태로도 개발되고 있다. 최근에는 자전거 에르고미터와 스텝퍼를 결합한 제품을 통해 환자의 선호도에 따라 운동의 형태를 변경하고 다양한 근육을 자극하기 위해 다양한 제품 개발이 시도되고 있다. 하지만 침상형 소형 자전거 에르고미터의 적용 시, 기존의 침상용 전동 자전거 에르고미터에 비하여 침상에 고정력이 약해 환자 안전에 유의해야 한다. 일반적으로 소형 자전거를 침상에 고정하기 위해 침대의 하부 패널을 사용하는 방식을 많이 사용하지만(그림 19-17), 하부 패널이 없거나 고정이 불가능한 다양한 형태의 중환자실 침대가 사용되고 있어 침상 자전거 에르고미터 선택 시 중환자실 환경을 고려해야 한다.

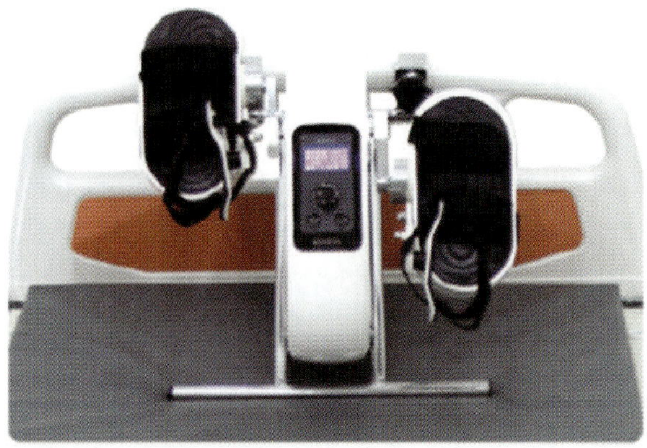

그림 19-17. 침상형 소형 자전거

4 침상용 레그 프레스

중환자실 환자에게 침상용 레그 프레스(leg press)를 사용하면 하지의 근력 운동을 시행할 수 있다. 환자는 점진적으로 체중을 이용하여 서기를 위한 훈련이 가능하며 저항을 조절할 수 있다. 이러한 운동을 위해서는 환자를 침대에서 운동 기계로 움직여야 하는 어려움과 함께 가격 및 중환자실 내 장비 보관 문제가 있다(그림 19-18). 최근 소형화를 통해 장비의 휴대가 가능하며 환자의 체중을 통한 기기 고정 방식의 소형화가 이루어지고 있어(그림 19-19) 물리치료사가 침상에 장비를 설치하는 육체적 부담을 감소시킬 수 있다.

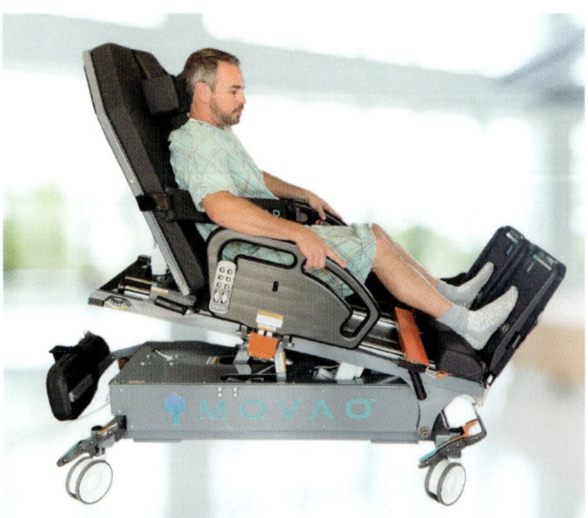

그림 19-18. 침상형 레그프레스 (예: MOVAO Bari)

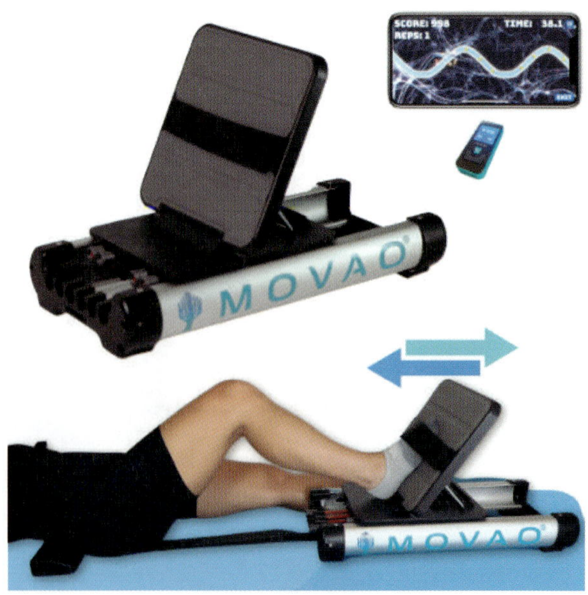

그림 19-19. 휴대형 침상 레그 프레스 (예: MOVAO mini)

5 전기 자극 기반치료기

1) 신경근 전기 자극치료기

신경근 전기 자극치료기(neuromuscular electrical stimulation, NMES)는 중환자실 환자의 근육 위축을 예방하고 근력을 유지하는 데 중요한 역할을 한다(그림 19-20). 이 신경근 전기 자극 치료기는 장기간 고정된 환자의 근육 기능을 회복하는 재활 방법으로 널리 사용되는 기기로, 자동화된 장치를 통해 피부 표면 전극을 이용하여 30~50Hz의 저주파 전류를 적용함으로써 근육 내 신경을 활성화하고 특정 근육군을 자극하여 수축을 유도한다. 특히, 환자의 협조가 없어도 적용이 가능하고 자동화된 장비이므로 중환자실 환자에게 유망한 치료법이다.[24] 따라서, 중환자실 입실 초기부터 근위축을 막기 위해 조기에 사용될 수 있으며 침상에 장기간 누워 있는 환자의 근육 활성화를 돕는다.

연구에 따르면, 신경근 전기 자극 치료기는 장기 입원 환자의 근육량 감소를 예방하는 데 효과적이며, 하반신 근육의 두께를 증가시키는 효과가 확인되었다.[25] 또한, 중환자실 입원 환자를 대상으로 한 연구에서는 신경근 전기 자극 치료기가 기계 환기 기간을 단축하고 자발적인 호흡 능력을 개선하는 데 기여하는 것으로 보고되었다.[26] 특히 노인 환자의 근감소증 예방에도 기여할 수 있다.[27]

따라서 중환자실 환자에게 조기에 시행하면, 중환자실 획득 쇠약을 예방하고 근력을 강화하며, 기계 환기 지속 시간, 중환자실 입원 기간 및 전체 병원 입원 기간을 단축하여 삶의 질을 향상시킬 수 있다.[28] 특히, 기계 환기 중인 환자와 같이 가동에 물리적 제한이 많은 중환자실 환자의 초기 재활에도 활용 가능하며, 최근 리뷰에서는 성인 기계 환기 적용 환자에게 신경근 전기 자극 치료기를 적용할 경우 발관 성공률이 증가하는 것으로 보고되었다.[24]

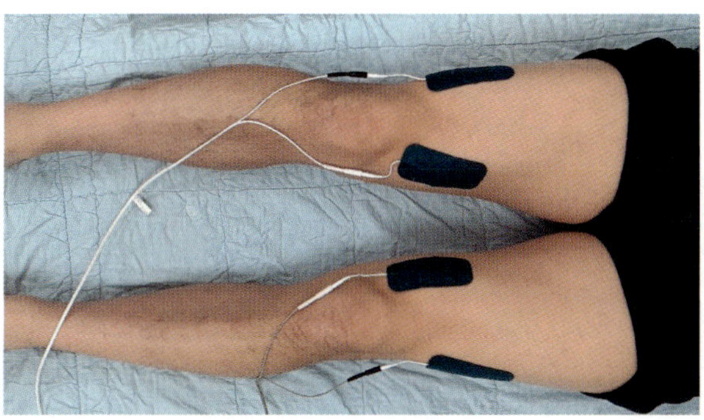

그림 19-20. 신경근 전기자극 치료(NMES)

2) 기능적 전기 자극기반 자전거

기능적 전기 자극(functional electrical stimulation, FES) 기반 자전거 타기는 신경근 전기 자극과 유사하지만, 전기 자극을 통해 환자가 능동적으로 자전거를 탈 수 있도록 유도하는 방식이다. 이는 환자의 신경근 기능을 활성화하는 데 효과적이며, 보다 적극적인 재활 치료가 가능하도록 돕는다.

임상 실무에서는 침대 밖에서 자발적인 움직임을 포함한 운동을 선호하지만, 다양한 장벽으로 인해 중환자실에서 수행되는 재활의 상당 부분이 침상에서 이루어지고 있다.[29,30] 침상에 누워 있는 진정 환자에게 고강도 조기 재활을 제공해야 하는 경우, 이 훈련을 통해 심박출량을 증가시키고 효과적인 조기 재활을 제공할 수 있다.[8] 기능적 전기 자극 기반 자전거 타기는 일반적인 신경근 전기 자극보다 더 적극적인 재활 치료 방식으로, 환자가 일정 수준의 신경학적 기능을 유지하고 있다면 효과적으로 활용될 수 있다. 특히, 근위축이 심한 환자에게 장기적으로 적용할 경우, 일반적인 재활 운동보다 빠른 근력 회복을 기대할 수 있다.

연구에 따르면, 이 훈련을 수행한 중환자실 환자는 하지 근육의 크기와 강도가 유의미하게 증가하였으며, 병원 퇴원 후 기능적 독립성이 향상되었다고 보고되었다.[31] 또한, 기능적 전기자극을 활용한 훈련은 근육 단백질 합성을 촉진하고 혈류를 증가시켜 근육 위축을 줄이고 빠른 회복을 유도하는 효과가 있다.[32]

V 호흡 재활 장비 및 도구

호흡 재활을 위한 장비 및 도구들은 환자의 기능 회복과 예후 개선에 중요한 역할을 한다. 호흡 훈련을 위한 소도구들은 폐활량을 유지 및 증가시키고, 흡기근을 강화시켜 환자의 삶의 질에 직접적인 관련이 있다. 특히, 기도 청결을 위한 장비는 환자의 호흡기 합병증을 예방하고 치료하는 데 핵심적인 역할을 한다.

1 기도 청결을 위한 장비

1) 고빈도 흉벽 진동기

고빈도 흉벽 진동기(high frequency chest wall oscillation, HFCWO)는 흉벽에 고빈도의 진동을 가하여 기도 내 분비물 이동을 촉진하는 장비다(그림 19-21). 기도 청결을 위한 보조적 도구로 고빈도 흉벽 진동기를 활용할 수 있으며, 기도 분비물 배출이 어려운 환자에게 도움이 될 수 있다. 특히 부동 상태, 질환 악화 또는 근력 저하로 인해 자발적인 기도 청결이 어려운 환자에게 효과적이다. 고빈도 흉벽 진동기는 팽창 가능한 조끼를 착용한 환자의 흉벽에 주기적인 압력을 가함으로써 기도 분비물을 상부 기도로 이동시켜 배출을 용이하게 한다.[33]

이 장비의 주요 장점은 비침습적으로 기도 청결을 수행할 수 있으며, 환자 스스로 또는 최소한의 도움으로 사용할 수 있다는 점이다. 또한, 전신 상태가 불안정한 중환자에게도 적용 가능하여 중환자실에서 널리 활용된다. 연구에 따르면, 고빈도 흉벽 진동기는 만성 폐질환 환자의 폐 기능 개선과 삶의 질 향상에 기여한다.[34] 그러나 고빈도 흉벽 진동기 사용 시 주의가 필요하다. 과도한 진동은 환자에게 불편함을 유발할 수 있으며, 갈비뼈 골절이나 출혈 등의 부작용이 발생할 수 있다. 따라서 환자의 상태와 반응을 지속적으로 모니터링하며 적절한 진동 강도와 빈도를 설정하는 것이 중요하다.[35]

2) 기침유발기

기침유발기(cough assist)로 알려진 기침보조장비(mechanical insufflation–exsufflation, MIE)는 기침 능력이 저하된 환자의 기도 분비물 제거를 돕는다. 기침유발기는 양압을 통해 폐에 공기를 주입한 후, 순간적으로 진공청소기처럼 빠르게 음압을 적용하여 강력한 호기 기류를 발생시킴으로써 기도 내 분비물을 효과적으로 배출한다. 이는 기침 시 자연스럽게 발생하는 흐름 변화를 모방하여 흡기 및 호기량을 증가시키고, 호기

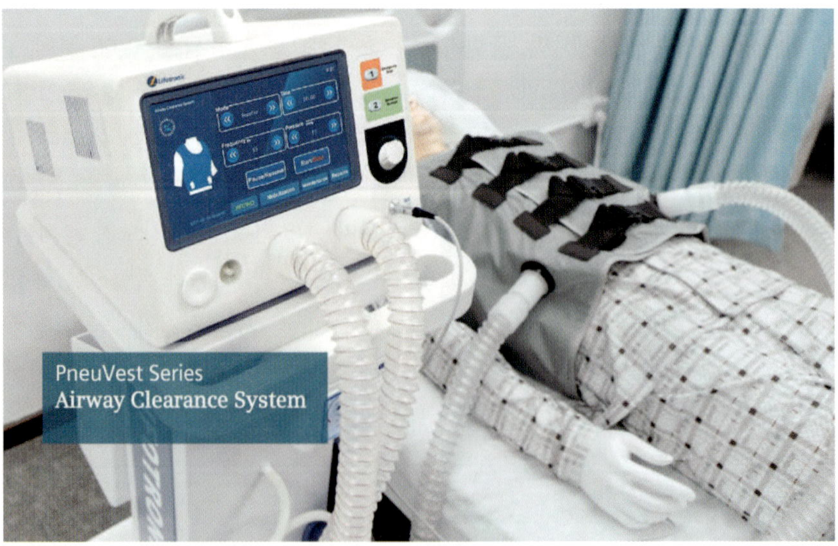

그림 19-21. 고빈도 흉벽 진동기(high frequency chest wall oscillation, HFCWO)

흐름을 증가시킨다. 이 과정에서 분비물을 입 또는 비인두(nasopharynx)를 통해 이동시켜 제거할 수 있도록 만든다. 기침유발기의 주요 장점은 비침습적으로 기도 청결을 수행할 수 있다는 점인데, 원위부 모세 기관지까지 압력을 전달할 수 있고 기관지 섬모의 손상을 주지 않으므로 기관루를 통한 석션 카테터에 의한 객담 제거보다 더 효과적이라고 볼 수 있다. 또한 반복적인 사용을 통해 폐의 확장성을 유지하고 무기폐와 같은 합병증을 예방하는 데 도움이 된다. 특히, 신경근육계 질환으로 인해 기침 능력이 저하된 환자에게 유용하다.[36] 현재 시중에는 다양한 기침유발기 장치가 있으며, 모두 유사한 원리로 작동한다(그림 19-22). 이 장치는 22mm 튜브를 통해 비강 마스크, 마우스피스, 마운트에 연결할 수 있으며, 인공 기도를 가진 환자와 그렇지 않은 환자 모두에게 적용 가능하다.

기침유발기를 적용 시 압력과 시간을 적용하는 방법은 다양하며, 기침유발기 사용 시에는 환자의 상태를 면밀히 모니터링해야 한다. 과도한 압력 설정은 기도 손상을 유발할 수 있으며, 심혈관계에 부정적인 영향을 미칠 수 있다. 따라서, 적절한 압력 설정과 사용 빈도를 결정하기 위해 의료진의 숙련된 판단이 필요하다.[37] 연구에 따르면 −40과 +40cmH_2O의 압력이 가장 많이 사용되며, 비교적 효과적인 것으로 보고되었다.[38,39] 높은 호기 흐름을 생성하려면 더 높은 압력과 더 긴 흡기-호기 시간(3초에서 2초)이 필요하다.[40]

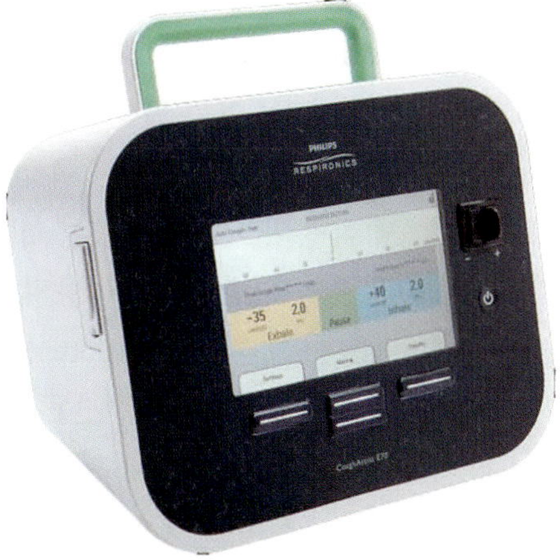

그림 19-22. 기침 유발기(mechanical insufflation-exsufflation, MIE)

2 호흡 재활 소도구

1) 흡기근 강화 운동을 위한 소도구

호흡 시 주된 역할을 하는 흡기근을 강화시켜 근력과 지구력을 증가시키면 호흡기계 합병증 발생을 예방하거나 회복시키는데 도움을 줄 수 있다. 대표적인 방법으로는 여러 가지 크기의 구멍을 통해 흡입을 실시하게 함으로써 호흡 시 저항을 받게 하는 유량 저항성(flow-resistive) 소도구를 사용하는 방법과 일정한 압력 도달 시 기구의 밸브를 열리게 함으로써 흡기 시 저항을 받게 하는 역치 저항 소도구(그림 19-23)를 사용하는 방법이 있다.

A

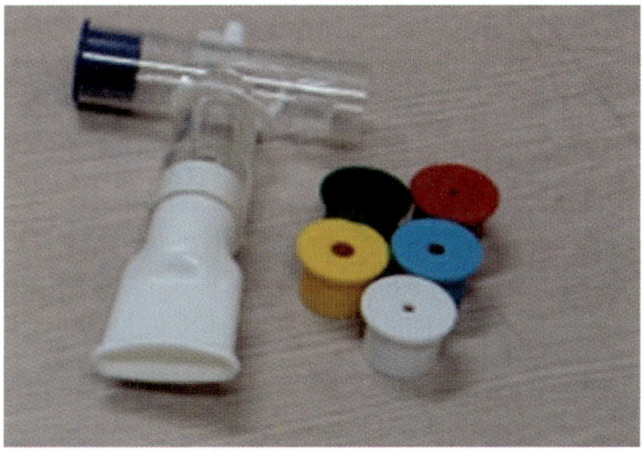

B

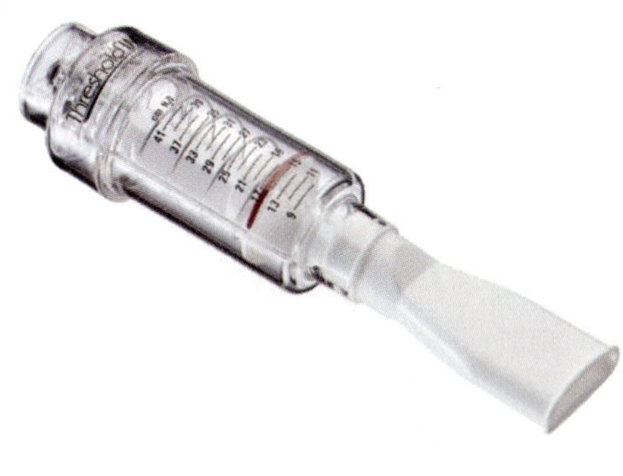

그림 19-23. (A) 유량 저항성 소도구, (B) 역치 저항성 소도구

2) 양압호기호흡 소도구

양압호기호흡(positive pressure expiratory breathing)은 기도가 일찍 폐쇄되어 호기 이산화탄소 가스가 다 빠져나가지 못하고 발생하는 공기 잡힘 현상을 막기 위해 시도하며, 현재 국내 및 국외의 다양한 형태의 기구가 개발되어 있다. 가장 일반적으로 사용되는 것은 아카펠라(acapella, 그림 19-24)와 플러터(flutter)인데, 두 도구는 양압호기호흡 원리에 추가적으로 진동을 발생시켜 기도 내 분비물이 기도를 타고 중앙기도로 이동하는 것을 돕는다.

이러한 호흡 운동 도구와 기도 관리 장비의 적절한 사용은 중환자실에서 환자의 호흡기 합병증을 예방하고, 전반적인 회복 과정을 촉진하는 데 필수적이다. 의료진은 각 장비의 특성과 환자의 상태를 고려하여 최적의 재활 전략을 수립해야 한다.

VI 일상활동 보조 도구 및 의사소통 보조 장치

1 일상활동 보조 도구

중환자실에 입원한 환자는 근력 약화로 인해 일상활동(activities of daily living, ADL) 수행에 어려움을 겪는다. ADL은 식사, 가동(mobilization), 개인 위생, 옷 입기 등 기본적인 활동을 포함하는데, ADL의 어려움을 극복하고 환자의 삶의 질을 높이기 위해서는 ADL 보조 장비(그림 19-25)와 의사소통 보조 장치를 활용하는 것이 매우 중요하다. 이 장비들은 환자의 독립성을 회복시키고, 효과적인 재활을 돕고, 의료진과의 원활한 소통을 가능하게 한다. 특히 오래전부터 신체적 제약이 있는 중환자를 위해 옷 입기 및 위생 관리를 돕는 다양한 보조 도구가 개발되었다. 예를 들어, 손의 힘이 약한 환자를 위한 특수 지퍼(zipper)나 단추 걸이(button hook)는 옷을 쉽게 입고 벗을 수 있도록 돕는다. 이와 같은 도구는 중환자실에서 환자의 자존감을 향상시키고 일상으로의 복귀를 촉진하는 데 기여한다. 따라서 작업 치료사는 중환자의 회복을 위해 대체 일상생활 활동 기술을 교육하고 적응형(adaptive) ADL 장비를 치료 계획에 포함해야 한다. 전통적으로 활동량이 적고 근력이 감소했거나 관절 가동 범위(range of motion, ROM)가 제한된 환자를 위한 적응형 옷 입기 및 목욕 장비로는 옷 입기 스틱(dressing stick), 긴 집게 리처(reacher), 양말 보조기(sock aid), 긴 손잡이 신발 주걱(shoe horn), 긴 손잡이 스펀지(long-handled sponge) 등이 사용된다.[11] 이동형 변기는 보행 장애가 있는 중증 환자가 화장실 활동을 수행할 때 사용할 수 있지만, 안전한 사용을 위해서는 충분한 이동 훈련이 선행적으로 실시

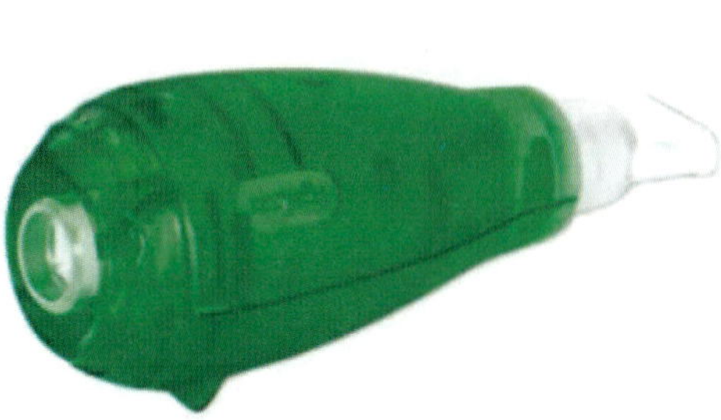

그림 19-24. 양압호기호흡 소도구의 예: 아카펠라

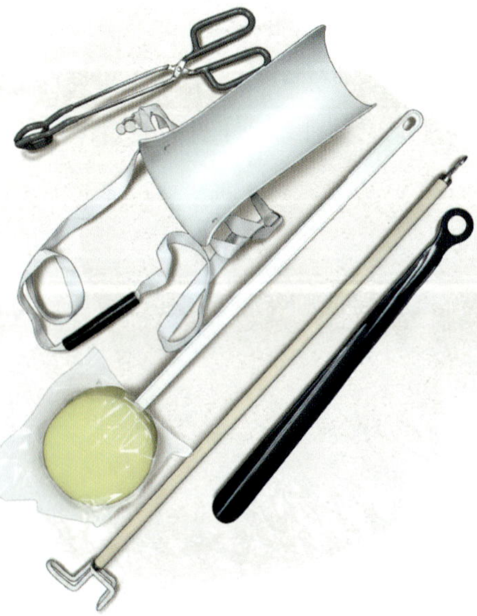

그림 19-25. 일상활동(activities of daily life, ADL) 키트

되어야 한다. 이와 같은 ADL 보조도구들은 환자의 현재 상태 및 회복 속도, 중환자실의 환경을 고려하여 적절하게 선택해야 한다.

중환자실 환자들은 근력 저하로 식사 시 어려움을 겪을 수 있다. 이를 돕기 위해 간단하지만, 특수하게 설계된 식사 보조 도구(그림 19-26)가 사용된다. 예를 들어, 손잡이가 굽어 있거나 두꺼운 그립의 식기류는 환자가 더 쉽게 음식을 집을 수 있도록 돕는다. 또한, 미끄럼 방지 매트 및 접착성 있는 식판은 식사 중 그릇이 움직이는 것을 방지하여 보다 안전한 식사를 가능하게 한다. 이러한 도구들은 환자의 영양 섭취를 개선하고, 식사에 대한 스트레스를 줄여준다.[11] 또한, 악력이 감소하고 상지 관절가동범위가 제한된 환자를 위해 맞춤형 식사 보조 도구를 사용할 수 있는데, 대표적으로 로커 나이프(rocker knife), 범용 커프(universal cuff), 두꺼운 주방용품 홀더(thick-handled utensils), 플레이트 가드(plate guard) 등이 있으며, 이 도구들은 환자가 독립적으로 식사할 수 있도록 돕는다. 앞서 언급한 일상활동 보조 도구들은 작업 치료 세션에서 자주 사용되지만, 중증 환자에게 적용된 맞춤형 일상활동 장비의 효과를 뒷받침하는 연구는 부족한 실정이다. 이러한 장비는 중환자의 독립성과 소근육활동을 높이는 데 도움이 되지만, 중환자실에서의 중증 회복 단계에 따른 치료절차 및 퇴원시기를 고려할 때, 일상활동 보조 장비 사용상의 시기 제한과 장벽이 존재한다.

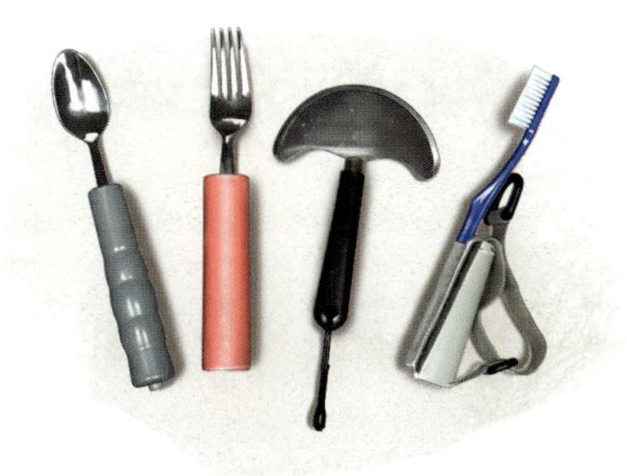

그림 19-26. 식사보조 장비

2 보완대체 의사소통

중환자실의 환자들은 인공호흡기 사용이나 기타 의료적 이유로 인해 말로 의사소통이 어려울 수 있다. 이러한 환자들을 위해 보완대체 의사소통(augmentative and alternative communication, AAC) 장치가 활용된다. 예를 들어, 그림이나 아이콘이 포함된 의사소통 보드 또는 중환자실 환경에서 환자에게 자주 요구되는 단어가 나열된 의사소통 보드의 사용은 환자가 자신의 필요나 감정을 표현하는 데 도움을 준다. 또한, 간단한 전자 장치는 버튼을 눌러 사전 녹음된 메시지를 재생하는 방식으로 의사소통을 지원한다. 최근에는 다양한 종류의 앱 기반 보완대체 의사소통 기기가 다수 개발되고 있다. 이러한 장치들은 환자의 의사소통 능력을 향상시키고, 의료진과의 원활한 소통을 가능하게 한다.[41]

기술의 발전으로 중환자의 의사소통을 지원하는 다양한 첨단 장치들이 개발되고 있다. 예를 들어, 시선 추적 기술을 활용한 장치는 환자가 눈의 움직임만으로 화면의 글자나 아이콘을 선택하여 메시지를 구성할 수 있도록 한다.[42] 또한, 뇌-컴퓨터 인터페이스(brain-computer interface, BCI) 기술은 뇌파를 분석하여 환자의 의도를 파악하고 이를 의사소통으로 변환하는 데 사용된다.[43] 이러한 최신 기술들은 중증 장애를 가진 환자의 의사소통 능력을 획기적으로 개선하고, 재활 과정에서의 참여도를 높인다.

환자의 정서적 웰빙을 돕기 위해 보완대체 의사소통 장치를 제공할 수도 있다. 기계환기를 사용하거나 장기간 기관절개(tracheostomy)를 유지해야 해서 발성이 불가능한 중환자에게 다양한 의사소통 장치가 의사소통을 개선하는 데 효과적임이 보고된 바 있다.[44] 의사소통 보드는 비교적 간단한 해결책이며, 환자가 의료진에게 필요 사항을 전달할 수 있도록 그림, 단어 및 자주 사용되는 기본 문구를 포함할 수 있다. 그러나 이러한 장치는 학습에 시간이 많이 소요되며 새로운 의사 표현을 능력을 제한할 수 있다는 단점이 존재한다. 보다 발전된 보완대체 의사소통 장치는 터치 또는 시선, 눈깜박임 감지와 같은 다양한 제어 방식을 포함하는 보다 발전된 보완대체 의사소통 장치는 신체적 제한으로 인한 장벽을 최소화할 수 있다. 그러나 보완대체 의사소통 장치는 널리 보급되지 않았으며, 초기 사용 교육이 필요하다는 점에서 일시적으로만 필요한 환자에게는 비효율적일 수 있어 적절한 대상군 선정이 중요하다.

중환자실에서의 일상생활동작 보조 장비와 의사소통 보조 장치는 환자의 기능 회복과 삶의 질 향상에 핵심적인 역할을 하므로 중환자실에서의 작업치료 중재 병행이 도움이 된다('Chapter 22 인지/작업재활' 참고). 적절하게 추가적인 장비를 활용한다면 중환자의 독립성을 증진시키고, 다른 재활치료 과정을 효과적으로 진행하는 데 큰 도움을 준다.

VII 결론

중환자실에서의 적극적인 도구와 장비의 활용은 환자의 조기 가동 및 기능 회복을 가속화하고, 근 위축 및 구축 예방에 중요한 역할을 한다. 특히 임상에서 인력 부족, 환자 안전, 물리치료사의 부상 등의 문제들로 실제 중환자 재활의 수행을 어렵게 만드는 한계점들을 극복하기 위해 신체 재활 도구의 사용은 필수적이다. 따라서, 현재도 조기 재활을 지원하는 다양한 신체재활 장비들이 개발 및 활용되고 있으며, 이는 환자의 기능 유지 및 회복을 돕는 중요한 임상적 수단으로 자리 잡았다. 특히, 최신 기술이 적용된 로봇 보조 재활 및 전기 자극 기반 장비들은 기존의 수동적 재활보다 더욱 정밀하고 효과적인 치료가 가능하도록 설계되어 있다. 이러한 도구 및 장비들의 사용은 환자의 근력 및 기능 회복을 촉진할 뿐만 아니라, 조기 이동을 가능하게 하여 중환자실 입원 기간 단축, 섬망 감소, 기계 환기 사용 기간 단축 등 다양한 임상적 이점을 제공한다.

현재 임상에서의 중환자 재활을 돕는 장비와 도구들의 사용에는 여전히 많은 도전 과제가 존재하며, 이를 해결하기 위해서는 보다 체계적인 연구와 개발이 필요하다. 향후에는 중환자재활 관련 최신 장비들의 임상적 효과를 검증하는 연구가 더욱 활성화되어야 하며, 의료진 교육 강화, 장비 접근성 향상, 맞춤형 및 스마트 재활 장비 개발 등이 적극적으로 이루어져야 한다. 이를 통해 중환자실 환자들이 보다 신속하게 기능을 회복하고, 삶의 질을 개선할 수 있도록 하는 것이 궁극적인 목표이다. 앞으로의 연구와 기술 개발이 이러한 목표를 달성하는 데 중요한 역할을 할 것이며, 보다 효과적이고 안전한 중환자 재활 환경이 조성될 것으로 기대된다.

▶ 참고문헌

1. Capuzzo M, Moreno RP, Alvisi R. Admission and discharge of critically ill patients. Current opinion in critical care. 2010;16(5):499–504.
2. Knott A, Stevenson M, Harlow SK. Benchmarking rehabilitation practice in the intensive care unit. Journal of the Intensive Care Society. 2015;16(1):24–30.
3. Eakin MN, Ugbah L, Arnautovic T, Parker AM, Needham DM. Implementing and sustaining an early rehabilitation program in a medical intensive care unit: a qualitative analysis. Journal of critical care. 2015;30(4):698–704.
4. Cardoso LT, Grion CM, Matsuo T, Anami EH, Kauss IA, Seko L, et al. Impact of delayed admission to intensive care units on mortality of critically ill patients: a cohort study. Critical care. 2011;15:1–8.
5. Bailey P, Thomsen GE, Spuhler VJ, Blair R, Jewkes J, Bezdjian L, et al. Early activity is feasible and safe in respiratory failure patients. Critical care medicine. 2007;35(1):139–45.
6. Wang YT, Haines TP, Ritchie P, Walker C, Ansell TA, Ryan DT, et al. Early mobilization on continuous renal replacement therapy is safe and may improve filter life. Critical Care. 2014;18:1–10.
7. McWilliams D, Atkins G, Hodson J, Snelson C. The Sara Combilizer® as an early mobilisation aid for critically ill patients: A prospective before and after study. Australian Critical Care. 2017;30(4):189–95.
8. Medrinal C, Combret Y, Prieur G, Robledo Quesada A, Bonnevie T, Gravier FE, et al. Comparison of exercise intensity during four early rehabilitation techniques in sedated and ventilated patients in ICU: A randomised cross–over trial. Critical care. 2018;22:1–8.
9. Trees D, Coale N. Use of a dynamic tilt table for preambulation strength training of severely deconditioned patients. Acute Care Perspect. 2007;16:6–9.
10. Collings N, Cusack R. A repeated measures, randomised cross–over trial, comparing the acute exercise response between pas-

sive and active sitting in critically ill patients. BMC anesthesiology. 2015;15:1-8.

11. Koester K, Troeller H, Panter S, Winter E, Patel JJ. Overview of Intensive Care Unit-Related Physical and Functional Impairments and Rehabilitation-Related Devices. Nutr Clin Pract. 2018;33(2):177-84.
12. Hegeman EM, Huh J. Lower extremity assistive devices (LEADs): a contemporary literature review. Foot & Ankle International. 2024;45(2):192-201.
13. Kwakman RC, Voorn EL, Horn J, Nollet F, Engelbert RH, Sommers J, et al. Steps to recovery: Body weight-supported treadmill training for critically ill patients: A randomized controlled trial. Journal of critical care. 2022;69:154000.
14. Needham DM, Truong AD, Fan E. Technology to enhance physical rehabilitation of critically ill patients. Critical care medicine. 2009;37(10):S436-S41.
15. Asher A. Equipment used for safe mobilization of the ICU patient. Critical Care Nursing Quarterly. 2013;36(1):101-8.
16. Warmbein A, Schroeder I, Mehler-Klamt A, Rathgeber I, Huber J, Scharf C, et al. Robot-assisted early mobilization of intensive care patients: a feasibility study protocol. Pilot Feasibility Stud. 2022;8(1):236.
17. Parco C, Kreuels V, Kelm M, Jung C, Wolff G. Robotic-assisted early mobilization and virtual reality: a perspective on innovative support strategies for critically ill patients. Intensive Care Medicine Experimental. 2023;11(1):86.
18. Krupp A, Anderson B. Standardized use of safe patient handling equipment in the ICU: a unit-based quality improvement project. Am J SPHM. 2014;4(4):122-8.
19. Darragh AR, Campo MA, Frost L, Miller M, Pentico M, Margulis H. Safe-patient-handling equipment in therapy practice: implications for rehabilitation. The American Journal of Occupational Therapy. 2013;67(1):45-53.
20. Burtin C, Clerckx B, Robbeets C, Ferdinande P, Langer D, Troosters T, et al. Early exercise in critically ill patients enhances short-term functional recovery. Crit Care Med. 2009;37(9):2499-505.
21. Kho ME, Martin RA, Toonstra AL, Zanni JM, Mantheiy EC, Nelliot A, et al. Feasibility and safety of in-bed cycling for physical rehabilitation in the intensive care unit. Journal of critical care. 2015;30(6):1419. e1-. e5.
22. Newman AN, Kho ME, Harris JE, Zamir N, McDonald E, Fox-Robichaud A, et al. CardiO Cycle: a pilot feasibility study of in-bed cycling in critically ill patients post cardiac surgery. Pilot and Feasibility Studies. 2021;7:1-10.
23. Saito A, Masuyama M, Ishiyama D, Shigeta K, Kitagawa T, Aoyagi Y. Rapid recovery in a patient with severe COVID-19 after a low-load, high-frequency rehabilitation program using an ergometer in the supine position. Journal of Nippon Medical School. 2023;90(5):414-8.
24. Xu C, Yang F, Wang Q, Gao W. Effect of neuromuscular electrical stimulation in critically ill adults with mechanical ventilation: a systematic review and network meta-analysis. BMC Pulmonary Medicine. 2024;24(1):56.
25. Gruther W, Kainberger F, Fialka-Moser V, Paternostro-Sluga T, Quittan M, Spiss C, et al. Effects of neuromuscular electrical stimulation on muscle layer thickness of knee extensor muscles in intensive care unit patients: a pilot study. Journal of rehabilitation medicine. 2010;42(6):593-7.
26. Mahran GS, Mehany MM, Abbas MS, Shehata A-E, AbdElhafeez AS, Obiedallah AA, et al. Short-term outcomes of neuromuscular electrical stimulation in critically ill patients. Critical Care Nursing Quarterly. 2023;46(2):126-35.
27. Paillard T. Muscle plasticity of aged subjects in response to electrical stimulation training and inversion and/or limitation of the sarcopenic process. Ageing Research Reviews. 2018;46:1-13.
28. Liu M, Luo J, Zhou J, Zhu X. Intervention effect of neuromuscular electrical stimulation on ICU acquired weakness: a meta-analysis. International journal of nursing sciences. 2020;7(2):228-37.
29. Berney SC, Rose JW, Bernhardt J, Denehy L. Prospective observation of physical activity in critically ill patients who were intubated for more than 48 hours. Journal of critical care. 2015;30(4):658-63.
30. Connolly BA, Mortimore JL, Douiri A, Rose JW, Hart N, Berney SC. Low levels of physical activity during critical illness and weaning: the evidence-reality gap. Journal of intensive care medicine. 2019;34(10):818-27.
31. Woo K, Kim J, Kim HB, Choi H, Kim K, Lee D, et al. The effect of electrical muscle stimulation and in-bed cycling on muscle strength and mass of mechanically ventilated patients: a pilot study. Acute and Critical Care. 2017;33(1):16.
32. Atkins KD, Bickel CS. Effects of functional electrical stimulation on muscle health after spinal cord injury. Current Opinion in Pharmacology. 2021;60:226-31.
33. Pestelli MT, Grecchi B, Vottero E, Galli A, Nicolini A, Compalati E, et al. Effectiveness of a new" focused pulse" high-frequency chest wall oscillation in patients with moderate to severe COPD. Minerva Medica. 2024;115(1):4-13.
34. Nicolini A, Grecchi B, Banfi P. Effectiveness of two high-frequency chest wall oscillation techniques in patients with bronchiectasis: a randomized controlled preliminary study. Panminerva medica. 2020;64(2):235-43.
35. Elay G, Kaya S, Yildirim A, Coskun R, Gundogan K, Akbudak IH, et al. Has High-Frequency Oscillation Technique Any Benefit to Prevent Pulmonary Complications in Abdominal Surgery Patients?/ Yuksek Frekansli Gogus Duvari Osilasyon Teknigi, Abdominal Cerrahi Hastalarinda Pulmoner Komplikasyonlari Onlemeye Katki Saglar Mi? Dahili ve Cerrahi Bilimler Yoğun Bakım Dergisi (Journal of Medical and Surgical Intensive Care Medicine). 2015;6(3):65-70.
36. Willis LD. 2022 Year in Review: mechanical insufflation-exsufflation. Respiratory Care. 2023;68(2):275-83.

37. Andersen TM, Brekka AK, Fretheim-Kelly Z, Lujan M, Heimdal J-H, Clemm HH, et al. Upper airway and translaryngeal resistance during mechanical insufflation-exsufflation. Chest. 2025;167(1):188-201.
38. Martínez-Alejos R, Martí J-D, Li Bassi G, Gonzalez-Anton D, Pilar-Diaz X, Reginault T, et al. Effects of mechanical insufflation-exsufflation on sputum volume in mechanically ventilated critically ill subjects. Respiratory Care. 2021;66(9):1371-9.
39. Gonçalves MR, Honrado T, Winck JC, Paiva JA. Effects of mechanical insufflation-exsufflation in preventing respiratory failure after extubation: a randomized controlled trial. Critical care. 2012;16:1-8.
40. Gómez-Merino E, Sancho J, Marín J, Servera E, Blasco ML, Belda FJ, et al. Mechanical insufflation-exsufflation: pressure, volume, and flow relationships and the adequacy of the manufacturer's guidelines. American journal of physical medicine & rehabilitation. 2002;81(8):579-83.
41. Mobasheri MH, King D, Judge S, Arshad F, Larsen M, Safarfashandi Z, et al. Communication aid requirements of intensive care unit patients with transient speech loss. Augmentative and Alternative Communication. 2016;32(4):261-71.
42. Lin X, Malik WQ, Zhang S, editors. A novel hybrid BCI web browser based on SSVEP and eye-Tracking. 2019 IEEE Biomedical Circuits and Systems Conference (BioCAS); 2019: IEEE.
43. Bockbrader MA, Francisco G, Lee R, Olson J, Solinsky R, Boninger ML. Brain computer interfaces in rehabilitation medicine. PM&R. 2018;10(9):S233-S43.
44. Ten Hoorn S, Elbers P, Girbes A, Tuinman P. Communicating with conscious and mechanically ventilated critically ill patients: a systematic review. Critical Care. 2016;20:1-14.

CHAPTER 20

호흡재활

Pulmonary Rehabilitation

김상훈 의사, 신용범 의사

중환자실에서 시행하는 호흡재활(pulmonary rehabilitation) 치료는 크게 기도 분비물 제거를 위한 치료와 저하된 호흡 기능을 향상시키기 위한 치료로 구분할 수 있다. 일반적으로 기도 분비물 제거 치료는 수동적인 방법이 주를 이루는 반면, 호흡 기능 향상을 위한 치료는 환자의 능동적인 협조가 필요한 경우가 많다.

중환자실 환자는 전신 상태가 불안정한 경우가 많아 일반적인 물리치료를 바로 적용하기 어려운 경우가 흔하다. 따라서 초기에는 호흡재활 치료를 우선적으로 시행하여 환자의 호흡 상태를 안정화시키고, 이후 전반적인 재활 치료로 확장하는 접근이 필요하다. 특히 기계환기(mechanical ventilation)를 적용하고 있는 환자의 조기 가동(early mobilization)을 시행하기 전에, 기도 분비물 제거를 위한 치료는 필수적이다. 분비물이 원위부 기도에 축적되어 있는 경우에는 체위변경을 통해 근위부로 이동시키거나, 기관지 내 분비물이 세기관지(bronchiole)를 막아 무기폐(atelectasis)를 유발한 경우에는 이를 해소하는 과정이 선행되어야 한다. 기도 분비물 제거를 효과적으로 시행하면 환자의 폐환기 및 산소화를 최적화할 수 있어, 전반적인 재활 치료를 원활하게 진행할 수 있다.

호흡재활 치료에서 중요한 또 하나의 요소는, 기계환기 중이거나 기계환기에서 이탈(weaning)한 후 폐환기의 증가 및 호흡근 강화를 위한 개입이다. 이러한 치료는 호흡 일량(work of breathing)을 줄이고 폐 용적 감소를 예방하며, 환기관류불일치(ventilation perfusion mismatch)를 최소화하는 데 기여한다. 따라서 급성기 중환자실 환자에게 있어 호흡근 훈련과 폐환기 증진을 위한 치료는 매우 중요한 부분을 차지한다.

중환자실에서의 재활 치료의 안전 기준(safety criteria)은 심박수와 혈압 등의 심혈관계 기능, 호흡수와 말초동맥산소포화도, 기계환기의 안정성을 포함한 호흡기계 기능, 그리고 의식 수준 및 통증 상태 등의 신경학적 요소를 종합적으로 고려하여 결정한다. 그러나 중환자실에서의 호흡재활 치료는 일반적인 물리치료와 동일한 기준으로 시작 및 중단을 결정하지 않으며, 오히려 일반적인 물리치료가 어려운 상태의 환자에게도 적용 가능한 효과적인 치료 방법 중 하나로 고려되어야 한다. 따라서 중환자실에서 시행되는 일반적인 재활 치료의 중단 혹은 금기 기준과 혼동하지 않도록 주의해야 한다.

중환자실에 입실한 환자의 대부분은 호흡기계 문제를 동반하며, 초기 단계에서 적절한 개입이 이루어지지 않을 경우 중증 호흡부전으로 진행할 가능성이 크다. 중환자 호흡재활의 목표는 크게 기도 분비물 제거, 호흡 일량 감소, 폐 용적 유지, 폐환기 및 산소화의 최적화, 그리고 호흡근력 유지를 들 수 있다. 이러한 목표를 달성하기 위해 다양한 호흡재활 치료 방법이 적용된다.

기초적인 치료로는 자세잡기(positioning)와 기관 흡인(suction)이 포함되며, 특히 자세 변경은 폐환기를 개선하고 환기관류불일치를 완화하여 산소화를 최적화하는 데 중요한 역할을 한다. 그러나 이 과정에서는 혈압 변화, 부정맥 유발, 산소포화도 저하 등의 위험이 수반될 수 있으므로, 혈류역학 상태를 면밀히 관찰하면서 시행해야 한다.

이외에도 객담 배출을 촉진하기 위한 다양한 수기 치료 방법과, 약화된 기침 능력을 보조하는 기계적 치료법이 활용될 수 있다. 또한 협조가 가능한 환자의 경우, 다양한 호흡법 교육을 통해 호흡기 합병증을 예방할 수 있다. 본론에서는 이러한 치료 방법들을 세부적으로 다루고, 중환자실에서 호흡재활 치료를 적용할 때 고려해야 할 사항들을 설명하고자 한다.

이 장에서는 중환자실 치료 과정에서 흔히 접하게 되는 호흡기 문제를 알아보고, 중환자 호흡재활을 위한 기초 평가 및 심화 평가 방법을 제시하고자 한다. 또한 중환자 호흡재활 치료의 적응증과 금기증을 포함하여 다양한 치료 방법을 설명하며, 신경근육병, 외상성 경추 손상 환자와 같은 특수한 환자군에서의 호흡재활 치료 시 고려해야 할 사항도 함께 다룰 것이다.

I 중환자실 환자의 호흡 문제

중환자실 환자는 다양한 원인으로 인해 호흡기계 기능 저하의 위험이 높으며, 적절한 개입이 이루어지지 않을 경우 급성 호흡부전(acute respiratory failure)으로 진행할 가능성이 크다. 호흡부전은 중환자실에서 가장 흔한 합병증 중 하나로, 기계환기 의존도 증가 및 사망률 상승과 밀접한 관련이 있다.[1] 중환자실 환자의 호흡 문제는 크게 비효율적 기도 청결(ineffective airway clearance), 환기 장애(ventilatory impairment), 산소화 장애(oxygenation impairment), 호흡근 기능장애(respiratory muscle dysfunction), 폐 기계적 기능장애(pulmonary mechanical dysfunction)로 구분할 수 있으며, 이들 각 요인은 상호 연관되어 환자의 예후에 영향을 미친다.[2,3] 중환자실 치료 과정에서 이러한 호흡 문제를 조기에 파악하는 것은 적절한 치료 계획 수립에 있어 필수적이다.

1 비효율적 기도청결

중환자실 환자에서 기도 분비물 제거 능력 감소는 매우 흔한 문제이며, 이는 기침반사(cough reflex)의 저하, 기관지 섬모 기능의 저하, 기관내삽관(endotracheal intubation)에 따른 점액 저류로 인해 발생할 수 있다. 정상적으로는 기도 내 이물질이나 분비물이 증가하면 기침반사가 활성화되어 기도를 청결하게 유지하지만, 중환자실 환자의 경우 의식저하, 뇌졸중이나 머리 외상 등의 원인에 의한 중추 신경계 손상, 진정제 및 신경근 차단제 사용으로 인해 기침반사가 억제될 수 있다. 그 결과 기도 내 점액이 축적되며 기도 저항이 증가하고, 무기폐 발생 위험이 높아진다.

또한, 기도의 점막의 상피세포는 섬모 운동(ciliary movement)을 통해 점액을 배출하는 기능을 수행하지만, 저산소증, 기관내삽관, 감염, 흡인 손상(aspiration injury), 흡연력 등의 요인으로 인해 섬모 운동이 저하될 수 있다.[4] 이로 인해 점액이 원활히 배출되지 못하고 기도 내에 축적되어 폐렴과 같은 감염성 합병증 발생 위험이 커진다. 더불어, 기관내삽관과 기계환기는 정상적인 기도 방어 기전을 저해하여 흡인폐렴(aspiration pneumonia) 발생 위험을 증가시킨다.[5,6]

마지막으로, 척수 손상, 근육병, 중증근무력증, Guillain-Barre syndrome과 같은 신경근육계 질환은 호흡근과 기침 근육의 약화를 유발하여 기도 분비물 제거를 더욱 어렵게 만든다.[7]

2 환기 장애

환기 장애는 중환자실 환자에서 흔히 발생하며, 저산

소혈증(hypoxemia)과 고이산화탄소혈증(hypercapnia)을 유발하여 장기 기능 및 예후에 큰 영향을 미치는 중요한 문제이다. 환기 장애는 주로 폐포 환기의 감소, 이산화탄소 저류, 환기관류불일치, 사강환기(dead space ventilation)의 증가 형태로 나타난다.[8,9] 저환기(hypoventilation)는 환자가 적절한 환기를 유지하지 못하여 산소 공급이 감소하고 이산화탄소가 체내에 축적되는 현상을 의미하며, 이는 중추신경계 손상, 호흡중추 기능저하, 과도한 진정제 및 마취제 사용에 의해 발생할 수 있다.[10-12] 또한, 장기간의 침상 안정과 비활동성으로 인해 호흡근이 약화되면서 저환기가 더욱 악화될 수 있다.

한편, 호흡근 피로, 기도 저항 증가, 그리고 저환기는 고이산화탄소혈증을 초래할 수 있으며, 특히 만성폐쇄폐질환(chronic obstructive pulmonary disease, COPD) 환자의 경우 공기걸림(air trapping)으로 인해 호기 시간이 부족해지고, 이에 따라 체내 이산화탄소가 축적될 위험이 크다.[13]

정상적인 경우, 폐포 환기와 폐 혈류 간의 균형이 유지되어야 원활한 가스 교환이 이루어지지만, 무기폐, 폐부종(pulmonary edema), 폐렴 등의 상태에서는 폐포로의 환기가 감소하면서 환기관류불일치가 심화될 수 있다.[14] 이러한 변화는 결국 산소화 저하 및 이산화탄소 저류로 이어지며, 기계환기 의존도를 높이고 장기적으로 환자의 예후를 악화시킬 수 있다.

3 산소화 장애

중환자실 환자의 산소화 장애는 저산소혈증과 산소 전달 감소로 인해 발생하며, 이는 장기 손상 및 생존율 저하와 밀접한 관련이 있다.[15] 저산소혈증은 동맥혈산소분압(arterial oxygen tension, PaO_2)의 감소를 의미하며, 다양한 기전에 인해 유발될 수 있다. 대표적인 원인으로는 환기관류불일치, 무기폐, 폐부종, 폐렴 등이 있으며, 이들은 폐포 내 산소 공급을 감소시켜 저산소혈증을 초래할 수 있다.[16]

환기관류불일치는 산소 치료로 비교적 쉽게 교정될 수 있지만, 우좌션트(right to left shunt)가 존재하는 경우에는 산소 투여에도 불구하고 저산소혈증이 지속될 가능성이 높다. 특히 급성호흡곤란증후군(acute respiratory distress syndrome, ARDS) 환자에서는 폐포모세혈관장벽(alveolar–capillary barrier)의 손상으로 인해 폐 내 션트가 증가하면서 산소화 장애가 더욱 심화될 수 있다.[17]

폐포모세혈관 확산 장애(diffusion impairment) 역시 또한 산소화 장애의 중요한 원인 중 하나이다. 정상적인 경우 폐포에서 모세혈관으로 산소가 원활하게 확산되어야 하지만, 폐 섬유화(pulmonary fibrosis)나 사이질폐질환(interstitial lung disease)이 있는 경우 확산 거리가 증가하면서 산소 교환이 제한될 수 있다.[18]

산소화 장애가 지속되면 조직의 저산소증(hypoxia)을 유발하고, 심한 경우 다기관부전으로 이어질 수 있다.

4 호흡근 기능장애

중환자실 환자의 호흡근 기능장애는 흔히 발생하는 문제이며, 이는 중환자실 획득 쇠약(intensive care unit acquired weakness, ICU–AW), 호흡근 피로, 장기적인 기계환기 의존 등의 요인에 의해 발생할 수 있다. 중환자실 획득 쇠약은 장기간의 침상 안정 및 비활동성으로 인해 호흡근을 포함한 전신 근력이 감소하는 현상으로, 미토콘드리아 기능 이상, 신경근육접합부 변화, 근육 단백질 분해 증가 등의 기전이 관여한다.

호흡근 피로는 장기간의 호흡 부담 증가로 인해 횡격막 및 부호흡근이 지속적으로 사용되면서 근육이 쉽게 피로해지는 상태를 의미하며[19], 특히, 기계환기 중 자발적인 호흡을 시작하는 과정에서 더욱 심화될 수 있다.

또한, 장기적인 기계환기 의존은 횡격막의 불용위축(disuse atrophy)과 섬유화를 유발하고, 이는 기계환기 이탈 실패의 주요 원인이 된다. 특히 횡격막 기능이 저하되면 자발 호흡 시 충분한 환기를 유지하기 어려워져 기계환기 의존도가 증가하게 된다.

결국 이러한 변화들은 자발 호흡 능력을 저하시켜 기계환기 의존도를 심화시키고, 중환자실에서의 회복을 지연시키는 요인으로 작용할 수 있다.

5 폐 기계적 기능장애

중환자실 환자의 폐 기계적 기능장애는 폐의 물리적 특성 변화로 인해 발생하는 환기 효율 저하를 의미하며, 이는 주로 폐순응도(lung compliance), 기도저항(airway resistance), 폐 탄성(lung elasticity)의 변화와 관련이 있다.[20] 폐순응도 감소는 폐부종, 폐 섬유화, 무기폐, 급성호흡곤란증후군 등에서 흔히 나타나며, 환기 시 더 높은 호흡 노력을 요구하고 기계환기의 조정이 필요하다.[21]

반면, 기도저항 증가는 기관지연축(bronchospasm), 기관 내 분비물 증가, 기관내삽관, 만성폐쇄폐질환 등의 상태에서 관찰되며, 이는 공기걸림과 고이산화탄소혈증을 초래할 가능성이 크다.[13]

폐의 기계적 기능장애는 단순히 환기 과정의 비효율성을 초래하는 것에 그치지 않고, 호흡근의 부담을 증가시켜 호흡 부전으로 이어질 위험이 있다.

이와 같이, 중환자실 환자의 호흡 문제는 다양한 원인에 의해 발생하며, 이에 대한 적절한 평가와 조기 개입이 이루어지지 않을 경우 기계환기 의존도가 증가하고, 다기관 손상 및 사망률 상승으로 이어질 수 있다. 따라서 체계적인 호흡 평가와 환기 전략을 포함한 다각적인 접근이 필수적이다.

II 중환자 호흡재활 평가

1 초기 평가

중환자의 호흡재활을 시작하기에 앞서, 철저한 초기 평가는 필수적이다. 흡연력과 직업력을 포함한 환자의 병력은 폐 기능 저하 및 만성 호흡기 질환의 위험을 평가하는데 있어 중요한 요소이다.[22] 폐기종과 같이 진단되지 않은 폐질환이 있는 환자는 기계환기 이탈 과정에서 예상치 못한 호흡부전을 겪을 가능성이 높다.

또한, 가슴 움직임과 호흡 패턴을 관찰하여 횡격막 움직임 감소, 부호흡근의 과다 사용, 이상 호흡 패턴과 같은 비효율적인 호흡 기전이 있는지 평가해야 한다.[23] 산소포화도와 호기말이산화탄소분압측정(capnography)을 통해 저산소증 및 환기 이상을 조기에 감지할 수 있으며, 이는 호흡부전 환자의 예후를 예측하는 데 중요한 지표가 된다.[24]

한편, 구강 건강과 치아 상태는 인공호흡기 관련 폐렴과 밀접한 관련이 있으며, 치태 및 구강 내 병원성 세균의 증식은 폐 감염 위험을 증가시킬 수 있어 면밀한 관리가 필요하다.[25]

2 호흡근 기능 평가

호흡근 기능 평가는 중환자의 자발적 호흡 능력, 기계환기 이탈 가능성, 그리고 기도 청결 능력을 평가하는 데 중요한 역할을 한다. 이를 위해 다양한 도구와 방법이 활용되며, 대표적으로 최대 흡기압(maximal inspiratory pressure, MIP), 최대 호기압(maximal expiratory pressure, MEP), 최대 기침 유량(peak cough flow, PCF), 횡격막 초음파검사(diaphragm ultrasonography), 그리고 기관삽관 환자를 위한 특수 평가 방법이 포함된다.

1) 최대 흡기압

최대 흡기압은 횡격막과 부속 흡기근육(inspiratory muscle)의 근력을 평가하는 주요 지표로, 환자가 최대한 강하게 흡입할 때 발생하는 음압(negative pressure)을 측정하는 방법이다. 최대 흡기압은 기계환기 이탈 성공 여부를 평가하는 핵심 지표 중 하나로, 값이 낮을수록 기계환기 이탈 실패 가능성이 증가하는 것으로 보고되었다. 특히, 최대 흡기압이 $-30cmH_2O$보다 약할 경우, 기계환기 제거 후 재삽관(reintubation) 위험이 높음을 의미하며, 중증 호흡근 약화를 시사할 수 있다.[26] 그러나, 최대 흡기압은 전신 근력과 환자의 협조도에 영향을 받을 수 있으므로, 단독 지표로 활용하기보다는 횡격막 초음파검사 등과 함께 평가하는 것이 권장된다. 또한, 최대 흡기압은 신경근육병증 환자에서 호흡 부전을 조기에 예측하는 유용한 도구로 사용될 수 있다.[27]

2) 최대 호기압

최대 호기압은 복근과 늑간근을 포함한 호기근육(expiratory muscle)의 근력을 평가하는 지표로, 강제적 호기 시 생성되는 최대 압력을 측정하는 방법이다. 최대 호기압이 낮을 경우 효과적인 기침이 어려워져 기도 내 분비물 제거 능력이 감소하며, 이로 인해 폐렴 발생 위험이 증가할 수 있다.[28] 최대 호기압이 30cmH_2O를 초과하는 환자는 일반 병동에서 기계환기 재 시행 가능성이 낮은 것으로 보고되었다.[29] 그러나, 최대 호기압 단독으로는 발관(extubation) 실패를 예측하는 데 있어 임상적 유용성이 제한적이므로, 최대 흡기압과 함께 평가하는 것이 권장된다.[30]

3) 최대 기침 유량

최대 기침 유량은 환자의 기침 능력을 평가하는 주요 지표로, 기도 내 분비물 제거 능력을 반영한다. 일반적으로 최대 기침 유량이 160L/min 미만인 경우에는 효과적인 객담 제거가 어려워져, 기도 분비물이 축적되면서 흡인폐렴 발생 위험이 증가할 수 있다.[31] 특히, 신경근육병증 환자나 기도 폐쇄 위험이 있는 환자의 경우, 최대 기침 유량 측정을 통해 기침유발기(mechanical insufflation/exsufflation, MI/E)치료의 필요성을 평가할 수 있다.

최대 기침 유량 측정은 환자가 최대한 깊게 들이마신 후, 강하고 빠르게 기침하는 동안 발생하는 공기의 유속을 측정하는 방식으로 이루어진다. 측정 시 환자는 편안한 자세에서 마우스피스(mouthpiece)에 입을 밀착한 상태로 최대한 강한 기침을 수행해야 한다. 입을 완전히 다물 수 없는 경우에는 마스크를 이용해 평가할 수 있다. 신뢰할 수 있는 결과를 얻기 위해 최소 3회 이상의 반복 측정을 시행하며, 가장 높은 값을 기록한다. 최대 기침 유량 측정은 주로 휴대용 유량계(peak flowmeter)를 이용하여 수행된다.

최대 기침 유량은 기도 내 분비물 제거 능력을 평가하는 데 그치지 않고, 기계환기 이탈 이후 자발 호흡 유지 가능성을 예측하는 데도 중요한 지표로 활용된다.[32] 기침 능력이 저하된 환자는 기계환기 이탈 후 기도 분비물을 효과적으로 제거하지 못해 폐렴 및 재 삽관 위험이 높아질 수 있다. 따라서 최대 기침 유량은 단순한 기침 능력 평가를 넘어, 환자의 전반적인 호흡 기능을 반영하며, 호흡재활 계획을 수립하는 데 핵심적인 역할을 한다.

4) 횡격막 초음파검사

횡격막 초음파검사는 비침습적인 방법으로 호흡근 기능을 정량적으로 평가할 수 있는 유용한 도구이다. 검사는 주로 앙와위(supine) 또는 반좌위자세(semi-Fowler position)에서 시행하며, 고주파 선형(high frequency linear) 탐색자(≥10 MHz)를 이용해 앞겨드랑선(anterior axillary line) 또는 중간겨드랑선(midaxillary line) 부근의 제8~10번 늑골 사이 부착 영역(zone of apposition)에서 횡격막을 시각화한다.[33]

횡격막 초음파검사 영상에서 횡격막은 흉막과 복막의 두 개의 고에코(hyperechoic) 선으로 구분되며, 이들 사이 저에코(hypoechoic) 근육층이 존재한다(그림 20-1A). 호흡 과정 중 횡격막의 두께 변화를 실시간으로 관찰할 수 있으며, 보다 정확한 평가를 위해 최소 3회 이상 측정하여 평균값을 구하는 것이 권장된다.

횡격막 두께 분율(diaphragm thickening fraction, DTF)은 횡격막 위축과 기능 저하를 평가하는 지표이며, 다음의 공식으로 계산된다.

횡격막 두께 분율(diaphragm thickening fraction, DTF)(%)

$$= \frac{(\text{흡기 시 두께} - \text{호기 시 두께})}{\text{호기 시 두께}} \times 100$$

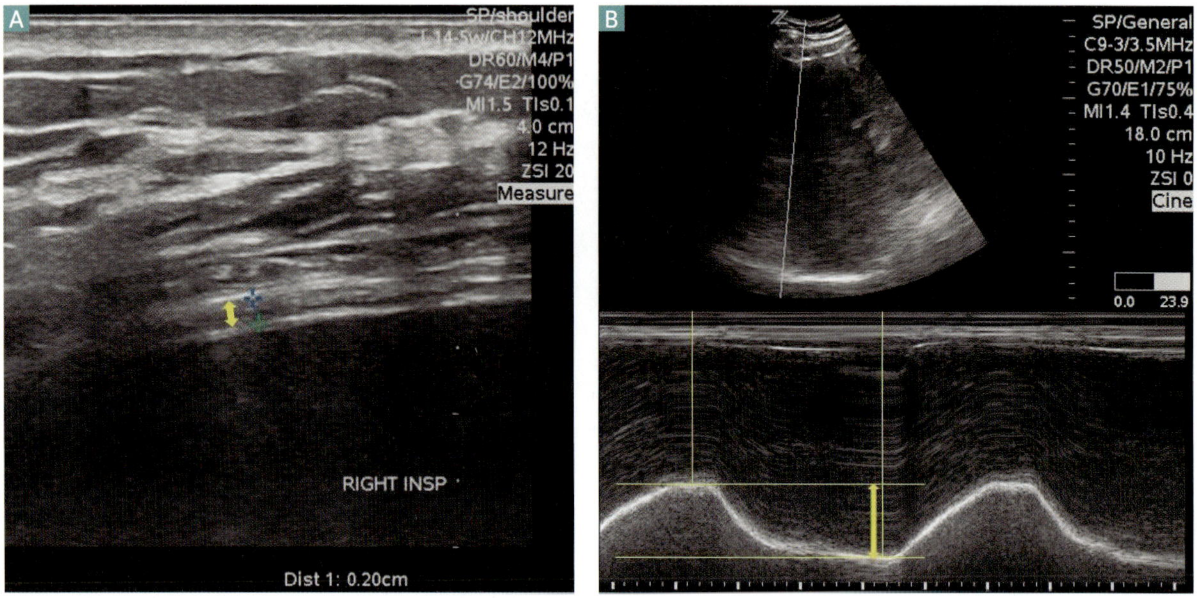

그림 20-1. 초음파를 통한 횡격막 두께(thickness) 및 운동(excursion) 평가

정상적인 횡격막 기능을 보이는 경우 횡격막 두께 분율은 30% 이상이며, 20% 이하일 경우 횡격막 기능 저하를 시사한다.[34] 또한, 횡격막 두께 분율이 30% 이상이면 기계 환기 이탈 성공 가능성이 높은 것으로 보고된다.[35] 반면, 횡격막 두께 분율이 20% 이하인 경우 횡격막 기능이 현저히 저하되어 있을 가능성이 크며, 이는 장기간 기계환기를 유지하는 환자에서 흔히 관찰되는 소견으로, 불용위축을 의미할 수 있다.

횡격막 움직임(diaphragmatic excursion)은 횡격막 기능을 평가하는 또 다른 중요한 지표이다. 검사는 볼록(convex) 탐색자(2~5MHz)를 이용하여 M방식 초음파 검사(M mode ultrasonography)를 적용하며, 흡기와 호기 동안의 횡격막 이동 거리를 실시간으로 분석한다(그림 20-1B). 초음파 탐색자는 쇄골중간선(midclavicular line)과 앞겨드랑선 사이의 늑골밑 영역(subcostal area)에 위치시키며, 간(liver) 또는 비장(spleen)을 음향 창(acoustic window)으로 활용하여 횡격막을 시각화 한다.

우측 횡격막은 간을 이용하여 비교적 쉽게 평가할 수 있으나, 좌측 횡격막은 비장과 위의 기체음영(gas shadow)으로 인해 시각화가 제한될 수 있다. 따라서, 좌측 횡격막 평가 시 탐색자의 각도를 조정하거나 심장 탐색자(cardiac probe)를 사용하는 것이 필요할 수 있다. 이런 조치에도 좌측 횡격막의 평가가 어려울 경우, 투시술(fluoroscopy)를 이용하여 평가하는 방법을 사용할 수도 있다.

정상적인 횡격막 기능을 가진 경우 횡격막 이동 범위는 14mm 이상으로 측정된다. 반면, 10~14mm의 범위는 횡격막 기능 장애 가능성을, 10mm 이하는 중증 횡격막 약화를 시사한다.[33] 특히, 우측 횡격막 이동 거리가 14mm 이상, 좌측 횡격막이 12mm 이상이면 기계환기 이탈 성공 가능성이 높은 것으로 보고되었다.[36]

이러한 측정값을 바탕으로, 횡격막 초음파는 횡격막 기능 장애를 조기에 감지하고, 환자의 호흡재활 및 기계 환기 이탈 전략을 수립하는 데 있어 중요한 정보를 제공할 수 있다.

5) 기관삽관 환자에서의 평가

기관삽관 환자의 호흡근 기능 평가는 기계환기 이탈 가능성을 예측하는 데 매우 중요하지만, 삽입된 기관내관(endotracheal tube)으로 인해 일반적인 평가 방법을 적용하기 어렵다. 이러한 경우에는 음성 흡기힘(negative inspiratory force, NIF), 최대호기유량(peak expiratory flow, PEF), 커프 누출 검사(cuff leak test, CLT) 등의 다양한 지표를 활용하여 기계환기 제거 이후 발생할 수 있는 합병증을 예방하는 것이 필수적이다. 이러한 평가는 환자의 호흡근 기능과 기도 상태를 종합적으로 판단하는 데 도움을 주며, 기계환기 이탈 과정에서의 안정성 확보에 중요한 역할을 한다.

음성 흡기힘은 횡격막과 흡기근육의 근력을 평가하는 중요한 지표로, 기관내관 끝을 일시적으로 막는 등 기도를 일시적으로 폐쇄한 상태에서 환자가 최대한 강하게 흡기할 때 생성되는 최대 음압을 측정한다. 일반적으로 기능잔기용량(functional residual capacity, FRC) 상태에서 시작하며, 기도를 폐쇄한 상태에서 가능한 한 강하게 흡기를 하도록 유도한 후 생성된 음압을 기록한다. 음성 흡기압 수치가 낮을수록 기계환기 제거가 어려울 가능성이 높으며, 일반적으로 −20 ~ −30 cmH_2O를 기준으로 판단하는 경우가 많다.[37,38]

최대호기유량은 호기 시 공기 흐름의 속도를 평가하는 지표로, 최대 흡기 후 가능한 한 호기를 할 때 측정되는 공기 흐름의 최고 속도를 의미한다. 이는 최대 기침 유량과 유사한 개념이지만, 기관삽관 환자의 경우 성문(glottis) 조절이 불가능하여 자발적인 기침을 유도할 수 없기 때문에, 대신 최대호기유량을 통해 기도 개방성 및 호흡근 기능을 간접적으로 평가할 수 있다. 일반적으로 기관삽관 환자에서 최대호기유량이 60 L/min 미만이면 기도 청결 능력이 부족하여 흡인 위험이 증가하고, 재 삽관 가능성이 높다고 보고되었다.[32] 다만, 최대호기유량의 정상 범위는 연령, 성별, 폐 기능 상태에 따라 차이가 있을 수 있으며, 중환자에게 적용 가능한 절대적인 기준은 연구마다 상이할 수 있다.

기관삽관을 제거하기 전에는 기도 협착 및 부종 가능성을 평가하기 위해 커프 누출 검사를 시행한다. 이 검사는 발관 후 후두 부종(post-extubation laryngeal edema)이나 기도 협착(airway stenosis) 발생 위험을 사전에 평가하는 데 중요한 역할을 한다. 일반적으로 커프 누출 검사는 보조조절환기(assist control ventilation, ACV)나 압력보조환기(pressure support ventilation, PSV) 상태에서 자동 측정 방식과, 자발호흡 상태에서 수동 측정 방식으로 시행될 수 있다.[39] 커프 누출 검사 결과는 기관삽관 제거 여부 결정에 핵심적인 판단 기준이 된다. 일반적으로 누출량이 110mL 이하이거나, 기계환기 상태에서 측정된 누출 비율이 10~24% 미만인 경우 기도 부종 가능성이 높은 것으로 간주된다.[39,40] 특히, 누출이 전혀 없는 경우는 후두 부종(laryngeal edema)의 고위험 상태를 시사하며, 삽관 제거 후 기도 협착 위험이 높다. 그러나, 커프 누출 검사의 기준 값은 연구마다 상이하며, 이는 환자의 연령, 성별, 기계환기 기간, 기관 삽관 크기, 기도 부종의 정도, 그리고 기존 기도 질환 유무 등 다양한 요인의 영향을 받는다. 따라서 커프 누출 검사 결과는 절대적인 판단 기준이 아니라, 환자의 임상 상태를 종합적으로 고려하여 해석해야 한다.

커프 누출 검사 결과가 비정상적인 경우에는, 기관삽관 제거 전 전신 스테로이드 투여 및 비침습 양압 환기 등을 통한 기도 부종 완화 전략을 고려해야 하며, 재 삽관 가능성에 대비한 기도관리 준비도 필수적이다. 이러한 점에서 커프 누출 검사는 단순한 기계적 검사가 아닌, 기관 삽관 제거 후 발생할 수 있는 기도 부종 및 협착 등의 합병증을 예방하고, 안전한 기계환기 이탈을 유도하기 위한 다각적 평가 및 사전 준비의 핵심도구라 할 수 있다.

3 환기 평가

호흡재활을 시행하기 위해서는 환자의 환기 상태를 충분히 이해하는 것이 중요하다. 환기 평가(ventilation assessment)는 호흡 기능 및 재활 치료 계획 수립에 영향을 미치며, 특히 호흡근 훈련과 폐환기 증진 치료의 필요성을 결정하는 데 도움을 준다. 다만, 환기 평가의 구체적인 내용은 'Chapter 10. 중환자 모니터링 및 'Chapter 12. 중환자의 기계환기'에서 다루므로, 해당 챕터를 참고하기 바란다.

호흡재활 치료에서는 환기 평가 결과를 기반으로 환자의 호흡근 강화 여부를 결정하고, 자발 호흡 능력을 증진시키기 위한 접근법을 선택해야 한다. 또한, 기계환기에서 이탈하는 과정에서도 환자의 호흡근 피로 여부를 고려하여, 점진적이고 체계적인 재활 치료를 시행하는 것이 중요하다.

III 중환자 호흡재활 중재

본 장에서는 중환자 호흡재활의 주요 목표와 중재 기법에 대해 다룬다. 특히, 실제 임상 현장에서 널리 적용되는 기도 분비물 관리 및 호흡 훈련 프로그램을 중심으로 핵심 개념과 실무적 적용 방안을 제시할 예정이다.

본 교과서의 다른 챕터와 일부 내용이 중복될 수 있는 점을 고려하여, 본 장에서는 중복을 최소화하고 호흡재활의 실질적인 접근에 집중하고자 한다. 조기 가동 등 이 장에서 다루지 않은 관련 내용은 해당 챕터를 참고하기 바란다.

1 중환자 호흡재활의 목표

중환자 호흡재활의 주요 목표는 폐 기능을 개선하고, 기계환기 의존도를 줄이며, 폐 합병증을 예방하는 데 있다. 중환자실 환경에서 장기간 침상 안정 상태가 지속되면 호흡근 약화, 폐환기 저하, 기도 분비물 저류, 근골격계 기능 저하 등이 발생할 위험이 높다. 이러한 문제를 예방하고 효과적으로 관리하기 위해서는 개별화된 호흡재활 접근과 다학제적 협력이 필수적이다.

호흡재활에서 핵심 요소는 기도 분비물 제거와 폐 합병증 예방으로, 이를 위해 흉부 물리치료, 체위 배액, 흡인 등 다양한 방법과 함께 인공호흡기와 기도 관리 장치의 적절한 활용이 요구된다. 또한, 호흡근 강화와 폐환기 최적화를 통해 횡격막 기능을 개선하고 호흡 부담을 줄여 자발 호흡을 촉진해야 한다. 산소화 및 환기 향상을 위해서는 폐 재팽창 기법과 비침습적 환기, 고유량 산소요법 등이 사용된다.

기계환기 이탈 촉진 역시 주요 목표 중 하나로, 자발호흡시도(spontaneous breathing trial, SBT)와 폐활량 훈련을 통해 환자의 자율 호흡 회복을 단계적으로 유도해야 한다. 이와 함께 조기 가동은 근골격계 기능 저하를 예방하고, 환자의 전반적인 회복과 중환자실 체류 기간 단축에 기여하는 중요한 전략이다.

호흡재활의 궁극적인 목표는 환자의 삶의 질 향상이다. 신체 기능을 보존하고, 독립적인 생활 유지를 지원하는 한편, 퇴원 후 자가 관리 능력 향상을 위한 교육과 지속적인 지지가 필요하다. 이를 통해 환자의 신체적, 심리적, 사회적 회복을 도울 수 있다.

2 타당성 및 안전성

1) 중환자 호흡재활의 타당성과 안전성

중환자실 환자는 장기간의 비활동으로 인해 신경근육 약화 및 신체 기능 저하를 경험할 가능성이 높다. 그러나 선행 연구에 따르면, 조기 재활(early rehabilitation)은 안전하고 실행 가능한 치료법이며, 기계환기, 지속신대체요법(continuous renal replacement therapy, CRRT), 체외막산소공급(extracorporeal membrane oxygenation, ECMO), 대퇴 카테터 삽입 등의 치료를 받고 있는 환자에서도 특별한 부작용 없이 수행가능한 것으로 보고되었다.[41,42]

다만, 재활 과정에서 기관내관, 영양 관(feeding tube), 가슴관(chest tube)의 이탈, 혈압 불안정, 산소포화도 감소, 낙상 등과 같은 부작용이 발생할 수 있다. 그러나 이는 철저한 환자 모니터링과 숙련된 의료진의 개입을 통해 충분히 예방 가능하다. 이에 따라 중환자 재활을 안전하게 시행하기 위해서는 적절한 환자 선별 기준과 중단 기준을 마련하는 것이 필수적이며, 중환자실 환경 내에서 다학제접근(multidisciplinary approach)과 원활한 의사소통을 바탕으로 한 체계적인 프로그램이 요구된다.

2) 중환자 재활의 안전성과 위험성 평가

조기 재활이 환자에게 심각한 부작용을 초래하는지에 대해서는 논란이 있었으나, 다수의 연구에 따르면 중환자 재활 과정에서 중대한 안전 사례(serious safety events)는 매우 드물게 발생하는 것으로 보고되었다.[43] 한 보고에 따르면 재활 세션 중 중대한 부작용 발생률은 0.12%에 불과하며, 주요 부작용으로는 산소포화도 감소, 비계획적 발관, 저혈압, 실신 등이 포함되었다.[44] 이러한 결과는 중환자실 내 조기 재활이 전반적으로 안전하며, 부작용 발생률이 낮다는 사실을 뒷받침한다.

또한, 재활을 시작할 때 고려해야 할 주요 안전 기준은 심혈관(cardiovascular), 호흡(respiratory), 신경계(neurologic) 안정성이며, 혈압상승제 사용이나 기계환기 중인 상태는 재활 수행의 절대적 금기가 아님이 여러 연구에서 확인되었다.[44] 다만, 재활 도중에 심혈관, 호흡, 신경계 상태가 악화나 새로운 불안정성이 발생할 경우에는 즉시 중단해야 하며, 이는 환자의 안전을 보장하기 위한 필수 기준이다. 구체적인 재활 시작 및 중단 기준은 아래 표와 같다(표 20-1).

3 기도 분비물 관리

기도 분비물 관리는 중환자의 폐 합병증 예방과 호흡기 건강 유지를 위해 필수적인 요소이다. 중환자는 기도 분비물 배출 기능이 저하될 위험이 높으며, 적절한 분비물 제거가 이루어지지 않을 경우 무기폐, 기관지 폐쇄(bronchial obstruction), 감염 위험 증가 등의 문제가 발생할 수 있다. 따라서, 기도 분비물 관리를 위해 다양한 방법이 적용되며, 이를 통해 환자의 호흡기 기능을 최적화하고 인공호흡기 의존도를 줄이는 것이 중요하다.

1) 폐 과다팽창

폐 과다팽창(lung hyperinflation)은 기도 분비물 제거와 폐 재팽창을 촉진하여, 무기폐를 예방하고 폐 산소화를 개선하는 데 중요한 역할을 한다. 이 기법은 폐포 확장을 유도하고, 호기 시 빠른 기류를 형성하여 분비물을 중심 기도로 이동시키는 방식으로, 특히 폐환기 기능이 저하된 중환자에게 효과적이다.[45] 폐 과다팽창은 일반적으로 수동 과다팽창(manual hyperinflation, MHI)과 환기기 과다팽창(ventilator hyperinflation, VHI)의 두 가지 방법으로 시행된다. 수동 과다팽창은

표 20-1. 중환자 재활치료의 시작 및 중단 기준[44]

System	Starting Criteria (시작 기준)	Stopping Criteria (중단 기준)
Cardiovascular	HR 60~130회/분 SBP 90~180mmHg MAP 60~100mmHg	HR < 60 또는 > 130회/분 SBP < 90 또는 > 180mmHg MAP < 60 또는 > 100mmHg
Respiratory	RR 5~40회/분 $SpO_2 \geq 88\%$ $FiO_2 < 0.6$ PEEP < 10	RR < 5 또는 > 40회/분 $SpO_2 < 88\%$ 기도 이탈 위험 증가
Other	의식 수준: 음성 자극 시 눈을 뜰 수 있음	의식 변화 새롭게 발생한 부정맥 흉통 인공호흡기 부조화 낙상 위험 의료기기 이탈 환자 불편감 또는 거부

HR; heart rate, SBP; systolic blood pressure, MAP; mean arterial pressure, SpO_2; peripheral capillary oxygen saturation, FiO_2; fraction of inspired oxygen, PEEP; positive end expiratory pressure

의료진이 앰부주머니(Ambu bag)을 이용해 환자의 폐에 일회호흡량(tidal volume) 이상의 공기를 천천히 주입한 후, 2~3초간 흡기 정지(inspiratory hold)를 유지하고 후 빠른 호기를 유도하는 방식이다. 이를 통해 폐포 확장과 함께 분비물을 중심 기도로 이동시키는 효과를 기대할 수 있다.[46] 이때, 기도 내 압력이 30cmH_2O를 초과하지 않도록 주의해야 하며[47], 최근에는 호기끝양압(positive end expiratory pressure, PEEP) 밸브가 포함된 앰부주머니가 활용되어 재허탈(de-recruitment)과 무기폐 손상(atelectotrauma) 예방에 기여하고 있다. 특히 호기끝양압에 의존성이 있는 환자에서는 효과가 크다. 또한, 압력손상(barotrauma)에 대한 우려가 있을 경우에는 압력계(manometer)를 회로에 연결해서 사용하는 것이 권장된다.

수동 과다팽창의 장점 중 하나는 의료진이 앰부주머니의 저항과 탄성을 통해 폐순응도를 직접 느끼고, 이를 바탕으로 치료 강도를 세밀하게 조절할 수 있다는 점이다.[48] 반면, 환기기 과다팽창은 인공호흡기 설정을 통해 자동으로 폐 과다팽창을 시행하는 방법으로, 일관된 압력과 용적 제공[49], 호기끝양압 유지, 높은 재현성 등의 장점이 있다. 그러나 폐순응도에 대한 실시간 평가가 어렵다는 점은 단점이다.

폐 과다팽창을 시행할 때는 심혈관계 상태를 면밀히 모니터링하는 것이 중요하다. 폐 과다팽창 시 흉강 내 압력이 증가하면서 정맥혈복귀(venous return) 감소, 우심실 충만 저하, 심박출량(cardiac output) 감소, 혈압 강하가 발생할 수 있으며[50], 과도한 압력은 폐의 압력손상과 기흉(pneumothorax)의 위험을 높일 수 있다. 이러한 위험을 줄이기 위해 다음과 같은 예방 조치가 필요하다. 기도 내 압력은 30cmH_2O 이하, 이상적으로는 28cmH_2O 이하를 유지하고, 일회 호흡량은 예측 체중 기준 6~8mL/kg의 저 용적 호흡으로 설정한다. 과도한 호기끝양압은 동적 과다팽창(dynamic hyperinflation)을 유발할 수 있으므로 적절히 조절해야 한다. 또한, 가슴X선를 통해 기흉, 피하공기증(subcutaneous emphysema) 등의 징후를 정기적으로 확인하며, 기저 폐 상태를 고려하여 치료 강도를 조절한다.[47]

결론적으로, 폐 과다팽창은 중환자의 기도 분비물 관리, 무기폐 예방, 폐 산소화 개선에 효과적인 치료 기법이다. 하지만나 압력 손상과 심혈관계 불안정의 위험이 존재하므로, 적정한 압력과 용적을 유지하고 환자 상태를 지속적으로 모니터링하여 안전성과 치료 효과를 모두 확보하는 것이 중요하다.

2) 체위배액과 체위 조정

체위배액(postural drainage)은 중력의 도움을 받아 기도 분비물을 상기도로 이동시키고, 환기와 관류의 불균형을 개선하는 치료 방법이다. 이 치료는 깊은 호흡운동, 가슴 타진 및 흔들기, 유도된 기침 등과 함께 시행된다. 이러한 중재들은 기도 청결을 돕고 폐 확장과 산소화를 개선하는 데 효과적이다. 특히, 인공호흡기를 사용하는 중환자에서 체위배액과 가슴 타진은 폐 허탈(lung collapse) 개선에 도움이 되는 것으로 보고되었다.[51] 그러나 실제 임상 현장에서는 치료가 상당한 시간과 노동력을 필요로 하므로, 최근에는 가슴 타진을 고빈도 흉벽 진동요법(high frequency chest wall oscillation, HFCWO)로 대체하는 경향이 있다.

체위 조정은 환기의 효율성을 높이고, 환기관류불일치를 개선하여 산소화를 최적화하는 중요한 방법이다.[52] 이는 중력의 작용을 활용하여 폐포동원(alveolar recruitment)와 폐 관류(lung perfusion)를 증진시키는 과정에서 이루어진다. 특히, 일측성 폐 질환 환자에서는 병변 부위를 위쪽에 위치시키면 해당 폐의 용적이 증가하고 폐 재확보가 촉진되어, 분절 수준에서 분비물 배출이 원활해지고 환기관류불일치가 개선될 수 있다. 이러한 자세 변화는 폐 기능과 무기폐 개선에 효과적이다.[48]

또한, 인공호흡기를 사용하는 환자의 경우, 30도 이상의 반좌위가 기능잔기용량과 산소화를 개선하고, 호흡 일량을 줄이는 데 효과적이다.[53] 이 자세는 흉곽 이동성 증가와 함께 일회호흡량, 호흡수, 분당환기량(minute ventilation), 흡기 유속(inspiratory flow rate)

등의 호흡 역학을 개선한다.

체위 조정과 조기 가동은 환기 개선, 분비물 배출, 폐 기능 회복에 효과적이지만, 환자의 개별 상태와 반응을 고려하여 선택적으로 적용하는 것이 바람직하다. 특히, 과도한 자세 변화는 혈류역학 불안정을 유발할 수 있으므로, 환자 상태를 면밀히 감시하면서 시행하는 것이 중요하다.

3) 수기 보조 기침

수기 보조 기침(manual assisted coughing, MAC)은 기침 기능이 저하된 환자를 위한 중요한 중재 방법으로, 주로 신경근육 질환, 척수 손상, 호흡기 질환을 가진 환자들에게 적용된다. 이 기법은 숙련된 간병인 또는 의료 전문가에 의해 시행되며, 기침의 호기 단계에서 가슴과 배에 외부 압력을 가하는 방식으로 진행된다. 이러한 압력은 기침의 힘과 효과를 증가시켜 점액 배출을 돕고 기도 청결을 향상시키는 데 기여한다.[54] 수기 보조 기침은 환자의 개별적인 필요와 자세에 맞춰 조정할 수 있어, 최적의 기침 보조 효과를 제공할 수 있다. 이 기법은 기도의 청결을 유지하고, 강력한 기침을 유도함으로써, 호흡기 합병증의 위험을 줄이고 폐 기능이 저하된 환자의 호흡 건강을 증진하는 데 중요한 역할을 한다.

수기 보조 기침을 시행할 때는 다음과 같은 주의사항이 필요하다. 먼저, 환자가 배에 외상을 입었을 경우 직접적인 압박이 출혈이나 장기 손상을 유발할 수 있으므로 신중한 접근이 필요하다. 또한 식사 직후 시행할 경우 구토나 흡인의 위험이 있으므로, 최소 30분 이상 경과한 후 수행하는 것이 바람직하다. 환자의 상태에 따라 통증이나 불편함이 유발될 수 있기 때문에 늑골 골절이 있거나 가슴 수술을 받은 경우에는 수기 보조 기침 대신 다른 방법을 고려해야 한다. 특히, 가슴과 배 수술 후에는 직접적인 압박을 피해야 하므로, 부목 기침(splinted coughing) 기법을 활용하는 것이 좋다(그림 20-2). 이 방법은 환자가 손이나 베개로 수술 부위를 지지한 상태에서 천천히 깊이 들이마신 후, 부드럽게 숨을 내쉬며 기침하는 방식으로 시행되며, 수술 부위의 통증을 최소화하면서도 효과적인 분비물 배출을 가능하게 한다.

4) 기침유발기

기침유발기(mechanical insufflation/exsufflation, MI/E)는 양압을 이용하여 폐를 최대한 팽창시킨 후, 급격히 음압으로 전환하여 높은 호기 흐름을 생성함으로

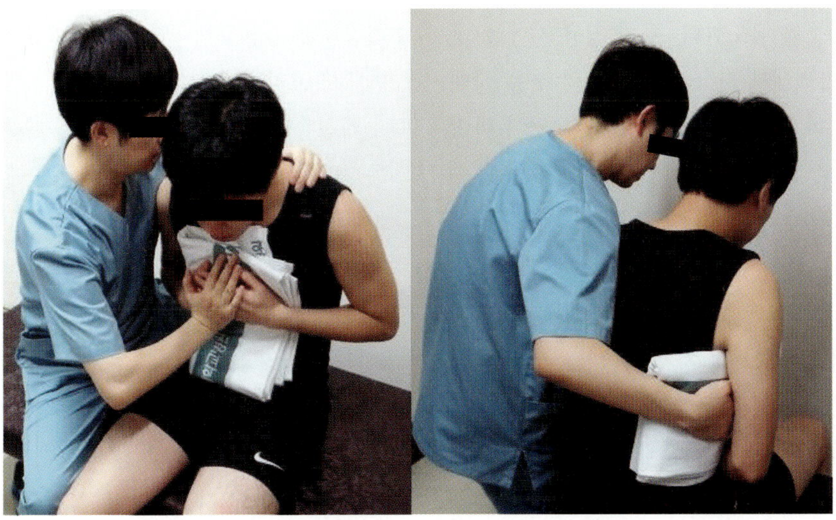

그림 20-2. 부목 기침(splinted coughing)

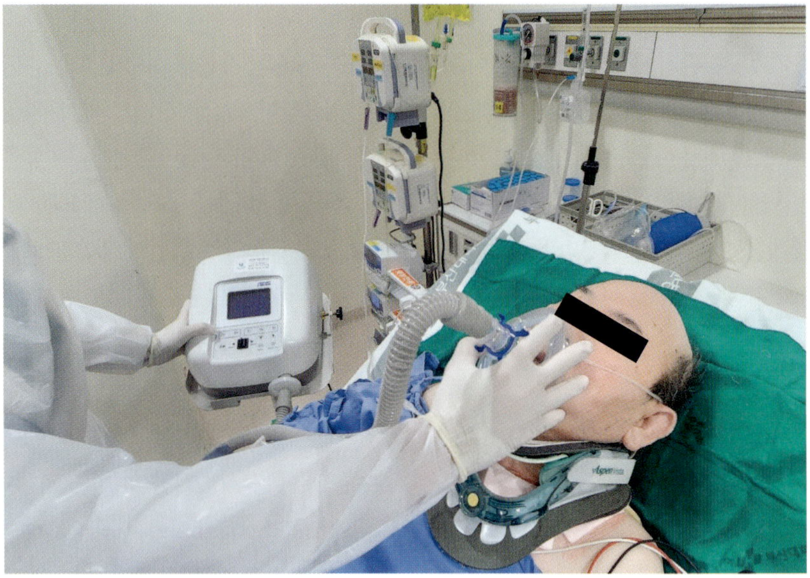

그림 20-3. 기침유발기(mechanical insufflation/exsufflation, MI/E)

써 기침을 유도하는 장치이다(그림 20-3). 이 기법은 기침 기능이 저하되어 분비물을 효과적으로 제거하지 못하는 척수 손상, 근디스트로피(muscular dystrophy), 척수근위축증(spinal muscular atrophy) 등과 같은 신경근육계 질환 환자에게 유용하며, 최근에는 침습적 기계환기를 받는 중환자에서의 사용도 증가하는 추세이다.[55,56]

기침유발기는 자연 기침과 유사한 기전으로 작용하며, 폐를 충분히 팽창시킨 후 급격한 압력 변화를 통해 기도 내 분비물 배출을 유도한다. 초기 적용 시에는 낮은 흡기 및 호기 압력에서 시작하여, 환자의 적응 상태에 따라 목표 압력까지 점진적으로 조정하는 것이 바람직하다. 일반적으로 흡기 및 호기 압력은 ±30cmH_2O ~ ±50cmH_2O로 설정한다.

기침유발기 사용 시에는 흡기와 곧바로 이어지는 호기, 그리고 멈춤 시간을 포함하여 4~5회 반복 시행한 후, 과호흡을 방지하기 위해 환자가 자발적으로 호흡하도록 하거나 인공호흡기를 적용하는 것이 권장된다. 필요 시 수기 보조 기침이나 가슴과 배 압박 기법과 함께 사용하여 그 효과를 극대화할 수 있다.

기침유발시 사용은 폐활량 및 최대 기침 유량을 향상시키며, 호흡기 감염 및 입원율 감소에 기여할 수 있다.[57] 또한, 기관절개가 필요한 환자의 발관 가능성을 높이고, 발관 후 중환자실 체류 기간을 단축하는 효과도 보고되었다.[58]

기침유발기 사용 시 주의해야 할 금기증으로는 배액되지 않은 기흉, 심각한 심혈관 불안정성, 다발성 늑골 골절 등이 있으며, 상대적 금기증으로는 폐기종 기포, 머리 외상 등이 포함된다. 특히 머리 외상이 있는 경우, 기침유발기가 두개내압 및 뇌 관류압에 미치는 영향을 반드시 고려해야 한다.[59]

기침유발기는 기존의 자발적 기침, 흡인, 기계적 진동 기법으로 효과적인 분비물 배출이 어려운 경우 보조 치료법으로 권장되며, 특히 신경근육 질환 환자의 기도 청결을 위한 중요한 도구이다. 국내에서는 적응증이 있는 환자군을 대상으로 가정용 기침유발기 처방이 가능하다.

5) 고빈도 흉벽 진동요법

고빈도 흉벽 진동요법은 공기 파 발생기(air pulse generator)에 연결된 조끼를 통해 흉벽에 반복적인 진동

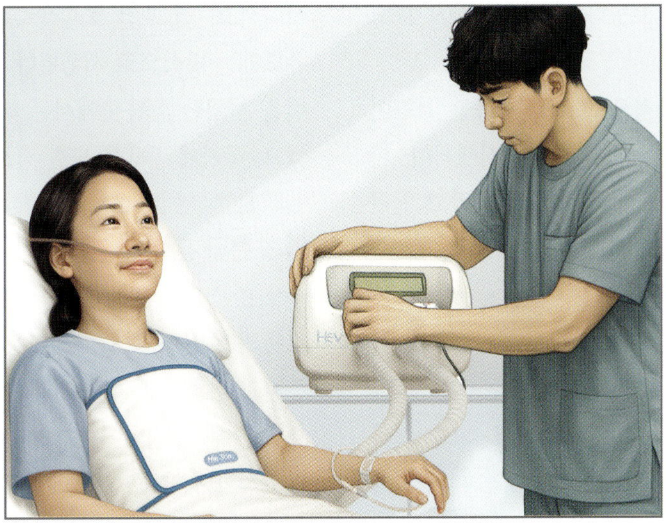

그림 20-4. 고빈도 흉벽 진동요법(high frequency chest wall oscillation)

을 가함으로써 기도 내 점액 배출을 촉진하는 기법이다. 환자는 조끼를 착용하면, 장치가 조끼를 빠르게 팽창 및 수축시켜 진동성 힘을 전달하고, 이를 통해 기도 내 점액을 느슨하게 하여 이동을 촉진한다(그림 20-4). 이러한 진동은 기도 내 점액 이동을 촉진하는 전단력(shearing force)을 증가시키고, 기류를 향상시키며, 기침을 유도하여 점액 배출을 돕는다. 고빈도 흉벽 진동요법은 만성폐쇄폐질환 급성 악화 환자나 기관지확장증 환자에서 객담 배출량 증가, 삶의 질 개선, 입원 기간 단축 등의 긍정적인 효과를 나타낸 바 있다.[60,61] 또한, 신경근육계 질환 환자에서도 적용 가능하며, 점액 배출과 호흡기 기능 향상에 도움을 줄 수 있는 기법으로 평가된다.[62]

고빈도 흉벽 진동요법은 점액 배출을 돕는 효과적인 보조 기법이지만, 일부 환자에서는 주의가 필요하다. 배액되지 않은 기흉, 심한 혈류역학 불안정, 늑골 골절 또는 동요가슴(flail chest)을 진단받은 환자에서는 사용이 금기가 될 수 있다. 또한, 심혈관 질환이 있거나 최근 심근경색을 경험한 환자에서는 고빈도 흉벽 진동요법 적용 시 신중한 접근이 필요하다. 골다공증이 심한 환자에서는 강한 진동으로 인해 뼈 손상의 위험이 있을 수 있으므로, 조절된 강도로 시행하는 것이 중요하다. 그러나 최근에는 가슴 부위 외상 환자에서 고빈도 흉벽 진동요법이 안전하게 적용될 수 있다는 연구 결과도 보고되고 있으며, 개별 환자의 상태를 면밀히 평가한 후 필요시 저강도 설정으로 시작하는 것이 바람직하다.[63]

6) 양성 호기압

양성 호기압(positive expiratory pressure, PEP)은 기도 분비물 관리에서 널리 사용되는 방법으로, 점액 배출이 어려운 중환자에서 특히 유용한 치료 기법이다. 이 치료법은 환자가 기도 저항에 맞서 호기를 유도하여 기도 내 양압을 형성하며, 이를 통해 기도 개방성을 유지하고 분비물 이동을 촉진한다.

양성 호기압 치료의 주요 작용 기전은 기능잔기용량을 증가시켜 기도를 개방된 상태로 유지하고, 점액섬모청소율(mucociliary clearance)을 향상시키는 데 있다. 특히 진동 양성 호기압(oscillatory positive expiratory pressure, oscillatory PEP)은 양압과 함께 기도 내 진동을 유발함으로써 점액 이동을 보다 효과적으로 촉진한다.

양성 호기압 치료는 객담 배출을 촉진, 무기폐 발생 감소, 폐 기능 개선, 기도 흡인의 필요성 감소 등의 효과를 가지고 있으나, 기계환기 중인 환자에서도 표준 물

리치료보다 우수한 효과를 보였다는 연구 결과가 보고되었다.[64]

양성 호기압 치료는 일반적으로 조절 가능한 저항이 부착된 마스크나 마우스피스를 사용하여 시행되며, 환자는 깊게 들이마신 후, 과도한 힘을 가하지 않고 천천히 저항에 맞서 내쉬는 방식으로 교육받는다.

4 호흡 훈련

호흡 훈련(breathing training)은 폐환기와 가스 교환을 개선하고, 호흡근 기능을 강화하며, 수술 후 폐 합병증을 예방하는 데 중요한 역할을 한다. 특히 중환자 및 수술 후 환자에서는 효과적인 호흡 훈련이 폐 기능 유지 및 회복을 촉진하고, 폐활량 감소, 무기폐, 폐렴 등의 합병증 발생률을 감소시킬 수 있다.

본 장에서는 주요 호흡 훈련 방법인 깊은 호흡 운동(deep breathing exercise), 호흡근 훈련(respiratory muscle training), 그리고 유발 폐활량계(incentive spirometer)를 활용한 치료법에 대해 자세히 다룰 예정이다.

1) 깊은 호흡 운동

깊은 호흡 운동은 깊은 호흡을 통해 폐포 환기를 촉진하고 폐포 허탈을 방지하는 데 초점을 맞춘다. 특히 수술 후 환자에서 폐 확장을 돕고 무기폐 예방에 효과적이다. 깊은 호흡 운동은 환자가 천천히 깊은 숨을 들이마시고, 몇 초간 호흡을 유지한 뒤, 서서히 내쉬도록 유도하는 방식으로 시행된다. 실제로 수술 후 심호흡 훈련을 시행한 환자군에서는 폐 기능이 유의하게 개선되었고, 무기폐 발생률 또한 감소한 것으로 보고되었다.[65]

2) 호흡근 훈련

호흡근 훈련은 주로 횡격막과 부호흡근을 강화하여 호흡의 효율성을 증가시키는 것을 목표로 한다. 특히 중환자실에서 장기간 기계환기 치료를 받은 환자들은 호흡근 위축 위험이 높기 때문에, 조기 호흡근 훈련이 필수적이다. 최근 연구에서는 흡기근 훈련(inspiratory muscle training, IMT)이 기계환기 이탈 과정에서 중요한 역할을 할 수 있음이 제시되었으며, 특히 장기간 기계환기에 의존하는 환자에서 흡기근 훈련을 적용될 경우 흡기근육 기능이 향상되고, 기계환기 유지 기간이 단축될 수 있다는 보고가 있다.[66]

흡기근 훈련의 효과적인 적용을 위해서는 초기에는 환자의 최대흡기압의 10~20% 수준에서 시작하여, 주기적으로 훈련 강도를 점진적으로 증가시키는 것이 중요하다. 기본적으로는 마우스피스를 입에 물고 훈련을 시행하나, 기관삽관 상태에서도 연결하여 적용할 수 있다(그림 20-5). 또한, 최근에는 기계환기 유발 민감도(trigger sensitivity) 조정을 이용한 흡기근 훈련 방식이 기존의 기계적 저항 장비를 이용한 방법보다 비용 효율적이며, 추가 장비 없이 기계환기 설정만으로도 들숨근육

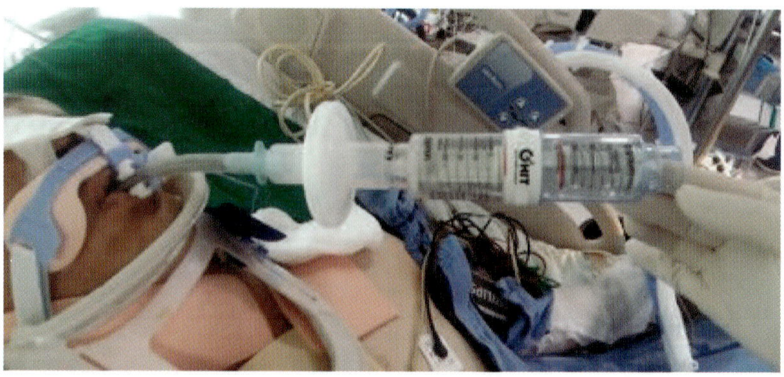

그림 20-5. 기관삽관 환자에서의 흡기근 훈련

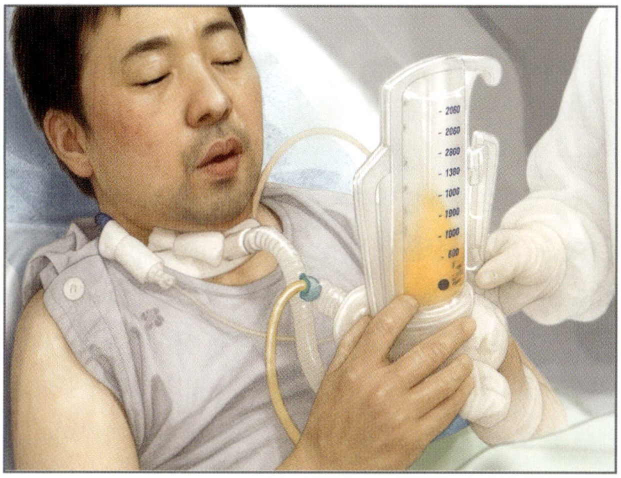

그림 20-6. 기관절개관을 통한 유발 폐활량계 훈련

훈련이 가능하다는 점에서 실용성이 높은 것으로 평가된다. 이와 같은 방법은 환자의 상태에 맞춘 개별적 적용이 가능하므로, 중환자실 환자에게 보다 안전하게 활용될 수 있음이 확인되었다.[67]

3) 유발 폐활량계

유발 폐활량계(incentive spirometer)는 환자가 목표량의 공기를 흡입하도록 유도하여 폐 확장을 극대화하는 장치로, 특히 수술 후 환자의 폐 기능 회복을 촉진하는 데 널리 사용된다. 배 및 가슴 수술 후 환자들에게 유발 폐활량계를 사용하게 한 결과, 무기폐 발생률이 유의미하게 감소하고, 폐활량 및 산소포화도가 개선되었다는 보고가 있다.[68]

그러나 일부 체계적 문헌고찰에서는, 유발 폐활량계 단독 사용이 깊은 호흡 훈련이나 호흡근 훈련보다 더 효과적이라는 증거는 부족하다는 의견도 제기되고 있다.[69] 이에 따라, 현재 임상에서는 유발 폐활량계를 깊은 호흡 훈련 및 호흡근 훈련과 병행하여 적용하는 것이 권장된다. 특히 수술 후 초기에는 유발 폐활량계를 활용하여 환자의 호흡 패턴을 조기에 정상화하고, 이후 점차적으로 호흡근 훈련을 포함한 적극적인 재활 전략으로 전환하는 접근이 효과적일 수 있다.

중환자실에서는 환자의 의식이 명료하고 협조가 가능한 경우, 기관삽관이나 기관절개관이 있는 상태에서도 유발 폐활량계를 이용한 훈련이 가능하다(그림 20-6).

5 특수 환자군에서의 호흡재활

중환자실에서 호흡재활을 필요로 하는 환자군은 매우 다양하나, 이 장에서는 신경근육장애(neuromuscular disorders, NMD)와 외상성 경부 척수 손상(traumatic cervical spinal cord injury) 환자의 호흡재활에 초점을 두고자 한다.

1) 신경근육장애 동반 환자

신경근육장애 환자에서 급성호흡부전의 주요 원인은 부적절한 기침 능력으로 인한 기도 분비물 저류와 호흡근 약화에 따른 환기 부전이다. 이러한 상태에서 상기도 감염이나 음식물 기도 흡인이 동반되면, 중증의 호흡기 합병증 발생 위험이 더욱 증가한다.

신경근육장애의 병태생리는 크게 세 가지 기전으로 설명할 수 있다. 첫째, 숨뇌마비(bulbar palsy)를 동반하는 질환에서는 연하곤란(dysphagia)으로 인해 반복적인 기도 흡인이 발생하며, 이로 인해 상기도 폐색, 무기폐, 폐렴이 흔히 동반된다. 대표적인 질환으로 척수근위축증과 근위축측삭경화증(amyotrophic lateral sclerosis,

ALS)이 있다. 둘째, 흡기근육의 심한 위약은 환기관류 불일치와 보상성 빈호흡(tachypnea)을 유발하며, 시간이 지남에 따라 호흡근 피로가 누적되어 급성 호흡부전으로 진행될 수 있다. 셋째, 호기근육의 약화는 기침 효과를 감소시켜 기도 분비물 제거를 어렵게 하며, 이로 인해 폐렴의 발생 위험이 증가한다. 이러한 양상은 진행 근육병(progressive muscular diseases)에서 공통적으로 관찰되며, 대표적인 예로 뒤셴느근디스트로피(Duchenne muscular dystrophy, DMD)가 있다.[70]

이처럼 신경근육장애 환자에서 발생하는 급성호흡부전은 폐 실질의 기능 이상보다는 기도 분비물 제거 장애와 환기 부전이 주요 원인으로 작용하므로, 치료의 초점은 기도 청결 유지와 환기 보조에 맞추어야 한다. 특히 심장근육 기능 저하가 동반된 환자의 경우 심부전에 의한 폐부종이 동반될 수 있어, 호흡부전이 더욱 악화될 수 있으므로 이에 대한 평가 및 적절한 치료가 병행되어야 한다.[71]

기침 능력이 저하된 환자의 경우, 과거에는 체위배액, 가슴 타진(percussion), 손을 이용한 진동(vibration) 등의 방법을 활용하여 분비물을 근위부 기도로 이동시키고, 배에 압박을 가해 기침유량을 증가시키며, 기계적 흡인을 병행하여 기도 분비물을 제거하는 방식이 주로 사용되었다. 현재에도 이러한 방법이 적용될 수 있으나, 급성 호흡부전 상태에서는 해당 기법들을 효과적으로 수행하기 어렵고, 충분한 치료 효과를 기대하기도 어렵다. 이에 따라 최근에는 고빈도 흉벽 진동요법을 사용하여 기도 내 분비물을 진동시켜 느슨하게 만든 후, 기계적 흡인과 함께 기침유발기를 적용하여 양압과 음압을 번갈아 사용하는 방식이 널리 사용되고 있다. 이러한 접근은 기도 분비물 제거뿐만 아니라 무기폐 해소에도 효과적인 것으로 알려져 있다.[72]

호흡근 위약이 심하여 유발된 급성 호흡부전은 저산소증보다 저환기에 따른 고이산화탄소혈증으로 나타나는 경우가 흔하며, 이 경우 환기를 유지하는 가장 적절한 방법은 비침습 환기(noninvasive ventilation, NIV)의 적용이다. 단, 심한 숨뇌마비로 인하여 기도 분비물을 효과적으로 제거하기 어려운 경우를 제외하고는, 신경근육장애 환자에서 급성 호흡부전이 발생한 경우에는 기관내삽관에 앞서 비침습 환기를 적용하여 환기를 유지하고, 동시에 기침유발기를 병행하여 기도 분비물을 제거하는 것이 권고된다.

중환자실에서 급성기에 비침습 환기를 사용할 때는 혈류역학 영향을 면밀히 관찰해야 한다. 이는 비침습 환기 사용 시 가슴속 압력(intrathoracic pressure)이 증가하면서 정맥혈복귀가 저하되고, 이로 인해 심박출량이 감소할 수 있기 때문이다.[73] 또한, 혈류역학 불안정이 있는 경우, 의식 저하가 있는 경우, 심한 숨뇌마비가 동반된 경우, 또는 중등도의 저산소증(PaO_2<60mmHg with FiO_2>0.6)이 존재하는 경우에는 비침습 환기의 사용이 제한될 수 있다.[74]

2) 외상성 경부 척수 손상 환자

경부 척수 손상 중 특히 상부 경부 척수 손상(C1~C4)의 경우, 중증도의 호흡근 마비를 유발하며, 척수쇼크(spinal shock)로 인한 저혈압과 교감신경 기능 저하에 의한 서맥(bradycardia) 등 심혈관계 합병증이 동반될 가능성이 높다. 이로 인해 환자는 중증 합병증을 위험에 직면하게 되며, 적절한 치료가 이루어지지 않을 경우 사망률이 증가할 수 있다.[75]

횡격막은 호흡을 담당하는 주요 근육으로, 제3~5번 경부 척수(C3~C5)에서 신경 지배를 받는다. 따라서 이 부위에 손상이 발생하면 흡기 기능이 심각하게 저하되며 환기 장애가 초래된다. 동시에 복근 기능도 마비되어 강한 호기 및 기침 능력이 상실되며, 이에 따라 폐활량이 감소한다. 이와 함께 부교감신경의 상대적 우세로 인해 기도 분비물의 양은 증가하지만, 효과적인 배출이 어려워져 분비물 저류가 발생하고, 이로 인해 폐렴 및 무기폐 발생 위험이 높아진다.[76] 이러한 이유로 상부 경부 척수 손상은 중증 호흡기 합병증을 유발할 가능성이 크며, 기관절개(tracheostomy)가 필요한 경우가 많다. 또한 상당 기간 동안 인공호흡기 의존이 불가피한 경우가 많다.[77]

경부 척수 손상 환자의 호흡 기능을 평가하는 방법은 다양하며, 초음파를 이용한 횡격막 검사와 인공호흡기에서 제공되는 다양한 여러 수치를 활용한 평가가 대표적이다. 하지만 환자의 의식이 명료하고 협조가 가능한 경우에는 간단한 감각 및 운동 기능 검사를 통해서도 호흡 기능을 어느 정도 파악할 수 있다. 예를 들어, 횡격막이 제3, 4번 경부 척수에서 지배를 받는다는 점을 고려할 때, 이 감각 분절의 기능이 보존되어 있을수록 횡격막 기능 역시 유지될 가능성이 높다. 또한, 제5 경부 척수의 운동 기능이 보존되어 주관절 굽힘근(flexor muscles)이 중력을 이길 정도의 근력을 유지한다면, 횡격막의 움직임도 유의미하게 보존되는 경향이 있다. 따라서 이러한 간단한 감각 및 운동 기능 평가는 경부 척수 손상 환자의 호흡 기능을 추정하는 데 있어 임상적으로 중요한 정보를 제공할 수 있다.[78]

또한, 경부 척수 손상 환자에서는 다양한 원인에 의해 연하곤란이 발생할 위험이 크다. 연하곤란은 호흡 문제뿐 아니라 기도절개관의 존재, 수술 부위의 부종, 경추 보조기 착용 등 복합적인 요인에 의해 유발된다. 연하곤란이 심한 경우 기도 흡인이 동반되어 호흡기 상태가 악화될 수 있으며, 특히 상부 경부 척수 손상의 경우 횡격막 기능이 저하되어 삼킴 시 능동 호흡정지(active breath hold) 기능이 약화되므로 기도 흡인 위험이 더욱 높아진다. 이에 따라 초기 호흡재활 과정에서는 연하곤란에 대한 평가와 치료도 반드시 포함되어야 한다.

상부 경부 척수 손상 환자는 급성기에 인공호흡기의 도움을 필요로 하는 경우가 많다. 수술 후 기관삽관을 제거할 수 있는 경우에는, 비침습 환기를 우선 적용하여 자발적인 환기를 유도하고 호흡 자립을 촉진한다. 그러나 기관삽관 제거에 실패한 경우에는 기관절개술을 시행하게 되며, 이후 호흡 기능의 회복 여부에 따라 기관절개관 제거를 시도한다. 일반적으로 비침습 환기 없이도 이산화탄소압이 50mmHg를 초과하는 고이산화탄소혈증이 지속되는 경우에는 자발적인 환기 유지가 어렵다고 판단하며, 인공호흡기의 지속적인 지원이 필요할 가능성이 높다. 과거에는 최대 기침 유량이 160L/min 미만인 경우, 효과적인 기도 분비물 제거가 어렵다고 판단하여 기관 삽관을 유지하는 경우가 많았다. 그러나 최근에는 기침유발기를 활용하여 충분한 분비물 제거가 가능하므로, 최대 기침 유량만을 기준으로 기관 삽관 유지 여부를 결정하지 않는다.

혀인두호흡(glossopharyngeal breathing, GPB)은 기관삽관을 하지 않았거나 기관절개관을 제거한 후 의식이 명료한 상부 경부 척수 손상 환자에게 유용하게 활용될 수 있는 호흡법이다. 이 기법은 1940년대 소아마비 환자에게 처음 적용되었으며, 횡격막 기능이 저하된 상황에서도 효과적으로 사용 가능하다. 양서류의 양압 호흡 방식과 유사하여 개구리 호흡(frog breathing)으로도 알려져 있으며, 혀와 인두 근육을 이용해 기도로 공기를 삼키는 흡입하는 방식으로 이루어진다. 일반적으로 한 번에 약 50mL의 공기를 유입할 수 있으며, 이를 반복하여 폐 내에 더 많은 공기를 유도하게 된다. 혀인두호흡은 횡격막 마비로 인해 비침습 환기에 의존하는 환자에서 호흡 보조 시간을 줄이는 데 기여할 수 있으며, 폐활량 증가, 흉곽 가동성 유지, 기침 효율 개선 등의 효과를 통해 기도 분비물 관리에도 도움을 준다. 따라서 상부 경부 척수 손상 환자의 호흡재활 과정에서 이 기법을 숙지하고 적절히 활용하는 것이 중요하다.[79]

경부 척수 손상 환자는 자율신경이상증(dysautonomia)으로 인해 분당 심박수 50회 미만의 서맥과 수축기 혈압 90mmHg 미만의 저혈압이 자주 동반된다. 특히, 기관삽관 또는 기관절개관을 통한 기도 흡인 시에는 부교감신경의 과도한 자극으로 인해 서맥이 악화되거나, 심한 경우 심장무수축(asystole)이 유발될 수 있다. 이러한 반응은 자세 변경 시에도 유사한 나타날 수 있으므로, 기도 흡인 전 환자의 혈압과 맥박수를 반드시 확인하고, 시행 중에도 활력징후의 변화를 면밀히 관찰해야 한다. 만약 심박수 감소가 예상되는 경우, 기도 흡인 전에 아트로핀(atropine)을 예방적으로 투여하는 것이 안전할 수 있다.[80]

경부 척수 손상 환자는 시간이 지남에 따라 일부 호

흡근 기능의 회복이 가능하므로, 퇴행성 신경근육질환과 달리 장기적인 호흡재활과 호흡근 강화 운동이 특히 중요하다.

Ⅳ 결론

중환자실에서 시행되는 호흡재활의 주요 목표는 기도 분비물 제거와 호흡 기능 향상을 통해 폐 합병증을 예방하고, 기계환기 의존도를 감소시키는 데 있다. 중환자는 장기간의 침상 안정 및 기계환기 사용으로 인해 호흡근 약화, 폐환기 저하, 무기폐 및 폐렴과 같은 합병증 발생 위험이 높기 때문에, 조기 개입이 필수적이다. 이에 따라 기도 청결 유지, 호흡근 강화, 폐환기 및 산소화 최적화를 위한 다각적인 치료 전략이 적용된다.

기도 분비물 관리는 체위배액, 폐 과다팽창, 수기 보조 기침, 기침유발기, 양성 호기압, 고빈도 흉벽 진동요법 등의 방법을 포함하며, 이러한 중재는 기도 내 분비물의 효과적인 배출을 촉진하고 폐환기 개선 및 감염 위험 감소에 기여한다. 특히, 기계환기를 적용 중인 환자에서 기도 분비물의 적절한 제거는 인공호흡기 이탈 성공률을 높이는 데 중요한 역할을 한다.

호흡근 훈련은 횡격막과 부호흡근을 강화하여 자발 호흡 능력 회복을 촉진하는 데 중점을 둔다. 흡기근 훈련과 유발 폐활량계의 사용은 폐활량 감소를 방지하고, 호흡근 피로를 줄이며, 기계환기 이탈을 지원하는 효과적인 전략으로 간주된다. 특히 흡기근 훈련은 환자의 상태에 따라 초기 강도를 조절하여 점진적으로 적용하는 것이 중요하다.

결론적으로, 중환자 호흡재활의 핵심은 조기 개입과 다학제적 접근을 통해 환자의 기능을 최대한 보존하고 회복을 촉진하는 것이다. 개별 환자의 상태를 고려한 체계적인 평가와 맞춤형 치료 전략이 적용될 때, 폐 합병증을 최소화하고 기계환기로부터의 성공적인 이탈은 물론 전반적인 기능 회복을 도모할 수 있다.

▶ 참고문헌

1. Franca SA, Junior CT, Hovnanian ALD, Albuquerque ALP, Borges ER, Pizzo VR, et al. The epidemiology of acute respiratory failure in hospitalized patients: a Brazilian prospective cohort study. Journal of critical care 2011;26(3):330. e1-. e8.
2. Berger D, Bloechlinger S, von Haehling S, Doehner W, Takala J, Z'Graggen WJ, et al. Dysfunction of respiratory muscles in critically ill patients on the intensive care unit. Journal of cachexia, sarcopenia and muscle 2016;7(4):403-12.
3. Celli BR, Fabbri LM, Aaron SD, Agusti A, Brook R, Criner GJ, et al. An updated definition and severity classification of chronic obstructive pulmonary disease exacerbations: the Rome proposal. American journal of respiratory and critical care medicine 2021;204(11):1251-8.
4. Yaghi A, Dolovich MB. Airway epithelial cell cilia and obstructive lung disease. Cells 2016;5(4):40.
5. Driver BE, Klein LR, Schick AL, Prekker ME, Reardon RF, Miner JR. The occurrence of aspiration pneumonia after emergency endotracheal intubation. The American Journal of Emergency Medicine 2018;36(2):193-6.
6. Leder SB. Incidence and type of aspiration in acute care patients requiring mechanical ventilation via a new tracheotomy. Chest 2002;122(5):1721-6.
7. Gauld LM. Airway clearance in neuromuscular weakness. Developmental Medicine & Child Neurology 2009;51(5):350-5.
8. Petersson J, Glenny RW. Gas exchange and ventilation-perfusion relationships in the lung. European Respiratory Journal 2014;44(4):1023-41.
9. Barnes P, Celli B. Systemic manifestations and comorbidities of COPD. European respiratory journal 2009;33(5):1165-85.
10. Masa JF, Pépin J-L, Borel J-C, Mokhlesi B, Murphy PB, Sánchez-Quiroga Maria Á. Obesity hypoventilation syndrome. European Respiratory Review 2019;28(151):180097.
11. Kim M-G, Sul B, Hong BY, Kim JS, Lim SH. Central Hypoventilation Syndrome in Posterior Circulation Stroke Treated by Respiratory Rehabilitation: a Case Report. Brain Neurorehabil 2019;12(1).
12. Quickfall D, Sklar MC, Tomlinson G, Orchanian-Cheff A, Goligher EC. The influence of drugs used for sedation during mechanical ventilation on respiratory pattern during unassisted breathing and assisted mechanical ventilation: a physiological systematic review and meta-analysis. EClinicalMedicine 2024;68:102417.
13. Csoma B, Vulpi MR, Dragonieri S, Bentley A, Felton T, Lázár Z, et al. Hypercapnia in COPD: Causes, Consequences, and Therapy. J Clin Med 2022;11(11).
14. Slobod D, Damia A, Leali M, Spinelli E, Mauri T. Pathophysiology and Clinical Meaning of Ventilation-Perfusion Mismatch in the Acute Respiratory Distress Syndrome. Biology (Basel) 2022;12(1).
15. O'Driscoll BR, Smith R. Oxygen Use in Critical Illness. Respiratory Care 2019;64(10):1293-307.

16. Sarkar M, Niranjan N, Banyal PK. Mechanisms of hypoxemia. Lung India 2017;34(1):47–60.
17. Odenbach J, Dhanoa S, Sebastianski M, Milovanovic L, Robinson A, Mah G, et al. Acute Respiratory Distress Syndrome and Shunt Detection With Bubble Studies: A Systematic Review and Meta-Analysis. Crit Care Explor 2022;4(11):e0789.
18. Plantier L, Cazes A, Dinh-Xuan A-T, Bancal C, Marchand-Adam S, Crestani B. Physiology of the lung in idiopathic pulmonary fibrosis. European Respiratory Review 2018;27(147):170062.
19. Wang W, Xu C, Ma X, Zhang X, Xie P. Intensive Care Unit-Acquired Weakness: A Review of Recent Progress With a Look Toward the Future. Frontiers in Medicine 2020;7.
20. Berger D, Bloechlinger S, von Haehling S, Doehner W, Takala J, Z'Graggen WJ, et al. Dysfunction of respiratory muscles in critically ill patients on the intensive care unit. J Cachexia Sarcopenia Muscle 2016;7(4):403–12.
21. Perlman CE, Lederer DJ, Bhattacharya J. Micromechanics of alveolar edema. Am J Respir Cell Mol Biol 2011;44(1):34–9.
22. Lange P, Celli B, Agustí A, Boje Jensen G, Divo M, Faner R, et al. Lung-function trajectories leading to chronic obstructive pulmonary disease. New England Journal of Medicine 2015;373(2):111–22.
23. Murphy PB, Kumar A, Reilly C, Jolley C, Walterspacher S, Fedele F, et al. Neural respiratory drive as a physiological biomarker to monitor change during acute exacerbations of COPD. Thorax 2011;66(7):602–8.
24. de Oliveira PMN, Moreira MM. Capnography: a feasible tool in clinical and experimental settings. Respiratory Care; 2015, 1711–3.
25. Fourrier F, Duvivier B, Boutigny H, Roussel-Delvallez M, Chopin C. Colonization of dental plaque: a source of nosocomial infections in intensive care unit patients. Critical care medicine 1998;26(2):301–8.
26. Bureau C, Van Hollebeke M, Dres M. Managing respiratory muscle weakness during weaning from invasive ventilation. Eur Respir Rev 2023;32(168).
27. Jimenez JV, Tang MJ, Wilson MW, Morrison AH, Ackrivo J, Choi PJ. Initiation of noninvasive ventilation in patients with amyotrophic lateral sclerosis. Muscle & Nerve 2024;70(5):1099–103.
28. Kang SW, Kang YS, Sohn HS, Park JH, Moon JH. Respiratory muscle strength and cough capacity in patients with Duchenne muscular dystrophy. Yonsei Med J 2006;47(2):184–90.
29. Lin SJ, Jerng JS, Kuo YW, Wu CL, Ku SC, Wu HD. Maximal expiratory pressure is associated with reinstitution of mechanical ventilation after successful unassisted breathing trials in tracheostomized patients with prolonged mechanical ventilation. PLoS One 2020;15(3):e0229935.
30. Combret Y, Prieur G, Hilfiker R, Gravier FE, Smondack P, Contal O, et al. The relationship between maximal expiratory pressure values and critical outcomes in mechanically ventilated patients: a post hoc analysis of an observational study. Ann Intensive Care 2021;11(1):8.
31. Brennan M, McDonnell MJ, Duignan N, Gargoum F, Rutherford RM. The use of cough peak flow in the assessment of respiratory function in clinical practice- A narrative literature review. Respir Med 2022;193:106740.
32. Bai L, Duan J. Use of cough peak flow measured by a ventilator to predict re-intubation when a spirometer is unavailable. Respiratory Care 2017;62(5):566–71.
33. Zambon M, Greco M, Bocchino S, Cabrini L, Beccaria PF, Zangrillo A. Assessment of diaphragmatic dysfunction in the critically ill patient with ultrasound: a systematic review. Intensive care medicine 2017;43:29–38.
34. Dubé B-P, Dres M, Mayaux J, Demiri S, Similowski T, Demoule A. Ultrasound evaluation of diaphragm function in mechanically ventilated patients: comparison to phrenic stimulation and prognostic implications. Thorax 2017;72(9):811–8.
35. Ferrari G, De Filippi G, Elia F, Panero F, Volpicelli G, Aprà F. Diaphragm ultrasound as a new index of discontinuation from mechanical ventilation. Critical Ultrasound Journal 2014;6(1):8.
36. Kim WY, Suh HJ, Hong S-B, Koh Y, Lim C-M. Diaphragm dysfunction assessed by ultrasonography: influence on weaning from mechanical ventilation. Critical care medicine 2011;39(12):2627–30.
37. Vu PH, Tran VD, Duong MC, Cong QT, Nguyen T. Predictive value of the negative inspiratory force index as a predictor of weaning success: a crosssectional study. Acute Crit Care 2020;35(4):279–85.
38. Edgar C, Katherine P, Ferran A. Negative inspiratory pressure as a predictor of weaning mechanical ventilation. J Anesth Intern Care Med 2017;3:555602.
39. Kuriyama A, Jackson JL, Kamei J. Performance of the cuff leak test in adults in predicting post-extubation airway complications: a systematic review and meta-analysis. Critical Care 2020;24(1):640.
40. Keeratichananont W, Limthong T, Keeratichananont S. Cuff leak volume as a clinical predictor for identifying post-extubation stridor. Journal of the Medical Association of Thailand 2012;95(6):752.
41. Abrams D, Javidfar J, Farrand E, Mongero LB, Agerstrand CL, Ryan P, et al. Early mobilization of patients receiving extracorporeal membrane oxygenation: a retrospective cohort study. Critical Care 2014;18:1–9.
42. Damluji A, Zanni JM, Mantheiy E, Colantuoni E, Kho ME, Needham DM. Safety and feasibility of femoral catheters during physical rehabilitation in the intensive care unit. Journal of critical care 2013;28(4):535. e9-. e15.
43. Hashem MD, Parker AM, Needham DM. Early mobilization and rehabilitation of patients who are critically ill. Chest 2016;150(3):722–31.
44. Devlin JW, Skrobik Y, Gélinas C, Needham DM, Slooter AJ, Pandharipande PP, et al. Clinical practice guidelines for the prevention

and management of pain, agitation/sedation, delirium, immobility, and sleep disruption in adult patients in the ICU. Critical care medicine 2018;46(9):e825–e73.

45. Jang MH, Shin M–J, Shin YB. Pulmonary and physical rehabilitation in critically ill patients. Acute and critical care 2019;34(1):1.
46. Volpe MS, Naves JM, Ribeiro GG, Ruas G, Tucci MR. Effects of manual hyperinflation, clinical practice versus expert recommendation, on displacement of mucus simulant: A laboratory study. PLoS One 2018;13(2):e0191787.
47. Ioannidis G, Lazaridis G, Baka S, Mpoukovinas I, Karavasilis V, Lampaki S, et al. Barotrauma and pneumothorax. J Thorac Dis 2015;7(Suppl 1):S38–43.
48. Pathmanathan N, Beaumont N, Gratrix A. Respiratory physiotherapy in the critical care unit. Continuing Education in Anaesthesia, Critical Care & Pain 2015;15(1):20–5.
49. Liyanage I, Dassanayaka D, Chellapillai F, Liyanage E, Rathnayake S, Rikas M, et al. Manual and ventilator hyperinflation parameters used by intensive care physiotherapists in Sri Lanka: An online survey. Plos one 2024;19(5):e0297880.
50. Tzani P, Aiello M, Elia D, Boracchia L, Marangio E, Olivieri D, et al. Dynamic hyperinflation is associated with a poor cardiovascular response to exercise in COPD patients. Respir Res 2011;12(1):150.
51. Chen Y–C, Wu L–F, Mu P–F, Lin L–H, Chou S–S, Shie H–G. Using chest vibration nursing intervention to improve expectoration of airway secretions and prevent lung collapse in ventilated ICU patients: a randomized controlled trial. Journal of the Chinese Medical Association 2009;72(6):316–22.
52. Gosselink R, Bott J, Johnson M, Dean E, Nava S, Norrenberg M, et al. Physiotherapy for adult patients with critical illness: recommendations of the European Respiratory Society and European Society of Intensive Care Medicine Task Force on physiotherapy for critically ill patients. Intensive care medicine 2008;34:1188–99.
53. Mezidi M, Guérin C. Effects of patient positioning on respiratory mechanics in mechanically ventilated ICU patients. Annals of translational medicine 2018;6(19):384.
54. Kikuchi K, Satake M, Terui Y, Kimoto Y, Iwasawa S, Furukawa Y. Cough peak flow with different mechanically assisted coughing approaches under different conditions in patients with neuromuscular disorders. Phys Ther Res 2019;22(2):58–65.
55. Bach JR, Choi WA. Mechanical insufflation–exsufflation: the rest of the story. Respiration 2023;102(5):327–30.
56. Swingwood EL, Stilma W, Tume LN, Cramp F, Voss S, Bewley J, et al. The use of mechanical insufflation–exsufflation in invasively ventilated critically ill adults. Respiratory care 2022;67(8):1043–57.
57. Chatwin M, Wakeman RH. Mechanical Insufflation–Exsufflation: Considerations for Improving Clinical Practice. J Clin Med 2023;12(7).
58. Bach JR. Noninvasive Respiratory Management of Patients With Neuromuscular Disease. Ann Rehabil Med 2017;41(4):519–38.
59. Homnick DN. Mechanical insufflation–exsufflation for airway mucus clearance. Respiratory care 2007;52(10):1296–307.
60. Huang HP, Chen KH, Tsai CL, Chang WP, Chiu SY, Lin SR, et al. Effects of High–Frequency Chest Wall Oscillation on Acute Exacerbation of Chronic Obstructive Pulmonary Disease: A Systematic Review and Meta–Analysis of Randomized Controlled Trials. Int J Chron Obstruct Pulmon Dis 2022;17:2857–69.
61. Barto TL, Maselli DJ, Daignault S, Stiglich J, Porter J, Kraemer C, et al. Real–life experience with high–frequency chest wall oscillation vest therapy in adults with non–cystic fibrosis bronchiectasis. Ther Adv Respir Dis 2020;14:1753466620932508.
62. Lechtzin N, Wolfe LF, Frick KD. The Impact of High–Frequency Chest Wall Oscillation on Healthcare Use in Patients with Neuromuscular Diseases. Ann Am Thorac Soc 2016;13(6):904–9.
63. Anderson CA, Palmer CA, Ney AL, Becker B, Schaffel SD, Quickel RR. Evaluation of the safety of high–frequency chest wall oscillation (HFCWO) therapy in blunt thoracic trauma patients. J Trauma Manag Outcomes 2008;2(1):8.
64. Volpe MS, Guimaraes FS, Morais CC. Airway clearance techniques for mechanically ventilated patients: insights for optimization. Respiratory Care 2020;65(8):1174–88.
65. Westerdahl E, Lindmark B, Eriksson T, Hedenstierna G, Tenling A. Deep–breathing exercises reduce atelectasis and improve pulmonary function after coronary artery bypass surgery. Chest 2005;128(5):3482–8.
66. Hoffman M, Van Hollebeke M, Clerckx B, Muller J, Louvaris Z, Gosselink R, et al. Can inspiratory muscle training improve weaning outcomes in difficult to wean patients? A protocol for a randomised controlled trial (IMweanT study). BMJ open 2018;8(6):e021091.
67. Chang H–Y, Hsiao H–C, Chang H–L. Impact of inspiratory muscle training on weaning parameters in prolonged ventilator–dependent patients: a preliminary study. SAGE Open Nursing 2022;8:23779608221111717.
68. Kulkarni S, Fletcher E, McConnell A, Poskitt K, Whyman M. Pre–operative inspiratory muscle training preserves postoperative inspiratory muscle strength following major abdominal surgery–a randomised pilot study. The Annals of The Royal College of Surgeons of England 2010;92(8):700–5.
69. Sullivan KA, Churchill IF, Hylton DA, Hanna WC. Use of Incentive Spirometry in Adults following Cardiac, Thoracic, and Upper Abdominal Surgery to Prevent Post–Operative Pulmonary Complications: A Systematic Review and Meta–Analysis. Respiration 2021;100(11):1114–27.
70. Chen T–H, Hsu J–H. Noninvasive ventilation and mechanical insufflator–exsufflator for acute respiratory failure in children with neuromuscular disorders. Frontiers in Pediatrics 2020;8:593282.
71. Hull J, Aniapravan R, Chan E, Chatwin M, Forton J, Gallagher J, et al. British Thoracic Society guideline for respiratory management of children with neuromuscular weakness. Thorax 2012;67(Suppl

1):i1–i40.

72. Morrow B, Zampoli M, van Aswegen H, Argent A. Mechanical insufflation–exsufflation for people with neuromuscular disorders. Cochrane Database of Systematic Reviews 2013(12).
73. Carron M, Freo U, BaHammam A, Dellweg D, Guarracino F, Cosentini R, et al. Complications of non–invasive ventilation techniques: a comprehensive qualitative review of randomized trials. British journal of anaesthesia 2013;110(6):896–914.
74. Chen TH, Hsu JH, Jong YJ. Noninvasive airway approaches for acute neuromuscular respiratory failure in emergency departments. Pediatric Pulmonology 2017;52(10):E55–E7.
75. Berney S, Bragge P, Granger C, Opdam H, Denehy L. The acute respiratory management of cervical spinal cord injury in the first 6 weeks after injury: a systematic review. Spinal cord 2011;49(1):17–29.
76. Berlly M, Shem K. Respiratory management during the first five days after spinal cord injury. The journal of spinal cord medicine 2007;30(4):309–18.
77. Michael J, Krause JS, Lammertse DP. Recent trends in mortality and causes of death among persons with spinal cord injury. Archives of physical medicine and rehabilitation 1999;80(11):1411–9.
78. Kim TW, Yang JH, Huh SC, Koo BI, Yoon JA, Lee JS, et al. Motor and sensory function as a predictor of respiratory function associated with ventilator weaning after high cervical cord injury. Annals of Rehabilitation Medicine 2018;42(3):457–64.
79. Nygren–Bonnier M, Schiffer TA, Lindholm P. Acute effects of glossopharyngeal insufflation in people with cervical spinal cord injury. The Journal of Spinal Cord Medicine 2018;41(1):85–90.
80. Shaikh N, Rhaman M, Raza A, Shabana A, Malstrom M, Al–Sulaiti G. Prolonged bradycardia, asystole and outcome of high spinal cord injury patients: Risk factors and management. Asian Journal of Neurosurgery 2016;11(04):427–32.

CHAPTER

21 연하재활

Swallowing Rehabilitation

박진영 의사

I 중환자의 연하장애: 서론

1 연하장애의 임상적 중요성

연하(嚥下)라는 용어는 일상에서 쉽게 접하기 어려우나, 한자어를 풀이하면, '삼킬 연(嚥)'과 '아래 하(下)'의 조합으로, 음식물이 삼켜져 아래(식도)로 내려가는 과정을 의미한다. 이는 음식물이 위에 도달한 후 시작되는 소화(消化; digestion)과정과는 구분된다. 즉, 연하는 음식물이 입술에서부터 위까지 도달하는 기능적 과정을 포괄하며, 이 과정에서 음식물은 화학적인 변화보다는 신체의 물리적 조절에 의해 '이동'하게 된다.

연하장애(嚥下障碍; dysphagia)는 음식물이 입에서 위까지 도달하는 과정에서 기능적인 이상이 발생하여 정상적인 연하가 어려운 상태를 의미한다. 일반적으로 '삼킴 장애'라는 용어가 연하장애의 대체어로 혼용되어 사용되기도 하지만, '삼킴'은 연하 과정의 일부만을 의미하므로 엄밀히 말하면 동의어가 아니다.

연하의 생리적 과정은 시간의 흐름에 따라 식괴가 이동하는 해부학적 부위를 기준으로 구강기(oral phase), 인두기(pharyngeal phase), 식도기(esophageal phase)로 구분된다. 환자의 질병 상태에 따라 각 단계에서 서로 다른 이상 소견이 나타날 수 있다. 연하장애로 인해 발생할 수 있는 가장 심각한 문제는 기도 흡인(aspiration)이며, 이로 인해 흡인성 폐렴이나 질식이 발생할 수 있다. 이러한 합병증은 특히 의학적 집중치료가 필요한 중환자에게 상태 악화, 치료 기간 연장, 사망률 증가 등 치명적인 결과를 초래할 수 있다. 또한, 연하에 소요되는 시간이 증가하거나 식괴가 인두기로 원활하게 이동하지 못하는 경우에도 문제가 발생할 수 있다. 이로 인해 음식 섭취가 어려워지고 영양 상태 저하, 체중 감소, 탈수, 전신 쇠약 등으로 이어질 수 있으며, 정신적으로는 우울감이나 불안감이 동반될 수 있다. 이는 사회적 활동 감소뿐만 아니라, 가정 및 직장 생활의 제약으로도 연결된다.

따라서, 환자의 질병 및 영양 상태를 개선하기 위해 연하장애의 선별, 평가, 관리가 매우 중요하다. 뿐만 아니라, 음식을 입으로 안전하게 섭취하는 즐거움을 보존하는 것은 환자의 삶의 질을 향상시키는 중요한 요소로, 연하재활의 임상적 중요성을 강조한다. 나아가, 연하장애는 개인의 문제를 넘어 가족의 돌봄 부담 증가, 사회적 고립, 의료비 상승 등 다양한 사회적 문제를 초래할 수 있으므로, 지역사회 및 보건의료 체계 차원에서도 적극적인 개입이 필요하다.

2 중증 질환에서의 연하장애의 역학

중증 질환(critical illness)에서 회복 중인 환자의 연하장애 유병률은 연구 대상 집단과 진단 기준에 따라 차이를 보이며, 3~62%까지 다양하게 보고된다.[1-5] 기관삽관을 동반한 전신마취 후 기도 흡인의 위험성은 1950년대 초 처음 보고되었으며[6], 이후 1990년대에 이르러서야 장기간 기관삽관이 발관 후 연하장애(post-extubation dysphagia, PED)와 관련이 있음이 밝혀지기 시작했다.[5,7,8] 기관절개술을 시행 받은 환자의 11~93%에서 연하장애가 발생한다고 보고되었으며[9-11], 발관 후 연하장애 역시 11.6~84%의 다양한 유병률로 보고되고 있다.[12-15]

한 대규모 전향적 관찰 연구에 따르면, 발관 후 연하장애가 발생한 환자의 80% 이상이 중환자실 퇴실 이후에도 증상을 경험하며, 60% 이상은 퇴원 후에도 증상이 지속되는 것으로 나타났다. 연하장애가 동반된 환자는 그렇지 않은 환자에 비해 재삽관률과 중환자실 재입실률이 높으며, 이환율(morbidity)과 사망률(mortality)에 영향을 미쳐 28일 전체 원인 사망률이 6.6%, 90일 전체 원인 사망률이 9.2% 증가하는 것으로 보고되었다.[14] 뿐만 아니라, 연하장애가 없는 군에 비해 자택으로 퇴원하는 비율은 낮았으며, 다른 의료기관으로 전원되는 비율은 더 높았다.

3 중환자에서 연하장애의 원인

1) 중환자에서 연하장애의 위험 요인

중환자실에서 치료를 받은 환자들은 연하장애 발생 위험이 있으며, 이에 영향을 미치는 다양한 위험 요인이 존재한다(표 21-1).[16]

2) 중환자에서 연하장애의 원인과 기전

중환자실에서 연하장애가 발생하는 데에는 여러 가지 원인이 있는 것으로 알려져 있다(표 21-2).

표 21-1. 중환자에서 연하장애의 위험 요인

연하장애의 과거력
장기간의 기계환기
반복적 기관삽관
기관절개술
경식도 심초음파(transesophageal echocardiogram)
두경부, 식도의 종양과 이에 대한 수술 또는 방사선치료
뇌질환: 뇌졸중, 뇌종양, 수두증, 뇌병증(encephalopathy), 뇌전증 등
신경근육병(neuromuscular disease)
중환자 다발신경병증(critical illness polyneuropathy), 중환자 근육병증(critical illness myopathy)
섬망, 과도한 진정, 치매
근위약
장기간의 앙와위 자세(supine position)
심한 위식도역류

표 21-2. 중환자에서 연하장애의 원인

구조적 손상: 기관내관의 삽입과 유지, 기관절개관의 삽입과 유지, 검사로 인한 손상
신경근육성 위약(neuromuscular weakness)
장기간의 침상 안정
구인두 및 후두의 감각 이상
호흡근의 약화 및 호흡-연하 비동기화(breathing-swallowing desynchronization)

(1) 구조적 손상

① 기관내관(endotracheal tube)

기관내관의 삽입 과정과 장기간 삽입 상태는 정상 해부학적 구조에 직접적인 손상을 초래할 수 있다. 혀, 구강, 성대, 후두개(epiglottis), 피열연골(arytenoid cartilage) 등의 부위에 국소 궤양, 혈종, 후두 부종, 염증이 발생하면 점막이 손상되어 기도 보호 능력이 저하될 수 있다. 또한, 성대의 손상이나 유착이 발생할 경우 기도 흡인 및 음성 변화와 같은 합병증이 유발될 수 있다. 기관내관의 직경이 클수록 발관 후 흡인 위험이 증가한다는 보고가 있다.[17] 아주 드물게 기관내삽관으로 인해 피열연골의 탈구(dislocation)나 아탈구(subluxation)가 보고되는데, 이는 삽관 시 후두경이나 튜브에 의한 손상, 시술 중 환자의 자세 변화로 인한 튜브의 움직임, 혹은 외상에 의해 유발될 수 있다.[18] 기관내삽관이 유지되는 동안 입술과 치아의 손상은 빈번하게 관찰되며, 이는 구강기의 저작 기능을 저하시킨다. 또한, 물림보호대(bite block)의 위치가 부적절할 경우, 혀의 부종이 발생할 수 있다. 기관내관의 커프에 의해 되돌이후두신경(recurrent laryngeal nerve)을 압박될 경우, 성대 마비 또는 마비성 운동 장애가 발생할 수 있다.

② 기관절개관(tracheostomy tube)

기관절개술 후 연하장애가 발생하는 원인에 대해서는 여러가지 기전이 제시되고 있다. 기관절개로 인해 기도 내 감각 자극이 감소하면 삼킴반사가 지연될 수 있으며, 성대 및 후두 근육의 사용 감소는 삼킴 기능 저하로 이어질 수 있다. 또한, 정상적인 삼킴 과정에서는 기도 압력이 삼킴 반사와 연하 기능을 보조하는데, 기관절개로 인해 이 압력이 감소하면 흡인 위험이 증가할 수 있다. 기관절개관은 후두 거상(laryngeal elevation)을 방해하여 정상적인 후두개의 반전(inversion)을 제한하고, 이로 인해 후두개계곡(epiglottic vallecula)에 음식물이 잔류하게 되며, 기도 입구로의 유입 가능성은 증가하고, 식도로의 원활한 이행은 저해된다. 기관절개관을 통한 빈번한 분비물 흡입(suction)은 후두(larynx)에 손상을 초래할 수 있으며 절개 부위나 삽관 부위 근처에서 염증 반응이 발생하면 육아조직(granulation tissue)이 형성되어 기관절개관이나 기도가 폐쇄되어 응급 수술이 필요한 상황으로 이어질 수 있다. 또한, 기관절개관의 커프 압력이 과도하게 높을 경우 기관 점막에 궤양이 생길 수 있으며, 심한 경우 기관식도루(tracheoesophageal fistula)가 형성될 위험이 있다. 이러한 상태에서는 음식물이 식도를 통과하는 과정에서 기도로 유입되는 삼킴 후 흡인(post-swallowing aspiration)이 발생할 수 있다. 이외에도 성문밑 협착(subglottic stenosis)이나 주변 동맥에서 지연된 출혈이 발생하기도 한다.

③ 검사로 인한 손상

경식도 심초음파(transesophageal echocardiogram) 탐색자(probe)로 인한 연하 장애를 비롯해, 후두경 검사 시 과도한 힘이 가해지거나 후두마스크 기구의 부적절한 위치로 인해 설신경 압박 및 혀 감각 소실이 발생한 사례도 보고된 바 있다.

(2) 신경근 약화

중환자실에서 장기간 기관내 삽관을 받거나 근이완제를 포함한 다제 요법을 투여 받는 환자는 삼킴 횟수가 감소하면서 혀, 인두, 후두 근육의 사용이 줄어들어 위축(atrophy)이 발생할 수 있다[7,19,20] 숨뇌근(bulbar muscle)과 호흡근(respiratory muscle)의 약화는 단순한 불용(disuse)뿐만 아니라, 중환자다발신경병증(critical illness polyneuropathy, CIP)이나 중환자근육병증(critical illness myopathy, CIM)으로 인해 발생할 수 있다. 그 결과 혀 움직임이 저하되거나 설골 상하의 근육이 약화될 수 있으며, 호흡근의 약화로 인해 연하 시 성문의 폐쇄가 불완전해지고, 기침 시 필요한 성문의 빠른 개폐가 제대로 이루어지지 않아 기침의 강도가 약해지고 이물질 제거 능력도 저하될 수 있다.

(3) 장기간 침상 안정

장기간 침상에서 앙와위 자세로 움직이지 않는 상태가 지속되면 위식도역류가 발생하기 쉽다. 위식도역류는 기도 흡인의 위험을 높이며, 이는 결국 흡인성 폐렴의 위험 요인이 될 수 있다.[21] 또한, 코위관(nasogastric tube, NG tube) 또는 입위관(oral gastric tube, OG tube)을 통한 경장영양 역시 위식도역류의 위험을 증가시킨다.

(4) 구인두 및 후두의 감각 기능 이상

정상적인 연하 기능 유지를 위해서는 적절한 감각 자극이 필요하며, 이에 따라 후두폐쇄반사(laryngeal closure reflex)의 타이밍과 강도가 결정된다. 조직학적 검사 결과, 후두에는 자유신경종말(free nerve endings),

메르켈세포(Merkel cells), 마이스너소체(Meissner corpuscles), 미뢰(taste buds)가 존재하는 것으로 확인되었다. 기계적수용기(mechanoreceptor)는 여러 기준에 따라 분류되며, 일부는 표재 점막(superficial mucosa)에, 일부는 근육 및 후두 관절에 위치한다. 연구에 따르면, 후두 기계적수용기를 지배하는 구심성 신경 섬유 중 일부는 자발적으로 활성 상태를 유지하는 반면, 일부 수용기는 자극을 받을 때까지 비활성 상태로 존재하는 것으로 나타났다. 또한, 후두개에는 다수의 미뢰가 분포하며, 이는 혀의 미뢰와 달리 맛 감각보다는 용액의 산도(pH)와 삼투압(tonicity)에 더 민감하게 반응하는 것으로 알려져 있다.[22] 더불어, 식도의 확장이나 인두벽의 촉각·압력 자극은 상부 식도조임근(superior esophageal sphincter)의 장벽을 강화하는 반사를 유도하며, 성문폐쇄반사(glottic closure reflex)를 통해 위 내용물의 기도 역류를 방지한다.[23] 한편, 중환자실 환자에서는 외상에 인한 신경 손상, 국소 부종, 중환자 다발신경병증뿐 아니라, 장기적인 진정이나 중환자실 획득 섬망 등의 영향으로 감각 이상이 발생할 수 있다. 이러한 감각 이상은 연하 기능 장애의 병태생리에 중요한 역할을 하는 것으로 보인다.

(5) 호흡근의 약화

구강, 인두, 후두의 구조물은 호흡, 발성, 저작, 연하 등 다양한 기능을 담당하므로, 이들 기능 간의 정밀한 시간적 조정이 필수적이다. 특히, 적절한 영양 섭취를 보장하고 폐 흡인을 방지하기 위해서는 호흡, 저작, 연하 간의 정교한 조화가 요구된다.[24] 중환자실에서는 저산소증, 폐질환, 심부전, 대사성 산증, 중추신경계 이상 등으로 의해 빈호흡이 흔히 발생한다. 빈호흡은 산소 공급을 증가시키고, 이산화탄소를 제거하며, 산-염기 균형을 유지하려는 생리적 반응이지만, 병적 상태에서는 신체에 부담을 주고 호흡 기능을 악화시킬 수 있다. 이러한 상황에서 호흡-연하 비동기화(breathing-swallowing dyssynchronization)가 발생하면 흡인 위험이 증가한다. 연하 중 흡인을 예방하려면 후두 폐쇄, 무호흡, 상부 식도조임근 개방이 정밀하게 조정되어야 한다. 정상적으로 삼킴은 연하 직전, 연하 중, 연하 직후에 무호흡 상태에서 이루어지지만, 호흡수가 증가하면 무호흡 기간이 짧아지고, 들숨 상태에서 음식을 삼키거나 식괴가 식도로 진입하기 전에 숨을 들이마시면서 후두가 열리는 문제가 발생할 수 있다. 연구에 따르면 저산소혈증과 빈호흡이 있는 환자에서는 흡인 위험이 더욱 증가하는 것으로 보고되었다.[24-27]

II 연하장애의 평가

1 병력 및 위험 요인의 확인

연하장애를 평가하기에 앞서 환자의 병력과 관련 위험 요인을 확인하는 과정이 필요하다. 주요 위험 요인에 대해서는 표 21-1을 참고하기 바란다.

2 연하장애의 증상

중환자실 환자에 대한 오해 중 하나는 중환자실에서는 경구 식이가 어렵다는 것이다. 그러나 실제로는 중환자실에 입실한 환자의 약 40%에서 경구 식이가 가능하다는 보고가 있다.[28,29] 연하장애의 대표적인 증상으로는 기도 흡인, 삼킴 후 이물감, 저작 시 호흡곤란, 삼킴 시 과도한 힘, 음식물이 코나 입으로 역류하는 증상 등이 확인되었다.

1) 기도 흡인

기도 흡인을 의심할 수 있는 가장 흔한 증상은 삼킴 도중 또는 삼킴 후에 반사적으로 발생하는 기침이다. 이런 증상은 중환자실 환자뿐만 아니라 건강한 사람도 일상생활에서 간혹 경험하며, 이를 가리키는 한글 표현으로 '사레'가 사용된다. 또한, 음식물이 기도로 흡인되어 성대에 닿으면 음성 변화가 생길 수 있으며, 이때 흡인된 음식물을 다시 배출할 수 있는 지 여부는 흡인성 폐렴으로의 진행을 막는 중요한 요인이 된다. 신경근육질환 환자를 대상으로 한 연구에 따르면 최대기침유속(peak cough flow, PCF)은 최소 160L/min 이상이어야 기도 내 분비물이나 이물질을 효과적으로 제거할 수 있다.[30] 그러나 무증상 흡인(silent aspiration)의 경우, 환자뿐 아니라 보호자와 의료진도 조기에 발견이 어려워 가장 문제가 될 수 있다. 실제로 발관 후 연하장애(post-extubation dysphagia)가 있는 환자의 36%에서 무증상 흡인이 보고된 바 있다.[31]

2) 삼킴 후 이물감, 잔류감, 연하 곤란

또 다른 주요 증상은 삼킴 후 목에 음식물이 남아 있는 것 같은 이물감이다. 이물감이 느껴지는 해부학적 위치는 다양하며, 구강, 인두, 식도 등 여러 부위에서 호소될 수 있다. 구강에서는 치아와 구강 내벽 사이에 음식물이 남거나, 설근(base of toungue) 부위에 들러붙어 쉽게 제거되지 않는 경우가 있다. 특히 종양 등의 수술로 인해 혀의 일부 또는 전부가 절제된 경우 음식물을 인두 쪽으로 이동시키지 못해 구강 내 식괴가 남는 문제가 발생한다. 인두에서 이물감이 가장 자주 확인되는 해부학적 부위는 후두개계곡, 이상와(pyriform sinus), 상부 식도조임근의 상부 공간이다. 이 부위에 음식물이 남으면 환자는 삼켰음에도 목에 걸린 느낌을 호소하며, 여러 번 삼켜도 잔여물이 없어지지 않는 경우가 많다. 후두개계곡에 음식물이 남는 원인으로는 삼킴 반사의 지연, 후두 거상의 저하, 그리고 감염, 염증, 수술, 기관삽관 등으로 인한 후두개 부종이나 섬유화로 인해 후두개 반전이 충분히 이루어지지 않는 경우가 있다. 이상와와 상부 식도조임근의 상부 공간은 해부학적으로 매우 가까우나, 잔여물이 남는 원인에는 차이가 있다. 후두 거상이 부족하거나 상부 식도조임근의 개방이 불충분하거나 조절 기능에 이상이 있을 경우, 두 부위에 음식물이 잔류할 수 있다. 반면, 인두의 수축이 제대로 이루어지지 않으면 주로 이상와에 음식물이 남게 된다.

후두개의 길이가 비교적 길거나 하인두(hypopharynx)의 전후 지름이 좁은 환자에서, 중환자실 치료 후 후두개 손상으로 반전이 충분히 이루어지지 않으면, 삼킴 반사 이후 후두개의 뒷면이 하인두의 후벽에 맞닿아 음식물의 식도 이행 경로가 차단되며, 이로 인해 삼킴 곤란이 발생할 수 있다.

3) 식사 중 근 피로

중환자실 치료를 후 구강 식이를 시작한 환자의 경우, 저작근 및 호흡근의 근력 저하로 인해 식사 중 근 피로(muscle fatigue)가 동반될 수 있다. 특히 저작 중에는 생리적으로 얕은 호흡이나 일시적인 무호흡이 나타나는 경향이 있으며, 정상 성인을 대상으로 한 연구에서도 큰 음식물을 섭취할 때 무호흡 지속 시간이 길어지는 경향이 관찰된 바 있다.[24,32] 저작근, 호흡근, 호흡보조근의 기능이 약화된 상태에서 저작이 많이 요구되는 음식을 섭취할 경우, 식사 중 숨이 차서 식사를 중단하거나 식사 시간이 과도하게 길어질 수 있다. 근 쇠약이 심한 경우, 구강 식이가 가능하더라도 보호자가 음식물을 떠먹여 주는 상황이 발생할 수 있다. 이때 식사 도중 호흡곤란으로 식사 시간이 지연되면, 환자가 보호자에게 부담을 주지 않기 위해 의도적으로 식사를 중단하는 경우도 있다. 또한 식사 중 호흡수가 증가하면서 호흡-연하 비동기화가 발생할 경우, 기도 흡인의 위험이 높아질 수 있다.

3 이학적 검사

연하장애의 선별 검사에 앞서, 환자의 전반적인 상태를 파악하기 위한 이학적 검사가 선행되어야 한다. 이는 환자의 의식 수준, 구조적 문제, 신경학적 상태, 호흡 기능, 자세 유지 능력 등을 평가하여 연하 검사 시행의 적절성과 안전성을 판단하는 데 중요한 역할을 한다. 이러한 사전 평가를 통해 불필요한 검사로 인한 흡인 위험을 줄이고, 환자에게 적절한 검사 및 중재 계획을 수립할 수 있다.

또한 구강, 안면, 인두, 기도, 식도 및 호흡근의 구조적 또는 기능적 이상 유무를 확인하는 과정은 연하 기능 평가에 앞서 반드시 시행되어야 한다.

1) 환자 외형의 관찰

이학적 검사는 중환자실 환자의 외형 관찰부터 시작할 수 있다. 안면 근육의 위축 여부를 확인할 수 있으며, 사지 근육의 근 위축 정도나 흉곽을 구성하는 근육의 근 쇠약도 시진을 통해 어느 정도 파악할 수 있다. 예를 들어, 상지 또는 하지 근육이 위축되어 뼈의 윤곽이 뚜렷하게 드러나는 경우, 전신적인 근감소나 활동 저하로 인한 근력 저하를 시사할 수 있다. 마찬가지로, 가슴 근육이 소실되어 갈비뼈가 도드라져 보이는 경우에는 흉곽 근육의 쇠약을 의심할 수 있다.

2) 안면 및 구강의 구조적·기능적 관찰

구강을 구성하는 턱관절, 입술, 치아, 혀, 저작근, 점막 등의 구조에 이상이 없는지 확인하는 것이 중요하다. 턱관절의 변형이나 운동 제한, 입술의 폐쇄 능력, 혀의 운동성과 근력, 저작근의 위축, 치아 배열과 결손, 구강 점막의 상태 등을 관찰함으로써 연하 기능에 영향을 줄 수 있는 구조적·기능적 문제를 파악할 수 있다. 또한, 안면 근육의 비대칭이나 표정근의 움직임 저하는 뇌신경 손상의 단서가 될 수 있으므로 주의 깊게 관찰해야 한다.

(1) 턱 관절

장기간 의식 저하 상태로 앙아위(supine) 자세에서 침상 치료를 지속할 경우, 중력의 영향으로 하악이 후방으로 이동하게 된다. 또한, 입이 오랫동안 열린 상태로 유지되면 턱관절에 이완증(laxity)이나 구조적 변형이 생길 수 있다. 이와 더불어 저작근의 비사용으로 인한 근육 위축이 더해지면 턱관절의 안정성이 저하되며, 이는 저작근의 근력 저하뿐 아니라 치아 교합 이상으로 이어질 수 있다.

(2) 안면 근육

안면 근육의 약화는 저작 기능 저하와 입술 폐쇄 부전을 유발하여 연하장애의 원인이 될 수 있다. 중환자의 경우, 근육의 비사용뿐만 아니라 말초신경 또는 뇌신경의 손상으로 인해 근력 약화가 발생할 수 있다. 삼차신경(trigeminal nerve, 제5뇌신경)은 안면 감각을 담당하는 동시에, 하악가지(mandibular branch, V3)에서 분지되는 교근신경(masseteric nerve)을 통해 교근(masseter muscle)의 운동 기능도 관여한다(표 21-3).

(3) 입술

기관내관 고정, 비강 캐뉼라, 입기관관 장치 등에 의해 입술에 지속적인 압박이 가해질 경우, 입술 피부에 궤양이나 열상이 발생할 수 있으며, 특히 점막 부위는 쉽게 손상될 수 있다. 또한, 중환자실 환자는 면역력이 저하된 경우가 많아 바이러스, 세균, 곰팡이 등의 감염이 동반될 수 있으므로 이에 대한 적절한 평가가 필요하다. 아울러 비사용으로 인해 입술 및 주변 근육의 근력이 약화되면, 식사 시 입술 폐쇄 기능이 떨어질 뿐 아니라, 대화 시 발음의 부정확성으로도 이어질 수 있다.

(4) 치아

기관내삽관 전후로 불안정한 치아의 유무를 확인하는 것은 필수이며, 중환자실 재실 기간 동안에도 치아 배열 및 결손 여부에 대한 정기적인 관찰이 필요하다. 특히 노인 환자의 경우, 입실 전부터 치아 결손이 있는 경우가 많으며, 틀니를 사용하는 환자는 장기간 착용하지 않으면 치열 배열에 변형이 발생하여 기존 틀니가 더 이상 적절하게 맞지 않게 되는 일이 흔하다. 중환자실 재실 중에도 가능하다면 틀니를 착용하는 것이 저작 기능을 보완하고, 구강 내 감각 자극을 통해 구강 기능 유지에 긍정적인 영향을 미칠 수 있을 것으로 기대된다. 다만, 이에 대한 직접적인 연구 근거는 아직 부족한 실정이다.

(5) 혀

혀를 관찰할 때는 궤양이나 외상의 유무를 확인하고, 칸디다증 등에 의한 설태(coated tongue)의 존재 여

표 21-3. 저작에 관여하는 주요 근육

근육명	기능	기시(origin)	부착(insertion)
교근 (masseter muscle)	하악(mandible)의 거상 (elevation)	광대궁(zygomatic arch), 광대골의 상악돌기(maxillary process of zygomatic bone)	하악 분지의 외측면(lateral surface of mandibular ramus)
측두근 (temporalis muscle)	하악의 거상 및 후퇴 (retraction)	측두골의 측두와와 측두선(temporal fossa, temporal line), 측두근막(temporal fascia)	하악골의 관상돌기(coronoid process)
내익상근 (medial pterygoid muscle)	하악의 거상, 측방 운동	외익상판의 내측면(medial side of lateral pterygoid plate)	하악 분지의 내측면(medial surface of mandibular ramus)
외익상근 (lateral pterygoid muscle)	하악의 하강 및 내밈 (protrusion), 측방 운동	접형골의 측두하면(infratemporal surface of sphenoid bone); 접형골의 외익상판(lateral pterygoid plate of sphenoid bone)	하악 관절융기의 전면(anterior side of mandibular condyle) 익상와(pterygoid fovea)

부를 육안으로 평가한다. 근 감소가 진행된 경우 혀 표면에 깊은 주름이 형성될 수 있으며, 혀의 근육이 약해지면서 치아 자국이 혀의 가측에 남는 치흔(scalloped tongue)이 나타날 수 있다. 혀 자체가 얇아지고 부피가 감소한 것처럼 보일 수 있다. 혀의 움직임 또한 중요하게 평가해야 하며, 심하게 저하된 경우에는 혀를 내밀었을 때 치아 밖으로 충분히 나오지 못할 수 있다. 움직임은 상하, 좌우 등 여러 방향으로 종합적으로 관찰한다.

4 연하장애의 침상 선별검사

연하장애의 침상 선별검사는 주로 흡인 여부를 확인하는 것을 목적으로 시행된다.

1) 물 마시기 검사

물 마시기 검사(water swallowing test)는 연하장애를 조기에 선별하기 위해 임상 현장에서 널리 사용되는 간단한 검사이다. 피검자에게는 중단 없이 3온스(약 90mL)의 물을 마시도록 지시하며, 검사 중 또는 검사 완료 후 1분 이내에 기침(coughing), 질식(choking), 젖고 쉰 목소리 등의 이상소견이 나타나는지를 관찰한다. 이 검사는 민감도(sensitivity)가 96.5%로 높게 보고되어 연하장애를 놓치지 않는데 유용하지만, 특이도(specificity)는 48.7%, 양성예측도는 35.9%로 낮아, 검사 결과 해석에 주의가 필요하다. 따라서 이상소견이 있는 경우, 비디오투시연하검사(videofluoroscopic swallowing study, VFSS)나 내시경연하검사(fiberoptic endoscopic evaluation of swallowing, FEES)와 같은 추가적인 확진 검사가 필요할 수 있다.[33] 중환자실에서는 산소포화도를 지속적으로 모니터링하므로, 물 마시기 검사 중 또는 직후 산소포화도의 저하가 관찰되면 흡인이 발생한 것으로 판단할 수 있다.

2) 청색 염료 연하검사

청색 염료 연하검사는 FEES를 시행하기 어려운 상황에서 흡인 여부를 간접적으로 평가하기 위한 간편한 침상형 검사로, 주로 기관절개술을 받은 환자에게 적용된다. 대표적으로 메틸렌블루(methylene blue)와 에번스블루(Evans blue) 염료가 사용되며, 이들 염료는 수용성이 뛰어나고 점액, 가래, 혈액 등과 섞여도 선명한 청색을 유지하기 때문에, 흡인 시 기도 내 분비물에서 시각적으로 쉽게 확인할 수 있다. 검사 방법은 소량의 액체나 음식에 염료를 혼합하여 환자에게 삼키게 한 후, 일정 시간 동안 기관절개관을 통해 흡인된 분비물에서 염료의 존재 여부를 관찰하는 방식이다. 메틸렌블루는 의료용으로 널리 사용되며, 상대적으로 안전성이 높고, 에번스블루는 일반적으로 1% 수용액으로 희석하여 사용된다. 이들 염료는 색 대비가 뚜렷하고 절차가 간단하여 흡인 여부 확인에 실용적인 도구로 활용될 수 있다. 다만, 내시경연하검사와 비교했을 때 흡인 진단의 민감도는 82~95.2%로 비교적 높은 반면, 특이도는 연구 설계에 따라 38~100%로 편차가 크므로 결과 해석 시 주의가 필요하다.[34,35] 또한, 경관식이를 시행 중인 환자의 경우 위로 염료를 주입한 뒤 역류 여부를 관찰함으로써 흡인 가능성을 간접적으로 평가할 수 있다.

3) 반복 침 삼킴 검사

반복 침 삼킴 검사(repetitive saliva swallowing test, RSST)는 환자에게 30초 동안 가능한 한 여러 번 침을 삼키도록 지시하고, 그 횟수를 측정하는 검사이다. 검사자는 후두의 움직임을 촉지하거나, 시각적으로 관찰하여 삼킴 횟수를 평가한다. 30초 동안 삼킴 횟수가 3회 미만일 경우, 연하장애의 위험이 있는 것으로 간주한다[36,37]

5 연하장애의 임상 평가 척도

1) Mann Assessment of Swallowing Ability (MASA)

MASA는 2002년 Gerry Mann에 의해 개발된 평가 도구로, 원래는 뇌졸중 환자의 연하장애 선별 및 침상에서의 흡인 위험을 정량화하기 위해 고안되었으나, 현재는 다양한 질환에서 폭넓게 사용되고 있다. 총 24개 항목으로 구성되어 있으며, 총점은 200점이다(표 21-4A). 점수에 따라 연하장애 및 흡인의 중증도를 분류하며(표 21-4B), 이를 기반으로 한 연구에서 연하장애에 대한 민감도는 71%, 특이도는 72%, 기도 흡인에 대한 민감도는 93%, 특이도는 55%로 보고되었다.

Modified MASA (M-MASA)는 2009년 Tobias Warnecke 등에 의해 개발된 MASA의 간략화 및 수정 버전이다. 총 12개의 항목(alertness, cooperation, respiration, expressive dysphasia, auditory comprehension, saliva, tongue movement, tongue strength, gag, cough reflex, palate)으로 구성되며, 각 항목의 점수를 합산해 총 100점 만점으로 평가한다. 연하장애 판단을 위한 기준점은 94점으로, 94점 초과 시 구강 식이를 시작하거나 진전시킬 수 있으며, 94점 이하일 경우 구강 식이를 중단하거나 연기할 것을 권고한다. M-MASA는 연하장애 선별에 있어 민감도 92%, 특이도 83%로 높은 신뢰도를 보이는 검사 도구로 보고되었다.

2) Gugging Swallowing Screen (GUSS)

Gugging Swallowing Screen (GUSS)는 2006년 Michaela Trapl 등 연구진에 의해 오스트리아에서 개발되었으며, 그 도구의 타당성에 대한 연구는 2007년에 발표되었다. 검사명은 개발이 이루어진 대학이 위치한 지역명인 Maria Gugging에서 따온 것이다.[38] GUSS는 일차 조사(preliminary investigation)/간접 연하 검사(indirect swallowing test)후, 직접 연하 검사(direct swallowing test)를 단계적으로 시행하는 방식으로 구성되어 있다(표 21-5A). 총점에 따라 20점, 15~19점, 10~14점, 0~9 점의 네 등급으로 중증도를 분류하며, 각 점수 구간에 따라 권고사항이 제시된다(표 21-5B). 연하장애 선별에 대한 민감도는 100%, 특이도는 69%로 보고되어, 흡인을 놓치지 않기 위한 초기 선별 검사로 유용하게 활용될 수 있다.

3) Gugging Swallowing Screen for ICU (GUSS-ICU)

2022년 Troll 등은 기존 GUSS를 중환자실 환경에 맞게 수정한 GUSS-ICU를 개발하였으며, 이를 발관 후 연하장애 선별 도구로서의 타당성과 신뢰도를 검증하였다. GUSS는 원래 급성 뇌졸중 환자의 연하장애 평가를 위해 고안된 다점도 침상 선별 도구로, 간단하고 단계적인 구조를 갖추고 있어 언어치료사뿐만 아니라 간호사도 사용할 수 있다.

표 21-4A. 24 Items of Mann Assessment of Swallowing Ability (MASA)

Items	Grade	Description
Alertness	2-5-8-10	A general lack of awareness to environment and self, insensitivity to stimuli, difficulty focusing through or attention
Cooperation	2-5-8-10	Patient is able to direct his or her attention and interact in activity
Auditory comprehension	2-4-6-8-10	Ability to understand basic verbal communication
Respiration	2-4-6-8-10	Status of the patient's respiratory/pulmonary system
Respiratory rate for swallow	1-3-5	Respiratory-swallow coordination
Dysphasia	1-2-3-4-5	General language impairment crossing different language modalities: speaking, listening, reading, writing
Dyspraxia	1-2-3-4-5	Impairment in the capacity to order the positioning of the speech musculature or sequence the movements for volitional production of speech. Not accompanied by weakness, slowness, or incoordination of these muscles in reflex or automatic acts.
Dysarthria	1-2-3-4-5	Impairment of articulation characterized by disturbance in muscular control over the speech musculature. Includes features such as paralysis, weakness, or incoordination of the speech musculature.
Saliva	1-2-3-4-5	Ability to manage oral secretions
Lip Seal	1-2-3-4-5	Ability to control labial movement and closure
Tongue movement	2-4-6-8-10	Lingual mobility in both anterior and posterior aspects
Tongue strength	2-5-8-10	Bilateral lingual strength on resistance task
Tongue coordination	2-5-8-10	Ability to control lingual movement during serial repetitious activity or speech
Oral preparation	2-4-6-8-10	Ability to break down food, mix with saliva, and form a cohesive bolus ready to swallow
Gag	1-2-3-4-5	Reflex motor response triggered in response to noxious stimuli. It measures response of surface tactile receptors and afferent information travels by way of CN X (and possibly some portion of IX).
Palate	2-4-6-8-10	Function of the velum in speech and reflexively
Bolus clearance	2-5-8-10	Ability to move a bolus effectively through the oral cavity
Oral transit	2-4-6-8-10	Time from initiation of lingual movement until bolus head reaches point where lower edge of mandible crosses the tongue base. In clinical measurement, this duration must be timed from the initiation of lingual movement until the initiation of hyoid and laryngeal rise. Thus, the measurement is a crude estimate of time from tongue movement initiation to the trigger of the pharyngeal swallow. Exact oral transit time cannot be separated.
Cough reflex	1-3-5	Spontaneous cough in response to an irritant
Voluntary cough	2-5-8-10	Cough response to command
Voice	2-4-6-8-10	Evaluation of laryngeal functioning with specific emphasis on vocal quality
Trachea	1-5-10	Tracheostomy tube to provide ventilatory support, facilitate aspiration of tracheobronchial secretions and/or to bypass a respiratory obstruction
Pharyngeal phase	2-5-8-10	Integrity of pharyngeal function from triggering of swallow until bolus passes through cricopharyngeal sphincter. It is identified by hyolaryngeal movement.
Pharyngeal response	1-5-10	Control of the bolus through the pharyngeal region and management and response to stasis of materials

표 21-4B. MASA score cutoff for severity groupings of dysphagia and aspiration

Severity grouping	MASA score – Dysphagia	MASA score – Aspiration
No abnormality detected	178 ~ 200	170 ~ 200
Mild	168 ~ 177	149 ~ 169
Moderate	139 ~ 167	141 ~ 148
Severe	≤138	≤140

표 21-5A. Gugging Swallowing Screen (GUSS)

1. Preliminary Investigation / Indirect Swallowing Test				
			Yes	No
Vigilance (The patient must be alert for at least for 15 minutes)			1 □	0 □
Cough and/or throat clearing (voluntary cough) (Patient should cough or clear his or her throat twice)			1 □	0 □
Saliva Swallow	• Swallowing successful		1 □	0 □
	• Drooling		0 □	1 □
	• Voice change (hoarse, gurgly, coated, weak)		0 □	1 □
2. Direct Swallowing Test (Material: Aqua bi, flat teaspoon, food thickener, bread)				
	In the following order:	1 →	2 →	3 →
		Semisolid*	Liquid**	Solid***
Deglutition	• Swallowing not possible	0 □	0 □	0 □
	• Swallowing delayed (> 2 s) (Solid textures > 10 s)	1 □	1 □	1 □
	• Swallowing successful	2 □	2 □	2 □
Cough (involuntary) (before, during or after swallowing – until 3 minutes later)	• Yes	0 □	0 □	0 □
	• No	1 □	1 □	1 □
Drooling	• Yes	0 □	0 □	0 □
	• No	1 □	1 □	1 □
Voice Change	• Yes	0 □	0 □	0 □
	• No	1 □	1 □	1 □
	Sum:	(5)	(5)	(5)
	(Indirect Swallowing Test AND Direct Swallowing Test)	1~4 = Investigate further[1]	1~4 = Investigate further[1]	1~4 = Investigate further[1]
		5 = Continue Liquid	5 = Continue Solid	5 = Normal

*, First administer ½ up to a half teaspoon Aqua bi with food thickener (pudding-like consistency). If there are no symptoms apply 3 to 5 teaspoons. Assess after the 5th spoonful.
**, 3, 5, 10, 20 mL Aqua bi – if there are no symptoms continue with 50 ml Aqua bi (Daniels et al. 2000; Gottlieb et al. 1996) Assess and stop the investigation when one of the criteria is observed!
***, Clinical: dry bread; FEES: dry bread which is dipped in coloured liquid
[1], Use functional investigations such as VFSS, FESS

표 21-5B. Interpretations and Recommendations of GUSS

Result	Severity Code	Recommendations
20	Semisolid / liquid and solid texture successful	Slight / No Dysphagia Minimal risk of aspiration
15~19	Semisolid and liquid texture successful and solid unsuccessful	Slight Dysphagia with a low risk of aspiration
10~14	Semisolid swallow success; liquids unsuccessful	Moderate dysphagia with a risk of aspiration
0~9	Preliminary investigation unsuccessful or semisolid swallow unsuccessful	Severe dysphagia with a high risk of aspiration

GUSS-ICU는 GUSS와 마찬가지로 일차 조사/간접 연하 검사 후 직접 연하 검사를 시행하는 기본 구조를 유지하면서, 중환자실 환경에 맞게 일부 항목을 수정하였다. 예를 들어, 환자의 의식 수준을 평가하기 위해 Richmond Agitation-Sedation Scale (RASS)를 도입하였고, 협착음(stridor) 항목을 추가하였다(표 21-6A). 예비평가에서 환자가 최대 점수(6점)를 획득하지 못할 경우에는 검사가 중단되도록 설계되어 있다.

직접 연하 검사는 총 네 가지 하위 검사로 구성되며, 국제 연하곤란식이 표준화 체계(International Dysphagia Diet Standardisation Initiative, IDDSI)에 따라 중간 점도(IDDSI 3), 묽은 액체(IDDSI 0), 고형식(IDDSI 7), 고형-액체 혼합 식이 순으로 시행된다. 각 단계에서는 연하 지연(중간 점도 및 묽은 액체에서 10초 이상, 고형식에서 23초 이상), 기침, 침 흘림, 음성 변화 여부를 평가하며, 각 항목에서 이상 소견이 없을 경우 1점을 부여하고, 이상이 있으면 0점을 부여한다. 어느 항목에서든 0점을 받을 경우 검사는 즉시 중단된다.

GUSS-ICU의 최대 점수는 10점이며, 이는 흡인 위험이 없는 정상 연하 기능을 의미한다. 식이에 대한 권고는 환자가 획득한 총점에 따라 결정된다(표 21-6B). GUSS-ICU의 타당성과 신뢰도는 FEES와의 비교를 통해 확인되었으며, 두 명의 언어치료사가 각각 독립적으로 시행한 결과, 검사 점수는 FEES 결과와 높은 상관관계(스피어만 순위상관계수 0.60~0.61)를 보였다. 민감도는 91.7~94.4%, 특이도는 66.7~88.9%였으며, 평가자 간 신뢰도(코헨 카파 계수 = 0.84) 또한 우수한 수준으로 보고되었다.[39]

6 연하장애의 확진검사

연하장애의 확진검사로는 비디오투시연하검사(videofluoroscopic Swallowing Study, VFSS)와 내시경연하검사(fiberoptic Endoscopic Evaluation of Swallowing, FEES)가 가장 널리 사용된다. 이외에도 고해상도 식도 압력측정(high-resolution esophageal manometry) 및 초음파검사(ultrasonography) 가 연하장애의 병태생리 이해와 진단에 활용될 수 있으나, 이러한 검사들은 임상 현장에서는 특정 상황에서 보조적으로 사용되는 경우가 많다.

1) 비디오투시연하검사

비디오투시연하검사(videofluoroscopic swallowing study, VFSS)는 연하장애의 원인을 평가하고 치료 방향을 결정하기 위한 가장 표준화된 영상 기반 평가 도구 중 하나이다(그림 21-1). 검사를 시행하기 위해서는 일반적으로 환자가 의자에 앉거나 휠체어를 타고 검사실로 이동할 수 있어야 하며, 이는 검사 준비의 기본 조건 중 하나이다. 그러나 중환자실에 재실 중인 환자들은 집중적이고 지속적인 모니터링이 필요한 경우가 많아, VFSS를 위한 검사실 이동이 어려운 경우가 대부분이다. 따라서 VFSS는 중환자실에서 병실로 전실한 이후 구강식이의 시작 여부 및 그 단계를 결정하기 위한 평가 목적으로 시행되는 경우가 더 많다.

표 21-6A. Gugging Swallowing Screen for ICU (GUSS-ICU)

Recommended for all patients who were intubated for more than 24 hours.		
The screening is to be conducted no earlier than 1 hour after extubation. If necessary, perform oral hygiene.		
1. Preliminary Investigation / Indirect Swallowing Test		
	Yes	No
RASS from 0 to +2	1 □	0 □
Stridor present	0 □	1 □
Coughing and/or throat clearing efficiently	1 □	0 □
Swallowing saliva possible	1 □	0 □
Drooling (saliva)	0 □	1 □
Change of voice after swallowing saliva	0 □	1 □
Sum: 6 points: Proceed to "Direct Swallowing Test" < 6 points: Stop the screening (SLP and/or FEES)		
2. Direct Swallowing Test (4 subtests)		
	Pass	Fail
1. Semisolid: Give 3–5 tsp. of thickened water (IDDSI 3) *	1 □	0 □
2. Liquids: Give 3, 5, 10, 20, 50 mL of water (IDDSI 0) *	1 □	0 □
3. Solids: Give a piece of bread (1.5 x 1.5 cm) (IDDSI 7) *	1 □	0 □
4. Liquids & Solids: Give a piece of bread (1.5 x 1.5 cm) and a sip of water after half of the chewing time *	1 □	0 □
Sum:		
Total Sum:		

*Observe the patient after each swallow.
Discontinue the subtest and the screening if the patient shows any of the following signs:
Difficulty swallowing (prolonged oral phase: >10 sec with liquids and semisolids, >23 sec. with bread), coughing, drooling or change of voice.
If there are no visible problems, proceed to the next subtest.

FEES (Fiberoptic Endoscopic Evaluation of Swallowing), IDDSI (International Dysphagia Standardisation Initiative), RASS (Richmond Agitation Sedation Scale)

Troll, Trapl-Grundschober; 2022
Troll C. Modifikation und Validierung des Gugging Swallowing Screens für die Intensivstation [Master's thesis]. Krems: Donau-Universität Krems; 2022.

표 21-6B. GUSS-ICU-Evaluation

Result	Severity Code	Recommendations (based on IDDSI-Framework)
0~6 points	Preliminary investigation or semisolids failed (Severe Dysphagia with high risk of aspiration)	* NPO (non per os) → Refer to SLP/SLT or ENT/Phoniatrician/Dysphagia Specialist. Repeat the test after 4 hours at the earliest.
7 points	Semisolids passed, fluids failed (moderate dysphagia with aspiration risk)	* Pureed or liquidised textures (IDDSI 3-4) * All liquids must be thickened (IDDSI 2-3) * Pills should be crushed and mixed with puree (IDDSI: 3-4) * No liquid medication! * Optional: Further functional swallowing assessments (FEES, VFSS)[1] * Optional: Refer to SLP / SLT * Supplementation via PEG, nasogastric tube or parenteral + supplementary food
8 points	Semisolids passed, fluids passed, solids failed (mild dysphagia with low risk of aspiration)	* Dysphagia diet (minced & moist or soft & bite-sized) (IDDSI: 5 or 6) * Liquids IDDSI 0 * Optional: Further functional swallowing assessments (FEES, VFSS)[1] * Optional: Refer to SLP / SLT * Supplementation via PEG, nasogastric tube or parenteral + supplementary food
9 points	Semisolids passed, fluids passed, solids passed, mixed textures failed (mild dysphagia with low risk of aspiration)	* Dysphagia diet (soft & bite-sized or Easy to chew) (IDDSI: 6 or 7 EC) * Avoid mixed or hard to chew textures * Liquids (IDDSI 0) * Optional: Further functional swallowing assessments (FEES, VFSS)[1] * Optional: Refer to SLP / SLT * Supplementation via PEG, nasogastric tube or parenteral + supplementary food
10 points	All textures passed (Minimal/no Dysphagia; Minimal/no risk of aspiration)	* Normal diet (IDDSI: 7, 7 EC) * Regular liquids (IDDSI: 0) * First normal meal under supervision of a SLP/SLT or dysphagia-trained nurse to evaluate the swallowing ability of mixed consistencies

[1] Use functional Investigations like: Fiberoptic Endoscopic Evaluation of Swallowing (FEES), Videofluoroscopic Swallowing Study (VFSS). (IDDSI = International Dysphagia Standardization Initiative)
SLP, Speech and Language Pathologist; SLT, Speech & Language Therapist

Troll, Trapl-Grundschober; 2022
Troll C. Modifikation und Validierung des Gugging Swallowing Screens für die Intensivstation [Master's thesis]. Krems: Donau-Universität Krems; 2022.

VFSS는 X선 투시 장비를 이용하여 검사식과 조영제(예: 바륨)를 혼합한 식이를 삼키는 과정을 실시간으로 촬영하고 분석하는 방식으로 진행된다. 이를 통해 연하의 각 단계인 구강기, 인두기, 식도기에서 발생하는 기능적 또는 해부학적 이상을 시각적으로 평가할 수 있다. 검사 시에는 반고형식, 액체식, 고형식 등을 포함한 다양한 점도의 식이를 사용하는 것이 원칙이며, 검사 중 심각한 흡인이 관찰되는 경우에는 즉시 검사를 중단한다.

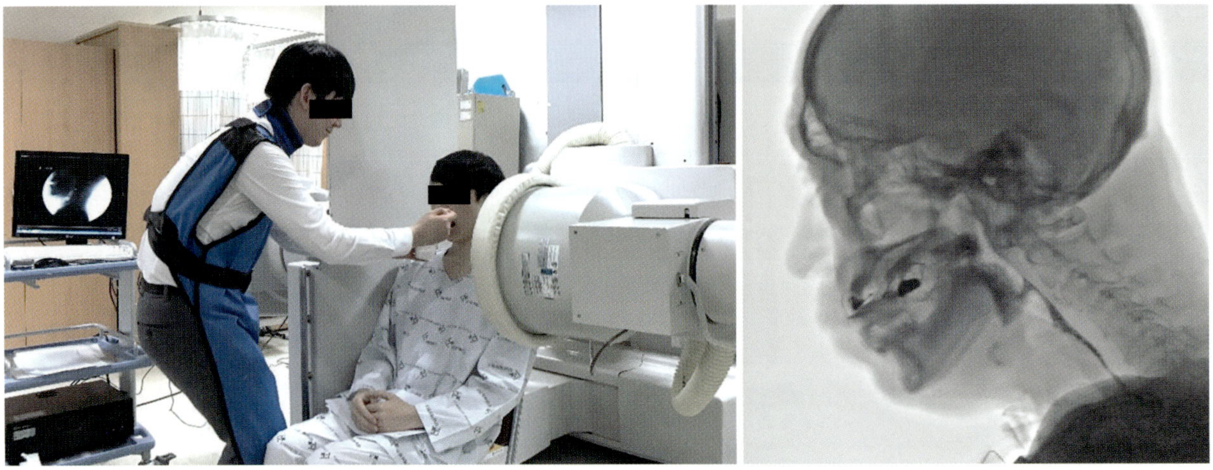

그림 21-1. 비디오투시연하검사(videofluoroscopic swallowing study, VFSS)

(1) 비디오투시연하검사를 통한 연하단계별 평가

① 구강기

중환자실 치료 이후에는 다양한 원인으로 인해 구강기 기능에 이상이 발생할 수 있으며, 이러한 기능 저하는 비디오투시연하검사를 통해 정밀하게 평가할 수 있다. 구강기는 음식물이 구강 내로 진입하여 인두로 이동하기 전까지의 과정을 포함하며, 이 단계의 이상은 전체 연하 기능에 영향을 미칠 수 있다.

- **입술 닫기**(lip seal): 검사 식이가 구강 내로 진입하는 과정에서 입술을 제대로 닫지 못할 경우, 음식물이 구강 밖으로 유출될 수 있다. 이러한 현상은 인지 기능 저하, 숨뇌 마비(bulbar palsy), 입둘레근의 근력 약화, 턱관절 장애 등 다양한 원인에 의해 발생할 수 있으므로 VFSS 중 이러한 소견이 나타나는 경우 그 여부를 면밀히 평가해야 한다. 또한 일부 환자에서는 입을 자발적으로 여는 것 자체가 어려운 경우도 있어, 이 경우에는 연하장애 외에도 구강 개폐에 영향을 주는 신경학적 또는 근골격계 질환의 가능성을 감별하고, 이에 따른 치료 방안을 함께 고려해야 한다.
- **저작**(mastication): 저작의 저하는 음식물을 연하 및 소화에 적합한 성상으로 변화시키는 데 영향을 미치므로, 이에 대한 평가는 필수적이다. 인지 기능 저하, 구 마비, 치아 손실, 저작근 약화, 턱관절 장애 등은 저작 기능 저하의 주요 원인이며, 불안정한 호흡 상태가 저작에 영향을 미칠 수 있다는 점도 간과해서는 안 된다. 중환자실 치료 이후에는 폐 실질의 손상, 장기적인 기계환기의 적용, 신경근육질환에 따른 호흡근 약화 또는 심기능 저하로 인해 분당 호흡수가 증가하는 경향이 있다. 이로 인해, 건강한 상태에서 무호흡 상태로 저작하는 데 익숙했던 환자들은 식사 중 호흡곤란이나 피로감을 느껴 의도적으로 저작을 생략하는 경우가 발생한다. 그러나 검사 시간은 제한적이고 전체 식사 과정을 평가하지는 못하기 때문에, 실제 식사 상황에서 발생하는 근피로로 인한 저작 기능 저하는 평가에 반영되지 않을 수 있음을 임상의는 인지하고 있어야 한다.
- **혀 운동**(tongue movement): 중환자실에서 기관삽관 기간이 길어질수록 혀의 운동 기능은 점차 저하되며, 발관 이후에도 구강 섭취가 제한되고 대화 빈도가 감소하는 상태가 지속되면 이러한 기능 저하는 더욱 두드러진다. 혀의 전후 움직임뿐만 아니라 측방 움직임까지 함께 감소하여, 치아와 구강 내벽 사이에 남아 있는 음식물을 효과적으로 제거하는 능력이 저하된다. 이로 인해 인두로 음식물을 전달하는 데 소요되는 구강 통과시간(oral transit time)이 증가하며, 음식물이 의도하지 않은 시점에 인두로 넘어가 흡인으로 이어질 수 있다. 혀의 운동 이상을 보다 정확하게 평가하기 위해서는

VFSS를 시행할 때 외측(lateral) 영상뿐만 아니라 전후(anteroposterior, AP) 영상도 함께 촬영하는 것이 바람직하다.

② 인두기

인두기에서는 음식물에 대한 감각 자극으로 삼킴 반사가 유발되며, 이어서 음식물을 식도로 안전하게 이동시키기 위해 기도, 구강, 비강으로의 역류를 방지하는 생리학적 제어 메커니즘이 작동한다.

• **삼킴반사**(swallowing reflex): 삼킴반사는 주로 뇌간의 중추 패턴 발생기(central pattern generator)에 의해 통합적으로 조정되며, 정상 성인의 경우 0.2초 이내, 노인의 경우에도 약 0.5초 이내에 발생하는 것으로 알려져 있다.

• **후두 거상**(laryngeal elevation): 후두의 거상은 주로 피열연골의 움직임을 통해 확인할 수 있다. 피열연골은 후두 연골 중 가장 상부에 위치하며, 연하 시 후두 전체가 상방 및 전방으로 이동함에 따라 함께 이동하므로, 그 위치 변화는 후두 거상의 간접적인 지표가 된다. 이러한 움직임은 VFSS뿐만 아니라 FEES 검사에서도 명확하게 관찰할 수 있다.

후두의 거상은 본질적으로 설골상근(suprahyoid muscles)의 수축에 의해 이루어진다. 이 과정에서 설골(hyoid bone), 갑상연골(thyroid cartilage), 윤상연골(cricoid cartilage)이 함께 전방 및 상방으로 이동하게 된다. 설골상근에는 이복근(digastric muscle), 경상설골근(stylohyoid muscle), 이설골근(geniohyoid muscle), 악설골근(mylohyoid muscle) 등이 포함되며, 이들 근육의 수축은 설골을 직접적으로 전방 상방으로 이동시킨다. 따라서 설골의 이동은 VFSS에서 설골상근의 기능을 평가하는 주요 지표로 활용된다. 최근에는 설골의 이동 거리뿐 아니라, 그 움직임 속도와 패턴이 연하장애의 예후 및 잔류량과 관련된다는 연구가 보고되고 있다[41,42]

• **후두개의 반전**(epiglottic inversion): 후두개의 반전은 전적으로 수동적인 반응에 의해 이루어지며, 후두 거상의 저하와 설근의 후방 이동 감소와 관련이 있는 것으로 보고되어 있다.[43] 후두개와 후인두벽 사이의 간격이 좁은 경우에도 반전이 제한될 수 있다.[44] 또한 장기간의 기관내삽관이나 기관절개관 유지로 인해 후두개를 포함한 후두 구조물에 지속적인 압박, 염증, 섬유화 등의 변화가 발생하면, 후두개의 유연성이 감소하여 정상적인 반전이 이루어지지 않을 수 있다. 후두개 반전이 제대로 이루어지지 않을 경우, 후두개계곡에 잔여물이 남게 되고 기도 폐쇄 기능이 저하되어 후두 보호가 불완전해지며, 그 결과 흡인의 위험이 증가하게 된다.

• **인두 내 잔류물**(residue, remnant): VFSS를 통해 후두개계곡, 이상와, 상부 식도조임근 상부 등에 음식물 잔류물이 남는지를 확인할 수 있다. 이러한 잔류물은 환자에게 이물감을 유발하고, 삼킴 후 흡인의 원인이 될 수 있으므로 적절한 관리가 필요하다. 검사 중 이중 또는 다중 삼킴(double/multiple swallow), 교대 삼킴(alternating swallow)등을 시행하여 잔류물이 제거되는지를 평가함으로써, 환자에게 적용할 치료적 접근이 달라질 수 있다. 특히 후두개계곡의 잔류물은 그 양에 따라 심각도를 나누어 평가하기도 한다. 예를 들어, 비디오투시연하장애척도(Videofluoroscopic Dysphagia Scale, VDS)에서는 '후두개계곡 잔류물(epiglottic vallecular residue)' 항목을 잔류 없음(none), 10% 미만(<10%), 10~50%, 50% 초과(>50%)의 네 단계로 구분하여 점수화 하고 있다.

• **인두의 코팅**(pharyngeal coating): 인두의 검사식 코팅은 삼킴 후 음식물이나 분비물이 인두 점막에 얇게 도포된 채 잔류하는 소견을 말하며, 검사 시에는 주로 인두 후벽의 코팅으로 관찰된다. 주로 인두수축근(pharyngeal constrictor muscle)의 수축력 저하, 상부 식도조임근의 이완 부족, 또는 감각 저하로 인한 연하 후 자발적 재삼킴의 부족과 관련된다. 이러한 잔류물은 흡인의 위험을 높일 수 있으며, 반복 삼킴이나 자세 조정과 같은 보상 전략이 필요함을 시사한다.

③ 식도기

VFSS는 주로 두경부의 외측 영상을 통해 관찰되므로, 이 영상에서는 상부 식도조임근의 개폐 움직임을 포함한 식도의 상부만 확인할 수 있다. 식도 하부까지 평가하려면 투시기의 위치를 하방으로 조정하여 추가적으로 관찰해야 한다. 특히 두경부 측면 영상에서 연하 전이나 연하 중 흡인의 소견이 관찰되지 않았음에도 불구하고 환자에게 기침 반사가 발생할 경우, 연하 후 흡인을 의심해야 한다. 이때, 원인 중 하나로 기관식도누공의 존재 가능성을 고려할 필요가 있다.

• **기관식도루**(tracheoesophageal fistula): 후천성 기관식도루는 주로 중환자에서 발생하며, 장기간의 기관삽관으로 인해 기관 후벽과 식도 전벽 사이에 비정상적인 통로가 형성되는 질환이다. 대부분의 경우 기관삽관 튜브의 커프가 기관 후벽을 지속적으로 압박하고, 인접한 코위관이나 식도와의 사이에 허혈성 괴사를 유발하면서 발생하며, 그 발생률은 0.3~3%로 보고되어 있다.[45] 심한 화농성 폐 감염을 동반할 수 있으며, 주요 위험인자로는 기계환기 중 높은 기도압, 튜브의 과도한 움직임, 장기간 삽관, 스테로이드 치료, 인슐린 의존성 당뇨병, 영양불량, 심폐질환에 따른 만성 저산소증, 지속적인 저혈압, 빈혈, 패혈증, 위식도역류 등이 있다. 대부분의 경우 자연 치유나 보존적 치료는 어렵고, 수술적 치료가 필요하다.[46]

(2) 비디오투시연하검사의 척도

VFSS에서 주로 활용되는 척도로는 침투-흡인 척도(Penetration-Aspiration Scale, PAS), 기능적연하장애척도(Functional Dysphagia Scale, FDS), 비디오투시연하장애척도(Videofluoroscopic Dysphagia Scale, VDS)가 있다.

① 침투-흡인 척도(Penetration-Aspiration Scale, PAS)

PAS는 1점부터 8점까지로 점수를 매기며, VFSS 검사에서 음식물의 흡인 심각도를 평가하기 위한 도구이다(표 21-7). 1점은 정상, 2~5점은 침투(penetration), 6~8점은 흡인을 의미한다. 세부적으로는, 2~3점은 음식물이 성대 상방에만 침투한 경우이며(3점은 기도 밖으로 배출되지 않음), 4~5점은 성대를 접촉하는 수준으로 침투(5점은 기도 밖으로 배출되지 않음)한 경우이다. 6~8점은 성대 아래로 흡인된 경우이며 7~8점은 기도밖으로 배출되지 않는다. 특히 8점은 기침 반사가 없는 무증상 흡인에 해당한다.

② 기능적연하장애척도
(Functional Dysphagia Scale, FDS)

뇌졸중 환자의 연하 기능을 정량적으로 평가하기 위해 Han 등(2001)이 개발한 도구로, 비디오투시연하검사 결과를 바탕으로 구강기와 인두기의 이상 소견을 총 11개

표 21-7. 침투-흡인 척도(Penetration-Aspiration Scale, PAS)

분류	점수	설명
침투 및 흡인 없음	1	음식물이 기도로 들어가지 않음
침투(Penetration)	2	음식물이 기도로 진입하였으나, 성대주름 상부에 머물고 기도 밖으로 배출됨
	3	음식물이 기도로 진입하여 성대주름 상부에 머물며 기도 밖으로 배출되지 않음
	4	음식물이 기도로 진입하여 성대주름에 접촉하였으나, 기도 밖으로 배출됨
	5	음식물이 기도로 진입하여 성대주름에 접촉하였고 기도 밖으로 배출되지 않음
흡인(Aspiration)	6	음식물이 기도로 진입하여 성대주름 하부까지 침범하였으나 기도 밖으로 배출됨
	7	음식물이 기도로 진입하여 성대주름 하부까지 침범하였고 기침 반응은 있으나 기관 밖으로 배출되지 않음
	8	음식물이 기도로 진입하여 성대주름 하부까지 침범하였으며, 기침 반응 없이 기관 밖으로 객출되지 않음

항목으로 세분화하여 평가한다. 각 항목은 흡인과의 연관성을 고려해 가중치가 부여되며, 총점은 100점 만점으로 구성되어 연하장애의 중증도를 수치화 할 수 있다.[47]

③ 비디오투시연하장애척도
(Videofluoroscopic Dysphagia Scale, VDS)

FDS의 구조를 기반으로, 보다 세분화된 항목 정의와 다양한 병인에 적용 가능하도록 2007년에 개발된 VFSS 기반 연하장애 평가 척도이다(표 21-8).[49] 총 14개 항목으로 구강기와 인두기를 포함하며, 각 항목은 점수화되어 총 100점 만점으로 환자의 연하장애 중증도를 정량적으로 평가할 수 있다. 특히 다양한 신경계 질환과 두경부 구조 이상을 포함한 여러 병인을 대상으로 임상적 타당성과 신뢰도가 입증 되었다.

2) 내시경연하검사

내시경연하검사(fiberoptic endoscopic evaluation of swallowing, FEES)는 침상에서 바로 시행할 수 있어 중환자에게 적합한 연하장애 확진 도구이다(그림 21-2). 검사 시 인두, 성대, 후두의 해부학적 구조를 직접 관찰할 수 있으며, 후두 감각 및 기도 폐쇄 능력을 포함한 다양한 연하 관련 병태생리를 평가할 수 있다. 특히, 분비물의 축적 여부, 성문 폐쇄 기능, 흡인 또는 무증상 흡인의 유무, 음식물의 잔류 등을 실시간으로 확인할 수 있다.

이 검사는 장비의 이동이 간편하고 반복 시행이 가능하며, 방사선 노출이 없어 비교적 안전하다는 장점이 있다. 단, 음식물을 삼키는 순간 내시경 시야가 일시적으로 가려져 해당 시점의 구조적 변화를 관찰하기 어렵고, 구강기 및 식도기 평가는 불가능하다는 한계가 있다. 검사 후 부작용으로는 코피(epistaxis), 후두연축(laryngospasm), 혈관미주신경 반응(vasovagal response) 등이 드물게 보고되었으나, 발생률은 매우 낮다.[50]

(1) 검사 방법

검사자는 환자를 의자나 침대에 앉힌 상태에서, 국소마취제를 비강에 도포한 후 굴곡형 내시경을 비강을 통해 삽입하여 인두부의 구조와 기능을 관찰한다.

내시경 삽입 전에는 구강 내 타액 고임, 혀의 감각 및 움직임, 구강 위생 상태 등을 확인하며, 삽입 후에는 비인두, 인두, 성문상부의 해부학적 구조와 그 움직임을 평가할 수 있다. 또한 '아', '이', '우'와 같은 발성을 통해 구개의 움직임 및 연인두 폐쇄 여부도 관찰한다.

연하 평가 시에는 다음 항목을 중심으로 관찰한다. 타액 고임(saliva pooling), 잔류물의 위치 및 제거 여부, 흡인의 여부 및 시기(음식물 삼킴 전, 중, 후), 그리고 PAS를 이용한 흡인 및 침투의 정도 등이다.

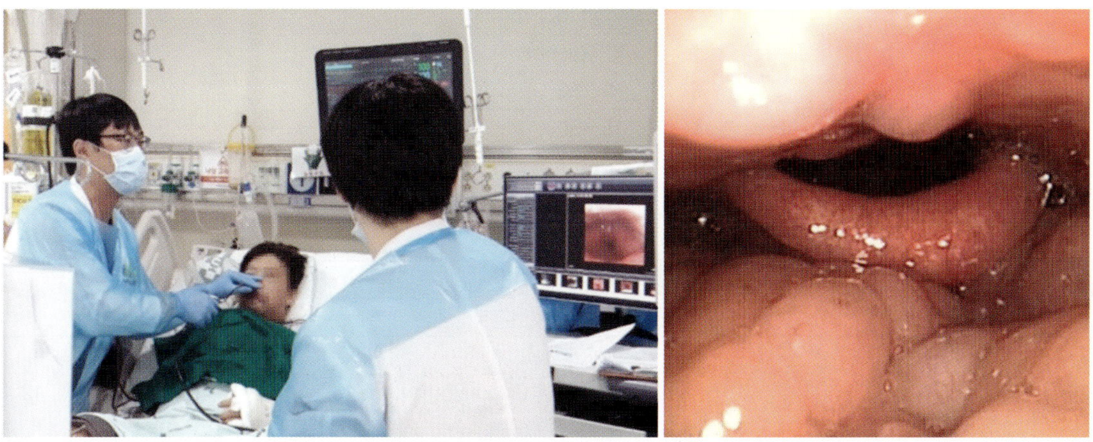

그림 21-2. 내시경연하검사(FEES)

표 21-8. Videofluoroscopic Dysphagia Scale (VDS)

지표(parameter)	측정 점수(coded value)		점수(score)
입술 닫힘(lip closure)	정상(intact)	0	4
	불충분(inadequate)	2	
	완전소실(none)	4	
식괴 형성(bolus formation)	정상(intact)	0	6
	불충분(inadequate)	3	
	완전소실(none)	6	
저작기능(mastication)	정상(intact)	0	8
	불충분(inadequate)	4	
	완전소실(none)	8	
실행증(apraxia)	정상(none)	0	4.5
	경도이상(mild)	1.5	
	중등도(moderate)	3	
	심한이상(severe)	4.5	
혀-구개 접촉(tongue to palate contact)	정상(intact)	0	10
	불충분(inadequate)	5	
	완전소실(none)	10	
조기 식괴 붕괴(premature bolus loss)	없음(none)	0	4.5
	< 10%	1.5	
	10~50%	3	
	> 50%	4.5	
구강 통과 시간(oral transit time)	≤ 1.5s	0	3
	> 1.5s	3	
인두 삼킴 유발(triggering of pharyngeal swallow)	정상(normal)	0	4.5
	지연(delayed)	4.5	
후두개곡 잔여물(vallecular residue)	없음(none)	0	6
	< 10%	2	
	10~50%	4	
	> 50%	6	
후두 거상(laryngeal elevation)	정상(normal)	0	9
	이상(impairment)	9	
이상와 잔여물(pyriform sinus residue)	없음(none)	0	13.5
	< 10%	4.5	
	10~50%	9	
	> 50%	13.5	
인두 벽 코팅(coating of pharyngeal wall)	없음(no)	0	9
	있음(yes)	9	
인두 통과 시간(pharyngeal transit time)	≤ 1.0s	0	6
	> 1.0s	6	
기도 흡인(aspiration)	없음(none)	0	12
	성문상침투(supraglottic penetration)	6	
	성문하흡인(subglottic aspiration)	12	
전체(total)			100

(2) 내시경연하검사와 감각평가

내시경연하검사와 감각평가(Fiberoptic Endoscopic Evaluation of Swallowing with Sensory Testing, FEESST)는 연하 기능뿐만 아니라 후두 감각 기능까지 평가할 수 있도록 고안된 검사로, 1998년 Aviv 등에 의해 처음 소개되었다.[51] 기존의 FEES가 구조적 움직임, 흡인 여부, 잔류물 등을 시각적으로 평가하는 데 중점을 두는 반면, FEESST는 후두 감각 평가를 추가함으로써 연하 반사 및 기도 보호 기전과 관련된 감각 통합 기능까지 함께 평가할 수 있다는 점에서 차별화된다.

감각 평가는 후두인두 감각 판별 검사(Laryngopharyngeal Sensory Discrimination Testing, LPSDT)를통해 수행되며, 이는 내시경에 부착된 압축 공기 전달 장치를 이용하여 시행한다. 내시경을 비강으로 삽입한 후, 상후두신경(superior laryngeal nerve)이 지배하는 성문 상부 점막(aryepiglottic fold, epiglottis, false vocal fold)에서 약 2mm 거리에 위치시킨 뒤, 압축 공기 자극(50ms, 0~15mmHg)을 가하여 반응을 관찰한다. 자극에 대한 반응으로 나타나는 후두내전반사(laryngeal adductor reflex, LAR)의 유무 및 반응 역치를 통해 감각 기능을 정량적으로 평가할 수 있다. 총 6블록의 자극을 시행하며, 가장 낮은 압력에서 반응을 보인 값들의 평균을 감각 역치로 기록한다. 감각 역치는 4.0mmHg 미만일 경우 정상, 4.0~6.0mmHg는 중등도, 6.0 mmHg 초과는 중증 감각저하로 분류한다(표 21-9).[51,52] 정상적인 경우 즉각적이고 양측성의 성문 폐쇄 반응이 유도되며, 이는 기도 보호 기능의 주요 지표로 간주된다. 반응이 약하거나 소실된 경우에는 무증상 흡인의 위험성이 높다고 판단할 수 있다.

감각 평가 이후에는 다양한 점도의 음식물(묽은 액체, 점증된 액체, 퓨레, 고형식 등)을 녹색 염료로 염색한 후, 환자에게 삼키게 하여 내시경을 통해 연하 과정

표 21-9. Laryngopharyngeal sensory discrimination testing (LPSDT)

Medical record number: _______ **Date of interview:** _______ (mmddyy)

LPSDT

+, Positive response; –, Negative response; C, Catch trial; LC, Laryngeal closure; S, Swallow

Data (mmHg)

Right	Left
_______	_______
_______	_______
_______	_______
_______	_______
_______	_______
_______	_______

Threshold: _______ Threshold: _______

(Normal, <4.0mmHg; Moderate Deficit, 4.0~6.0mmHg; Severe Deficit, >6.0mmHg)

Laryngopharyngeal sensation

Right: _______ Left: _______

(0 = normal; 1 = moderate deficit; 2 = severe deficit)

Safety

Airway Compromise _______ (0 = No; 1 = Yes)

Epistaxis _______ (0 = No; 1 = Yes)

Patient Discomfort _______ (0 = None; 1 = Mild; 2 = Moderate; 3 = Severe)

If your physician advised that you repeat this test, would you repeat this test? _______ (0 = No; 1 = Yes)

을 시각적으로 평가한다. 검사자는 연하 시작 지연, 인두 내 고임 및 잔류, 후두 침범, 흡인, 역류 등의 소견을 관찰하고 기록한다. FEESST는 특히 감각 저하가 의심되는 신경계 질환 또는 중환자에게 유용하며, 감각 기능 개선을 위한 중재 효과 평가에도 활용될 수 있다. 다만, 장비 구성이 복잡하고 검사 비용이 높으며, 시술자의 숙련도가 요구된다는 점, 그리고 공기 자극에 대한 환자의 협조 여부에 따라 해석에 제한이 있을 수 있다는 단점이 있다.

III 연하장애의 치료

중환자에서 연하장애에 대한 재활 치료 연구는 2000년대 중반부터 점진적으로 시작되었다. 초기에는 장기 기관내삽관 환자를 대상으로 한 예방적 삼킴 자극 연구가 처음 발표되었으며[53], 2010년대 초반에는 발관 후 연하장애의 지속성과 그에 따른 임상적 예후 악화를 보고하는 연구들이 등장하였다. 이후 연하장애의 진단 및 치료 실태를 조사한 연구와 함께, 신경학적 손상이 동반된 중환자에서 연하장애가 입원 기간을 연장시킨다는 보고가 이어지면서, 연하장애 관리의 중요성이 부각되었다. 2010년대 후반에는 중환자 연하장애의 역학, 병태생리, 임상 경과를 체계적으로 관찰한 대규모 연구들이 진행되었으며, 이를 기점으로 연하장애 선별검사, 삼킴 및 호흡근 운동, 신경근 전기자극 등 다양한 재활 중재를 평가가 활발히 이루어졌다. 2020년 이후에는 무작위 대조군 연구와 체계적 고찰 연구가 다수 발표되며, 중환자 연하장애 재활치료의 효과성을 검증하려는 노력이 본격화되고 있다. 특히 삼킴 운동과 구강 관리 프로그램을 통한 구강 섭취 재개 촉진 및 흡인성 폐렴 예방을 목표로 한 중재 연구가 활발히 수행되고 있다. 그러나 국내에서는 중환자실 내 연하장애 중재에 대한 수가 체계가 미비하여, 실제 임상 적용 및 관련 연구가 아직은 제한적인 상황이다.

1 연하장애 치료의 효과

연하장애에 대한 재활치료는 연하장애의 중증도를 완화하고, 발관 후 총 구강 섭취량을 증가시키며, 흡인 및 폐렴의 발생률, 병원 내 사망률을 감소시키는 데 기여할 수 있는 것으로 보고되었다.[54-57] 그러나 일부 연구에서는 삼킴 운동이 구강 섭취 재개까지의 기간, 퇴원 시기, 흡인 및 폐렴 발생률, 중환자실 입원 기간, 재삽관률, 병원 내 사망률 등에 미치는 영향이 제한적이라는 결과도 보고되었다.[53,55]

2 연하장애 치료의 목표

연하장애 치료의 주요 목표는 음식물과 액체를 안전하고 효율적으로 삼킬 수 있도록 삼킴 기능을 회복하거나 보조하는 데 있다. 이를 통해 흡인 및 흡인성 폐렴과 같은 합병증을 예방하고, 영양 상태와 수분 균형을 유지하며, 전신 건강과 삶의 질을 향상시키는 것을 궁극적인 목적으로 한다. 치료는 기도 보호를 강화하여 흡인 위험을 최소화하고, 가능한 경우 경관 영양 없이 구강 섭취를 재개하는 데 중점을 둔다. 또한 삼킴 과정의 각 단계(구강기, 인두기, 식도기)에서 나타나는 기능적 문제를 개선하여 삼킴의 효율성을 높이고, 이를 통해 전신 기능 저하를 방지한다. 아울러 삼킴과 관련된 불안이나 사회적 위축을 완화하여 환자의 심리사회적 안녕을 증진하는 것도 중요한 치료 목표 중 하나이다.

개별화된 치료 계획 수립을 위해서는 먼저 연하장애를 유발한 기저질환을 파악하고, 이학적 검사와 확진 검사(비디오연하투시검사 또는 내시경연하검사)를 통해 각 연하 단계별(구강기, 인두기, 식도기) 기능을 평가해야 한다. 이후 구조적 및 기능적 이상을 바탕으로 보상 기법, 자세 전략, 감각 자극, 운동 치료, 신경근육전기자극치료, 비침습적 뇌자극치료, 시술적 치료(예: 보툴리눔 톡신 주사), 수술적 치료 등의 방법을 환자 특성에 맞게 선택하여 적용한다.

3 연하장애의 치료 방법

1) 구강 위생

(1) 중환자에서 구강 위생의 임상적 중요성

구강은 인체에서 두 번째로 큰 미생물무리(microbiota)을 보유하는 기관이다.[58] 구강과 전신 건강을 유지하기 위해서는 다양한 복합적 기전이 작용한다. 건강한 상태에서는 침샘을 통해 하루 500mL에서 1.5L 정도의 침이 생성·분비되며, 침 분비는 기립 시 가장 활발하고 앙와위 자세에서는 가장 감소하는 것으로 알려져 있다.[59] 침은 점액, 수분, 전해질, 면역글로불린, 소화효소, 세포 등으로 구성되어 있으며, 구강 세정, 점막 보습, 음식물 윤활, 미생물 제거, 미각 전달, 구강 내 pH 유지, 면역 기능을 통한 감염 예방 등 다양한 기능을 수행하여 치아 및 연조직의 건강을 유지하는 데 중요한 역할을 한다.[60,61]

구강건조증(xerostomia)은 중환자에서 흔히 관찰되며, 연하의 여러 단계에 영향을 미친다. 구강기에서는 건조한 음식물을 씹거나 삼키는 데 어려움이 생기고, 저작 중 발화를 유지하는 데도 어려워진다. 이로 인해 치아 건강이 악화되고 구강 위생이 저하되어 감염 위험이 증가할 수 있다. 인두기 및 식도기 단계에서는 침 분비 감소로 인해 음식물의 이송이 원활하지 않아 연하 과정이 방해를 받을 수 있다.

구강 내 미생물 불균형(dysbiosis)은 치주질환과 충치는 물론 심혈관 질환, 당뇨병, 호흡기 질환 등 다양한 전신 염증성 질환과도 관련이 있다. 특히 고령자나 중환자의 경우 구강 내 병원성 세균이 흡인을 통해 하기도로 유입되면 폐렴 발생 위험이 높아진다. 구강 내 치태(dental plaque) 약 1mm²에는 1억 마리 이상의 세균이 존재할 수 있으며, 이는 흡인 시 중요한 감염원이 될 수 있다. 치주질환이 있는 경우 병원성 세균의 집락이 증가해 병원획득성 폐렴 및 인공호흡기 관련 폐렴 발생 위험이 더욱 커진다. 삽관 시 구강 내 병원균은 기도 하부로 이동할 수 있으며, 기관삽관 튜브 표면에 형성된 바이오필름은 항생제나 면역 방어 기전을 회피함으로써 치료를 어렵게 만든다.[62]

중환자실에 입원한 환자는 의식 저하, 기계환기, 지속적인 입 벌림 등으로 인해 구강 위생 관리가 어렵고, 이로 인해 구강 내 치태 축적과 병원성 세균의 집락이 빠르게 진행된다. 특히 기존에 구강 건강이 불량한 환자의 경우, 인공호흡기 관련 폐렴 발생 위험이 더욱 높다.[63,64]

중환자실 환자에게 구강 건강 평가는 환자의 기저 상태를 파악하고 효과적인 구강 관리 계획을 수립하기 위해 필수적이다. 실제로 구강 평가를 기반으로 한 체계적인 관리가 인공호흡기 관련 폐렴의 발생을 감소시키고 비용 대비 효과적인 중재 방법이라는 근거도 제시되고 있다.[62,65,66]

(2) 구강 위생의 평가 도구

구강 관리를 시작하기 전에 환자의 구강 상태를 체계적으로 평가하여야 한다. 구강 건강 평가는 구강 점막, 치아, 잇몸, 혀, 침 분비 상태 등을 포함하며, 기존의 치주질환이나 충치, 구강 건조증, 염증성 변화의 유무를 확인하는 데 초점을 둔다.

구강 위생 평가 도구로는 1988년에 Eilers 등이 개발한 구강 평가 도구(Oral Assessment Guide, OAG)가 대표적이다(그림 21-3). 이 도구는 항암요법이나 방사선치료를 받는 환자의 구강 건강 상태를 체계적이고 간편하게 평가하기 위해 개발되었으며 이후 다양한 임상 환경에 맞게 수정되어 널리 활용되고 있다.[67]

침상 구강 평가(Bedside Oral Exam, BOE)는 2012년 Prendergast에 의해 개발되었으며, 기존의 OAG를 기반으로 신경계 중환자실 환자, 특히 기관 삽관 환자나 의식 저하 환자에서도 구강 건강 상태를 보다 현실적이고 간편하게 평가하기 위해 수정, 개발된 것이다. BOE는 기존 OAG에서 음성(voice) 항목을 제거하고 냄새(odor) 항목으로 대체한 점이 특징이다. 총 8개 항목으로 구성되며, 각 항복은 1점(정상)에서 3점(심한 이상)까지 평가한다. 총점은 최소 8점(양호한 구강 건강)에서 최대 24점(심각한 구강 건강 손상)까지 부여된다(표 21-10).[65]

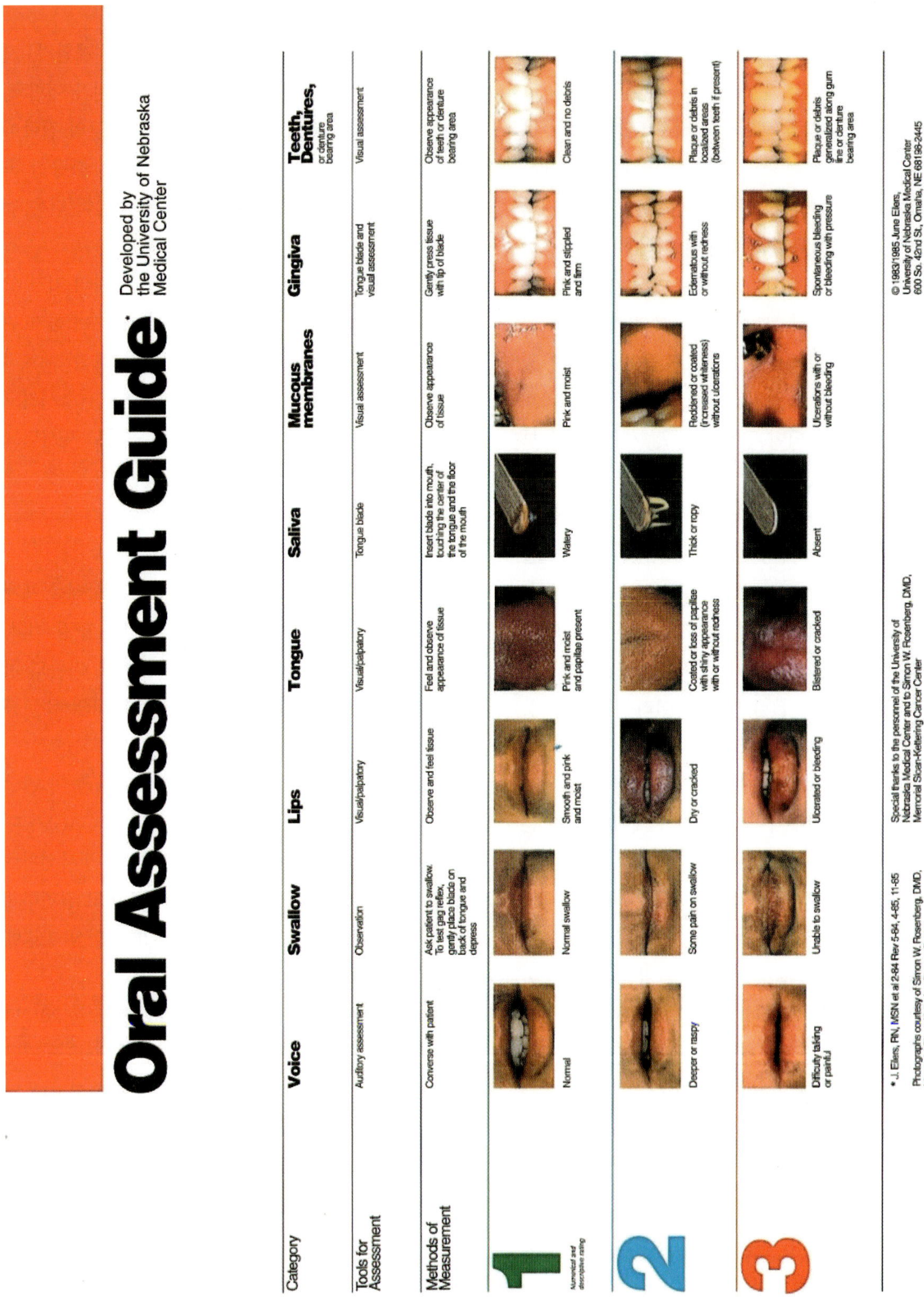

Oral Assessment Guide*

Developed by the University of Nebraska Medical Center

Category	Voice	Swallow	Lips	Tongue	Saliva	Mucous membranes	Gingiva	Teeth, Dentures, or denture bearing area
Tools for Assessment	Auditory assessment	Observation	Visual/palpatory	Visual/palpatory	Tongue blade	Visual assessment	Tongue blade and visual assessment	Visual assessment
Methods of Measurement	Converse with patient	Ask patient to swallow. To test gag reflex, gently place blade on back of tongue and depress	Observe and feel tissue	Feel and observe appearance of tissue	Insert blade into mouth, touching the center of the tongue and the floor of the mouth	Observe appearance of tissue	Gently press tissue with tip of blade	Observe appearance of teeth or denture bearing area
1 (Numerical and descriptive rating)	Normal	Normal swallow	Smooth and pink and moist	Pink and moist and papillae present	Watery	Pink and moist	Pink and stippled and firm	Clean and no debris
2	Deeper or raspy	Some pain on swallow	Dry or cracked	Coated or loss of papillae with shiny appearance with or without redness	Thick or ropy	Reddened or coated (increased whiteness) without ulcerations	Edematous with or without redness	Plaque or debris in localized areas (between teeth if present)
3	Difficulty talking or painful	Unable to swallow	Ulcerated or bleeding	Blistered or cracked	Absent	Ulcerations with or without bleeding	Spontaneous bleeding or bleeding with pressure	Plaque or debris generalized along gum line or denture bearing area

* J. Eilers, RN, MSN et al 2-84 Rev 5-84, 4-85, 11-85

Photographs courtesy of Simon W. Rosenberg, DMD, Memorial Sloan-Kettering Cancer Center

Special thanks to the personnel of the University of Nebraska Medical Center and to Simon W. Rosenberg, DMD, Memorial Sloan-Kettering Cancer Center

그림 21-3. Oral Assessment Guide (OAG)

표 21-10. Bedside Oral Exam (BOE)[65]

Category	Methods of Measurement	Numerical and Descriptive Ratings		
		1 Normal	2 Moderate Dysfunction	3 Severe Dysfunction
Swallow	Observe while patient swallows, check gag reflex	Normal swallow	Pain or difficulty with swallow	Unable to swallow *(intubated, absent gag)*
Lips	Observe	Smooth, pink	Dry or cracked	Ulcerated or bleeding
Tongue	Observe appearance of tissue	Pink, moist, papillae present	Coated or loss of papillae with shiny appearance, with or without redness	Blistered, cracked, or bleeding
Saliva	Observe Use tongue blade, touching the center of tongue and floor of mouth *(optional)*	Watery	Thick or ropy	Absent
Mucous Membranes	Observe appearance of tissue	Pink, moist	Red or coated, no ulcers	Ulcers with or without bleeding
Gingiva	Observe Use tongue blade, may gently press tissue with tip of blade *(optional)*	Pink, firm	Edema, with or without redness; with or without bleeding	Bleeds easily
Teeth or Dentures	Observe appearance of teeth or denture	Clean or no teeth	Local debris (between teeth)	General debris, decay
Odor	Smell	Normal	Slightly to moderately foul	Strong foul odor

(3) 구강 위생 방법

① 구강 위생 방법

구강 위생을 위해 시행할 수 있는 방법으로는 칫솔질과 거즈를 이용한 구강 내 청결을 유지, 의식이 있는 환자에서의 구강 헹굼, 구강 내 분비물 제거, 입술과 구강 점막 마사지, 타액선 자극을 위한 마사지 등이 있다.[56,68,69]

② 중환자에서의 구강 위생의 절차

중환자에게 시행하는 구강 관리는 손 위생과 물품 준비를 시작으로 환자 자세 조정, 구강 상태 평가, 치아 및 구강 점막 세정, 흡인 및 세척, 구강 보습, 그리고 처치 후 재평가 및 기록의 절차로 구성된다. 칫솔을 이용한 기계적 세정이 권장되며, 구강 점막 보호를 위해 부드럽게 시행해야 한다. 구강 위생의 절차는 표 21-11에 정리하였다.

표 21-11. 구강 위생의 절차

단계	세부 내용
1. 준비 단계	① 손 위생을 철저히 시행한다. ② 필요한 물품을 준비한다: • 부드러운 칫솔(soft toothbrush) 또는 흡인 면봉(suction swab) • 흡인 장비(suction apparatus) • 거즈와 설압자 • 0.12% 클로르헥시딘(chlorhexidine) 용액 또는 생리식염수 • 입술 보습제 • 장갑 및 개인 보호 장비(personal protective equipment) ③ 환자의 의식 수준과 기도 보호 능력을 평가한다.
2. 환자 자세 조정	① 환자를 45도 이상 상체를 세운 자세(semi-Fowler's position)로 유지한다. ※ 의식이 없는 환자는 측와위(lateral decubitus position)로 구강 위생을 시행한다. ② 기도 보호가 필요한 경우 구강 내 흡인 준비를 한다.
3. 침상 구강 평가 (표 21-11. 참조)	① 구강 점막, 치아, 잇몸, 혀 상태를 관찰한다. ② 침 분비, 분비물, 치태, 염증, 출혈 여부를 확인한다. ③ 입술 건조나 균열, 구취 유무를 평가하며, 삼킴 기능의 이상 여부를 확인한다.
4. 구강 청결 시행	① 의치나 틀니가 있으면 제거한다. ② 칫솔, 거즈·설압자, (흡인)스폰지 등을 이용하여 구강 청결을 시행한다. • 칫솔: 부드러운 칫솔을 사용하여 불소함유치약을 이용하여 치아, 잇몸, 혀를 문질러 치태를 제거한다. (의식이 없는 환자에서는 전자동 칫솔을 사용한다.) • 거즈·설압자: 설압자 또는 장갑을 착용한 손가락에 거즈를 감아 구강 청결제나 치약을 묻혀 치아와 구강 내를 닦는다. 이때 흡인을 예방하기 위해 안쪽에서 바깥쪽으로 닦아야 하며, 환자가 무의식적으로 손가락을 물 수 있으므로 어금니 부위는 가능한 한 설압자를 사용하는 것이 바람직하다. • 스폰지 면봉(foam swab)/흡인 면봉(suction sponge swab): 칫솔질이 어려운 경우 흡인 기능이 있는 스폰지 면봉을 사용하여 구강 점막과 치아를 세정한다. ※ 구강 청결 중 청결 도구가 오염되면 즉시 교체하거나 세척하여 사용해야 하며, 도구에 과도한 수분이 남지 않도록하여 흡인 위험을 최소화해야 한다. ③ 의치 및 틀니를 세척한다. ※ 의식이 없는 중환자는 흡인, 점막 손상, 감염 위험이 있으므로 틀니를 제거해 보관한다. 다만, 의식이 명료하거나 식사·대화·재활 목적이 있는 경우 의료진 감독하에 착용하도록 한다.
5. 구강 세척	① 0.12% 클로르헥시딘 용액이나 생리식염수를 이용해 구강을 헹군다. ※ 클로르헥시딘 용액은 치아 착색, 미각 변화, 점막 자극 등의 부작용을 유발할 수 있어 단기적 사용이 권장된다. 치약의 계면활성제 성분은 클로르헥시딘의 항균 효과를 방해하기 때문에, 칫솔질 후 30~60분이 지난 뒤 사용하는 것이 권장된다. 젤이나 스프레이 형태가 사용이 편리하다. ② 환자가 자가 헹굼이 불가능한 경우 흡인 스폰지를 이용하여 도포 후 흡인한다.
6. 구강 보습	입술 및 구강 점막에 보습제를 도포하여 건조를 예방한다.
7. 마무리 단계	① 구강 상태를 다시 평가하여 출혈, 통증, 변화 여부를 확인한다. ② 모든 처치 후 손 위생을 실시한다. ③ 환자의 구강 케어 수행 내용과 구강 상태를 기록(documentation)한다.

③ 구강 위생의 빈도

중환자에서 의료진에 의해 시행되는 구강 위생 관리의 빈도는 국가 및 의료기관에 따라 다양하게 보고되고 있으며, 아직까지 통일된 표준 프로토콜은 마련되어 있지 않다. 그러나 대부분의 경우 하루 2~3회 이상의 구강 위생이 시행되고 있으며, 일부 연구에서는 기관삽관 환자에 대해 구강 위생 빈도를 하루 5회까지 늘려 관리하고 있다고 보고하고 있다.[70] Barrow Oral Care Protocol (BOCP)은 2013년에 Barrow Neurological Institute의 실무 간호사들에 의해 개발한 중환자 구강 관리 지침으로, BOE 점수에 따라 구강 위생 상태에 맞춰 구강 관리의 빈도를 차등화하여 제시하고 있다(표 21-12). 이 지침에서는 칫솔질을 하루 2회 시행하는 것을 기본으로 하며, BOE 점수가 11~14점(중등도)에 해당할 경우 4시간마다 구강 점막 관리를 권고하고, 15~24점(심각한 수준)인 경우에는 2시간마다 구강 점막 관리를 시행할 것을 권장하고 있다.[65]

표 21-12. Barrow Oral Care Protocol (BOCP)[65]

<table>
<tr><th colspan="2"></th><th>Protocol 1:
Score 8 ~ 10
Normal</th><th>Protocol 2:
Score 11 ~ 14
Moderate Dysfunction</th><th>Protocol 3:
Score 15 ~ 24
Severe Dysfunction</th></tr>
<tr><td rowspan="3">Oral Care</td><td>Brush teeth q 12 hours</td><td>✓</td><td>✓</td><td>✓</td></tr>
<tr><td>Oral mucosal care</td><td>prn</td><td>q 4 hours</td><td>q 2 hours</td></tr>
<tr><td>Chlorhexidine (CHG)</td><td>-</td><td>-</td><td>1 hour after toothbrushing swab CHG along gum line and surface of tongue</td></tr>
<tr><td rowspan="2">Methods</td><td colspan="2">Brush teeth
- Rinse mouth or swab with damp sponge.
- Scrape tongue from back to front.
- Use Biotene®, brush back to front, inside/outside for 2 minutes.
- Conclude with mucosal care for comatose patients.
- Apply thin layer of petroleum jelly to lips.*</td><td colspan="2">Oral mucosal care:
- Rinse mouth or swab with damp sponge.
- Use new, dampened sponge and apply OralBalance® to tongue and oral mucosa.
- Apply thin layer of petroleum jelly to lips.
If hardened debris present:
- Saturate sponge with OralBalance® and swab debris.
- Wait 1 minute and swab or scrape to remove.
- Rinse.
- Apply fresh application of OralBalance®.</td></tr>
<tr><td colspan="4">*Per PCCM - thin layer of petroleum ok for patients on O2 and ventilator approved.</td></tr>
<tr><td>Supplies and Storage</td><td colspan="2">Tongue scraper, Biotene toothpaste, petroleum jelly
Pediatric toothbrush, electric toothbrush (if ETT/trached), swabs
Oral Balance (for Protocol 2 and 3)
CHG (if intubated and/or Protocol 3)</td><td colspan="2">Store supplies in covered emesis basin.
Place emesis basin in drawer or cabinet.
NO ORAL CARE SUPPLIES in bath basin.</td></tr>
<tr><td>Denture Care</td><td colspan="4">Brush dentures every 24 hours.
Keep in covered container (in water).</td></tr>
</table>

2) 중환자실에서의 연하장애 재활치료

연하장애 환자에게 적용하는 자세 조절 전략(postural strategy)이나 개별화된 식이 조절은 단순한 증상이나 선별 검사만으로는 결정하기 어렵다. 따라서 VFSS나 FEES와 같은 확진 검사를 통해 정밀한 평가를 실시하고, 그 결과를 바탕으로 개별화된 치료 계획을 수립하는 것이 필수적이다. 중환자실 환자의 경우 신체 이동이 제한되는 경우가 많아, 침상에서도 시행 가능한 내시경연하검사의 활용이 요구된다. 그러나 국내에서는 검사를 시행할 수 있는 기관이 적고, 환자의 불편감이나 시술에 따른 합병증에 대한 우려로 인해 내시경연하검사에 대한 저항감이 존재한다. 이러한 이유로 중환자실 단계에서 개별화된 재활치료를 적극적으로 시행하는 데는 현실적인 제약이 따른다. 이에 따라 중환자실에서는 구강 감각운동 치료, 삼킴 및 호흡근 강화 운동, 신경근 전기자극 치료 등의 접근법이 중심이 되어 연하 기능 향상을 도모하고 있다.

(1) 감각 자극

① 온도 촉각 자극(thermal tactile stimulation)

온도 촉각 자극은 1980년대 Northwestern University 연구팀에 의해 연하장애 치료에 처음 도입된 기법으로, 1986년 발표된 연구에서는 신경학적 손상을 입은 환자들의 지연된 연하반사(swallowing reflex)를 개선하기 위해 전구개궁(anterior faucial arch)에 냉각 금속 막대를 적용하는 방법이 소개되었다.[71] 당시 연구자들은 가장 작은 크기의 후두경(size 00)을 얼려 자극 도구로 사용하였으며, 최근 임상에서는 면봉 스틱에 물을 적신 뒤 얼린 아이스 스틱(ice stick) 형태를 많이 활용한다. 자극 방법은 얼린 아이스 스틱을 이용하여 좌우 전구개궁을 따라 각각 위아래로 약 5회씩 가볍게 문질러 자극을 가하는 방식으로 시행한다(그림 21-4).

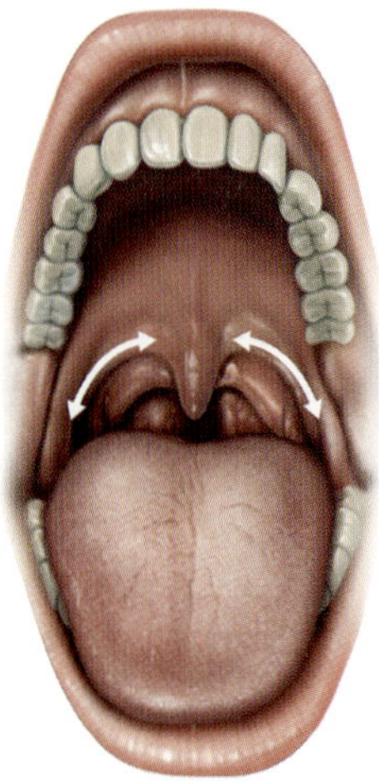

그림 21-4. Thermal tactile stimulation

② 산성 자극(acidic stimulation)

산성 자극은 레몬 주스나 구연산 용액을 소량 혀 위에 떨어뜨리거나, 신맛이 나는 젤리를 삼키게 하는 방식으로 적용된다. 이러한 자극을 통해 연하 반사 속도를 개선할 수 있는 것으로 알려져 있다.[72]

③ 캡사이신(capsaicin) 자극

캡사이신을 이용한 자극은 Transient Receptor Potential Vanilloid 1 (TRPV1) 수용체를 활성화시켜 연하 반사를 촉진하며, 흡인 위험도를 낮추는 데에도 효과가 있는 것으로 보고되었다. TRPV1 수용체는 열, 산성, 매운 자극에 반응하는 이온 채널로, 주로 말초 신경의 C 섬유(C fibers)나 Aδ 섬유(A delta fibers)에 존재한다. 이 수용체가 활성화되면 감각 자극이 중추신경계로 전달되어 연하 반사를 유도한다. 자극 시 통증이나 과민반응을 최소화하기 위해 희석한 용액을 사용하는 것이 권장되며, Clavé 등의 연구에서는 10^{-5} M 농도의 캡사이신 용액이 사용되었다.[73]

(2) 운동 기법

① 안면근육 마사지

중환자는 장기간 침상에 누워 있거나 기관삽관을 통해 기계환기를 받는 경우가 많아 턱관절(temporomandibular joint, TMJ)과 주변 연조직(저작근, 인대 등)에 구축(contracture)이 발생할 수 있다.[74] 또한, 침 분비 감소로 인해 점막의 탄력성이 저하되고, 구강 주변 조직의 경직이 나타나면서 구강 운동 제한이 심화될 수 있다. 이러한 변화는 시간이 지남에 따라 구강 개구(mouth opening) 범위의 점진적인 감소로 이어진다.[75]

구강 개구는 최대 절치간 거리(maximum interincisal opening, MIO)로 평가하며, 이는 윗앞니와 아랫앞니 사이의 거리를 의미한다. 성인에서 MIO가 35mm 미만이면 개구 제한이 있는 것으로 간주한다. 개구 장애의 정도는 구강 점막하 섬유증(oral submucous fibrosis, OSF)에 대한 연구를 통해 여러 그룹에 의해 등급(grade) 또는 병기(staging) 체계로 제안되었으며, Khanna, Andrade, Aziz 등은 MIO를 기준으로, > 35mm, 35mm, 26~35mm, 15~25mm, < 15mm를 기준으로 삼았다.[76]

저작근을 포함한 안면 근육을 구강 내외부에서 접근하여 수기 마사지(manual massage)를 시행하고, 근막이완 기법(myofascial release technique)과 내부 및 외부 수동 스트레칭(passive stretching)을 적용하는 것은 구강 개구 범위 증진에 도움이 된다.

② 턱 운동

턱 관절의 유연성 확보를 위해 턱 개폐운동(jaw opening and closing exercise)과 턱 좌우운동(jaw lateral excursion exercise)를 시행하며, 턱 주변 근육 강화를 위해 저항을 이용한 개구, 폐구, 좌우 이동 운동을 병행할 수 있다(표 21-13). 이러한 운동은 턱 관절의 유연성과 안정성 확보에 도움이 된다.

발관 이후 인지 기능과 상지 근력이 보존된 환자에게는 손가락, 설압자(tongue depressor), 개구운동기구(TheraBite® 등)(그림 21-5)를 활용한 자가 개구 운동을 지도하며, 무통 범위 내에서 점진적인 구강 개폐 범위 확대를 목표로 한다. 손가락을 이용할 경우 양손의 엄지와 검지로 상하 절치를 부드럽게 잡고 천천히 개구하도록 하며, 설압자 이용할 경우 초기에는 2개를 삽입한 뒤 점진적으로 개수를 증가시킨다. 각 단계마다 30초간 개구를 유지하며, 심한 통증이 발생하면 설압자 수를 감소시킨다. 운동은 1회당 5~10회 반복하며, 하루 3회 실시를 권장한다.

표 21-13. 턱 운동

운동 이름	목표	설명
개폐운동 (opening and closing)	개폐 유연성 향상	입을 천천히 벌리고 닫는 동작을 반복하여 턱관절 움직임을 부드럽게 한다. 무리 없는 범위에서 최대 개구를 유도한다.
측방운동 (lateralization)	좌우 유연성 향상	아랫턱을 좌우로 천천히 이동시킨다.
전방이동 (protrusion)	전방 이동성 향상	아랫턱을 앞으로 내밀어 5~10초간 유지한 후, 천천히 원위치로 돌아온다.
후방이동 (retraction exercise)	하악 안정화	아랫턱을 천천히 뒤쪽으로 당겨 넣어 5초간 유지한 후 천천히 원위치로 돌아온다.
저항개구 (resisted mouth opening)	개구근 강화	손바닥이나 손가락으로 턱 아래를 가볍게 누른 상태에서 입을 벌리게 하여, 입을 열 때 근육에 저항을 5~10초간 유지 후 이완한다.
저항폐구 (resisted mouth closing)	저작근 강화	입을 약간 벌린 상태에서 아래턱을 손으로 지지하고, 입을 다물려는 힘을 가하며 저항을 5~10초간 유지 후 이완한다.
저항좌우운동 (resisted lateral excursion)	측방 근력 강화	턱을 오른쪽 또는 왼쪽으로 이동시키려 할 때, 손으로 반대방향에서 부드럽게 저항을 5~10간 유지 후 이완한다.
입술 및 볼 강화 운동 (lip and cheek strengthening)	보조 근육 강화	입술을 오므리고("우" 모양) 강하게 수축하는 운동 볼에 힘을 주어 풍선을 부는 듯이 팽창시키는 운동 이는 턱 안정성 및 구강 내 압력 조절에도 도움을 준다.

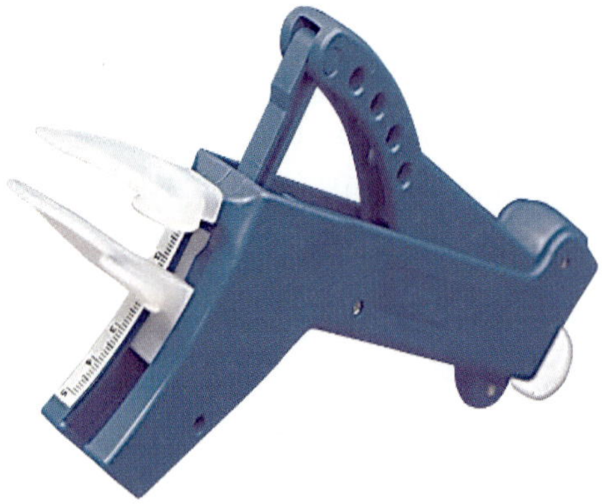

그림 21-5. 개구운동기기
TheraBite®; 위아래 마우스피스를 물고 개구 정도를 조절하여 스트레칭 운동에 사용한다.

③ 입술 운동

중환자실에서 장기간의 기관삽관, 기계환기, 침상 안정 상태가 지속되면 입둘레근(orbicularis oris muscle)의 기능 저하가 발생할 수 있다. 입술 운동의 주요 목표는 입술 폐쇄력의 향상, 구강 기능(chewing, swallowing)의 개선, 조음(articulation)의 향상, 그리고 표정 근육의 조정능력 개선에 있다. 관련 운동은 표 21-14에 정리되어 있으며 모든 운동은 통증이 없는 범위 내에서 시행하고, 근육 경련이나 피로가 발생할 경우에는 강도를 조절해야 한다.

표 21-14. 입술 운동

운동 이름	목표	설명
입술 스트레칭 (lip stretching)	입술 유연성 향상	"이" 발음 모양으로 입술을 최대한 좌우로 벌려 스트레칭하고, "우"-"이"를 반복하여 스트레칭한다.
좌우 입술 수동 스트레칭 (manual lateral lip stretching)	입술 좌우 방향 유연성 및 신전성 향상	검지손가락으로 양쪽 입꼬리를 부드럽게 잡아 천천히 벌린 후 5~10초간 유지한다.
위아래 입술 수동 스트레칭 (manual vertical lip stretching)	입술 위아래 방향 유연성 및 신전성 향상	윗입술을 코 방향으로, 아랫입술을 턱 방향으로 각각 손가락을 이용해 당겨 5~10초간 유지한다.
입술 긴장 운동 (lip tension exercise)	입술 폐쇄력 및 근력 강화	"팝" 발음 모양으로 입술을 꼭 다물고 힘을 준 상태를 5~10초간 유지한 후 이완한다.
입술로 물고 유지하기 (lip holding)	입술 폐쇄력 및 근력 강화	나무 스틱(예: 면봉 스틱, 설압자 등)을 입술로 물고 5~10초간 유지한 후 이완한다. 이때 치료사가 스틱을 가볍게 당기는 저항을 제공하고, 환자는 스틱을 뺏기지 않도록 입술에 힘을 추가하여 긴장도를 높이도록 한다. 최근에는 입술근육 저항 훈련기기(그림 21-6A) 등을 이용하여 저항운동을 할 수 있으며, 스프링 강도에 따라 저항 정도를 조절할 수 있다.
입술 내밀기 운동 (lip pucker)	입술 중심부 수축력 강화	입술을 앞으로 내밀어 "오" 또는 "우" 모양을 만들고 5~10초간 유지한 후 이완한다.
입술 내밀기 저항 운동 (resisted lip pucker)	입술 폐쇄력 및 근력 강화	입술에 손가락이나 설압자를 댄 상태에서 입술을 강하게 모아 5~10초간 저항을 통해 밀어내도록 유지한 후 이완한다.
입술 폐쇄 저항 운동 (resisted lip closure)	입술 폐쇄력 및 근력 강화	• 버튼 당기기 운동: 은 플라스틱 버튼에 실을 연결하여 입안에 넣고, 입술만으로 버튼을 단단히 물어 잡는다. 손으로 실을 부드럽게 당기면서 여러 방향으로 저항을 가하는 동안 입술로 버튼을 놓치지 않도록 유지한다. 당기는 힘은 점진적으로 조절하며, 5~10초간 유지한 후 이완한다. • 거즈 당기기 운동: 4×4 크기의 거즈를 말아 입술 사이에 넣고 입술을 이용해 안쪽으로 끌어당긴다. 이때 손으로 거즈를 앞쪽으로 부드럽게 당겨 입술로 거즈를 유지하도록 한다. • 입술근육 저항 훈련기기: 그림 21-6B에 제시된 훈련기기를 이용하여 입둘레근의 근력을 정량적으로 측정할 수 있으며(단위: kg), 근력 강화 훈련에도 사용할 수 있다.
풍선 불기 및 빨대 사용 (balloon blowing and straw sucking)	구강 내 압력 조절 및 입술 폐쇄력 강화	풍선을 불거나 빨대를 이용해 물을 마시는 동작을 반복하여 구강 내 압력을 조절하고 입술 폐쇄 근력을 강화한다.

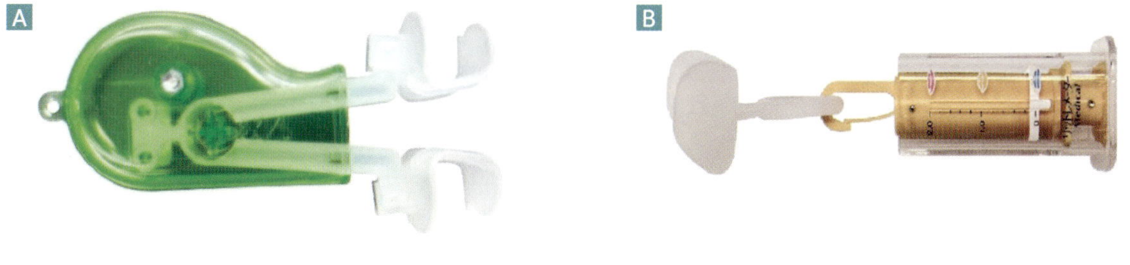

그림 21-6. 입술근육 저항 훈련기기

(A) Tojiro Medical®: 입술로 레버를 물고 입을 다문 상태를 유지한다. (B) Littoremeter®: 마우스피스를 입술과 치아 사이에 끼운 후, 기구를 앞으로 당기면서 입술을 다문 상태를 유지한다. 두 기기 모두 스프링 강도에 따라 저항이 조절된다.

④ 혀 운동

혀의 유연성과 근력을 강화하기 위한 운동은 표 21-15에 정리하였다.

이와 같이 구강의 감각 자극을 포함하여 혀, 입술, 볼, 턱 등 주변 근육의 운동성과 협응력을 촉진하여 연하 기능을 향상시키기 위한 기법을 Oro-motor Facilitation Technique (OMFT)라고 한다. 이 기법은 뇌병변 환자뿐만 아니라 노화, 신경근 질환 환자에게도 적용할 수 있으며, 중증 환자에게도 활용이 가능하다.

⑤ 두부거상운동

두부거상운동은 설골상근을 포함한 전경부근육(anterior neck muscles)을 강화하여 후두와 설골의 거상 및 전방 이동을 촉진한다. 이로 인해 후두개의 반전이 보다 효과적으로 이루어져 기도 보호가 강화되며, 흡인 예방에 기여한다. 또한 상부 식도조임근의 개방 폭과 지속 시간을 증가시켜, 연하 후 후두개계곡 및 이상와에 남는 잔여물을 감소시키는 데 도움을 준다. 1997년 Shaker 등에 의해 개발된 샤케어 운동법(Shaker exercise)은 앙와위 자세에서 두턱을 만들 듯이 고개를 들어 1분간 유지하는 방식으로 처음 제시되었다(그림 21-7). 그러나 이 방법은 노인 환자나 중증 환자에게는 수행이 어려워, 거상 유지 시간을 줄이고 동적 운동 반복 수를 늘린 변형 샤케어 운동법(modified Shaker exercise)이 개발되었다. 최근에는 앉은 자세에서 턱 아래에 공을 끼워 공에 저항하며 시행하는 Chin Tuck Against Resistance (CTAR) 운동이 대안으로 활용되고 있다.

⑥ 후두거상운동

후두 상승이 저하된 환자에게 적용되며, 주로 멘델슨법과 가성발성법이 활용된다.

- **멘델슨법**(Mendelsohn maneuver): 멘델슨법은 실제 음식물을 삼키는 동안 연하를 보조하는 기법으로 사용할 수 있으며, 음식물 없이 운동법으로도 시행할 수 있다. 이 방법은 후두 상승이 저하된 환자에서 삼킴 동작 중 갑상연골을 촉지하여, 갑상연골이 가장 높이 올라간 시점에서 그 위치를 의도적으로 5~10초간 유지한 후 제자리로 돌아오는 방식으로 시행한다. 이때, 갑상연골을 손으로 들어올리는 것이 아니라, 삼킴 동작 중 후두 상승 정도를 확인하기 위해 가볍게 촉지하는 것이다. 멘델슨법은 설골상근을 강화하고 상부 식도조임근의 개방을 연장하여 연하 기능을 개선하는 데 효과적이다.
- **가성발성법**(Falsetto voice): 가성발성법은 갑상연골을 촉지한 후 음을 점차 높여 가성 음영(falsetto pitch)에 도달하는 동안 후두가 최대한 상승한 상태를 느끼고, 가능한 한 오랫동안 발성을 유지하는 운동이다. 이 방법은 후두 상승 근육을 강화하여 후두개의 반전을 보조하고 기도 폐쇄 기능을 향상시키는 데 기여한

표 21-15. 혀 운동

운동 이름	목표	설명
혀 내밀기 (tongue protrusion)	혀의 전후 운동성 향상	혀를 입 밖으로 길게 내밀어 5~10초간 유지한 후 제자리로 돌아온다.
혀 옆으로 움직이기 (tongue lateralization)	혀의 측방 운동성 향상	혀를 입 밖으로 내밀어 좌우로 크게 움직인다. 가능한 한 멀리 보내는 것을 목표로 하여 반복 실시한다.
혀 스트레칭 (tongue stretching)	혀의 유연성 및 신장성 향상	혀를 입 밖으로 길게 내민 후, 거즈를 이용해 손가락으로 혀끝을 잡고 다양한 방향으로 당긴다. 최대한 멀리 당긴 상태를 5~10초간 유지한 후 제자리로 돌아오며, 당기는 방향은 정면, 좌측 입꼬리, 우측 입꼬리, 위(코 방향), 아래(턱 방향)를 포함하여 총 6가지 방향으로 시행한다.
혀 당기기 운동 (tongue pull exercise)	혀 근력 강화	혀를 입 밖으로 길게 내민 후, 거즈를 이용하여 손가락으로 혀끝을 앞쪽으로 잡아당기는 동안, 이 저항에 맞서 혀를 안쪽으로 당긴다.
혀 저항 운동 (tongue resistance exercise)	혀 근력 강화	• 혀로 경구개, 연구개, 윗니 밀기: 혀끝을 경구개, 연구개, 윗니 안쪽 면에 대고 혀로 저항하면서 5~10초간 유지하며, 이때 저항하는 동안 턱을 벌리면 훈련 강도를 더욱 높일 수 있다. • 혀로 볼, 입술 밀기: 혀끝을 좌우 볼 안쪽, 위·아래 입술 안쪽에 대고, 혀로 저항하며 5~10초간 밀어낸다. 손가락으로 추가 저항을 가하면 더욱 높은 강도로 훈련할 수 있다. • 혀로 설압자 밀기: 혀를 입 밖으로 편하게 내민 상태에서 설압자로 혀를 누르는 동안, 이에 저항하여 5~10초간 유지한다. 혀를 누르는 부위는 혀끝(앞), 혀의 좌우 측면, 윗면, 아랫면으로 나누어 각각 연습한다. • Iowa Oral Performance Instrument (IOPI)®와 같은 도구를 사용하여 혀의 저항운동을 시행하기도 한다.
막대 옮기기 운동 (stick transfer exercise)	혀의 미세 조정성 향상, 측방 운동 조절능력 향상	얇은 막대기(예: 면봉, 설압자)를 입술로 가볍게 물고, 손을 사용하지 않은 채 혀, 입술, 치아를 이용해 왼쪽 입꼬리에서 오른쪽 입꼬리 방향으로 반복 이동시킨다.
마사코 삼킴법 (Masako maneuver)	혀 근력 강화	혀를 편안한 정도로 최대한 내밀어 앞니로 가볍게 물어서 고정한 후 힘을 주어 침을 삼킨다.
가글 흉내내기 (pretend to gargle)	혀의 협응성 향상	물 없이 가글하는 듯한 움직임을 반복하여, 혀와 연구개, 인두의 근육의 협응성을 향상시킨다.

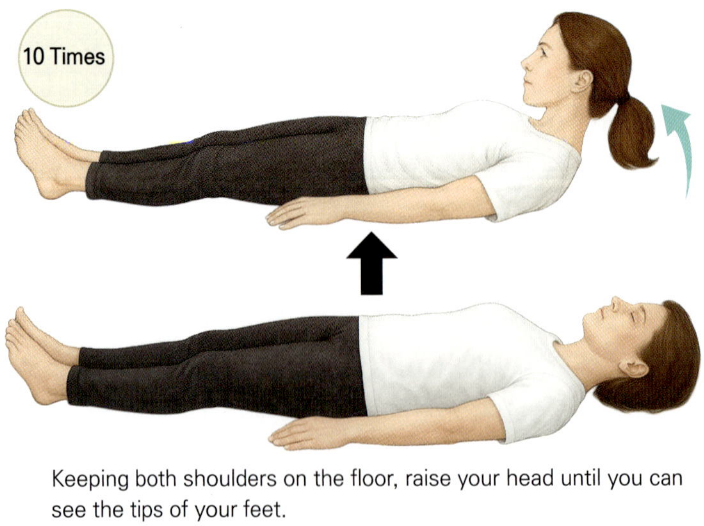

그림 21-7. 샤케어 운동법(Shaker exercise)

다. 겉보기에는 음성 훈련과 유사하지만, 실제 목적은 후두 근육 활성화를 통해 연하 기능을 강화하는 데 있다.

(3) 자세 전략

환자의 상태에 따라 적절히 적용할 경우(표 21-16), 연하장애로 인한 흡인을 감소시키고 식후 인두 내 잔류물을 효과적으로 줄일 수 있다. 또한 이러한 전략은 위식도역류 및 흡인성 폐렴 예방에도 기여한다.

(4) 연하 수기

자주 사용되는 연하 수기는 표 21-17에 제시되어 있으며, 이 중 멘델슨법은 음식물 섭취 시 적용 가능한 연하 보조 기법일 뿐만 아니라, 음식물 없이도 시행할 수 있는 연하 운동으로 활용된다.

(5) 호흡근의 강화

호흡과 연하는 유기적인 리듬으로 긴밀히 조절되며, 일부 환자에서는 호흡근 기능 관리가 연하장애 치료의 중요한 부분이 될 수 있다. 호흡근 강화는 호흡수를 줄이고 호흡 패턴을 안정화시키며, 폐 산소화 능력을 향상시키고 기도 분비물 제거를 촉진하여 흡인성 폐렴 예방에도 기여한다. 중환자 대상 다양한 호흡 재활치료법은 'Chapter 20. 호흡재활'에서 자세히 다루었으며, 본 장에서는 호기근 강화 훈련에 대해 중점적으로 설명하고자 한다.

① 호기근 강화훈련 (expiratory muscle strength training, EMST)

발관 후 연하장애는 중환자에서 흔히 발생하며, 주요 원인으로 근육 약화와 위축이 제시된다. EMST는 저항에 대항해 호기하는 방식으로 복부 근육(복직근, 복사근)과 설골상근인 이설골근을 활성화하고 비대를 유도한다. 이를 통해 호기근과 연하 근육이 동시에 강화되어 기도 폐쇄 기능과 기침 효과가 향상되고, 흡인성 폐렴 예방과 연하 안전성 증진에 도움을 준다. 특히 EMST는 복부 근육 두께의 증가, 최대 호기압(maximal expiratory pressure, MEP) 향상, 연하 반사 개선 등에 기여하여, 중환자의 삼킴 기능과 기도 분비물 제거 능력 회복에 도움이 된다.[77] 이러한 기전을 바탕으로, 호기근 강화훈련은 중환자 관리에서 연하장애 개선과 호흡기 합병증 감소에 유효한 중재로 고려되고 있다.

표 21-16. 자세 전략(postural strategies)

자세 전략	목표	설명
턱 당기기(chin tuck)	기도 보호	고개를 뒤쪽으로 당기듯이 턱을 아래로 숙인다. 삼킴반사가 지연된 경우 기도 입구를 좁혀 기도를 보호한다.
고개 들기(head up)	중력을 이용한 음식물 전달	턱을 위로 들어 올려 구강 내 음식물을 인두로 유도한다. 단, 기도 보호가 가능한 환자에 한하여 제한적으로 시행한다.
고개 돌리기(head turn)	기도 보호 잔류물 제거	편측 인두마비에서 사용할 수 있으며, 병변 측으로 머리를 회전시켜 약화된 인두 측을 부분적으로 폐쇄하여 약한 쪽으로 음식물이 들어가지 않도록 하고, 건측(반대측)으로 유도한다.
고개 기울이기(head tilt)	기도 보호 잔류물 제거	건측으로 고개를 기울여서 음식물이 중력에 따라 기능이 더 좋은 쪽으로 흘러가도록 유도한다.
옆으로 눕기(side lying)	기도 보호 음식물의 하강 속도를 줄임	식사 시, 기능이 좋은 쪽이 아래로 가도록 눕히고, 상체를 30~45도 정도 올린 측와위(semi side-lying)자세를 취한다. 심한 인두근 약화, 장기간 누워있는 환자에게 적용할 수 있다.
앉은 자세 유지 (upright posture)	위식도 역류 예방 흡인성 폐렴 예방	연하 후 30분 이상 앉은 자세를 유지하도록 하여, 위식도 역류 및 흡인성 폐렴을 예방한다.

표 21-17. 연하 수기(swallow maneuver)

운동 이름	설명
노력 연하법 (effortful swallow)	설근(base of tongue)의 인두쪽으로의 움직임이 저하되고 인두 수축력이 약화된 경우, 힘을 주어 삼키는 방법으로 수축력을 보완하고 상부식도괄약근의 열림을 보조할 수 있다.
이중/다중 삼킴법 (double/multiple swallow)	삼킴 후 인두 내 잔여물을 제거하기 위해 연속적으로 두 번 이상 삼키게 하여 흡인 예방과 연하 효율 향상을 목표로 하는 보상 전략이다.
교대 삼킴법 (alternating swallow)	고형 음식 삼킴 후 액체 삼킴을 번갈아 시행하여 인두 내 잔여물을 제거하고 삼킴의 안전성과 효율성을 개선하는 보상 전략이다. 액체류의 기도 흡인이 없는 환자들에게만 시행할 수 있다.
멘델슨법 (Mendelsohn maneuver)	후두의 상승이 저하된 환자에서 삼킴 동작 중 후두(larynx)와 설골(hyoid bone)이 가장 높이 올라갔을 때, 그 위치를 의도적으로 유지하여 상부식도괄약근의 개방을 연장하고, 연하 기능을 개선하는 기법이다.
성문상 삼킴법 (supraglottic swallow)	성문 폐쇄가 지연되거나 삼킴 반사가 늦어지는 경우에 적용할 수 있는 수기로, 삼킴 전에 숨을 깊게 들이마신 후 숨을 멈추고, 그 상태에서 음식물을 삼킨 다음 즉시 두 차례 기침을 하여 인후두 부위에 남아 있을 수 있는 음식물을 제거한다. 성문 폐쇄를 유도하여 흡인을 예방하고 기도 보호 기능을 강화하는 기법이다.
최대성문상 삼킴법 (super-supraglottic swallow)	성문 폐쇄가 불완전하거나 삼킴 반사가 지연된 경우에 적용할 수 있는 수기로, 삼킴 전에 숨을 깊게 들이마시고 숨을 멈춘 상태에서 복부에 힘을 주며 평소보다 강하게 삼킨 다음, 즉시 두 차례 기침을 하여 인후두 부위에 남아 있을 수 있는 음식물을 제거한다. 복부에 힘을 주는 동작을 통해 성대뿐만 아니라 전정주름(vestibular folds)의 폐쇄를 강화하여 흡인을 예방하고 기도 보호 기능을 극대화하는 기법이다.

② 흡기근 강화 훈련

중환자에서 흡기근 강화훈련이 연하장애를 개선하는지에 대한 연구는 매우 제한적이다. 최근 허혈성 뇌졸중 환자를 대상으로 한 연구에서는 흡기근 강화훈련이 연하장애 개선에 효과가 있다는 결과가 보고되었으나[78], 이를 뒷받침할 메타분석이나 체계적 문헌고찰 수준의 임상 근거는 아직 부족한 실정이다.

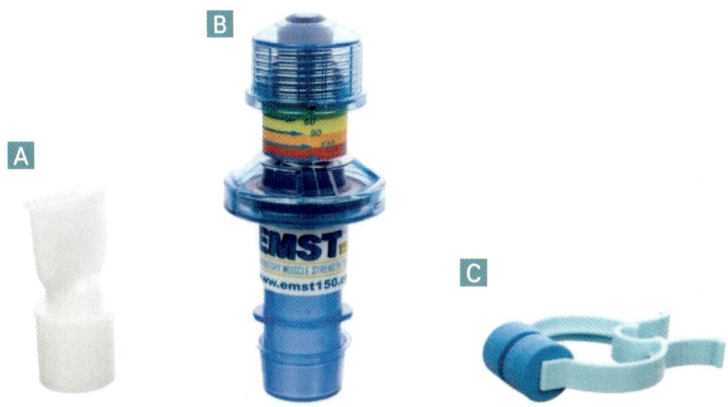

그림 21-8. Expiratory muscle strength training 도구

The EMST150 (Aspire, USA): (A) Mouthpiece, (B) EMST150 with adjustable valve and loaded spring, (C) Noseclip

(6) 전기 자극

① 인두 전기자극
(pharyngeal electrical stimulation, PES)

PES는 연하장애 환자에서 인두의 감각 입력과 운동 반응을 촉진하여 연하 관련 신경회로를 활성화하고, 신경가소성(neuroplasticity) 변화를 유도함으로써 연하 반사를 개선하고 인두 근육의 수축력을 강화하는 것을 목표로 한다. 이 기법은 신경인성 구인두 연하장애 환자의 연하 기능 향상에 적용될 수 있으며, 일반적으로 비강을 통해 삽입된 전극을 이용해 인두 벽에 저강도의 전기 자극을 가하는 방식으로 시행된다. 이를 통해 연하 반사의 민감성을 높이고, 상부 식도조임근의 개방을 촉진하여 기관내삽관 제거 실패 위험을 줄이고 조기 기관절개관 제거를 유도할 수 있다는 보고가 있다. 기존에는 주로 뇌졸중 환자를 대상으로 연구가 진행되었으나, 최근에는 기계환기 및 기관내삽관을 받은 환자에게 PES를 적용한 연구도 보고되고 있다.[79]

② 신경근 전기자극
(neuromuscular electrical stimulation, NMES)

NMES는 표면 전극을 이용하여 연하 관련 근육, 특히 구강기 및 인두기의 주요 근육에 직접 전기 자극을 가해 근수축을 유도하는 치료 기법이다. 이를 통해 설골상근육과 후두거상근군 등 연하에 필수적인 근육의 근력과 협동(coordination)을 향상시키는 것을 목표로 한다. NMES 적용 후 후두의 움직임이 향상되어 기도 폐쇄 기능이 개선되고, 흡인 빈도가 감소하며, 삼킴 반사의 속도와 강도가 증진되어 음식물 잔류가 줄고 상부 식도조임근의 개방 시간이 연장되었다는 연구 결과가 보고된 바 있다. 그러나 후두 상승에 유의한 차이가 없거나 흡인이 오히려 악화된 사례도 일부 보고되었다. 대부분의 연구는 NMES를 전통적인 연하 재활치료와 병행한 경우가 많으며, NMES의 단독 효과를 평가한 연구는 상대적으로 드물다. 특히 중환자에서 단독 적용 효과를 검증하기 위한 추가 연구가 필요한 실정이다.

NMES는 교류(alternating current)를 이용하며, 부착하는 두 개의 전극은 한 쌍을 이루어 자극 회로를 형성한다. 보통 한 쌍 또는 두 쌍의 전극을 부착하며, 설골, 갑상연골, 윤상연골 부위를 기준으로 위·아래·옆 등 다양한 위치에 적용할 수 있다(그림 21-9). 또한 구륜근 강화를 위해 양 입꼬리 옆에 전극을 부착한 사례도 보고된 바 있다. 다른 일반적인 전기자극 치료와 마찬가지

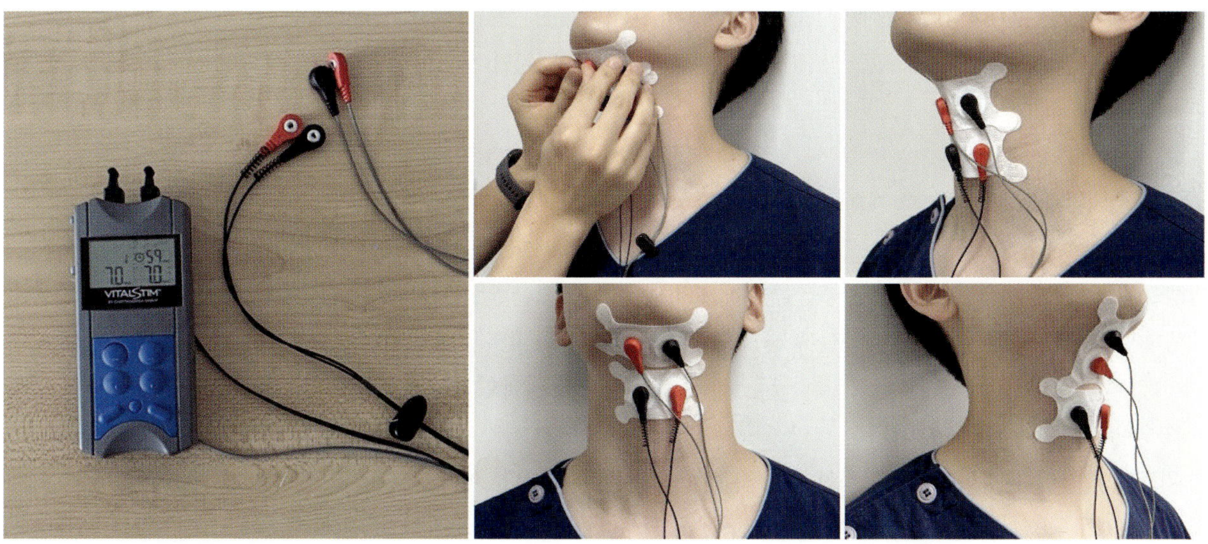

그림 21-9. 신경근 전기자극(NMES)

로, 신경근 전기자극 시에도 몇 가지 주의사항이 존재한다. 종양, 감염, 피부 결손 부위에는 전극 부착을 피해야 하며, 박동조율기(pacemaker), 심장충격기(defibrillator), 바클로펜 펌프(baclofen pump) 등 전기구동 장치가 체내에 삽입된 경우에는 장치의 오작동이나 간섭 가능성이 있어 각별한 주의가 필요하다. 또한, 경동맥동(carotid sinus)은 심박수 조절에 직접 관여하며, 그 인접 부위의 미주신경(vagus nerve) 역시 자극 시 심박수에 영향을 줄 수 있으므로 이 부위는 전극 부착을 피해야 한다. 이 외에도, 뇌전증, 근긴장 이상, 반복적인 근경련 등이 있는 환자에게는 자극 사용 시 더욱 신중한 접근이 요구된다.

NMES는 삼킴 동작 중 전기 자극을 병행하거나, 별도로 삼킴 근육 강화 운동 형태로 시행할 수 있다. 비교적 비침습적이며, 뇌졸중, 뇌손상, 파킨슨병, 두경부암 수술 후 연하장애, 노인성 연하장애 등 다양한 원인에 의해 발생한 연하장애 환자에게 적용 가능하다. 한편, 한국에서는 PAS를 기준으로 흡인이 확인된 경우에만 건강보험 적용이 가능하여, 임상 현장에서 제한적으로 활용되고 있는 실정이다.

3) 식이 조절

연하장애 환자에서 식이 조절의 목적은 기도 흡인을 예방하고, 충분한 영양을 공급하며, 탈수를 방지하는 데 있다.

(1) 식이 단계

① 총정맥영양(total parenteral nutrition, TPN)

중환자에서는 금식을 유지해야 하는 다양한 상황이 발생할 수 있으며, 이러한 경우 영양 공급을 위해 TPN을 시행하게 된다. 주로 중심정맥 카테터를 통해 투여된다.

② 경관식이(tube feeding)

위장관 기능이 유지되지만 자발적인 구강섭취가 어려운 경우 경관영양이 적응된다. 이는 주로 신경계 질환에 의한 연하장애, 구강 구조의 이상, 의식 저하 상태, 또는 장기 금식이 필요한 중환자에서 적용된다. 경관식이는 주로 코위관이나 구강위관을 통해 시행되며, 구강섭취가 안전하고 충분하게 가능해지는 경우에는 이를 제거할 수 있다. 그러나 진행성 퇴행성 질환이나 신경근육계 질환과 같이 장기간 경관영양이 필요한 경우에는 위창냄관(gastrostomy tube) 삽입이 권장된다. 위창냄관은 장기간 튜브 유지로 인한 비강 점막 손상, 역류, 불편감 등의 합병증을 줄이고, 환자의 삶의 질을 향상시키는 데 도움이 된다.

③ 구강식이(oral feeding)

중환자에서 구강식이를 시행하기 위해서는 여러 전제조건이 충족되어야 한다. 우선, 환자는 의식이 명료하여 지시에 반응할 수 있어야 하며, 스스로 기도를 보호할 수 있는 수준의 의식 수준을 유지해야 한다. 기침 반사 및 후두내전반사가 보존되어 있어야 하며, 흡인의 위험이 낮다고 판단되어야 한다. 연하 기능은 비디오투시연하검사 또는 내시경연하검사를 통해 평가되며, 안전한 삼킴이 가능한 경우에 한하여 구강식이를 고려할 수 있다. 호흡기 상태는 안정되어 있어야 하며, 자발호흡이 가능하거나 인공호흡기 사용 중이라 하더라도 기도 개방이 유지된 상태에서 삼킴이 가능해야 한다. 위장관 기능은 유지되어야 하며, 장폐색이나 마비성 장폐색과 같은 금기 소견이 없어야 한다. 전신 상태가 안정적이고, 식이 시 필요한 체위를 유지할 수 있어야 하며, 구강 내에 중대한 병변이 없고 기본적인 구강 위생 상태가 확보되어 있어야 한다. 이러한 조건들이 충족될 경우에 한해 구강식이를 안전하게 시작할 수 있다.

특히 경관식이에서 구강식이로 이행하는 과정에서는 튜브를 안전하게 제거하기 위한 몇 가지 조건이 충족되어야 한다. 먼저, 환자가 제공된 식이에서 흡인을 보이지 않아야 하며, 구강을 통한 수분 섭취가 충분히 이루어져 튜브 제거 이후에도 탈수 위험이 낮다고 판단되어야 한다. 이러한 조건이 충족될 경우에 한해 경관을 제거하고 완전한 구강식이로의 전환을 시도할 수 있다.

표 21-18. 기능적 구강 섭취 척도(Functional Oral Intake Scale, FOIS)

Level	Description
Level 1	Nothing by mouth
Level 2	Tube-dependent with minimal attempts of food or liquids
Level 3	Tube-dependent with consistent oral intake of food or liquids
Level 4	Total oral diet of a single consistency
Level 5	Total oral diet with multiple consistencies but requiring special preparations or compensations
Level 6	Total oral diet with multiple consistencies without special preparation but with specific food limitations
Level 7	Total oral diet with no restrictions

(2) 경구 섭취 단계 평가 도구

중환자의 경구 섭취 단계를 평가하는 도구로는 기능적 구강 섭취 척도(Functional Oral Intake Scale, FOIS)가 대표적이다.

- **기능적 구강 섭취 척도**(Functional Oral Intake Scale, FOIS): Cray, Mann, Groher에 의해 2005년에 개발된 평가 척도로 환자의 실제 경구 섭취 단계를 7단계로 나누어 평가한다.[80] 평가자는 직접 환자의 식사 행동을 관찰하거나 보호자 또는 의료진의 보고를 통해 환자의 식사 방식, 보조 수단 사용 여부, 식이 제한의 유무 등을 종합적으로 판단하여 가장 적절한 단계를 결정한다(표 21-18).

(3) 연하장애식의 분류

연하장애식이란 연하 기능이 저하된 환자를 위해 음식물의 점도, 질감, 입자 크기 등을 조절하여, 안전한 삼킴을 돕고 흡인의 위험을 최소화하며, 영양 섭취를 가능하게 하는 특수 식이를 말한다. 식이 형태는 환자의 연하 능력과 연하 평가 결과에 따라 단계적으로 조정되며, 일반적으로 점도가 높은 액체나 퓨레 형태에서 시작하여 잘게 다진 음식, 부드러운 음식, 일반식으로 점차 진행한다. 다만, 이러한 단계는 모든 환자에게 일률적으로 적용되는 것은 아니라 기도 보호 능력, 저작력, 피로도 등을 종합적으로 고려하여 다학제적 팀의 임상 판단에 따라 개별적으로 결정되어야 한다.

연하장애식이는 국가별로 다양한 분류 체계가 있으나, 최근에는 국제 연하곤란식이 표준화 체계(International Dysphagia Diet Standardisation Initiative, IDDSI) (그림 21-10)가 널리 활용되고 있다. IDDSI는 고형식과 유동식을 단계별로 나누고, 두 식이 간 전환을 고려한 중간 단계까지 포함해 총 8단계(Level 0~7)로 구성되어 있다. 이 체계는 음식물의 점도, 질감, 응집력, 입자 크기 등을 정량화하여, 환자의 연하 능력에 맞춰 일관성 있게 식이를 조정할 수 있도록 설계되었다.

각 의료기관에서는 환자의 연하 능력에 따라 4~6단계로 구성된 연하장애식을 마련하여 제공하고 있으며, 가정에서도 연하장애식을 손쉽게 조리할 수 있도록 요리법 개발을 연구가 진행 중이다. 최근에는 한국형 연하장애 식이의 표준화를 위한 전문가 논의가 활발히 이루어지고 있으며, 관련 산업계에서도 높은 관심을 보이는 바, 정부 차원의 체계화 사업이 필요한 상황이다.

(4) 점도 증진제의 사용

연하장애 환자에서 액상 음식물의 흡인을 예방하기 위해 점도 증진제를 사용하는 것이 일반적이다. 점도 증진제는 액체의 흐름 속도를 늦추어 음식물이 인두에서 기도로 유입되기 전에 연하 반사가 유도되도록 도와주며, 기도 보호 기능이 저하된 환자에게 특히 유용하다. 점도 증진제는 전분 기반(starch-based)과 껌 기반(gum-based)으로 나뉘며, 각각 점도의 유지력, 미각에

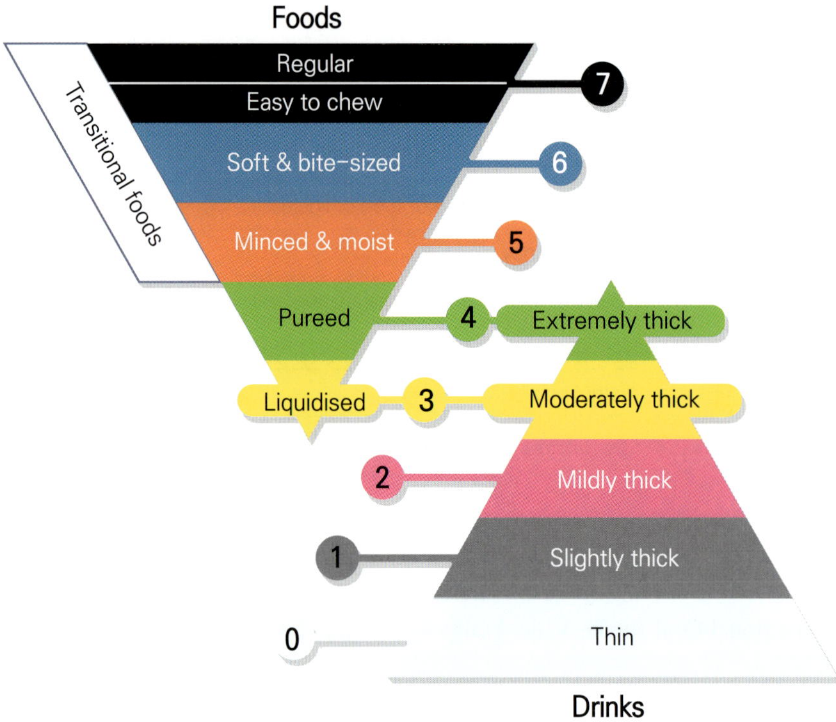

그림 21-10. The international dysphagia diet standardisation initiative(IDDSI) Framework

미치는 영향, 혼합 후 안정성 등이 다르다. 사용 시에는 환자의 연하기능 수준에 따라 점도 단계를 설정해야 하며, 음식물의 온도나 저장 시간에 따라 점도가 변화할 수 있으므로 조제 후 제공까지 소요되는 시간을 고려해야 한다. 환자의 연하 능력, 기호도, 전신 상태 등을 고려하여 개별화된 처방이 필요하다.

Ⅳ 결론

이 장에서는 중환자에서 흔히 나타나는 연하장애의 원인, 병태생리, 평가 및 확진 방법을 다각적으로 고찰하였다. 중환자에서 연하장애는 단순한 식이 문제를 넘어 흡인성 폐렴, 영양 결핍, 삶의 질 저하, 사망률 증가와 밀접하게 연관되므로 조기 평가와 개입이 필수적이다. 연하 기능의 침상 선별검사부터 비디오투시연하검사 및 내시경연하검사 기반의 확진 검사에 이르기까지 다층적 접근이 필요하며, 임상의는 환자의 전신 상태와 병력을 포괄적으로 고려해야 한다. 치료 전략으로는 감각 자극, 운동 및 보상 기법, 자세 전략, 전기자극치료, 식이 조절 등이 있으며, 이는 다학제적 협력을 통해 최적화될 수 있다. 아울러, 연하장애 환자의 안전한 영양 섭취를 위해 국내 실정에 맞는 한국형 연하장애식이 표준화 작업도 시급히 추진되어야 할 과제로 부각되고 있다. 향후에는 중환자의 연하 재활을 위한 통합적 치료 체계와 교육·정책 기반의 정착이 치료 효과를 극대화하는 핵심이 될 것이다.

▶ 참고문헌

1. Stanley GD, Bastianpillai BA, Mulcahy K, Langton JA. Postoperative laryngeal competence. The laryngeal mask airway and tracheal tube compared. Anaesthesia. Nov 1995;50(11):985–6. doi:10.1111/j.1365-2044.1995.tb05935.x
2. Rousou JA, Tighe DA, Garb JL, et al. Risk of dysphagia after transesophageal echocardiography during cardiac operations. Ann Thorac Surg. Feb 2000;69(2):486–9; discussion 489–90. doi:10.1016/s0003-4975(99)01086-3
3. Ferraris VA, Ferraris SP, Moritz DM, Welch S. Oropharyngeal dysphagia after cardiac operations. Ann Thorac Surg. Jun 2001;71(6):1792–5; discussion 1796. doi:10.1016/s0003-4975(01)02640-6
4. Hogue CW, Jr., Lappas GD, Creswell LL, et al. Swallowing dysfunction after cardiac operations. Associated adverse outcomes and risk factors including intraoperative transesophageal echocardiography. J Thorac Cardiovasc Surg. Aug 1995;110(2):517–22. doi:10.1016/s0022-5223(95)70249-0
5. de Larminat V, Dureuil B, Montravers P, Desmonts JM. [Impairment of deglutition reflex after prolonged intubation]. Ann Fr Anesth Reanim. 1992;11(1):17–21. Altération du réflexe de déglutition après intubation prolongée. doi:10.1016/s0750-7658(05)80315-6
6. Culver GA, Makel HP, Beecher HK. Frequency of aspiration of gastric contents by the lungs during anesthesia and surgery. Ann Surg. Mar 1951;133(3):289–92. doi:10.1097/00000658-195103000-00001
7. DeVita MA, Spierer-Rundback L. Swallowing disorders in patients with prolonged orotracheal intubation or tracheostomy tubes. Crit Care Med. Dec 1990;18(12):1328–30. doi:10.1097/00003246-199012000-00004
8. de Larminat V, Montravers P, Dureuil B, Desmonts JM. Alteration in swallowing reflex after extubation in intensive care unit patients. Crit Care Med. Mar 1995;23(3):486–90. doi:10.1097/00003246-199503000-00012
9. Elpern EH, Jacobs ER, Bone RC. Incidence of aspiration in tracheally intubated adults. Heart Lung. Sep 1987;16(5):527–31.
10. Skoretz SA, Riopelle SJ, Wellman L, Dawson C. Investigating Swallowing and Tracheostomy Following Critical Illness: A Scoping Review. Crit Care Med. Feb 2020;48(2):e141–e151. doi:10.1097/ccm.0000000000004098
11. Pannunzio TG. Aspiration of oral feedings in patients with tracheostomies. AACN Clin Issues. Nov 1996;7(4):560–9. doi:10.1097/00044067-199611000-00010
12. Macht M, Wimbish T, Clark BJ, et al. Postextubation dysphagia is persistent and associated with poor outcomes in survivors of critical illness. Crit Care. 2011;15(5):R231. doi:10.1186/cc10472
13. Omura K, Komine A, Yanagigawa M, Chiba N, Osada M. Frequency and outcome of post-extubation dysphagia using nurse-performed swallowing screening protocol. Nurs Crit Care. Mar 2019;24(2):70–75. doi:10.1111/nicc.12359
14. Schefold JC, Berger D, Zürcher P, et al. Dysphagia in Mechanically Ventilated ICU Patients (DYnAMICS): A Prospective Observational Trial. Crit Care Med. Dec 2017;45(12):2061–2069. doi:10.1097/ccm.0000000000002765
15. Zuercher P, Moret CS, Dziewas R, Schefold JC. Dysphagia in the intensive care unit: epidemiology, mechanisms, and clinical management. Crit Care. Mar 28 2019;23(1):103. doi:10.1186/s13054-019-2400-2
16. Macht M, Wimbish T, Bodine C, Moss M. ICU-acquired swallowing disorders. Crit Care Med. Oct 2013;41(10):2396–405. doi:10.1097/CCM.0b013e31829caf33
17. Krisciunas GP, Langmore SE, Gomez-Taborda S, et al. The Association Between Endotracheal Tube Size and Aspiration (During Flexible Endoscopic Evaluation of Swallowing) in Acute Respiratory Failure Survivors. Crit Care Med. Nov 2020;48(11):1604–1611. doi:10.1097/ccm.0000000000004554
18. Hong JY, Kim WO, Kil HK, Nam YT, Park BH. Cricoarytenoid Subluxation after Tracheal Intubation: A case report. Korean J Anesthesiol. 4 1997;32(4):648–653. doi:10.4097/kjae.1997.32.4.648
19. Goldsmith T. Evaluation and treatment of swallowing disorders following endotracheal intubation and tracheostomy. Int Anesthesiol Clin. Summer 2000;38(3):219–42. doi:10.1097/00004311-200007000-00013
20. Feng X, Todd T, Lintzenich CR, et al. Aging-related geniohyoid muscle atrophy is related to aspiration status in healthy older adults. J Gerontol A Biol Sci Med Sci. Jul 2013;68(7):853–60. doi:10.1093/gerona/gls225
21. Gonzalez ER, Castell DO. Respiratory complications of gastroesophageal reflux. Am Fam Physician. Feb 1988;37(2):169–72.
22. Bradley RM. Sensory receptors of the larynx. Am J Med. Mar 6 2000;108 Suppl 4a:47s–50s. doi:10.1016/s0002-9343(99)00339-3
23. Shaker R, Hogan WJ. Reflex-mediated enhancement of airway protective mechanisms. Am J Med. Mar 6 2000;108 Suppl 4a:8s–14s. doi:10.1016/s0002-9343(99)00289-2
24. Matsuo K, Palmer JB. Coordination of Mastication, Swallowing and Breathing. Jpn Dent Sci Rev. May 1 2009;45(1):31–40. doi:10.1016/j.jdsr.2009.03.004
25. Shaker R, Li Q, Ren J, et al. Coordination of deglutition and phases of respiration: effect of aging, tachypnea, bolus volume, and chronic obstructive pulmonary disease. Am J Physiol. Nov 1992;263(5 Pt 1):G750–5. doi:10.1152/ajpgi.1992.263.5.G750
26. Matsuo K, Hiiemae KM, Gonzalez-Fernandez M, Palmer JB. Respiration during feeding on solid food: alterations in breathing during mastication, pharyngeal bolus aggregation, and swallowing. J Appl Physiol (1985). Mar 2008;104(3):674–81. doi:10.1152/japplphysiol.00527.2007
27. Martin-Harris B, Brodsky MB, Michel Y, Ford CL, Walters B, Heffner J. Breathing and swallowing dynamics across the adult lifes-

pan. Arch Otolaryngol Head Neck Surg. Sep 2005;131(9):762-70. doi:10.1001/archotol.131.9.762
28. Bendavid I, Singer P, Theilla M, et al. NutritionDay ICU: A 7 year worldwide prevalence study of nutrition practice in intensive care. Clin Nutr. Aug 2017;36(4):1122-1129. doi:10.1016/j.clnu.2016.07.012
29. Fadeur M, Preiser JC, Verbrugge AM, Misset B, Rousseau AF. Oral Nutrition during and after Critical Illness: SPICES for Quality of Care! Nutrients. Nov 14 2020;12(11)doi:10.3390/nu12113509
30. Bach JR, Saporito LR. Criteria for extubation and tracheostomy tube removal for patients with ventilatory failure. A different approach to weaning. Chest. Dec 1996;110(6):1566-71. doi:10.1378/chest.110.6.1566
31. McIntyre M, Doeltgen S, Dalton N, Koppa M, Chimunda T. Post-extubation dysphagia incidence in critically ill patients: A systematic review and meta-analysis. Aust Crit Care. Jan 2021;34(1):67-75. doi:10.1016/j.aucc.2020.05.008
32. Preiksaitis HG, Mayrand S, Robins K, Diamant NE. Coordination of respiration and swallowing: effect of bolus volume in normal adults. Am J Physiol. Sep 1992;263(3 Pt 2):R624-30. doi:10.1152/ajpregu.1992.263.3.R624
33. Suiter DM, Leder SB. Clinical utility of the 3-ounce water swallow test. Dysphagia. Sep 2008;23(3):244-50. doi:10.1007/s00455-007-9127-y
34. Belafsky PC, Blumenfeld L, LePage A, Nahrstedt K. The accuracy of the modified Evan's blue dye test in predicting aspiration. Laryngoscope. Nov 2003;113(11):1969-72. doi:10.1097/00005537-200311000-00021
35. Winklmaier U, Wüst K, Plinkert PK, Wallner F. The accuracy of the modified Evans blue dye test in detecting aspiration in head and neck cancer patients. Eur Arch Otorhinolaryngol. Sep 2007;264(9):1059-64. doi:10.1007/s00405-007-0299-8
36. Oguchi K, Saitoh E, Mizuno M, Baba M, Okui M, Suzuki M. The Repetitive Saliva Swallowing Test (RSST) as a Screening Test of Functional Dysphagia (1) Normal Values of RSST. The Japanese Journal of Rehabilitation Medicine. 2000;37(6):375-382. doi:10.2490/jjrm1963.37.375
37. Persson E, Wårdh I, Östberg P. Repetitive Saliva Swallowing Test: Norms, Clinical Relevance and the Impact of Saliva Secretion. Dysphagia. Apr 2019;34(2):271-278. doi:10.1007/s00455-018-9937-0
38. Trapl M, Enderle P, Nowotny M, et al. Dysphagia bedside screening for acute-stroke patients: the Gugging Swallowing Screen. Stroke. Nov 2007;38(11):2948-52. doi:10.1161/strokeaha.107.483933
39. Troll C, Trapl-Grundschober M, Teuschl Y, Cerrito A, Compte MG, Siegemund M. A bedside swallowing screen for the identification of post-extubation dysphagia on the intensive care unit - validation of the Gugging Swallowing Screen (GUSS)-ICU. BMC Anesthesiol. Apr 13 2023;23(1):122. doi:10.1186/s12871-023-02072-6
40. Ishida R, Palmer JB, Hiiemae KM. Hyoid motion during swallowing: factors affecting forward and upward displacement. Dysphagia. Fall 2002;17(4):262-72. doi:10.1007/s00455-002-0064-5
41. Lee WH, Lim MH, Seo HG, Oh BM, Kim S. Hyoid kinematic features for poor swallowing prognosis in patients with post-stroke dysphagia. Sci Rep. Jan 14 2021;11(1):1471. doi:10.1038/s41598-020-80871-4
42. Arii H, Sakai T. Hyoid Bone Velocity and Distance during the Forward Phase Correlate with Pyriform Sinus Residue: A Retrospective Case Series. Prog Rehabil Med. 2025;10:20250009. doi:10.2490/prm.20250009
43. Pearson WG, Jr., Taylor BK, Blair J, Martin-Harris B. Computational analysis of swallowing mechanics underlying impaired epiglottic inversion. Laryngoscope. Aug 2016;126(8):1854-8. doi:10.1002/lary.25788
44. Suzuki T, Hino H, Magara J, Tsujimura T, Ito K, Inoue M. Effects of Head and Neck Alignment and Pharyngeal Anatomy on Epiglottic Inversion During Swallowing in Dysphagic Patients. Dysphagia. Dec 2023;38(6):1519-1527. doi:10.1007/s00455-023-10579-w
45. Couraud L, Ballester MJ, Delaisement C. Acquired tracheoesophageal fistula and its management. Semin Thorac Cardiovasc Surg. Oct 1996;8(4):392-9.
46. Paraschiv M. Tracheoesophageal fistula--a complication of prolonged tracheal intubation. J Med Life. Oct-Dec 2014;7(4):516-21.
47. Han TR, Paik NJ, Park JW. Quantifying swallowing function after stroke: A functional dysphagia scale based on videofluoroscopic studies. Arch Phys Med Rehabil. May 2001;82(5):677-82. doi:10.1053/apmr.2001.21939
48. Logemann JA. Manual for the videofluorographic study of swallowing. 2nd ed. PRO-ED; 1993.
49. Han TR, Paik NJ, Park JW, Kwon BS. The prediction of persistent dysphagia beyond six months after stroke. Dysphagia. Mar 2008;23(1):59-64. doi:10.1007/s00455-007-9097-0
50. Langmore SE, Scarborough DR, Kelchner LN, et al. Tutorial on Clinical Practice for Use of the Fiberoptic Endoscopic Evaluation of Swallowing Procedure With Adult Populations: Part 1. Am J Speech Lang Pathol. Jan 18 2022;31(1):163-187. doi:10.1044/2021_ajslp-20-00348
51. Aviv JE, Kim T, Sacco RL, et al. FEESST: a new bedside endoscopic test of the motor and sensory components of swallowing. Ann Otol Rhinol Laryngol. May 1998;107(5 Pt 1):378-87. doi:10.1177/000348949810700503
52. Aviv JE, Kim T, Thomson JE, Sunshine S, Kaplan S, Close LG. Fiberoptic endoscopic evaluation of swallowing with sensory testing (FEESST) in healthy controls. Dysphagia. Spring 1998;13(2):87-92. doi:10.1007/pl00009561
53. Hwang CH, Choi KH, Ko YS, Leem CM. Pre-emptive swallowing stimulation in long-term intubated patients. Clin Rehabil. Jan 2007;21(1):41-6. doi:10.1177/0269215506071286
54. Hongo T, Yamamoto R, Liu K, et al. Association between timing

of speech and language therapy initiation and outcomes among post-extubation dysphagia patients: a multicenter retrospective cohort study. Crit Care. Apr 8 2022;26(1):98. doi:10.1186/s13054-022-03974-6

55. Turra GS, Schwartz IVD, Almeida ST, Martinez CC, Bridi M, Barreto SSM. Efficacy of speech therapy in post-intubation patients with oropharyngeal dysphagia: a randomized controlled trial. Codas. 2021;33(2):e20190246. doi:10.1590/2317-1782/20202019246
56. Wu CP, Xu YJ, Wang TG, et al. Effects of a swallowing and oral care intervention for patients following endotracheal extubation: a pre- and post-intervention study. Crit Care. Nov 9 2019;23(1):350. doi:10.1186/s13054-019-2623-2
57. El Gharib AZG, Berretin-Felix G, Rossoni DF, Seiji Yamada S. Effectiveness of Therapy on Post-Extubation Dysphagia: Clinical and Electromyographic Findings. Clin Med Insights Ear Nose Throat. 2019;12:1179550619873364. doi:10.1177/1179550619873364
58. Dewhirst FE, Chen T, Izard J, et al. The human oral microbiome. J Bacteriol. Oct 2010;192(19):5002-17. doi:10.1128/jb.00542-10
59. Stonecypher K. Ventilator-associated pneumonia: the importance of oral care in intubated adults. Crit Care Nurs Q. Oct-Dec 2010;33(4):339-47. doi:10.1097/CNQ.0b013e3181f649a6
60. Fitch JA, Munro CL, Glass CA, Pellegrini JM. Oral care in the adult intensive care unit. Am J Crit Care. Sep 1999;8(5):314-8.
61. Dennesen P, van der Ven A, Vlasveld M, et al. Inadequate salivary flow and poor oral mucosal status in intubated intensive care unit patients. Crit Care Med. Mar 2003;31(3):781-6. doi:10.1097/01.Ccm.0000053646.04085.29
62. Winning L, Lundy FT, Blackwood B, McAuley DF, El Karim I. Oral health care for the critically ill: a narrative review. Crit Care. Oct 1 2021;25(1):353. doi:10.1186/s13054-021-03765-5
63. Macherla S, Chopra A, Ramanarayanan V, Das RS, Garg R. Can periodontitis affect the COVID-19 severity, symptoms, hospital stay, and mortality? A case-control study. Front Public Health. 2024;12:1421380. doi:10.3389/fpubh.2024.1421380
64. Costa CA, Vilela ACS, Oliveira SA, et al. Poor oral health status and adverse COVID-19 outcomes: A preliminary study in hospitalized patients. J Periodontol. Dec 2022;93(12):1889-1901. doi:10.1002/jper.21-0624
65. Prendergast V, Kleiman C, King M. The Bedside Oral Exam and the Barrow Oral Care Protocol: translating evidence-based oral care into practice. Intensive Crit Care Nurs. Oct 2013;29(5):282-90. doi:10.1016/j.iccn.2013.04.001
66. Ory J, Mourgues C, Raybaud E, et al. Cost assessment of a new oral care program in the intensive care unit to prevent ventilator-associated pneumonia. Clin Oral Investig. Jun 2018;22(5):1945-1951. doi:10.1007/s00784-017-2289-6
67. Berger JEA. Oral Assessment Guide. In: Center UoNM, editor. Guides and Handouts: College of Nursing 1988.
68. Chacko SA, Ramamoorthy L, Cherian A, Anusuya R, Lalthanthuami HT, Subramaniyan R. Effectiveness of Swallowing and Oral Care Interventions on Oral Intake and Salivary Flow of Patients Following Endotracheal Extubation at a Tertiary Care Center: A Randomized Controlled Trial. J Caring Sci. Dec 2023;12(4):213-220. doi:10.34172/jcs.2023.33005
69. Siao SF, Ku SC, Tseng WH, et al. Effects of a swallowing and oral-care program on resuming oral feeding and reducing pneumonia in patients following endotracheal extubation: a randomized, open-label, controlled trial. Crit Care. Jul 12 2023;27(1):283. doi:10.1186/s13054-023-04568-6
70. Grap MJ, Munro CL, Ashtiani B, Bryant S. Oral care interventions in critical care: frequency and documentation. Am J Crit Care. Mar 2003;12(2):113-8; discussion 119.
71. de Lama Lazzara G, Lazarus C, Logemann JA. Impact of thermal stimulation on the triggering of the swallowing reflex. Dysphagia. 1986/06/01 1986;1(2):73-77. doi:10.1007/BF02407117
72. Logemann JA, Pauloski BR, Colangelo L, Lazarus C, Fujiu M, Kahrilas PJ. Effects of a sour bolus on oropharyngeal swallowing measures in patients with neurogenic dysphagia. J Speech Hear Res. Jun 1995;38(3):556-63. doi:10.1044/jshr.3803.556
73. Nascimento W, Tomsen N, Acedo S, et al. Effect of Aging, Gender and Sensory Stimulation of TRPV1 Receptors with Capsaicin on Spontaneous Swallowing Frequency in Patients with Oropharyngeal Dysphagia: A Proof-of-Concept Study. Diagnostics (Basel). Mar 7 2021;11(3)doi:10.3390/diagnostics11030461
74. Kahnert E, Prodoehl J. Temporomandibular disorders associated with orotracheal intubation procedures: a narrative review. Journal of Oral and Maxillofacial Anesthesia. 2024;3
75. McMillan H, Barbon CEA, Cardoso R, et al. Manual Therapy for Patients With Radiation-Associated Trismus After Head and Neck Cancer. JAMA Otolaryngol Head Neck Surg. May 1 2022;148(5):418-425. doi:10.1001/jamaoto.2022.0082
76. G.C S, S S. Clinical Staging of Oral Submucous Fibrosis : A Review. International Journal of Oral-Medical Sciences. 2011;10(3):216-219. doi:10.5466/ijoms.10.216
77. Skurok P, Johnston BW, Brown E, Timothy C, Morse C, Turton P. Effects of Expiratory Muscle Strength Training on Swallowing in Survivors of Critical Illness: A Protocol for a Systematic Review and Meta-Analysis. Health Sci Rep. Feb 2025;8(2):e70337. doi:10.1002/hsr2.70337
78. Liu S, Fan Z, Fu M, et al. Impact of inspiratory muscle training on aspiration symptoms in patients with dysphagia following ischemic stroke. Brain Res. Mar 1 2025;1850:149396. doi:10.1016/j.brainres.2024.149396
79. Cheng I, Bath PM, Hamdy S, et al. Clinical predictors of outcome after pharyngeal electrical stimulation (PES) in non-stroke related neurogenic dysphagia after mechanical ventilation and tracheotomy: results from subgroup analysis of PHADER study. Neurol Res Pract. Apr 7 2025;7(1):23. doi:10.1186/s42466-025-00380-5
80. Crary MA, Mann GD, Groher ME. Initial psychometric assessment of a functional oral intake scale for dysphagia in stroke patients. Arch Phys Med Rehabil. Aug 2005;86(8):1516-20. doi:10.1016/j.apmr.2004.11.049

CHAPTER 22

인지 재활/작업치료

Cognitive Rehabilitation & Occupational Therapy

송문성 작업치료사

I 인지재활

1 인지의 정의 및 체계

1) 인지 정의

인지(cognition)란 인간의 사고, 학습, 기억, 문제 해결, 의사 결정 등 다양한 정신적 과정을 포함하는 포괄적인 개념이다. 외부 자극을 처리하고 정보를 저장하며, 이를 바탕으로 행동과 반응을 조절하는 데 중요한 역할을 한다. 인지 기능은 일상생활의 학습, 사회적 상호작용, 직업 수행 등에서 핵심적인 역할을 하며, 개인의 삶의 질과 밀접하게 연관된다. 인지 기능이 저하되면, 일상생활에서의 독립성 상실이나 사회적 관계의 어려움이 나타날 수 있으며, 이는 환자의 회복 과정과 전반적인 삶의 질에 부정적인 영향을 미친다.

2) 인지체계

인지능력은 각성, 지남력, 주의력, 정보 처리 능력을 기반으로, 그 위에 기억의 다양한 유형, 실행기능, 그리고 자기인식으로 구성된 상위 체계가 개념화된다(그림 22-1). 각 단계의 인지기술은 아래 단계의 기술을 토대로 이루어지므로 하위 단계의 기술에 의존한다. 예를 들어, 주의력과 정보 처리 능력이 저하된 경우, 새로운

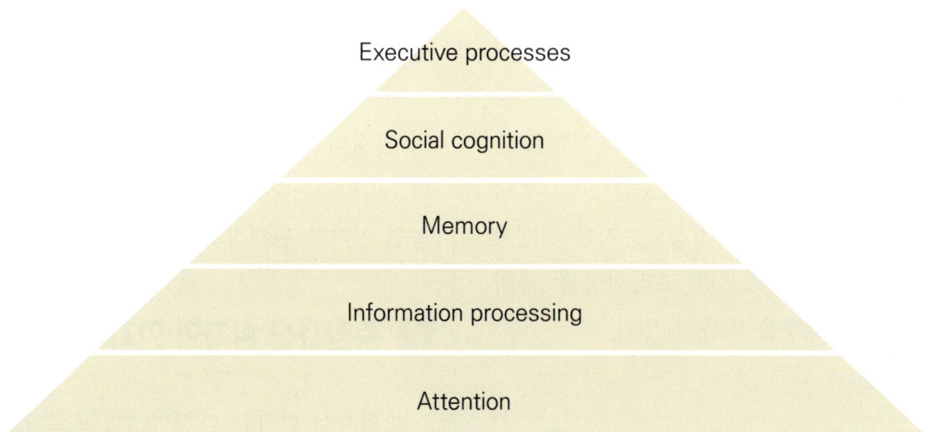

그림 22-1. 인지체계(cognitive hierarchy)

정보를 학습하기 위한 작업 기억에 손상이 나타날 수 있다. 이는 인지하거나 처리해 보지 않은 정보는 기억으로 저장될 수 없기 때문이다. 인지체계는 실행 기능을 중심으로 모든 인지 기술과 긴밀하게 연결되어 있다. 즉, 어떤 사람이 정보에 집중하거나 처리·기억하지 못한다면, 해당 정보를 바탕으로 계획, 문제 해결, 활동 조직화 등을 수행할 수 없다.[1]

인지체계는 (그림 22-1)과 같이 주의집중(attention), 정보 처리(information processing), 기억(memory), 사회적 인지(social cognition), 집행기능(executive function)의 다섯 단계로 구성되어 설명할 수 있다.

(1) 주의 집중

주의 집중(attention)은 특정 자극이나 정보에 대한 인지 자원을 할당하는 과정이다. 이는 외부 환경에 다양한 자극이 존재할 때, 개인이 어떤 정보에 집중할지를 결정하는 중요한 역할을 한다. 주의 집중은 선택적 집중(selective attention), 지속적 집중(sustained attention), 분산 집중(divided attention), 전환 집중(alternating attention), 자동적 집중(automatic attention) 등으로 나눌 수 있으며, 각기 다른 상황에서 필요에 따라 조절된다. 주의 집중의 효율성은 인지적 과부하, 피로, 감정 상태 등 여러 요인에 의해 영향을 받을 수 있다.

(2) 정보 처리

정보 처리(information processing)는 감각 입력을 해석하고 의미를 부여하는 과정이다. 이 단계에서는 수집된 정보가 인지체계 내에서 분석되고, 기존의 지식과 연결되어 새로운 이해가 형성된다. 정보 처리 모델은 입력, 저장, 출력의 세 가지 주요 단계를 포함하며, 각 단계에서 정보가 어떻게 변형되고 저장되는지를 설명한다. 이 과정은 인지적 편향, 스키마, 프라이밍 등 다양한 심리적 요인에 의해 영향을 받을 수 있다.

(3) 기억

기억(memory)은 정보를 저장하고 필요할 때 이를 회상하는 능력이다. 기억은 크게 단기 기억과 장기 기억으로 나눌 수 있다. 단기 기억은 제한된 양의 정보를 짧은 시간 동안 유지하는 반면, 장기 기억은 정보를 오랜 시간 동안 저장할 수 있다. 장기 기억은 다시 명시적 기억(사실과 사건)과 암묵적 기억(기술과 절차)으로 구분된다. 기억의 형성과 회상 과정은 감정, 맥락, 반복 등 여러 요인에 의해 영향을 받는다.

(4) 사회적 인지

사회적 인지(social cognition)는 개인이 사회적 상황에서 다른 사람의 행동, 감정, 의도를 이해하고 해석하는 과정을 말한다. 이는 타인의 사고와 감정을 추론하는 능력, 즉 '마음 읽기'와 관련이 있다. 사회적 인지는 대인 관계 형성, 사회적 상호작용, 그리고 집단 내에서의 행동에 중요한 역할을 한다. 이 과정은 스키마, 고정관념, 편견 등 다양한 사회적 요인에 의해 영향을 받을 수 있다.

(5) 집행기능

집행기능(executive function)은 목표 지향적인 행동을 조절하고 관리하는 인지적 과정이다. 이는 계획, 조직, 문제 해결, 의사결정, 자기 조절 등을 포함한다. 집행기능은 특히 복잡한 과제를 수행할 때 필요하며, 인지적 유연성, 작업 기억, 억제 통제 등의 하위 기능으로 구성된다. 집행기능은 개인의 일상생활, 학습, 직업적 성과에 큰 영향을 미치며, 발달 과정에서 중요한 역할을 한다.

이러한 5단계는 서로 밀접하게 연결되어 있으며, 인지적 과정의 전반적인 이해를 돕는 중요한 틀을 제공한다. 각 단계는 개인의 행동과 사고에 영향을 미치며, 다양한 심리적·환경적 요인에 의해 조절된다.

2 중환자실 환자의 인지적 특성

중환자실 환자는 다양한 원인으로 인해 인지적 문제를 경험할 수 있다. 이러한 문제에는 의식저하, 혼동, 기억력 감소, 주의 집중력 저하 등이 포함된다. 중환자실에서 사용되는 진통제, 진정제 및 기타 약물은 환자의 인지 기능에 부정적인 영향을 미칠 수 있다.[2] 또한, 호흡기 문제로 인한 저산소증은 뇌 기능에 영향을 미쳐 인지적 결핍을 유발할 수 있고, 패혈증과 같은 감염 역시 뇌에 영향을 미쳐 인지 기능 저하를 초래할 수 있다.[3,4] 중환자실 환자는 심각한 질병이나 외상으로 인한 신체적 스트레스 외에도, 중환자실 환경에서의 소음, 강한 조명, 지속적인 모니터링 기기 사용 등이 혼란을 야기하며 인지적 문제를 악화시킬 수 있다.[5]

중환자실 치료 후 인지장애의 위험요인은 크게 개인적 요인과 치료 관련 요인으로 구분된다. 개인적 요인은 연령, 교육 수준, 동반 질환 등이 있으며, 이들은 질병의 중등도보다 인지장애에 더 큰 영향을 미치는 것으로 보고되었다.[6] 치료 관련 요인은 개인적 요인에 비해 조절 가능하다는 특성이 있으며, 섬망, 저혈압, 저산소증, 혈당 변이 등이 포함된다.[7] 국내 연구에서는 중환자실 집중치료 후 퇴실 시 인지장애의 유병률이 약 45%에 달하는 것으로 보고되었으며, 이는 중환자실 퇴실 후 발생하는 인지적 문제가 환자의 일상생활과 삶의 질에 상당한 영향을 미친다는 점을 시사한다.[8] 중환자실 환자의 인지적 문제를 이해하고 관리하는 것은 매우 중요하다. 인지 기능이 저하되면 회복 속도가 느려지고, 재활 과정에 부정적인 영향을 줄 수 있다.[9] 또한, 가족의 심리적 부담이 증가하고, 환자와의 의사 소통이 어려워질 수 있으며, 치료와 관련된 의사결정 능력의 저하로 인해 치료 과정 전반에 영향을 미칠 수 있다.[10,11]

중환자실 환자에게서 관찰되는 인지기능 저하의 증상은 다음과 같다.

1) 주의력 결핍

중환자실에 있는 환자는 다양한 요인으로 인해 주의 집중이 어려워질 수 있다. 이러한 주의력 결핍(attention deficits)은 외부 자극에 대한 반응이 둔해지는 결과를 초래하며, 환자가 주변 환경에서 중요한 정보를 놓치게 만들 수 있다. 예를 들어, 의료진의 지시나 주변 소음에 대한 반응이 느려질 수 있으며, 이는 치료 과정에 부정적인 영향을 미칠 수 있다.[12]

2) 기억력 저하

중환자실 환자는 단기 기억과 장기 기억 모두에 영향을 받을 수 있으며, 특히 최근의 사건이나 정보를 기억하는 데 어려움을 겪는 경우가 많다. 이로 인해 치료 과정에서 중요한 정보나 지시 사항을 잊어버려 회복에 필요한 행동 수행에 방해가 될 수 있다. 기억력 저하는 환자의 자아 정체성에도 영향을 미쳐 심리적 스트레스를 증가시킬 수 있다.[13]

3) 지각 장애

중환자실 환자는 주변 환경을 정확히 인식하지 못하거나 섬망을 경험할 수 있다. 이러한 지각 장애(perceptual dysfunction)는 중환자실 환경의 복잡성과 스트레스 요인에 의해 유발되며, 현실과 비현실을 혼동하게 만들 수 있다. 예를 들어, 섬망이 있는 경우 존재하지 않는 사람이나 사물을 보거나 듣는 등의 증상이 나타날 수 있으며, 이는 불안감을 증가시키고, 치료 협조를 저해할 수 있다.[14]

4) 사고 과정의 느림

사고 속도가 느려지는 현상(slowed thought process)은 중환자실 환자에게 흔히 관찰되며, 이는 문제 해결 능력의 저하로 이어질 수 있다. 환자는 복잡한 문제를 해결하는 데 어려움을 겪거나, 일상적인 결정을 내리는 데 시간이 더 걸릴 수 있다. 이러한 사고 과정의 느림은 환자가 치료에 대한 이해도를 낮추고, 자율성을 감소시킬 수 있다.[2]

이러한 인지적 증상들은 중환자실 치료 및 회복 과정에 중대한 영향을 미치므로, 의료진은 환자의 인지 기능을 지속적으로 관찰하고 필요시 적절한 개입을 통해 적극적으로 지원해야 한다.

3 인지치료의 중재효과

중환자실에서 인지치료는 다양한 방법을 통해 인지 기능 회복을 촉진한다.

1) 조기 재활

환자가 중환자실에 있는 동안 가능한 한 빨리 신체적, 인지적 활동을 시작하는 것을 목표로 한다. 이는 전반적인 회복을 촉진하고, 장기적인 인지 기능 저하를 예방하는 데 도움을 준다.[15]

2) 인지적 훈련

기억력, 주의력, 문제 해결 능력 등 다양한 인지 기능 향상을 위한 프로그램이다. 게임, 퍼즐, 컴퓨터 프로그램 등을 활용하여 점진적으로 더 복잡한 과제를 수행하도록 유도한다(그림 22-2). 이러한 훈련은 환자의 인지적 자원을 활성화하고 회복을 촉진하는 데 중요한 역할을 한다.[16]

3) 환경 조정

중환자실의 물리적 환경은 환자의 인지 기능에 직접적인 영향을 미친다. 환경 조정은 환자가 보다 편안하고 안전하게 느낄 수 있도록 공간을 최적화하는 것을 포함한다. 조명, 소음, 시각적 자극 등을 조절하여 환자가 스트레스를 덜 받도록 하고, 인지적 자극을 충분히 받을 수 있는 환경을 조성한다. 또한, 가족과의 소통을 촉진할 수 있는 환경적 배려도 중요하다.[17]

4) 심리적 지원

중환자실에 있는 환자는 신체적 고통뿐만 아니라 심리적 스트레스와 불안을 경험할 수 있으며, 이는 인지 기능에 영향을 줄 수 있다. 심리적 지원은 이러한 감정을 관리하고, 환자가 긍정적인 태도를 유지하도록 돕는 데 중점을 둔다. 상담, 심리치료, 지지 그룹 등의 개입은 환자의 정서적 안정과 인지 기능 회복에 기여한다.[18]

4 인지재활 평가

중환자실 환자의 인지 기능을 평가하고, 환자의 상태에 맞는 치료 전략을 수립하는 것이 중요하다. 인지 기

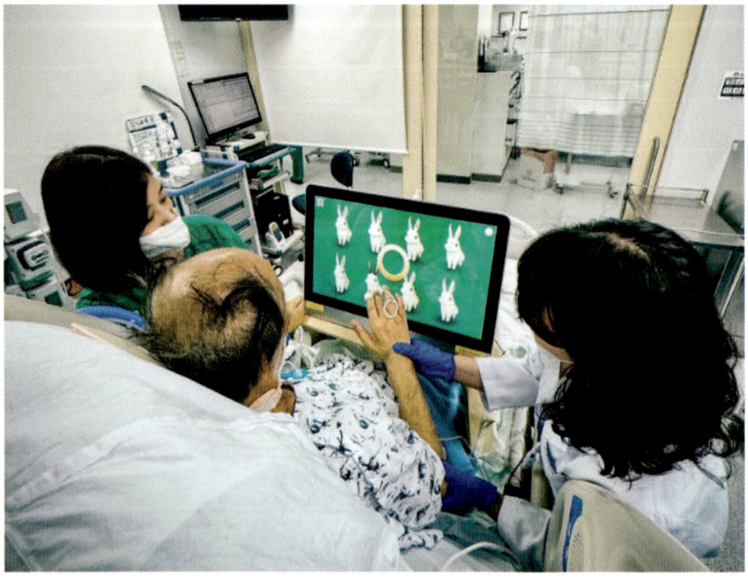

그림 22-2. 중환자실 전산화 인지치료 모습

능 평가에 사용되는 대표적인 도구는 다음과 같다.

1) 혼수 회복 척도-개정판 (Coma Recovery Scale-Revised, CRS-R)

혼수 상태 환자의 의식 회복을 평가하는 도구로, 인지적·행동적 반응을 체계적으로 측정할 수 있다. 이 척도는 환자의 의식 수준을 객관적으로 파악하고, 회복 경과를 모니터링하는 데 활용된다. CRS-R은 여러 연구에서 신뢰성과 타당성이 입증되어 있어, 의식 회복 평가의 표준 도구로 자리잡고 있다. 다양한 반응을 평가하여 환자의 상태를 포괄적으로 이해할 수 있고, 혼수 상태 환자의 치료 계획 및 재활 계획 수립에 유용하다.[19,20]

(1) 구성 및 평가 항목

CRS-R은 다음의 6개 항목으로 구성된다.

① 눈 뜨기(eye opening): 자발적이거나 자극에 대한 반응으로 눈을 뜨는 능력을 평가한다.

② 언어 반응(verbal response): 음성을 통해 반응하는 능력을 평가하며, 단어를 사용하거나 이해하는 능력을 포함한다.

③ 운동 반응(motor response): 자극에 대한 신체적 반응을 평가하며, 자발적인 움직임 및 명령 수행 능력을 포함한다.

④ 기본적인 반사(primitive reflexes): 기본적인 신경 반사 반응의 유무를 평가한다.

⑤ 복합 반응(complex responses): 복잡한 행동이나 반응(예: 고개 끄덕임, 손가락으로 가리키기 등)을 평가한다.

⑥ 의식의 수준(level of consciousness): 환자의 의식이 어느 정도인지 평가한다.

(2) 점수 해석

총점은 0점에서 23점까지이며, 점수가 높을수록 의식 수준이 양호함을 나타낸다. 각 항목은 환자의 회복 과정을 모니터링하는 데 중요한 지표로 활용된다.

2) 한국판 간이정신상태검사(Korean Mini-Mental State Examination, K-MMSE)

K-MMSE는 한국어로 개발된 간단한 인지 기능 평가 도구로, 치매, 뇌졸중, 알츠하이머병 등 다양한 인지 장애 환자의 상태를 확인하는 데 사용된다. K-MMSE는 인지 장애의 진단 및 경과 관찰에 유용하며, 여러 연구 및 임상 현장에서 널리 활용되고 있다.[21,39,40]

(1) 구성 및 평가 항목(표 22-1)

총 30문항으로 구성되며, 다음과 같은 영역을 평가한다.

① 지남력(orientation): 시간(날짜, 요일, 연도) 및 장소(현재 위치)를 인지하는 능력을 평가한다.

② 회상(recall): 제시된 단어 3개를 기억하고 회상하는 능력을 평가한다.

③ 주의 집중 및 계산(attention and calculation): 간단한 산술 문제(예: 7씩 빼기)를 통해 주의 집중 능력을 평가한다.

④ 언어(language): 명령 수행, 사물 이름 대기, 문장 반복 등 언어 능력을 평가한다.

⑤ 시공간 인지능(visuospatial ability): 간단한 도형(예: 오각형 그리기) 그리기 능력을 평가한다.

(2) 점수 해석

총점은 0점에서 30점이며, 점수가 높을수록 인지 기능이 양호함을 나타낸다.

일반적으로 24점 이상은 정상 범위로 간주되며, 23점 이하부터는 인지 기능 저하를 나타낸다.

3) 몬트리올 인지평가 (Montreal Cognitive Assessment, MoCA)

MoCA는 인지 기능을 평가하기 위한 간단하면서도 효과적인 도구로, 주로 경도 인지장애 및 치매를 평가하는 데 사용된다. MoCA는 다양한 인지 영역을 포괄적으로 평가하여, 환자의 인지 상태를 신속하게 파악할 수 있도록 설계된 도구이다.[22]

표 22-1. K-MMSE 2 검사지

항목			반응	점수
기억 등록	비행기			0 1
	연필			0 1
	소나무			0 1
시간 지남력	년			0 1
	월			0 1
	일			0 1
	요일			0 1
	계절			0 1
장소 지남력	나라			0 1
	시/도	특별시(광역시)/도		0 1
	무엇하는 곳	구/시, 군		0 1
	현재 장소명			0 1
	몇 층	동(도로명)/읍, 면		0 1
기억 회상	비행기			0 1
	연필			0 1
	소나무			0 1
주의집중 및 계산	100 – 7			0 1
	–7			0 1
	–7			0 1
	–7			0 1
	–7			0 1
언어	이름대기	눈, 귀		0 1 2
	따라말하기	백문이 불여일견		0 1
	이해	동그라미를 가리키고 네모를 가리킨 다음, 세모를 가리키세요.	○ □ △	0 1 2 3
	읽기	(눈을 감으세요)		0 1
	쓰기	오늘 날씨를 한 문장으로 써 보세요.		0 1
그리기	오각형			0 1
			K-MMSE~2: 표준형 총점	/30

한국판 몬트리올 인지평가 (K-MoCA)

이름:
교육수준: 생년월일:
성별: 실시일:

시공간 / 집행기능	시계 그리기 (열한시 십분) (3점)	점수
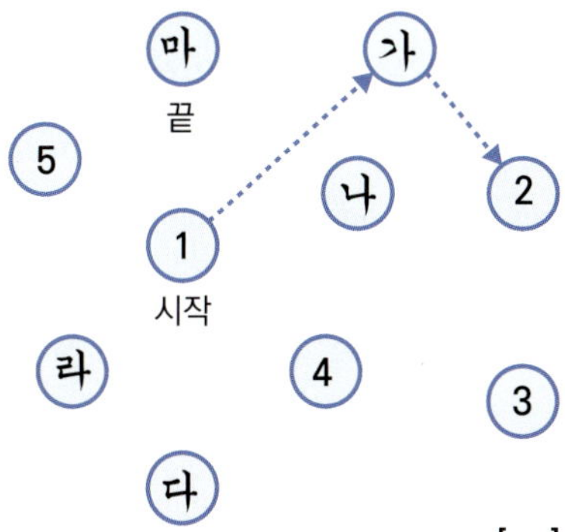 [ ] 육면체 그리기 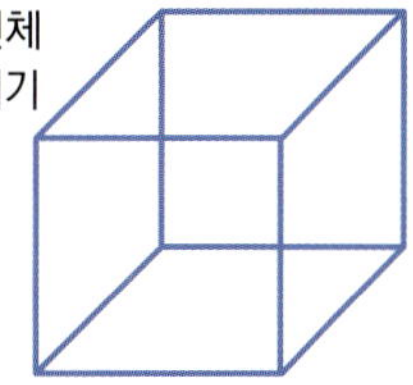 [ ]	[ ] 윤곽 [ ] 숫자 [ ] 바늘	__ /5

이름대기			점수
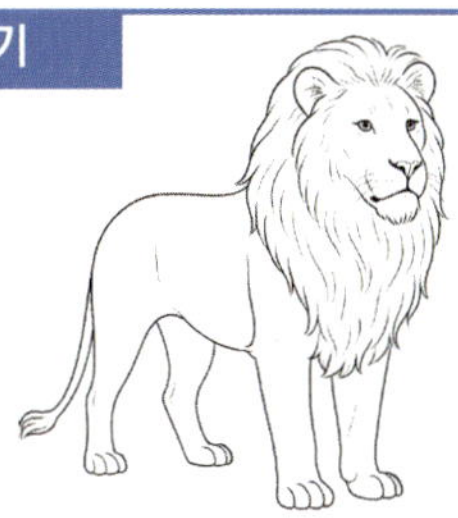 [ ]	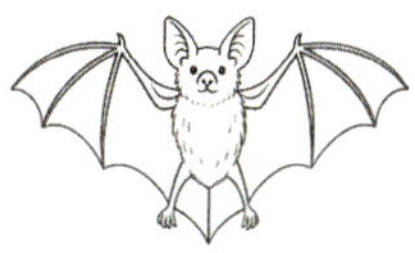 [ ]	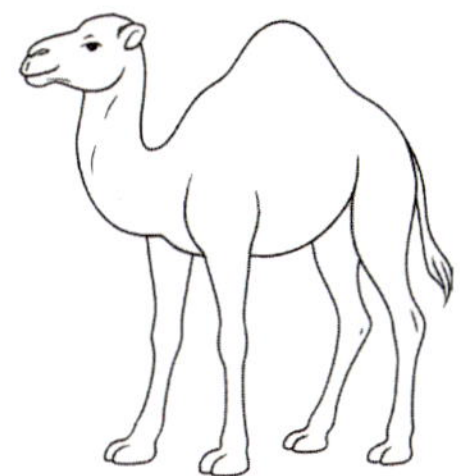 [ ]	__ /3

기억력		얼 굴	비 단	학 교	피 리	노 랑	점수 없음
5개 단어를 모두 들은 후 즉각회상 실시. 1차 시행을 성공하였더라도 2회 모두 실시함. 5분 후에 지연회상 실시.	1차 시행						
	2차 시행						

주의력 1초에 1개씩 숫자를 읽어 줌.	순서대로 따라 외우기 [ ] 2 1 8 5 4 거꾸로 따라 외우기 [ ] 7 4 2	__ /2
쓰인 순서대로 요일을 불러 줌. 피검자는 "월"에만 손뼉을 쳐야 함. 2개 이상의 오류는 0점	[ ] 토화월수일 화월월목금 토화월토월 금목금월월 월목월일화 토월월화	__ /1
100에서 7씩 빼기	[ ]93 [ ]86 [ ]79 [ ]72 [ ]65 *정답이 4 또는 5개: 3점 2 또는 3개: 2점, 1개 1점, 0개: 0점	__ /3
언 어	따라 말하기: 칼날같이 날카로운 바위. [ ] 스물 일곱 개의 찬 맥주병이 냉장고에 있다. [ ]	__ /2
유창성 "ㄱ"으로 시작되는 단어를 1분 동안 최대한 많이 말씀해 주세요.	[ ] _____ (N ≥ 6개 단어)	__ /1
추상력	공통성 (예) 사과 - 복숭아 = 과일 [ ] 기차 - 비행기 [ ] 시계 - 저울	__ /2

지연회상		얼 굴	비 단	학 교	피 리	노 랑		
	회상 단어 단서 없음	[ ]	[ ]	[ ]	[ ]	[ ]	단서 없이 회상한 단어에만 점수를 줌.	__ /5
선택 사항	범주 단서 선다형 단서							

지남력	[ ] 일 [ ] 월 [ ] 년 [ ] 요일 [ ] 장소 [ ] 도시 이름	__ /6

규 준: 강연욱 등(2009) 참조

총 점 _____ /30

검 사 자: ____________________

그림 22-3. K-MoCA 검사지

(1) 구성 및 평가 항목(그림 22-3)

MoCA는 총 30문항으로 구성되어 있으며, 주요 평가 영역은 다음과 같다.

① 지남력(orientation): 시간과 장소에 대한 인지 능력을 평가한다.
② 기억(memory): 즉각적 및 지연된 단어 기억 능력을 평가한다.
③ 주의 및 집중(attention and concentration): 숫자 반복, 간단한 계산 문제 등으로 주의 집중 능력을 평가한다.
④ 언어(language): 언어 이해 및 표현 능력, 단어 나열, 문장 반복 등을 평가한다.
⑤ 시공간 인지능(visuospatial ability): 도형 그리기 및 시계 그리기 등을 통해 시각적 인식 및 공간적 관계를 평가한다.
⑥ 추론 및 집행 기능(executive function): 문제 해결 및 계획 수립 능력을 평가한다.

(2) 점수 해석

총점은 0점에서 30점까지이며, 점수가 높을수록 인지 기능이 양호함을 의미한다. 일반적으로 26점 이상은 정상 범위로 간주되며, 25점 이하부터는 인지 기능저하로 간주된다.

II 작업치료

중환자실은 생명을 위협하는 상태의 환자들이 집중치료를 받는 공간으로, 이곳에서의 치료는 환자의 회복에 중요한 역할을 한다. 중환자실 환자들은 장기간의 침상 생활로 인해 근력약화, 관절 구축 등의 합병증이 발생할 수 있으며, 호흡곤란, 섭식장애, 욕창 등 다양한 신체적 문제도 경험하게 된다. 또한, 의식 저하, 섬망, 불안 등 정신적 스트레스로 인한 어려움도 동반된다. 이러한 문제를 예방하고 회복을 촉진하기 위해 작업치료(occupational therapy)의 개입이 중요하다.

작업치료의 주된 목표는 개인의 일상 활동(activities of daily living, ADL)에 참여할 수 있도록 돕는 것이다. 세계작업치료연맹(World Federation of Occupational Therapists, WFOT)에 의하면 '작업치료에서 말하는 작업(occupation)은 개인이 가족과 지역사회에서 시간을 보내며 삶의 의미와 목적을 부여하는 일상의 활동'이라고 정의하고 있다.[23] 미국 작업치료사협회(American Occupational Therapy Association, AOTA)는 인간의 작업 활동을 시간과 발달에 따라 세부적으로 나누어 아래와 같이 총 8가지 영역으로 구분하고 있다.[24]

1 작업 영역 분류

1) 휴식과 수면(Rest and sleep)

다른 활동에 건강하고 능동적으로 참여할 수 있도록 돕기 위한 회복적 활동으로 휴식과 수면을 포함한다. 휴식은 신체적·정신적 회복을 위해 활동을 중단하고 이완된 상태가 되는 것을 의미하며, 전반적인 건강 유지에 필수적이다.

2) 기본 일상 활동 (Basic/Personal Activities of Daily Living)

개인이 자신의 신체를 돌보는 데 중점을 둔 기본적 활동으로, 생존과 안녕 유지에 필수적이다. 이러한 활동은 사회적 세계에서 생활하기 위한 기초적인 요소로, 개인의 자립성과 삶의 질 향상에 중요한 역할을 한다.

3) 도구적 일상 활동(Instrumental/complex/domestic activities of daily living)

일상생활을 보다 원활하게 수행하기 위해 필요한 복잡한 일상 활동들로, 기본적인 생리적 요구를 넘어서는 다양한 기능을 포함한다. 이러한 활동은 개인의 자립성을 높이고, 사회적 상호작용을 촉진하며, 전반적인 삶의 질을 향상시키는 데 중요한 역할을 한다.

4) 놀이 활동(Play)

즐거움과 창의성을 통해 정서적, 인지적, 사회적 기술 발달에 기여하는 자발적 활동이다. 특히 소아의 전반적인 발달에 핵심적인 역할을 한다.

5) 교육활동(Education)

지식과 기술을 습득하고 학습하는 과정으로, 정규 및 비정규 교육, 자기 주도 학습, 기술 습득, 사회적 상호작용과 같은 요소를 포함한다.

6) 생산활동(Work/productive activity)

경제적, 사회적, 개인적 목적을 위해 수행하는 활동으로, 직업, 자원봉사, 가사 노동 등이 포함된다. 이러한 활동은 자아 존중감, 사회적 역할 인식, 경제적 자립에 기여한다. 생산활동은 개인이 사회에 기여하고, 자신의 역할을 인식하는 데 중요한 역할을 한다.

7) 여가(Leisure)

개인이 자발적으로 선택하여 참여하는 비과업 활동으로, 스트레스 해소와 삶의 만족도 향상에 도움을 준다. 여가는 개인의 자아 실현과 사회적 상호작용을 촉진에 기여한다.

8) 사회적 참여(Social participation)

가족, 친구, 지역 사회와의 상호작용을 포함한 활동으로, 이는 대면 상호 작용뿐만 아니라 전화, 컴퓨터, 비디오 회의 등을 통한 원격 상호작용도 포함된다. 정서적 웰빙을 증진시키고, 사회적 관계를 형성하며, 공동체의 일원으로서의 소속감을 느끼게 한다. 이는 또한 개인의 정신적 건강과 사회적 기술을 향상시키는 데 기여한다.

작업치료에서 치료적 활동이란 환자의 신체적, 인지적, 정신적 기능 회복을 목표로 하며, 개별적 평가에 기반해 맞춤형 활동을 적용한다. 다양한 활동 참여는 사회적 퇴행을 예방하고, 사회적 활동을 하도록 격려하고 지지하여 보다 나은 인지의 통합을 가져오도록 도와주는 것이다.[25]

2 중환자실에서 작업치료의 필요성

중환자실 환자들은 회복을 위해 다각도의 지원이 필요하며, 이러한 측면에서 작업치료의 역할은 매우 중요하다. 작업치료사는 환자의 개별적인 문제를 정확히 평가하고, 이에 맞는 맞춤형 치료 전략을 수립한다. 예를 들어, 근력 저하가 있는 환자에게는 점진적인 운동 프로그램을 통해 기능 회복을 돕고 섭식 장애가 있는 환자에게는 식사 동작 훈련을 제공하여 자립성을 향상시킨다. 또한 불안이나 우울 증상을 보이는 환자에게는 여가 활동 및 심리적 지지 프로그램을 통해 정서적 안정을 도모하며, 가족에게도 교육과 상담을 제공하여 치료 과정에 능동적으로 참여할 수 있도록 지원한다.

작업치료는 질병이나 장애로 인해 발생한 일상생활의 어려움을 해결하기 위한 전문적인 접근 방식이다. 이를 위해 작업치료사는 다음과 같은 원칙에 따라 치료를 시행한다.

첫째, 작업치료의 가장 핵심적인 원칙은 클라이언트 중심적 접근이다. 작업치료사는 환자의 개인적 요구와 목표를 정확히 파악하고, 이를 반영한 치료 계획을 수립한다. 환자가 주도적으로 참여할 수 있도록 하며, 치료 과정 전반에 걸쳐 환자의 의견을 존중한다.

둘째, 작업치료는 기능적인 접근 방식을 취한다. 단순히 신체 기능의 회복을 넘어서, 실제 일상생활에서의 수행 능력 향상을 궁극적인 목표로 삼는다. 이를 위해 작업치료사는 환자의 전반적인 생활 활동을 고려하여 치료 계획을 수립한다.

셋째, 작업치료는 활동 중심적인 접근 방식을 취한다. 단순한 운동이나 훈련이 아닌, 의미 있는 작업 활동을 통해 기능 회복을 유도하며, 이를 통해 환자의 적극적인 치료 참여할 수 있도록 하며, 치료 효과를 극대화할 수 있다.

이처럼 작업치료는 클라이언트 중심, 기능적 접근, 활동 중심이라는 세 가지 핵심 원칙을 바탕으로 이루어지며, 환자의 일상생활 능력과 삶의 질 향상을 궁극적인 목표로 한다.

3 작업치료의 중재효과

1) 의식기능 회복

감각자극은 환자가 다양한 감각 정보를 통합하여 환경과 상호작용할 수 있도록 하며, 신체 인식 및 균형 감각을 향상시키는 데 도움이 된다.[26]

(1) 촉각 자극

촉각 자극(tactile stimulation)은 다양한 질감의 물체를 사용하여 피부에 자극을 주는 방법으로, 손이나 발에 다양한 물체를 만지게 하여 감각 인식을 유도하고 신체 인식을 개선하는 데 도움을 준다.[27]

(2) 시각 자극

시각 자극(visual stimulation)은 색상, 모양, 움직임 등을 시각 요소를 활용하여 주의력과 시각 인지를 유도한다. 예를 들어, 다채로운 그림이나 움직이는 물체를 활용해 시각적 반응을 자극할 수 있다.[10]

(3) 청각 자극

청각 자극(auditory stimulation)은 음악, 자연의 소리, 음성 자극 등을 통해 청각 인지를 유도한다. 특히 음악 치료는 정서적 안정과 긴장 완화에 효과적이다.[15]

(4) 후각 자극

후각 자극(olfactory stimulation)은 다양한 향기를 통해 후각 자극을 유도하며, 특정 향기는 기억을 자극하거나 정서적 반응을 유도하는 데 활용될 수 있다.[26]

(5) 미각 자극

미각 자극(gustatory stimulation)은 다양한 맛을 경험하게 하여 미각을 자극하고 식욕을 촉진하며, 음식에 대한 긍정적 반응을 유도하는 데 도움을 줄 수 있다.[27]

2) 신체기능 회복

중환자실 환자는 중증 질환이나 수술로 인해 심각한 신체적 기능 저하를 겪는 경우가 많으며, 이들의 일상생활 참여를 촉진하기 위해 작업치료는 중요한 역할을 한다.

(1) 근위약 예방

중환자실 환자는 장기간 침대에 누워 있는 경우가 많아 근육 위축과 근력 저하가 발생할 수 있다. 작업 치료는 조기 이동, 능동적·수동적 운동, 손의 협응력 향상을 통해 근력을 회복하고 기능적 독립성을 증진시킨다(그림 22-4).[28]

(2) 관절 가동범위 유지

정기적인 관절 운동과 스트레칭은 관절의 유연성을 유지하고, 구축 및 경직을 예방하는 데 효과적이다. 이를 통해 환자의 이동 능력과 독립성을 향상시킬 수 있다(그림 22-5).[29]

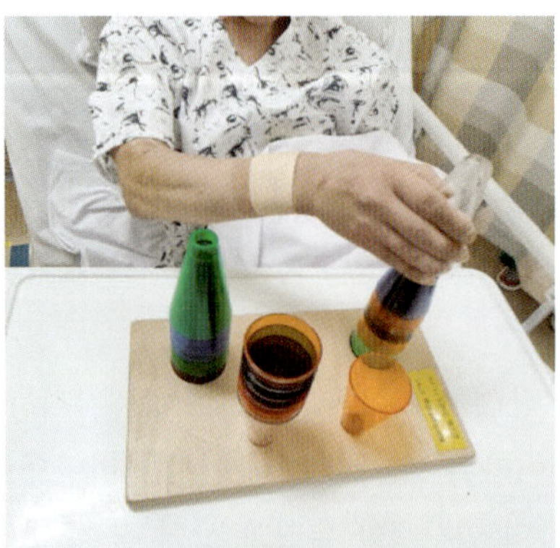

그림 22-4. 손, 상지기능 증진활동

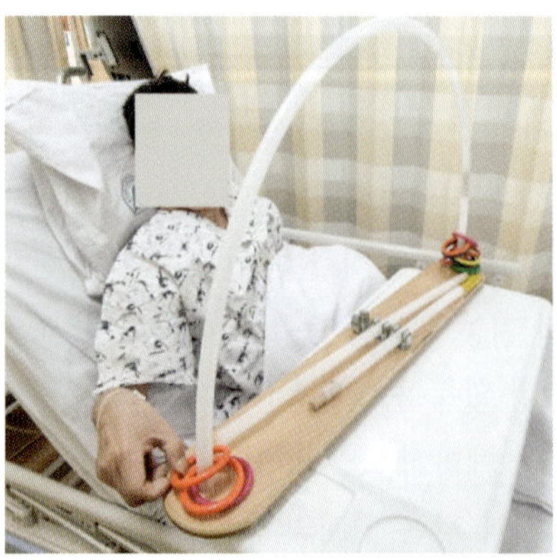

그림 22-5. 상지 관절범위 증진활동

3) 일상 활동 기능 회복

일상 활동(activities of daily living) 훈련은 식사, 세면, 옷 입기, 이동 등 기본적인 활동 수행을 목표로 한다. 중환자실 환자는 중증 질환이나 외상으로 인해 일상 활동 수행에 제한을 받기 쉽기 때문에, 이들의 일상 활동 기능을 정확히 평가하고 그에 따른 적절한 치료계획을 수립하는 것이 매우 중요하다.

특히 중환자실에서는 환자의 상태 변화가 빠르게 진행되므로, 일상활동평가도구를 통한 정기적이고 체계적인 평가가 필수적이다. 이를 통해 환자의 기능 수준을 정확히 파악하고, 환자 개인별 맞춤형 작업치료 계획을 수립할 수 있다. 또한 이러한 평가 결과는 의료진 간 의사 소통과 정보 공유에도 큰 도움이 된다.

작업치료는 환자가 가능한 한 독립적으로 일상생활을 수행할 수 있도록 도와주며, 자존감 및 삶의 질 향상에도 기여한다.[30] 여기에는 식사, 세면, 옷 입기, 이동 등이 포함된다. 아래 그림 22-6은 독립적 식사를 위한 스푼 연습이고, 그림 22-7은 의사소통 증진을 위한 글씨 쓰기 연습을 하는 모습이다. 그림 22-8은 상의 입기를 위해 단추 풀기 연습을 하는 모습을 보여준다. 일상활동훈련은 환자의 상태와 능력에 맞춰 단계별로 훈련을 진행하며, 필요한 경우 보조기구를 사용한다.

4) 인지기능 향상

중환자실에서는 섬망 등 다양한 인지적 문제가 발생할 수 있으며, 작업치료는 일상생활 수행에 필요한 인지 능력을 향상시키는데 중점을 둔다. 환자의 인지 기능을 평가하고, 주의력 및 문제 해결능력 등의 향상을 위한 맞춤형 인지 훈련 프로그램을 적용하여 기능 회복을 도모한다.[31]

5) 심리사회적 지원

중환자실 환자는 신체적 고통 외에도 심리적 스트레스를 겪기 쉬우며, 작업치료는 환자와 가족 모두에게 정서적 안정을 제공하는데 기여한다.[32]

(1) 신뢰 형성

작업치료사는 지속적인 의사소통을 통해 환자와의 신뢰를 쌓고, 안정된 치료 관계를 형성한다. 이는 환자의 정서적 안정에 필수적인 요소이다.[27]

(2) 정서적 표현 촉진

환자가 감정을 표현할 수 있도록 그림 그리기, 저널 쓰기 등의 활동을 제공하며, 자기 이해와 감정 해소를 도모한다.[33]

(3) 심리적 지지 제공

환자와의 개별 상담을 통해 불안, 걱정 등을 경청하고 정서적 지지를 제공함으로써, 환자가 자신의 감정을 표현하고 위로 받을 수 있도록 돕는다.[34]

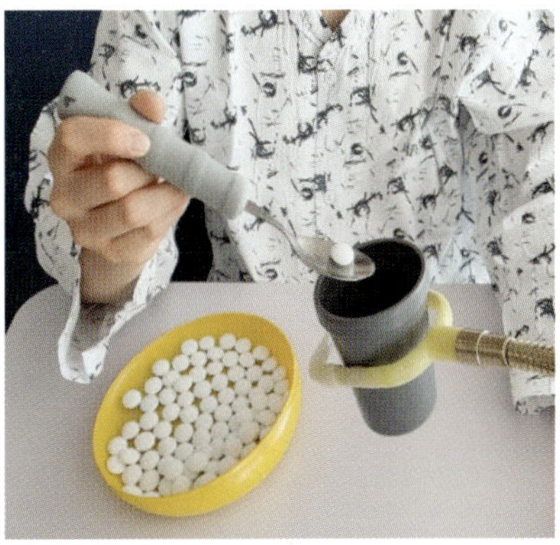

그림 22-6. 스푼 연습

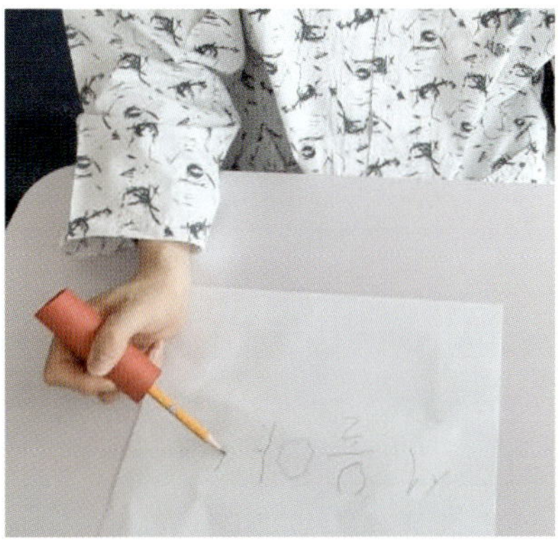

그림 22-7. 글씨 쓰기 연습

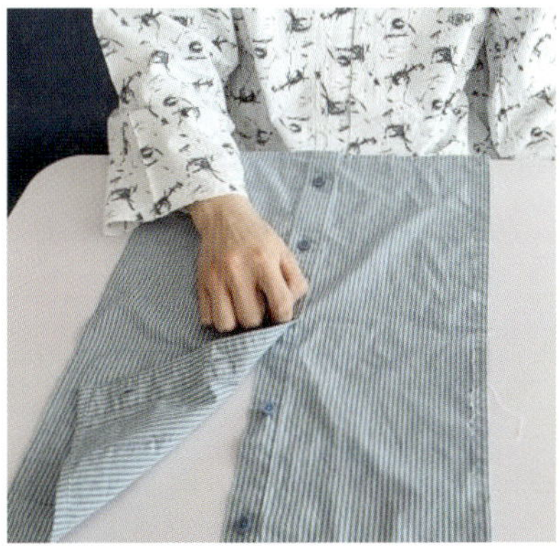

그림 22-8. 단추 풀기 연습

(4) 가족과의 소통 강화

환자 가족과의 교류를 활성화하여 정서적 지지 체계를 강화하고, 회복에 대한 심리적 안정을 유도한다.[35]

(5) 환경 조절

환자가 보다 편안하게 느낄 수 있도록 중환자실의 환경을 조정한다. 조명, 소음 수준 등을 고려하여 최적의 환경을 제공한다.[36]

(6) 이완 기법 적용

심호흡, 점진적 근육 이완 등 이완 기법을 통해 환자가 긴장을 풀고 정서적 안정을 찾을 수 있도록 지원한다. 이러한 기법은 스트레스와 불안을 완화하는 데 효과적이다.[37]

(7) 긍정적 피드백 제공

환자의 작은 성취도 칭찬하고 긍정적인 변화를 강조함으로써 환자가 회복 과정에 대한 자신감을 가질 수 있도록 한다. 이는 환자의 동기 부여에도 도움이 된다.[38]

4 일상생활 평가 도구

1) 한글판 수정바델지수

한글판 수정바델지수(Korean version of modified barthel index, K-MBI)는 간단한 질문과 관찰만으로 평가가 가능하여 의료진이 쉽게 사용할 수 있고, 평가 결과를 바탕으로 개별화된 치료 계획 수립 및 치료 효과 모니터링에 유용하다(표 22-2).[41,42]

(1) 평가 목적

환자의 일상생활 수행 능력을 평가하여, 신체적, 인지적, 심리적 회복 정도를 파악하는 데 활용된다.

(2) 평가 대상

뇌졸중, 외상성 뇌손상, 노인 환자 등 다양한 환자군에게 적용 가능하다.

표 22-2. K-MBI

한글판 수정바델지수 점수체계					
	1	2	3	4	5
항목	과제를 수행할 수 없는 경우	최대의 도움이 필요한 경우	중등도의 도움이 필요한 경우	최소의 도움이나 감시가 필요한 경우	완전히 독립적인 경우
개인위생					
목욕하기					
식사하기					
용변처리					
계단 오르기					
옷 입기					
대변조절					
소변조절					
보행					
의자차					
의자/침대 이동					
총점					

(3) 평가 항목

총 10개의 항목으로 구성되며, 각 항목은 환자가 독립적으로 수행할 수 있는 정도를 평가한다. 각 항목의 점수는 0점(전혀 도움을 받지 못함)에서 100점(완전 독립)까지의 범위로 주어진다. K-MBI는 10가지 항목으로 구성되어 있으며, 각 항목은 0점에서 5점까지 점수를 부여하여 총점을 계산한다.

(4) 점수 해석

최대 점수는 100점이며, 점수가 높을수록 기능적 독립성이 높음을 의미한다. 점수는 재활 치료의 효과를 평가하고, 환자의 치료 계획을 세우는 데 중요한 정보를 제공한다.

2) 기능적 독립 척도

기능적 독립척도(functional independence measure, FIM)는 환자의 일상생활 수행 능력을 평가하는 대표적인 도구로, 평가 결과를 바탕으로 개별화된 치료 계획을 수립하고, 치료 효과를 모니터링하는 데 유용하다. 기능적 변화를 정량적으로 측정할 수 있어, 재활 치료의 효과 평가에 적합하다.[43,44]

(1) 평가 목적

환자의 기능적 독립성을 파악하여 재활 치료 효과를 측정하고, 기능적 변화에 대한 정보를 제공하는 것이다.

(2) 평가 대상

뇌졸중, 외상성 뇌손상, 노인 환자 등 다양한 환자군에 적용 가능하다.

(3) 평가 항목

총 18개 항목으로 구성되며, 각 세부항목은 자기관리, 이동, 소통, 사회인지 네 가지 영역으로 나뉜다. 자기관리 영역에는 식사하기, 목욕하기, 옷 입기, 용변 처리 등이 포함되며, 이동 영역에는 침대/의자/휠체어 이동과 화장실 이동, 계단 오르내리기 등이 포함된다. 또한 소통 영역에는 이해하기와 표현하기가, 사회인지 영역에는 사회적 상호작용, 문제해결, 기억력 등이 포함된다. 각 항목은 환자가 수행해야 하는 일상생활 활동(ADL)을 포함한다.

(4) 점수체계

각 항목은 7점 척도로 평가하며, 완전 독립(7점)부터 완전 의존(1점)까지의 기능 수준을 나타낸다. 총점은 18점에서 126점까지 있으며, 높은 점수일수록 기능적 독립성이 높음을 나타낸다.

3) Katz ADL 척도

Katz ADL 척도는 일상생활 수행 능력을 평가하기 위해 널리 사용되는 도구로, 입욕, 옷 갈아입기, 화장실 사용, 이동, 대변 조절, 소변 조절의 6가지 기본 활동을 평가한다. 각 항목에 대해 독립적으로 수행할 수 있는지 여부에 따라 점수를 부여하게 되는데, 완전히 독립적으로 수행할 수 있으면 1점, 부분적으로만 가능하거나 타인의 도움이 필요하면 0점을 받게 된다. 이렇게 총 6개 항목의 점수를 합산하여 최종적인 ADL 수준을 판단하게 된다.

Katz ADL 척도의 큰 장점은 평가 방법이 간단하고 이해하기 쉽다는 것이다. 또한 중환자실 환자의 기능 수준을 빠르게 파악할 수 있어 적절한 치료 계획을 수립하는 데 유용하다. 실제로 많은 의료기관에서 이 도구를 활용해 중환자의 일상 활동 능력을 정기적으로 평가하고 있다.

다만, 이 척도는 단순히 각 활동의 독립성 여부만을 측정할 뿐, 실제 수행 능력의 정도나 시간, 노력 등은 반영하지 못하는 한계가 있다. 따라서 단독 사용보다는 다른 평가 도구와 병행하여 사용하는 것이 바람직할 것이다. 또한 결과 해석 시 환자의 전반적 상태를 함께 고려하는 것이 바람직하다.[45]

4) 척수손상 독립성 측정

척수손상 독립성 측정(spinal cord independence measure, SCIM)은 척수손상 환자의 기능적 독립성을 평가하기 위해 개발된 도구로, 환자가 일상생활에서 얼마나 자립적으로 활동할 수 있는지를 측정한다. 재활 과정 중 기능 변화와 치료 효과를 모니터링하는 데 중요한 역할을 한다.

평가 항목은 총 3개의 영역으로 구성되며, 각 영역은 여러 하위 항목으로 이루어져 있다. 일상활동(ADL) 영역은 식사, 목욕, 옷 입기, 개인 위생 등 일상적인 자가관리 능력을 평가한다. 이동성 영역은 침대에서 의자, 화장실 등으로의 이동 능력 및 휠체어 사용 능력을 포함한다. 사회적 참여 영역은 사회적 상호작용 및 외출 능력 등을 평가한다. SCIM의 총점은 0점에서 100점까지이며, 점수가 높을수록 환자의 기능적 독립성이 높음을 나타낸다. 각 영역의 점수는 환자의 재활 목표 설정과 치료 계획 수립에 도움이 된다.[46,47,48]

III 요약

중환자실에서 발생하는 인지적 문제는 일상생활 수행에 영향을 미치고, 이에 대한 조기 개입은 매우 중요하다. 인지 및 작업치료는 단순한 증상 완화를 넘어, 환자의 전인적 기능 회복과 조속한 일상생활 및 사회 복귀를 지원하는 핵심적인 역할을 한다. 이러한 치료는 인지적, 신체적, 정서적 회복을 지원하며, 궁극적으로 삶의 질을 향상시키는 데 기여한다. 따라서 중환자실에서의 통합적이고 다학제적인 치료 접근이 요구된다.

▶ 참고문헌

1. Diane Powers Dirette. Trombly's Occupational Therapy for Physical Dysfunction. 8th ed. Wolters Kluwer..2021. Chapter 10. Cognitive Assessment. p139~140.
2. Pandharipande, P. P., et al. Long-term cognitive impairment after critical illness. New England Journal of Medicine, 2006;354(19):1927–1936.
3. Kahn, J. M., et al. The relationship between oxygenation and cognition in the critically ill. Critical Care Medicine. 2006;34(10):2561–2568.
4. Zilberberg, M. D., et al. Cognitive impairment in patients with sepsis. BMC Critical Care. 2014; 18(1):1–9.
5. Ely, E. W., et al. The impact of delirium on mortality in mechanically ventilated patients. Critical Care Medicine. 2001;29(12): 2262–2269.
6. Pandharipande PP, et al. Long-term cognitive impairment after critical illness. N. Engl. J. Med. 2013;369(14):1306-1316.
7. Kohler, J., et al. An agenda for sustainability transitions research: State of the art and future directions. Environmental Innovation and Societal Transitions. 2019;31:1–20.
8. Ki Jae Jeong. Risk Factors for Cognitive Impairment Among the Discharged Patients in Surgical Intensive Care Unit. 2022;16~38.
9. Girard, T. D., et al. "Efficacy and safety of dexmedetomidine vs. propofol for sedation in mechanically ventilated patients." JAMA. 2010;304(7):747–754.
10. Huang, C. H., et al. "Impact of delirium on family caregivers." Critical Care Medicine, 2014;42(6): 1386–1393.
11. Schoenfelder, T., et al. "Cognitive impairments after cardiac surgery: A systematic review." International Journal of Cardiology. 2014;173(3):533–539.
12. Needham, D. M., & Kolodner, K. "Cognitive dysfunction in critically ill patients: a review of the literature." Critical Care Medicine. 2005;33(10):2262–2268.
13. Ely, E. W., et al. "Cognitive and psychiatric outcomes of prolonged mechanical ventilation." Critical Care Medicine. 2001;29(4):1024–1031.
14. Girard, T. D., et al. "Efficacy and safety of a paired sedation and ventilator weaning protocol for mechanically ventilated patients." Critical Care Medicine. 2010;38(2):367–374.
15. Schweickert, W. D., et al. "Early physical and occupational therapy in mechanically ventilated, critically ill patients: a randomized controlled trial." Lancet. 2009;373(9678):1874–1882.
16. Cicerone, K.D., et al. "Evidence-based cognitive rehabilitation: recommendations for clinical practice." Archives of Physical Medicine and Rehabilitation.2000.
17. McKinley, S., et al. "Environmental and psychological factors influencing patient recovery in the ICU." Critical Care Nursing Clinics of North America.2015.
18. Hurst, G., & Moulton, M. "Psychological support for critically ill

patients." Journal of Critical Care.2017.

19. Giacino, J. T., et al. The JFK Coma Recovery Scale–Revised: Measurement of cognitive and behavioral recovery after coma. Archives of Physical Medicine and Rehabilitation, 2004;85(12): 1963–1971.
20. Lee, J. H., et al. Reliability and validity of the Korean version of the Coma Recovery Scale–Revised. Journal of Korean Medical Science, 2012;27(9):1023–1029.
21. Kim, K.W., et al. The Korean version of the Mini–Mental State Examination (K–MMSE): A clinical and research tool for cognitive assessment. Journal of the Korean Neuropsychiatric Association, 2010;49(2):141–147.
22. Nasreddine, Z.S., et al. The Montreal Cognitive Assessment, MoCA: A brief screening tool for mild cognitive impairment. Journal of the American Geriatrics Society, 2005;53(4):695–699.
23. World Federation of Occupational Therapists. (2019, January 30)
24. American Occupational Therapy Association. Occupational therapy practice framework: Domain and process (3rd ed.). American Journal of Occupational Therapy, 2014;68(Suppl 1):S1–S48.
25. J. Creek, L. Lesley, Association of Occupational Therapy and Mental Health committee. Occupational therapy and mental health. Seoul: Hanmi Medical Publishing. 2012.
26. Dunn, W. "The Sensory Profile: User's Manual." Psychological Corporation.2007.
27. O'Neill, B. J., et al. "Cognitive rehabilitation after critical illness: A systematic review." Critical Care Medicine, 2015;43(8):1675–1684.
28. Hodgson, C. L., et al. "Clinical review: Early mobilization in the ICU." Critical Care, 2014;18(6).
29. McKinney, J., et al. "Building trust in the therapeutic relationship: Key to effective occupational therapy." American Journal of Occupational Therapy.2017.
30. Miller, K., et al. "Impact of Occupational Therapy on Daily Living Activities in ICU Patients." Critical Care Medicine.2020.
31. Jones, A., et al. "Cognitive Rehabilitation in the ICU: A Comprehensive Review." Neurorehabilitation.2019.
32. Smith, R., et al. "Psychosocial Aspects of ICU Care: The Role of Occupational Therapy." Journal of Psychosomatic Research.2022.
33. Barlow, J., et al. "The Role of Expressive Arts in Occupational Therapy." Journal of Occupational Science.2018.
34. Rattray, J., et al. "The importance of psychological support in critical care: A review." Journal of Critical Care.2017.
35. Davidson, J. E., et al. "Family–centered care in the ICU: A review." Critical Care Medicine.2017.
36. Ulrich, R. S., et al. "The role of the physical environment in the hospital of the 21st century." Health Environments Research & Design Journal.2008.
37. Watanabe, M., et al. "Relaxation techniques for anxiety and stress relief in critically ill patients." Intensive Care Medicine.2019.
38. Needham, D. M., et al. "Early mobilization of patients in the ICU: A systematic review." Critical Care Medicine.2012.
39. Kim, K. W., et al. The Korean version of the Mini–Mental State Examination: a validation study. Journal of Korean Medical Science, 2008;23(5):1010–1016.
40. Park, J. H., et al. Reliability and validity of the Korean Mini–Mental State Examination in the elderly. Korean Journal of Family Medicine, 2006;27(6):487–495.
41. Kim, J. H., & Lee, K. S. Development of the Korean Version of Modified Barthel Index. Journal of Rehabilitation Research and Development, 2017;55(2):245–256.
42. Park, S. H., & Choi, M. K. Reliability and validity of the Korean Modified Barthel Index in stroke patients. Korean Journal of Rehabilitation Medicine, 2017;41(3): 205–212.
43. Ottenbacher, K. J., et al. "The Functional Independence Measure: A comparative validity study." Archives of Physical Medicine and Rehabilitation, 1996;77(12):1226–1232.
44. Uniform Data System for Medical Rehabilitation (UDSMR). "FIM™ Instrument User's Manual." Buffalo, NY: UDSMR.2019.
45. McCabe D. Katz Index of Independence in Activities of Daily Living (ADL). Best Practices in Nursing Care to Older Adults. 2019. 2. Accessed 24 June 2019.
46. Griffin, M., et al. "Spinal Cord Independence Measure (SCIM): A reliable and valid measure of functional independence in individuals with spinal cord injury." Archives of Physical Medicine and Rehabilitation, 2003;84(12):1831–1836.
47. Wright, J. A., et al. "The Spinal Cord Independence Measure: A review of its use in the rehabilitation of patients with spinal cord injury." Spinal Cord, 2008;46(9):613–620.
48. Lee, J. H., & Park, S. H. The use of SCIM in evaluating functional independence in spinal cord injury patients: A systematic review. Journal of Rehabilitation Research and Development, 2019;56(3):311–320.

CHAPTER 23

중환자실 일기

ICU Diary

정기재 간호사

중환자실은 생명을 위협하는 상태에 놓인 환자에게 집중적인 치료를 제공하는 공간이다. 중환자실에서 치료받는 동안 환자는 질병 상태에 따른 약물치료, 소음, 수면 박탈, 사생활 침해 등 특수한 환경 요인으로 인해 불안, 우울, 섬망, 기억장애와 같은 다양한 정신적 고통을 겪는다.[1] 이러한 정신적 고통은 중환자실 재원 중에 흔히 발생하며, 중환자실 퇴실 이후에도 지속될 수 있다.[2] 이는 환자뿐만 아니라 가족에게도 심각한 심리적 부담을 초래하며, 나아가 사회적·경제적 부담과 삶의 질 저하로까지 이어질 수 있다. 따라서 중환자실 재원 기간 동안 의료진의 적극적인 중재가 필요하다.

이러한 문제를 해결하기 위한 방법 중 하나로 중환자실 일기(ICU diary)가 도입되었다. 이는 환자의 치료 과정과 경험을 기록하여 퇴원 후 회복을 지원하는 중요한 역할을 한다.[2] 중환자실 일기는 환자, 간호사, 의료진, 가족이 함께 작성하는 기록물로, 환자가 중환자실에서 겪은 치료 과정과 정서적 경험을 포함하고 있다. 중환자는 입원 기간 중 의식이 없거나 혼미한 상태에 있을 가능성이 높아, 치료 과정을 명확히 기억하지 못하는 경우가 많다. 이러한 기억의 단절은 혼란을 야기하고, 심할 경우 외상 후 스트레스 장애(posttraumatic stress disorder, PTSD)로 발전할 수 있다.[3] 중환자실 일기는 환자가 퇴원 후 자신의 치료 경험을 재구성하고 이해하는 데 도움을 주는 중요한 도구로 자리 잡았다.

중환자실 일기의 개념은 1980~1990년대 유럽에서 처음 소개되었으며, 특히 스웨덴, 덴마크, 영국, 네덜란드에서 활발히 활용되기 시작했다.[4] 당시 연구자들은 중환자실 생존자가 치료 중 겪은 경험을 기록하는 것이 퇴원 후 PTSD 및 불안을 감소시키는 데 효과적일 것이라 가정하였다.[5] 이후 다양한 연구를 통해 중환자실 일기가 환자의 정신 건강 회복에 긍정적인 영향을 미친다는 결과가 도출되었고, 여러 국가에서 점차 표준화된 형태로 사용되기 시작했다.[6]

특히 2000년대 이후 연구에서는 중환자실 일기가 환자뿐만 아니라 가족과 의료진에게도 긍정적인 영향을 미친다는 점이 강조되었다.[7] 가족은 환자의 상태와 치료 과정을 보다 깊이 이해할 수 있으며, 의료진은 환자 중심의 돌봄을 강화할 수 있다. 또한, 중환자실 일기는 작성 과정에서 환자, 가족, 의료진 간의 소통을 증진시키며, 퇴원 후 환자가 자신의 치료 여정을 되돌아볼 수 있는 중요한 자료로 활용된다.[8]

최근에는 종이 기반을 넘어 디지털 형태의 전자 중환자실 일기(E-ICU diary)로 발전하고 있으며, 일부 의료기관에서는 이를 체계적으로 도입하여 활용하고 있다.[9] 또한, 가상현실(virtual reality) 및 증강현실(augmented reality) 기술을 접목하여 환자가 중환자실 경험을 보다 직관적으로 이해할 수 있도록 돕는 연구도 진행 중이다.[10] 이처럼 중환자실 일기는 단순한 기록을 넘어, 환자의 심리적 회복을 지원하고, 가족 및 의료진과의 소통을 강화하는 중요한 도구로 발전하고 있다.

본 장에서는 중환자실 일기의 개념을 살펴보고, 집중치료 후 증후군(post-intensive care syndrome, PICS) 예방과 환자의 정신적 회복을 위한 핵심 역할 및 향후 발전 방향에 대해 설명하고자 한다.

I 중환자실 일기 도입 배경

중환자들은 치료 과정에서 섬망, 불안, 두려움, 소음, 통증, 수면 박탈 등 중환자실의 특수한 환경에 노출된다. 이 과정에서 진정제 및 진통제 투여가 필요하며, 이는 환자에게 현실과 환각이 혼재된 인식을 유발할 수 있다. 또한, 기계환기, 신체보호대의 적용, 지속적인 모니터링 등의 의료적 처치는 환자에게 불안감과 공포를 유발한다. 이러한 환경 속에서 지남력 장애, 질병으로 인한 신체 변화, 비현실적인 꿈과 경험, 죽음에 대한 두려움 등으로 인해 수 주에서 수 년에 걸쳐 정신적 손상이 발생할 수 있다.[1,2] 이로 인해 환자는 치료 중의 기억이 왜곡되거나 단절되며, 퇴원 후에도 치료 과정을 명확히 이해하지 못해 혼란을 겪게 된다. 연구에 따르면 중환자 생존자의 약 25~50%가 퇴원 후 외상 후 스트레스 장애를 경험하며, 이는 장기적으로 삶의 질 저하로 이어질 수 있다.[9]

중환자실에 입원한 환자의 가족 또한 낯선 환경, 제한된 의사소통, 불충분한 정보 제공 등으로 인해 환자의 상태를 이해하는 데 어려움을 느끼고 환자 상태에 대한 걱정과 환자를 잃을 수도 있다는 불안과 우울 속에서 환자 돌봄에 대한 중압감과 부담감을 가진다.[11] 연구에 따르면, 중환자실 치료를 받은 환자의 가족 구성원 중 일부는 지속적인 우울 및 불안을 경험하는 것으로 보고되고 있다.[6]

이러한 정신적 고통을 완화하기 위한 비용 효과적인 중재로 중환자실 일기가 도입되었다. 1984년 덴마크 스칸디나비아 지역에서 중환자실 간호사에 의해 처음 적용되었으며, 간호사들은 중환자실 생존자들이 퇴원 후 겪는 심각한 심리적 후유증에 주목하였다. 환자들은 치료 기간 중 의식 저하나 혼돈 상태를 겪으며, 퇴원 후에는 치료 과정이 단절되었다는 인식과 심리적 불안을 경험하는 경우가 많았다. 이에 간호사들은 환자가 치료 중 겪었던 경험을 재구성할 수 있도록 돕기 위해, 치료 과정과 환자의 상태를 기록하는 중환자실 일기를 작성하기 시작하였다.[5] 이 개념은 덴마크, 스웨덴, 노르웨이를 거쳐 영국으로 확산되었고, 1990년대에는 영국, 스위스, 독일, 이탈리아, 포르투갈 등으로 확대 적용되었다. 특히 1990년대 후반에는 환자의 가족도 일기 작성에 참여하는 형태로 발전하였다. 간호사들은 단순히 치료 기록을 넘어서, 가족이 환자에게 보내는 메시지나 방문 기록 등을 포함시키는 방식으로 중환자실 일기를 운영하였다.

중환자실 일기는 초기에는 치료 목적보다는 경험적 접근으로 시작되어 퍼져 나갔으며, 실용적 관행에서 점차 학문적 연구 영역에까지 이르고 있다.[5,6] 영국 중환자의학회는 중환자들이 겪는 중환자실에서의 경험을 인지하고 가족의 정서를 반영할 수 있는 전략으로 중환자실 일기 작성을 권고하고 있다. 세계 중환자의학회(The Society of Critical Care Medicine)는 집중치료 후 증후군의 예방을 위한 'ABCDEF 묶음 치료(bundle)'를 제안하며, 이 중 'F'항목인 가족 참여 및 권한 위임(Family engagement and empowerment)의 실천 방안으로 중환자실 일기를 권고하고 있다.[12] 2023년에 발표된 집중치료 후 증후군 환자의 다학제 재활 가이드라인에서도 중환자실 일기의 활용이 강조되었다.[13] 이처럼 중환자실 일기는 중환자 및 가족이 퇴원 후 경험할 수 있는 외상 후 스트레스 장애와 같은 정신적 문제를 완화하는 데 기여하므로, 입원 초기부터 중환자실 일기를 도입하여 환자와 가족이 치료 과정을 이해하고 정서적 지지를 받을 수 있도록 하는 것이 권장된다.[12,13]

II 중환자실 일기의 임상적 효과

중환자실 일기는 2000년대 초반 스웨덴과 덴마크를 포함한 유럽 여러 국가에서 확대 도입되면서 그 임상적 효과에 대한 연구가 본격적으로 시작되었다. 이 일기는 환자의 치료 과정과 경험을 기록함으로써, 퇴원 후 기억 재구성과 심리적 안정, 외상 후 스트레스 장애 예방에 기여하고, 환자 및 가족의 정신 건강과 삶의 질 향상에 긍정적인 영향을 미치는 중요한 도구로 평가된다.[12-15] 중환자실 일기가 환자, 가족, 의료진 측면에서 가지는 임상적 효과는 다음과 같다.

1 환자 측면

중환자실 일기는 중환자가 중환자실 입원 중 겪는 외상 후 스트레스 장애, 불안, 우울증 등 심리적 문제를 완화하는 데 효과적인 것으로 보고되고 있다. 중환자실 일기를 제공받은 환자와 일반 치료 환자군을 비교한 무작위 대조군 연구에서는, 퇴원 2개월 후 불안 및 우울 척도인 HADS (Hospital Anxiety and Depression Scale)를 이용해 심리 증상을 평가한 결과, 초기 평가에서 환자의 44%가 불안, 47.2%가 우울 증상을 보였으나, 중환자실 일기를 제공받은 군에서는 두 증상 모두 유의하게 감소한 반면 대조군에서는 변화가 없었다.[3]

중환자는 입원 기간 동안 진정제 및 진통제 투여, 침습적 치료 등으로 인해 기억이 단절되거나 왜곡되는 경우가 흔하다. 실제로 한 환자는 중환자실에서 깨어난 후 "머릿속에 꿈인지 현실인지 구분되지 않는 모호한 장면들이 얽혀 있었다"고 표현하며, 자신이 겪은 사건의 순서나 의미를 파악할 수 없어 극심한 불안과 공포를 경험했다고 회고하였다.[16] 하지만 의료진과 가족이 입원 초기부터 주요 처치, 간호중재, 가족 방문 내용 등을 시간 순으로 상세히 기록한 중환자실 일기를 제공받은 후, 환자는 "처음엔 일기 내용이 단순한 기록이라 생각했지만 반복해 읽다 보니 내가 겪은 혼란스러운 기억들이 하나의 연속된 이야기로 이어졌다"고 하였다.[16] 이러한 과정을 통해 환자는 환각이나 꿈, 망상처럼 느껴졌던 기억들이 실제 치료 과정에서 발생한 구체적인 사건들이었음을 인식하게 되었고, 이에 따라 자신의 경험에 대한 두려움과 불안을 해소할 수 있었다.[3,16] 이처럼 중환자실 일기는 환자가 자신의 경험을 객관적으로 바라보고, 입원 중 겪었던 혼란스러운 감정을 정리하는데 크게 기여한다. 또한, 최근 메타분석 결과에 따르면 중환자실 일기 사용은 환자의 건강 관련 삶의 질(quality of life, QoL)을 개선하는 데 유의미한 영향을 미치는 것으로 나타났다.[17] 특히 신체적, 정신적, 사회적 기능 각 영역에서 개선 효과가 보고되었으며, 그중에서도 외상 후 스트레스 장애, 불안, 우울증과 같은 심리적 증상의 경감이 환자의 퇴원 후 삶의 질 향상에 중요한 역할을 하는 것으로 확인되었다.

2 환자 가족 측면

중환자실에 입원한 환자의 가족은 환자의 상태 및 치료 과정에 대한 정보가 부족한 상황에서 심리적 불안과 스트레스를 크게 경험하게 된다. 이러한 불확실성은 복잡한 임상 상황에 대한 이해 부족으로 이어지며, 그 결과 보호자들 또한 외상 후 스트레스 장애, 불안, 우울증과 같은 정신 건강 문제를 겪을 수 있다.[6] 중환자실 일기는 환자뿐만 아니라 가족의 외상 후 스트레스 장애, 불안, 우울 증상을 유의하게 감소시키는 효과가 있다.[14] 가족은 일기를 통해 환자가 입원 중 겪은 사건들을 시간 순서에 따라 구체적으로 파악할 수 있으며, 이를 통해 치료 과정 전반에 대한 명확한 정보를 제공받음으로써 불확실성이 줄어든다. 즉, 기록된 일련의 과정들이 환자 가족들에게 '실제 일어난 일'에 대한 증거를 제공함으로써, 가족이 겪는 심리적 부담과 공포를 완화시킨다. 또한, 환자 가족들은 중환자실 일기를 통해 치료의 세부 사항을 확인하고, 의료진과의 의사소통이 원활해짐에 따라 정서적 지지와 불안 감소를 경험하게 된다.[14] 이처럼 중환자실 일기는 환자 가족에게 '환자 경험에 대한 명확한 정보 제공 및 명료화', '정보의 불확실성 감소', '의료진과의 소통 강화' 등의 긍정적 영향을 미치며, 결과적으로 가족의 정서적 안정과 심리적 회복을 촉진하는 데 중요한 역할을 한다.

3 의료진 측면

중환자실 일기는 환자의 입원 초기부터 주요 처치, 투약, 간호중재 및 이에 대한 환자의 반응을 시간 순서에 따라 기록한다. 이러한 기록은 의료진이 환자가 중환자실에서 경험한 사건과 치료 경과, 상태 변화를 종합적으로 평가하는데 도움을 준다.[3] 이를 바탕으로 의료진은 환자의 심리적·신체적 상태에 적합한 맞춤형 중재를 계획할 수 있다. 예를 들어, 일기에서 불안이나 혼란 등의 반응이 관찰된 경우, 추가적인 심리 지원 또는 가족과의 소통 강화 등 조기 개입을 시행할 수 있다. 또한, 의료진들에게 환자의 회복 과정을 면밀히 관찰할 수 있는 기회를 제공한다.[5] 중환자실 일기를 통해 환자의 정서적 변화와 회복 경과를 지속적으로 추적함으로써, 치료 및 간호 계획을 보다 효과적으로 수정하거나 보완할 수 있어 환자 중심의 진료에 기여한다. 중환자실 일기에 기록된 내용을 바탕으로 환자와 환자 가족에게 치료 진행 상황을 설명함으로써 의료진, 환자, 환자 가족 간의 원활한 소통을 위한 중요한 매개체로 활용된다. 명확하게 기록된 내용을 기반으로 환자의 경험을 구체적으로 전달하고, 가족의 질문에 체계적으로 답변함으로써 의료진과 가족 간의 신뢰 형성에 기여한다.[5]

이처럼 중환자실 일기는 의료진과 환자 및 가족 간의 소통을 강화하고, 객관적인 데이터를 기반으로 한 환자 중심 진료를 가능하게 하며, 전반적인 중환자 진료의 질 향상에 크게 기여한다.[3,5] 또한, 임상 현장에서의 경험을 문서화함으로써 의료진의 교육 및 연구 자료로도 활용될 수 있어, 향후 중환자 치료의 질적 향상에 있어 중요한 자원이 된다.

III 중환자실 일기의 실무 적용

중환자실 일기는 중환자가 중환자실에서의 치료 경험을 이해하고, 퇴원 후 기억을 재구성하며, 외상 후 스트레스 장애를 예방하고 심리적 회복을 돕는 중요한 도구이다. 이를 효과적으로 활용하기 위해서는 실제 임상 현장에서의 적용 방법과 고려해야 할 한계점에 대한 명확한 이해가 필요하다.

1 중환자실 일기의 작성 방법

중환자실 일기는 환자가 중환자실에서 경험하는 일련의 사건을 이해하도록 돕는 수단으로, 치료의 연속성과 의미를 환자 본인이 회복 후 인식할 수 있게 하는 데 중요한 역할을 한다.[18] 따라서 일기는 일반적으로 시간의 흐름에 따라 구성되며, 재원 중 환자가 겪는 주요 사건들을 중심으로 간호사, 가족, 의료진이 함께 글과 사진을 활용해 작성하게 된다. 이때 어려운 의학 용어의 사용보다는 이해하기 쉬운 일상적 언어로 작성해야 한다.[19] 중환자실 일기는 1984년 덴마크에서 간호사를 중심으로 처음 시작되었으며, 이후 1980년대에 스칸디나비아반도를 중심으로 스웨덴, 노르웨이, 영국 등 유럽 각국으로 확산되었다.[4-6] 덴마크는 2008년, 노르웨이는 2011년, 영국은 2016년에 각각 중환자실 일기에 대한 실무 지침을 발표하였으며, 현재까지 다양한 국가 및 병원에서 이를 적용하고 있다.[20] 그러나 실행 방식은 국가, 병원, 중환자실 단위마다 구조, 절차, 내용에 차이가 있으며, 이러한 이질성은 중환자실 일기의 임상적 효과에 영향을 줄 수 있다. 따라서 공통된 형식과 기준 마련의 필요성이 대두되었다.[21]

이에 따라, 중환자실 일기의 체계화를 위한 체계적 문헌 고찰이 진행되었고, 일기의 작성 대상, 형식과 구성 요소, 적용 시작 시점, 추적 관찰 시점 등을 포함해야 한다는 기준이 제시되었다.[21,22] 특히, 윤리적·법적 문제는 가장 중요한 고려사항으로 언급되었다. 이에 기반하여 보다 표준화된 중환자실 일기 작성법은 다음과 같다.

1) 적용 대상자

중환자실 일기는 중환자실에 48시간 이상 재원한 환자를 대상으로 작성할 것을 권고한다. 단, 노인성 치매 환자나 해당 국가의 언어를 사용하지 않는 환자는 대상에서 제외한다.[21] 또한, 심각한 시각 장애가 있는 경우에는 적용 전 환자 가족과의 충분한 상의를 통해 일기 사용의 장·단점을 논의하고, 필요시 선택적으로 적용하는 것이 권장된다.[20]

일기 작성의 일차적 책임은 환자와 가장 많은 시간을 보내며, 정신적 고통을 가장 빠르게 인지하고 회복을 독려할 수 있는 중환자실 담당 간호사에게 주어진다.[23,24] 작성에는 간호사뿐만 아니라 의사, 물리치료사, 작업치료사 등 중환자실 의료진, 그리고 환자의 가족 및 환자 본인이 참여할 수 있으며, 각 작성자의 신원과 역할을 명확히 기록함으로써, 추후 환자가 읽었을 때 다양한 시각에서 해석할 수 있도록 구성하는 것이 바람직하다.[21]

2) 형식 및 구성 내용

중환자실 일기는 A4 또는 A5 크기의 커버가 있는 책을 사용하는 것이 좋으며, 손글씨로 작성하되 인쇄물 사용도 가능하다. 형식은 표준화된 제목과 함께 반드시 날짜와 시간을 기록하여 입원부터 퇴원까지의 전 과정을 연대기적으로 기술해야 한다. 작성 주기는 매일 근무 조별로 한번씩 하되, 중요한 사건이 발생한 경우에는 추가로 작성하여 연속적이고 체계적으로 일기를 유지해야 한다.

작성 시에는 전문적인 의학용어는 지양하고, 환자와 가족이 쉽게 이해할 수 있도록 일상적 표현을 사용해야 한다. 이는 중환자실 일기가 의무 기록과 명백히 구분되는 것임을 나타낸다. 객관적인 정보와 함께 사건의 맥락이나 이유를 설명하여, 환자가 깨어났을 때 일기를 읽고 혼란이 없도록 해야 한다. 또한, 의료진과 가족이 경험한 감정이나 환자에 대한 격려, 희망의 메시지 등을 솔직하게 담는 것이 좋다. 이는 환자가 자신이 경험한 상황을 정리하고 심리적 회복에 도움을 줄 수 있는 중요한 요소로 작용한다.[21] 환자가 퇴원 후 상황을 보다 입체적으로 이해할 수 있도록, 단순한 임상 기록을 넘어서 당일의 분위기, 환자와 가족의 대화, 주변 환경 등의 일상적인 내용도 포함하는 것이 좋으며, 가능하다면 병실, 의료진, 가족의 모습을 담은 사진이나 그림을 첨부하여 시각적 기록도 함께 제공하는 것이 효과적이다(그림 23-1).

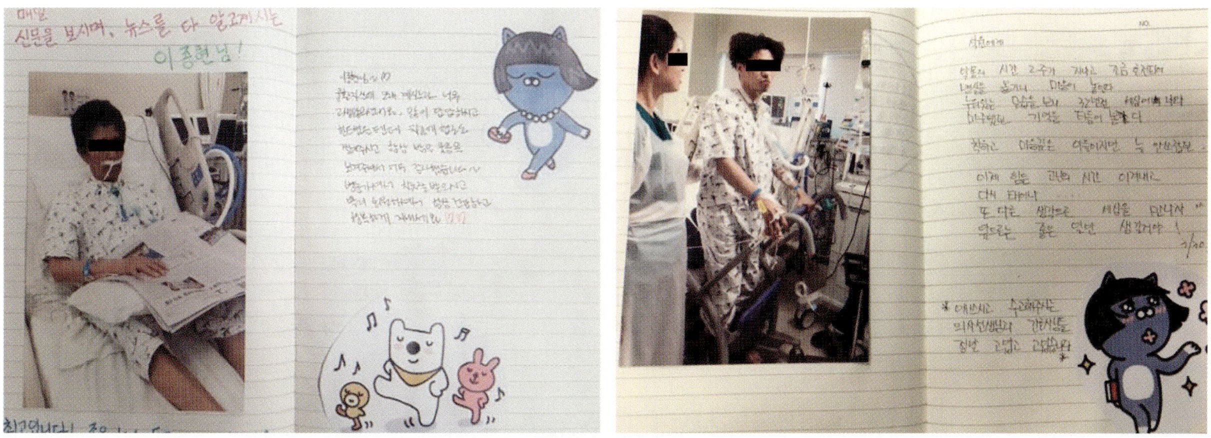

그림 23-1. 중환자실 일기(ICU diary) 실제 사례

3) 윤리적 고려 및 개인정보 보호

환자, 의료진, 가족의 모습을 담은 사진과 같은 시각적 자료를 활용할 때에는 환자의 개인정보를 철저히 보호하는 범위 내에서 사용해야 한다. 특히 중환자실 일기에는 민감한 의료 정보와 개인적인 감정이 포함되므로, 접근 권한은 환자와 가족, 그리고 관련 의료진으로 제한하는 것이 중요하다.[21] 또한, 중환자실 일기를 적용하기 전에는 반드시 동의서를 구득해야 하며, 환자나 가족이 원하지 않는 경우에는 작성을 중단해야 한다. 환자와 가족의 배경에 따라 이해하기 쉬운 언어와 표현을 사용하고, 문화적 차이를 고려한 기록 방식을 채택하는 것이 필요하다(표 23-1).

2 중환자실 일기의 장애 요인과 해결 방안

중환자실 일기를 작성하는 데에는 다음과 같은 장애요인이 존재한다. 우선, 중환자실 환경에서는 환자의 생명을 유지를 위한 치료가 최우선 과제이므로, 중환자실 일기 작성이 우선순위에서 밀릴 수 있다. 또한 의료진이 중환자실 일기의 중요성을 인식하지 못하거나, 그 효과에 대한 신뢰가 부족할 수 있으며, 작성 자체를 추가적인 업무 부담으로 여길 가능성도 있다.

표 23-1. 중환자실 일기(ICU diary) 작성 방법

항목	내용
적용 전 고려사항	
대상자 선정	• 48시간 이상 중환자실 재원하거나 재원이 예상되는 환자 • 인공호흡기 치료 및 진정, 진통 약물 치료를 받고 있는 환자 • 의료진 판단하에 중환자실 일기 적용이 효과적일 것으로 예상되는 환자
제외 기준	• 신경 인지적 장애 진단자: 노인성 치매, 외상성 뇌손상 • 소생술포기(do not resuscitate, DNR) 또는 연명치료 중단(physician orders for life-sustaining treatment, POLST) 구득 등 생명 연장의 위험성이 판단되는 중환자 • 시각장애 진단 환자 (단, 가족과 상의 후 적용 가능)
형식 및 구성 내용	
구성	• A4 또는 A5 크기의 커버가 있는 책 사용 권장 • 손 글씨 또는 인쇄물 사용 가능
표지	• 표준화된 제목 사용 • 환자 식별을 위한 이름, 침상번호, 입·퇴실 날짜, 일기 작성일자, 분실 시 안내 문구 기재
작성 주기	• 적어도 매일 또는 근무조별 작성 • 중요한 임상적 사건 발생 시 추가 작성
작성 언어	• 의학용어 지양, 이해하기 쉬운 일반 언어 사용
내용	• 환자 관련 정보, 주요 임상 사건, 환자의 반응 및 상태, 응원의 메시지 등 • 서사적(narrative) 방식으로 감정을 함께 기록 • 동의하에 사진 활용 가능
관리 및 보관	
보관 장소	• 중환자실 재원 중인 환자의 병실 내 critical cart 등 • 환자, 가족, 의료진 외 접근 제한된 공간
관리 주체	• 담당 간호사 등 의료진이 관리
인수인계	• 중환자실 퇴실 시 환자 본인 또는 가족에게 직접 인계 • 인계에 동의하지 않는 경우, 중환자실 내 잠금장치가 있는 장소에 보관

독일, 스웨덴, 스위스의 4개 중환자실에서 6개월간 진행된 연구에 따르면, 업무 과다, 원치 않는 접근, 시간 부족이 중환자실 일기 작성의 주요 장애 요인으로 확인되었다.[25] 특히 중환자실 일기를 작성할 때 가장 큰 부담은 처음 입실 이유를 기록하는 부분으로 나타났으며, 첫 작성 시 평균 소요 시간(13분 33초)과 이후 작성 소요 시간(5분 31초) 간에는 유의한 차이가 있었다.[26,27] 이는 간호사 대 환자 비율이 중환자실 일기 작성과 이행에 있어 중요한 변수임을 시사하며, 간호 인력이 부족한 경우 일기 작성이 더욱 어려울 수 있음을 의미한다.[25] 또한, 중환자실 일기에 대한 명확한 가이드라인 부재는 의료진마다 기록 방식에 차이를 초래할 수 있으며, 어떤 내용을 포함해야 할지 기준이 명확하지 않을 경우 작성자에게 부담이 가중될 수 있다.[21] 아울러, 환자의 중증 상태, 사망, 윤리적 딜레마 등을 다루며 의료진이 감정적으로 부담을 느끼는 경우도 있으며, 감정적인 내용을 어떤 방식으로 표현해야 할지 어려움을 겪을 수 있다.

중환자실 일기에는 환자의 치료과정, 상태 변화, 의료진의 감정 등이 포함되므로, 개인정보 보호에 대한 우려가 있으며, 기록된 내용이 법적 증거로 사용될 가능성 또한 있어 작성에 소극적인 태도를 보일 수 있다. 환자나 가족이 중환자실 일기의 목적을 잘 이해하지 못하거나 관심이 없는 경우에는 협조를 얻기 어려우며, 퇴원 후 환자가 일기를 받아들이는 데 정서적 부담을 느낄 수 있다. 이러한 장애 요인을 해결하기 위해서는, 중환자실 일기의 효과에 대한 정기적인 교육 제공을 통해 의료진이 이를 치료 과정의 일부로 인식하도록 동기 부여하는 것이 필요하다. 또한, 표준화된 중환자실 일기 템플릿을 제공하여 보다 간편하게 기록할 수 있도록 하며, 간호사뿐만 아니라 의사, 재활의학팀 등도 함께 작성에 참여하도록 협업과 역할 분담을 통해 업무 부담을 최소화해야 한다. 환자와 가족에게도 중환자실 일기의 목적과 퇴원 후 활용 방법 등에 대해 충분히 설명하고 교육함으로써 참여를 유도할 수 있다. 또한, 국내 병원 내 표준화된 중환자실 일기 실무 지침을 수립하여 환자 및 보호자의 동의 절차를 마련하고, 개인정보 보호 규정을 준수하는 등 법적 문제를 해결하기 위한 체계적인 준비가 필요하다. 이를 위해 중환자실 일기를 시범 운영하고, 피드백 수집, 성과 분석, 효과에 대한 연구 등을 통해 실효성을 평가하며, 이에 대한 국가 및 병원 차원의 정책적 지원이 절대적으로 필요하다.

Ⅳ 중환자실 일기의 현대적 발전

중환자실 일기는 중환자 치료 후 환자의 심리적 회복을 돕는 도구로, 현대 기술의 발전에 따라 여러 방식으로 확장되고 있다. 여기에는 디지털화, 가상 현실 및 증강 현실 기술의 활용, 그리고 연구 기반 확대 등이 포함된다. 이러한 발전은 환자 회복을 위한 중요한 변화로, 향후 임상 적용에 있어 중요한 역할을 할 것으로 기대된다.

1 디지털 중환자실 일기

디지털 중환자실 일기(digital ICU diary)는 COVID-19 팬데믹으로 인해 환자 가족의 중환자실 면회가 제한되면서 기존 종이 기반의 일기 사용이 어려워짐에 따라, 이에 대한 대안으로 2020년 3월 네덜란드에서 처음 개발되었다(그림 23-2).[9] 디지털 중환자실 일기는 웹 기반 애플리케이션 형태로, 시간과 장소에 구애받지 않고 다양한 사용자가 접속하여 정보를 기록하고 공유할 수 있다.[9] 특히 COVID-19 팬데믹 상황에서는 비대면 소통 수단으로서 환자, 가족, 의료진 간의 연결성을 유지하는 데 중요한 역할을 수행하였다.[28] 또한, 사진, 영상, 음성 파일 등 다양한 형태의 콘텐츠를 첨부할 수 있어 환자의 경험을 더욱 생생하게 기록하고 공유할 수 있으며, 환자가 의식을 회복한 후 자신의 경험을 이해하고 기억을 재구성하는 데 종이 기반 일기보다 더 많은 도움을 줄 수 있다.[28,29] 디지털 중환자실 일기는 다음과 같은 장점을 갖는다.[9,28,29]

① 접근성 향상: 시간과 장소 제약 없이 기록 및 열람 가능
② 정보 공유의 용이성: 의료진과 가족 간 원활한 소통 가능
③ 멀티미디어 활용: 텍스트 외에 사진, 영상, 음성 자료 등 다양한 매체 활용
④ 보관 및 관리의 용이성: 데이터의 안전한 저장 및 백업 가능
⑤ 개인 맞춤형 치료 지원: 환자의 정서 및 상태에 맞는 개별화된 정보 제공
⑥ 업무 효율성 향상: 실시간 기록 및 자동화된 관리 기능 지원

그러나 여러 장점에도 불구하고, 디지털 중환자실 일기는 다음과 같은 제한점을 가지고 있다. 인터넷 연결 문제나 기기 작동 오류 등으로 인해 사용이 제한될 수 있으며, 디지털 기기 사용에 익숙하지 않은 환자나 가족은 접근에 어려움을 겪을 수 있다.[29] 또한 해킹, 시스템 오류 등으로 인한 개인 정보 유출의 위험도 존재한다.[30] 따라서 디지털 중환자실 일기를 효과적으로 활용하기 위해서는, 환자, 가족, 의료진 모두가 사용법에 대해 충분한 교육을 받고, 환자의 개인정보 보호를 위한 보안 시스템을 구축 및 관리해야 한다. 더불어, 정기적인 피드백을 수집하여 시스템 개선에 반영하고, 열정적이고 동기를 부여하는 '챔피언' 역할의 관리자를 두어, 타 사용자를 이끌고 긍정적인 문화를 선도하는 것이 바람직하다.[29]

국내에서도 2023년 11월, 대한중환자재활학회 주도로 중환자실 일기 앱(명칭: 중환자실알리미)이 개발되어 무료 배포되었다(그림 23-3). '중환자실알리미' 앱은 각 병원 중환자실별 관리자를 지정하여 관리하도록 되어 있다. 중환자실에 재원 중인 환자와 가족의 사전 동의를 바탕으로, 스마트폰을 활용하여 환자 상태를 간단한 선택항목으로 클릭하여 전달하고, 메시지, 사진, 동영상 등을 저장해 기록할 수 있도록 구성되었다. 이 앱은 의료진의 업무 부담을 최소화하는 데에도 도움이 된다.

최근에는 연령 구분 없이 스마트폰이 널리 사용됨에 따라, 환자, 환자 가족, 의료진 간에 쌍방향의 원활한 소통이 가능해졌고, 이를 통해 집중치료 후 증후군을 함께 극복하려는 실질적인 노력으로 평가되고 있다. 이러한 시스템은 국내 의료진과 환자 및 가족에게 집중치료 후 증후군에 대한 관심을 높이는 계기가 되며, 환자

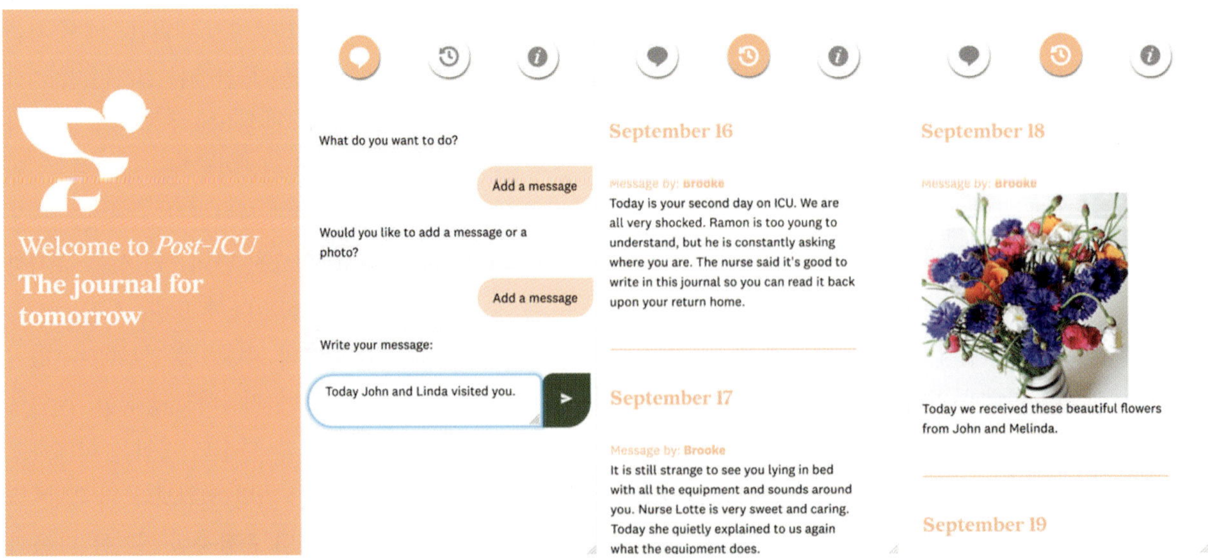

그림 23-2. Post-ICU diary 화면[9]

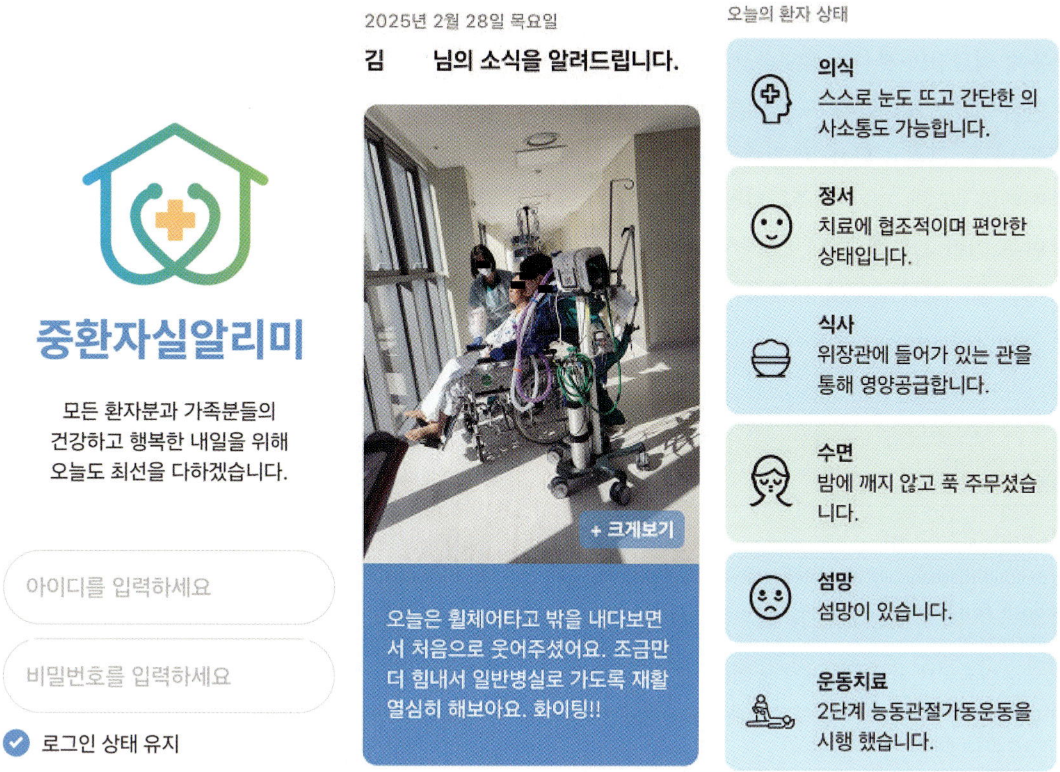
중환자실알리미
모든 환자분과 가족분들의
건강하고 행복한 내일을 위해
오늘도 최선을 다하겠습니다.
아이디를 입력하세요
비밀번호를 입력하세요
로그인 상태 유지
2025년 2월 28일 목요일
김 님의 소식을 알려드립니다.
+ 크게보기
오늘은 휠체어타고 밖을 내다보면서 처음으로 웃어주셨어요. 조금만 더 힘내서 일반병실로 가도록 재활 열심히 해보아요. 화이팅!!
오늘의 환자 상태
의식
스스로 눈도 뜨고 간단한 의사소통도 가능합니다.
정서
치료에 협조적이며 편안한 상태입니다.
식사
위장관에 들어가 있는 관을 통해 영양공급합니다.
수면
밤에 깨지 않고 푹 주무셨습니다.
섬망
섬망이 있습니다.
운동치료
2단계 능동관절가동운동을 시행 했습니다.

그림 23-3. 중환자실알리미 앱 화면

의 임상 예후와 회복을 통해 조기 일상 복귀를 도모하고, 결과적으로 의료비용 절감 및 건강한 사회 구현에 기여할 수 있을 것으로 기대된다.

2 가상 현실(VR) 및 증강 현실(AR) 기술 활용

가상 현실 및 증강 현실은 중환자실 일기의 기술적 진전을 이루고 있는 분야이다. 가상 현실을 활용하면 환자가 중환자실에서 겪은 치료 경험을 가상 환경에서 재현하여 다시 체험할 수 있으며, 증강 현실을 통해 치료 과정을 실시간으로 시각화함으로써 환자가 자신의 경험을 더 구체적으로 이해하고 기억을 재구성하는 데 도움을 줄 수 있다. 최근에는 가상 현실 기술을 활용해 중환자실 환경을 360도로 재현하고, 환자가 치료 과정을 다시 체험할 수 있도록 구성한 중환자실 가상 현실 모듈이 개발되었으며, 여기에 표준화된 디지털 중환자실 일기(standardized digital ICU diary)를 함께 제공하는 프로토타입도 개발되었다.[10] 이를 통해 환자는 퇴원 후 텍스트, 오디오, 비디오 형식으로 자신의 치료 과정을 확인할 수 있으며, 의료진의 설명을 더 깊이 이해하고 기억을 재구성하는 데 도움을 받을 수 있다. 이러한 경험은 불안과 외상 후 스트레스 장애를 완화하는 심리치료적 접근으로 작용하며, 결과적으로 중환자 생존자의 정신 건강 향상과 삶의 질 개선에 기여할 수 있을 것으로 기대된다.

V 요약

중환자실 일기는 환자와 가족의 불안, 우울 등 정신적 회복과 외상 후 스트레스 장애 예방을 위한 중요한 도구이다. 중환자실 일기를 적극적으로 활용하고 그 효과를 극대화하기 위해서는, 집중치료 후 증후군에 대한 홍보를 통해 의료진의 관심을 유도하고, 교육을 통한 의료진의 인식 개선, 표준화된 프로토콜 개발, 개인정보 보호 대책 마련, 그리고 환자 및 가족의 적극적인 참여가 필수적이다. 또한, 디지털 중환자실 일기 시스템의 개발과 연구 기반 확대를 통해, 보다 체계적이고 지속 가능한 중환자실 일기 운영이 이루어질 수 있도록 노력해야 할 것이다.

▶ 참고문헌

1. Samuelson K.A., et al. Stressful memories and psychological distress in adult mechanically ventilated intensive care patients – a 2-month follow-up study. Acta Anaesthesiol Scand. 2007;51(6):671–8.
2. Garrouste-Orgeas M., et al. Impact of an intensive care unit diary on psychological distress in patients and relatives. Crit Care Med. 2012;40(7):2033–40.
3. Knowles R.E., Tarrier N. Evaluation of the effect of prospective patient diaries on emotional well-being in intensive care unit survivors: a randomized controlled trial. Crit Care Med. 2009;37(1):184–191..
4. Storli S.L., Lind R. The meaning of follow-up in intensive care: Patients' perspective. Scand J Caring Sci. 2009;23(1):45–56.
5. Egerod I, Christensen D. Analysis of patient diaries in Danish ICUs: A narrative approach. Intensive Crit Care Nurs. 2009;25(5):268–77.
6. Ullman A.J., et al. Intensive care diaries to promote recovery for patients and families after critical illness: A Cochrane systematic review. Int J Nurs Stud. 2015;52(7):1243–53.
7. Knowles R.E., Tarrier N. Evaluation of the effect of prospective patient diaries on emotional well-being in intensive care unit survivors: A randomized controlled trial. Crit Care Med. 2009;37(1):184–91.
8. Egerod I, Bagger C. Patient experience of intensive care diaries–a focus group study. Intensive Crit Care Nurs. 2010;26(5):278–87.
9. van Mol M.M., et al. The usability of a digital diary from the perspectives of intensive care patients' relatives: A pilot study. Nurs Crit Care. 2024;29(6):1280–9.
10. Knudson K., et al. Development of a digital ICU diary intervention prototype for survivors of critical illness requiring extracorporeal membrane oxygenation (ECMO). In: A96. Enhancing support for patients and families experiencing serious illness. Am Thorac Soc. 2023;A2504–A2504.
11. Hwang H.N., Kim K.B. The lived experiences of inpatients' families in the intensive care units. Korean J Adult Nurs. 2000;12(2):175–83.
12. Davidson J.E., et al. Guidelines for family-centered care in the neonatal, pediatric, and adult ICU. Crit Care Med. 2017;45(1):103–28.
13. Renner C., et al. Guideline on multimodal rehabilitation for patients with post-intensive care syndrome. Crit Care. 2023;27:301.
14. Barreto B.B., et al. The impact of intensive care unit diaries on patients' and relatives' outcomes: a systematic review and meta-analysis. Crit Care Med. 2019;47(5):634–644.
15. Schofield R., et al. The experience of relatives using intensive care diaries: A systematic review and qualitative synthesis. J Crit Care. 2021;62:193–202.
16. Egerod I, Christensen D. Patient diaries in critical care: a benefit to both patients and nurses. Nurs Crit Care. 2009;14(1):11–17.
17. McIlroy P.A., et al. The effect of an ICU diary on psychological outcomes and quality of life of survivors of critical illness: a systematic review and meta-analysis. Crit Care. 2019;23(1):123.
18. Bäckman C.G., Walther SM. Use of a personal diary written on the ICU during critical illness. Intensive Care Med. 2001;27(2):426–429.
19. Jones C., et al. Intensive care diaries and relatives' symptoms of posttraumatic stress disorder after critical illness: a pilot study. Am J Crit Care. 2012;21(3):172–6.
20. North of England Critical Care Network. Patient Diary Guideline, version 2. 2016.
21. Beg M., et al. Developing a framework for implementing intensive care unit diaries: a focused review of the literature. Aust Crit Care. 2016 Nov;29(4):224–234.
22. Jones C. Patient diary guidelines. Liverpool, UK: Whiston Hospital Intensive Care Unit & High Dependency Unit; 2006.
23. Roulin M.J., et al. Diaries written for ICU patients. Qual Health Res. 2007;17(7):893–901.
24. Pattison N.A., et al. After critical care: a study to explore patients' experiences of a follow-up service. J Clin Nurs. 2007;16(11):2122–2131.
25. Nydahl P., et al. Extent and application of ICU diaries in Germany in 2014. Nurs Crit Care. 2015;20(3):155–162.
26. Jones C, et al. Intensive care diaries reduce new onset post-traumatic stress disorder following critical illness: a randomized, controlled trial. Crit Care. 2010;47(5):1.
27. Nydahl P., et al. How much time do nurses need to write an ICU diary? Nurs Crit Care. 2014;19(5):222–227.
28. Haakma T., et al. Experiences of nurses with an innovative digital diary intervention in the intensive care unit: a qualitative exploration. Intensive Crit Care Nurs. 2022;70:103197.
29. Schol C.M., et al. Determinants of digital ICU diary implementation and use by ICU professionals: A cross-sectional survey analysis. Intensive Crit Care Nurs. 2025;87:103921.
30. Schol C.M., et al. Implementation of a digital diary in the intensive care unit; understanding the facilitators and barriers: A qualitative exploration. Aust Crit Care. 2024;37(5):672–9.

PART 5

중환자 재활의 특수상황

CHAPTER 24

패혈증

Sepsis

정치량 의사

I 서론

패혈증(sepsis)은 감염에 대한 숙주의 조절되지 않은 면역 및 염증 반응으로 인해 전신 장기 부전을 유발하는 치명적인 질환이다.[1,2] 전 세계 중환자실(intensive care unit, ICU)에서 주요 사망원인 중 하나이며, 패혈성 쇼크(septic shock)는 특히 높은 사망률을 보인다.[1,3] 노령인구와 만성질환 환자의 증가, 면역억제치료의 사용, 항생제 내성 균주의 출현 등 다양한 요인들로 인해 패혈증의 유병률은 지속적으로 상승 중이다.[1] 전 세계적으로 매년 수천만 명에 이르는 환자가 패혈증으로 진단되고, 높은 이환율과 사망률, 막대한 의료비용을 유발함으로써 보건의료 체계에 큰 부담을 주고 있다.[1] 특히 최근에는 인구 고령화, 만성질환자 및 면역저하 환자 증가로 인해 발병률이 꾸준히 상승하고 있으며, 그중 패혈증 후 증후군(post-sepsis syndrome, PSS)을 경험하는 생존자 또한 증가하고 있다.[4] 이에 중환자의학 및 재활의학 각 분야에서 패혈증의 조기인식, 치료, 재활과 중장기 후유증 관리에 대한 중요성이 더욱 부각되고 있다.

감염 부위 중 가장 흔한 곳은 폐이며 전체 사례의 40~60%를 차지하고 복부, 비뇨생식기계가 각각 15~30%를 차지하며 혈류 감염, 피부, 연조직 감염이 그 뒤를 잇는다. 또한 지역에 따라 빈도가 달라지는 특성이 있다. 병원체는 약 60~70%의 사례에서 확인되며, 가장 흔한 원인 병원체는 그람양성균과 그람음성균에 의한 세균 감염이며, 그 다음으로는 진균이나 바이러스 감염이다.[1]

치료 측면에서는 조기 진단과 신속한 항생제 사용, 충분한 수액 보충, 적절한 혈역학적 안정화 조치, 감염원 제거 등이 필수적이다.[1,2] 한편, 최근의 집중치료 기술 발전으로 병원 내 생존율이 향상되었으나, 생존자 중 상당수가 신체적·정신적 후유증으로 장기적인 삶의 질 저하를 겪게 된다.[5,6] 이에 따라 패혈증의 급성기 치료뿐 아니라 퇴원 후 재활과 합병증 예방, 환자 삶의 질 관리 등 중환자재활학적 접근이 점차 중요시되고 있다.[4,7]

본 장에서는 먼저 패혈증의 정의와 진단 기준, 병태생리, 임상 양상을 살펴본 뒤, 혈역학적 변화와 그에 따른 치료 접근, 혈액정화요법의 원리와 임상적 의의, 퇴원 후 재활 및 합병증 예방, 마지막으로 패혈증 후 증후군에 대해 살펴보겠다.

II 패혈증의 정의, 역학, 병태생리, 임상 양상

1 정의와 진단

1992년 미국흉부의학회(American College of Chest Physicians, ACCP)와 중환자의학회(Society of Critical Care Medicine, SCCM)에 의해 최초로 정립되었으며 2001년 개정 이후, 2016년에는 제3차 국제 합의(Sepsis–3)가 이뤄졌다.[2,8] Sepsis–3에 따르면 패혈증은 감염에 대한 숙주의 조절되지 않는 반응으로 인해 생명을 위협하는 장기기능부전이 초래된 상태로 정의된다. 이 합의안에서는 기존에 사용되던 '중증 패혈증(severe sepsis)'이라는 용어는 더 이상 임상에서 사용되지 않는다.[2] 장기부전 평가는 SOFA (Sequential Organ Failure Assessment) 점수로 하며, 기존 점수 대비 2점 이상 상승 시 패혈증으로 간주한다(표 24–1).

패혈성 쇼크는 수액을 충분히 투여한 뒤에도 평균 동맥압(mean arterial blood pressure, MAP) 65mmHg 이상을 유지하기 위해 혈관수축제가 필요하고, 동시에 혈청 젖산 농도가 2mmol/L(18mg/dL) 초과로 상승한 상태로 정의된다. 임상에서 신속한 침상 평가를 위해 qSOFA (quick Sequential Organ Failure Assessment)가 제안되었는데, 호흡수 ≥22회/분, 수축기혈압 <100mmHg, 의식 변화 중 2가지 이상 만족 시 패혈증 가능성이 높다고 판단한다.[2]

2 역학

전 세계적으로 연간 4,900만 명 이상이 패혈증을 겪는다고 추정되며, 그중 약 1,100만 명이 사망한다고 보고된다.[1] 중환자실에서는 환자의 약 15% 정도가 패혈증 혹은 패혈성 쇼크로 진단된다.[3] 패혈성 쇼크는 20~40% 이상의 높은 사망률를 보이며, 특히 초기 진단과 치료가 지연될수록 예후가 급격히 나빠진다.[1,3]

표 24–1. Sepsis(Sequential) Organ Failure Assessment(SOFA) 점수[2]

Variables	SOFA Score				
	0	1	2	3	4
Respiratory Pao_2/FIO_2, mm Hg	>400	≤400	≤300	≤200†	≤100†
Coagulation Platelets x10³ /μL‡	>150	≤150	≤100	≤50	≤20
Liver Bilirubin, mg/dL‡	<1.2	1.2~1.9	2.0~5.9	6.0~11.9	>12.0
Cardiovascular Hypotension	No hypotension	Mean arterial pressure <70mmHg	Dop ≤5 or Dob (any dose)§	Dop >5, epi ≤0.1, or norepi ≤0.1§	Dop >15, epi >0.1, or norepi >0.1§
Central nervous system Glasgow Coma Score Scale	15	13~14	10~12	6~9	<6
Renal Creatinine, mg/dL or urine output, mL/d‖	<1.2	1.2~1.9	2.0~3.4	3.5~4.9 or 500	>5.0 or <200

* Norepi indicates norepinephrine; Dob, dobutamine; Dop, dopamine; Epi, epinephrine; and FiO_2, fraction of inspired oxygen.
† Values are with respiratory support.
‡ To convert bilirubin from mg/dL to μmol/L, multiply by 17.1.
§ Adrenergic agents administered for at least 1 hour (doses given are in μg/kg per minute).
‖ To convert creatinine from mg/dL to μmol/L, multiply by 88.4.

3 병태생리

패혈증의 병태생리는 염증 반응과 면역 기능의 저하, 현저한 미세혈관 손상이 동시에 나타나는 특징이 있다. 활성화된 호중구, 대식세포, 세포독성 T세포는 염증성 및 항미생물성 펩티드를 분비할 뿐만 아니라, 호중구 세포외 덫(neutrophil extracellular traps, NETs)을 생성한다. 이 NETs는 병원체를 포획하는 기능을 하지만, 동시에 혈관 내피에 추가적인 손상을 일으킨다. 골수에서는 이러한 상황에 대응하여 긴급 골수형성(emergency myelopoiesis) 작용이 유도되며, 그 결과 더 많은 과립구(granulocytes)의 생성이 증가하고, 이 과정에서 림프구형성(lymphopoiesis)은 억제된다. 또한 림프구 고갈은 가속화된 림프구 세포자멸사(apoptosis)에 의해 더욱 악화된다. 호중구와 대식세포는 세포 수준에서 사이토카인 생산이 저하되어 있으며, 림프구는 면역소진(immunologic exhaustion)을 나타내는 표지(marker)를 발현하게 된다.[1] 혈관계는 투과성이 증가되고 활성화되며, 혈전 형성은 증가하는 반면 섬유소 용해는 억제되는 경향이 나타난다. 이러한 변화는 병원체의 체내 침입 이후, 숙주의 감지 및 방어 기전과 회복 반응의 상호작용에 따라 달라지며, 궁극적으로 장기 손상 및 다발성 장기부전으로 이어진다(그림 24-1).[1]

1) 전염증 반응과 항염증 반응의 동시 발생

패혈증 발생 시, 숙주는 세균, 바이러스, 진균, 기생충 등의 감염원을 인지한 후 TNF-α, IL-1, IL-6, IL-10 등 다양한 사이토카인을 분비하며 대규모 염증 반응이 시작된다. 그러나 이와 동시에 항염증 반응도 활성화되어 면역반응이 억제되기도 하는데, 이런 면역 반응의 불균형으로 인해 장기부전이 발생한다.

2) 미세순환 장애와 세포 손상

염증 매개 물질은 혈관 내피세포 손상, 혈관 확장, 미세혈관 투과성 증가를 유발하여 미세 순환 이상을 초래한다. 이로 인해 조혈 및 응고계의 기능 이상이 발생하고, 여기에 미토콘드리아 기능부전이 동반될 경우, 조직 저산소증 및 세포 손상이 가중되어 다발성 장기부전이 진행된다.

3) 자가세포사멸과 면역마비

과잉 염증 반응은 림프구, 수상돌기세포(dendritic cell) 등 특정 면역세포의 세포자멸사를 유발한다. 그 결과 감염원 제거 능력이 떨어지고, 2차 감염에 취약해지는 면역마비(immunoparalysis) 상태로 이어질 수 있다.

4 임상 양상

패혈증은 감염 부위, 병원체의 종류, 다장기 침범 여부, 기저 질환의 유무 및 심각도 등의 조합에 따라 다양한 임상 양상을 보인다.[1,2] 환자는 일반적으로 발열, 저체온증, 불쾌감과 같은 전신 염증 반응 증상뿐만 아니라, 기침, 배뇨통, 홍반 등 감염 부위에 특이적인 증상, 그리고 의식 변화, 소변량 감소, 호흡곤란과 같은 급성 장기기능부전의 임상 증상을 동반할 수 있다. 그러나 패혈증을 조기에 인식하는 것은 쉽지않다. 그 이유는 증상이 비특이적이고 시간이 지남에 따라 변화하며, 질병 초기에는 경미할 수 있기 때문이다.[1,2] 특히, 일부 징후는 해열제, 베타차단제 등 약물의 영향으로 가려질 수 있으며, 이로 인해 진단이 지연될 수 있다.[1]

패혈증은 중증 감염뿐 아니라 명확히 비감염성 원인으로 해당되지 않는 급성 장기 기능 부전이 나타난 모든 환자에서 고려되어야 한다. 감염이 의심되는 환자에게는 임상증상 및 검사 결과에 기반한 급성 장기 기능부전을 확인해야 한다. 의식 상태 변화, 저혈압, 빈호흡은 감염이 있는 환자에서 패혈증을 의심하게 만드는 주요 증상이다.[2] 다만 이러한 징후가 없다고 해서 패혈증을 배제할 수는 없다. 패혈증을 특징적으로 나타내는 일반적인 검사 소견으로는 백혈구 증가증 또는 백혈구 감소증, 10% 이상의 미성숙 과립구, 고혈당, 크레아티닌과 젖산 수치 상승이 있다.[1] 발열이나 감염 부위에 국한된 징후가 없는 경우에도 정신 상태 변화, 저혈압, 호흡

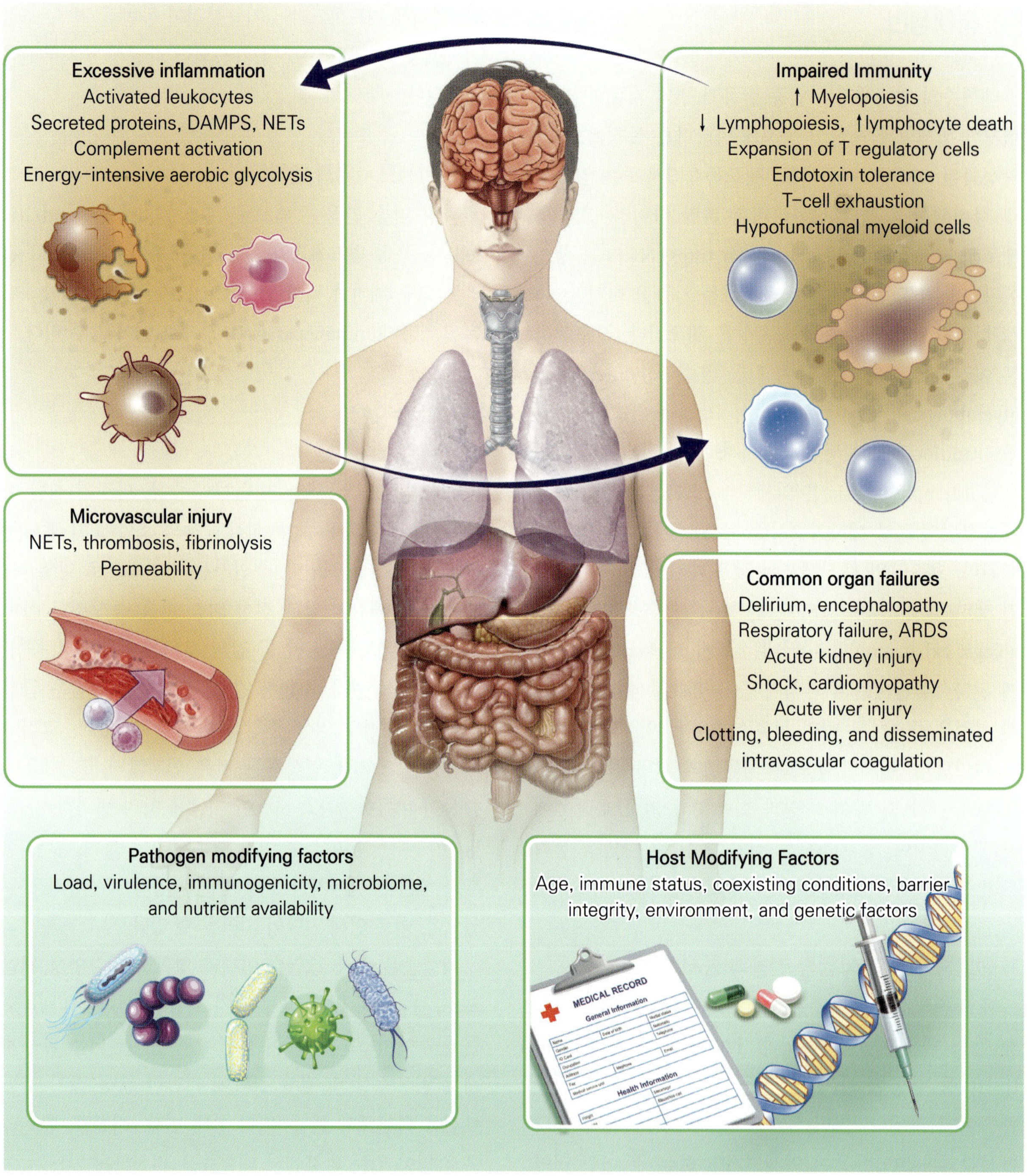

그림 24-1. 패혈증의 병태생리[9]

DAMPS; damage-associated molecular patterns, NETs; neutrophil extracellular traps, ARDS; acute respiratory distress syndrome

곤란, 그리고 당뇨병성 케토산증이나 간경변과 같은 만성 질환의 급성 악화가 있는 환자에게는 패혈증 동반여부를 감별해야 한다.

패혈증 환자의 평가는 감염의 부위와 원인을 확인하는 것뿐만 아니라 장기기능부전 여부 및 조직관류 상태에 대한 평가도 이루어져야 한다.[1,2] 감염을 평가하는 일반적인 검사에는 방사선학적 검사, 미생물 배양, 연쇄상구균 및 레지오넬라 항원 검사 등의 항원검사, 다중 중합효소사슬반응(multiplex polymerase chain reaction, PCR) 병원체 검출 패널이 포함되며, 의심되는 감염 부위에 따라 달라질 수 있다. 또한 저관류(occult shock)를 확인하기 위해 혈청 젖산(lactate) 농도 측정을 권장한다.[2]

- **전신적 징후**: 발열 또는 저체온증, 빈맥, 빈호흡, 백혈구 수의 증가나 감소, C반응단백질(C-reactive protein, CRP), 프로칼시토닌(procalcitonin, PCT) 상승 등이 대표적이다.[1] 노인이나 면역저하 환자에서는 발열 반응이 명확하지 않을 수 있어 주의가 필요하다.
- **진단 접근**: 혈액 및 체액 배양을 통한 병원체 동정, 염증표지자(CRP, PCT 등) 측정, 혈역학적 지표(혈압, 중심정맥압, 심박출량, 혈청 젖산 농도 등), 영상검사를 통한 감염원 확인 등을 종합적으로 실시한다.[1,2]

5 장기기능부전

패혈증은 단순히 국소적 감염에 국한되지 않고, 전신순환으로 방출되는 다양한 사이토카인 및 염증 매개물질로 인해 신체의 거의 모든 장기에 영향을 미친다. 이러한 이유로 패혈증 환자들의 임상 양상은 매우 다양하며, 주로 침범된 장기계통에 따라 다양한 증상이 나타난다. 패혈증에서 특히 흔히 나타나는 장기기능부전은 신경계(의식 변화), 호흡기계(저산소혈증), 심혈관계(쇼크, 저혈압), 신장(핍뇨 및 크레아티닌 증가), 혈액계(혈소판 감소), 간(고빌리루빈혈증)의 6가지로 구분된다.[1,2]

1) 신경계 손상

패혈증 환자들은 흔히 기면(lethargy), 혼돈(confusion), 섬망(delirium) 등 의식 상태의 변화를 보인다.[1,3] 때때로 의식 저하가 매우 심해 환자의 기도를 보호하기 위한 기관내 삽관(intubation)이 필요하기도 한다. 그러나 이 시기의 신경학적 검사에서는 국소적인 신경학적 이상 소견은 드물다. 임상 평가 시 저산소혈증, 저혈당증, 약물 중독, 중추신경계 감염 등 다른 신경학적 원인을 반드시 배제하거나 확인하여 치료해야 한다.

2) 호흡기계 손상

패혈증의 대표적 임상 징후 중 하나는 빈호흡(tachypnea)으로, 이는 패혈증에 의한 급성호흡곤란증후군(acute respiratory distress syndrome, ARDS)의 특징적 소견이다.[1,3] 환자는 일반적으로 동맥혈가스 검사(ABGA)에서 호흡성 알칼리증(respiratory alkalosis)을 보이며, 동반되는 저산소혈증(hypoxemia) 또는 고탄산혈증(hypercarbia)이 나타날 수 있다. 호흡근 피로, 저산소혈증, 고탄산혈증이 악화되면 종종 기관내 삽관과 기계환기를 필요로 한다.

패혈증에서 동반되는 호흡부전은 주로 염증 매개체(cytokine)에 의해 폐포-모세혈관막(alveolar-capillary membrane)이 손상되어 나타난다. 이는 비심장성 폐부종(non-cardiogenic pulmonary edema)을 유발하며, 폐 순응도(lung compliance) 감소 및 산소와 이산화탄소의 가스 교환 장애를 초래한다. 폐 순응도의 감소와 모세혈관 근접 수용체(juxtacapillary receptor)의 자극은 빈호흡의 원인 중 하나이다. 흉부 방사선 촬영에서는 흔히 양측 폐 침윤(bilateral infiltrates) 및 폐부종 소견이 관찰되며, 이러한 변화가 좌심실 기능부전에 의한 폐부종이 아님을 확인하는 것이 중요하다. 패혈증 환자는 심각한 저산소혈증을 겪을 수 있지만, 대부분 저산소혈증 자체보다는 다발성 장기부전으로 인해 사망한다.[1]

3) 심혈관계 손상

패혈증의 중증 단계에서 흔히 나타나는 심근기능 저하(myocardial depression)는 저혈압이나 패혈성쇼크로 나타난다.[1,3] 사이토카인은 직접적으로 심근세포(cardiomyocyte)에 독성 작용을 일으켜 심기능을 억제하며, 이에 따라 순환계 내의 심장 트로포닌(troponin) 수치가 경미하게 상승하는 것이 흔하다. 이는 패혈증의 중증도를 나타낸다. 패혈증에 의한 심근기능 장애는 우심실과 좌심실 모두에 영향을 미치며, 이는 관상동맥 질환으로 인한 허혈성 심근병증과는 구분되는 특징이다.[3] 중증인 경우 심각한 좌심실 및 우심실 박출률(ejection fraction)의 감소가 나타날 수 있으며, 이때는 심장수축촉진제(inotropic agents)를 사용한 치료가 필요하다.

산화 스트레스(oxidative stress) 및 질소 스트레스(nitrosative stress)는 심혈관계를 비롯한 다른 장기기능부전을 초래하며, 이는 조직 저산소증을 악화시키는 주요 요인이다. 특히, 유도형 일산화질소 합성효소(inducible nitric oxide synthase, iNOS)의 증가는 염증과 심혈관계 기능 저하 사이를 연결하는 핵심 기전이며, 저산소 유도인자(hypoxia-inducible factor-α, HIFα)의 활성화 역시 패혈증 병태생리에서 중요한 역할을 한다.[1]

4) 신장 손상

패혈증으로 인한 급성 신장손상(acute kidney injury, AKI)은 빈번하며, 신부전으로 진행될 경우 높은 이환율을 초래한다.[1,3] 패혈증에 의한 신장 손상의 정확한 기전은 아직 명확히 밝혀지지 않았지만, 적극적이고 적절한 수액소생(volume resuscitation)을 통해 중증 신부전의 발생을 감소시킬 수 있다. 패혈증에서 혈관 확장과 모세혈관 투과성 증가로 인해 혈관내 유효 혈액량이 감소하므로, 적절한 수액 보충이 필수적이다. 또한 정맥조영제와 같은 신독성 약물의 사용을 피해야 하며, 심지어 미세한 혈중 크레아티닌(creatinine) 농도 상승도 장기적 사망률 증가와 관련된다.

5) 혈액학적 손상

파종성 혈관내 응고(disseminated intravascular coagulation, DIC)는 중증 패혈증의 중대한 합병증 중 하나이다.[1,3] DIC는 출혈성 경향과 혈전성 경향의 두 가지 형태로 나타날 수 있다. 이는 응고계와 섬유소용해계(fibrinolytic system) 사이의 균형의 붕괴로 나타나는 현상으로, 섬유소 용해가 우세하면 전신에 광범위한 출혈이 나타나며, 응고가 우세하면 말초의 작은 혈관 내에 혈전이 형성되어 손가락과 발가락의 청색증(cyanosis), 심하면 괴저(gangrene)가 발생할 수 있다. 또한 헤파린 유발 혈소판감소증(heparin-induced thrombocytopenia, HIT)와의 감별 진단이 중요하다.

6) 간 손상

패혈증에서 간기능 장애는 흔히 관찰되지만, 중증 급성 간부전은 2% 미만으로 드물게 나타난다. 보통 간 관류 저하에 기인한 중심엽성 간세포괴사(centrilobular necrosis) 형태로 나타나며 실험실 검사에서는 혈청 알라닌 아미노전이효소(ALT) 및 총빌리루빈(total bilirubin) 농도 상승이 흔히 동반된다.[1,3] 병리학적 연구에서는 중심 정맥 주변 간세포의 세포자멸사(apoptosis) 및 자가포식(autophagy)에 의한 세포사가 동반된다. 전자현미경 관찰에서 간세포 내 자가포식 공포(autophagic vacuoles)가 현저하게 증가하며, 드물게는 자가포식으로 인한 세포사가 나타나기도 한다. 즉, 패혈증에서 간세포는 여러 형태의 세포사를 동시에 겪을 수 있다.

III 패혈성 쇼크의 혈역학상태 분류

최근 연구에 따르면 패혈성 쇼크에서의 혈역학적 변화는 단순한 혈관확장에 따른 저혈압이라는 단일한 경로로 설명되지 않으며, 환자에 따라 저혈량 상태(hypovolemia), 심한 혈관마비(vasoplegia), 좌심실 및 우심실 기능부전 등이 복합적으로 동시에 발생할 수 있음이 밝혀졌다. 따라서 모든 환자에게 동일한 치료 전략만 적

용하기보다 개개인의 혈역학 상태를 정확하게 파악해 맞춤형으로 접근해야 한다.[10]

1 저혈량과 수액 반응성

패혈성 쇼크는 혈관 확장과 모세혈관 투과성 증가로 인해 혈액이 간질 공간으로 유출되고, 동시에 원인 감염이나 발열, 발한, 설사 등으로 절대적 저혈량 상태가 발생할 수 있다. 그 결과 순환 혈액량이 저하되어 정맥환류(venous return)와 심박출량(cardiac output)이 감소하게 된다.[3,10] 이에 따라 치료 초기에는 생리식염수나 평형 정질액 등과 같은 정질액을 이용한 신속한 수액 투여가 필요하다. 단, 과도한 수액 투여는 폐부종 및 우심실 부담을 증가시킬 수 있으므로, 수액 반응성(fluid responsiveness)을 반복적으로 평가하면서 적절한 투여량을 유지해야 한다.

1) 동적 지표

수동적 다리 올리기 검사(passive leg raising test), 호흡성 변화에 따른 상·하대정맥 직경 변화, 심초음파 기반 용적 지표 등이 사용된다.

2) 수액 종류

보통 정질액(crystalloid)이 일차적으로 권장되며, 알부민과 같은 등 교질액은 중증 저알부민혈증 등 특정 상황에서 보조적으로 고려된다.

2 좌심실 고출력 상태 및 좌심실 수축·이완 기능 부전

과거에는 패혈성 쇼크의 전형적인 혈역학적 양상으로 전신 혈관저항이 감소하고 심박출량이 증가하는 warm shock 상태가 강조되었으나, 실제 임상에서는 절반 이상이 좌심실 이완 또는 수축 기능장애를 보인다.[3,10]

1) 고출력 상태

말초 저항의 극심한 감소로 인해 심박출량이 증가하더라도 미세순환 장애로 조직 관류는 오히려 저하될 수 있다.

2) 좌심실 기능 부전

전염증성 사이토카인, 산화스트레스, 일산화질소 증가 등으로 인해 심근 수축력이 억제될 수 있으며, 좌심실 박출률의 저하나 이완기 부전이 관찰되면 사망률 상승과 연관된다.[1,3,10]

3 우심실 기능 부전

패혈성 쇼크 환자의 약 40~50%에서는 우심실 기능부전이 동반될 수 있으며, 이는 우심실의 팽창, 중심정맥압(central venous pressure, CVP)의 상승, 지속적인 저혈압으로 임상적으로 나타난다. 우심실은 전부하(preload) 및 후부하(afterload) 조절에 취약하기 때문에, 과도한 수액 투여는 심박출량 감소를 초래할 수 있으며, 폐고혈압(pulmonary hypertension)의 악화를 통해 순환기적 악순환을 유발한다. 이러한 우심실 부전은 독립적인 사망 위험 인자로 간주된다.[10]

4 맞춤형 치료의 필요성

이처럼 패혈성 쇼크 환자에서 고출력(high-output) 대 저출력(low-output), 저혈량(hypovolemia) 대 과도한 혈관확장(vasoplegia), 좌심실 대 우심실 기능 부전 등 다양한 병태생리적 패턴이 혼재하는 질환이므로 다면적 양상을 고려해야 한다.[10] 최근에는 기계학습 기반 군집분석(clustering) 기법을 통해 이들 인자를 복합적으로 평가하여 환자를 세부 표현형으로 분류(phenotyping)한다. 좌심실부전형, 우심실부전형, 잔류저혈량형, 고출력형으로 표현되는 각 군집 유형에 따라 심장수축촉진제, 혈관수축제, 수액 전략을 달리 적용하려는 시도가 연구되고 있다.[10] 이러한 접근이 향후 패혈성 쇼크 표준치료를 한 단계 발전시킬 것으로 보인다.

Ⅳ 치료

패혈증의 치료는 감염에 대한 신속한 조치, 혈역학적 안정화, 면역조절 및 장기기능보조(organ support)의 세 축을 중심으로 통합적으로 이루어진다.[1,2]

1 감염 조절

1) 항생제 요법

감염이 의심되면 가능한 한 1시간 이내에 경험적 광범위 항생제를 투여하고, 이후 배양 결과에 따라 범위를 축소(de-escalation)하는 것이 권장된다. 초기 지연 없이 광범위 항생제를 쓰되, 정확한 병소 파악 후 감수성 결과가 나오면 빠른 범위 축소가 권장된다. 항균제 투여 전 혈액 및 체액 배양검사를 우선 하는 것이 이상적이지만, 검사 시행을 이유로 항생제 투여가 지연되어서는 안 된다.[2] 표준적인 치료 기간은 7~10일이며, 면역저하 상태, 감염 병소의 조절이 어려운 경우에는 더 긴 투여 기간이 필요할 수 있다. 반면, 임상적 반응이 빠른 경우 치료 기간의 단축도 고려할 수 있다.[2]

2) 감염원 제거

감염의 확산을 방지하고 치료 효과를 극대화하기 위해, 농양이나 도뇨관·중심정맥관과 같은 감염성 이물질이 확인된 경우에는 조기에 제거하거나 배액해야 하며, 초음파나 전산화단층촬영을 통해 수술 또는 중재시술이 필요한 병소가 발견되면 적절한 수액소생 후 가능한 한 신속히 처치하는 것이 원칙이다.[2]

2 혈역학적 안정화

1) 수액 요법

패혈증으로 인한 저혈압이나 젖산 상승이 동반된 경우, 생리식염수나 젖산 링거액 등의 정질액을 우선 30 mL/kg 범위에서 일괄 투여하는 것이 권장된다.[2] 수액 반응성(fluid responsiveness)은 맥압 변이도(pulse pressure variation), 수동적 다리올리기(passive leg raising test), 또는 심초음파 기반의 동적 지표를 통해 판단하며 과도한 수액 부하로 인한 부종이나 호흡 악화에 유의한다. 과다한 수액 용량의 부정적 영향을 제시된 연구 결과는 대부분 30ml/kg을 훨씬 초과하는 수액 용량을 사용한 경우이다. 예를 들어, SSSP-2 (Simplified Severe Sepsis Protocol 2) 임상 시험에서 수액 소생 그룹은 처음 6시간 동안 평균 3.5L의 수액(≥70ml/kg)을 투여받았고, 일반 치료 그룹에서는 2.0L (≥50ml/kg)의 수액을 투여받았으며, 소생 그룹에서 오히려 사망률이 증가한 결과가 있었다.[11] 균형 잡힌 정질액인 젖산 링거액은 패혈증 환자에게 0.9% 생리식염수보다 선호되며, 전체 수액 소생 과정에 사용될 경우 사망률 감소와의 연관성이 보고되고 있다.

2) 혈관작용제

초기 수액 투여 후에도 심한 저혈압이 지속되는 경우, 정맥 내 혈관수축제 투여가 필요하다. 첫 번째 선택 혈관수축제는 노르에피네프린이며, 중심정맥 접근으로 시행하는 것이 원칙이나 차선책으로 말초 정맥 카테터를 사용하여 투여하는 경우 혈관 외 유출 관찰이 필요하다. 가이드라인에서는 초기 평균 동맥압을 65mmHg로 설정할 것을 권장한다.[2] 평균 동맥압 외에도 젖산 수치 및 모세혈관 재충전(capillary refill time) 시간은 소생 및 혈관작용제 용량 조절을 위한 보조 지표로 활용된다. 네 개의 소규모 시험에 따른 메타 분석에 따르면, 젖산 수치 감소를 목표로 소생하는 것이 평균 동맥압만을 목표로한 설정 외에도 사망률 감소와 관련이 있었다. 또한 ANDROMEDA-SHOCK 연구에서는 424명의 패혈증 쇼크 환자를 대상으로 모세혈관 재충전 시간 기준에 따라 소생 치료를 진행한 환자군이 젖산 수치 기준에 따라 소생 치료를 진행한 환자군보다 사망률이 더 낮은 경향을 보였다.[12]

- **노르에피네프린**: 패혈성 쇼크에서의 일차 선택 혈관수축제로, 목표 평균 동맥압(mean arterial pressure, MAP)을 65mmHg 이상으로 유지하는 데 사용된다.[2]

- **에피네프린**: 노르에피네프린 단독으로 목표 혈압 유지가 어려운 경우 2차 제제로 고려될 수 있으나, 말초 조직 관류 및 장기순환에 부정적인 영향을 미칠 가능성이 있어 주의가 필요하다.
- **바소프레신**: 노르에피네프린의 요구 용량을 줄이기 위한 목적으로 0.03~0.04U/min 이하의 저용량으로 추가 투여할 수 있으며, 이때는 반드시 심박출량(cardiac output)이 충분히 유지된 상태임을 전제로 해야 한다.
- **도부타민**: 심근수축력 저하 또는 지속적인 저관류(hypoperfusion)가 동반된 환자에서 베타-1 수용체 자극을 통해 심박출량 증가를 유도하는 데 사용된다.[3]

3) 산소 공급(Ventilation)

패혈성 쇼크 환자는 대개 고농도의 산소 공급이 필요하며, 저산소혈증이 발생할 경우에는 기관삽관 및 기계환기로 호흡을 통해 적절한 산소화를 유지해야 한다. 중증 패혈성 쇼크 환자에서 비침습 인공호흡(non-invasive ventilation, NIV)은 혈역학적 불안정이 심하면 권장되지 않는다.

3 면역조절 및 부가치료

1) 스테로이드

적절한 수액소생과 혈관수축제 투여에도 혈압 유지가 어려운 패혈성 쇼크의 경우, 하루 총 200mg의 하이드로코티손(hydrocortisone) 정맥주사하는 요법이 권장되기도 한다. 다만, 스테로이드의 효과에 대해서는 임상적 근거가 일관되지 않으며, 모든 환자에게 일률적으로 적용하는 것은 권장되지 않는다.

4 장기기능보조

1) 호흡관리

패혈증 환자에서의 급성호흡부전이 발생하여 기계환기 설정 시에는 폐 손상을 최소화하기 위해 체중당 4~6mL/kg의 일회호흡량을 적용하는 저일회호흡량(low tidal volume) 전략이 효과적이다. 또한 폐의 허탈을 방지하고 산소화를 개선하기 위해 적절한 호기말양압(positive end-expiratory pressure, PEEP)을 유지하는 것이 중요하다. 중증 급성호흡곤란증후군(acute respiratory distress syndrome, ARDS)에서는 복위(prone) 자세를 적용하거나 필요 시 체외막산소공급(extracorporeal membrane oxygenation, ECMO) 치료를 고려해 볼 수 있다.

2) 신장관리

급성 신손상으로 투석이 필요한 경우, 혈역학적 불안정 시 지속적 신대체요법(continuous renal replacement therapy, CRRT)이 선호된다. 치료 중 수분 균형 조절이 핵심이며, 신장 보호를 위해 저용량 도파민은 효과가 없음이 입증되었다.

3) 응고장애

패혈증 환자에서는 프로트롬빈 시간(PT), 활성 부분 트롬보플라스틴 시간(aPTT), 혈소판 수치 등을 포함한 혈액 응고 프로파일의 지속적인 모니터링이 필수적이다. 안티트롬빈이나 트롬보모듈린 등의 특수 항응고제 사용은 일본에서는 활성화되어 있는 편이나 아직 연구근거 수준이 높지 않아 일반적으로 권장하지 않는다.

4) 간기능 보호

패혈증 환자에서 단순하게 혈청 빌리루빈 수치 및 간효소 상승이 나타날 수 있으나, 추가적으로 담관염 등 담관병리가 없는지 영상 검사로 확인한다.

5) 중추신경계

패혈성 뇌병증(septic encephalopathy) 또는 섬망이 발생한 경우 진정제 및 진통제 사용을 최소화하고 섬망 예방 및 치료를 위한 전략적 접근이 필요하다. 특히, 덱스메데토미딘(dexmedetomidine)은 진정 효과와 함께 섬망 위험을 줄이는 데 유용한 약제로 평가되고 있다.

6) 영양 지원

중증 패혈증 환자에서는 혈역학적 안정이 확보되기 전까지, 즉 초기 24~48시간 이내에는 적극적 장관영양을 시행하지 않는다. 경장영양을 견딜 수 있으면 가능한 한 조기에 경장영양을 시작하고, 열량은 점진적으로 증량한다. 고혈당 조절이 중요하며, ICU에서는 일반적으로 목표 혈당 <180 mg/dL 수준을 유지한다.

5 혈액정화요법

패혈증 또는 패혈성 쇼크 환자에서 염증 매개물질과 내독소를 선택적으로 제거해 전신 염증 반응을 완화하려는 기전으로 최근 부각된 치료가 혈액정화요법(extracorporeal blood purification)이다.[13] 이는 기존의 고유량 혈액투석이나 혈장교환술에서 더 나아가, 흡착(adsorption) 기능이 강화된 필터와 카트리지를 사용하는 것이 핵심이다.

1) 기존 고유량 투석과 한계

과거에는 고유량 혈액여과(high-volume hemofiltration, HVHF), 고차단막(high-cutoff membrane, HCO) 방식이 시도되었으나, 대규모 무작위 대조시험(randomized controlled trials, RCT)에서 사망률 감소 등 뚜렷하게 입증되지 못했다. 사이토카인 제거 효과는 일부 입증되었으나, 이러한 효과가 실제 임상적 개선으로 이어지지 않았다는 점은 주요한 한계로 지적된다.[13]

2) 흡착형 막과 카트리지

(1) AN69 oXiris

폴리니트릴 기반의 AN69필터 표면에 양전하 성분을 첨가해 음전하를 띠는 내독소의 흡착능을 높였고, 중분자량 사이토카인도 흡착 가능하도록 설계되었다. 중증 패혈성 쇼크 환자에서 제한적 효과가 보고되었으나, 임상적 유효성은 추가 연구가 필요하다.

(2) PMX-HP (Polymyxin B Hemoperfusion)

폴리믹신 B (polymyxin B) 항생제를 흡착 컬럼 내에 고정시켜 내독소를 직접 흡착하는 방식이다.[13] 초기 소규모 연구에서 혈역학 안정성 향상, 사망률 감소가 보고되었으나, 이후 대규모 RCT 연구에서는 효과가 일관되지 않았다.

(3) CytoSorb

분자량 5~60kDa 범위의 염증성 매개체를 광범위하게 흡착하는 카트리지로, 사이토카인 폭풍(cytokine storm) 조절을 목표로 한다. 다만, 분자량 60kDa를 초과하는 내독소 제거에는 제한적이며, 임상 연구에서 환자 선별과 중증도에 따라 효과가 상이하다.

3) 임상 적용과 의의

혈액정화요법은 적절한 항생제, 수액 및 혈관수축제, 감염원 제거 등의 표준치료를 대체하는 수단이 아니며, 일반적으로 중증이거나 내독소 활성도가 높은 환자에게 일시적인 보조수단으로 고려된다. 내독소 활성도 검사(Endotoxin Activity Assay, EAA)나 프로칼시토닌(procalcitonin, PCT) 등으로 환자를 선별하여, 실제 효과를 극대화해야 한다는 주장이 있다. 하지만 의료비용, 출혈 위험, 필터 수명 문제 등도 고려해야 한다. 대규모 무작위 연구가 부족하며, 현 단계에서는 '임상적으로 증명된 사망률 개선'에 대한 근거가 부족하다.[13] 환자 중증도와 맞춘 맞춤 요법, 면역 기능 분석, 생체표지자(biomarker) 기반 환자군 선별 등이 향후 과제가 될 것이다.

V 패혈증후 증후군

패혈증은 단지 급성기 동안 생명을 위협하는 질환일 뿐만 아니라, 장기적으로 인지 기능 저하, 신체 기능 장애, 새로운 만성질환의 발생 또는 기존 만성질환의 악화와 같은 다양한 후유증을 유발한다.[4,6] 패혈증 후 목욕이나 옷 입기 등의 기본적인 일상활동(activities of daily living, ADL) 수행 능력이 저하되는 경우가 흔하며, 중등도에서 중증의 인지 기능 장애가 크게 증가한다.[5] 한 연구에서는 입원 전 인지 장애가 없던 고령 환자에서 인지 장애 유병률이 6.1%에서 16.7%로 증가한 것으로 보고되었다. 소아 패혈증에서도 장기 합병증은 자주 발생한다. 소아 패혈성 쇼크를 앓은 389명을 대상으로 한 전향적 코호트 연구에 따르면, 생존한 어린이의 35%가 1년 후에도 발병 이전의 건강 관련 삶의 질로 회복하지 못했다.[14]

이러한 장기적 건강 손상으로 인해, 패혈증 이전에 직장 생활을 하던 많은 환자들이 업무에 복귀하지 못하는 경우가 많다. 노르웨이에서 2010년부터 2021년 사이에 패혈증으로 입원했던 환자 중 입원 전 직장 생활을 했던 12,260명을 대상으로 한 연구에 따르면, 환자의 약 40%가 퇴원 후 6개월이 지났음에도 업무에 복귀하지 못했다.[15] 또한 패혈증 입원 시 발생한 건강 문제 외에도, 환자들은 퇴원 후 수개월에서 수년에 걸쳐 추가적인 건강 악화, 재입원, 사망 위험이 증가한다. 이는 단순히 환자의 연령이나 기존 질환만으로 충분히 설명되지 않는다.[16] 패혈증 생존자를 대상으로 한 종단 연구(longitudinal study)에서는 연구 참가자의 약 3분의 2에서 염증 및 면역 억제 관련 지표들이 지속적으로 활성화된 상태였으며, 이는 모든 원인에 의한 사망률 증가와 관련이 있었다. 이 결과는 패혈증 이후 면역체계가 정상 상태로 회복되지 못하면 재발성 감염 또는 만성 질환의 진행 위험이 증가할 수 있음을 시사한다.[17]

패혈증 이후 회복을 촉진하는 표적 치료법(targeted therapies)은 아직까지 부족한 실정이지만, 일차 진료를 통한 정기적이고 포괄적인 추적 관리 및 증상에 대한 적극적인 평가 등 다요소적 중재(multicomponent interventions)는 생존율 향상과 연관되어 있다.[18,19] 최근 중환자 치료의 발전으로 패혈증 환자의 병원 내 생존율이 높아지면서, 퇴원 후 발생하는 다양한 후유증, 즉 패혈증후 증후군(post-sepsis syndrome, PSS)이 새롭게 주목받고 있다.[20] 패혈증 생존자들은 흔히 심리적 및 정서적 문제로 어려움을 겪으므로 퇴원 후 잘 조정되고 다학제적 접근을 갖춘 회복 관리의 중요성이 강조된다.[4,21] 중환자실 치료 후 생존한 퇴원 환자를 대상으로 회복 프로그램과 동료 지원 그룹은 정신 건강 선별, 교육, 사회적 연결을 포함한 목표 중심의 중재를 제공할 수 있다.[7,22] 임상 의료진은 이러한 문제를 조기에 발견하고 적절한 서비스로 연결하는 중요한 역할을 수행할 수 있다.[4]

1 정의와 병태생리

1) 정의

패혈증으로 입원치료를 받은 뒤 퇴원 후 수주에서 수개월 이상 지속되는 신체적, 인지적, 심리적, 사회적 기능장애를 포괄적으로 지칭한다.[4]

2) 원인

패혈증 이후에도 면역체계의 과염증 상태와 면역억제 혼합 상태가 잔존하며, 미토콘드리아 기능 손상, 산화스트레스, 자가세포사멸 등이 복합적으로 작용한다.[4] 그 결과 면역력이 떨어지고 재감염 위험이 커지며, 심혈관계 위험도 증가한다(그림 24-2).[16,17]

2 임상적 특징

1) 신체 후유증

근육손실, 극심한 피로, 보행 장애, 신경학적 이상, 연하장애 등이 흔하다.[4,20] 일상생활 수행 능력 저하로 이어져, 퇴원 후 독립생활이 어려워질 수 있다.[5]

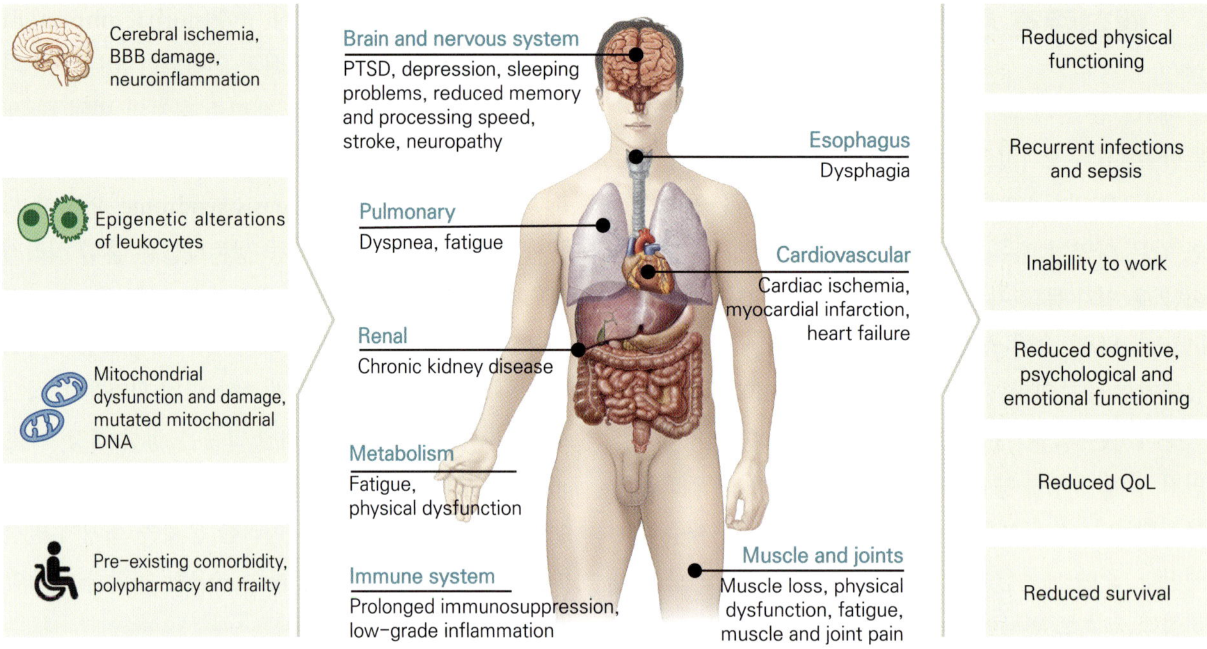

그림 24-2. 패혈증 후 증후군의 개념[23]

2) 인지 기능 장애

주의력, 기억력, 실행 기능 등의 저하가 흔히 보고되며, 일부 환자에서는 장기적으로 기능 회복이 미미하다.[5,20]

3) 정신건강 문제

불안, 우울, 외상 후 스트레스장애(PTSD) 등 정신적 고통이 발생하기 쉬워, 장기 모니터링과 조기중재가 필요하다.[4,20]

4) 심혈관계 합병증

퇴원 후 5년 이내 심부전, 부정맥, 심근경색 등이 일반 인구보다 높은 빈도로 나타나며, 재감염이나 염증반응이 동반되면 더욱 예후가 악화된다.[16]

3 관리와 재활

1) 면역·감염 관리

감염 재발 예방을 위해 인플루엔자 백신, 폐렴구균 백신 등의 접종을 권장하며, 손위생, 카테터 관리 등을 철저히 실시한다.

2) 신체 재활

근력 강화, 보행 훈련, 영양 보충, 호흡 재활 등이 포함된다.[7,16,24] 중환자실 입원 시점부터 조기재활을 시작하면 후유증을 줄일 수 있다.

3) 정신건강 지원

우울·불안·PTSD 선별검사를 통해 심리치료나 약물치료를 연계한다. 또한 보호자 및 환자 당사자의 동료지원(peer support) 프로그램 활용도 권장된다.[22]

4) 장기 추적

심혈관 위험인자 점검, 중단된 약물 확인, 기능 상태 모니터링 등을 포함하여, 기능저하 모니터링을 위해 정기 외래가 필요하다.[7,21]

4 전망

패혈증 후 증후군 환자의 장기 예후 개선을 위해서는 조기 발견과 맞춤형 중재가 중요하다. 이를 위해 염증, 면역 기능, 미토콘드리아 기능 등 생물학적 지표를 기반으로 고위험군을 조기에 선별하고, 이들을 대상으로 집중적인 재활 치료, 정신건강 지지, 사회복지 서비스 등의 다학제적 접근을 통합적으로 제공하는 체계의 구축이 필요하다[4,7,11]

VI 퇴원 후 재활 및 합병증 예방

패혈증을 겪은 환자가 ICU 및 병동 치료 후 퇴원하더라도 다양한 새로운 문제에 직면하게 된다.[20,21] 주요 문제로는 약물 관리 오류, 재감염 위험, 불안 및 우울 등의 심리적 불안정, 심혈관계 합병증, 신체 기능 저하 등이 포함된다. 이를 최소화하고 환자의 원활한 사회복귀를 돕기 위해 다음과 같은 접근이 제안된다.[21]

1 퇴원 전 대비

1) 재활 계획 연계의 필요성

입원 중 시행된 물리치료, 호흡재활, 영양 치료 등을 퇴원 후에도 연계할 수 있도록 해야 한다. 이를 위해 주치의, 재활의학과, 방문 간호, 재택 재활 등의 지역사회의 협력이 필요하다.[7,24]

2) 약물 재조정

중환자실에서 변경된 약물, 단기간 사용해야 하는 약, 중복 처방 가능성 등을 정리하여 퇴원 전 명확히 정리해야 한다. 임상약사나 담당 의사가 퇴원 요약서를 작성하고, 환자에게 이해하기 쉽도록 설명하는 것이 중요하다.[21]

2 재활프로그램과 통합진료

1) 중환자 후유증 외래

퇴원 후 3~6개월 동안 환자의 신체적, 인지적, 정신적 상태를 주기적으로 평가하고 상담하여 근감소증, 호흡곤란, 인지장애, 정신건강 문제 등을 조기에 파악하고 중재한다.[7]

2) 간호사 코디네이터 제도

고위험 환자를 대상으로 퇴원 후 30일~3개월 정도 전화, 문자 등의 집중 모니터링을 실시하고, 상태 변화가 감지될 경우 즉각 병원 내원이나 외래 방문을 유도한다. 한 연구에서는 이를 통해 재입원 및 사망률이 개선되었다.[18,19]

3) 감염 관리의 연속성

패혈증 후 면역 기능 저하가 지속될 수 있어, 손 위

표 24-2. 중환자 치료 후 증후군 예방 및 치료를 위한 방안[21]

중환자실(ICU) → 일반 병동(Ward)	병원(Hospital) → 가정(Home)
- 환자와 함께 이동 가능한 치료 계획서를 문서화함 - 표준화된 인계 절차를 시행함 (대면 인계 권장) - 환자 이동 전에 환자 및 가족에게 전동 계획을 사전 안내했는지 확인함 - 약물 치료를 최적화함 - 중환자실 입원 중 확정된 진단 및 치료 선호도를 요약함 - 중환자실 퇴실 후 발생할 수 있는 문제점들을 요약함	- 새로운 신체적, 인지적, 정신적 장애를 선별 및 치료함 - 퇴원 후 악화될 수 있는 동반질환을 면밀히 모니터링함 - 약물 치료를 최적화함 - 말기 질환 환자에게 완화의료 서비스 제공 - 퇴원 후 발생할 수 있는 새로운 사회적·경제적 문제를 평가함

생, 장루·도뇨관 관리, 피부 상처 소독 등 일상적 감염 예방 수칙의 지속적 실천이 필수적이다. 퇴원 후 백신 접종 역시 재발성 패혈증을 예방하는 핵심 요인이기도 하다.

3 합병증 예방 전략

1) 심혈관계 합병증 관리

패혈증 생존자는 심근 기능 저하나 부정맥, 심부전 위험이 높으므로, 고혈압, 당뇨, 이상지질혈증 등 기존 심혈관계 위험인자 관리를 철저히 한다.[16] 베타차단제나 스타틴 등의 약물은 복용을 중단하거나 용량을 달리해야 할 경우, 담당 의사와 상의해 용량을 맞춤 조정한다.

2) 근감소증 예방과 영양 지원

ICU 입원 중 장기 침상 안정으로 근감소증이 진행된 환자가 많아, 단백질 및 열량을 충분히 섭취하고, 단계적 운동 프로그램을 실시해야 한다. 물리치료나 운동재활 전문가가 초기부터 개입해 근력 회복과 일상생활 동작 수행 능력 향상을 지원한다.[7,24]

3) 정신건강·인지기능

퇴원 후 외상 후 스트레스장애, 우울, 불안 등의 정서적 증상뿐 아니라 기억력 및 집중력 저하 등의 인지기능 장애가 흔히 동반된다.[5,20] 필요시 심리치료, 신경인지 재활, 약물치료를 병행하고, 환자 및 보호자에게 이에 대한 안내와 지지 체계를 제공한다.

4 환자·보호자 교육과 사회복귀 지원

1) 위험 신호 인지 교육

퇴원 후 발열, 호흡곤란, 수분섭취 곤란, 심계항진, 중등도 이상의 우울감을 포함하는 심리적 위기 등이 발생 시 즉시 의료진과 상의하도록 교육한다.[21]

2) 동료 지원

중환자실 경험자들의 모임이나 커뮤니티, 온라인 포럼 등을 통해 유사 경험을 공유하면서 정서적 지지와 정보 교환이 이뤄진다. 이는 환자 자기효능감과 심리적 안정감을 향상시키는 데 도움이 된다.[22]

3) 사회 복귀 촉진

환자가 직장이나 학교로 복귀하기 위해서는 재활 치료 단계에서의 충분한 회복 외에도 고용주나 주변 환경의 이해와 지지가 요구된다.[15] 장기병휴직, 산재보상 등 제도적 지원도 고려해야 한다.

5 중환자실 의료진의 역할 확대

퇴원 후 환자 관리를 위해 디지털 헬스케어, 원격 모니터링, 재택 재활 프로그램 등 혁신적인 의료 모델이 점차 도입되고 있다. 이를 통해 환자의 이상 징후를 조기에 탐지하고 신속한 개입을 유도할 수 있다.[21] 또한 대규모 연구를 통해 퇴원 후 발생하는 재입원, 합병증, 사망률 등을 줄이는 유효한 전략이 무엇인지 검증하는 과정이 필요하다.[7,18,19] 궁극적으로, 중환자실 단계에서부터 계획된 재활과 퇴원 후 포괄적 관리가 연계되면, 패혈증 생존자의 전반적 예후와 삶의 질을 크게 개선할 수 있을 것으로 기대된다.[7,21]

VII 결론

패혈증은 감염에 대한 숙주의 비정상적인 면역 반응이 급성 장기 기능 부전을 초래하여 생명을 위협하는 중대한 질환이다.[2] 다양한 만성질환 및 종양 질환이 조절되면서 평균수명이 늘어나게 되었고, 이에 따라 패혈증은 전 세계적으로 질병 부담과 사망의 주요 원인으로 꼽힌다. 특히 감염의 부위, 원인 병원체, 장기 부전의 양상이 매우 다양하게 나타나기 때문에 임상적으로 조기 진단과 치료가 어려운 과제로 남아 있다.[1] 현재 임상에서 패혈증의 치료는 감염원을 신속히 제거하고, 충분한 관류(perfusion)를 회복시키는 데 집중되어 있다.[2] 그러나 패혈증의 핵심 병태생리인 숙주 면역 반응의 이상은 아직까지도 치료적 접근이 제한적이며, 현재 활발히 진행되는 연구들은 면역반응의 이상 상태를 기반으로 패혈증의 하위 유형(subtype)을 구분하고, 환자 개개인에게 맞는 맞춤형 치료법(targeted therapy)을 개발하는 데 초점을 맞추고 있다.[10]

또한 패혈증 생존자의 장기 예후에도 집중이 필요하다. 퇴원 후에도 많은 환자들이 인지 기능 저하, 신체 기능 장애, 정신적 문제와 같은 다양한 합병증을 경험하며, 이는 환자의 삶의 질을 심각하게 저하시킬 뿐 아니라 재입원과 장기 사망률로 이어진다.[4,5,16,20] 따라서 급성기 치료 이후에도 환자의 장기적인 추적 관리, 적극적 재활 치료, 정신적, 사회적 지지가 필수적이다.[7,21] 앞으로 패혈증에 대한 연구는 숙주 면역 이상 상태를 표적으로 하는 치료법 개발뿐만 아니라, 환자의 장기적인 삶의 질과 생존율을 향상시키기 위한 다학제적 관리와 개인화된 재활 전략의 구축에도 지속적으로 초점이 맞춰져야 할 것이다.

▶ 참고문헌

1. Hotchkiss RS, Moldawer LL, Opal SM, Reinhart K, Turnbull IR, Vincent JL. Sepsis and septic shock. Nat Rev Dis Primers. 2016;2:16045.
2. Singer M, Deutschman CS, Seymour CW, Shankar-Hari M, Annane D, Bauer M, et al. The Third International Consensus Definitions for Sepsis and Septic Shock (Sepsis-3). JAMA. 2016;315(8):801-10.
3. Vincent JL. Septic shock.
4. van der Slikke EC, Beumeler LFE, Holmqvist M, Linder A, Mankowski RT, Bouma HR. Understanding Post-Sepsis Syndrome: How Can Clinicians Help? Infect Drug Resist. 2023;16:6493-511.
5. Iwashyna TJ, Ely EW, Smith DM, Langa KM. Long-term cognitive impairment and functional disability among survivors of severe sepsis. JAMA. 2010;304(16):1787-94.
6. Desai SV, Law TJ, Needham DM. Long-term complications of critical care. Crit Care Med. 2011;39(2):371-9.
7. Schofield-Robinson OJ, Lewis SR, Smith AF, McPeake J, Alderson P. Follow-up services for improving long-term outcomes in intensive care unit (ICU) survivors. Cochrane Database Syst Rev. 2018;11(11):CD012701.
8. Levy MM, Fink MP, Marshall JC, Abraham E, Angus D, Cook D, et al. 2001 SCCM/ESICM/ACCP/ATS/SIS International Sepsis Definitions Conference. Crit Care Med. 2003;31(4):1250-6.
9. Meyer NJ, Prescott HC. Sepsis and Septic Shock. N Engl J Med. 2024;391(22):2133-46.
10. Daulasim A, Vieillard-Baron A, Geri G. Hemodynamic clinical phenotyping in septic shock. Curr Opin Crit Care. 2021;27(3):290-7.
11. Andrews B, Muchemwa L, Kelly P, Lakhi S, Heimburger DC, Bernard GR. Simplified severe sepsis protocol: a randomized controlled trial of modified early goal-directed therapy in Zambia. Crit Care Med. 2014;42(11):2315-24.
12. Hernandez G, Ospina-Tascon GA, Damiani LP, Estenssoro E, Dubin A, Hurtado J, et al. Effect of a Resuscitation Strategy Targeting Peripheral Perfusion Status vs Serum Lactate Levels on 28-Day Mortality Among Patients With Septic Shock: The ANDROMEDA-SHOCK Randomized Clinical Trial. JAMA. 2019;321(7):654-64.
13. Honore PM, De Bels D, Spapen HD. An update on membranes and cartridges for extracorporeal blood purification in sepsis and septic shock. Curr Opin Crit Care. 2018;24(6):463-8.
14. Zimmerman JJ, Banks R, Berg RA, Zuppa A, Newth CJ, Wessel D, et al. Trajectory of Mortality and Health-Related Quality of Life Morbidity Following Community-Acquired Pediatric Septic Shock. Crit Care Med. 2020;48(3):329-37.
15. Skei NV, Moe K, Nilsen TIL, Aasdahl L, Prescott HC, Damas JK, et al. Return to work after hospitalization for sepsis: a nationwide, registry-based cohort study. Crit Care. 2023;27(1):443.
16. Prescott HC, Osterholzer JJ, Langa KM, Angus DC, Iwashyna TJ. Late mortality after sepsis: propensity matched cohort study. BMJ. 2016;353:i2375.
17. Yende S, Kellum JA, Talisa VB, Peck Palmer OM, Chang CH, Filbin MR, et al. Long-term Host Immune Response Trajectories Among Hospitalized Patients With Sepsis. JAMA Netw Open. 2019;2(8):e198686.
18. Kowalkowski MA, Rios A, McSweeney J, Murphy S, McWilliams A, Chou SH, et al. Effect of a Transitional Care Intervention on Rehospitalization and Mortality after Sepsis: A 12-Month Follow-up of a Randomized Clinical Trial. Am J Respir Crit Care Med. 2022;206(6):783-6.
19. Taylor SP, Murphy S, Rios A, McWilliams A, McCurdy L, Chou SH, et al. Effect of a Multicomponent Sepsis Transition and Recovery Program on Mortality and Readmissions After Sepsis: The Improving Morbidity During Post-Acute Care Transitions for Sepsis Randomized Clinical Trial. Crit Care Med. 2022;50(3):469-79.
20. Desai S, Law T, Bienvenu J, Needham D. Psychiatric long-term complications of intensive care unit survivors. Crit Care Med.

2011;39(12):2790.

21. Hope AA, McPeake J. Healthcare delivery and recovery after critical illness. Curr Opin Crit Care. 2022;28(5):566–71.
22. Haines KJ, Beesley SJ, Hopkins RO, McPeake J, Quasim T, Ritchie K, et al. Peer Support in Critical Care: A Systematic Review. Crit Care Med. 2018;46(9):1522–31.
23. van der Slikke EC, An AY, Hancock REW, Bouma HR. Exploring the pathophysiology of post–sepsis syndrome to identify therapeutic opportunities. EBioMedicine. 2020;61:103044.
24. Connolly B, Milton–Cole R, Adams C, Battle C, McPeake J, Quasim T, et al. Recovery, rehabilitation and follow–up services following critical illness: an updated UK national cross–sectional survey and progress report. BMJ Open. 2021;11(10):e052214.

CHAPTER 25

외상

Trauma

장명훈 의사

I 서론

외상 환자의 재활은 다른 유형의 재활과 구별되는 고유한 특징을 가지며, 외상의 기전에 따라 치료 방법이 다양하게 적용된다. 특히, 흉부 및 복부 외상 환자의 경우 호흡 재활을 통한 합병증 예방이 주요 치료 목표가 될 수 있다. 한편, 외상성 뇌손상, 척수손상, 말초신경 손상, 근골격계 손상 및 절단이 동반될 경우 기능 장애(functional impairment)가 발생할 수 있으며, 이로 인해 장기간의 재활 치료가 요구된다. 외상 후 요구되는 내과적, 외과적, 재활의학적 치료중재는 환자마다 다를 수 있으므로, 외상 중환자 치료에서는 다학제 팀 접근이 필수적이다. 이에 따라 이 장에서는 외상 중환자의 평가 및 치료 과정에서 재활의학이 담당하는 역할과 실제 재활 치료 방법을 살펴보고자 한다.

II 외상 중환자 재활의 효능과 효과

외상 후 중환자실 치료 과정에서는 근 쇠약(muscle weakness)과 신체적 체력 약화가 흔히 발생하며, 여기에 외상으로 인한 손상이 더해지면 조기 재활 치료의 필요성은 더욱 커진다. 중환자 재활의 목적은 급성기 회복 과정에서의 활동 제한을 최소화하고, 기능적 장애를 줄이며, 환자의 삶의 질 향상과 사회로의 안전한 복귀를 돕는 데 있다. 외상 중환자가 중환자실 입실 후 72시간 이내에 재활 치료를 조기에 시작하는 것은 심부정맥 혈전증, 폐렴, 폐색전증, 욕창 등의 합병증 발생 위험을 줄이며, 중환자실 및 병원 재원 기간의 단축, 퇴원 시 환자의 기능 상태 향상과도 밀접한 관련이 있는 것으로 보고되고 있다.[1] 또한, 재활을 조기에 시작하는 것뿐만 아니라, 치료의 양적·질적 측면에서 충분한 중재를 제공하는 것은 환자의 사망률 감소와 기능 회복에 긍정적인 영향을 줄 수 있다.[2] 이러한 치료 효과는 의료 자원의 효율적 사용과 치료 비용 절감 등 경제적 측면에서도 의미 있는 이점을 제공한다.

III 외상 중환자 재활의 실행가능성 및 안전성

외상 중환자 재활이 기존의 일반 중환자 재활과 달리, 외상성 뇌손상이나 척수 손상과 같은 신경 손상이 동반된 경우가 많아, 치료 중 안정성 확보가 중요한 고려 요소가 된다. 그러나 여러 연구를 통해 외상 중환자를 대상으로 한 재활 치료의 실행 가능성과 안전성이 입증되고 있다. 신경외상(neurotrauma) 환자에서도 조기 가동(early mobilization)은 고혈압, 저혈압, 부정맥, 산소포화도 저하, 자가발관 등의 부작용 발생률이 0.2% 미만으로 매우 낮으며, 관절 운동이나 기립 훈련 중에도 활력 징후의 유의미한 변화는 관찰되지 않았다. 또한, 신경근육전기자극(neuromuscular electrical stimulation, NMES)은 심박수, 호흡수, 산소포화도, 혈압 등에 부정적인 영향을 미치지 않는 안전한 치료 방법으로 평가된다. 더불어 두개 뇌압을 모니터링 중인 환자에게 호흡 재활을 적용한 경우에도 해로운 두개 뇌압 상승은 관찰되지 않았으며, 수동 과다팽창(manual hyperinflation) 또한 심혈관계에 큰 영향을 주지 않고 시행 가능한 것으로 보고되었다. 다만, 객담 등 기관지 분비물을 제거하기 위한 흡인(suction)은 일시적인 뇌압 상승과 심폐계 변화가 유발될 수 있으므로 주의가 필요하다.[2] 이러한 근거들은 외상 중환자에게도 면밀한 모니터링과 다학제접근을 통해 조기 재활 치료가 안전하고 효과적으로 시행될 수 있음을 시사한다. 신경외상 환자를 포함한 외상 중환자는 외상의 부위와 기전에 따라 중환자 재활 시 고려해야 할 주의사항이 달라질 수 있으며, 이에 대한 구체적인 내용은 '외상 중환자의 안전 고려사항'에서 확인할 수 있다.

Ⅳ 외상 중환자의 평가

중환자 재활을 시작하기에 앞서 환자의 신체 기능을 평가하는 것은 재활 단계와 목표를 설정하는 데 필수적이며, 이후 환자의 기능 호전 정도를 추적 관찰하는 데에도 유용하게 활용된다. 정확한 신체 검진을 위해서는 평가 전 환자의 진정 수준과 협조도가 적절한 범위 내에 있어야 한다. 진정 수준은 중환자실에서 흔히 사용하는 Richmond Agitation–Sedation Scale (RASS)을 기준으로 −2에서 +1 사이가 적절하며, 협조도는 Standard Five Questions (S5Q)를 활용하여 최소 3점 이상일 때 기능적 평가의 신뢰성을 확보할 수 있다. 특히 신경계 손상이 동반된 환자의 경우에는 인지 기능을 포함한 신경학적 상태와 손상의 중증도를 함께 평가할 수 있는 도구를 사용하여 보다 포괄적인 기능 평가가 이루어져야 한다.

1 신체기능 평가

신체 활동 평가는 Functional Status Score for the Intensive Care Unit (FSS–ICU), Activity Measure for Post–Acute Care (AM–PAC), Chelsea Critical Care Physical Assessment Tool (CPAx), Johns Hopkins Highest Level of Mobility Scale (JH–HLM), ICU Mobility Scale (IMS) 등 다양한 도구를 통해 시행할 수 있다. 이 중 국내의 많은 중환자실에서는 한글판으로 신뢰도와 타당도가 검증된 FSS–ICU가 가장 널리 사용되고 있다. 하지만 외상 중환자의 경우, 다발성 골절이나 중추 및 말초신경 손상이 동반되어 신체 활동 평가 자체가 어려운 경우가 많다. 이러한 이유로, 운동 및 신체 기능에 초점을 둔 FSS–ICU와 같은 평가 도구는 외상 중환자에게 적용 시 평가에 제한점이 있을 수 있다. 현재 외상 환자를 위한 특화된 신체 활동 평가 도구는 정립되어 있지 않지만, CPAx는 신체 기능뿐 아니라 기침 능력, 악력, 호흡 기능 등을 함께 평가할 수 있어 외상 환자에게 적용 가능한 도구로 고려해볼 수 있다. CPAx를 활용하면 외상 환자의 기능 회복 과정을 보다 정밀하게 평가할 수 있으며, 환자 맞춤형 재활 계획 수립에도 효과적으로 기여할 수 있다.[3]

고령화 사회로 접어들면서 노인 외상 환자의 급성기 치료에 대한 관심도 함께 증가하고 있다. 고령 환자의 경우, 외상의 중증도 외에도, 입원 전의 노쇠(frailty)상태가 사망률, 입원 기간, 퇴원 후 거처장소 등 환자의 예후와 밀접한 관련이 있는 것으로 보고되고 있다. 특히 65세 이상의 고령 환자에서는 단순한 연령보다 입원 전의 임상적 노쇠척도(clinical frailty scale, CFS)가 사망률을 예측하는 데 더 높은 상관성을 보인다. 이에 따라 노인 외상 환자가 중환자실에 입실할 때, 1~9단계로 구성된 임상적 노쇠척도를 함께 평가하는 것이 환자의 예후를 예측하고, 이후 재활 계획을 수립하는 데 유용한 정보를 제공할 수 있다.[4]

2 외상성 뇌손상 환자의 평가

외상성 뇌손상(traumatic brain injury, TBI) 환자는 의식 저하를 흔히 동반하기 때문에, 중환자실에서는 글래스고혼수척도(Glasgow Coma Scale, GCS)를 활용하여 의식 수준과 손상의 중증도를 평가하는 것이 일반적이다. 중환자 재활의 초기 평가에서는 GCS와 함께 Rancho Los Amigos 척도를 사용하여 인식(awareness), 인지(cognition), 행동 양상 및 주변 환경과의 상호작용 등을 종합적으로 평가할 수 있다(표 25-1). 이러한 평가를 통해 환자의 인지 기능 수준에 적합한 재활 치료를 계획하고 제공하는 것이 중요하다.[5]

3 척수손상 환자의 평가

척수손상(spinal cord injury) 환자의 신경학적 상태를 가장 포괄적으로 평가할 수 있는 국제 표준 도구는 국제 척수손상 신경학적 분류기준(International Standards for Neurological Classification of Spinal Cord Injury, ISNCSCI)이다(그림 25-1). 이 도구는 척수손상의 정확한 수준과 중증도를 평가할 수 있게 하며, 재활 목표 설정 및 경과 관찰에 필수적으로 활용된다. 그러나 국제 척수손상 신경학적 분류기준은 총 134개의 항목으로 구성되어 있으며, 완전한 전체 평가에 최대 45분이 소요될 수 있다.[6] 또한, 정확한 평가를 위해서는 환자의 각성 수준과 협조도가 적절해야 하나, 급성기 외상 중환자실에서는 두부 손상, 진정 상태, 기도 삽관, 다발성 손상 등의 요인으로 인해 평가가 어려운 상황이 빈번하다. 이에 따라, 국제 척수손상 신경학적 분류기준의 핵심 항목만을 간소화하여 급성기 상황에 적합하게 설계된 몬트리올 급성척수손상 분류도구(Montreal Acute Classification of Spinal Cord Injury, MAC-SCI)와 같은 평가 도구도 제안되고 있다. 몬트리올 급성척수손상 분류도구는 외상 초기 단계에서 CT 및 MRI의 영상 검사 판독, 수술 여부 결정 등에 필요한 정보를 즉각적으로 제공할 수 있어 보완적인 도구로 활용될 수 있다.[7] 이후 환자의 상태가 안정되면 국제 척수손상 신경학적 분류기준을 기반으로 한 정밀한 평가를 추가로 시행하는 것이 이상적이다.

표 25-1. Ranchos Los Amigos Scale

인지 단계	결과(Outcome)	환자 반응(Patient response)
I	반응 없음	소리, 시각, 촉각, 움직임에 반응하지 않음
II	일반적 반응	제한적이고 일관되지 않으며 목적 없는 반응; 소리, 시각, 촉각, 움직임에 대한 반응
III	국소적 반응	자극에 대해 보다 구체적이고 목적 있는 반응을 보이나 일관성 없음; 간단한 명령에 따를 수 있음
IV	혼란 및 흥분 상태	혼란스럽고 종종 두려워함; 자극에 과도하게 반응하여 때리거나 소리 지르는 등의 행동을 보임; 기본 욕구(예: 식사, 배변)에 집착함; 지시를 따르는 데 어려움
V	혼란 및 부적절한 상태	깨어 있고 명령에 반응하나 환경에 쉽게 산만해짐; 좌절하거나 부적절한 언어 사용; 기본 욕구에 집중함
VI	혼란 및 적절한 상태	간단한 지시를 일관되게 따름; 일부 기억이 있으나 세부 내용 부족; 주의 집중 시간 약 30분
VII	자동적이고 적절한 상태	정해진 일정을 따름; 일상적인 자기 관리를 도움 없이 수행; 산만하거나 스트레스 상황에서 주의 집중에 어려움; 계획 및 실행에 문제 있음
VIII	목적 있고 적절한 상태	사고 및 기억의 어려움을 인식함; 사고가 덜 경직되고 더 유연함; 새로운 것을 배울 수 있음; 판단력이 부족할 수 있으며, 결정 시 지도가 필요함

ASIA AMERICAN SPINAL INJURY ASSOCIATION — INTERNATIONAL STANDARDS FOR NEUROLOGICAL CLASSIFICATION OF SPINAL CORD INJURY (ISNCSCI) — ISCOS INTERNATIONAL SPINAL CORD SOCIETY

Patient Name ______ Date/Time of Exam ______

Examiner Name ______ Signature ______

RIGHT — MOTOR KEY MUSCLES — SENSORY KEY SENSORY POINTS: Light Touch (LTR), Pin Prick (PPR)

LEFT — SENSORY KEY SENSORY POINTS: Light Touch (LTL), Pin Prick (PPL) — MOTOR KEY MUSCLES

C2, C3, C4

UER (Upper Extremity Right) / UEL (Upper Extremity Left):
C5 Elbow flexors
C6 Wrist extensors
C7 Elbow extensors
C8 Finger flexors
T1 Finger abductors (little finger)

Comments (Non-key Muscle? Reason for NT? Pain? Non-SCI condition?):

T2, T3, T4, T5, T6, T7, T8, T9, T10, T11, T12, L1

LER (Lower Extremity Right) / LEL (Lower Extremity Left):
L2 Hip flexors
L3 Knee extensors
L4 Ankle dorsiflexors
L5 Long toe extensors
S1 Ankle plantar flexors

S2, S3, S4-5

(VAC) Voluntary Anal Contraction (Yes/No)

(DAP) Deep Anal Pressure (Yes/No)

RIGHT TOTALS (MAXIMUM) (50) (56) (56)

LEFT TOTALS (MAXIMUM) (56) (56) (50)

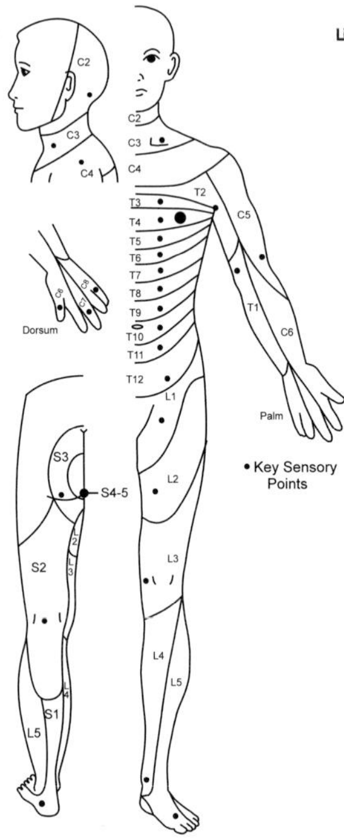

MOTOR (SCORING ON REVERSE SIDE)
0 = Total paralysis
1 = Palpable or visible contraction
2 = Active movement, gravity eliminated
3 = Active movement, against gravity
4 = Active movement, against some resistance
5 = Active movement, against full resistance
NT = Not testable
0*, 1*, 2*, 3*, 4*, NT* = Non-SCI condition present

SENSORY (SCORING ON REVERSE SIDE)
0 = Absent
1 = Altered
2 = Normal
NT = Not testable
0*, 1*, NT* = Non-SCI condition present

MOTOR SUBSCORES

UER ___ + UEL ___ = UEMS TOTAL ___ — MAX (25) (25) (50)

LER ___ + LEL ___ = LEMS TOTAL ___ — MAX (25) (25) (50)

SENSORY SUBSCORES

LTR ___ + LTL ___ = LT TOTAL ___ — MAX (56) (56) (112)

PPR ___ + PPL ___ = PP TOTAL ___ — MAX (56) (56) (112)

NEUROLOGICAL LEVELS (Steps 1-6 for classification as on reverse) — R L
1. SENSORY
2. MOTOR

3. NEUROLOGICAL LEVEL OF INJURY (NLI)

4. COMPLETE OR INCOMPLETE? Incomplete = Any sensory or motor function in S4-5

5. ASIA IMPAIRMENT SCALE (AIS)

(In injuries with absent motor OR sensory function in S4-5 only)
6. ZONE OF PARTIAL PRESERVATION — Most caudal levels with any innervation — SENSORY R L / MOTOR R L

Page 1/2

Cite: Rupp et al.: ISNCSCI: Revised 2019.https://doi.org/10.46292/sci2702-1

REV 04/19

ASIA Impairment Scale (AIS)

A = Complete. No sensory or motor function is preserved in the sacral segments S4–5.

B = Sensory Incomplete. Sensory but not motor function is preserved below the neurological level and includes the sacral segments S4–5 (light touch or pin prick at S4–5 or deep anal pressure) AND no motor function is preserved more than three levels below the motor level on either side of the body.

C = Motor Incomplete. Motor function is preserved at the most caudal sacral segments for voluntary anal contraction (VAC) OR the patient meets the criteria for sensory incomplete status (sensory function preserved at the most caudal sacral segments S4–5 by LT, PP or DAP), and has some sparing of motor function more than three levels below the ipsilateral motor level on either side of the body. (This includes key or non-key muscle functions to determine motor incomplete status.) For AIS C–less than half of key muscle functions below the single NLI have a muscle grade ≥ 3.

D= Motor Incomplete. Motor incomplete status as defined above, with at least half (half or more) of key muscle functions below the single NLI having a muscle grade ≥ 3.

E = Normal. If sensation and motor function as tested with the ISNCSCI are graded as normal in all segments, and the patient had prior deficits, then the AIS grade is E. Someone without an initial SCI does not receive an AIS grade.

Using ND: To document the sensory, motor and NLI levels, the ASIA Impairment Scale grade, and/or the zone of partial preservation (ZPP) when they are unable to be determined based on the examination results.

그림 25–1. International Standards for Neurological Classification of Spinal Cord Injury (ISNCSCI), rev. 2019.

4 흉부외상 환자의 평가

흉부 외상 환자의 중증도 평가는 호흡기 합병증과 예후를 예측하는 데 중요한 지표로 작용하며, 초기 단계에서 호흡 재활 치료의 필요성을 판단하는 근거가 된다. 늑골골절의 개수, 동요흉, 폐좌상, 연령, PaO_2/FiO_2 비율 등은 폐렴, 급성호흡 부전, 기관절개술 등의 합병증 및 사망률에 밀접한 관련이 있다. 특히 입원 초기 측정된 강제폐활량(forced vital capacity, FVC)의 예측치가 50% 미만일 경우 합병증 발생 위험이 높아, 초기 폐기능 검사는 필수적이다.

2014년 외상 질 향상 사업(Trauma Quality Improvement Project, TQIP) 회의에서 늑골 또는 흉골골절이 동반된 흉부 외상 환자의 호흡 기능을 체계적으로 평가하기 위해 PIC(Pain, Inspiratory Capacity, and Cough) 점수가 제안되었다. PIC 점수는 통증, 흡기능, 기침 능력을 각각 평가하여 총 3점에서 10점 사이로 산정한다. 그중 흡기 기능 항목의 최종 목표인 4점은 예측된 강제폐활량(FVC)의 80%의 도달 여부를 기준으로 하며, 15mL/kg 또는 1.5L 이상일 경우 3점, 미만일 경우 2점, 유발폐활량계(incentive spirometer) 사용이 불가능한 경우 1점으로 평가한다. 통증과 기침 항목은 각각 최대 3점으로, 통증은 안정 시 통증 강도와 진통제 효과를 고려하여, 기침은 자발적이고 효과적인 기침 수행 여부를 기반으로 평가된다. 초기 평가에서 총점이 4점 이하이거나, 개별 항목 중 1점이 포함된 경우에는 집중적인 호흡 재활 치료가 필요하다(그림 25-2).[8]

5 말초신경손상 환자의 평가

외상과 함께 말초신경 손상이 동반된 환자의 경우, 응급실이나 중환자실 초기 치료 단계에서는 정확한 진단이 어려운 경우가 많다. 골절과 함께 발생하기 쉬운 말초신경에 대해서는 사전에 인지할 필요가 있으나, 항상 일치하는 것은 아니므로 주의가 필요하다(표 25-2). 따라서 재활의학적 초기 평가에서 손상 부위와 해부학적으로 연관된 말초신경의 손상이 의심되는 경우, 신체진찰과 전기진단 검사를 병행하여 신경 손상의 정도를 객관적으로 파악하는 것이 환자의 치료 계획수립을 위해 중요하다.[9] 신경전도검사(nerve conduction study)와 근전도검사(electromyography) 등 전기진단학적 평가는 근력 평가가 정확히 이루어지기 어려운 상황이나, 중환자근육병증(critical illness myopathy) 또는 중환자 다발신경병증(critical illness polyneuropathy)이 의심되는 경우에 고려할 수 있다.

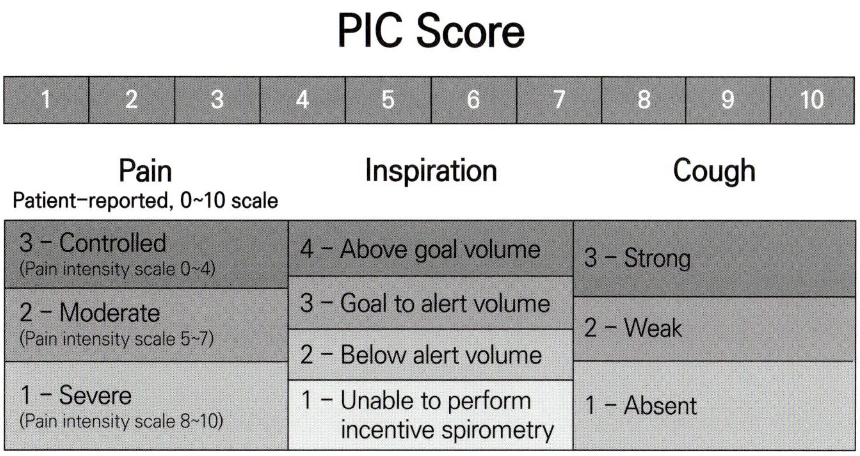

그림 25-2. PIC (Pain Inspiration Cough) 점수

표 25-2. 골절 부위와 동반 가능한 말초신경 손상 패턴

골절 부위	손상 가능한 신경
쇄골 또는 견갑골(clavicle or scapula)	상완신경총(brachial plexus)
상완골 간부(mid-shaft humerus)	요골신경(radial nerve)
팔꿈치(elbow)	척골신경(ulnar nerve)
상완골 원위부(distal humerus)	정중신경(median nerve)
비구 또는 대퇴골두(acetabular/femoral head)	좌골신경(sciatic nerve)
비골두(fibular head)	비골신경(peroneal nerve)

V 외상 중환자의 안전 고려사항

외상 중환자 재활 프로그램은 환자의 진정 수준, 협조도, 관절 가동 범위, 근력 및 기능적 평가 등을 기반으로 환자에게 적합한 재활 목표를 수립하고, 맞춤형 치료를 제공할 수 있어야 한다. 특히 외상 중환자실에는 다발성 외상이 흔하게 동반되므로, 획일적인 재활 프로그램 적용은 한계가 있다. 따라서 기존의 중환자 재활에 대한 근거를 바탕으로, 외상 환자 개개인의 손상 양상과 주의사항을 고려하여 개별화된 프로그램을 구성해야 한다.[10,11]

1 중환자 재활 전 준비사항

재활 치료 시작 전에는 안전사고를 예방하기 위해 중심정맥관, 동맥혈압 모니터용 카테터, 정맥투여관, 경비관 튜브를 포함한 모든 카테터류와, 수술 후 유치된 각종 배액관들은 치료 중 이탈되지 않도록 사전에 정리되어야 한다. 객담이 많은 환자의 경우, 재활 시작 전 기관 내 분비물 및 구강 내 분비물을 충분히 흡인(suction)하고, 인공호흡기 치료 중인 환자는 반드시 서킷 내 수분을 제거하여 치료 중 객담 분비물이나 수분 흡인(aspiration)으로 인한 산소포화도 저하 등의 위험을 방지해야 한다. 앉기 이상의 활동이 가능한 환자는 배변 여부를 확인한 후 기저귀와 환의를 착용시키고, 소변 주머니는 비워 두어야 한다. 또한, 서기 이상의 활동이 가능한 환자의 경우에는 미끄럼 방지 양말이나 신발을 착용시켜 낙상 위험을 최소화해야 한다.[12]

2 근골격계 손상

사지 및 골반의 골절이 있는 환자의 경우, 골절 양상에 따라 재활 목표와 치료 범위를 달리해야 한다. 안정성 골절이나 골간부 골절의 경우에는 관절 가동 범위에 제한이 없으며, 체중부하는 통증의 정도에 맞추어 점진적으로 진행할 수 있다. 반면, 관절 내 골절의 경우에는 관절 가동 범위는 제한하지 않지만 외상 초기에는 체중부하를 제한하는 경우가 많다. 불안정성 골절의 경우, 골절 부위의 안정성이 확보되기 전까지는 침상 안정이 필수적이다. 따라서 재활 치료 시작 전에 수술 부위의 안정성, 관절 가동 범위, 체중부하 가능 여부 등에 대해 반드시 정형외과 주치의의 평가가 선행되어야 한다. 정형외과 평가에서 부분적인 체중부하가 가능하다고 판단되면, 기립 경사대(tilt table) 훈련이나 보조기기를 활용하여 점진적인 체중부하 훈련을 시행할 수 있다.

3 척추 손상

척추 손상의 평가 전 단계에서는 환자를 편평한 자세로 유지하며 절대 침상 안정이 필요하다. 이 시기에는 체위 변경이 필요할 경우, 적절한 보조기를 단단히 착

용한 상태에서 통나무 굴리기(log roll) 기법만을 사용하여 신중히 시행해야 한다. 척수 손상 환자에서는 급성기 동안 서맥, 저혈압, 호흡 부전, 신경성쇼크(neurogenic shock)와 같은 생리학적 이상이 흔히 발생하므로, 재활 치료를 시작하기에 앞서 이에 대한 적절한 평가와 조치가 선행되어야 한다. 골절 부위의 치료 방향이 결정되어 적절한 처치를 받은 이후에는, 손상 부위에 따라 경추 또는 흉요추 부위에 적절한 보조기를 착용한 상태에서 침상 밖 활동을 점진적으로 시작할 수 있다.

4 두개·안면 및 신경외과적 손상

단순 두개골 골절, 안면골 골절, 하악골 골절의 경우에는 일반적으로 재활 치료에 특별한 제한을 두지 않는다. 그러나 안구 파열이 동반된 환자에서는 초기 운동을 제한해야 하며, 안구 손상이 동반된 경우에는 안압 상승을 유발할 수 있는 운동은 피하는 것이 바람직하다. 신경외과적 손상으로 뇌척수액(cerebrospinal fluid, CSF) 누출 또는 요추 배액관이 유지되고 있는 경우에는 움직임을 제한하고 침상 안정을 취하는 것이 권장된다. 외상성 뇌손상 환자의 거동은 두개내압(intracranial pressure) 상승의 위험성을 고려해야 하며, 두개내압 감시장치를 유지 중인 환자의 경우 두개내 고혈압이 없는 상태라면 수동 관절 운동부터 점진적으로 시작할 수 있다. 두개골 절제술(craniectomy)을 시행한 환자는 침상 밖 활동 시 반드시 적절한 헬멧을 착용하여 수술 부위의 보호와 안정성을 확보해야 한다.

5 흉부 손상

기관, 기관지, 식도 및 폐 실질 손상은 일반적으로 운동 제한을 필요로 하지 않으나, 흉관 삽입의 위치와 개수, 산소 요구량, 통증 등을 종합적으로 고려하여 치료 계획을 신중히 수립해야 한다. 심장 손상이 동반된 경우에는 재활 치료 중 심혈관계에 대한 면밀한 모니터링이 필수적이다. 또한 흉관이 삽입된 환자의 경우에는 흉관 연결 부위가 분리되었을 때 라인이 구부러지도록 배치하여 흉강 내 압력 손실 및 추가 손상을 예방해야 하며, 이에 대한 사전 교육이 재활 치료팀에 반드시 이루어져야 한다.

6 복부 손상

간, 신장, 비장 등 실질장기 손상의 경우, 외상 발생 후 최소 24시간 동안 혈역학 상태와 헤모글로빈 수치가 안정적일 때 보행을 시작할 수 있다. 다만, 보행 시작 시점은 손상의 중증도와 환자의 전반적인 상태를 종합적으로 고려하여 개별적으로 판단해야 한다. 장관(hollow viscera)이나 횡격막 손상의 경우에는 일반적으로 움직임에 제한이 없으나, 개방복부(open abdomen) 상태를 유지 중인 환자에서는 침상 밖 활동이나 몸통 부위의 운동은 제한하는 것이 바람직하다(그림 25-3).

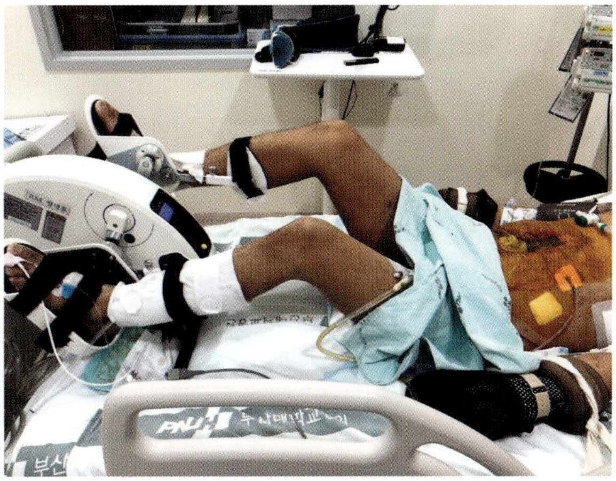

그림 25-3. 개방복부 환자에서 침상 내 운동 치료

7 화상

화상 환자는 재활 치료를 시작하기에 앞서, 이식된 피부 또는 인공피부의 손상 가능성에 대해 주의가 필요하다. 특히 움직임 중 마찰이 많이 발생하는 부위에 이식이 이루어진 경우에는 이에 대한 적절한 고려가 선행되어야 하며, 재활 전후에는 반드시 수술 부위와 부종의 정도를 정밀한 시진(visual inspection)을 통해 확인해야 한다. 예를 들어, 발바닥에 피부 이식이 시행된 환자의 경우, 해당 하지에 대해 일정 기간 동안 체중부하를 제한한 상태에서 가동을 시행해야 한다. 또한, 환자의 의식 수준, 호흡기 상태, 수술 시기, 드레싱 상태 등을 종합적으로 평가한 후, 이식 부위나 드레싱 부위에 직접적인 압박이 가해지지 않도록 개별화된 재활 계획을 수립해야 한다.[13]

VI 외상 중환자 재활의 실제

외상 중환자의 재활은 조기에 안전하게 시작하는 것이 중요하며, 이는 치료 효과를 극대화하고 환자의 예후를 향상시키는 데 기여할 수 있다. 질적인 측면에서는 외상으로 인한 손상과 환자의 기능 수준에 적합한 프로그램을 선택해야 하며, 양적인 측면에서는 충분한 치료 시간과 빈도를 확보하는 것이 필요하다. 특히 외상의 손상 기전에 따라 재활의 계획과 목표가 달라질 수 있으므로, 정확한 진단과 현재 상태를 기반으로 한 개별화된 재활 접근이 요구된다.

외상 환자에 대한 중환자 재활의 전반적인 원칙은 일반 중환자와 유사하나, 손상 부위와 기전에 따라 적용 방법에 차이가 있을 수 있으며, 세부적인 재활 치료에 대한 근거는 아직 부족한 경우가 많다. 따라서 본 장에서는 외상 환자 전체를 포괄하기보다는, 손상 기전에 따라 비교적 근거와 안정성이 보고된 재활 치료 방법을 중심으로 내용을 다루고자 한다.

1 신경외과적 손상

신경외과적 손상 환자에서 재활 치료의 목적은 부동(immobility)으로 인해 발생할 수 있는 합병증을 예방하고, 신경가소성(neuroplasticity)을 촉진하며, 기능 회복을 증진하는 데 있다. 신경학적 손상의 중증도, 동반 질환, 인지 기능, 언어 이해력, 손상 이전의 기능 상태 등은 조기 가동(early mobilization)의 실현 가능성과 적절성을 판단하는 데에 영향을 미칠 수 있으므로, 이에 기반한 개별화된 치료 계획 수립이 필요하다.[14]

1) 척수 손상

척수 손상(spinal cord injury) 환자의 경우, 수술 부위의 안정성이 확보되면 외상 발생 후 1주일 이내에 재활 치료를 시작할 것을 권고한다. 치료 시작 시기와 효과에 대해서는 일부 논란이 있을 수 있으나, 재활 개입이 지연될수록 환자의 일상활동(activities of daily living, ADLs) 독립성과 삶의 질이 저하되는 것으로 알려져 있다. 따라서 재활의 주요 목적은 합병증의 예방 및 감소, 기능적 회복 향상, 그리고 이로 인한 심리사회적 스트레스를 최소화하는 데 있다.

급성기의 척수 쇼크(spinal shock)는 해부학적 손상 부위 이하에서 발생하는 반사 저하 또는 반사 소실(areflexia) 상태를 의미한다. 척수 쇼크는 수일에서 수주까지 지속될 수 있으며, 패혈증과 같은 전신 감염이 동반되면 그 기간이 연장될 수 있다. 이 시기의 척수 손상 환자에서는 재활 치료 중 자세 변경 시 기립성 저혈압과 같은 비정상적인 혈역학 반응이 발생할 수 있으므로, 활력 징후에 대한 적절한 모니터링이 필요하다. 치료 초기에는 대부분 수동적인 중재로 이루어지며, 주요 내용에는 수동 관절 운동, 침상 내 체위 변경, 앉기 자세(upright position) 유지, 스트레쳐 및 이동형 의자(cardiac chair)를 활용한 자세 변화 및 이동 훈련 등이 포함된다. 특히 침상에서 앉는 자세 이상의 자세 변경을 시도할 때에는 복대(abdominal binder)와 하지 압박 스타킹(compression stockings)의 사용이 증상 완화에 도움이 될 수 있다(그림 25-4).[15]

2) 외상성 뇌손상

외상성 뇌손상(traumatic brain injury) 환자 중 글래스고혼수척도(Glasgow Coma Scale, GCS) 점수가 3~12점에 해당하는 중등도에서 중증의 환자라도, 손상 후 48시간 이내 또는 신경외과적, 혈역학적, 호흡기 안

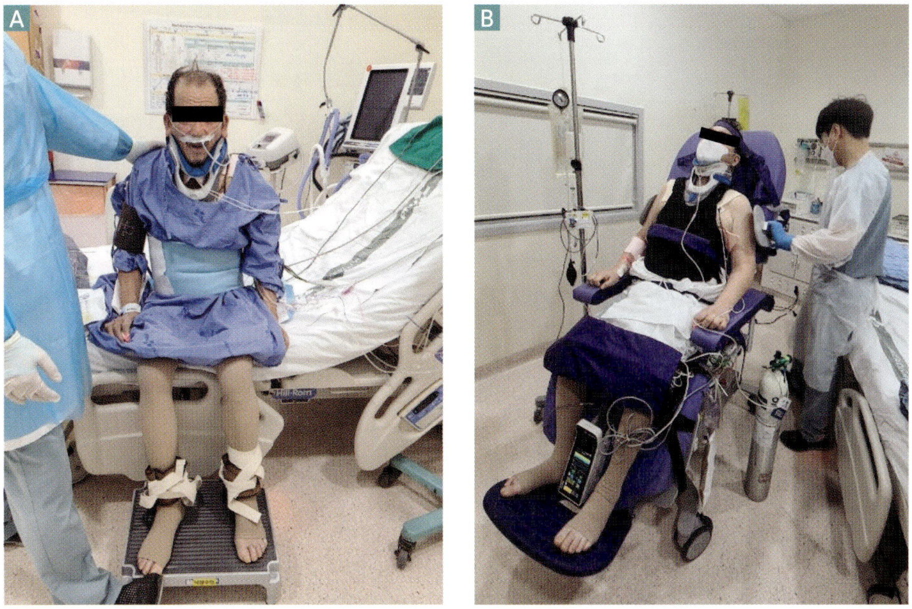

그림 25-4. 척수손상 환자의 재활 치료
(A) 경수손상 환자의 앉기 자세에서 경추 보조기, 복대, 압박 스타킹이 적용된 모습 (B) 경수손상 환자의 이동형 의자(cardiac chair)로의 이동 훈련

정성이 확보된 시점부터 재활 치료를 시작할 수 있다. 두개내압(intracranial pressure, ICP)을 조절 중이거나 발작성 교감신경 항진(paroxysmal sympathetic hyperactivity, PSH)이 있는 경우에도, 침상 내에서 시행 가능한 수동 관절 운동과 같은 간단한 중재는 대부분 제한 없이 적용할 수 있다. 다만, 치료 중 빈맥, 혈압 상승, 경직의 악화 등 발작성 교감신경 항진 증상이 악화되거나 두개내압 증가와 같은 이상 반응이 나타날 경우에는 즉시 치료를 중단하고 재평가가 필요하다. 또한, 침상에서 앉는 자세 이상의 활동을 시행할 때에는 보다 높은 수준의 내과적·외과적 안정성이 선행되어야 한다.

중등도 이상의 외상성 뇌손상 환자는 인지 회복 과정에서 초조(agitation), 혼돈 (confusion), 공격적 행동(aggression)과 같은 외상 후 행동장애가 비교적 흔하여 약 40% 환자에서 보고되고 있다. 이러한 행동 문제에 대해서는 다학제적 평가를 기반으로, 프로프라놀롤(propranolol)과 같은 베타차단제(beta blockers)나 비정형 항정신병약물(atypical antipsychotics) 등의 약물 치료와 함께 환자의 재활 참여를 지속적으로 유도하는 노력이 필요하다.[16]

3) 신경외과적 손상환자의 재활치료

기립 자세(verticalization) 또는 기립경사 훈련(tilt table training)은 급성기 신경외과적 손상 환자에게 각성 수준 향상 및 고유감각과 자세감각 자극을 제공하는 데 도움이 된다. 발목 관절을 포함한 체중부하(weight bearing) 관절에 자극을 주고, 상지 관절은 중력을 활용하여 이완을 유도함으로써 관절 구축을 예방할 수 있다. 기립 훈련 시 머리의 안정성이 부족한 경우에는 경추 보조기를 착용하여 머리와 경추를 지지해야 한다. 기립 각도는 0도에서 시작하여 목표 각도까지 점진적으로 증가시키며, 훈련 중에는 활력 징후를 지속적으로 모니터링하여 기립성 저혈압의 발생 여부를 확인하는 등 전반적인 안정성을 확보하는 것이 중요하다(그림 25-5).

경직(spasticity)은 상위운동신경원(upper motor neuron) 손상 이후 발생하며, 긴장성 신장 반사(tonic stretch reflex)의 과흥분성에 의해 수동적 신장에 대해

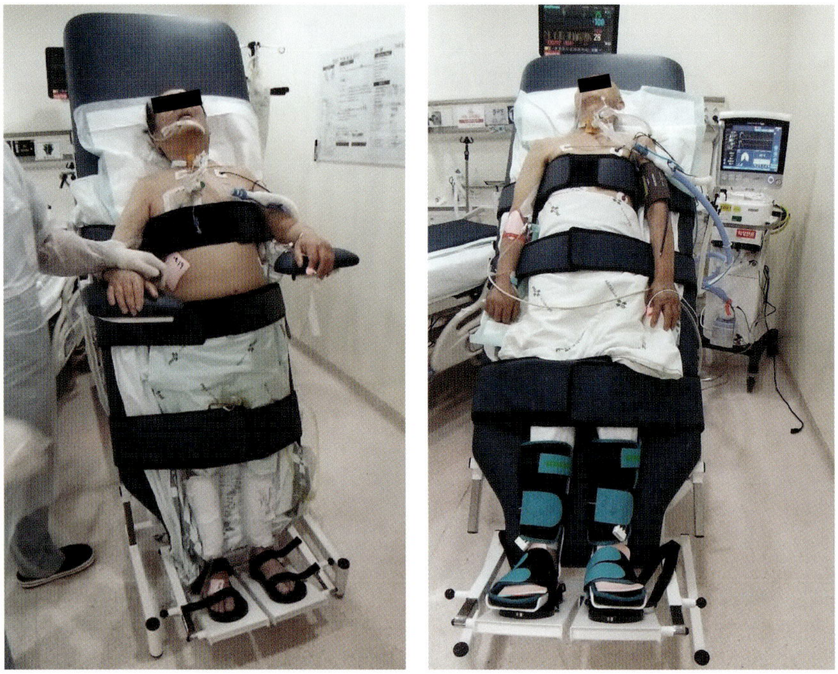

그림 25-5. 외상성 뇌손상 환자에서의 기립경사대 훈련

근긴장도가 증가하는 것이 특징이다. 경직은 통증, 운동 범위 제한, 근경련(muscle spasm) 등을 유발할 수 있으며, 경직이 있는 상태에서 움직임의 제한이 지속될 경우 관절 구축(joint contracture)으로 진행될 수 있다. 구축은 이후 일상생활동작의 수행을 어렵게 하고, 전반적인 기능 회복을 지연시키는 주요 원인이 된다. 물리치료는 경직 관리의 기본적인 치료 방법 중 하나로, 관절 가동범위 유지 및 구축 예방을 위해 근력 강화 운동, 자세 관리(postural management), 수기 스트레칭(manual stretching), 보조기(orthosis) 등의 중재가 활용된다(그림 25-6). 이와 같은 재활 치료가 경직의 1차적 치료로 권장되지만, 경직이 심하여 재활치료에 제한이 있거나 관절 가동범위 확보가 어려운 경우에는 항경직제의 병용이 필요할 수 있다. 특히 급성기에는 경직의 양상이 신경외과적 손상의 회복 정도나 내과적 상태의 변화에 따라 수시로 변동할 수 있으므로, 경직의 평가 내용과 치료 반응에 대한 면밀한 모니터링이 요구된다.

신경근 전기자극(neuromuscular electrical stimulation, NMES)치료는 비침습적 치료방법으로, 진정 상태이거나 의식저하로 협조가 되지 않는 환자에게도 안전하게 적용할 수 있는 치료법이다. 신경근육전기자극 치료는 다른 치료에 비해서 중환자실 치료 초기에 시작할 수 있다는 장점이 있다(그림 25-7). 신경근육전기자극 치료는 근사용 감소(disuse)로 인한 근위축 예방을 목적으로 중환자실 초기 단계에서 적용할 수 있으며, 신경 손상 후 마비로 인해 발생할 수 있는 어깨 주변 근력 저하 및 이로 인한 어깨 아탈구(shoulder subluxation) 예방에도 활용될 수 있다. 다만, 심박동기(pacemaker), 두개내 전기자극기(intracranial electrical stimulator), 척수자극기(spinal cord stimulator) 등 체내에 전기 의료장비를 사용하는 경우나, 조절되지 않는 경련 또는 경직(spasticity)이 있는 환자에서는 적용을 피해야 한다.

기도 청결을 위한 보조적인 방법으로는 기침유발기(mechanical insufflation–exsufflation, MIE)를 사용할 수 있다. 기침유발기는 신경근육계 질환 환자를 포함하여 호흡근 기능 저하로 객담 배출 능력이 저하된 환자

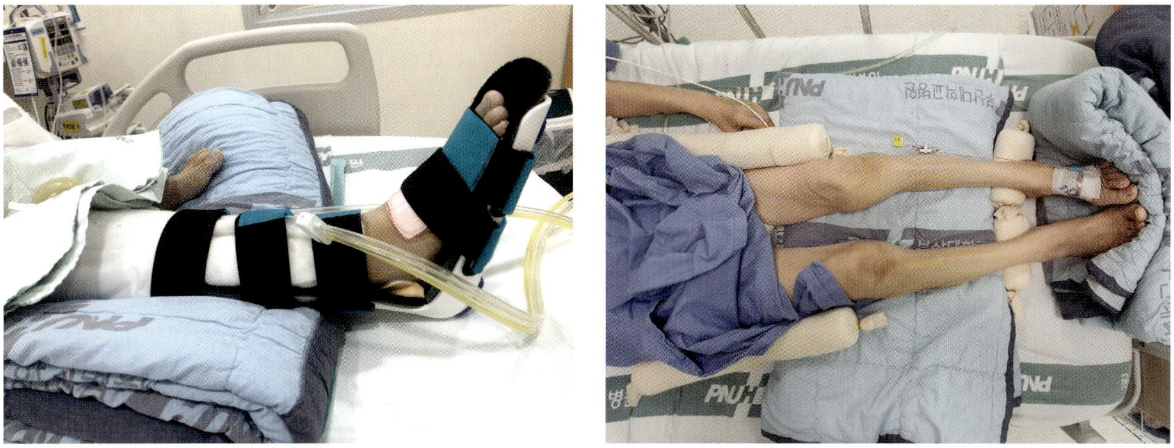

그림 25-6. 하지 관절 구축 예방을 위한 부목(splint) 및 침상 내 자세 관리

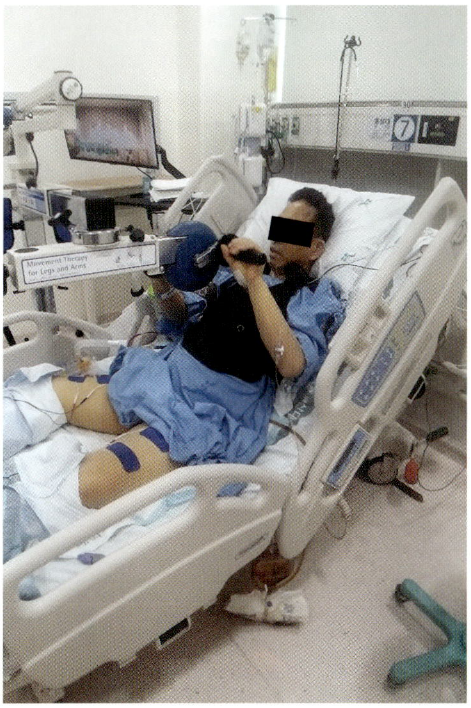

그림 25-7. 흉수 손상 환자에서 상지 에르고미터(ergometer)를 이용한 유산소 운동과 하지 대퇴근 신경근육 전기자극치료의 적용

에서 객담 배출을 촉진하기 위해 사용한다. 또한 폐순응 유지, 호흡근 길이 조절, 흉곽 가동성 확보에도 도움이 된다. 본 장비는 양압으로 폐에 공기를 주입한 뒤, 순간적인 음압을 가하여 기침을 유도하는 원리로 작동한다. 이에 따라 배액되지 않은 기흉, 심혈관계 불안정성, 폐기포성 폐기종 등 압력 손상의 위험이 높은 환자에서는 사용 시 주의가 필요하다. 또한, 외상성 뇌손상 환자에서는 두개내압 또는 뇌관류압(cerebral perfusion pressure, CPP)을 상승시킬 수 있으므로 치료 전 반드시 확인이 필요하다. 기침유발기를 제외한 기타 호흡 재활에 대한 자세한 내용은 'Chpater 20. 호흡재활'을 참고하기 바란다.

2 흉부 외상 환자의 호흡재활

흉부외상(chest trauma)에는 늑골골절, 동요흉, 기흉, 혈흉, 흉골골절, 폐좌상 및 연조직좌상 등이 포함된다. 흉곽 골절로 의한 구조적 변화 및 통증은 흡기 시 호흡일(work of breathing)을 증가시키고 기침 유속 감소로 인해 폐용적 감소 및 무기폐를 유발하여 호흡기 합병증의 발생 위험을 높인다. 또한, 외상 후 부동 및 약물 사용은 호흡 구동력(respiratory drive)을 억제하고, 기저의 만성 폐질환이 있는 경우에는 외상 이후 악화되어 치료 결과에 부정적인 영향을 미칠 수 있다.[17] 흉부 외상 환자의 호흡 재활 치료는 비정상적인 흉곽 움직임을 정상화하고, 폐 허탈로 감소한 환기 기능을 회복하여 객담 배출을 촉진하고 호흡기 합병증을 예방하는 데 목적이 있다.

1) 양압 호흡기

흉부 외상 이후 저산소증이 발생한 환자에게 기도에 양압을 제공하는 것은 폐 허탈을 방지하고 가스 교환을 촉진하는 데 도움이 된다. 이를 위해 고유량 비강 캐뉼라(high-flow nasal cannula, HFNC) 또는 마스크를 이용한 지속적 기도 양압(continuous positive airway pressure, CPAP) 치료를 적용할 수 있다. 이러한 양압 치료는 흉부 외상 환자의 호흡기 합병증을 예방하고 사망률을 감소시키는 데 효과적인 것으로 보고되고 있다. 또한, 비침습적 양압환기(non-invasive positive pressure ventilation, NIPPV)는 추가적인 기관 내 삽관을 방지하고 입원 기간을 단축하는 데 유의미한 영향을 미치는 것으로 알려져 있다. 단, 외상 환자의 경우 안면 골절이 동반되는 사례가 많기 때문에, 마스크 인터페이스는 골절 부위의 양상과 위치를 고려하여 적절히 선택해야 한다(그림 25-8).

2) 폐기능 향상과 기도청결을 위한 호흡재활

호흡 기능 향상을 위한 재활 치료에는 유발폐활량계(incentive spirometer)와 같은 소 보조도구를 활용하는 방법과, 깊은 호흡(deep breathing)과 같이 기구 없이 시행하는 호흡 훈련 방법이 있다(그림 25-9). 외상 초기부터 유발폐활량계를 사용하면 환자의 폐용적 변화를 모니터링할 수 있으며, 치료 중 흡기 용적의 갑작스러운 감소는 무기폐, 폐렴 또는 기타 호흡기 합병증 발생 가능성을 시사할 수 있다. 특히 노인 고령 외상 환자는 통

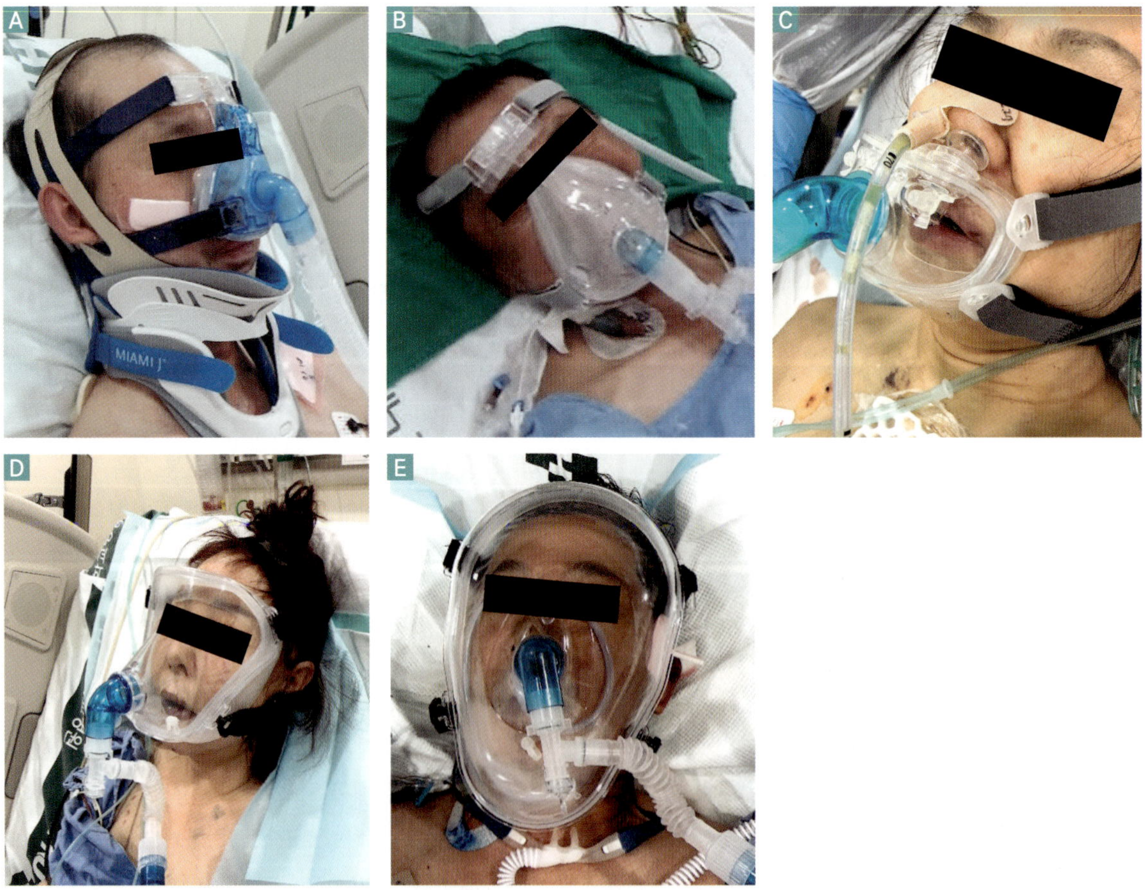

그림 25-8. (A) 비강 마스크 (B-C) 구비강 마스크 (D-F) 안면(total face) 마스크

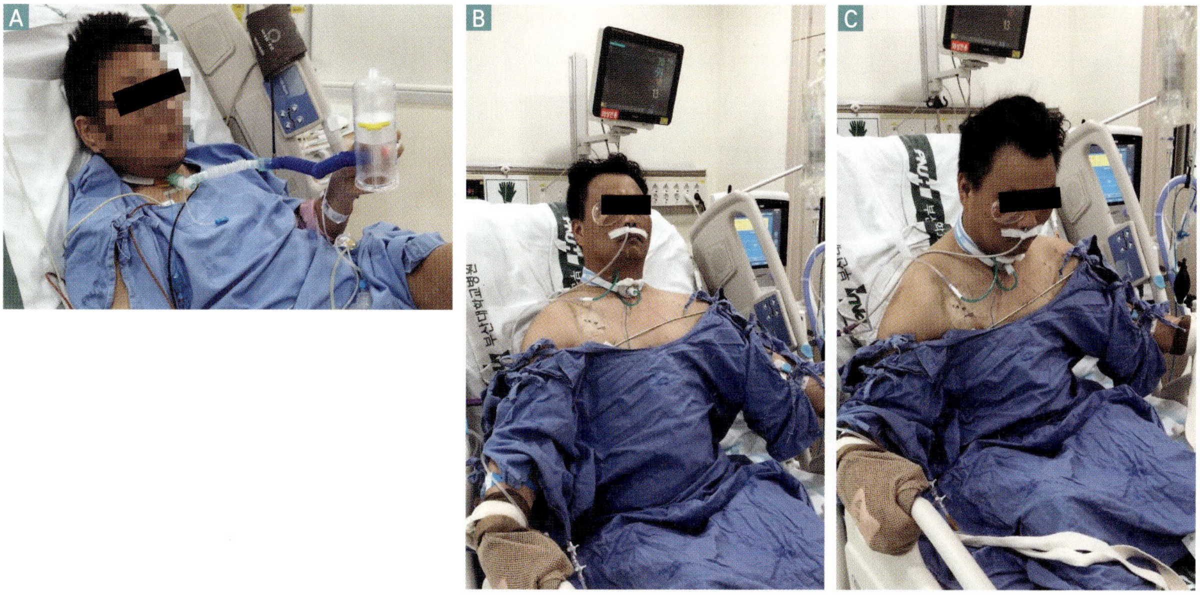

그림 25-9. 기관절개관 환자에서 유발폐활량계의 적용(A)과 침상에서 깊은 호흡 훈련 시 흡기(B)와 호기(C)시 자세

증 인지 저하와 신경인지 기능 저하로 인해 통증을 과소 보고할 가능성이 있으므로, 통증 평가와 함께 유발폐활량계를 활용한 호흡 기능 모니터링을 병행할 것이 권장된다. 유발폐활량계는 환자에게 기구의 마우스피스를 통해 가능한 한 천천히, 깊고 오래 들이마시도록 하여 폐 환기가 최대한 고르게 이루어지도록 유도한 후, 깊게 들이마신 상태를 약 2~3초간 유지하고 정상적으로 천천히 숨을 내쉬도록 한다. 초기에는 통증으로 인해 깊은 흡기나 호기가 어려울 수 있으므로, 환자의 호흡 상태에 맞추어 반복적인 교육과 격려가 필요하다. 한편, 능동순환호흡기법(active cycle breathing techniques, ACBT)은 폐 환기 증진과 기도 청결을 도우며 감염 예방에도 효과적인 훈련 방법으로 알려져 있다. 능동순환호흡기법은 횡격막 호흡을 활용한 호흡 조절(breathing control), 흉곽 팽창(thoracic expansion), 그리고 헛기침(huffing)을 이용한 강제 호기 기법(forced expiration technique)으로 구성된 순환적 호흡 훈련이다. 기존의 호흡 재활 치료에 능동순환호흡기법을 병행한 경우, 흉부 골절 이후 발생하는 통증 감소에 유의미한 효과를 보인 바 있다.[18]

기도 청결을 돕기 위한 방법으로 부목 기침(splint coughing, supported coughing)을 교육할 수 있다. 먼저 환자는 상체를 곧게 세우고 여러 차례 깊은 호흡을 시행한다. 효과적인 기침을 위해 턱을 약간 들고, 수건이나 베개로 골절 또는 수술 부위를 지지한 상태에서 상체를 신전시키며 깊게 숨을 들이쉰 후, 잠시 숨을 참는다. 이후 골절 부위를 계속 지지한 상태로 상체를 앞으로 숙이면서 복압을 증가시키고, 짧고 강한 호기 동작을 반복하여 기침을 유도한다. 기침 시 통증이 악화될 수 있으므로, 필요에 따라 자가조절진통(patient-controlled analgesia, PCA) 또는 추가적인 진통제 투여를 재활 치료 전 고려할 수 있다.[19] 이외에도 폐내진동환기(intrapulmonary percussive ventilation, IPV)는 산소 치료와 함께 기도 내 양압과 고빈도 진동을 제공하여 폐 팽창, 객담 배출, 그리고 에어로졸 약물 전달을 동시에 시행할 수 있는 유용한 치료 방법이다.[20] 일반적으로 치료시간은 15분 이내로 시행하며, 환자의 상태와 치료 요구도에 따라 하루에 여라 차례 적용할 수 있다.

피부경유 전기 신경 자극(transcutaneous electrical nerve stimulation, TENS) 치료는 늑골골절이나 수술

후 통증을 감소시켜 폐기능 회복을 촉진하고 진통제 사용량을 줄이는 데 효과적이므로, 호흡기 합병증 예방과 통증 조절에 유용한 보조 치료로 활용될 수 있다. 피부경유 전기 신경 자극치료 적용 시 전극은 늑골 골절 부위를 중심으로 늑간신경(intercostal nerve) 주행 경로를 따라 양측에 부착한다.[18] 흉부 손상 환자의 경우, 흉관이 삽입되어 있는 사례가 많아, 초기에 전기 신경 자극치료 적용이 제한될 수 있다. 또한 흉벽에 전극 패드를 부착해야 하는 경우, 심박동기, 부정맥와 같은 심장 질환이 있는 환자에게는 적용을 피해야 한다.

3 화상

화상 환자는 손상 부위의 심한 통증, 관절 강직(stiffness), 부피가 큰 드레싱, 피부 이식 후의 움직임 제한 등으로 인해 중환자실에서 재활 치료를 시행하는 데 어려움이 많다. 또한 반복적인 수술, 진정제 및 진통제의 사용, 화상 후 발생하는 고대사 상태(hypermetabolic state)로 인해 근육 위축과 체중 감소가 장기간 지속될 수 있다. 화상 손상 후 회복 시기는 일반적으로 세 단계로 나뉜다. 급성기(acute phase)는 입원 시점부터 피부 이식이 시작되기 전까지의 기간이며, 중간기(intermediate phase)는 상처가 치유될 때까지의 기간으로, 수술 후 부동화(immobilization)가 필요한 경우가 많다. 장기기(long-term phase)는 상처 치유 이후부터 기능 회복이 일정 수준에 도달할 때까지의 광범위한 시기를 포함한다. 일반적으로 급성기와 중간기에 해당하는 시기에 중환자실에서 치료가 이루어진다.

화상 환자에 대한 중환자 재활의 명확한 가이드라인은 부족하지만, 치료의 안정성과 효과는 비교적 긍정적으로 평가되고 있으며, 기능 회복 및 섬망 감소에 도움이 되는 것으로 보고되고 있다. 급성기 치료의 핵심은 부종(edema) 조절과 압박 완화(pressure relief)이며, 이를 위해 체위잡기(positioning), 압박 요법(compression therapy) 등이 활용된다. 재활 전후에는 부종 악화로 인한 신경 또는 혈관 압박(vascular or neural compromise)과 같은 징후를 면밀히 관찰해야 한다. 화상 환자에서도 조기 가동은 회복에 중요한 요소이며, 수술 부위의 제한으로 인해 침상 밖 활동이 어려운 경우에는 기립 경사대(tilt table)와 같은 보조 기구를 초기부터 적극적으로 활용하는 것이 도움이 될 수 있다. 또한, 재활치료 중 사지가 아래로 위치시킨 상태(dependent position)에서는 정맥압 상승으로 인한 부종과 통증이 유발될 수 있으므로, 이를 완화하기 위해 탄력 붕대의 사용이 권장된다. 이때 탄력 붕대가 움직임 중 풀리는 것을 방지하기 위해 8자 형태(figure-of-eight)로 적용하는 방식이 효과적이다. 화상 반흔 구축(burn scar contracture)은 조직의 신장성 저하로 인해 관절의 움직임이 제한되는 상태로 신체 기능과 삶의 질에 큰 영향을 미친다. 화상 반흔 구축을 예방하고 치료하기 위해서는, 피부 움직임에 대한 이해와 인접 관절의 위치가 미치는 영향을 고려하여 보조기, 자세 유지 장치(positioning devices), 운동 프로그램 등을 계획하는 것이 중요하다.[13,21]

VII 결론

다발성 외상 환자의 재활치료는 외상의 특수성과 복합성으로 인해 일률적인 접근보다는 개별화된 치료 전략이 요구된다. 이러한 이유로 통일된 가이드라인을 제시하기 어려운 경우가 많으며, 중환자실에서는 매일 실시되는 회진을 통해 환자의 상태를 지속적으로 평가하고, 개인에게 최적화된 재활계획을 수립하는 것이 중요하다. 다발성 외상 환자의 경우, 다른 어떤 중환자 재활보다 다학제적 평가와 치료가 중요하다. 재활 치료에 앞서 손상 기전에 대한 이해, 정확한 진단명 및 치료계획의 파악이 선행되어야 하며, 초기 진단에서 발견되지 않았던 누락 손상(missed injury)의 가능성 또한 항상 염두에 두고 평가와 치료에 임해야 한다. 이러한 통합적 접근은 기능 회복을 극대화하고 합병증의 발생을 최소화하며, 환자의 삶의 질 향상과 조기 사회 복귀에 중요한 역할을 할 수 있다.

▶ 참고문헌

1. Scheffenbichler FT, Teja B, Wongtangman K, Mazwi N, Waak K, Schaller SJ, et al. Effects of the Level and Duration of Mobilization Therapy in the Surgical ICU on the Loss of the Ability to Live Independently: An International Prospective Cohort Study. Critical care medicine. 2021;49(3):e247–e57.
2. Newman ANL, Gravesande J, Rotella S, Wu SS, Topp-Nguyen N, Kho ME, et al. Physiotherapy in the neurotrauma intensive care unit: A scoping review. Journal of critical care. 2018;48:390–406.
3. Tjale LC, Hanekom SG, Mshunqane N. Functional outcomes of patients in ICU using the Chelsea Critical Care Physical Assessment tool: An integrative review. The South African journal of physiotherapy. 2023;79(1):1924.
4. Thompson A, Gida S, Nassif Y, Hope C, Brooks A. The impact of frailty on trauma outcomes using the Clinical Frailty Scale. European journal of trauma and emergency surgery : official publication of the European Trauma Society. 2022;48(2):1271–6.
5. Pasquina PF, McAuliffe-Gray CL, Parrington IA. Rehabilitation. In: Feliciano DV, Mattox KL, Moore EE, editors. Trauma, 9e. New York, NY: McGraw Hill; 2020.
6. Rupp R, Biering-Sørensen F, Burns SP, Graves DE, Guest J, Jones L, et al. International Standards for Neurological Classification of Spinal Cord Injury: Revised 2019. Top Spinal Cord Inj Rehabil. 2021;27(2):1–22.
7. Pelletier-Roy R, Dionne A, Richard-Denis A, Briand MM, Bourassa-Moreau É, Mac-Thiong JM. Validation of a New Tool to Detect and Characterize Spinal Cord Injury in the Acute Trauma Patient: The Montreal Acute Classification of Spinal Cord Injury. Global Spine J. 2025;15(2):594–602.
8. Witt CE, Bulger EM. Comprehensive approach to the management of the patient with multiple rib fractures: a review and introduction of a bundled rib fracture management protocol. Trauma surgery & acute care open. 2017;2(1):e000064.
9. Dubov WE, Stirparo JJ, Pasquale MD. Trauma rehabilitation. In: Asensio JA, Meredith JW, editors. Current Therapy of Trauma and Surgical Critical Care (Third Edition). Philadelphia: Elsevier; 2024. p. 850.e28-.e36.
10. Hodgson CL, Stiller K, Needham DM, Tipping CJ, Harrold M, Baldwin CE, et al. Expert consensus and recommendations on safety criteria for active mobilization of mechanically ventilated critically ill adults. Critical care (London, England). 2014;18(6):658.
11. Engels PT, Beckett AN, Rubenfeld GD, Kreder H, Finkelstein JA, da Costa L, et al. Physical rehabilitation of the critically ill trauma patient in the ICU. Critical care medicine. 2013;41(7):1790–801.
12. 문재영, 지성주, 이영석. 알기 쉬운 중환자 재활: 군자출판사(주); 2017.
13. Cartotto R, Johnson L, Rood JM, Lorello D, Matherly A, Parry I, et al. Clinical Practice Guideline: Early Mobilization and Rehabilitation of Critically Ill Burn Patients. J Burn Care Res. 2023;44(1):1–15.
14. Nobles K, Cunningham K, Fecondo B, Closs SM, Donovan K, Kumar MA. Mobilization in Neurocritical Care: Challenges and Opportunities. Curr Neurol Neurosci Rep. 2024;25(1):13.
15. Surgeons ACo. Best Practices Guidelines: Spine Injury. Chicago: American College of Surgeons; 2022.
16. Surgeons ACo. Best Practices Guidelines: The Management of Traumatic Brain Injury. Chicago: American College of Surgeons; 2024.
17. Kourouche S, Buckley T, Munroe B, Curtis K. Development of a blunt chest injury care bundle: An integrative review. Injury. 2018;49(6):1008–23.
18. Elkins MR. Physiotherapy management of rib fractures. Journal of physiotherapy. 2023;69(4):211–9.
19. Ahmad AM. Essentials of Physiotherapy after Thoracic Surgery: What Physiotherapists Need to Know. A Narrative Review. Korean J Thorac Cardiovasc Surg. 2018;51(5):293–307.
20. Nyland BA, Spilman SK, Halub ME, Lamb KD, Jackson JA, Oetting TW, et al. A Preventative Respiratory Protocol to Identify Trauma Subjects at Risk for Respiratory Compromise on a General In-Patient Ward. Respiratory care. 2016;61(12):1580–7.
21. Cancio JM, Dewey WS. Critical Care Rehabilitation of the Burn Patient. Surg Clin North Am. 2023;103(3):483–94.

CHAPTER 26

소아 중환자 재활

Rehabilitation in the Pediatric Intensive Care Unit

권정이 의사, 나윤주 의사

I 서론

중환자실 기반 진료는 적절한 통증 관리(A: Assess, prevent, and manage pain), 자발각성시도와 자발호흡시도(B: Both spontaneous awakening trials and spontaneous breathing trials), 최적의 진통제 및 진정제 선택(C: Choice of analgesia and sedation), 섬망 평가 및 예방·관리(D: Delirium: assess, prevent, and manage), 조기 가동과 신체활동(E: Early mobility and exercise), 가족 참여 및 역량 강화(F: Family engagement and empowerment)를 핵심 요소로 한다.[1] 이러한 ABCDEF 묶음치료(ABCDEF Bundle)에 기반한 통합적 접근은 중증 환자의 이환율을 낮추고 기능 회복을 촉진하는 효과적인 전략으로 제안되고 있다. 소아 중환자 진료에서 ABCDEF 묶음치료의 효과에 대한 근거는 아직 제한적이지만, 국내외에서 질 관리 활동, 실행 가능성 평가(feasibility study), 실제 적용 연구 등이 활발히 이루어지고 있다.

특히, 중환자실 치료를 받은 소아는 이후 신체적, 인지적, 정신적, 사회적 후유증을 경험할 수 있다. 이러한 문제를 포괄하는 개념으로 '소아 집중치료 후 증후군(post intensive care syndrome in pediatrics)'이 제안되었으며, 조기 진단과 재활 개입은 소아 중환자의 회복을 촉진하고 기능적 독립성 및 삶의 질 향상에 기여할 수 있다.[2] 다만, 소아는 발달 단계에 따른 차이가 크므로 성인 환자에게 적용하는 ABCDEF 묶음치료를 그대로 사용할 수 없으며, 소아에 특화된 전략과 접근이 필요하다.

II 소아 중환자 재활 시작하기

1 소아 집중치료 후 증후군

중증 질환은 성인뿐만 아니라 소아청소년에서도 단기 및 장기 후유증을 초래하며, 이는 성장과 발달에 중대한 영향을 미칠 수 있다. 집중치료 후 증후군(post-intensive care syndrome, PICS)은 중환자실 퇴원 이후 새롭게 발생하거나 악화되는 인지적, 정신적, 신체적 건강 문제를 의미한다. 진정제 노출, 질병 및 손상의 중증도, 집중적인 생명 유지 치료, 중환자실 재원 기간, 사회적 고립 등이 집중치료 후 증후군의 주요 위험 요인으로 작용한다. 퇴원 후 환아의 건강 상태는 입원 전 기저 질환, 발달 단계, 질환의 자연 경과에 따라 다르게 나타나며, 회복의 정도와 기간도 매우 다양하다. 회복 경과는 수일에서 수십 년에 걸쳐 호전되거나 악화되며, 반복적으로 변화하거나 정체된 상태를 유지할 수도 있다. 소아 중환자실에서의 경험은 환아 뿐만 아니라 가족 전체의 건강과 삶의 질에도 중대한 영향을 미치므로, 퇴원 후 장기적인 다학제적 평가와 지원이 필요하다.[2] 소아청소년에서도 부동 상태, 패혈증, 다발성 장기부전과 연관된 '중환자실 획득 쇠약(ICU-acquired weakness, ICU-AW)' 또는 '중환자 다발 신경병증 및 근육병(critical illness polyneuropathy and myopathy)'이 흔히 발생하며, 이러한 합병증은 퇴원 후에도 장기간 지속될 수 있다. 섬망은 질병의 중증도, 과도한 진정제의 사용, 수면 장애, 장기간 침상 안정 등과 밀접한 관련되며, 섬망 자체가 사망률, 이환율, 재원 기간, 인공호흡기 사용 기간을 증가시키고, 외상 후 스트레스 장애 발생 위험도 높인다. 이러한 다양한 신체적·인지적·정신사회적 합병증은 소아 중환자에게도 소아 중환자실 단계에서 재활치료를 조기에 시작해야 함을 보여준다.

2 소아 중환자 재활의 장벽

소아 중환자 재활에서 가장 흔하고 중요한 장벽은 환자의 생리적 불안정성으로, 특히 호흡기 및 심혈관계 불안정으로 인해 조기 가동(early mobilization) 참여의 어려움이다. 또한, 진정제 사용, 골절, 출혈, 심한 통증, 수술 후 절대적 안정이 필요한 경우 등 의학적 이유로 재활 시작이 지연되는 경우가 흔하다. 이외에도, 낮은 의료수가, 경영진 및 의료진의 인식 부족으로 인한 재활 시작 지연, 충분한 교육을 받은 물리치료사·작업치료사의 부족, 중환자실 내 재활 장비 부족 등으로 인해 많은 의료기관에서 소아 중환자 재활 프로그램 도입이 어려운 실정이다.[3] 또한 환자와 보호자의 재활에 대한 인식 부족으로 참여를 꺼리거나, 보호자의 병실 상주 어려움, 제한된 면회시간 등도 재활 과정에서 가족 참여를 제한하는 요소이다.

소아 중환자 재활은 성인과 차별화된 접근이 필요하다. 우선, 환자의 연령과 발달 단계가 다양하므로 각 단계의 특성과 신체적 차이에 맞춘 개별화된 치료가 필요하며, 이를 위해서는 의료진의 전문성과 풍부한 경험이 요구된다. 소아 중환자실은 성인과 달리 질환별로 세분화된 유닛 없이 다양한 임상 사례를 동시에 다루어야 하므로 보다 통합적이고 다학제적인 접근이 필수적이다. 또한, 선천적인 기저질환이나 복합적인 공존질환을 가진 경우가 많고, 중환자실에 반복 입원하는 빈도가 높아 장기적 재활 계획과 지속적인 추적 관리가 필요하다.

소아의 경우 입실 전 기능 수준을 정확히 파악하기 어려워 치료 목표 설정 및 계획 수립에 어려움이 있으며, 섬망의 유병률도 높을 것으로 추정되나 발달적 특성으로 인해 정확한 평가가 어렵다. 또한, 대부분의 경우 치료에 대한 의사결정권이 환자가 아닌 보호자에게 있으므로, 조기 재활의 필요성과 기대 효과를 보호자에게 충분히 설명하는 과정이 중요하다. 가족의 협조는 성공적인 재활의 핵심 요소이며, 이를 위해 의료진의 효과적인 소통 능력이 매우 중요하다.

3 소아 중환자 재활 질 향상 활동

소아 중환자실에서 조기 가동에 대한 관심이 국내외적으로 증가하고 있지만, 아직 표준화된 실행 지침은 부재하다. 대부분의 의료기관에서는 소아 중환자 재활 프로그램 도입 시 질 향상 활동부터 시작하는데, 이는 소아 중환자실 구성원 및 병원 의사결정자에게 재활의 필요성을 인식시키고, 각 기관의 고유한 소아 중환자실 특성을 반영한 포괄적 지침을 마련하기 위함이다. 이러한 과정에서 축적된 경험은 향후 소아 중환자 재활 프로그램을 안정적으로 운영하는 기반이 된다.

최근 캐나다의 두 아동병원에서 실행된 사례에서 제시된 4E 모델은 소아중환자실 조기 가동 프로그램을 단계적으로 적용하는 데 유용한 프레임워크이다.[4] 이 모델은 Engage(준비), Educate(교육), Execute(실행), Evaluate(평가)의 네 단계로 구성된다. 각 단계별 소요 기간은 참여 결정 기간 8~10개월, 교육 기간 2~4개월, 실행 기간 4~6개월, 평가 기간 4~6개월로, 전체적으로 약 1년 이상의 준비 기간이 필요함을 시사한다.

준비(engage) 단계에서는 소아 중환자 재활의 필요성을 의료진과 병원 경영진 등 이해관계자에게 효과적으로 전달하고, 전담 팀을 구성하며, 표준화된 중재 방안을 개발하는 과정이다. 이 과정에서 문헌 고찰을 통해 각 소아 중환자실 특성과 요구에 최적화된 근거 기반의 모범 실무 가이드라인을 개발하게 된다. 또한, 표준화된 중재를 위해 교육 자료 개발, 교육 전략 수립, 표준화된 처방 세트 구성, 의료진 간 효율적인 의사소통 방안 및 의무 기록 체계화 등의 준비가 필요하다. 교육(educate) 단계에서는 실행 번들의 구성요소, 표준화된 처방 세트, 기록 방법 등을 대면 또는 비대면 방식으로 교육한다. 실행(execute) 단계에서는 계획된 중재를 실제 임상에 적용하며, 다양한 직종 간의 협력과 재활 팀 간의 긴밀한 협업이 이루어진다. 평가(evaluate) 단계에서는 중재 결과를 객관적으로 검토하고, 개선이 필요한 사항과 성공 사례를 체계적으로 분석한다. 이렇게 축적된 데이터를 기반으로 프로그램의 지속 가능성 및 최적화를 도모한다.

4 다학제팀의 구성과 역할

소아 중환자실에 입원한 어린이들의 기능적 회복과 회복 속도는 단순히 입원 당시 질병의 중증도만으로는 예측하기 어렵다. 따라서 모든 소아 중환자는 입원 초기부터 전문적인 다학제적 접근이 필요하다.

다학제팀의 핵심은 재활의학과 의사 또는 중환자 재활 전문의이며, 기본적으로 물리치료사와 간호사만으로도 팀 구성이 가능하다. 이후 병원 환경과 자원에 따라 작업치료사, 호흡치료사, 언어재활사 등 다양한 전문 인력이 참여하는 확장형 팀으로 발전할 수 있다. 또한, 가족 역시 단순한 참관자가 아닌 적극적인 치료 파트너로서 다학제 팀의 주요 구성원으로 포함되어야 한다.

예를 들어, 미국 존스 홉킨스병원의 PICU Up! 프로그램에서는 가족 참여를 중환자 조기 가동 목표 중 하나로 설정하고 있다.[4] 의료진은 초기부터 보호자 면담을 통해 조기 재활의 내용과 안정성에 대해 설명하고, 보호자의 적극적인 참여를 유도한다. 국내에서도 이를 위해 삼성서울병원에서는 소아 중환자 조기 재활 가이드▶를 개발하여 교육에 사용하고 있다.

소아중환자 조기재활 가이드 QR 코드 참조

하지만 소아 중환자실 내 조기 가동은 아직 여러 제약이 있으며, 구체적인 실행 지침과 프로토콜의 부재가 가장 큰 장벽으로 지적된다. 18개국 161개 소아 중환자실을 대상으로 한 ABCDEF 묶음치료 구성요소 실행에 관한 국제 조사에 따르면, 조기 가동 및 운동(early mobilization and exercise)에 대한 지침이나 정책, 프로토콜을 보유한 기관은 26%에 불과하였다.[5] 캐나다에서 시행된 연구에서도 소아 중환자실 의사와 물리치료사를 대상으로 한 조사에서 조기 가동의 가장 큰 장애 요인으로 실무 지침의 부재가 지목되었으며, 이에 대해 의사의 75.4%, 물리치료사의 48.1%가 응답하였다.[6] 이는 중재의 중요성과 효과성이 점차 밝혀지고 있음에도 다학제적 체계 및 실행 기반이 여전히 미흡함을 시사한다.

다학제팀 내 각 전문 인력은 고유의 역할을 수행하며 상호 보완적이다. 물리치료사는 중환자 재활 프로토콜을 개발하고 실행하는데 중요한 역할을 담당한다. 환자의 자세 유지, 관절 운동, 마사지, 근력 및 지구력 운동, 호흡 재활, 균형 및 보행 훈련 등을 제공하며, 환자의 운동 기능을 평가하고 의료진 및 보호자 교육을 담당한다. 작업치료사는 환아의 기능 상태를 다면적으로 평가하며, 주요 영역에서는 일상생활동작평가(입실 전, 현재), 상지 기능, 섭식 및 감각 기능, 인지 기능 평가 등이 포함된다. 중환자실에서 제공되는 작업치료의 내용으로는 자세 유지, 상지 보조기 제작, 상지의 관절 운동 및 근력 운동, 섬세한 조화 운동, 구강 운동 촉진, 감각 자극, 시각 및 인지 재활 등이 포함된다. 언어재활사(speech–language pathologist, SLP)는 1세 이상으로 장기 입원이 예상되는 환아에서 연령에 적합한 의사소통 방식 및 보완 대체 의사소통(augmentative and alternative communication, AAC) 기기의 필요성을 평가한다. 기관삽관 이력이나 연하장애가 의심되는 경우, 구강 식이 시작 전 연하 기능 및 구강 운동을 평가하여 적절한 식이 경로를 결정한다. 영국 등 일부 국가에서는 놀이치

료사, 임상심리사, 영양사 등도 다학제 팀에 포함되어 환자의 전반적인 회복을 지원한다.[3]

이러한 다학제적 접근은 단순히 중재의 양적 확대에 그치는 것이 아니라, 개별 환아의 회복 경로를 최적화하고 장기적인 삶의 질 향상에 기여한다. 따라서 조기 재활 개입을 체계적으로 정착시키기 위해서는 다학제팀 구성뿐 아니라, 기관 차원의 명확한 프로토콜 구축 및 지속적인 교육 체계 마련이 병행되어야 한다.

III 소아 중환자 재활의 실제

1 조기 가동의 효과

조기 가동(early mobilization)은 소아 중환자실에서 중요한 재활 전략으로 간주되지만, 성인에 비해 연구가 제한적이며 높은 수준의 근거는 부족한 상황이다. 성인 연구에서 확인된 긍정적 결과는 소아에게도 적용 가능성이 있지만, 이를 입증하기 위한 전향적 연구와 데이터 축적이 필요하다.

조기 가동은 일반적으로 입원 후 48~72시간 이내에 신체 활동을 시작하는 것으로 정의되며, 금기 사항이 없으면 가능한 한 빠르게 시작한다. 성인을 대상으로 한 연구에서는 조기 가동이 퇴원 시 이동 상태(mobility status)를 향상시키고, 인공호흡기 사용 일수를 단축시키고, 생존 기간을 증가시킨다고 보고되었다. 소아 중환자들을 대상으로 한 조기 가동의 효과에 대한 전향 연구는 성인에 비해 부족하며, 대부분 질 향상 활동에 기반한 연구들이었다. 영국의 소아 중환자실 의료진을 대상으로 한 연구에서는 조기 재활 및 조기 가동(early rehabilitation and mobilization, ERM)에 대한 의료진의 인식을 조사하였으며[3], 총 124명의 참가자 중 98%가 13개 잠재적 효과 중에서 가장 중요하다고 생각되는 다섯 가지 항목을 순위별로 선택하였다. 그 결과, 의료진이 생각한 ERM의 효과는 중환자실 재원 기간 단축, 퇴원 후 심리적 회복 향상, 기계환기 기간 감소, 일상생활동작(activities of daily living, ADL) 참여 증진, 환자 만족도 향상이었다. 이러한 결과는 소아 중환자실 환경에서도 ERM이 신체적·심리적 회복뿐 아니라 전반적인 치료 경험 개선에 기여할 수 있다는 의료진의 기대를 반영한다. 간이식 후 조기 가동을 적용한 연구에서는[7], 조기 가동 전 환자들과 비교하여 조기 가동 후 환자군에서 보행 보조기 없이 50야드(약 45.7m) 이상 독립적으로 걷는 시간이 28일에서 23일로 단축되었으며, 전체 재원 기간도 수술 후 55일에서 40일로 줄어들었다.

Herbsman 등의 연구에서는 조기 가동 중재가 도입된 후, 전체 환자군에서 자택 퇴원율이 7% (95% 신뢰구간: −2%–17%), 비침습적 기계환기(non-invasive mechanical ventilation) 환자군에서는 9% (95% 신뢰구간: −1%–19%) 증가하였다.[8] Biagioni 등의 연구에서는 조기 가동을 시행한 호흡기 질환 소아 환자가 시행하지 않은 환자에 비해 재활 병동 입원 시 모든 영역에서 Functional Independence Measure for Children (WeeFIM)[9] 점수가 높아 기능적 독립성이 우수한 것으로 나타났다.[10] 이는 기계환기 소아 환자에서 조기 가동이 초기 재활 기능 향상에 긍정적인 영향을 줄 수 있음을 시사한다. 그러나 소아 중환자실에서 조기 가동에 대한 대규모 무작위 대조 연구(randomized controlled trial, RCT)는 아직 부족하며, 효과와 안전성에 대한 근거는 제한적이다. 따라서 조기 가동의 임상적 유용성을 명확히 하기 위해 보다 체계적이고 규모 있는 추가 연구가 필요하다.

2 조기 가동의 안정성

소아 중환자실에서 조기 가동이 안전하고 실행 가능하며, 임상적으로 긍정적인 결과를 가져올 수 있다는 근거가 점차 축적되고 있다. 특히, 다학제 팀의 협력과 적절한 프로토콜 수립, 제공자 교육이 이루어진다면 이러한 중재는 보다 효과적이고 안전하게 시행될 수 있다.

2015년 Wieczorek 등이 발표한 체계적 문헌 고찰에 따르면, 소아 중환자실에서 시행된 조기 가동은 전반적으로 안전하고 실행 가능하며, 단기적·장기적 이점이 있는 것으로 나타났다.[11] 포함된 연구에서는 가상현실 게임(Nintendo Wii™), 가족 중심 재활 프로그램, 수술 후 점진적 활동(graduated liberal activities) 등이 활용되었으며, 중대한 이상 반응은 보고되지 않았다. 그럼에도 불구하고, 조기 가동의 안전성에 대한 우려는 여전히 임상 현장에서 중요한 장벽으로 작용한다. 특히, 기관 내 삽관 튜브나 중심정맥관 등의 예기치 않은 탈락은 심혈관계 불안정성을 초래할 수 있으며, 이로 인해 중환자실 및 병원 재원 기간이 연장될 위험이 있다.

성인을 대상으로 한 조기 가동 연구의 메타 분석에서는 1,000회 운동/재활 세션당 혈역학적 변화(hemodynamic changes)가 3.8회(1.3~11.4), 산소포화도 저하(desaturation)가 1.9회(0.9~4.3) 발생한 것으로 보고되었다.[12] 대부분 경미하고 일시적인 반응으로, 조기 가동이 일상적인 임상 실무에 포함되어도 안전하다고 평가되었다. 다만, 연구 간 안전 사건의 정의가 상이하여 향후 일관된 정의와 기준 마련이 필요하다고 제시하였다. 미국 내 82개 소아 중환자실에서 1,769명을 대상으로 시행한 단면 연구에서는, 잠재적 안전 사건 발생률이 4%(3.6~4.7%)로 성인에 비해 다소 높았다.[13] 그러나 대부분은 일시적인 생리학적 변화에 불과했으며, 의료 장비의 탈락은 0.3%로 매우 드물었고, 낙상이나 심정지와 같은 중대한 이상 반응은 보고되지 않았다.

잠재적 안전 사건 발생은 환자의 연령이나 성별과는 관련이 없었으나, 섬망이 있는 환자에서 더 높은 발생률을 보였고, 섬망 평가가 이루어지지 않은 환자군에서 특히 두드러졌다. 또한, 호흡 보조(respiratory support)나 혈관작용 약물 투여(vasoactive support) 여부와는 유의한 관련이 없었다.

요약하자면, 의사, 간호사, 가족, 호흡치료사, 물리치료사, 작업치료사 등으로 구성된 다학제 소아 중환자 재활팀이 시행하는 적절한 조기 가동은 매우 안전하다는 것을 시사한다. 적절한 조기 가동 프로토콜 개발과 제공자 교육을 통해 조기 재활을 보다 안전하고 효과적으로 시행할 수 있다.

3 조기 가동 프로그램 구성과 고려사항

Miura 등은 입실 전 운동 기능이 정상적이었던 환자의 경우, 의료진과 보호자가 조기 재활의 필요성을 인식하지 못할 가능성이 높다고 보고하였다.[14] 따라서 모든 소아 중환자의 재활 요구를 충족하기 위해 조기 가동 협진 기준을 마련하는 것이 중요하다. 삼성서울병원에서는 성인 및 소아 중환자실 입실 환자를 대상으로 재활 요구를 평가하고, 자동으로 협진을 의뢰하는 시스템을 구축하여 운영하고 있다. 또한, 환자 상태 변화에 따라 정기적인 재협진이 이루어지도록 하여, 환자의 상태에 따라 재활 치료가 지속적이고 단계적으로 진행될 수 있도록 설계하였다.

4 소아 중환자 조기 가동의 금기증과 주의사항

소아 중환자실에서 조기 가동 시행 시 적용되는 금기증 및 주의사항은 현재 국가적 또는 학회 차원의 명확한 지침이 확립되지 않은 상태이다. 이에 따라 대부분의 의료기관에서는 자체적인 합의와 실무 방침에 기반하여 조기 재활을 시행하고 있다.

여기서는 존스 홉킨스 어린이 병원, MD 앤더슨 암센터, 밴더빌트 대학 어린이병원의 합의안을 소개한다. 이 중 가장 보수적인 기준은 MD 앤더슨 암센터의 합의안으로, 소아 중환자 재활을 처음 시작하는 기관에서 안전하게 적용할 수 있다. 최근에는 체외막산소공급(extracorporeal membrane oxygenation, ECMO) 중인 환자에게도 점진적으로 조기 가동을 적용하려는 시도가 늘어나고 있다. 삼성서울병원 소아 중환자실에서는 금기사항에 해당하는 경우라도 의료진의 판단 하에 1단계 수동 관절 운동을 신중히 적용하고 있으며, ECMO 치료 중인 환자에 대해서도 중환자실 의료진의 면밀한 관찰 하에 조기 가동을 시행하고 있다. 중환자 재활 시행 시, 치료사는 환자 상태 변화 및 모니터 알람에 민감하게 반응하고, 필요한 경우 신속하게 대응해야 한다. 금기증 및 주의사항은 표 26-1에 정리하였으며, 조기 거동과 관련된 이상 반응은 표 26-2에 정리하였다.

표 26-1. 소아 중환자 조기 가동의 금기증과 주의 사항(Contraindications and Precautions for Early Mobilization in Pediatric Intensive Care)[4, 15, 16]

존스 홉킨스 어린이병원 금기증	- 체외막산소공급(extracorporeal membrane oxygenation, ECMO) - 개흉 상태(open chest) - 개복 상태(open abdomen) - 급성 복증(acute abdomen) - 활동 제한 또는 권고가 명시된 의료 지시가 있는 경우(medical orders specifying activity)
MD 앤더슨 암센터 금기증	- 뇌압 상승 ≥ 15mmHg (increased intracranial pressure ≥15mmHg) - 급성 또는 조절되지 않는 두개내 병변(acute or uncontrolled intracranial event) - 침습적 기계환기 중 호기말 양압 ≥ 12cm H_2O (positive end expiratory pressure, PEEP≥12cm H_2O) - 용적 확산 환기(volumetric diffusive respiration, VDR) 또는 고빈도 진동 환기(high frequency oscillatory ventilation, HFOV) - 기도 확보 곤란(difficult airway)
	- 흡입 산소 분율(fraction of inspired oxygen, FiO_2) ≥0.60 - 혈압상승제 사용에도 불구하고 지속되는 혈역학적 불안정(hemodynamic instability despite vasopressors) - 조절되지 않는 발작(uncontrolled seizures) - 급성 복증(acute abdomen) - RASS 점수 -3 이하 또는 +2 이상 (RASS ≤ -3 또는 ≥ +2) - 지속되는 출혈(active bleeding) - 불안정 골절(unstable fracture) - 조절되지 않는 통증(uncontrolled pain)
MD 앤더슨 암센터 주의사항	- 정맥 혈전색전증, 폐색전증(venous thromboembolism/pulmonary embolism) - 뇌실외배액(external ventricular drain, EVD) - RASS 점수 +1 이상 (RASS ≥ +1) - 인공호흡(mechanical ventilation) - 투석을 지속하는 경우(continuous dialysis) - 척수 배액(lumbar drain) - 혈압상승제(vasopressor medication) 사용 - 헤모글로빈 < 8g/dL 또는 혈소판 < 20,000/μℓ
밴더빌트 대학 어린이병원 금기증	- 혈역학적 불안정성(hemodynamically unstable) - 지속되는 출혈(active bleeding) - 불안정한 뇌압 상승(unstable intracranial pressure) - 척추 보호 조치가 필요한 경우(full spinal precautions) - 개흉 후 24 시간 이내(open chest < 24 hours)
밴더빌트 대학 어린이병원 주의사항	- 불안정 골절(unstable fracture) - 지속적 신대체 요법 또는 임시 복막투석 카테터(CRRT/temporary PD catheter) - 심장 내 라인(intracardiac line) - 흡입 일산화질소 치료(inhaled nitric oxide therapy, iNO therapy) - 신경외과 수술 후 특별한 활동 주의가 필요한 경우(neurosurgical patient with specific mobility order)

표 26-2. 소아 중환자 조기 가동에 대한 반응 이상 징후(Signs of Maladaptation to Early Mobilization in Pediatric Intensive Care)[4, 15, 16]

존스 홉킨스 어린이병원	- 기존 대비 심박수(HR) 20% 이상 변화 - 기존 대비 혈압(BP) 20% 이상 변화 - 기존 대비 호흡수(RR) 20% 이상 변화 - 산소포화도(SaO_2) 15% 감소 - 흡입 산소 분율(FiO_2) 20% 증가 - 호기말 이산화탄소($ETCO_2$) 20% 증가 - 인공호흡기 사용 중 환자-호흡기 비동기화(asynchrony) - CPAP/BiPAP 사용 중 환자-기기 비동기화 - 호흡 곤란 - 새로운 부정맥 발생 - 혈역학적 이상 - 정신 상태 변화 - 기도 튜브, 혈관 카테터, 뇌실외배액(EVD) 등 장치의 이탈(dislodgement) 우려 - 안전한 활동을 방해하는 조절되지 않는 행동
MD 앤더슨 암센터	- 산소 포화도 <88% - 호흡 노력 증가 - 보조 호흡근 사용 - 구강 주위 청색증(perioral cyanosis) - 숨 참기(breath holding) - 코벌렁임(nasal flaring) - 늑골 하부 함몰(subcostal retractions) - 울음 패턴의 변화 - 새로운 금기사항 발생 - 소아 연령의 정상 범위를 벗어난 생체 신호 - 과민성(irritability)
밴더빌트 대학 어린이병원	- FiO_2 30% 이상 증가가 필요한 산소포화도 저하 - 5분 이상 지속되는 뇌압 상승(20mmHg 초과) - 의식 수준의 급격한 저하 - 모든 장치/라인 이탈 우려 - 부정맥 증가 - 허용 범위를 벗어난 혈압 변화

5 조기 가동의 점진적 진행

조기 가동은 옆으로 돌아눕기에서 시작하여 관절 운동, 침상 내 운동, 균형 활동, 서기 및 무게 중심 이동, 이동 및 보행 준비, 최종적으로 보행 훈련으로 단계적으로 발전한다. 이러한 과정은 환자의 의학적 상태와 기능 수준에 따라 두 단계 의사 결정 과정(two-step process)을 통해 진행된다. 먼저 환자의 의학적 상태에 따라 적절한 단계를 결정하고, 그 단계에서 허용되는 활동을 점진적으로 적용하는 방식이다.

환자의 의학적 수준을 구분하는 것은 기관마다 다소 차이가 있으며, 여기서는 존스 홉킨스 어린이병원의 PICU Up! 단계와 허용 활동을 소개한다(표 26-3). 밴더빌트 대학 어린이병원의 프로토콜에서는 연령별(0~6개월, 6~12개월, 12~18개월, 18~24개월, 24~36개월, 3~6세, 6세 이상)로 세분화하여 활동 및 빈도를 제시하고 있어 임상 적용에 도움이 된다. 일반적으로 물리치료사가 주도하는 적극적 조기 가동은 참여 수준 2단계부터 시작된다고 이해할 수 있다. 삼성서울병원 소아 중환자실에서는 7단계 점진적 활동 프로그램을 적용하고 있으며, 각 단계에 따른 점진적 진행을 위해 평가 알고리즘을 활용하고 있다(표 26-4).

표 26-3. 존스 홉킨스 어린이병원의 PICU Up! 의 단계별 참여 기준 및 활동(Johns Hopkins Children's Hospital PICU Up! Participation Criteria and Activities by Step)

	참여기준	활동
1단계	• 기관 삽관 상태 FiO_2 > 60% • 기관 삽관 상태 PEEP > 8 • 기관 삽관 상태 어려운 기도 • 새로운 기관 절개 • 급성 신경 이벤트 • 진정상태 그리고 SBS -3 ~ -2 • Milrinone 외 혈압상승제	• 9:00까지 조명 켜기/차양 올리기 • 23:00까지 취침/목욕/체중 • 23:00까지 조명 어둡게/끄기 간호/중재 필요에 따라 조명을 높입니다. • TV는 한 번에 30분으로 제한하고 2세 이상 어린이의 경우 하루에 2시간 미만을 목표로 합니다. • HOB (Head of Bed) ≥30° 높이십시오. • 낮에는 2시간마다, 밤에는 4시간마다 체위변동을 합니다 • 물리치료사/작업치료사가 추천하는 발달 지원 자세를 유지합니다. • PICU 입실 3일차까지 작업치료사 상담 • 필요에 따라 물리치료사 상담
2단계	• 기관 삽관 또는 기관 절개술 • FiO_2 ≤ 60% +/또는 PEEP ≤ 8 및 SBS -1 ~ +2 • FiO_2 > 60% 비침습적 지원 • 투석/신장 대체 요법치료 • 대퇴 혈관 카테터(Femoral access)	1단계 활동에 아래의 활동을 추가합니다. • 영유아를 위한 긍정적 접촉 • 침대에서 일어나 앉기 하루 3회 의자에 앉히거나 보행을 고려합니다. • PICU 3일차까지 작업치료사/물리치료사 상담 • 의사소통 또는 발성에 어려움이 있는지 평가하고 언어치료사와 상담 • 고위험 아동의 삼킴 상태를 평가하고 언어치료사와 상담 • 일일 일정의 필요성을 평가 • 소아 섬망 발생을 psCAM-ICU 또는 pCAM-ICU 사용하여 하루 2회 평가
3단계	• FiO2 ≤ 60% 비침습적 지원 • 기저 폐 기능 보조 • 신경외과에서 EVD 안정성 승인 그리고 SBS -1 ~ +2	1단계 및 2단계 활동에 아래의 활동을 추가합니다. • 침대 밖 의자에 앉기, 적절한 의자가 없는 경우 침대에 앉기 하루 3회 • 몸통 조절이 가능한 경우 걷기 하루 2회

PEEP; positive end-expiratory pressure, SBS; State Behavioral Scale, HOB; head of the bed, BID; twice a day, TID; three times a day, EVD; external ventricular drain, pCAM-ICU; Pediatric Confusion Assessment Method-ICU, psCAM-ICU; Preschool Confusion Assessment Method-IC

6 소아 중환자실의 일상 루틴 적용

소아 중환자실에서 일상 루틴의 적용은 섬망 예방과 환자·가족에게 안정감을 제공하는 데 중요한 역할을 한다. 규칙적인 스케줄을 유지함으로써 환자는 병원 환경에 적응하고, 가족도 시간을 예측할 수 있어서, 치료 과정에 보다 적극적으로 참여할 수 있다. 예를 들어, 매일 오전 8시에 조명을 켜고 오후 11시 이전에 소등함으로써 환자의 수면-각성 리듬을 유지할 수 있다. 또한, 의료진 회진, 활력징후 측정, 체위 변경, 보조기기 적용, 재활 치료, 침상 밖 활동(예: 유모차·휠체어 사용), TV 또는 스크린 시청, 놀이 시간 등을 일정에 맞춰 정해진 시간에 실행하는 것이 바람직하다. 이러한 일상 루틴은 치료 환경의 안정성을 높이고, 환자 및 가족 모두에게 일관된 치료 경험을 제공하여 심리적·정서적 안정을 돕는다.

표 26-4. 삼성서울병원 소아 중환자실의 조기 가동 프로토콜(Early Mobilization Protocol in the Pediatric Intensive Care Unit at Samsung Medical Center)

단계	활동
1단계 PROM	낮에는 2시간마다, 밤에는 4시간마다 자주 자세를 바꿉니다. • PROM 운동 • HOB 올리기 시도
2단계 AAROM	1단계 활동에 아래의 활동을 추가합니다. PROM, AAROM 운동을 최대한 빨리 시작합니다. • HOB 올리기 • 감각 자극 • 침상 자전거 고려 • 흉부 물리 치료 고려
3단계 앉기 시작	2단계 활동에 아래의 활동을 추가합니다. • 앉기 시작합니다. • Feeder seat 사용 고려 • 작업치료사에 의한 감각 자극
4단계 정적 앉기	3단계 활동에 아래의 활동을 추가합니다. • 정적 앉기 균형 훈련(테일러 앉기, 긴 앉기)
5단계 동적 앉기	4단계 활동에 아래의 활동을 추가합니다. • 앉기, 침대 끝에 앉기 • 동적 앉기 균형 훈련 • 기본 ADL 훈련
6단계 서기	5단계 활동에 아래의 활동을 추가합니다. • 침대 운동 • 이동 훈련 • 서기 • 상하지 근력 강화 운동 • 적절한 기구를 사용하여 걷기 시도
7단계 보행	6단계 활동에 아래의 활동을 추가합니다. • 적절한 기구를 사용한 보행

PROM; passive range of motion, AAROM; active assistive range of motion, HOB; head of bed, ADL; activity of daily living

7 기립 자세의 중요성

소아 중환자 재활에서도 성인과 마찬가지로 기립 자세(upright posture)의 중요성이 강조된다. 의학적으로 가능하다면 가능한 한 빨리 앉는 자세를 유지하도록 한다. 기립 자세는 자세 유지 근육의 근력과 지구력을 강화하고, 폐 분비물 배출을 용이하게 하며, 호흡의 질과 협응력을 향상시킨다. 또한, 환아가 앉는 자세를 통해 기능적 활동에 참여하고, 일상생활 동작 및 놀이 기회를 늘릴 수 있어 섬망 조절에도 긍정적인 영향을 미칠 수 있다. 기립 자세는 유산소 활동 참여 기회도 제공한다.

환아가 스스로 기립자세를 유지하기 어려운 경우, 침대의 머리 쪽을 자주 올리는 방법이 가장 선호된다. 그러나 이 방법만으로는 이상적인 자세 유지가 어려우며, 신경발달장애가 있는 환아나 장기간 침상 안정으로 인해 척추나 고관절의 변형이 생길 수 있는 위험에 쉽게 노출되고, 기존 변형이 있는 경우 더 악화되기 쉽다. 따라서 장기간 중환자실 입원이 예상되는 경우, 피더시트

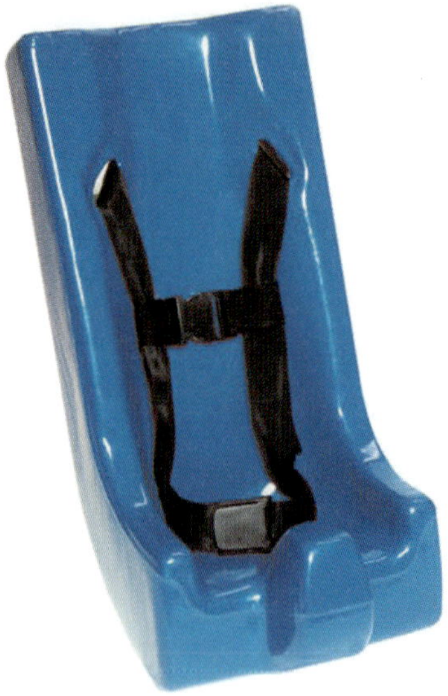

그림 26-1. 피더 시트(Feeder seat)

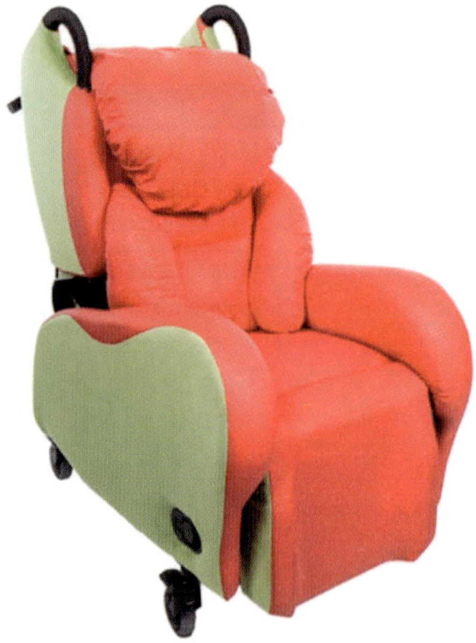

그림 26-2. 뉴로 체어(Neurochair)

(feeder seat), 자세 유지 의자, 뉴로체어(Neuro-chair) 등의 사용이 권장된다(그림 26-1, 2). 기존에 자세 유지 기구나 휠체어를 사용하던 환아는 개인용 기구를 가지고 오도록 하여 조기 재활에 적극 참여하도록 독려할 수 있다. 침상 밖 활동이 가능한 경우 유모차, 휠체어, 보행 보조 워커, 전동 보행 리프팅 기구 등을 활용하여 이동을 하면 안전한 운동을 시행할 수 있다. 장기간 침상 안정이 필요한 경우 근육 소실 예방을 위해 신경근 자극기(neuromuscular stimulator)나 침상 자전거 운동을 고려한다.

8 2차 장애의 예방

장기간 소아 중환자실에 입원한 환자에서 발생할 수 있는 주요 합병증을 예방하고, 성장과 발달을 고려한 관리 방침을 수립하는 것이 중요하다. 특히 관절 구축, 중환자 근육병증/신경근육병증(critical illness myopathy/neuropathy), 욕창, 섬망, 그리고 부동 증후군과 같은 장애 발생을 최소화하는 것이 필수적이다.

장기간 침상 안정은 관절 구축 위험을 높이므로, 초기부터 보조기(brace)를 사용해 관절을 보호해야 한다. 무릎 아래에 베개를 두는 자세는 고관절·슬관절의 굴곡 구축과 족관절의 신전 구축을 초래할 수 있으므로, 관절이 중립 위치를 유지하도록 한다. 소아는 성인에 비해 욕창 발생률이 낮지만, 감각이 손상된 환자(예: 척수 손상 환자)에서는 체위 변경을 더 자주 시행해 욕창을 예방해야 한다.

영유아에서는 발달 단계에 맞는 활동에 참여하는 능력을 촉진하기 위해 발달 단계에 맞는 자세를 유지하는 것이 필요하다. 자세성 사경, 단두증, 사두증을 예방하기 위해 적절한 자세 유지와 변경을 시행한다.

소아 섬망은 중환자 소아에서 발생하는 중추신경계 기능 장애로, 기저 질환, 약물, 독성 물질, 의료적 중재 등 다양한 요인에 의해 발생한다. 섬망은 의식 수준, 인지 기능, 주의 집중력의 급격한 변화와 함께 증상의 변동성을 보이는 것이 특징이다. 성인 연구에서는 섬망이 인공호흡기 사용 기간 연장, 자가 발관 및 카테터 제거 증가, 병원 및 중환자실 재원 기간 연장, 의료비 증가,

장기 인지 기능 장애 및 사망률 증가와 관련됨이 보고되어, 성인 중환자실에서는 섬망 모니터링이 표준 진료로 확립되었다.

소아 환자에서는 최근까지 섬망의 발생률과 영향에 대한 연구가 부족했으나, 최근 개발된 소아용 섬망 평가 도구를 통해 소아 중환자에서 섬망의 발생률이 15~21%로 보고되고 있다.[17-19] 소아 섬망 역시 성인과 유사하게 중환자실 재원 기간 연장, 인공호흡기 사용 기간 증가, 의료비 상승, 사망률 증가와 관련된다.[17,18,20] 섬망 자체는 일시적일 수 있으나, 예후에 미치는 악영향을 고려할 때 조기 인지, 진단 및 치료가 필수적이다.[21,22]

소아 섬망의 위험 요인은 환자 자체와 관련된 비가역적 위험 요인(예: 2세 미만, 기저 질환, 발달 지연, 중증 질환)과 치료나 중환자실 환경과 관련된 가역적 위험 요인(예: 약물 사용, 수술, 부동 상태)으로 구분된다.[23] 또한 기계환기, 산소 요구 증가, 감염, 호흡기 질환, 심부전, 수술 후 상태 등도 섬망 발생과 관련이 있으며, 재원 기간이 5일 이상인 경우 위험이 더욱 높아진다.[18,19]

소아 중환자에서는 섬망 발생 가능성을 고려하고, 위험 요인을 최소화하며, 적절한 평가 도구를 사용하여 정기적으로 선별검사를 시행하는 것이 중요하다. 현재 소아 환자에 최적화된 치료법은 확립되지 않았지만, 비약물적 및 약물적 치료 전략을 이해하고 활용하는 것이 필요하다. 섬망 위험을 평가하기 위한 도구로는 Richmond Agitation Sedation Scale (RASS), State Behavioral Scale (SBS), Preschool Confusion Assessment Method for the ICU (psCAM-ICU), Pediatric Confusion Assessment Method for the ICU (pCAM-ICU), Cornell Assessment of Pediatric Delirium (CAPD) 등이 있다. RASS ≥ −3 혹은 SBS ≥ −1 이면, psCAM-ICU, pCAM-ICU 등을 사용하여 섬망을 평가하고 적절한 중재를 시행하는 것이 권장된다.

9 소아 중환자 기능 평가

소아 중환자실에서 기능 상태를 평가하기 위한 도구는 아직 제한적이다. 이는 성인과 달리 소아 중환자는 매우 다양한 질환 스펙트럼을 가지고 있으며, 입실 전부터 기저질환이 있거나 공존질환이 동반된 경우가 많고, 연령 및 발달 단계의 차이 또한 크기 때문이다. 이러한 이질성으로 인해 단일 평가 도구를 보편적으로 적용하기에는 한계가 있다.

소아 중환자 재활 연구에 특화된 도구로는 The Functional Status Score (FSS), The Physical Abilities and Mobility Scale (PAMS)가 있다. FSS는 NICHD 협력 소아 중환자 치료 연구 네트워크(CPCCRN)의 연구자들에 의해 개발되었다(표 26-5).[24] 만삭 신생아부터 청소년까지 광범위한 연령대의 소아를 대상으로 객관적이고 신뢰성 있는 기능 평가를 가능하게 한다. 특히 다양한 건강 문제를 가진 소아청소년을 대상으로 하는 대규모 입원 환자 등록 연구를 위해 개발되었다. FSS는 정신 상태, 감각 기능, 의사소통, 운동 기능, 식이, 호흡 상태 등 총 6개 영역으로 구성되며, 각 항목은 5점 척도로 평가한다. 점수가 높을수록 기능 저하를 의미한다. 다만, FSS는 환자의 장기적인 예후를 예측하도록 설계된 도구는 아니라는 점을 유의해야 한다.

PAMS는 케네디 크리거 연구소(Kennedy Krieger Institute)에서 개발된 평가 도구로, 2세부터 청소년기까지 입원 재활을 받는 후천성 또는 외상성 뇌 손상(acquired/traumatic brain injury, ABI/TBI) 환자의 총체적 기능을 정량화하여 추적하기 위해 개발되었다(표 26-6). 총 20개 항목으로 구성되며, 각 항목은 5점 척도로 평가하며 점수가 높을수록 기능이 높은 것을 의미한다. PAMS는 FSS와 음의 상관관계를 보이지만[25], 기능 수준이 높은 환자에서는 작은 기능적 변화에 더 민감한 것으로 알려져 있다.[25] 다양한 건강 문제를 가진 소아 중환자들의 기능을 추적할 때는 PAMS와 FSS를 함께 사용하는 것이 추천된다. 각각의 도구는 개발자들

표 26-5. Domains of Functioning in the Functional Status Scale (FSS)

항목	점수
정신 상태	1. 정상적인 수면 및 기상 시간과 적절한 반응 2. 졸리지만 소음, 접촉, 움직임에 의해 깨어날 수 있음. 혹은 사회적 상호작용에 대한 반응이 없기도 함 3. 무기력하거나 과민함 4. 자극에 대한 최소 각성(혼미) 5. 무반응, 혼수상태 또는 식물인간 상태
감각 기능	1. 시각, 청각, 촉각에 대한 반응이 있음(감각이 손상되지 않음) 2. 청력상실 또는 시력상실 의심 3. 청각자극 또는 시각자극에 대한 반응이 없음 4. 청각자극 및 시각자극에 대한 반응이 모두 없음 5. 통증이나 촉각에 대한 비정상적인 반응
의사소통	1. 울음소리가 아닌 적절한 발성, 상호작용하는 얼굴표정 또는 몸짓 2. 발성, 얼굴표정 및 사회적 반응이 줄어듦 3. 주의를 끄는 행동의 부재 4. 불편함에 대한 표현이 없음 5. 의사소통의 부재
운동 기능	1. 신체 움직임, 정상적인 근육조절과 행동 및 그 목적에 대한 인지 2. 사지 중 하나의 기능적 장애 3. 사지 중 두 개 이상의 기능적 장애 4. 머리 움직임 조절이 힘듦 5. 확산된 경직, 마비, 비정상적인 자세(대뇌제거자세, 피질제거자세)
식이	1. 연령에 맞는 도움을 받아 모든 음식을 입으로 섭취함 2. 경구 섭취 불가 또는 연령에 맞지 않은 식이 도움을 필요로 함 3. 경구 및 튜브 식이 4. 경구 또는 튜브 식이를 동반한 정맥 영양 5. 완전한 정맥 영양
호흡 상태	1. 인공적인 도움이나 기구 없이 호흡가능 2. 산소치료 또는 석션이 필요함 3. 기관절개술을 시행함 4. 하루 종일 또는 일부시간 동안 지속적인 기도 양압을 필요로 함. 혹은 하루 중 일부시간에 기계적 환기 보조를 필요로 함 5. 하루 종일 기계적 환기 보조가 필요함

의 허락을 받아 한글로 번역되었으며, 신뢰도 연구가 진행 중이다.

10 다학제팀 일원으로서 가족의 역할

가족 중심 재활 치료는 소아 중환자실에서 성공적인 치료 결과를 이끄는 핵심 접근법이다. 부모의 심리적 안정이 확보되고 치료에 적극적으로 참여할 경우, 환아의 치료 경과는 더욱 효과적이고 효율적으로 진행된다.

캐나다에서 수행된 2일 단면 관찰 연구에 따르면, 이동성 활동은 주로 간호사(74%)와 가족(49%)이 지원한 것으로 나타났다.[26] 또한 가족 참여는 침대 밖 이동성과 강한 양의 상관관계를 보여주었으며(오즈비[odds ratio] 6.4; p=0.001), 이는 가족이 환자의 치료 목표 달성에 긍정적인 영향을 미칠 수 있음을 시사한다.

치료 초기에 보호자의 치료 목표를 충분히 파악하고 이를 중재 계획에 반영하는 것은 치료 결과 향상에 중요한 전략이다. 소아 중환자실 입실 초기부터 보호자에

표 26-6. The Physical Abilities and Mobility Scale (PAMS)

목표 1: 자세 유지에 대한 적응
1. 치료적 조작 및 자세 변경을 견디기 어려움
2. 의료진에 의해 1~2가지 자세로 조정 가능
3. 의료진이 일상 활동을 위해 이동 및 자세 조정 가능
4. 훈련된 가족/보호자가 일상 활동을 위해 이동 및 자세 조정 가능
5. 훈련되지 않은 가족/보호자가 일상 활동을 위해 이동 및 자세 조정 가능
목표 2: 휠체어 앉기 적응
1. 앉는 것 자체를 견디지 못함
2. 30분 미만 동안 앉아 있을 수 있음
3. 30~60분 동안 앉아 있을 수 있음
4. 1시간 초과, 최대 2시간까지 앉아 있을 수 있음
5. 2시간 이상 앉아 있을 수 있음
목표 3: 보조기 또는 부목 착용 적응
1. 보조기 또는 부목을 전혀 착용하지 못함
2. 권장 착용 시간의 25% 동안 착용 가능
3. 권장 착용 시간의 50% 동안 착용 가능
4. 권장 착용 시간의 75% 동안 착용 가능
5. 권장 착용 시간의 100% 동안 착용 가능
목표 4: 착석 시스템 지원
1. 기울이기 기능과 골반·측면·가슴·머리 지지대가 있는 휠체어 필요
2. 골반·측면·가슴·머리 지지대가 있는 휠체어 필요
3. 골반·측면 지지대가 있는 휠체어 필요 (실내 및 평탄한 지면에서 머리·가슴 지지대 없이 가능)
4. 골반·측면 지지대가 있는 휠체어 사용 (평탄·울퉁불퉁한 지면에서 머리·가슴 지지대 없이 가능)
5. 안전벨트 또는 골반 지지대만 있는 휠체어 사용
목표 5: 머리 조절 능력
1. 머리를 스스로 들지 못함
2. 10초 미만 동안 머리를 들 수 있음
3. 10~30초 동안 머리를 들 수 있음
4. 30~60초 동안 머리를 들 수 있음
5. 1분 이상 머리를 들 수 있음
목표 6: 몸통 조절 능력
1. 치료사의 최대한의 도움을 받아야 1분 이상 앉아 있을 수 있음
2. 치료사의 몸통 지지가 필요한 상태로 1분 이상 앉아 있을 수 있음
3. 치료사의 골반·엉덩이 지지가 필요한 상태로 1분 이상 앉아 있을 수 있음
4. 상지(팔) 지지를 사용하여 1분 이상 홀로 앉아 있을 수 있음
5. 상지 지지 없이 1분 이상 홀로 앉아 있을 수 있음
목표 7: 바로 누운 자세에서 엎드리거나 엎드린 자세에서 바로 누운 자세로 다시 돌아오기
1. 전적인 도움 필요 (본인 스스로 25% 미만 수행)
2. 최대한의 도움 필요 (본인 스스로 25~49% 수행)
3. 중간 정도의 도움 필요 (본인 스스로 50~74% 수행)
4. 최소한의 도움 필요 (본인이 스스로 75% 이상 수행)
5. 독립적으로 뒤집기 가능
목표 8: 누운 자세에서 앉기로 전환
1. 전적인 도움 필요 (본인 스스로 25% 미만 수행)
2. 최대한의 도움 필요 (본인 스스로 25~49% 수행)
3. 중간 정도의 도움 필요 (본인 스스로 50~74% 수행)
4. 최소한의 도움 필요 (본인 스스로 75% 이상 수행)
5. 독립적으로 앉을 수 있음 (감독이 필요할 수도 있음)

목표 9: 앉은 자세에서 서기
1. 전적인 도움 필요 (본인 스스로 25% 미만 수행) 2. 최대한의 도움 필요 (본인 스스로 25~49% 수행) 3. 중간 정도의 도움 필요 (본인 스스로 50~74% 수행) 4. 최소한의 도움 필요 (본인 스스로 75% 이상 수행) 5. 독립적으로 설 수 있음 (감독이 필요할 수도 있음)
목표 10: 서기
1. 하지에 체중을 실을 수 없거나 체중지지 시스템 사용 2. 지지대(엎드린 또는 바로 누운 상태)에서 최대 15~30분 동안 서 있을 수 있음 3. 평행봉 또는 보행기를 이용하여 30초 동안 서 있을 수 있음 4. 한 손 지지 또는 벽을 등지고 30초 이상 서 있을 수 있음 5. 아무런 지지 없이 5초 이상 서 있을 수 있음
목표 11: 바닥에서 일어서기
1. 전적인 도움 필요 (본인 스스로 25% 미만 수행) 2. 최대한의 도움 필요 (본인 스스로 25~49% 수행) 3. 중간 정도의 도움 필요 (본인 스스로 50~74% 수행) 4. 최소한의 도움 필요 (본인 스스로 75% 이상 수행) 5. 독립적으로 설 수 있음 (감독이 필요할 수도 있음)
목표 12: 환경에 따른 이동
1. 평지에서 두 명 이상의 도움을 받아야 이동 가능 2. 평지에서 한 명의 도움을 받아야 이동 가능 3. 높이 차이가 10cm 이상인 지면에서 최소한 한 명의 도움을 받아야 이동 가능 4. 모든 환경에서 한 명의 도움을 받아 이동 가능 5. 모든 환경에서 안전하게 독립적으로 이동 가능
목표 13: 차량 탑승 및 하차
1. 전적인 도움 필요 (본인 스스로 25% 미만 수행) 2. 최대한의 도움 필요 (본인 스스로 25~49% 수행) 3. 중간 정도의 도움 필요 (본인 스스로 50~74% 수행) 4. 최소한의 도움 필요 (본인 스스로 75% 이상 수행) 5. 독립적으로 차량 탑승 및 하차 가능 (감독이 필요할 수도 있음)
목표 14: 평지에서 걷기 - 보조기 사용 여부
1. 보조기를 사용하더라도 보행이 불가능 2. 평행봉에서 보행 가능 또는 체중지지 보행 시스템(PBWS)에서 보행 가능 3. 워커(보행기) 또는 목발을 사용하여 보행 가능 4. 지팡이를 사용하여 보행 가능 5. 보조기 없이 보행 가능
목표 15: 평지에서 걷기 - 거리
1. 1.5m 미만 보행 가능 2. 1.5~15m 보행 가능 3. 15~45m피트 보행 가능 4. 45~150m 보행 가능 5. 150m 이상 보행 가능
목표 16: 평지에서 걸을 때 도움 수준
1. 전적인 도움 필요 또는 보행 불가능 2. 최대한의 도움 필요 3. 중간 정도의 도움 필요 4. 최소한의 도움 필요 또는 접촉 보호(Contact Guard) 필요 5. 감독이 필요하거나 독립적으로 보행 가능

목표 17: 지역사회 이동 능력
1. 지역사회 내에서 보행이 불가능함
2. 불규칙한 지면에서 15m 보행 가능
3. 위 조건을 충족하며, 20도 경사로를 오르고 내릴 수 있음
4. 위 조건을 충족하며, 20cm 높이의 도로의 턱을 오르고 내릴 수 있음
5. 지역사회 내에서 독립적으로 보행 가능(최소 5블록, 약 750m) 이동 가능, 필요 시 성인 감독이 필요할 수도 있음)

목표 18: 휠체어 이동 능력
1. 휠체어로 45m 미만 이동 가능
2. 평탄한 지면에서 45m 이상 독립적으로 휠체어 조작 가능
3. 위 조건을 충족하며, 장애물을 독립적으로 회피 가능
4. 위 조건을 충족하며, 경사로를 독립적으로 이동 가능
5. 위 조건을 충족하며, 실외 환경에서도 독립적으로 이동 가능(문을 여는 등 다양한 활동 수행 가능)

목표 19: 서 있는 균형 유지 능력
1. 독립적으로 15초 미만 서 있을 수 있음
2. 어깨너비로 발을 벌리고 15초 동안 균형 유지 가능
3. 발을 붙이고 15초 동안 균형 유지 가능
4. 발을 앞뒤로 두고(발뒤꿈치가 다른 발의 앞꿈치에 닿도록) 서서 15초 동안 균형 유지 가능
5. 한쪽 다리로 15초 동안 균형 유지 가능(양쪽 발 모두 가능)

목표 20: 계단 오르내리기
1. 계단을 전혀 이용할 수 없음
2. 엉덩이를 끌거나 기어서 계단을 오르내릴 수 있음
3. 보행하며 계단을 오르내릴 수 있으나 난간을 반드시 잡아야 하며, 발을 번갈아 디디거나 한 발씩 올리는(step-to) 또는 옆으로 이동하는(side-stepping) 방식 사용
4. 보행하며 계단을 오르내릴 수 있으며, 난간을 잡고 발을 번갈아 디딜 수 있음
5. 보행하며 난간 없이 계단을 오르내릴 수 있으며, 발을 번갈아 디디거나 한 발씩 올리는 방식 사용 가능

게 치료 목표와 계획을 명확히 설명하고, 부모를 다학제 팀의 핵심 구성원으로 참여시키는 것이 필요하다. 이를 위해 정기적인 상담과 교육을 통해 보호자의 이해도와 참여도를 높이고, 중환자실 문화 역시 가족 친화적으로 변화해야 한다. 예를 들어, 면회시간 유연화, 보호자 동반 회진, 보호자 참여형 치료 프로그램 등을 도입할 수 있다. 보호자가 치료 과정에 실질적으로 참여하면 치료 관련 스트레스가 감소하고, 전반적인 만족도 및 정신 건강 상태가 향상되는 것으로 보고된다. 권 등이 진행한 Canadian Occupational Performance Measure (COPM)을 활용한 연구에서 보호자 목표의 대부분이 기능적 이동성(28.9%), 개인 관리(15.2%), 조용한 레크리에이션(1.6%)과 관련된 것으로 나타났다.[27] 이는 보호자들이 일상생활로의 복귀를 중요한 목표로 인식하고 있음을 보여준다.

다만 보호자의 불안 수준이 높을수록 목표 설정이 어렵고 치료 참여도가 낮아질 수 있으므로, 정서적 지지 및 정신건강 지원이 반드시 병행되어야 한다. 이러한 맥락에서 중환자실 일기(ICU diary)는 보호자가 치료 여정을 기록하고 정리할 수 있는 유용한 도구로 활용될 수 있다. 이는 보호자와 의료진 간의 소통을 돕고, 환자 및 가족의 불안, 우울, 외상 후 스트레스 증상 완화에 기여한다. 기록된 내용은 환자의 회복 과정을 시각화하고, 의료진과 보호자가 함께 치료 방향을 공유하는데 중요한 매개체 역할을 한다.

▶ 참고문헌

1. Marra, A., et al., The ABCDEF Bundle in Critical Care. Crit Care Clin, 2017. 33(2): p. 225–243.
2. Manning, J.C., et al., Conceptualizing Post Intensive Care Syndrome in Children–The PICS–p Framework. Pediatr Crit Care Med, 2018. 19(4): p. 298–300.
3. Thompson, J.Y., et al., Early mobilisation and rehabilitation in the PICU: a UK survey. BMJ Paediatr Open, 2022. 6(1).
4. Wieczorek, B., et al., PICU Up!: Impact of a Quality Improvement Intervention to Promote Early Mobilization in Critically Ill Children. Pediatr Crit Care Med, 2016. 17(12): p. e559–e566.
5. Ista, E., et al., ABCDEF Bundle Practices for Critically Ill Children: An International Survey of 161 PICUs in 18 Countries. Crit Care Med, 2022. 50(1): p. 114–125.
6. Choong, K., et al., Early mobilization in critically ill children: a survey of Canadian practice. Crit Care Med, 2013. 41(7): p. 1745–53.
7. Tsuboi, N., et al., Benefits of Early Mobilization After Pediatric Liver Transplantation*. Pediatric Critical Care Medicine, 2019. 20(2): p. e91–e97.
8. Herbsman, J.M., et al., Early Mobilization in the Pediatric Intensive Care Unit: A Quality Improvement Initiative. Pediatric Quality & Safety, 2020. 5(1): p. e256.
9. Msall, M.E., et al., The Functional Independence Measure for Children (WeeFIM). Conceptual basis and pilot use in children with developmental disabilities. Clin Pediatr (Phila), 1994. 33(7): p. 421–30.
10. Biagioni, J., et al., Early mobilization in a pediatric intensive care unit and WeeFIM scores at rehabilitation: A retrospective study. J Pediatr Rehabil Med, 2023. 16(3): p. 507–515.
11. Wieczorek, B., et al., Early mobilization in the pediatric intensive care unit: a systematic review. J Pediatr Intensive Care, 2015. 2015(4): p. 129–170.
12. Nydahl, P., et al., Safety of Patient Mobilization and Rehabilitation in the Intensive Care Unit. Systematic Review with Meta–Analysis. Ann Am Thorac Soc, 2017. 14(5): p. 766–777.
13. Kudchadkar, S.R., et al., Physical Rehabilitation in Critically Ill Children: A Multicenter Point Prevalence Study in the United States. Crit Care Med, 2020. 48(5): p. 634–644.
14. Miura, S., et al., Normal Baseline Function Is Associated With Delayed Rehabilitation in Critically Ill Children. J Intensive Care Med, 2020. 35(4): p. 405–410.
15. Hanna, E.S., et al., Changes in Provider Perceptions Regarding Early Mobility in the PICU. Pediatr Crit Care Med, 2020. 21(1): p. e30–e38.
16. Center, T.U.o.T.M.A.C. PICU Early Mobilization by MD Anderson 2024.
17. Traube, C., et al., Cost associated with pediatric delirium in the ICU. Critical care medicine, 2016. 44(12): p. e1175–e1179.
18. Traube, C., et al., Delirium and mortality in critically ill children: epidemiology and outcomes of pediatric delirium. Critical care medicine, 2017. 45(5): p. 891–898.
19. Silver, G., et al., Pediatric delirium and associated risk factors: a single–center prospective observational study. Pediatric Critical Care Medicine, 2015. 16(4): p. 303–309.
20. Luetz, A., et al., Validity of different delirium assessment tools for critically ill children: covariates matter. Critical Care Medicine, 2016. 44(11): p. 2060–2069.
21. Ely, E.W., et al., Delirium as a predictor of mortality in mechanically ventilated patients in the intensive care unit. Jama, 2004. 291(14): p. 1753–1762.
22. Girard, T.D., et al., Delirium as a predictor of long–term cognitive impairment in survivors of critical illness. Critical care medicine, 2010. 38(7): p. 1513–1520.
23. Patel, A.K., M.J. Bell, and C. Traube, Delirium in pediatric critical care. Pediatric Clinics, 2017. 64(5): p. 1117–1132.
24. Pollack, M.M., et al., Functional Status Scale: new pediatric outcome measure. Pediatrics, 2009. 124(1): p. e18–28.
25. Weatherly, A.J., et al., The Physical Abilities and Mobility Scale as a New Measure of Functional Progress in the PICU. J Pediatr Intensive Care, 2024. 13(1): p. 100–107.
26. Choong, K., et al., Prevalence of Acute Rehabilitation for Kids in the PICU: A Canadian Multicenter Point Prevalence Study. Pediatr Crit Care Med, 2021. 22(2): p. 181–193.
27. Hwang, Y., et al., Individualized Goal Setting for Pediatric Intensive Care Unit–Based Rehabilitation Using the Canadian Occupational Performance Measure. Children (Basel), 2023. 10(6).

CHAPTER 27

뇌신경계 재활

Neuro-Rehabilitation

장원혁 의사

I 서론

중환자실 치료가 필요한 뇌신경계 환자는 보통 의식 장애로 인해 기계적 인공호흡이 필요하며, 기도 보호를 위한 기관 절개 상태이거나, 뇌관류(cerebral perfusion) 최적화를 위해 승압제를 사용하거나, 두개내압(intracranial pressure, ICP)에 대한 침습적 신경 모니터링이 필요한 경우가 많다. 이들은 중등도에서 중증도의 기능 장애를 동반하는 경우가 대부분으로 중환자 재활의 적응증에 해당된다. 하지만, 뇌신경계 환자에 대한 적극적인 중환자 재활은 두개내압 상승 등의 부작용을 일으킬 수 있기 때문에 뇌신경계 중환자에게 재활을 제공하기 위해서는 전문 의료진에 의한 적절한 대상자 선정 및 재활 강도 결정과 함께 보다 많은 전문의료 장비가 필요하다.

과거에는 중환자실에서 치료를 받고 있는 뇌신경계 환자에 대해 동맥 카테터나 중심 정맥관 등의 손상, 두개내압 증가, 뇌졸중의 악화, 뇌혈관 연축 등의 부작용을 우려하여 절대적인 침상 안정이 권고되었다. 특히 두개내압의 자가조절 기능이 저하된 환자에서 머리 위치의 변화는 혈압과 두개내압에 부정적인 영향을 미쳐서 뇌기능 저하를 유발할 수 있다. 하지만 절대 침상 안정 상태는 근력 저하 및 다양한 합병증을 유발할 수 있으며, 최근에는 조기 재활이 절대적 안정의 부정적인 효과를 감소시키면서 뇌가소성도 증진시켜 기능적 회복을 도모할 수 있다는 연구가 보고되고 있다. 뇌신경계 중환자의 조기 가동(early mobilization)에 대한 관찰 연구에서 조기 가동을 할 수 있었던 환자에서 이동 기능이 향상되고, 병원 및 중환자실 입원 기간이 단축됨을 보고하였다.[1] 또한, 뇌실외배액(extraventricular drainage, EVD)을 유지 중인 환자에서도 조기 가동이 부작용 없이 안전하게 시행 가능하다는 보고가 있다.[2]

이에 본 장에서는 중환자실에서 치료를 받고 있는 뇌신경계 환자에서 전반적으로 시행되어야 할 재활과 질환 특성에 따라 시행되어야 하는 재활 및 고려할 점에 대해 논하고자 한다.

II 뇌신경계 질환에 따른 중환자 재활

1 뇌신경계 질환 환자에서 일반적 재활

1) 기능 평가

뇌신경계 중환자의 상태를 이해하고, 적절한 치료 계획을 수립하기 위한 결정을 함에 있어 예후 예측은 매우 중요하다. 적절한 예후 예측에는 생존 가능성뿐 아니라 장기적인 기능 수준에 대한 평가를 포함되어야 하며 이는 재활 계획 수립에 필수적인 정보이다. 기능 예후 예측 인자로는 나이, 성별, 질환 특성, 질환 중증도, 뇌영상, 뇌파검사, 유발전위검사 등이 있다. 이 중 뇌영상, 뇌파검사, 유발전위검사 등은 뇌신경계 환자의 협조 없이 시행할 수 있는 객관적인 검사이기 때문에 뇌신경계 중환자에서 유용하게 사용되고 있다. 하지만, 뇌신경계 중환자에서 객관적인 검사를 통한 장기적 기능 수준을 정확히 예측하는 데에는 한계가 있기에 현재까지 가장 널리 사용되고 있는 예후 예측 인자는 신경학적 기능 평가 도구를 통한 환자의 기능 수준의 직접적인 평가이다. 또한, 뇌신경계 질환에 따라 널리 사용되고 있는 기능 수준 평가 도구가 상이하기 때문에 뇌신경계 질환에 따라 적절한 평가 도구를 통해 정확한 장기적 기능 예후 예측을 시행해야 한다.

2) 수동적 관절운동

중환자실의 뇌신경계 환자에서의 조기 재활은 합병증 예방과 기능 회복 촉진에 효과적인 것으로 널리 알려져 있다. 특히 조기 재활은 절대 안정으로 인한 근육 위축을 최소화하며 호흡기계 및 심혈관계 기능 저하를 예방하고 욕창 발생률을 낮추는 데에 효과적이다. 뇌신경계 중환자실에서의 재활은 일반적인 중환자실 재활과 같이 단계적 재활 프로그램을 환자의 상태에 따라 맞춰 적용하여야 한다. 이 중 가장 낮은 단계의 수동적 관절운동(passive range of motion exercise, PROM exercise)과 침상 내 자세 변경은 의식 수준과 관계없이 가능한 한 빠르게 시작하는 것이 권장된다. 일반적으로 발병 후 24시간에서 48시간 이후부터 적극적 재활을 시작할 수 있으나, 조기 가동과 같은 적극적 재활과 달리 수동적 관절 운동은 골절 등과 같이 관절 운동의 절대적 금기증이 있는 관절 외에서는 가능한 빨리 적용되는 것이 권고된다. 특히 의식저하로 인해 자발적 운동이 불가능한 뇌신경계 중환자에서는 수동적 관절운동이 근육 경직과 부종을 완화하고 관절 가동범위를 개선하며, 혈액 순환을 개선을 통해 욕창 발생 위험을 감소시키는 데 효과적이다.[3]

일반적으로 뇌신경계 중환자에서 수동적 관절운동은 낮은 강도로 시작하여 환자의 반응에 따라 점차 강도를 높이는 것을 권장하며, 하루 수차례, 1회 약 10~30분간 시행하는 것이 일반적이다.[3] 또한 수동적 관절운동 중에도 환자의 혈압, 심박수, 산소포화도 등을 지속적으로 모니터링하여 안전성을 확보해야 한다.

3) 뇌신경계 중환자에서 조기 가동에 대한 주의사항

침상 밖에서 시행되는 서기, 보행 등의 조기 가동(early mobilization)은 뇌신경계 중환자에서 뇌혈류량 및 두개압의 변화를 일으킬 수 있기 때문에 시행 전 적절한 평가를 통해 조기 가동 시기 등에 대한 결정이 이루어져야 한다. 조기 가동을 시행하기 위한 고려사항(consideration)에 대해서 2021년 Hernandez 등[4]의 고찰 논문에서 표 27-1로 제안하고 있다.

4) 보조기(Orthosis)

뇌신경계 중환자에서 보조기(orthosis)나 스플린트(splint)를 사용하는 효과는 연구마다 상이하게 보고되고 있다.[5] 보조기와 스플린트는 주로 관절 가동 범위를 유지 및 개선하며, 근육 경직과 부종을 줄이는 데 사용된다. 환자의 특성에 따라 맞춤형 보조기가 보다 효과적인 것으로 보고되고 있으나, 연구에 따라 일관된 결과가 부족하여 뇌신경계 중환자에서 보조기 적용은 전문가에 의한 적절한 평가 후 환자에 따라 개별적으로 적용되는 것이 권장된다.

2 뇌경색

1) 평가

뇌경색(ischemic stroke) 환자에 있어 가장 널리 사용되고 있는 예후 예측 인자는 미국국립보건원 뇌졸중 척도(National Institutes of Health Stroke Scale, NIHSS)이다.[6] NIHSS는 의식 수준, 시야, 안면마비, 상지 및 하지 근력, 운동실조, 감각 이상, 언어 능력, 구음 장애,

표 27-1. 신경계 중환자에서 조기 가동(early mobilization) 시 고려사항[4]

진단	잠재적 제한 요인	질환 특이적 고려사항	최초 이동 시점
급성 허혈성 뇌졸중	• 저혈압 • 출혈성 변환(재관류 손상) • 경색으로 인한 부종	• 허용적 동맥 고혈압 유지 • 발병 후 24시간 이내 집중적 조기 운동 권장하지 않음 • 혈관내 혈전 제거 • 정맥 내 알테플라제(alteplase) 투여	• 발병 후 24시간 이후 48시간 이내 침상 밖 활동 권장
뇌내출혈	• 출혈 확대 • 고혈압에 대한 약물학적 혈압 조절 • 감압 두개절제술 필요 여부를 포함한 신경외과적 모니터링	• 목표 혈압 <140mmHg 유지 • 조기 가동(early mobilization)(<24시간) 시 예후 악화 • 추가 출혈 위험 • 신경학적 악화 시 신경외과적 밀접 모니터링 필요	• 발병 후 24시간 이후 및 출혈 크기 안정 후
동맥류성 지주막하출혈	• 재출혈 • 지연성 뇌허혈(DCI) • 임상적 뇌혈관 연축 • 혈압 유지를 위한 승압제 사용 • 뇌실외배액(EVD) 또는 신경모니터링	• 파열 동맥류의 혈관내 코일 색전술 또는 외과적 결찰 • 지연성 뇌허혈 고위험 시기: 출혈 후 4~10일 • 혈관 연축 고위험 시기: 출혈 후 3~14일 • 니모디핀(nimodipine)에 의한 저혈압 효과 • 수두증	• 파열 동맥류 치료 다음 날부터 가능
외상성 뇌손상	• 높은 또는 불안정한 두개내압(ICP) • 뇌실외배액(EVD) 또는 신경모니터링 • 출혈 크기 증가 • 기타 외상성 손상 • 외상 후 기억상실(PTA) • 난치성 두개내압 상승에 대한 두개절제술	• 뇌관류압(CPP) 50~70mmHg, 두개내압 <20mmHg 목표 • 통증, 감염, 흡인 등 두개내압 상승 유발 요인 고려 • 의식장애 • 외상 후 기억상실 시 저자극 환경 유지 • 두개절제술 후 헬멧 착용	• 두개내압 안정화 및 출혈 크기 안정 후 24시간 이후

BP; blood pressure(혈압), CPP; cerebral perfusion pressure(뇌관류압), DCI; delayed cerebral ischemia(지연성 허혈), EVD; external ventricular drain(외부 뇌실 배액), HTN; hypertension(고혈압), ICP; intracranial pressure(두개내압), PTA; posttraumatic amnesia(외상 후 기억상실).

인식 이상 등과 부주의 상태의 총 11개 구성요소로 나누어 평가를 하며, 각 항목은 0에서 4까지 점수가 주어진다. 0은 정상 기능을 의미하고, 4는 심각한 장애를 나타내고 일부 항목은 0에서 2까지 점수가 주어진다. 총점수는 모든 항목의 점수를 합산하여 최대 42점으로 평가된다. 점수가 높을수록 뇌졸중의 중증도가 높은 것을 의미한다(표 27-2). 뇌경색 발생 48시간 이내에 NIHSS가 4점 미만인 경우, 장기적 기능 수준이 높다고 알려져 있다.

2) 조기 가동

급성기 뇌경색 환자에서 머리 위치와 뇌혈류역학(cerebral hemodynamics)은 밀접한 연관성이 있다.[7] 특히 뇌졸중 발생 초기에 누운 자세를 유지하면 뇌경색이 발생한 병변 측 대뇌 반구의 뇌 관류가 증가한다는 것이 보고되었으며 급성 뇌경색 환자에서는 머리 위치를 낮게 유지하는 것이 권고되고 있다. 하지만, 뇌경색 발병 후 24시간 동안 완전히 누운 자세와 앉은 자세를 비교한 연구[8]에서 그룹 간 기능적 결과에는 차이가 없는 것으로 보고되었다. 다만, 해당 연구는 대부분 경증 뇌경색 환자를 대상으로 하였고, 양군에서 발병 후 중재

표 27-2. 미국국립보건원 뇌졸중 척도(National Institutes of Health Stroke Scale)

항목 번호	항목명 (영문)	평가 내용 및 점수
1a	의식 수준(level of consciousness, LOC)	0 - 명료함 (alert) 1 - 졸림, 명료하지 않음 (drowsy, not alert) 2 - 둔감함, 명료하지 않음 (obtunded, not alert) 3 - 혼수 또는 무반응 (coma/unresponsiveness)
1b	의식 관련 질문(LOC questions)	0 - 두 질문 모두 정확히 대답함 1 - 한 질문만 정확히 대답함 2 - 두 질문 모두 대답하지 못함
1c	의식 관련 명령 수행(LOC commands)	0 - 두 과제 모두 정확히 수행함 1 - 한 과제만 정확히 수행함 2 - 두 과제 모두 수행하지 못함
2	가장 좋은 주시(best gaze)	0 - 정상 1 - 부분적인 주시 마비 (partial gaze palsy) 2 - 완전한 주시 마비 (complete gaze palsy)
3	시야(visual)	0 - 시야 소실 없음 1 - 부분 편측 시야결손 (partial hemianopia) 2 - 완전 편측 시야결손 (complete hemianopia) 3 - 양측 시야결손 (bilateral hemianopia)
4	얼굴 마비(facial palsy)	0 - 정상 1 - 경미한 마비 2 - 부분 마비 3 - 완전 마비
5	팔 운동(motor arm)	0 - 떨어짐 없음 1 - 떨어짐 있음 2 - 중력에 저항하는 일부 노력 3 - 중력에 저항하는 노력 없음 4 - 움직임 없음
6	다리 운동(motor leg)	0 - 떨어짐 없음 1 - 떨어짐 있음 2 - 중력에 저항하는 일부 노력 3 - 중력에 저항하는 노력 없음 4 - 움직임 없음
7	사지 운동실조(limb ataxia)	0 - 운동실조 없음 1 - 1개의 사지에서 운동실조 있음 2 - 2개의 사지에서 운동실조 있음
8	감각(sensory)	0 - 정상 1 - 경미한 감각 소실 2 - 중등도 이상의 감각 소실
9	가장 좋은 언어(best language)	0 - 정상 1 - 경미한 실어증 (mild aphasia) 2 - 중증 실어증 (severe aphasia) 3 - 말을 하지 못하거나 전반적 실어증 (mute, global aphasia)
10	구음(speech)	0 - 정상 1 - 경도에서 중등도의 구음장애 2 - 중증 구음장애
11	소실 및 무시(extinction and inattention)	0 - 이상 없음 1 - 한 쪽에서 한 가지 방식의 무시 2 - 반측성 무시

까지의 시간에서 차이를 보였다는 점에서 추가 연구의 필요하다고 제안하고 있다. 뇌경색 환자의 조기 가동에 대한 다국가, 다기관에서 이루어진 대단위 연구로 AVERT trial[9]이 진행되었다. AVERT trial에서는 뇌경색 발병 후 24시간 이내에 보다 빈번하고 강도높은 움직임을 시작할 경우, 뇌경색 발병 후 오히려 3개월 기능 수준이 악화될 수 있음을 보고하였다. 이러한 뇌경색 환자에서 머리 위치와 뇌혈류역학의 관계 및 임상시험 결과를 토대로 뇌경색 후 적극적인 조기 가동 재활은 뇌경색 발병 24시간 이후에 시행하는 것이 권장되고 있다.

3 뇌출혈 및 지주막하출혈

1) 평가

뇌출혈(cerebral hemorrhage, ICH) 및 지주막하출혈(subarachnoid hemorrhage, SAH) 환자의 예후 예측에 가장 널리 사용되고 있는 평가 도구는 글래스고 혼수척도(Glasgow Coma Scale, GCS)이다.[10] GCS는 눈 뜨기 반응, 언어 반응, 운동 반응의 세 가지 항목을 평가하여 점수로 합산하는 방법으로 평가하며 신경학적 상태를 간결하게 정량화할 수 있다(표 27-3). 뇌출혈 환자의 경우, 초기 GCS 점수는 30일 이내 사망률과 밀접한 연관이 있으며, 발병 24시간 후의 GCS 점수는 장기 기

표 27-3. Glasgow 혼수척도(Glasgow Coma Scale)

평가 항목	평가 내용	점수
눈 뜨기(Eye opening)		
	자극 없이 스스로 눈을 뜸 (Spontaneous)	4
	말하거나 외치는 자극 후에 눈을 뜸 (To sound)	3
	손끝 압박 자극 후에 눈을 뜸 (To pressure)	2
	어떤 상황에서도 눈을 뜨지 않음, 방해 요소 없음 (None)	1
	국소적 요인으로 인해 눈을 뜰 수 없음 (Non testable)	NT
언어 반응(Verbal response)		
	이름, 장소, 날짜를 정확히 말함 (Orientated)	5
	정확히 지남력은 없지만 일관된 대화 가능 (Confused)	4
	이해 가능한 단어만 말함 (Words)	3
	신음 소리만 냄 (Sounds)	2
	들을 수 있는 반응 없음, 방해 요소 없음 (None)	1
	의사소통 방해 요인 존재 (Non testable)	NT
최고 운동 반응(Best motor response)		
	두 가지 명령 수행 가능 (Obeys commands)	6
	머리·목 자극에 대해 손이 빗장뼈 위로 올라감 (Localising)	5
	팔꿈치를 굽히는 정상 굴곡 반응 (Normal flexion)	4
	팔꿈치를 굽히는 비정상 굴곡 반응 (Abnormal flexion)	3
	팔꿈치를 펴는 신전 반응 (Extension)	2
	팔·다리에 움직임 없음, 방해 요소 없음 (None)	1
	마비 또는 기타 제한 요인 (Non testable)	NT

능 예후를 보다 잘 예측하는 지표로 알려져 있다. 따라서, 중환자실에 입원 중인 뇌출혈 및 지주막하출혈 환자에서 초기 GCS 점수와 발병 24시간 후 GCS 점수를 모두 평가하는 것이 바람직하다.

2) 조기 가동

뇌출혈과 지주막하출혈은 뇌경색과 일부 위험인자를 공유하지만, 발병 기전이 상이하므로 급성기 치료 방향도 차이를 보인다. 뇌출혈 환자의 급성기 치료에 있어서 가장 중요한 것은 적극적인 혈압 조절을 통해 수축기 혈압을 140mmHg 미만으로 낮추고, 신경학적 악화 여부를 면밀하게 모니터링하는 것이다.[11] 뇌출혈 환자에서 높은 수축기 혈압은 혈종(hematoma)의 악화 위험을 증가시켜 기능적 예후를 악화시키고 생존율을 낮출 수 있다. 특히 뇌출혈로 인해 두개내압이 증가되는 중증 뇌출혈 및 소뇌출혈 환자에서는 긴급 감압 수술이 필요하기도 하다. 따라서 뇌출혈 중환자에서는 재활 치료 시작 전에 치료가 환자의 혈역학적 안정성에 미치는 영향과 잠재적 위험성을 충분히 고려해야 한다.

AVERT trial[9] 및 메타 분석[12]에서 뇌출혈 발병 후 24시간 이전에는 가급적 조기 침대 밖 활동을 가급적 시행하지 말 것을 권고하고 있다. 뇌출혈 환자에 대한 조기 가동에 대한 연구로 뇌출혈 발병 후 48시간 이내에 시행한 군과 발병 7일 이후에 재활을 시작한 군을 비교하였을 때 조기 재활군에서 장기적 기능 회복이 더 우수한 것으로 보고하였다.[13] 하지만 해당 연구는 중환자실에서 이루어진 연구는 아니기 때문에 뇌출혈 중환자에서 적절한 조기 가동에 대해서는 추가적인 연구가 필요하다.

4 외상성 뇌손상

1) 평가

외상성 뇌손상(traumatic brain injury) 환자의 예후 예측에 가장 널리 사용되고 있는 평가 도구는 GCS[10]와 Coma Recovery Scale–Revised (CRS–R)[14]이다. CRS–R은 청각, 시각, 운동, 구강운동, 의사소통, 각성의 6개 하위 항목으로 구성되었으며, 의식 장애 환자의 의식 수준을 평가하고, 정신 상태의 변화를 감지하는 데 사용된다(표 27-4). 특히 CRS–R는 외상성 뇌손상으로 인한 의식 장애 환자의 예후를 예측하는 데 도움을 줄 뿐만 아니라, 특히 최소 의식 상태(minimally conscious state)와 식물상태(vegetative state)를 구분하는 데 유용하게 사용된다. 따라서 외상성 뇌손상 중환자에서는 중환자실 입원 중 매일 반복적인 CRS–R 평가를 통해 의식 수준의 변화를 추적하고 이에 따른 재활 목표를 설정하는 것이 권고된다.

2) 조기 가동

외상성 뇌손상 중환자의 조기 재활은 대뇌 자율 조절 기능 상실, 두개내압의 변동, 의식 수준의 저하, 그리고 기타 다계통 손상 등으로 인해 일관적으로 적용하는 데 어려움이 있다. 또한 이러한 다양한 요인으로 인해 외상성 뇌손상 중환자에서의 조기 재활에 대한 연구는 부족하며, 대부분 다양한 뇌신경계 환자를 대상으로 한 연구 결과에 기반하고 있다. 기존의 여러 연구에서는 외상성 뇌손상 환자의 중환자실에서의 재활에 대한 중대한 부작용은 보고되고 있지 않아 전문가에 의한 개별화된 중환자 재활 치료는 안전한 것으로 알려져 있다.[15]

외상성 뇌손상 환자에 대한 재활 가이드라인[16]에서는 환자의 상태가 허용되는 즉시 재활을 시작할 것을 권장하며, 일반적으로 외상 후 최소 1주 후에 조기 가동이 가능한 것으로 권장되고 있다. 이는 뇌졸중의 조기 가동에 대한 권고사항에 비해 매우 늦은 시기이기 때문에 최신 연구[17]에서는 외상성 뇌손상 환자에서도 뇌졸중 환자와 유사하게 보다 빠른 시기에 적극적인 조기 가동을 시행하였을 때 기능적 호전에 도움이 되는 것으로 보고되고 있다.

표 27-4. 혼수 회복 척도-개정판(Coma Recovery Scale-Revised)

평가 항목	점수 및 내용
청각 기능 척도(Auditory function scale)	
	4 – 명확한 명령에 따른 반복적 움직임(Consistent Movement to Command)*
	3 – 명령에 따른 반복적 움직임(Reproducible Movement to Command)*
	2 – 소리에 대한 위치 반응(Localization to Sound)
	1 – 청각 놀람 반응(Auditory Startle)
	0 – 반응 없음(None)
시각 기능 척도(Visual functional scale)	
	5 – 물체 인식(Object Recognition)*
	4 – 물체 위치 파악 및 손 뻗기(Object Localization: Reaching)*
	3 – 시각 추적(Visual Pursuit)*
	2 – 고정 응시(Fixation)*
	1 – 시각 놀람 반응(Visual Startle)
	0 – 반응 없음(None)
운동 기능 척도(Motor function scale)	
	6 – 기능적 물체 사용(Functional Object Use)†
	5 – 자동적 운동 반응(Automatic Motor Response)*
	4 – 물체 조작(Object Manipulation)*
	3 – 유해 자극에 대한 위치 반응(Localization to Noxious Stimulation)*
	2 – 굴곡 철수 반응(Flexion Withdrawal)
	1 – 비정상 자세 반응(Abnormal Posturing)
	0 – 반응 없음 / 이완(None / Flaccid)
구강/언어 기능 척도(Oromotor/Verbal function scale)	
	3 – 명확한 발화(Intelligible Verbalization)*
	2 – 발성/구강 움직임(Vocalization / Oral Movement)
	1 – 구강 반사적 움직임(Oral Reflexive Movement)
	0 – 반응 없음(None)
의사소통 척도(Communication scale)	
	2 – 기능적이고 정확한 의사소통(Functional: Accurate)†
	1 – 비기능적이지만 의도적인 의사소통(Non-Functional: Intentional)*
	0 – 반응 없음(None)
각성 척도(Arousal scale)	
	3 – 주의 집중(Attention)
	2 – 자극 없이 눈 뜨기(Eye Opening without Stimulation)
	1 – 자극 후 눈 뜨기(Eye Opening with Stimulation)
	0 – 각성되지 않음(Unarousable)

† : 최소의식상태(MCS)에서 벗어남(emergence from MCS)을 나타냄

* : 최소의식상태(Minimally Conscious State, MCS)에 해당하는 반응을 나타냄

▶ 참고문헌

1. Titsworth WL, Hester J, Correia T, Reed R, Guin P, Archibald L, et al. The effect of increased mobility on morbidity in the neurointensive care unit. J Neurosurg 2012;116:1379–88.
2. Klein KE, Bena JF, Mulkey M, Albert NM. Sustainability of a nurse-driven early progressive mobility protocol and patient clinical and psychological health outcomes in a neurological intensive care unit. Intensive Crit Care Nurs 2018;45:11–7.
3. Hosseini ZS, Peyrovi H, Gohari M. The Effect of Early Passive Range of Motion Exercise on Motor Function of People with Stroke: a Randomized Controlled Trial. J Caring Sci 2019;8:39–44.
4. Hernandez S, Kittelty K, Hodgson CL. Rehabilitating the neurological patient in the ICU: what is important? Curr Opin Crit Care 2021;27:120–30.
5. Parry IS, Schneider JC, Yelvington M, Sharp P, Serghiou M, Ryan CM, et al. Systematic Review and Expert Consensus on the Use of Orthoses (Splints and Casts) with Adults and Children after Burn Injury to Determine Practice Guidelines. J Burn Care Res 2020;41:503–34.
6. Appelros P, Terent A. Characteristics of the National Institute of Health Stroke Scale: results from a population-based stroke cohort at baseline and after one year. Cerebrovasc Dis 2004;17:21–7.
7. Olavarria VV, Arima H, Anderson CS, Brunser AM, Munoz-Venturelli P, Heritier S, et al. Head position and cerebral blood flow velocity in acute ischemic stroke: a systematic review and meta-analysis. Cerebrovasc Dis 2014;37:401–8.
8. Anderson CS, Arima H, Lavados P, Billot L, Hackett ML, Olavarria VV, et al. Cluster-Randomized, Crossover Trial of Head Positioning in Acute Stroke. N Engl J Med 2017;376:2437–47.
9. group ATC. Efficacy and safety of very early mobilisation within 24 h of stroke onset (AVERT): a randomised controlled trial. Lancet 2015;386:46–55.
10. Teasdale G, Jennett B. Assessment of coma and impaired consciousness. A practical scale. Lancet 1974;2:81–4.
11. Qureshi AI, Palesch YY, Barsan WG, Hanley DF, Hsu CY, Martin RL, et al. Intensive Blood-Pressure Lowering in Patients with Acute Cerebral Hemorrhage. N Engl J Med 2016;375:1033–43.
12. Rethnam V, Langhorne P, Churilov L, Hayward KS, Herisson F, Poletto SR, et al. Early mobilisation post-stroke: a systematic review and meta-analysis of individual participant data. Disabil Rehabil 2022;44:1156–63.
13. Liu N, Cadilhac DA, Andrew NE, Zeng L, Li Z, Li J, et al. Randomized controlled trial of early rehabilitation after intracerebral hemorrhage stroke: difference in outcomes within 6 months of stroke. Stroke 2014;45:3502–7.
14. Giacino JT, Kalmar K, Whyte J. The JFK Coma Recovery Scale-Revised: measurement characteristics and diagnostic utility. Arch Phys Med Rehabil 2004;85:2020–9.
15. Hellweg S. Effectiveness of physiotherapy and occupational therapy after traumatic brain injury in the intensive care unit. Crit Care Res Pract 2012;2012:768456.
16. Block H, Paul M, Muir-Cochrane E, Bellon M, George S, Hunter SC. Clinical practice guideline recommendations for the management of challenging behaviours after traumatic brain injury in acute hospital and inpatient rehabilitation settings: a systematic review. Disabil Rehabil 2024;46:453–63.
17. Andelic N, Bautz-Holter E, Ronning P, Olafsen K, Sigurdardottir S, Schanke AK, et al. Does an early onset and continuous chain of rehabilitation improve the long-term functional outcome of patients with severe traumatic brain injury? J Neurotrauma 2012;29:66–74.

CHAPTER 28

폐질환/폐이식 환자 재활

Rehabilitation of Patients with Pulmonary Diseases and Lung Transplantation in the ICU

원유희 의사

만성폐쇄폐질환(chronic obstructive pulmonary disease, COPD), 사이질폐질환(interstitial lung disease, ILD), 천식, 폐암 등의 폐질환을 가진 환자들은 중환자실에 입실하기 전 안정기에서도 호흡곤란, 기침, 가래 등의 호흡기 증상을 경험하며, 운동 능력 저하와 일상생활 수행 능력 감소가 흔히 동반된다. 이러한 환자들은 중환자실 입실 시 폐기능이 악화될 위험이 크며, 회복이 지연될 가능성이 높다. 또한, 중환자실 획득 쇠약(ICU-acquired weakness, ICU-AW)의 발생 가능성이 증가한다. 특히, 최근 COVID-19 팬데믹 동안 기존 폐질환을 가진 환자들의 중증도가 증가하였으며, 입원 및 사망 위험이 높아진 것으로 보고되었다. 연구에 따르면, 만성폐쇄폐질환 환자는 COVID-19 감염 시 중환자실 입원율과 기계환기 의존율이 증가하며, 사망률 또한 유의하게 높았다. 또한, 사이질폐질환 환자는 COVID-19로 인해 급성호흡부전 발생 위험이 증가하였고, 이로 인한 장기적인 폐기능 저하 및 섬유화 발생 가능성이 높았다.[1] 이러한 결과는 중환자실에서 기존 폐질환을 가진 환자들의 적극적인 치료 및 재활이 필수적임을 시사한다.

만성폐쇄폐질환 환자의 경우, 중증 급성악화를 경험하는 환자의 상당수가 기계환기 의존, 호흡근 및 골격근 약화, 저산소혈증, 만성 염증 등의 요인으로 인해 신체 기능이 급격히 저하될 위험이 높다. 특히, 만성폐쇄폐질환 중증 급성악화환자는 장기간의 부동(immobility)과 근력 감소로 인해 중환자실 획득 쇠약이 발생할 가능성이 크며, 이는 기능적 회복 지연 및 사망률 증가와 밀접한 관련이 있다. 따라서, 조기재활과 적극적인 호흡 재활이 만성폐쇄폐질환 환자의 회복 과정에서 필수적인 요소로 작용한다.

한편, 폐이식은 말기 만성폐쇄폐질환을 포함한 중증 폐질환 환자들에게 적용되는 치료 방법이며, 이식 후 생존율과 기능적 회복을 극대화하기 위해 재활이 중요한 역할을 한다. 폐이식 환자의 재활은

- 수술 전 기능을 최적화하는 이식 전 사전재활(prehabilitation),
- 수술 직후 급성기에 시행되는 조기재활(early rehabilitation),
- 장기적인 기능 회복을 위한 장기 재활(long-term rehabilitation)

로 나뉜다.

특히, 중증 만성폐쇄폐질환 환자가 폐이식을 대기하는 동안 체외막산소공급(extracorporeal membrane oxygenation, ECMO) 치료를 받는 경우, 적극적인 재활이 생존율과 수술 후 회복에 중요한 영향을 미친다.

본 장에서는 중환자실 치료가 필요한 폐질환 환자와 폐이식 환자의 중환자실 재활 과정을 중심으로, 최신 연구 및 임상 가이드라인을 기반으로 한 효과적인 재활 전략을 다룬다. 특히, 문헌적 근거가 가장 많은 만성폐쇄폐질환 환자의 중환자실 내 재활 치료와 폐이식 환자의 재활 과정에서 고려해야 할 요소를 정리하고, 환자의 기능적 회복을 최적화할 수 있는 접근법을 제시하고자 한다.

I 폐질환 환자의 중환자실 재활

1 대상 환자

1) 만성폐쇄폐질환

만성폐질환 중 가장 흔한 질환인 만성폐쇄폐질환(COPD)에서는 표준치료로 안정기 환자에서 비약물적 치료로 호흡재활치료를 할 것을 권장한다.[2] Global Initiative for Chronic Obstructive Lung Disease (GOLD) guideline에서는 만성폐쇄폐질환 환자에서 호흡기 증상이 급격히 악화되어 추가적인 치료가 필요한 경우를 급성악화로 정의하고 있는데, 안정기 만성폐쇄폐질환 환자에 반해 입원치료를 받는 급성악화 환자에 대해서는 아직 GOLD, National Institute for Health and Care Excellence (NICE) guidelines, European Respiratory Society/American Thoracic Society (ERS/ATS) guidelines에서 호흡재활치료를 표준치료로 권고하지 않고 있다. 다만, 문헌적 근거가 아직 부족하지만 조기 호흡재활치료가 안전하고 적용할 만하다는 보고들이 나오고 있다.[3] 입원치료를 하던 중인 중증 만성폐쇄폐질환 급성악화 환자 중 중환자실로 옮겨져 치료받는 비율이 12.4~33% 정도이고 고령, 흡연, 동반 질환이 있을수록 중환자실 치료를 받게 될 가능성이 높다.[4,5] 만성폐쇄폐질환 급성악화 환자는 기도 염증 증가로 인해 점액 과분비(hypersecretion)와 점액 저류(mucus retention)가 발생하며, 이에 따라 기도 폐색과 가스 교환 장애(acute gas exchange mismatch)가 유발된다. 이로 인해 환자의 호흡곤란이 악화되며, 기계환기 적용이 필요할 가능성이 높아진다. 이러한 호흡 부전이 진행되면 자발적 호흡 유지가 어려워져 기계환기가 필요하게 되며, 중환자실에서 기관 삽관과 기계환기를 적용하게 되면 만성폐쇄폐질환 환자가 원래 가지고 있던 근육량 감소, 근력저하를 악화시켜 신체 및 기능적 능력 저하를 초래하며 호흡근 약화로 인해 장기간의 기계환기 의존으로 이어지는 악순환이 생길 위험이 높아진다.[6]

2) 사이질폐질환

사이질폐질환(ILD)은 다양한 정도의 염증, 섬유화를 특징으로 하는 폐실질 질환을 통칭하여 이르며 대표적인 예로 특발성폐섬유증(idiopathic pulmonary fibrosis)을 포함한다. 이러한 특발성폐섬유증은 예후가 좋지 않으며 5년 생존율이 약 50% 정도이고 1,000명 이상의 환자를 대상으로 한 연구에서 56.7%가 2년 추적 기간 동안 최소 1회의 입원을 경험했으며, 21.1%에서 기계환기를 필요로 하였다.[7,8] 사이질폐질환 환자의 중환자실 입원은 주로 급성 저산소성 호흡부전(acute hypoxemic respiratory failure)으로 인해 발생하며, 특히 특발성폐섬유증 환자의 급성악화는 중환자실 입실의 주요 원인 중 하나로 중환자실에서 치료받은 급성악화 환자가 그렇지 않은 환자보다 생존기간이 짧다고 알려져 있다. 특히 기계환기가 필요한 사이질폐질환 환자의 사망률은 매우 높은 편으로, 기계환기를 필요로 하는 특발성폐섬유증 환자의 병원 사망률이 65~79%에 달한다고 보고된다. 따라서, 사이질폐질환 환자의 중환자실 치료에서는 저용량 기계환기(low tidal volume ventilation) 전략을 적용하여 폐손상을 최소화하는 것이 중요하며, 고위험군 사이질폐질환 환자는 조기에 폐이식(lung transplantation) 평가가 고려되어야 하며, 체외막산소공급 치료를 통해 폐이식을 준비하는 경우도 있다.[9]

2 폐질환 환자에서 운동능력 및 기능 저하의 생리

만성폐쇄폐질환은 호흡기 증상 외에 근력저하, 근육 기능 저하가 나타나게 되는데 안정적인 상태의 만성폐쇄폐질환 환자에서 나타나는 사지근육 기능장애는 특히 하지 근력의 저하와 근위축, 미토콘드리아 기능장애, 산화능력의 감소, type 1 fiber의 감소 등으로 나타난다. 만성폐쇄폐질환 환자에서 급성악화가 발생하면 상하지의 근력기능이 더 악화되고 근육량이 감소하는데 원인은 다양한 요인이 있다고 생각되며 주로 전신의 염증, 영양불균형, 신체적 비활동성, 코티코스테로이드(corticosteroid) 사용 등과 관련이 있다. 급성악화 시기에 악화된 신체기능은 안정기인 환자에 비해 회복하는데 오래 걸리며 부분적으로만 회복되기가 쉽다. 만성폐쇄폐질환 환자의 사지근육 기능장애는 결국 폐기능에 관계없이 생존율의 독립적인 예후인자이기 때문에 안정기뿐 아니라 급성악화 시기에도 근육기능이 저하되지 않고 유지되도록 중재하는 것이 중요하다.[10]

사이질폐질환 환자에서도 운동 제한과 근육 기능 저하가 중요한 문제로 나타난다. 사이질폐질환 환자는 산소 교환 장애, 폐순환 문제, 근육 기능 저하 등의 복합적인 요인으로 인해 운동 능력이 감소한다. 연구에 따르면, 이러한 운동 능력 저하는 예후를 결정하는 중요한 요소로 작용한다. 연구에 따르면, 6분보행검사(6-minute walk distance test, 6MWT) 결과악화 및 운동 중 저산소증($SpO_2 \leq 88\%$)은 생존율 저하와 관련이 있으며, 근육 위축과 근력 감소도 신체 기능 저하의 주요 원인으로 작용한다. 사이질폐질환 환자의 근육 기능 저하는 산화 스트레스 증가, 영양 불균형, 신체 비활동성, 면역억제제 사용 등과 관련되며, 특히 하지 근육 위축이 두드러진다. 폐이식을 준비하는 중증 사이질폐질환 환자는 근육 단면적 감소와 근력 저하가 뚜렷하며, 이는 신체 활동 감소와 밀접히 연관된다.[11] 따라서 만성폐쇄폐질환과 사이질폐질환 환자 모두에서 근육 기능 보존과 회복을 위한 적극적인 재활이 필수적이다.

3 폐질환 환자에서의 재활 방법

1) 기도분비물 관리

만성폐질환 환자에서 적절히 기도분비물을 관리해주는 것은 중환자실 치료, 특히 침습적 기계환기를 받는 상태에서 매우 중요하다. 기도분비물 관리를 위한 재활치료 방법은 다음과 같다.

(1) 가습

기도분비물이 너무 많고 진득한 경우 열·습기 교환기(heat and moisture exchanger) 필터를 막을 가능성이 있고 인공호흡기 회로 내에 사강(dead space)을 더 유발할 수도 있어 고이산화탄소혈증이 있거나 침습적 인공호흡보조를 받는 만성폐쇄폐질환 급성악화 환자에서는 가습의 방법으로 heated humidifier를 적용하여 가습을 해줄 것을 권고하기도 한다.[6]

(2) 흉부물리치료

흉부물리치료는 기도분비물을 중앙기도로 이동시켜 기침 효율을 높이고 가스 교환을 개선하는 것을 목표로 한다. 이를 위해 중력을 이용한 체위 배액(postural drainage)과 도수 타진(manual percussion) 방법이 널리 사용된다. 하지만 기계환기를 받는 중증 만성폐질환 환자를 대상으로 하는 흉부물리치료 권고는 아직 거의 없고 물리치료사들이 호기흐름을 향상시켜 기도분비물 배출을 돕도록 다양한 방법을 적용 중이다.

(3) 도수적 또는 인공호흡기 폐 과다팽창

도수적 또는 인공호흡기 폐 과다팽창(manual or ventilator pulmonary hyperinflation)은 삽관 및 기계적 인공호흡을 받는 환자에서 폐포모집(pulmonary recruitment), 가스교환, 기도분비물 제거를 위해 흔히 사용되는 치료방법으로 기저치보다 큰 일회호흡량(tidal volume)을 천천히 전달 후 흡기를 3초 정도 멈추었다가 빠르게 호기를 시키는 방법이다. 도수소생기(resuscitator bag)를 이용하여 도수로 제공할 수도 있고 인공호흡기를 이용하여 세팅값을 변화시켜 제공할 수도 있다.[12] 이 방법은 수술을 받는 심장병 환자, 폐렴 또는 무기폐가 동반된 환자에서 폐의 순응도를 높이는 효과가 있었으나 흡기압력이 높게 전달되기 때문에 혈역학적으로 불안정하거나 폐실질 손상이 있는 환자에서는 신중하게 사용되어야 한다.[6,13]

(4) 도수 흉곽 호기 압박

도수 흉곽 호기 압박(manual chest expiratory compression)이 기도분비물 배출을 위해 사용될 수 있다. 이 방법은 환자의 호기에 맞추어 치료사가 흉곽을 압박하여 분비물을 중심기도로 이동시키고 배출을 촉진시키는 치료방법이다.[14] 부드럽고 천천히 호기에 맞추어 압박하는 점진 압박(gradual compression)과 빠르고 강하게 호기시작시 압박하는 강제 압박(forced compression)으로 구분된다. 강제 압박은 최대 호기 속도를 증가시켜 점액 제거를 효과적으로 유도하며, 객담 배출량 증가와 폐 순응도 개선 효과가 보고되었다.[15] 반면, 점진 압박은 효과가 제한적이며, 일부 연구에서는 폐 탄성 증가 및 심박출량 감소와 같은 부작용 가능성이 제기되었다.[16] 따라서 도수 흉곽 호기 압박은 환자의 호흡 상태를 고려하여 신중히 적용해야 하며, 필요시 체위 변경이나 진동 기법과 병행하여 점액 배출을 극대화하는 전략이 필요하다.[6]

(5) 기침유발기

기침유발기(mechanical in-exsufflation, MI-E)는 기침을 유도하여 기도 내 점액 제거를 돕는 기법으로, 기계적 인공호흡보조를 받는 환자에서 효과적으로 사용될 수 있다. 기침유발기는 양압을 적용한 후 급격한 음압 전환을 통해 강한 호기 유속을 생성하여 점액 제거를 촉진하는 방식으로 작동한다.[17] 연구에 따르면, 기침유발기적용 시 재삽관율 감소(17% vs. 48%; $p<0.05$), 기계환기 기간 단축(17.8 vs. 11.7일; $p<0.05$), 중환자실 입원 기간 단축(3.1 vs. 9.8일; $p<0.05$) 등의 긍정적인 효과가 보고되었다.[18] 또한, 기침유발기 적용 후 흡인된 기도분비물 양이 대조군보다 유의미하게 증가($p<0.001$)하였으며, 폐 순응도 개선 효과도 확인되었다.[19] 기침유발기의 적절한 압력은 일반적으로 폐 순응도와 기도 저항이 정상인 환자에서 ±40 cmH_2O가 효과적이고 안전한 것으로 알려져 있다. 그러나 폐 순응도가 낮거나 기도 저항이 높은 경우, 효과적인 기침 유속을 생성하기 위해 ±50~70 cmH_2O와 같은 더 높은 압력이 필요할 수 있다. 다만, 기존에 압력손상(barotrauma) 병력이 있거나 폐기종성 bullae가 있는 환자에서는 고압 적용 시 손상 위험이 있으므로 주의 깊고 신중한 사용이 요구된다.[20]

(6) 고빈도 흉벽 진동

고빈도 흉벽 진동(high frequency chest wall oscillation, HFCWO) 치료는 공기압이 전달될 수 있는 조끼를 입고 흉벽에 고주파의 진동을 전달하여 기도내 점액을 중심기도로 이동시키고 효과적으로 기침을 통해 배출할 수 있도록 돕는 치료법이다. 침상에서도 적용할 수 있으며, 환자가 협조하지 않아도 시행 가능해 중환자실에서도 널리 활용된다. 자발기침이 어려운 신경근육계 질환, 흉부외상, 수술 환자들, 기도분비물이 많은 만성폐쇄성폐질환 환자에서 많이 사용되어 왔으며 중환자실에서 장기간 기계환기를 하는 환자에서 무작위 대조연구 시에도 고빈도 흉벽 진동기를 적용하는 군에서 기도분비물 배출량이 더 많고 흉부엑스레이 호전 속도가 더 빠르다고 보고되었으며[21] 30분씩 한번 적용하는 것보다 30분씩 두 번 적용하는 경우 산소포화도와 폐의 정적순응도에 더 효과적이라고 보고되기도 하였다.[21]

2) 근육 재조건화(Muscle reconditioning)

근육 재훈련(muscle retraining)은 중환자실에서 만성폐쇄폐질환 급성악화 환자의 근력과 기능을 유지하거나 회복하는 데 중요한 전략이다. 근육 재훈련은 근육 질량과 단면적을 개선하고, 산소 추출 및 근육 효율성을 향상시키는 산화 효소의 기능을 증가시킬 수 있다. 이동훈련에는 수동적 및 능동적 움직임과 침상에서 돌아눕기, 능동보조 및 능동적 운동, 침상 에르고미터 적용,

신경근전기자극, 침대 가장자리에 앉기, 서기, 의자로 이동하기, 의자 운동, 계단 오르기 및 걷기, 그리고 흡기근훈련이 포함될 수 있다.

(1) 침상용 자전거 에르고미터

침상용 자전거 에르고미터(bedside cycle ergometer)는 침상에서 기계식으로 수동운동, 또는 스스로 움직일 수 있는 환자에서는 능동운동 및 저항운동을 수행할 수 있는 고정식 자전거로, 중증 만성폐쇄폐질환 환자에서도 안전하고 실행 가능한 운동 방법이다. 침상에서 중증 만성폐쇄폐질환 환자에게 적용시 산소섭취량 증가, 호흡수 개선 및 분당환기량 개선 효과가 보고된 바 있다.[22] 중환자실에서의 침상용 자전거 에르고미터 적용에 관한 체계적 문헌고찰에서는 부작용 발생률이 0.16%로 매우 낮아 안전한 치료로 보고되었다. 다만, 주요 임상 지표에 대한 효과는 아직 문헌적 근거가 부족한 것으로 나타났다.[23]

(2) 신경근 전기 자극치료

신경근 전기 자극치료(neuromuscular electrical stimulation, NMES)는 중환자실에서 발생하는 중환자실 획득 쇠약을 예방하고 회복하는 데 사용되는 치료 방법이다. 신경근 전기 자극치료는 피부 위에 부착된 전극 패드를 통해 전기 자극을 전달하여 골격근 수축을 유도하며, 특히 근력이 저하된 환자에서 기능 회복을 촉진하는 데 초점을 둔다.[24] 침상에서 기계환기를 받는 만성폐쇄폐질환 환자를 대상으로 한 연구에 따르면, 사지의 능동운동과 함께 신경근 전기 자극을 적용한 환자는 사지의 능동운동만 시행한 환자에 비해 근력, 호흡수, 그리고 침상에서 의자로 이동하는 데 필요한 일수가 유의하게 개선되었으며, 근력 향상과 IL-6의 유의한 감소가 관찰되었다.[25,26]

(3) 흡기근 훈련

만성폐쇄폐질환 환자는 만성적인 횡격막 기계적 불리(diaphagmatic mechanical disadvantage)를 가지고 있으며, 폐 과다팽창으로 인해 횡격막이 편평화되면서 흡기근력 약화(inspiratory muscle weakness)가 발생하는 것으로 알려져 있다.[27] 이러한 흡기근력 약화는 환자의 호흡곤란 증가, 운동 능력 저하, 삶의 질 감소와 연관되며, 이에 따라 안정 상태의 만성폐쇄폐질환 환자에서 흡기근 훈련(inspiratory muscle training, IMT)이 도움이 될 수 있다.[28] 체계적 문헌고찰 및 무작위 대조 시험에 따르면, 안정적 만성폐쇄폐질환 환자에서 흡기근 훈련 시행 시 호흡근 강도 증가, 운동능력 향상, 호흡곤란 감소 등의 긍정적인 효과가 관찰되었으며, 특히 고강도 흡기근 훈련이 더 큰 효과를 나타냈다.[29,30]

중환자실에서 침습적 기계환기를 적용하면 횡격막 기능 저하와 근육 위축이 빠르게 진행되며, 특히 횡격막 기능 저하는 치료 첫 주에 사지 근력 약화보다 더 빠르고 심하게 나타난다.[31] 이러한 횡격막 위약은 결국 기계환기 이탈(weaning) 실패 및 중환자실 사망율 증가와 연관될 수 있다.[32] 이러한 이유로 최근 연구에서는 중환자실에서 흡기근 훈련을 적용하는 것이 기계환기 이탈을 촉진하고 근력 저하를 완화하는지 평가하고 있으며, 일부 연구에서는 흡기근 훈련이 기계환기 기간 단축, 기관 삽관 제거 성공률 증가 및 중환자실 입원 기간 단축과 관련이 있음을 보고하였다.[33-35]

중환자실에서 기계환기를 받는 만성폐쇄폐질환 환자를 대상으로 흡기근 훈련을 시행한 무작위 대조연구에서 흡기근 훈련은 최대흡기압 증가, 호흡근의 지구력호전, 기계환기 기간 단축, 중환자실 기간 단축의 긍정적인 효과가 보고되었고 고강도 흡기근 훈련을 기계환기 중인 환자에게 적용시 횡격막 및 흡기보조근의 산소 이용률을 증가시키며, 근력과 폐활량을 더욱 효과적으로 개선하는 것으로 나타났다.[34,36] 그러나 아직 중환자실에서 흡기근 훈련의 최적 적용 강도, 빈도, 기간 등에 대한 연구는 아직 부족하며, 기계환기 이탈을 가속화하는 효과에 대해서는 추가적인 연구가 필요하다. 따라서 중환자실에서 만성폐쇄폐질환 환자에게 흡기근 훈련를 적용할 경우 개별 환자의 상태를 고려한 맞춤형 전략이 필요하다.

3) 조기 재활 및 조기 가동(early mobilization)

만성 폐질환 중 만성폐쇄폐질환 환자는 기저 근력 저하 및 신체적 제한이 존재하기 때문에, 중증 질환으로 인해 발생하는 부동과 근육 손실의 영향이 더욱 심화될 수 있다. 따라서 중환자실 입원 후 조기재활 및 가동이 적극적으로 권장된다. 조기재활은 기계환기 시작 후 1~2일 이내에 개입하는 중재로, 근육량 감소를 방지하고 기능 회복을 촉진하는 데 중요한 역할을 한다.[37] 연구에 따르면, 기계환기를 받는 급성호흡부전 환자를 대상으로 중환자실 입실 48시간 이내에 조기 가동 프로그램을 적용한 환자는 침대밖으로 나오는 기간이 평균 6일 단축(5일 vs. 11일, $p<0.001$)되었으며, 중환자실 입원 기간과 전체 병원 재원 기간이 유의하게 감소하였다.[38]

만성폐쇄폐질환 환자를 대상으로 한 연구에서 조기 개입 그룹의 환자들은 중환자실 입원 후 평균 1.7일 내에 침대 밖으로 이동할 수 있었다. 또한 기계환기 기간이 유의하게 단축되었으며(3.4일 vs. 6.1일, $p=0.02$), 퇴원 시 독립적인 기능을 회복할 가능성이 더 높았다(59% vs. 35%, $p=0.02$).[39] 또한, 조기재활 프로그램을 적용한 만성폐쇄폐질환 환자는 기능적 재활 세션을 대조군보다 7배 더 많이 수행(7회 vs. 1회, $p<0.001$)하였으며, 높은 수준의 기능적 이동성을 유지할 가능성이 높았다(56% vs. 78%, $p=0.03$).[40] 중환자실에서 기계환기를 받는 만성폐쇄폐질환 환자에게 조기재활 운동을 적용하는 것이 실용적이며, 기계환기 기간과 중환자실 입원 기간을 단축시키는 데 효과적이다.[41]

만성폐쇄폐질환 환자의 경우, 조기재활 및 이동은 근육량 손실을 방지하고, 기계환기 기간을 단축하며, 퇴원 후 기능 회복을 촉진하는 중요한 전략으로 고려되어야 한다. 이를 위해 다학제적 접근을 통한 체계적인 조기 개입이 필요하며, 이는 장기적인 기능적 향상과 삶의 질 개선에 기여할 수 있다. 구체적인 조기재활 및 조기 가동훈련 프로토콜은 'Chapter 18. 포괄적 중환자 재활치료 프로토콜'에 기술되어 있다.

4 폐질환 환자의 재활 치료의 목표

중환자실에서의 폐질환 환자 재활은 호흡 기능 유지 및 회복을 중심으로, 기계환기 의존 기간을 단축하고 자발적 호흡 능력을 강화하는 데 초점을 맞춘다. 이를 위해 효과적인 기도분비물 관리와 호흡근 강화를 병행하며, 중환자실 획득 쇠약을 예방하고 신체 기능을 유지하는 것이 중요하다. 또한 조기재활과 이동을 촉진하여 부동으로 인한 합병증을 최소화하고, 운동 내성 향상과 호흡곤란 감소를 목표로 한다. 궁극적으로는 환자의 신체적·기능적 회복을 돕고, 퇴원 후에도 지속적인 재활을 통해 독립적인 일상생활이 가능하도록 지원하는 것이 핵심이다.

II 폐이식 환자의 재활

폐이식은 만성폐쇄폐질환, 특발성 폐섬유증, 낭성 섬유증, 폐동맥 고혈압 등 다양한 말기 폐질환 환자를 위한 최종 치료 방법으로, 기증자 관리, 장기 보존 기술, 수혜자 선택 기준, 면역억제제 개발의 발전과 함께 그 성과가 지속적으로 개선되어 왔다. 2021년 International Thoracic Organ Transplant Registry 보고서에 따르면, 폐이식 수혜자의 1년 생존자를 기준으로 5년 생존율은 60세 이상에서 62%, 40~59세에서는 75%로 보고되었다.[42]

폐이식을 필요로 하는 중증 폐질환 환자에서 재활 치료는 예후를 결정하는 중요한 요소로 작용한다. 폐이식 관련 재활은 크게 네 가지 과정으로 나눌 수 있다.

① **폐이식 전 사전재활**(prehabilitation): 이식 전 신체 기능을 최적화하는 단계로, 대부분 외래 기반으로 진행됨

② **사전재활 중 체외막산소공급**(ECMO) **치료를 받으며 폐이식을 대기하는 환자의 재활**: 폐이식을 위한 다리(bridge to lung transplantation)로 체외막산소공급 장치를 적용한 중환자실 치료 과정 포함

③ **폐이식 후 급성기 재활**: 수술 직후 중환자실에서의 조기재활 과정
④ **폐이식 후 장기적인 호흡 재활**: 퇴원 후 재활전문병원으로 전원되거나 가정에서 진행되는 장기 재활

특히, 체외막산소공급 장치를 적용한 폐이식 대기 환자의 재활 및 수술 후 중환자실에서의 급성기 재활이 환자의 생존율과 기능적 회복에 큰 영향을 미치는 만큼, 본 장에서는 이에 대한 내용을 중점적으로 다루고자 한다.

1 폐이식 전 사전재활

말기 폐질환 환자는 근육 약화, 신체 기능 저하, 활동 부진을 경험하며, 특히 폐이식 후보자(candidate)는 근육량 감소 및 대퇴사두근(quadriceps) 근력 저하가 흔하게 나타난다[43,44] 이러한 감소는 폐이식 후에도 지속될 가능성이 높으며, 삶의 질 저하와 연관된다[45] 폐이식 전 사전재활은 수술 전 기능을 최적화하여 이식 후 회복을 촉진하고, 입원 기간을 단축하며, 생존율을 높이는 치료 전략으로 점점 중요성이 강조되고 있다.[46,47]

폐이식을 준비하는 환자는 철저한 초기 평가를 통해 신체적, 심리적 상태를 최적화해야 한다. 혈역학적 안정성, 산소 요구량, 골 건강, 체질량지수(body mass index, BMI), 동반질환, 호흡 역학, 기능적 운동 능력 등을 평가하며, 이를 위해 삶의 질 평가, 호흡곤란 설문, 근력 검사, 30초 의자에서 일어나기 검사(30-second sit to stand test), 6분보행검사 등이 권고된다.[48]

정식 가이드라인은 없지만, 폐이식 전 재활 프로그램은 개별화되고 점진적인 운동 훈련과 영양 및 심리적 지원을 포함해야 한다.[48] 운동 재활은 환자의 상태를 고려하여 저강도로 시작해 점진적으로 강도를 높이는 것이 권고되며, 특히 폐이식 후보자는 중증 폐질환으로 인해 운동 수행이 어렵기 때문에 개별화된 맞춤형 접근이 필요하다. 일반적인 호흡재활 가이드라인을 고려하여 유산소운동, 상하지 주요근육의 근력운동, 유연성운동을 권고하지만, 이 대상자들의 중증 폐질환을 고려하여 운동강도를 조정해야 하며 폐이식 대기하는 동안 상태의 악화나 기능 저하가 있다면 신체기능을 재평가하면서 운동처방도 같이 조정되어야 할 필요가 있다.[49] 하지만 폐이식 대기자에서도 고강도 인터벌 트레이닝(high-intensity interval training, HIIT)의 효과가 보고되기도 했으며, 가정 기반 호흡재활(home-based pulmonary rehabilitation)도 긍정적인 영향을 미칠 수 있는 것으로 보고되기도 하고 최근에는 원격재활(tele-rehabilitation)형태로 재활이 이루어지기도 한다.[49-51] 운동 중 적절한 산소 공급을 유지하는 것이 필수적이며, 산소 치료가 필요한 환자는 보행 시 산소 포화도를 지속적으로 모니터링해야 한다. 또한 그룹 재활치료 중 감염에 노출되지 않도록 주의가 필요하다. 영양 관리 또한 필수적인 요소로, 체중 감소가 필요한 환자(BMI>30)와 체중 증가가 필요한 환자(BMI<18.5)에서 맞춤형 영양 관리가 필요하다.[52] 고단백, 항산화 영양소를 포함한 식단은 면역 기능 유지 및 회복력 강화에 기여할 수 있으며, 특히 이식 수술 후 감염 예방을 위해 충분한 영양 공급이 강조된다.

또한, 환자 및 보호자를 대상으로 한 교육(호흡 재활, 영양 관리, 심리적 지원)과 지속적인 모니터링이 필수적이다.[48] 이식을 대기하는 동안 폐 질환의 진행 속도에 따라 재활 전략을 조정해야 하며, 다학제적 접근을 통해 외부 의료진과 긴밀한 협력을 유지하는 것이 중요하다. 연구에 따르면, 폐이식 전 근력 및 기능적 운동내성이 폐이식 후 이환율과 사망률의 중요한 예측인자로 작용할 수 있으며, 조기재활시행이 긍정적인 영향을 미칠 수 있다고 보고된 바 있다.[53-55]

1) 폐이식 다리역할의 체외막산소공급치료

체외막산소공급치료는 폐이식을 대기하는 동안 일시적으로 심폐기능을 보조하는 치료방법으로 폐이식을 준비하는 과정의 다리역할(extracorporeal membrane oxygenation as a bridge to lung transplantation, BTT)을 할 수 있으며 조기재활과 병행하면 이식 후 예후를

개선할 수 있다. 체외막산소공급치료를 적용한 상태로 시행하는 재활치료의 안전성에 대해서는 이미 여러 문헌에서 보고된 바 있다.[56-59] 체외막산소공급치료군에서 재활을 수행하는 것에는 다양한 장벽이 있는 것으로 알려져 있지만, 폐이식을 준비하는 과정의 다리역할로 체외막산소공급치료를 시행하는 환자들의 경우에는 폐이식 59%가 성공적으로 폐이식을 받을 수 있었고 보행이 성공적인 폐이식의 독립적인 예측인자로 작용한다고 보고되었다.[60] 최근 연구에 따르면, 체외막산소공급치료치료를 받는 성인 심폐 부전 환자에서 조기 가동(early mobilization), 침대 밖 활동(out-of-bed activity)의 강도는 폐이식 대기 환자 여부, 정맥-정맥 체외막산소공급치료적용 여부, 그리고 치료 연도에 따라 차이를 보였다. 2009~2020년 사이 체외막산소공급치료를 받은 511명의 환자 중 177명(35%)이 적극적인 물리치료를 받았으며, 138명(78%)이 침상 외 활동을 수행했고, 108명(61%)은 실제 보행을 했으며, 그중 34명은 대퇴부 캐뉼라 삽입 상태에서도 보행이 가능했다. 침상 밖 활동(out-of-bed activity)을 증가시키는 주요 요인으로는 폐이식을 위한 다리 역할 치료, 정맥-정맥 체외막산소공급치료 적용, 최근 치료연도 등이 확인되었으며, 반대로 침습적 기계환기와 대퇴부 캐뉼라 삽입은 조기 가동의 강도를 감소시키는 요인으로 작용했다. 따라서 체외막산소공급치료를 받는 폐이식 대기 환자에서도 적극적인 재활 및 조기 가동을 고려해야 하며, 특정 환자군에서는 침상 밖 활동이 충분히 가능할 수 있다.[61]

폐이식을 기다리는 환자의 재활가능성과 기능의 유지는 수술을 위한 전제조건이며 재활가능성이 낮고 보행을 못하는 환자는 이식의 금기로 알려져 있다.[62] 폐이식 다리역할로 체외막산소공급장치를 적용한 환자에서 보행을 포함한 재활을 시행한 연구에서, 총 병원비가 22% 감소하고, 폐이식 후 중환자실 비용이 73% 감소하는 것으로 보고되었다. 또한, 체외막산소공급장치 적용 중 보행 재활을 시행한 환자는 수술 후 기계환기 기간이 단축되고 조기 퇴원이 가능하였다.[63] 따라서, 체외막산소공급치료를 받는 폐이식 대기 환자에서 적극적인 재활 및 보행 프로그램이 임상적·경제적 측면에서 유익할 가능성이 높다.

수술 전 소아에서 보행 체외막산소공급(ambulatory ECMO)치료를 적용하였던 연구를 예로 들면, 재활치료의 구체적인 내용은 하루 두 차례 물리치료팀과 함께 운동을 수행하며, 초기에는 침상 내에서의 근력강화 및 컨디셔닝 운동(예: 발목 펌프 운동, 무릎 굽히기, 상지 스트레칭, 관절 가동 운동)을 시행하였고 환자의 내성이 향상되면 침상 가장자리에 앉아 상지 및 하지 근력을 강화하는 운동(예: 다리 들어올리기, 발목 회전, 팔 들어올리기)을 진행하였다. 이후 환자의 근력이 충분히 증가하면 서있는 자세에서의 운동을 수행하고, 최종적으로 ECMO 상태에서도 보행운동을 진행하였다.

최근 발표된 체외막산소공급장치를 적용한 성인환자의 조기재활에 대한 Extracorporeal Life Support Organization (ELSO) 2024 Guideline[64]에 따르면 재활치료 시 단계별 재활 또는 가동(mobilization) 프로토콜을 제시하였으며 각 단계별로 권장되는 활동(activity)과 장비, 그리고 활동의 허용범위를 결정하기 위한 가이드가 제시되어 있다. 이 프로토콜은 표 28-1에 제시되어 있다.

체외막산소공급장치를 적용한 상태에서 재활치료를 시행할 때 다른 중환자실 재활치료와 다른 점은 치료팀에 체외막산소공급장치 전문가가 포함되어야 한다는 점이다. 체외막산소공급장치를 적용한 환자의 재활치료를 할 때 환자평가는 매 치료 시작 전에 시행되어야 하는데 이때 일반적인 중환자실 재활치료와의 차이점은 체외막산소공급장치 회로확인[삽입관 전략(cannula stategy), 삽입관 위치, 혈류속도, 공급 산소 분획(fractional delivered oxygen, FdO_2), 스윕 가스 유량(sweep gas flow rate), 회로 기능을 포함하는 회로 세팅]을 권장한다는 점이다. 또한 삽입관의 끝이 앞이나 뒤로 이동하지 않았는지, 꼬이지 않았는지, 천공이 발생하지 않았는지 영상을 통해 검토한 후 재활 또는 이동에 참여하도록 권장한다. 따라서 다른 중환자실 치료보다 체외막산소공급장치 전문가를 포함하여 재활팀의 인원이 더 많이 필요하다. ELSO 2024 guidelines[64] 에서 권고하는

표 28-1. ECMO환자를 위한 단계별 조기 재활 프로토콜 – ELSO 2024 guideline[64]

단계	환자 상태	활동	사용 장비	진행(progress)	재평가 또는 퇴행(reassess/regress)
0단계 수동 이동 (Passive Mobility)	• 환자가 완전히 깨어 있지 않음. • 명령에 일관되게 반응하지 못함. • 상지/하지 근육 약화로 인해 움직임 보조 필요.	• 침상 내 능동적/수동적 관절 운동(Bed level AROM/PROM) • 침상 내 구르기(Rolling) • 사지 위치 조정(Limb positioning) • 사지 부종 조절(Extreme edema control) • 장시간 앉아 있기(Long sitting) • 의존적 자세 변경(상부 리프트 또는 측면 슬라이드 이용하여 앉은 자세로 이동)(Dependent transfer to seated surface) • 기립경사에서 수동적 기립 유지(Passive standing on tilt bed/table)	• 이동용 의자(Cardia Chair) • 기도 청결 장치(Airway clearing device) • 자세 유지 슬링(Positioning slings) • 기계식 이동 장비(Mechanical lifts) • 기립대/틸트 테이블(Standing bed/Tilt table)	다음 조건 충족 시 1단계 진행: • 0단계 활동을 잘 견딤(침상 내 이동 및 수동으로 앉기) • 초기 근육 활성화 시도 • 기본적인 안전 명령을 따름	24시간 이내 재평가: • 1단계 활동을 견디지 못하면 0단계 유지 • 자극에 반응하지 않으면 0단계 유지
1단계 능동적 앉기 (Active Sitting)	• 소리나 촉각 자극에 반응하여 깨어남. • 기본적인 운동 및 안전 명령을 간헐적으로 따름.	• 침상 가장자리 앉기/다리 내리기(Sitting edge of bed/Dangling) • 앙와위(supine) 또는 앉은 자세(sitting)에서 상지/하지 운동(UE/LE exercise) • 앉은 자세에서 균형 활동(Sitting balance activities) • 호흡기계 운동(Mechanics of breathing) • 자세 재교육(Postural re-education) • 의존적 자세 변경(상부 리프트 또는 측면 슬라이드 이용하여 앉은 자세로 이동)	• 이동용 의자 • Thera-band/free wights • 유발 폐활량계(Incentive spirometer) • 기도 청결 장치 • 고정식 자전거(stationary bike) • 레그 프레스 테이블(Leg press table) • 자세 유지 슬링 • 기계식 이동 장비	다음 조건 충족 시 2단계 진행: • 1단계 활동을 잘 견딤 • 독립적으로 10초 이상 앉아 있을 수 있음	24시간 이내 재평가: • 2단계 활동을 견디지 못하면 1단계 유지 • 1단계 활동을 견디지 못하면 0단계로 후퇴
2단계 능동적 정적 기립 (Active Static Standing)	• 소리나 촉각 자극에 반응하여 깨어남. • 기본적인 운동 및 안전 명령을 따름.	• 기능적 앉기/서기 이동 훈련(functional sit to stand transfer) • 정적 균형 유지 활동(Standing (static) balance activities) • 스쿼트/서기-회전 후 침대 의자로 이동(Squat/Stand-Pivot Transfer to Bedside Chair) • 호흡기계 운동 • 자세 재교육	• 기립대/틸트 테이블 • 침상 옆 의자(bedside chair) • Thera-band/free wights • 유발 폐활량계 • 기도 청결 장치 • 기립 보조 장치(Standing assist devices)	다음 조건 충족 시 3단계 진행: • 2단계 활동을 잘 견딤 • 보조 없이 또는 소량의 보조로 10초 이상 기립 유지 가능	24시간 이내 재평가: • 3단계 활동을 견디지 못하면 2단계 유지 • 2단계 활동을 견디지 못하면 1단계로 후퇴
3단계 능동적 동적 기립 (Active Dynamic Standing)	• 깨어 있고 명료한 상태 • 모든 운동 및 안전 명령을 일관되게 따름	• 이동 훈련(Transfer training) • 보행 전 준비 활동(Pre-gait activities) • 동적 균형 활동(Standing (dynamic) balance activities) – 체중 이동/제자리 걷기(Weight shift/marching) • 침상 끝 또는 기립대/틸트 테이블에서 상지/하지 운동(Standing UE/LE exercise at EOB or using tilt table/standing bed) • 침대에서 의자로 이동(Transfer from bed to chair) • 호흡기계 운동 • 자세 재교육 • 보조 장치 사용(Standing assist devices)	• 기립대/틸트 테이블 • 침상 옆 의자 • Thera-band/free wights • 유발 폐활량계 • 기도 청결 장치 • 기립 보조 장치	다음 조건 충족 시 4단계 진행: • 3단계 활동을 잘 견딤 • 보조 없이 30초 이상 활동 가능	24시간 이내 재평가: • 4단계 활동을 견디지 못하면 3단계 유지 • 3단계 활동을 견디지 못하면 2단계로 후퇴
4단계 능동적 보행 (Active Ambulation)	• 위와 동일	• 보행 훈련(Gait training) • 동적 균형 훈련 • 상지/하지 운동 • 틸트 테이블/기립대에서 보행 훈련으로 확장(Standing on tilt table/standing bed with progression to gait training)	• 기립대/틸트 테이블 • 침상 옆 의자 • Thera-band/free wights • 기립 보조 장치	다음 조건 충족 시 시간/거리 증가 및 보조 감소: • 4단계 활동을 잘 견딤	24시간 이내 재평가: • 4단계 활동을 견디지 못하면 3단계로 후퇴

활동 내성 평가(Activity Tolerance Assessment)

객관적 기준(objective)	주관적 기준(subjective)
– 활력징후 및 혈역학적 지표는 이동 전, 중간, 후에 평가해야 함. 다음을 포함하나 이에 국한되지 않음: 심박수/리듬(HR/rhythm), 혈압(BP), 산소포화도(SpO_2), 호흡수(RR), 중심정맥 산소포화도($ScvO_2$/SvO_2), 회로 내 유량(Flow through circuit), 중심정맥압(CVP), 폐동맥압(PA pressures) • 기준선 대비 혈역학적 변화가 발생하면 의료팀과 상의 후 필요 시 활동 중단하여 환자 안전 확보 – 다음 상황 발생 시 재활 중단: • ECMO 회로 알람 발생 • 카테터 고정 장치/봉합 부위 손상 • 삽입 부위 손상 • 출혈 또는 혈종 발생 • 카테터 꼬임 또는 위치 이동 증거	– 환자가 다음 증상 보고 시 재활 중단: • 어지러움 또는 실신 전 증상(Dizziness/Pre-Syncope) • 구역질(Nausea) • 활동 중 흉통(Active chest pain) • 호흡곤란(Dyspnea) > 7/10 • 삽입 부위 통증 > 7/10 • 의식 수준 변화(Change to level of alertness)

체외막산소공급장치 전문가의 역할은 아래와 같다.

ELSO 2024 guidelines[64]에서 권고하는 체외막산소공급장치 전문가의 역할
1. 체외막산소공급장치 회로 검사
2. 삽입관 삽입 깊이 문서화
3. 삽입관 고정 확인
4. 회로 설정 및 압력 문서화
5. 중환자실 밖으로 이동할 경우, 충분한 양의 휴대용 산소 확보
6. 중환자실 밖으로 이동할 경우, 장치의 배터리 용량 확인
7. 4개의 클램프를 즉시 사용할 수 있도록 준비

또한 체외막산소공급장치 재활치료를 위한 체크리스트를 다음과 같이 권고하고 있다(표 28-2).

2 폐이식 후 급성기 재활

폐이식 후 중환자실에서 치료받는 환자는 초기 1년 내 감염 및 급성 거부반응(acute rejection) 위험이 가장 높으며, 면역억제 치료 및 감염 예방 전략이 필수적이다. 또한, 폐이식 후 호흡기 합병증과 폐기능 저하가 빈번하게 발생할 수 있어, 적극적인 호흡 재활이 요구된다.

1) 폐이식 후 중환자실에서 발생할 수 있는 주요 합병증

호흡부전, 쇼크, 감염, 염증, 부정맥, 수술 후 심낭염(pericarditis) 등이 있으며, 이 중 호흡부전은 급성호흡곤란증후군(acute respiratory distress syndrome, ARDS)의 특정 형태인 원발성 이식부전(primary graft dysfunction)으로 나타날 수 있다. 호흡부전의 원인으로는 급성 거부반응, 폐부종(cardiopulmonary edema), 인공호흡기 관련 폐렴(ventilator-associated pneumonia) 등이 포함될 수 있으며, 쇼크는 출혈성, 심인성, 폐쇄성 원인 등으로 다양하게 나타날 수 있다.[65]

연구에 따르면, 만성폐쇄폐질환 환자에서 단일 폐 이식 시에는 잔존 폐에서의 호흡기 감염 및 폐기능 저하 위험이 증가할 가능성이 높다.[42] 이는 단일 폐 이식 후, 건강한 공여 폐와 기존의 병든 폐가 동시에 기능하게 되면서 폐기능의 불균형이 발생할 수 있기 때문이다. 따라서, 이러한 환자에서는 기도 청결 유지와 호흡 재활을 더욱 강화해야 하며, 폐기능 보존을 위한 맞춤형 재활 전략이 필요하다. 반면, 양측 폐 이식이 단일 폐 이식보다 장기 생존율이 높으며, 5년 내 만성 폐 동종이식편 기능장애 거부반응(chronic lung allograft dysfunction) 발생 위험이 더 낮은 것으로 보고되었다.[66] 이는 양측 폐 이식을 시행할 경우 병든 폐가 완전히 제거되기 때문에, 이식 후 호흡기 감염 및 폐기능 저하의 위험이 상대적으로 줄어들기 때문이다.

2) 폐이식 후 생리적 변화

수술 유형(단일 폐 이식 vs. 양측 폐 이식)과 기존 폐질환의 병리적 특성에 따라 달라진다. 주요 변화로는 이식된 폐의 신경제거에 따른 기침 반사 저하, 횡격막 신경 손상으로 인한 횡격막 마비 및 림프 배액 장애, 부호흡근 약화로 인한 호흡 및 기도분비물 배출 저하 등이 있다. 또한, 수술 중 미주신경 손상은 위식도 운동성을 감소시켜 흡인 및 감염 위험을 증가시킬 수 있다.[67-69] 한 연구에 따르면, 폐이식 환자의 70% 이상에서 후두천공 또는 기관 흡인(대부분 무증상 흡인)이 관찰되었으며, 이에 따라 공격적인 폐 관리, 유발 폐활량계(incentive spirometer) 사용, 언어치료사의 평가 및 치료가 필수적이라고 보고하였다.[70] 위식도 역류 질환은 폐이식 후 거부반응 발생률을 3배 증가시키며, 폐렴 위험과도 관련이 있다. 위식도 역류 질환이 지속될 경우 Nissen 위저부주름형성술(fundoplication)과 같은 외과적 치료가 고려될 수 있으며, 모든 폐이식 환자는 양성자 펌프 억제제(proton pump inhibitor, PPI) 약물치료 및 생활습관 개선을 통한 관리가 필요하다.[70,71]

폐이식 후에는 근육의 산화능력이 감소되어 있다고 알려져 있다. 폐이식 3개월 후 최대산소소모량이 단일 폐 이식에서 예측치의 46%, 양측 폐 이식에서 50%를 보였는데 폐기능이 호전되고 일상생활로 복귀한 1~2년

표 28-2. ECMO 환자의 재활 또는 가동을 위한 체크리스트

범주(Category)	점검 항목(Checklist Items)
재활 또는 가동 전 차트 검토 (Pre-Rehabilitation or Mobilization Chart Review)	□ 과거 병력/현병력 □ 영상 검사 결과 □ 혈역학 상태 □ 약물 투여 내역 □ 항응고 상태 □ 추가적인 의학적/장기 보조 장치 필요 여부
환자 평가 (Patient Assessment)	□ 환자/보호자 구두 동의 □ 신체 진찰: - 심혈관 평가(맥박, 모세혈관 재충만, 정맥 또는 동맥 질환의 징후 등) - 호흡기 평가(청진, 호흡 역학 및 호흡 노력, 타진, 진동 촉진 등) - 신경인지 평가(인지, 운동, 감각 스크리닝, 반사, 협응, 고유감각 등) - 피부 평가(촉진, 색깔, 체온, 부종, 피부 상태/상처 평가 등) - 통증 평가
다학제 팀 브리핑 (Interprofessional Team Brief)	□ 물리치료사 / 재활 전문가 □ 의료진 □ ECMO 전문의 □ 간호사 □ 호흡치료사 □ 이동 계획 논의 □ 팀 리더 지정 및 역할 분담 □ 필요한 장비 확보(시청각 장치 포함 가능)
ECMO 회로 평가 및 준비 (ECMO Circuit Assessment and Preparedness)	□ 클램프 4개 준비 □ 삽입 부위 및 카테터 깊이 확인 □ 카테터 고정(고정/봉합) □ 침습적 라인 상태, 기관내 삽관/기관절개관 고정 여부 확인 □ ECMO 회로 점검 □ ECMO 콘솔 설정 확인: RPM, 유량, 산소화기 전/후 압력, 공급산소분획 (FdO_2), 스윕가스유량(SGF), SvO_2, 배터리 상태 □ 응급카트, 이동용 인공호흡기, 이동용 가방 확인 및 즉시 사용 가능 여부 확인
재활 또는 가동 시행 (Rehabilitation or Mobilization)	□ 이동 전 의료진에 알림 □ 카테터 삽입 시술자가 대기 중인지 확인 □ 팀원 역할/책임 확인 □ 필요한 이동 장비 확보 □ 참여 팀원과 함께 Time-out 수행 □ 시술 중 카테터 상태 지속 확인 □ 환자의 생리적 반응/내성 평가 □ ECMO 혈류, 스윕가스유량(SGF)를 활동에 맞게 조절 □ 이동 단계별로 점진적 진행 - 도달한 단계 기록 - 진행의 장애요인: - 장애요인 해결 계획:
재활 또는 가동 후 환자 상태 (Post-Rehabilitation or Mobilization Patient)	□ 삽입 부위 이상 없음, 카테터 고정 유지(고정/봉합) □ 환자 재평가(위의 신체 진찰 참고) □ 입원 중 추가 재활 또는 이동 계획 공유
회로 상태 (Circuit)	□ 펌프가 벽면 전원에 연결됨 □ 가스 라인이 벽면에 연결됨 □ 막 폐로(membrane lung) 산소 라인이 가스 블렌더/유량계에 연결됨 □ 혈류 속도, 스윕가스유량(SGF), 블렌더 공급산소분획(FdO_2)가 적절하게 설정됨 □ 워터라인(히터-쿨러 장치)이 다시 연결되고 원하는 온도로 설정됨 □ 산소 탱크 충전 상태 확인

후에도 최대운동능력은 호전을 보이지 않았다.[72] Miyoshi 연구에서는 최대산소소모량까지 점증적 자전거 에르고미터를 적용했을 때, 단일폐이식 환자의 분당 환기량(minute ventilation)은 최대 자발적 환기량(maximal voluntary ventilation)의 46.8%에, 양측폐이식 환자는 33.4%에 도달하였다. 이 결과를 바탕으로, 폐이식 수혜자에서 관찰되는 운동능력 저하는 환기 요인보다는 다른 원인에 기인할 가능성이 높다고 보고하였다.[73] 만성폐쇄폐질환 환자에서 근육기능장애가 있는 것처럼 폐이식 수혜자들도 근육량 감소, 제1 근섬유 감소, 대퇴사두근(quadriceps femoris) 내 산화 효소 농도의 소견을 보이는데 이는 이 환자군의 운동 불내성(exercise intolerance)이 이식수술 전에 이미 선행했던 것이라는 점을 시사한다.[74] 즉, 폐이식 수혜자는 근육이 이용 가능한 산소를 흡수하고 사용하는 능력이 저하되어 있다.[75] 또한 폐이식 후에 사용하는 면역억제제, 스테로이드 약물이 골격근의 최대산소 소모섭취량과 운동능력에 영향을 주게 된다.[74,76] 폐이식 후 재활치료를 시행한 무작위대조연구에서 폐이식 후 재활치료를 통해 골격근기능과 운동능력에 호전이 있는 것을 확인하였다.[77] 따라서 폐이식 환자의 재활치료 계획을 세울 때 전신 위약(generalized weakness), 신체기능저하(deconditioning), 운동능력저하에 영향을 주는 이식 전-, 이식 후- 요인을 파악하는 것이 중요하며 이식 후 가능한 빨리 중환자실에서 조기 가동을 수행하도록 시작하는 것이 이상적이다. 많은 연구들에서 이식 후 중환자실에서부터 조기 가동을 포함하는 급성기 재활치료를 시작하고 환자의 상태가 허락하는 선에서 개별화된 운동프로그램(유산소, 근력, 유연성운동)을 할 것을 권하고 있다.[49,78,79]

3) 중환자실 재활치료

수술 후 조기에 시행되는 재활치료의 목표는 이동성, 기능적 능력, 근력과 지구력을 증가시키고 병원에서 퇴원할 수 있도록 돕는 것이다. 재활은 수술 후 가능한 빨리 시작하도록 권고되며, 가능한 앉은 자세를 취하는 것과 조기 가동을 우선적으로 해야 한다. 다만, 중환자실에서 재활치료를 할 때 이식 전의 기능, 심폐능력, 근력, 관절가동범위, 균형능력, 인지기능, 통증조절과 내과적 안정을 충분히 고려하면서 시행해야한다. 다음은 폐이식 후 조기 중환자실 재활치료에 대한 문헌적 근거를 참고하여 제시하는 재활치료 권고사항이다(표 28-3).[46,49]

3 폐이식 후 재활 치료의 목표

폐이식 후 재활치료는 환자의 증상 완화(호흡곤란, 불안 감소)와 삶의 질 향상을 목표로 하며, 이식팀과 재활팀 간의 협력이 필수적이다. 이상적으로는 이식 전부터 호흡재활을 시작하여 전반적인 신체 상태와 운동 내성을 극대화하고, 동반질환을 줄이는 것이 권장된다.

이식 후 재활은 입원, 외래, 가정 기반 치료를 포함하며, 체계적인 운동 프로그램을 통해 신체적·정신적 건강을 최적화하고, 운동 내성과 지구력을 향상시켜 장기적인 치료 결과를 개선한다. 운동 능력 회복은 이식 후 3개월 내 가장 두드러지게 나타나며, 체계적인 운동 프로그램을 통해 1년 이상 지속적인 향상이 가능하지만, 최대 운동능력은 일반인의 50~60% 수준에 머무를 수 있다.[72,73]

또한, 폐이식 환자는 만성 폐질환으로 인한 장기간의 비활동, 신체 쇠약, 영양 불량에 더해 면역억제제 사용, 장기 입원, 중환자실 치료, 거부반응 발생 등의 요인으로 인해 회복 과정이 지연될 수 있다. 이에 따라 입원 재활은 환자의 기능적 개선을 목표로 체계적인 운동 프로그램을 제공하며, 지속적인 의료 모니터링과 병행하여 최적의 회복을 돕는 역할을 한다.

4 폐이식 후 장기 재활 및 고려사항

폐이식 후 재활에 영향을 줄 수 있는 합병증에 대한 체계적 문헌고찰에 따르면 이식편 기능부전, 삼킴곤란, 수술 후 통증, 인지기능장애, 만성 폐 이식편 기능 부전 – 세기관지 폐쇄 증후군(chronic lung allograft dys-

표 28-3. 폐이식 후 조기 중환자실 재활치료 권고사항

	재활치료 내용
재활치료 시작 시점	가능하다면 24시간 이내 조기 시행 등을 세우고 앉는 자세, 상지의 능동관절운동
초기 운동 및 이동	- 침상 내 이동(Bed mobility) → 다리 내리기(Dangling) → 의자로 이동(Transfer to chair) → 서기(Standing) → 제자리 걷기(Marching on spot) → 보행 훈련(Ambulation) (최대 100~200m, 인공호흡기 적용 여부 무관하게)
근력 및 기능 회복 운동	탄력 밴드 및 가벼운 중량 활용한 근력운동 (앉은 자세, 또는 누운 자세에서 시행)
호흡 재활	- 호흡 재훈련(Breathing retraining) - 분비물 제거(Secretion clearance) - 기침 유도 및 교육 (신경 차단된 기침 반사 관리)
입원 경과가 복잡한 환자를 위한 고려사항	진정상태거나 능동적으로 움직이지 못하는 경우 - 수동관절운동/보조하 능동관절운동
	서기, 걷기 시도 전 몸통조절 및 앉은 자세의 균형훈련
	이동보조를 위한 장비 구비 - 서기 프레임(Standing frames), 기계식 리프트(Mechanical lifts), 보행 슬링(Walking slings) - 이동식 러닝머신(Portable treadmills), 침상 내 자전거(Bedside cycle ergometer) - 보행을 위한 이동식 인공호흡기(Portable ventilators for ambulation) - 호기말양압(Positive end expiratory pressure, PEEP) 밸브를 이용한 도수소생기(manual resuscitation bag)
특수 고려 사항	수술 후 6주까지 상지 가동범위 제한의 필요성(수술 방법에 따라 다름)

function–bronchiolitis obliterans syndrome), 횡격막손상, 지연된 체외막산소공급장치 이탈, 기도분비물 제거, 치료에 반응하지 않는 저산소증(refractory hypoxemia), 종격동염(mediastinitis) 순으로 재활치료의 결과에 영향을 주는 요인들을 보고하였다.[80] 가장 큰 영향을 주는 요인은 이식편 기능부전인데 급성 및 만성 이식거부반응이 발생할 수 있고 이로 인해 운동기능의 회복을 저해할 수 있다. 또한 삼킴곤란의 경우 폐이식 후 45%에서 삼킴곤란이 발생하며 후두기능장애가 있어 흡인성 폐렴의 위험을 증가시키게 된다. 폐이식 후 재활치료를 계획할 때 이 환자군에서 다빈도로 발생하며 재활에 영향을 줄 수 있는 이러한 요인들을 신속하게 감지하고 환자에게 개인 맞춤형 재활치료를 시행하는 것이 중요하다.

▶ 참고문헌

1. Mara G, Nini G, Cotoraci C. Impact of Pulmonary Comorbidities on COVID-19: Acute and Long-Term Evaluations. Journal of Clinical Medicine. 2025;14(5):1446.
2. Global Initiative for Chronic Obstructive Lung Disease (GOLD). Global strategy for the diagnosis, management, and prevention of chronic obstructive pulmonary disease. 2025. 2025 Report. Accessed March 2, 2025. https://goldcopd.org
3. Crisafulli E, Barbeta E, Ielpo A, Torres A. Management of severe acute exacerbations of COPD: an updated narrative review. Multi-

discip Respir Med. 2018;13(1):36. doi:10.1186/s40248-018-0149-0
4. Naser AY, Dairi MS, Alwafi H, et al. The rate of ward to intensive care transfer and its predictors among hospitalized COPD patients, a retrospective study in a local tertiary center in Saudi Arabia. BMC Pulm Med. 2023;23(1):464. doi:10.1186/s12890-023-02775-z
5. Alaithan AM, Memon JI, Rehmani RS, Qureshi AA, Salam A. Chronic obstructive pulmonary disease: hospital and intensive care unit outcomes in the Kingdom of Saudi Arabia. International journal of chronic obstructive pulmonary disease. 2012:819-823.
6. Martí J, McWilliams D, Gimeno-Santos E. Physical Therapy and Rehabilitation in Chronic Obstructive Pulmonary Disease Patients Admitted to the Intensive Care Unit. Semin Respir Crit Care Med. 2020;41(06):886-898. doi:10.1055/s-0040-1709139
7. Tsubouchi K, Hamada N, Tokunaga S, et al. Survival and acute exacerbation for patients with idiopathic pulmonary fibrosis (IPF) or non-IPF idiopathic interstitial pneumonias: 5-year follow-up analysis of a prospective multi-institutional patient registry. BMJ Open Respiratory Research. 2023;10(1):e001864.
8. Kim HJ, Snyder LD, Adegunsoye A, et al. Hospitalizations in patients with idiopathic pulmonary fibrosis. Respiratory research. 2021;22:1-9.
9. Dhanani Z, Gupta R. The Management of Interstitial Lung Disease in the ICU: A Comprehensive Review. Journal of Clinical Medicine. 2024;13(22):6657.
10. Maltais F, Decramer M, Casaburi R, et al. An official American Thoracic Society/European Respiratory Society statement: update on limb muscle dysfunction in chronic obstructive pulmonary disease. American journal of respiratory and critical care medicine. 2014;189(9):e15-e62.
11. Nakazawa A, Cox NS, Holland AE. Current best practice in rehabilitation in interstitial lung disease. Therapeutic advances in respiratory disease. 2017;11(2):115-128.
12. Denehy L. The use of manual hyperinflation in airway clearance. European Respiratory Journal. 1999;14(4):958-965.
13. Paulus F, Binnekade JM, Vroom MB, Schultz MJ. Benefits and risks of manual hyperinflation in intubated and mechanically ventilated intensive care unit patients: a systematic review. Critical Care. 2012;16:1-11.
14. Borges LF, Saraiva MS, Saraiva MAS, Macagnan FE, Kessler A. Expiratory rib cage compression in mechanically ventilated adults: systematic review with meta-analysis. Revista Brasileira de terapia intensiva. 2017;29:96-104.
15. Guimarães FS, Lopes AJ, Constantino SS, Lima JC, Canuto P, de Menezes SLS. Expiratory rib cage compression in mechanically ventilated subjects: a randomized crossover trial. Respiratory care. 2014;59(5):678-685.
16. Martí JD, Bassi GL, Rigol M, et al. Effects of manual rib cage compressions on expiratory flow and mucus clearance during mechanical ventilation. Critical care medicine. 2013;41(3):850-856.
17. Homnick DN. Mechanical insufflation-exsufflation for airway mucus clearance. Respiratory care. 2007;52(10):1296-1307.
18. Gonçalves MR, Honrado T, Winck JC, Paiva JA. Effects of mechanical insufflation-exsufflation in preventing respiratory failure after extubation: a randomized controlled trial. Critical care. 2012;16:1-8.
19. de Camillis MLF, Savi A, Rosa RG, et al. Effects of mechanical insufflation-exsufflation on airway mucus clearance among mechanically ventilated ICU subjects. Respiratory care. 2018;63(12):1471-1477.
20. Sancho J, Servera E, Marín J, Vergara P, Belda FJ, Bach JR. Effect of lung mechanics on mechanically assisted flows and volumes. American journal of physical medicine & rehabilitation. 2004;83(9):698-703.
21. Huang WC, Wu PC, Chen CJ, et al. High-frequency chest wall oscillation in prolonged mechanical ventilation patients: a randomized controlled trial. The clinical respiratory journal. 2016;10(3):272-281.
22. Galetke W, Randerath W, Pfeiffer M, Feldmeyer F, Rühle K. Spiroergometry in patients with severe chronic obstructive pulmonary disease confined to bed. Pneumologie (Stuttgart, Germany). 2002;56(2):98-102.
23. Takaoka A, Utgikar R, Rochwerg B, Cook DJ, Kho ME. The efficacy and safety of in-intensive care unit leg-cycle ergometry in critically ill adults. A systematic review and meta-analysis. Annals of the American Thoracic Society. 2020;17(10):1289-1307.
24. Hill K, Cavalheri V, Mathur S, et al. Neuromuscular electrostimulation for adults with chronic obstructive pulmonary disease. Cochrane Database of Systematic Reviews. 2018;(5)
25. Zanotti E, Felicetti G, Maini M, Fracchia C. Peripheral muscle strength training in bed-bound patients with COPD receiving mechanical ventilation: effect of electrical stimulation. Chest. 2003;124(1):292-296.
26. Akar O, Günay E, Sarinc Ulasli S, et al. Efficacy of neuromuscular electrical stimulation in patients with COPD followed in intensive care unit. The clinical respiratory journal. 2017;11(6):743-750.
27. Similowski T, Yan S, Gauthier AP, Macklem PT, Bellemare F. Contractile properties of the human diaphragm during chronic hyperinflation. New England Journal of Medicine. 1991;325(13):917-923.
28. Beaumont M, Mialon P, Le Ber C, et al. Effects of inspiratory muscle training on dyspnoea in severe COPD patients during pulmonary rehabilitation: controlled randomised trial. European Respiratory Journal. 2018;51(1)
29. Beaumont M, Forget P, Couturaud F, Reychler G. Effects of inspiratory muscle training in COPD patients: A systematic review and meta-analysis. The clinical respiratory journal. 2018;12(7):2178-2188.
30. Lötters F, Van Tol B, Kwakkel G, Gosselink R. Effects of controlled inspiratory muscle training in patients with COPD: a meta-analy-

sis. European Respiratory Journal. 2002;20(3):570–577.
31. Schepens T, Verbrugghe W, Dams K, Corthouts B, Parizel PM, Jorens PG. The course of diaphragm atrophy in ventilated patients assessed with ultrasound: a longitudinal cohort study. Critical care. 2015;19:1–8.
32. Dres M, Dubé B–P, Mayaux J, et al. Coexistence and impact of limb muscle and diaphragm weakness at time of liberation from mechanical ventilation in medical intensive care unit patients. American journal of respiratory and critical care medicine. 2017;195(1):57–66.
33. Elkins M, Dentice R. Inspiratory muscle training facilitates weaning from mechanical ventilation among patients in the intensive care unit: a systematic review. Journal of physiotherapy. 2015;61(3):125–134.
34. Elbouhy MS, AbdelHalim HA, Hashem AM. Effect of respiratory muscles training in weaning of mechanically ventilated COPD patients. Egyptian Journal of Chest Diseases and Tuberculosis. 2014;63(3):679–687.
35. Bissett BM, Leditschke IA, Neeman T, Boots R, Paratz J. Inspiratory muscle training to enhance recovery from mechanical ventilation: a randomised trial. Thorax. 2016;71(9):812–819.
36. Van Hollebeke M, Poddighe D, Clerckx B, et al. High–intensity inspiratory muscle training improves scalene and sternocleidomastoid muscle oxygenation parameters in patients with weaning difficulties: a randomized controlled trial. Frontiers in physiology. 2022;13:786575.
37. Parker AM, Sricharoenchai T, Needham DM. Early rehabilitation in the intensive care unit: preventing impairment of physical and mental health. Current physical medicine and rehabilitation reports. 2013;1:307–314.
38. Morris PE, Goad A, Thompson C, et al. Early intensive care unit mobility therapy in the treatment of acute respiratory failure. Critical care medicine. 2008;36(8):2238–2243.
39. Schweickert WD, Pohlman MC, Pohlman AS, et al. Early physical and occupational therapy in mechanically ventilated, critically ill patients: a randomised controlled trial. The Lancet. 2009;373(9678):1874–1882.
40. Needham DM, Korupolu R, Zanni JM, et al. Early physical medicine and rehabilitation for patients with acute respiratory failure: a quality improvement project. Archives of physical medicine and rehabilitation. 2010;91(4):536–542.
41. Khwaja SA, Habib MA, Gupta R, Singla D, Basista R. Implementing Early Rehabilitation Strategies for Chronic Obstructive Pulmonary Disease (COPD) Patients Undergoing Mechanical Ventilation in the Intensive Care Unit. Cureus. 2024;16(11):e72847. doi:10.7759/cureus.72847
42. Chambers DC, Perch M, Zuckermann A, et al. The International Thoracic Organ Transplant Registry of the International Society for Heart and Lung Transplantation: thirty–eighth adult lung transplantation report—2021; focus on recipient characteristics. The Journal of Heart and Lung Transplantation. 2021;40(10):1060–1072.
43. Rozenberg D, Wickerson L, Singer LG, Mathur S. Sarcopenia in lung transplantation: a systematic review. The Journal of Heart and Lung Transplantation. 2014;33(12):1203–1212.
44. Smeritschnig B, Jaksch P, Kocher A, et al. Quality of life after lung transplantation: a cross–sectional study. The Journal of heart and lung transplantation. 2005;24(4):474–480.
45. Myaskovsky L, Dew M, McNulty M, et al. Trajectories of Change in Quality of Life in 12–Month Survivors of Lung or Heart Transplant. American Journal of Transplantation. 2006;6(8):1939–1947.
46. Langer D. Rehabilitation in patients before and after lung transplantation. Respiration. 2015;89(5):353–362.
47. Florian J, Rubin A, Mattiello R, Fontoura FFd, Camargo JdJP, Teixeira PJZ. Impact of pulmonary rehabilitation on quality of life and functional capacity in patients on waiting lists for lung transplantation. Jornal Brasileiro de Pneumologia. 2013;39(3):349–356.
48. Rochester CL, Fairburn C, Crouch RH. Pulmonary rehabilitation for respiratory disorders other than chronic obstructive pulmonary disease. Clinics in chest medicine. 2014;35(2):369–389.
49. Wickerson L, Rozenberg D, Janaudis–Ferreira T, et al. Physical rehabilitation for lung transplant candidates and recipients: an evidence–informed clinical approach. World journal of transplantation. 2016;6(3):517.
50. Massierer D, Bourgeois N, Räkel A, et al. Changes in 6–minute walking distance in lung transplant candidates while participating in a home–based pre–habilitation program—A retrospective chart review. Clinical Transplantation. 2020;34(10):e14045.
51. Gloeckl R, Halle M, Kenn K. Interval versus continuous training in lung transplant candidates: a randomized trial. The Journal of heart and lung transplantation. 2012;31(9):934–941.
52. Annema C, De Smet S, Castle EM, et al. European Society of Organ Transplantation (ESOT) consensus statement on prehabilitation for solid organ transplantation candidates. Transplant International. 2023;36:11564.
53. Maury G, Langer D, Verleden G, et al. Skeletal muscle force and functional exercise tolerance before and after lung transplantation: a cohort study. American Journal of Transplantation. 2008;8(6):1275–1281.
54. Reinsma G, ten Hacken N, Grevink R, Van der Bij W, Koëter G, Van Weert E. Limiting factors of exercise performance 1 year after lung transplantation. The Journal of heart and lung transplantation. 2006;25(11):1310–1316.
55. Hoffman M, Chaves G, Ribeiro–Samora GA, Britto RR, Parreira VF. Effects of pulmonary rehabilitation in lung transplant candidates: a systematic review. BMJ open. 2017;7(2):e013445.
56. Hayes Jr D, Kukreja J, Tobias JD, Ballard HO, Hoopes CW. Ambulatory venovenous extracorporeal respiratory support as a bridge for cystic fibrosis patients to emergent lung transplantation. Journal of Cystic Fibrosis. 2012;11(1):40–45.

57. Turner DA, Cheifetz IM, Rehder KJ, et al. Active rehabilitation and physical therapy during extracorporeal membrane oxygenation while awaiting lung transplantation: a practical approach. Critical care medicine. 2011;39(12):2593–2598.
58. Garcia JP, Iacono A, Kon ZN, Griffith BP. Ambulatory extracorporeal membrane oxygenation: a new approach for bridge-to-lung transplantation. The Journal of thoracic and cardiovascular surgery. 2010;139(6):e137–e139.
59. Mangi AA, Mason DP, Yun JJ, Murthy SC, Pettersson GB. Bridge to lung transplantation using short-term ambulatory extracorporeal membrane oxygenation. The Journal of Thoracic and Cardiovascular Surgery. 2010;140(3):713–715.
60. Tipograf Y, Salna M, Minko E, et al. Outcomes of extracorporeal membrane oxygenation as a bridge to lung transplantation. The Annals of thoracic surgery. 2019;107(5):1456–1463.
61. Abrams D, Madahar P, Eckhardt CM, et al. Early mobilization during extracorporeal membrane oxygenation for cardiopulmonary failure in adults: factors associated with intensity of treatment. Annals of the American Thoracic Society. 2022;19(1):90–98.
62. Leard LE, Holm AM, Valapour M, et al. Consensus document for the selection of lung transplant candidates: an update from the International Society for Heart and Lung Transplantation. The Journal of Heart and Lung Transplantation. 2021;40(11):1349–1379.
63. Bain JC, Turner DA, Rehder KJ, et al. Economic outcomes of extracorporeal membrane oxygenation with and without ambulation as a bridge to lung transplantation. Daedalus Enterprises Inc.; 2016. p. 1–7.
64. Ramsey S, Shehatta AL, Ramanathan K, et al. Extracorporeal Life Support Organization 2024 Guideline for Early Rehabilitation or Mobilization of Adult Patients on Extracorporeal Membrane Oxygenation. ASAIO J. 2025;doi:10.1097/mat.0000000000002375
65. Di Nardo M, Tikkanen J, Husain S, et al. Postoperative management of lung transplant recipients in the intensive care unit. Anesthesiology. 2022;136(3):482–499.
66. Perch M, Hayes D, Cherikh WS, et al. The International Thoracic Organ Transplant Registry of the International Society for Heart and Lung Transplantation: Thirty-ninth adult lung transplantation report—2022; focus on lung transplant recipients with chronic obstructive pulmonary disease. The Journal of Heart and Lung Transplantation. 2022;41(10):1335–1347.
67. Singer LG, Trulock E, Hollingsworth H. Physiologic changes following lung transplantation. Up To Date. 2015;
68. Higenbottam T, Jackson M, Woolman P, Lowry R, Wallwork J. The cough response to ultrasonically nebulized distilled water in heart-lung transplantation patients. Am Rev Respir Dis. 1989;140(1):58–61.
69. D'Ovidio F, Mura M, Tsang M, et al. Bile acid aspiration and the development of bronchiolitis obliterans after lung transplantation. The Journal of thoracic and cardiovascular surgery. 2005;129(5):1144–1152.
70. Atkins BZ, Trachtenberg MS, Prince-Petersen R, et al. Assessing oropharyngeal dysphagia after lung transplantation: altered swallowing mechanisms and increased morbidity. The Journal of heart and lung transplantation. 2007;26(11):1144–1148.
71. Shah N, Force S, Mitchell P, et al. Gastroesophageal reflux disease is associated with an increased rate of acute rejection in lung transplant allografts. Elsevier; 2010:2702–2706.
72. Williams TJ, Patterson GA, McClean PA, Zamel N, Maurer JR. Maximal exercise testing in single and double lung transplant recipients. American Review of Respiratory Disease. 1992;145(1):101–105.
73. Miyoshi S, Trulock EP, Schaefers H-J, Hsieh C-M, Patterson G, Cooper JD. Cardiopulmonary exercise testing after single and double lung transplantation. Chest. 1990;97(5):1130–1136.
74. Mathur S, Reid WD, Levy RD. Exercise limitation in recipients of lung transplants. Physical therapy. 2004;84(12):1178–1187.
75. Tirdel GB, Girgis R, Fishman RS, Theodore J. Metabolic myopathy as a cause of the exercise limitation in lung transplant recipients. The Journal of heart and lung transplantation: the official publication of the International Society for Heart Transplantation. 1998;17(12):1231–1237.
76. Imbeaud VS, Pison C. Functional coupling of adenine nucleotide translocase. Am J Physiol Regul Integr Comp Physiol. 2005;289:R1144–R1154.
77. Ihle F, Neurohr C, Huppmann P, et al. Effect of inpatient rehabilitation on quality of life and exercise capacity in long-term lung transplant survivors: a prospective, randomized study. The Journal of heart and lung transplantation. 2011;30(8):912–919.
78. Song JH, Park J-E, Lee SC, et al. Feasibility of immediate in-intensive care unit pulmonary rehabilitation after lung transplantation: A single center experience. Acute and Critical Care. 2018;33(3):146.
79. Fuehner T, Kuehn C, Welte T, Gottlieb J. ICU Care Before and After Lung Transplantation. Chest. 2016;150(2):442–450. doi:10.1016/j.chest.2016.02.656
80. Polastri M, Pehlivan E, Reed RM, Eden A. Postoperative conditions of rehabilitative interest in lung transplantation: a systematic review. Journal of Yeungnam Medical Science. 2024;41(4):235–251.

CHAPTER 29

심장재활

Cardiac Rehabilitation

이병주 의사

I 서론

심장재활은 급·만성 심혈관 질환 환자가 안전하고 효율적으로 일상생활로 복귀하기 위한 다학제적 프로그램이다. 운동 평가 및 처방, 교육, 영양 관리, 생활습관 개선, 심리·사회적 접근을 포괄적으로 제공한다.[1] 주요 목표는 운동능력 회복, 재발 및 사망 위험 감소, 삶의 질 향상이며, 환자 개별의 병태생리 및 기능 수준에 맞춘 맞춤형 접근이 필수이다(표 29-1).[2,3]

중환자실에 입원한 심혈관 환자는 기계환기, 심혈관 보조장치(left ventricular assist device, LVAD; intra-aortic balloon pump, IABP; extracorporeal membrane oxygenation, ECMO 등), 지속적 동맥 내 혈압 혹은 중심정맥압 감시로 인해 신체 활동이 크게 제한된다. 침상안정 및 활동제한이 지속되면 근위축, 폐기능 저하, 불안 및 우울증 발생률이 높아져 회복이 지연되고 장기 입원 위험이 증가한다.[4,5] 따라서 중환자실 단계에서부터 안전성을 확보한 중환자재활이 필요하다.

1960년대 중반 미국에서 급성 심근경색 환자를 대상으로 병원 내 조기 기동(early mobilization) 프로그램이 도입되었고, 1970년대 후반 관상동맥우회술 환자를 대상으로 외래형 심장재활이 시행되었다.[2,6] 1994년 세계보건기구 보고서, 2021년 유럽심장학회 예방 지침, 2024

표 29-1. 심장재활로 기대할 수 있는 다양한 효과들

운동능력 향상: 최대 산소소모량(VO_2) 15~20% 증가, 무산소역치(AT) 11~15% 증가
심근산소요구량(MVO_2) 감소에 따른 일상생활 중 협심증 발현 감소
환기량(VE) 증가, 호흡능(VE/VCO_2 slop) 개선
안정 및 최대하 운동 강도에서의 심박수, 수축기 혈압, 심근산소요구량(MVO_2)의 감소
좌심실박출률(LVEF) 개선 및 좌심실재형성(LV remodeling) 방지
관상동맥 혈류 개선, 관상동맥 포함 전신 동맥경화증 병변의 진행 억제
혈중 지질 개선(고밀도콜레스테롤 증가, 중성지방 감소) 및 염증 표지자(hs-CRP) 감소
교감신경 활성도 감소, 부교감신경 활성도 증가, 자율신경기능 안정, 부정맥 발생 감소
혈소판 응집력(platelet aggregation) 및 혈액 응고(blood coagulation)의 감소
불안, 우울, 적개심 등의 심리적 갈등 개선, 전반적인 삶의 질 개선
심혈관질환 관련 위험인자 관리(금연, 신체활동, 식이요법 등) 성적의 향상
심혈관질환 재발, 재입원, 재관류술 필요성 감소, 사망률 감소

VO_2; oxygen consumption, AT; anaerobic threshold, MVO_2; myocardial oxygen demand, VE; minute ventilation, VCO_2; carbon dioxide production, LV; left ventricle, EF; ejection fraction, hs-CRP; high sensitive C-reactive protein

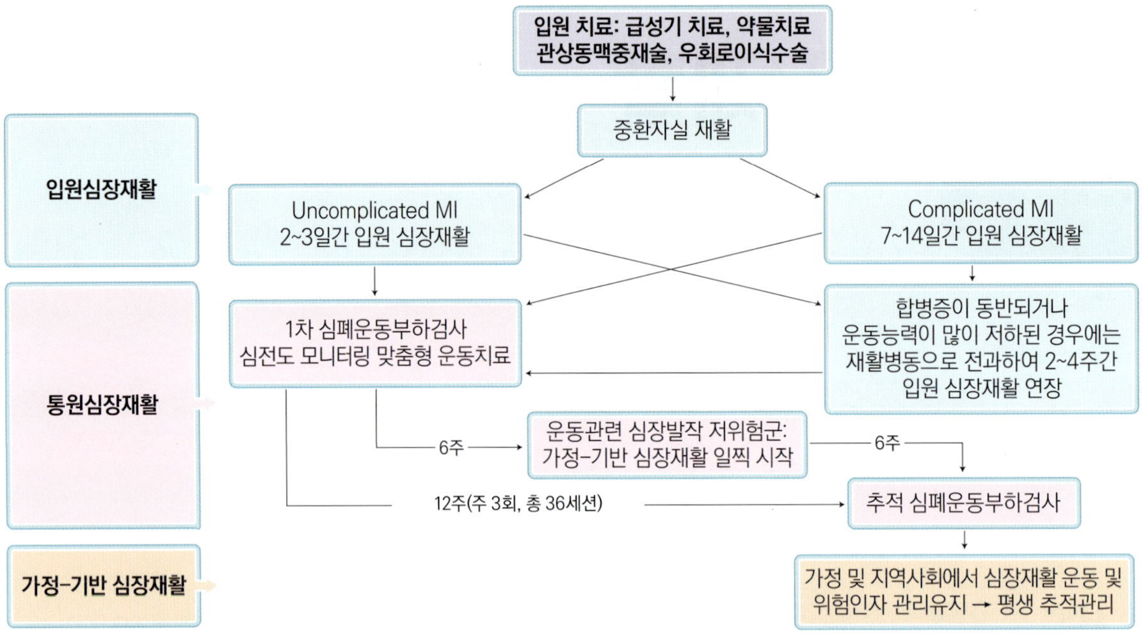

그림 29-1. 심장재활 주 임상경로(clinical pathway)
MI; myocardial infarction(심근경색증)

년 미국심장학회 성명, 2018년 국내 심장재활 임상진료 지침에서도 일반 병실에서의 조기 기동을 제1기 심장재활로 정의하여 권고하고 있으며, 기계환기·지속적 혈역학 모니터링 등 중환자실 특유의 환경을 고려한 세부 절차나 안전성 기준은 제시하지 않았다(그림 29-1).[6-9] 이번 장에서 중환자실 심장재활에 대해 현재까지 알려진 근거를 중심으로 살펴보고자 한다.

II 심혈관계 생리

1 정상 심혈관 생리

심장은 좌우 심실의 동시 수축과 이완을 통해 혈액을 전신과 폐 순환으로 공급하는 펌프 역할을 수행한다. 수축기 동안 좌심실은 대동맥으로 혈액을 배출하며 박출률은 정상 성인에서 55~70%이다. 이완기 동안에는 심장 근육이 이완하여 심실로 혈액이 충만되며, 관상동맥은 주로 이완기에 관류가 이루어진다. 심근 산소 소비량(myocardial oxygen consumption)은 심박수, 1회 박출량, 수축 압력에 의해 결정되며, 자율신경계와 일산화질소, 엔도텔린과 같은 내인성 조절 물질에 의해 세밀하게 조절된다.

운동시 교감신경이 활성화되면서 심박수가 상승하고 수축력 증가로 일회박출량이 증가하여 심박출량이 최대 5배까지 상승한다.[10] 골격근에 대한 혈류 수요가 증가함에 따라 국소 혈관 확장이 일어나 전신 말초저항(total peripheral resistance)은 감소한다.[10] 이에 수축기 혈압은 운동 강도에 비례해 상승하지만, 이완기 혈압은 말초저항 감소로 인해 크게 변하지 않거나 약간 감소하는 경향을 보인다.[11] 운동 시 피부 및 내장으로 향하던 혈류가 골격근으로 재분배되어, 근육 산소 이용 효율을 극대화한다. 이러한 변화는 운동 후 회복 단계에서 다시 정상 분포로 돌아간다.[10] 심박출량 증가는 관상동맥 관류압을 높여, 심근에 대한 산소 공급을 증가시킨다. 동시에 심근 대사율도 5배 이상 상승하여 심근산소 소비량이 비례적으로 늘어난다.[11] 정상 심장은 이런 대사적 스트레스를 생리적 한계까지 위험하지 않게 견딜 수 있다.

2 중환자에서의 생리적 변화

심혈관계 질환에 의해 중환자실 입실 중에는 상황이 다르다. 급성 심부전이나 심근경색 후 심근 괴사 시 좌심실 수축력이 급격히 저하되며, 동시에 이완기 이완 능력도 감소해 충만압(filling pressure)이 상승한다. 이로 인해 유효 일회박출량이 감소하고, 심박출량이 낮아진다.[12,13] 심인성 쇼크 상태에서는 보상적으로 교감신경이 활성화되어 말초 혈관이 수축해 전신 말초저항이 증가하여 후부하가 상승한다. 체액 과부하 시 폐모세혈관 쐐기압(pulmonary capillary wedge pressure)이 상승하여 폐부종이 악화되고, 저혈량(hypovolemia) 시에는 전부하가 부족해 좌심실 충만이 더욱 어려워진다.[12,13] 양압 호흡 시 흉강 내 압력 상승으로 정맥 환류(venous return)가 억제되어 전부하가 감소한다. 특히, 호기말 양압(positive end-expiratory pressure, PEEP)이 높은 상태에서는 좌심실 전부하가 크게 떨어져 심박출량이 저하될 수 있다.[4] 침상 내 자세변화, 즉 바로누운자세에서 앉거나 일어설 때 중력에 의해 하지 혈관에 혈액이 정체되어 정맥 환류가 20~30% 감소한다. 중환자의 경우 dynamic autonomic reflex가 둔화되어 혈압 저하가 더 크고, 저혈압에 의한 관상동맥 관류압 감소로 허혈 위험이 증대된다.[5] 자주 사용되는 베타차단제, 이뇨제, 진통제 등은 자율신경 반응성을 저하시켜 혈압, 심박수 보상 능력을 떨어뜨린다. 또한, 강력한 레닌-안지오텐신-알도스테론계(renin-angiotensin-aldosterone system, RAAS) 및 교감신경 활성에도 불구하고 조직 관류가 부족한 상태가 지속되면 말초 조직의 저산소증이 가속화된다.[13]

3 심장 질환별 병태 생리

1) 심근경색

급성 심근경색 환자에서는 관상동맥의 급성 폐색으로 해당 부위 심근이 허혈로 인해 괴사되고, 괴사 크기에 따라 국소 심근 수축 기능이 저하된다. 이로 인해 좌심실 박출률 감소, 심실벽 운동 이상(regional wall motion abnormality), 전기생리학적 불안정성이 발생하며, 급성기에는 심장 박동 조율 이상이나 심각한 허혈성 부정맥이 동반될 수 있다. 이후 몇 주 내에 좌심실 재형성(LV remodeling)이 일어나 심실 비대 및 섬유화가 진행되며, 장기적으로 심부전으로 이행할 위험이 높다.[12]

2) 심부전

심장의 구조적 혹은 기능적 손상(심근병증, 급성심근경색 재발, 판막질환 등)으로 유효 심박출량이 지속적으로 감소하고, 이로 인해 말초 조직 관류 부족이 발생한다. 초기에는 교감신경 및 레닌-안지오텐신-알도스테론계 활성화를 통한 보상 기전이 작용하나, 장기적으로는 과도한 체액 저류, 말초 혈관 수축, 심실 비대 및 섬유화가 일어나며, 심실 이완기 기능 장애도 심화된다. 이 과정에서 BNP, NT-proBNP 등의 심부전 지표가 상승하며, 환자는 호흡 곤란, 피로, 부종 등의 임상 증상을 보인다.[13]

3) 심인성 쇼크(Cardiogenic shock)

심장질환 환자에서 발생하는 쇼크는 주로 심인성 형태로, 급격한 심박출량 저하로 주요 장기 혈류 공급이 심각하게 감소한다. 초기에는 교감신경계 활성화, 말초 혈관 수축, 레닌-안지오텐신-알도스테론계 증가로 혈압을 일시 유지하나, 보상 기전이 고갈되면 혈압 저하가 가속화된다. 조직 저산소증과 대사성 산증이 동반되며, 미세혈관 순환 장애가 발생해 다발장기부전으로 진행될 수 있다. 관류압 회복을 위한 약물·기계적 순환 보조장치(예: IABP, ECMO) 사용이 필요할 수 있다.[12,13]

III 평가 및 모니터링

심장질환 이후 시행하게 되는 심폐운동검사 및 운동 프로그램의 안전성은 이미 여러 연구들을 통해 잘 규명되어 있으며 이상반응(adverse event)의 전반적인 위험성은 매우 낮은 것으로 알려져 있다.[14] 운동으로 인한 합병증을 예방하기 위한 핵심은 운동 시작 전 적절한 선별(screening)과 환자의 위험도 계층화(risk stratification)이다. 우선 병력청취와 의무기록 등을 통해 환자의 병력과 운동에 대한 금기에 해당하는 임상적 상태를 정확하게 파악하는 것이 중요하다(표 29-2, 3).

중환자실에서의 재활치료임을 고려할 때 일반적인 심장재활의 금기증뿐 아니라 중환자실에서의 안전 고려사항을 매번 평가해야 한다. 심혈관계 안전 고려사항에 대해서는 'Chapter 10. 중환자모니터링'의 "표 10-3. 심혈관계 안전 고려사항"에 설명되어 있다. 또한 사용하고 있는 혈관작용제의 종류 및 용량 확인이 필요하며 심혈관, 호흡, 신경계의 안정성을 모니터링 해야 한다('Chapter 20. 호흡재활'의 "표 20-1. 중환자 호흡재활의 시작 및 중단 기준" 참고).

표 29-2. 심장재활의 금기증

절대적 금기증
급성 심근경색 (발생 48시간 이내 또는 급성기 치료가 시행되지 않은)
불안정 협심증(급성기 치료가 시행되지 않은)
증상 및 혈압 변동이 동반되는 조절되지 않은 부정맥
중증 대동맥협착증
급성 또는 보상되지 않은(non-compensated) 심부전증
급성 대동맥박리(dissection)
급성 폐색전(embolism) 또는 폐경색(infarction)
급성 심근염 및 심낭염
의사 소통이 안되거나 지시에 따를 수 없는 인지/정신장애
상대적 금기증
재관류술이 시행되지 않은 좌관동맥주간부(left main coronary artery) 협착
중등도 판막 협착증
전해질 이상
중증 고혈압 (수축기 혈압 220mmHg 이상, 이완기혈압 110mmHg 이상)
빈맥성부정맥 및 서맥성부정맥
비후성 심근병증 및 기타 출구부(outflow tract) 폐쇄
고도 방실전도장애

* 절대적 금기증: 절대 시행하면 안 되는 경우
* 상대적 금기증: 의사의 판단에 따라 시행 여부를 결정하되 많은 주의를 요하는 경우

표 29-3. 운동 관련 심혈관 사고 발생 위험도 분류

저 위험 군
운동검사 및 회복기 동안 복합 심실 부정맥이 없는 경우
협심증, 혹은 다른 유의한 증상들이 없는 경우(일반적이지 않은 호흡 곤란, 어지럼증, 운동검사 및 회복기 동안)
운동검사 및 회복기 동안 정상 혈역동학적 소견(운동량 증가와 회복기 동안 적절한 심박수와 수축기 혈압의 증가와 감소)
기능적 능력치 ≥7 METs
휴식기 심박출률 ≥50%
합병증 없는 심근경색 혹은 혈관재건(revascularization) 시술
휴식기에 합병증 동반 심실 부정맥이 없는 경우
울혈성 심부전이 없는 경우
시술 후 허혈의 징후나 증상들이 없는 경우
임상적인 우울증이 없는 경우
중간 위험 군
협심증, 혹은 다른 유의한 증상들이 있는 경우(일반적이지 않은 호흡 곤란, 어지럼증, 높은 수준의 운동 시에만[≥7 METs])
운동검사 혹은 회복기 동안 경미하거나 중등도의 무증상(silent) 허혈(ST 분절 하강 < 2mm)
기능적 능력치 < 5 METs
휴식기 심박출률 = 40~49%
고 위험 군
운동검사 혹은 회복기 동안 복합 심실 부정맥이 관찰되는 경우
협심증, 혹은 다른 유의한 증상들이 있는 경우(일반적이지 않은 호흡 곤란, 어지럼증, 낮은 수준의 운동 시[<5 METs] 혹은 회복기에)
운동검사 혹은 회복기 동안 높은 수준의 무증상 허혈 (ST 분절 하강 ≥2 mm)
운동검사 중(심박수변동부전[chronotropic incompetence] 혹은 운동량 증가에도 변화 없거나 감소하는 수축기 혈압) 혹은 회복기 동안(심한 운동 후 저혈압) 비정상적인 혈 역동학적 소견
휴식기 심박출률 <40%
심장 마비 혹은 급사(sudden death)의 병력
휴식기에 복합 부정맥이 관찰되는 경우
합병증 동반 심근경색 혹은 혈관재건(revascularization) 시술
울혈성 심부전이 있는 경우
시술 후 허혈의 징후나 증상들이 있는 경우
임상적인 우울증이 있는 경우

* METs; metabolic equivalent task.

심장기능을 보다 자세히 파악하기 위하여 추가적인 혈역학적 모니터링을 이용할 수 있다. 동맥압, 중심정맥압, 폐동맥쐐기압 측정을 통해 전부하, 후부하 변화를 평가하며 수동 다리 올리기(passive leg raising)나 맥파 전달속도(pulse wave velocity) 분석을 통해 유체 반응성을 판단한다.[15] 조직 산소 운반 상태는 동맥혈 가스분석과 말초산소포화도 모니터링으로 직접 평가할 수 있고, 혈중 젖산 수치를 통해 간접적으로 조직 저산소증 및 대사 이상 여부를 파악할 수 있다.[15]

환자가 의식이 있고 의사소통이 가능하다면 다양한 증상 척도들[운동자각지수(borg scales, rate of perceived exertion, RPE), 가슴통증 척도(angina scale), 호흡곤란 척도(dyspnea scale), 파행 척도(claudication scale)](표 29-4)를 측정한다.

일반적으로 심장재활 영역에서 사용하는 운동부하심폐기능검사나 6분보행검사, short physical performance battery (SPPB)는 중환자실 환경에서는 평가가 어렵다. 일반병실 전실 이후 검사의 금기증에 해당하는 상황이 없다면 안전하면서도 효과적인 재활 프로토콜 설정을 위하여 평가가 이루어져야 한다.[16,17]

Ⅳ 심장재활 중재

1 일반적 지침

운동은 수동 및 능동 관절 가동 훈련으로 시작하며, 하루 2~3회 침상에서 실시한다. 이는 근력 및 근육량을 보존하고 유연성을 유지하며 말초 순환을 촉진한다. 이후 상체를 30°로 세운 자세에서 혈압, 심박수, 산소포화도 등 혈역학 변화를 관찰하며 점진적으로 앉기, 서기, 제자리 걷기 등 조기 기동을 시행한다.[4,5] 운동강도는 Borg 운동자각도 10~12 수준으로 제한하고 혈역학 지표가 안정적일 때에만 다음 단계로 진행하며 이상 징후 발생 시 즉시 운동을 중단하고 재평가한다.[15] 일반적인 지침은 'Chapter 18. 포괄적 중환자 재활치료 프로토콜'에 자세히 설명되어 있다.

표 29-4. 자주 사용하는 증상 척도들

운동자각지수	
6	전혀 힘들지 않다.
7	매우 매우 편하다
8	
9	매우 편하다
10	
11	편하다
12	
13	약간 힘들다
14	
15	힘들다
16	
17	매우 힘들다
18	
19	매우 매우 힘들다
20	최대로 힘들다
가슴통증 척도	
0	가슴통증 없다
1	가볍게 느끼지만 불편할 정도는 아니다
2	중간 정도로 거슬린다
3	심하게 매우 불편하다
4	지금까지 경험한 통증 중 가장 강하다
호흡곤란 척도	
0	호흡곤란 없다
1	가볍게 느낄 수 있는 정도다
2	가벼운 정도이나 다소 힘들다
3	중간 정도 힘들지만 계속할 수 있다
4	너무 힘들어서 지속할 수 없다
파행 척도	
0	다리통증 없다
1	처음에 약간 있다
2	중간 정도로 거슬린다
3	심하게 아프다
4	최대로 아파서 지속할 수 없다

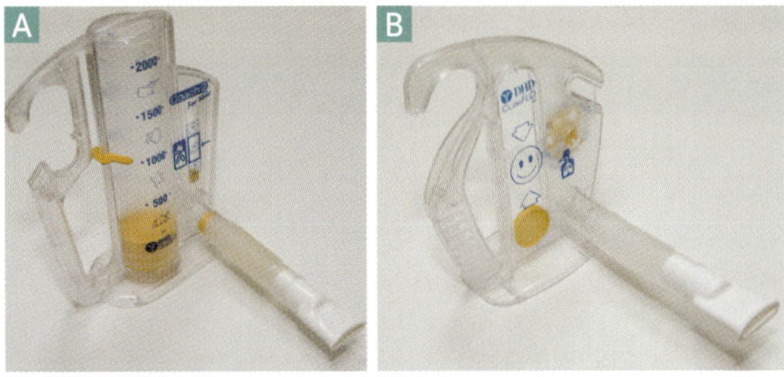

그림 29-2. 유발 폐활량계
(A) 용적방식(Coach 2®), (B) 유량방식(CliniFlo®)

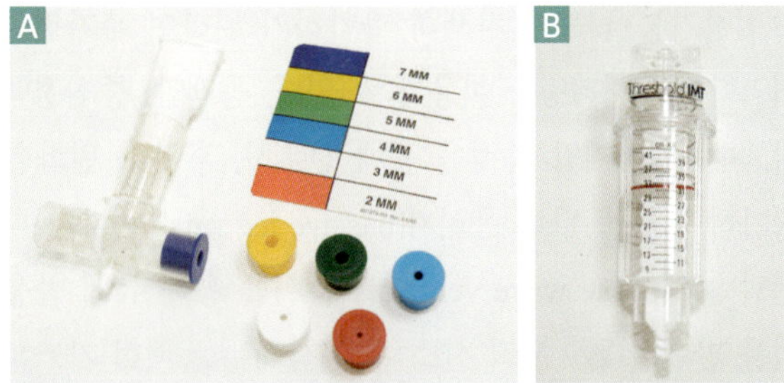

그림 29-3. 흡기근 저항 운동기구
(A) 유량 저항성(flow resistive), (B) 역치 저항성(threshold)

2 호흡재활

관상동맥우회술과 심장판막수술은 가장 흔한 심장수술이며, 이 때 사용되는 마취제 및 진정제 투여, 흉골절제술(sternotomy), 심폐우회술(cardiopulmonary bypass)이 술 후 통증, 섬모 운동 기능 저하, 호흡근 기능 저하 및 기침 효율성 저하를 야기한다.[18-20] 무기폐, 폐렴, 폐울혈, 장기간의 기계환기와 같은 폐 합병증뿐만 아니라 전신 감염, 뇌졸중, 상부 위장관 출혈, 당뇨병, 신부전, 혈역학적 불안정성 등의 전신 합병증이 발생할 수 있다.[21,22] 이 합병증들은 근력 저하, 운동 능력 저하, 인슐린 감수성 이상, 사망률 증가로 이어질 수 있어 중요하다. 유발 폐활량계(incentive spirometer)는 심장수술 후 환자에서 폐활량, 1초간 노력성 호기량을 개선시키는 효과가 있고 기계환기 기간을 줄여 입원기간을 줄일 수 있다.[23,24] 유발 폐활량계는 용적방식과 유량방식의 두가지 방식이 있는데 용적방식이 효과가 좋다는 보고가 있다.[25] 또한 흡기근 훈련(inspiratory muscle training, IMT)은 흡기근의 근력을 향상시킬 뿐 아니라 보행 능력을 개선시킨다는 보고도 있다.[22,26] 이에 초기부터 유발 폐활량계와 흡기근 훈련을 포함한 호흡재활이 시행되어야 한다.

3 흉골절개술 부위 관리

흉골절개술 후 흉골 부위의 합병증은 1~5%로 드물지만 입원기간과 사망률을 높이고 삶의 질을 감소시키며 의료 비용을 증가시킨다.[27-32] 수술 후 보통 6~10주가 지나야 흉골이 회복되어 안정성이 생긴다. 흉골 벌어짐(dehiscence), 절개 부위 통증, 불안정성, 감염 등이 합병증 발생의 위험인자로 알려져 있다(표 29-5). 흉골절개술 후 체위 변경 시 양팔을 사용하지 않기, 2.3kg 이상 무게 들지 않기, 그 외 일상동작 제한을 최대 8주 동안 제한해야 한다. 최근에는 과도한 활동 제한이 오히려 신체기능을 떨어뜨리고 회복을 느리게 만들 수 있으므로 통증이 없는 범위 내에서 가동하는 방식의 환자 지지형 활동 지침이 발표되었으며 세부 내용은 위의 표와 같다(표 29-6).[34]

4 부정맥

많은 심장 환자들이 부정맥을 경험하였으며, 심장재활 중 부정맥이 발생하기도 한다.[35,36] 부정맥 발생 시 증상은 없을 수도 있고, 있는 경우에도 환자마다 다양하게 나타날 수 있고 위험도도 다양하다(표 29-7, 8).

운동 중 혈역학적 부담과 위험도가 낮은 부정맥이 발생한 경우 기존 운동을 유지할 수 있다. 하지만 혈역학적 부담을 높히고 증상을 악화시키며 위험도가 높은 부정맥이 발생한 경우에는 즉시 운동을 중단하고 적절한 조치를 취해야 한다. 이때는 수동 관절 가동 훈련 등 저강도의 재활치료만 시행하도록 한다.

표 29-5. 흉골 합병증 관련 위험 인자[33]

Primary risk factors	Secondary risk factors
Obesity COPD Bilateral internal mammary artery grafting DM Repeat thoracotomy Increased blood loss Increased numbers of transfused units Higher disability classification Smoking Prolonged cardiopulmonary bypass Prolonged mechanical ventilation Peripheral vascular disease Large breast size	Osteoporosis Longer ICU length of stay Time of surgery Antibiotic administration〉2h surgery Staple use for skin closure Impaired renal function Immunocompromised status Closure by non-cardiovascular surgeon Cardiac reinfarction Inadvertent paramedian sternotomy Emergency surgery ACE use Use and duration of temporary pacing wires Septic shock Depressed left ventricular function

표 29-6. 정중앙 흉골 절개(midline sternotomy)와 관련한 주의 사항[34]

내용	권고 수준
흉골 절개 환자는 수술 후 초기 6~8주 동안 기침이나 재채기할 때 '자가 포옹(self-hugging)' 기법을 익혀 시행한다. 잦은 기침이 있는 환자는 흉곽 전체 둘레를 지지하는 흉골 보조용 조끼(sternal vest)를 착용한다.	Grade D based on level 4 studies
체질량지수(BMI) 35 이상 환자는 흉골 절개 후 초기 6~8주 동안 흉골 보호를 위해 지지용 조끼를 착용한다.	Grade D based on expert opinion
흉골 절개 후 초기 6~8주 동안에는 팔에 하중이 실리는 동작을 할 때 항상 상지를 몸에 가까이 붙이고, 통증이 없는 범위 내에서만 수행한다.	Grade D based on expert opinion
초기 10일 동안 또는 상처가 아물 때까지, 팔을 수평으로 벌리거나 뒤로 젖히거나 어깨 위로 올리는 동작은 통증이 없는 범위 내에서만 수행한다.	Grade D based on level 4 studies
D컵 이상 여성은 초기 6~8주 동안 흉곽 전체를 지지하는 형태의 지지용 브래지어를 반드시 착용한다. 이 브래지어는 앞쪽에 여밈 장치가 있어야 하며, 모니터링 라인 부위에 공간이 있어야 한다.	Grade B based on level 3b studies
초기 6~8주 동안 흉골 하부의 통증을 최소화하기 위해 누운 자세에서 앉는 자세로 이동할 때 '팔꿈치 기법 [elbow method(leg rolling and counter weighting)]'을 사용한다. ***Leg rolling** 1. 환자는 먼저 등을 대고 누운 자세를 유지한다. 2. 엉덩이와 무릎을 약간 구부린 상태에서 양쪽 무릎을 함께 한쪽으로 굴려 몸통 전체가 옆으로 돌아가게 한다. 3. 무릎과 골반이 몸통을 따라 함께 회전하도록 하여 상체가 자연스럽게 옆으로 회전된다. 4. 이때 팔은 가슴 앞에 두어 흉골에 가해지는 압박을 최소화한다. 5. 옆으로 완전히 누워 있으면 팔꿈치와 손을 지지대로 사용해 천천히 앉는 자세로 이동합니다. ***Counter weighting** 1. 누운 자세에서 앉을 때, 이동하려는 쪽과 반대쪽 팔을 사용해 무게를 분산시키는 방법. 2. 예를 들어 왼쪽으로 몸을 돌릴 때는 오른쪽 팔을 곧게 펴 바닥에 대고 지렛대처럼 사용한다. 3. 손바닥이나 팔꿈치를 바닥에 고정한 상태에서 팔의 힘으로 상체를 지지하며 천천히 회전하거나 일으켜 세운다.	Grade D based on expert opinion

표 29-7. 심장재활 중 부정맥

Generally Benign
Premature atrial complexes
Isolated premature ventricular complexes
Atrial fibrillation (AF) or atrial flutter with controlled ventricular rate (<110 bpm at rest)
Paroxysmal supraventricular tachycardia
Mild bradycardia (50~60 bpm)
First-degree atrioventricular (AV) block and asymptomatic type 1 second-degree AV block
Potentially or likely harmful
AF or atrial flutter with a rapid rate (≥110 bpm at rest)
Symptomatic or severe bradycardia (HR<50)
Symptomatic or advanced AV block (type II second-degree AV block or complete heart block)
Ventricular tachycardia
Ventricular fibrillation

표 29-8. 부정맥 관련 증상

Stable symptoms	Nonspecific or associated symptoms	Unstable symptoms
Palpitation	Weakness or fatigue	Hypotension
Dizziness or lightheadedness	Sweating	Near-syncope or loss of consciousness
Shortness of breath	Blurred vision	Heart failure
Chest pain or discomfort	Nausea	Unstable angina or myocardial infarction
	Anxiety	Cardiac arrest
	Edema	

5 심장 이식형 전자 장치

심장 이식형 전자 장치(cardiac implantable electronic device, CIED)의 종류에는 인공 심박동기(pacemaker)나 삽입형 제세동기(implantable cardioverter-defibrillator, ICD), 심장 재동기화치료(cardiac resynchronization therapy, CRT)가 있다. 심장 이식형 전자 장치를 삽입한 경우에도 대개 운동은 효과적이며 안전하다.[37] 보다 안전하고 효과적으로 재활치료를 시행하기 위해서는 삽입된 기기의 설정 상태를 아는 것이 중요하다. 인공 심박동기 설정에서 rate-responsive pacing은 운동시 중요한 부분이다. 운동하는 동안 심박수를 높여 심박출량을 늘리게 되는데, rate-responsive 심박동기는 다양한 종류의 센서로 분당 환기량, 체온 등 운동 중 신체 움직임이나 생리적 변화를 감지하여 심박수를 조절한다. 삽입형 제세동기는 심실 빈맥이나 심실 세동을 감지하기 위한 심박수 범위를 설정해놓게 된다. 따라서 운동시 최대 심박수는 이보다 낮게 처방해야 한다. 심장 이식형 전자 장치를 삽입한 경우 기능적 전기자극 치료(functional electrical stimulation, FES)나 경피적 전기 신경 자극 치료(transcutaneous electrical nerve stimulation, TENS)는 오감지 가능성이 있으므로 금기이다.[38] 이런 기기들은 보통 좌측 대흉근 표면에 넣게 되는데 수술 부위 회복 및 전극선 이탈 방지를 위해 4~6주간 어깨 굴곡, 외전 90° 이하로 상지 운동을 제한한다. 하지만 오히려 수술 직후부터 통증 없는 범위 내에서의 상지 운동이 기능 회복에 도움이 된다는 문헌도 있다.[39]

6 좌심실 보조장치

심부전 환자의 5% 정도는 적절한 약물치료에도 불구하고 말기(stage D) 심부전으로 진행하며, 3년내 최대 25%가 말기 심부전으로 악화되거나 사망에 이르게 된다.[40] 이때는 심장이식이 유일한 치료 방법인데 이식 대기자가 점차 늘어나고 있는 것에 반해 공여자는 부족한 실정이다(그림 29-4).[41]

좌심실 보조장치(left ventricular assisted device, LVAD) 이식은 사망시까지(destination therapy) 혹은 이식수술 대기 중(bridge to transplantation) 적용할 수 있으며, 단기 및 장기 생존율과 삶의 질을 모두 개선한다.[42] 좌심실 보조장치를 삽입한 환자에서 재활치료를 시행하는 경우 운동능력과 삶의 질 개선에 긍정적 효과가 있음이 보고되었다.[43,44] 하지만 아직까지 재활 처방 지침에 대한 합의된 의견은 없다.

1) 좌심실 보조장치 이식 후 안정 시 및 운동 중 생리적 변화

장치의 내구성 문제로 pulsatile 좌심실 보조장치는 현재 쓰이지 않고 continuous-flow 좌심실 보조장치가 사용되고 있다. 안정시 심박출량은 좌심실 보조장치를 통한 지속류와 대동맥 판막을 통한 혈류가 합쳐져 형성된다. 좌심실 보조장치의 유입구와 유출구 사이의 압력차(평균 동맥압)가 장치를 통과하는 혈류량을 결정하며, 우심실 기능은 좌심실 전부하와 전체 심박출량에 영향을 준다. 운동 중 심혈관 반응은 우심실 기능, 후부하에 대한 장치의 민감도, 심박수 반응 부전(chronotropic incompetence), 남아있는 심근의 수축력에 의해 좌우된다. 만성 심부전 상태에 의해 발생한 빈혈, 골격근 기능 이상, 폐포 가스 교환 장애도 영향을 미친다.[45]

Continuous-flow의 특성 때문에 상완에서 평가하는 비침습적 혈압 측정이 어려운 경우가 많아 이때는 도플

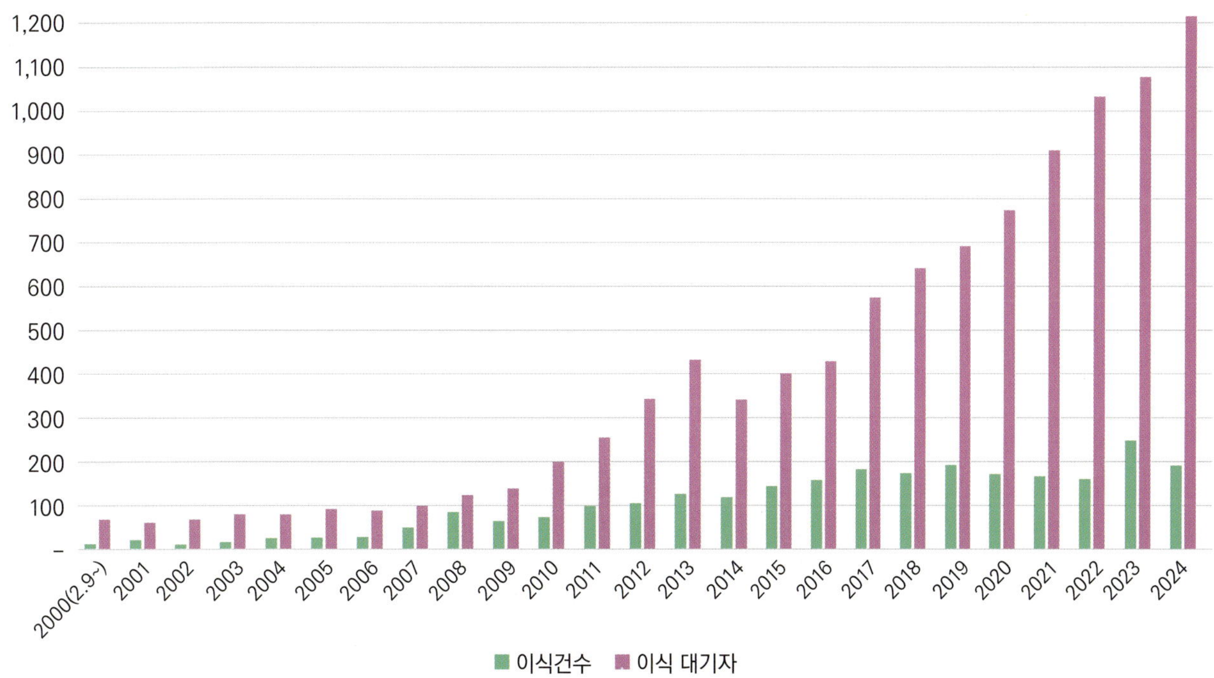

그림 29-4. 장기 기증 및 이식, 기증희망등록, 인체조직기증 현황(2024)

러 초음파를 활용해 혈압을 측정해야 한다.[46] 또한 기존의 심박출량, 심박수 지표만으로 운동 강도를 설정하기 어려워 펌프 회전수와 혈류량 변동을 세심히 관찰해야 한다.

2) 재활 시작 전 준비

재활에 참여하는 모든 의료진들이 좌심실 보조장치의 구성에 대해 알고 배터리 교환 등 기기를 다룰 수 있어야 하며 알람이 울렸을 때 직접 대응하거나 담당 의료진을 호출하여야 한다(그림 29-5, 표 29-9).[47] 환자의 병력을 평가해야 하고 심박수와 심전도를 모니터링 해야 한다. 평균 동맥압은 70~90mmHg 사이로 유지되어야 하는데, 고혈압은 장치의 혈액 배출량을 저하시킬 수 있으며 저혈압과 좌심실 보조장치 혈류 변화는 과도한 펌프 속도, 우심실 기능 부전, 부정맥 등으로 인해 좌심실 전부하가 부족해진 결과일 수 있다. 재활 중 캐뉼라, driveline, 외부 장치를 주의해서 다루어야 한다. 외부 조정장치와 배터리는 2.5kg 정도의 무게로 이동성에 크게 영향을 주지는 않으나 신체기능이 저하되어 있는 환자의 경우에는 균형능력 저하와 근피로, 통증을 유발할 수 있다.

3) 조기 가동

좌심실 보조장치를 삽입한 상태에서 조기 가동(early mobilization)을 시행하는 방법 및 주의 사항에 대해 표 29-10에 정리하였다. 이 단계에서는 운동 금기사항을 확인하는 것이 중요하며 좌심실 보조장치 삽입 후 발생하는 주요 문제들이 대부분 해소된 이후 시작해야 한다(그림 29-6, 표 29-11).[49]

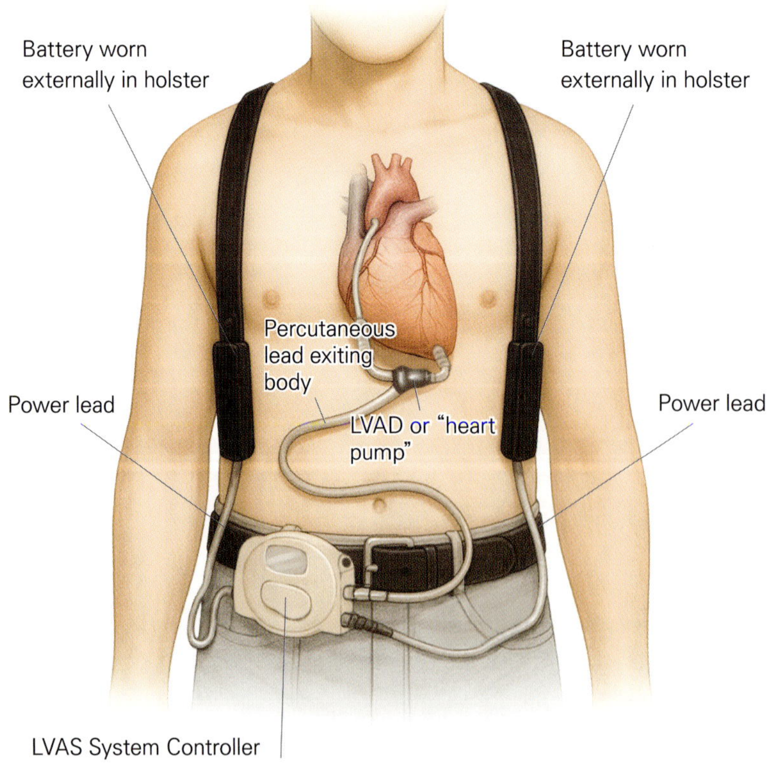

그림 29-5. 좌심실 보조장치 모식도

LVAS; left ventricular assist system, LVAD; left ventricular assisted device

표 29-9. 심실 보조 장치 수혜자의 조기 가동 시 예비 평가 및 예방 조치[48]

1. Assessment
   a. Recent and past medical history, and level of exercise capacity previous to disease state.
   b. Mental status and cognitive ability.
   c. Vital signs and risk of cardiovascular instability (haemodynamic, arrhythmic, clinical).
   d. Clinical assessment (persistence of VAD-related and HF symptoms, even medications have been prescribed).
   e. Medications, i.e. need for continuous or intermittent infusions (inotropic drugs), ventilator settings or oxygen requirements.
   f. Screen range of motion, coordination, balance, strength, endurance, functional capacity (bed mobility, transfers, gait, daily living activities).
   g. Baseline haemochromocytometric, ionic and renal functional assessment. We suggest to start exercise when haemoglobin < 9 g/dL, sodium < 130 mEq/L, potassium < 3.8 mEq/L and/or creatininemia < 1.9 mg/dL.
2. Follow sternotomy (6 weeks post-surgery screening of wound) and skin integrity.
3. Patients should always wear a driveline stabilization belt during exercise.
4. The patient should have his/her travel bag nearby at all times. It should include a back-up controller, battery clips and spare batteries.
5. Make early mobilization and exercise sessions comfortable. Organize an appropriate place to put monitor, console-controller and batteries (visible for patient and health care professionals). Discuss this topic with everybody implicated in the exercise programme.
6. The VAD equipment location should not impede emergency procedures.

VAD; ventricular assisted device, HF; heart failure.

표 29-10. 심실 보조 장치 수혜자에게 조기 가동 프로그램을 설정하는 방법[48]

Consider

1. Positioning.
2. Bed mobility activities.
3. Sitting on edge of bed, in association with exercises.
4. Transfers from bed to stretcher-chair, chair or commode.
5. Gait, with pre-gait activities: weight shifting, stepping in place and sideways. Gait training is allowed with rolling walker.
6. Breathlessness management and recovery strategies.
7. Attempt to achieve a target of 11 to 14 out of 20 of the Rate of Perceived Exertion scale.
8. Patient's native heart rate should not exceed 120 b.p.m. during exercise, unless under physician's supervision: heart rate is not always detectable during early mobilisation/exercise, and its monitoring depends on device.

Promote

- Low-to-moderate intensity dynamic large muscle group work (e.g. walking, stationary cycling), or involving upper body muscles.
- 'Walk & talk' approach is suggested.

Limit

- Knee lifts.
- Resistance training (low weight/high repetitions) and with seated exercise (reduced venous return).

Avoid

- Excessive muscle fatigue.
- Abrupt postural changes and stooped activities.
- Rowing machine.
- Initially, biking due to increased risk of infection near ventricular assist device percutaneous line exit site.

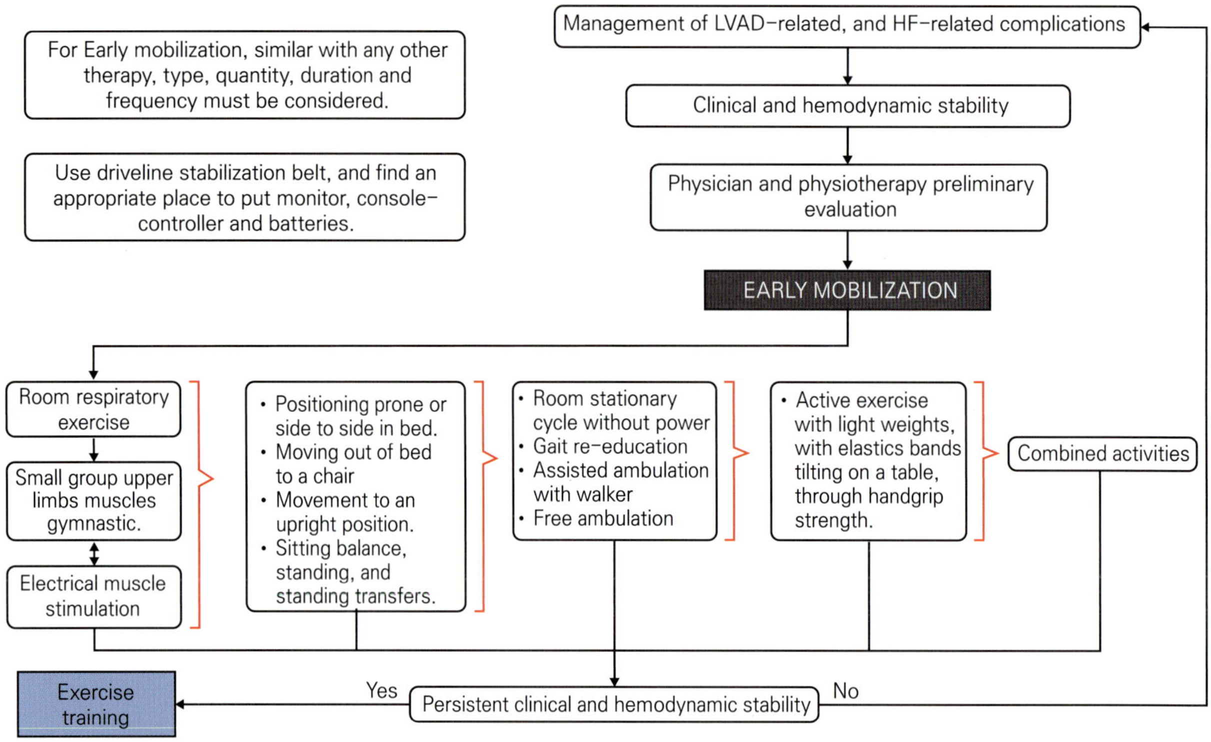

그림 29-6. 좌심실 보조장치 환자의 조기 가동[48]

표 29-11. 심실 보조 장치 수혜자의 운동 금기증에 대한 기준[48]

1. Symptoms and signs compatible with exercise intolerance including light headedness, severe intolerable dyspnea, chest pain or discomfort, tachycardia and exaggerated blood pressure response.
2. Symptomatic hypotension (fainting, dizziness, or diaphoresis, as extreme fatigue or claudication and new onset of neuro-logical changes).
3. Supine resting heart rate > 100 b.p.m.
4. Oxygen saturation < 90% (caveat: oxymetry readings might be difficult to obtain due to low pulsatility).
5. VAD complications during or after exercise sessions:
   a. Alarm activation curves, numbers and alarms should be displayed on the VAD monitor: trends are useful to track pump function and patient perfusion. Significant drop in LVAD flow, or suction alarm are criteria for interrupting the session.
   b. Complex and frequent ventricular arrhythmia on exertion (caveat: may be asymptomatic).
   c. Infection, mainly at the driveline site (infection control procedures should be followed at all times, e.g. cleaning of equipment, hand washing, disposal of sharps).
   d. Evidence of bleeding as VAD recipients are anticoagulated or treated with antiplatelet drugs (not all): these drugs are essential for device working, but they can also enhance exercise-related bleedings and haematomas.
   e. Thrombus (usually evidenced by an increase in the number of watts/energy necessary for device working).
6. Request of VAD recipient to stop.
7. Increase > 1.8 kg in body mass over the previous 1 to 3 days.
8. Implantable cardioverter-defibrillator intervention (anti-tachycardia pacing and shocks).

VAD; ventricular assisted device, LVAD; left ventricular assisted device.

4) 재활 훈련 프로토콜

아직 합의된 재활 프로토콜은 없으나 앞서 살펴보았던 개흉술 후 상태와 심부전 상태의 재활 프로토콜을 참고하여 유사하게 시행할 수 있다(그림 29-7).

운동 중 다음과 같은 상황이 발생하면 중단하고 환자를 세심히 살펴야 한다.

- 새로운 증상이나 징후가 생겼을 때(실신, 두통, 호흡곤란, 흉통이나 흉부 압박감, 발열, 상심실성 혹은 심실성 부정맥)
- 좌심실 보조장치 알람이나 기기 관련 문제
- 좌심실 보조장치 파라미터(flow, speed, watt)의 예상되지 않은 변화

5) 드라이브라인 관리

체내 펌프와 체외 컨트롤러를 연결하는 드라이브라인(driveline)이 상복부 절개부위를 통과하여 거치되어 있다. 운동 중 라인이 한쪽으로 과도하게 꺾이거나 드레싱 방향이 적절하지 않으면 욕창이 발생할 수 있다. 드라이브라인 감염은 기계순환보조장치 관련 감염 중 82.9%로 가장 많고 종격동염이나 패혈증으로 진행되어 사망에 이를 수 있다. 감염이 발생하더라도 심장이식 전까지는 라인을 교체하는 것이 불가능하고 균막(biofilm)을 생성하는 균의 감염시 치료가 더 힘들다.

운동 중 및 운동 후 드라이브라인 주위 피부 상태 확인이 필요하고 과도하게 땀이 났을 경우에는 드레싱을 교체해야 한다.

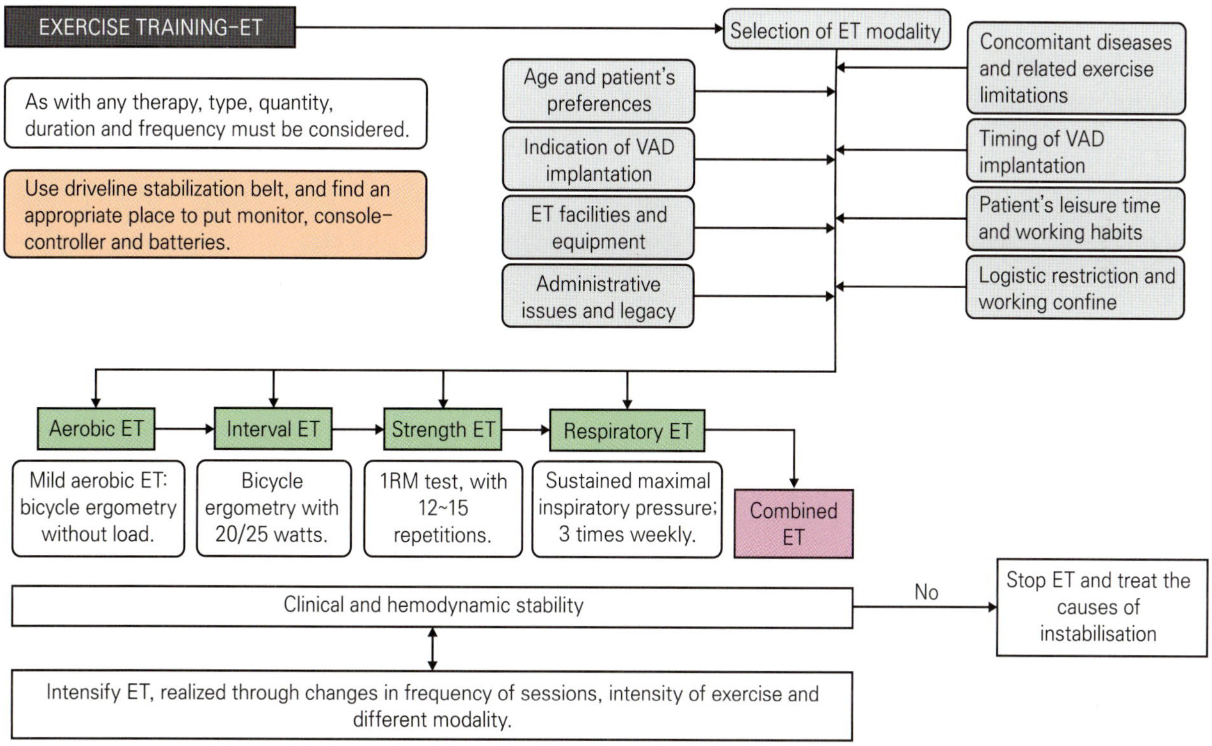

그림 29-7. 좌심실 보조장치 환자의 재활 프로토콜[48]

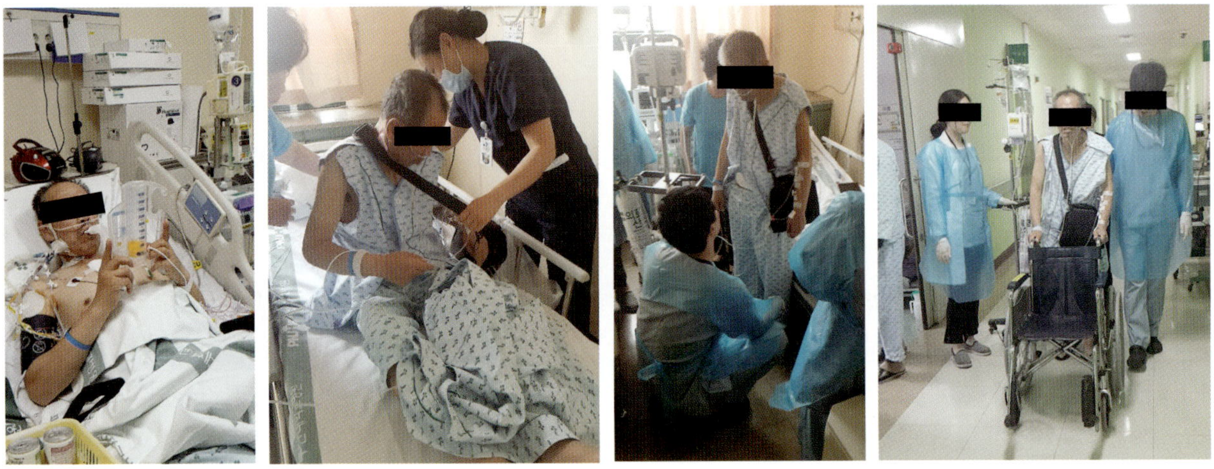

그림 29-8. 좌심실 보조장치 환자의 재활

7 심장이식

심장이식은 말기 심부전 환자의 생존을 위한 유일한, 최후의 치료 방법이다. 이식 후 평균 생존기간은 11.9년이며, 1년 생존율은 약 89.1%, 5년 생존율은 약 82.6%로 보고되었다.[50,51] 심장이식 환자에서 재활치료시 6분 보행 거리가 평균 412m에서 472m로 15% 증가했고($p<0.001$), 삶의 질 평가 점수(QoL)가 유의하게 향상되었으며, 재활 후 심박출량 및 운동 지속 시간이 향상되었다.[52] 운동 방법에 대해서는 중강도 지속 운동보다 고강도 인터벌 훈련이 효과가 더 좋았다는 연구 결과도 있다.[53] 하지만 조기 중환자 재활에 대해 확립된 재활 프로토콜은 아직 없다.

심장이식 환자 재활에서 중요한 점은 면역억제제 치료로 인해 감염 위험이 증가한다는 것과 자율신경계 신경 절단(denervation)에 의해 운동에 대한 심박수 반응이 둔화된다는 점을 포함한 특징적인 심장상태이다.

1) 면역억제제 사용

모든 이식 환자는 이식 후 거부반응을 줄이기 위하여 면역억제제를 사용한다. 면역억제제 자체의 부작용으로는 구토, 설사와 같은 위장관계 증상, 손떨림, 근위약이나 근골격계 통증이 흔하다(표 29-12).

International society of heart and lung transplantation (ISHLT) guideline에 따르면 심장이식을 비롯한 고형 장기 이식 후 감염관리를 위해 접촉 주의, 카테터를

표 29-12. 자주 사용되는 면역억제제와 그 부작용

Drug name	Potential side effects
Tacrolimus (Prograf)	Tremor, headache, diarrhea, hypertension, nausea, renal dysfunction
Sirolimus (Rapamune)	Skin irritation, tremor, lightheadedness, weight gain, abdominal pain, diarrhea
Mycophenolate mofetil (Cellcept)	Diarrhea, leukopenia, sepsis, vomiting, infection, edema
Prednisolone	Muscle atrophy/weakness, hypertension, fluid retention, osteoporosis, aseptic necrosis of bone, moon face, truncal obesity, increased insulin resistance, cataracts, glaucoma, mood swing, personality change, insomnia, peptic ulcer disease
Cyclosporine (Gengraf, Neoral, Sandimmune)	Renal dysfunction, tremor, hypertension, hirsutism, gum hyperplasia, muscle cramp
Azathioprine (Imuran)	Nausea/vomiting, leukopenia, thrombocytopenia, anemia

통한 혈행 감염을 주의하라고 되어있으나 조혈모세포 이식 외에는 양압/음압 격리를 포함한 보호격리는 필요치 않다.[54] 치료실 이동에 대해 구체적으로 정해진 바는 없고, 사람이 많이 모인 곳에서 비말 흡입에 의해 감염이 될 수 있으니 주의가 필요하겠다. 수술 직후 중환자실 재활 환경에서는 1회용 비닐 가운, 모자, 마스크, 글러브를 착용하고 환자와 접촉해야 한다.

2) 심장이식 후 생리

심장이식 시 공여자 심장을 외과적으로 절제함으로써 교감신경과 부교감신경 섬유가 즉각적으로 절단되고, 자율신경 지배가 상실된다.[55] 이로 인해 이식 환자는 허혈에 따른 협심증을 느낄 수 없으며, 심근경색 후에는 서맥이나 저혈압이 발생할 수 있다. 이식 직후에는 심장의 부교감 신경 지배가 소실되어 안정시 95~115bpm으로 심박수가 높다. 운동 중 심박수 반응은 순환 중 비심장성 카테콜아민에 의존하게 되어 천천히 상승하고 최대심박수가 낮아지며 회복도 둔화된다. 이와 함께 야간 혈압 강하 현상이 사라지고 심근 내 카테콜아민 저장고가 고갈되어 부정맥 발생 위험이 증가하고 아드레날린성 약물에 대한 반응이 비정상적으로 나타난다(그림 29-9). 자율신경 절단으로 인한 심박수 반응 부전을 보완하기 위해 1회 박출량의 증대를 통해 심박출량을 유지해야 하며, 이식 환자의 최대 산소섭취량은 동년배에 비해 현저히 낮다.

이식 수술 과정에서 공여된 심장이 허혈과 재관류를 경험하기 때문에 심근의 손상과 기능 저하가 생길 수 있고, 이완기능 저하(좌심실 충만압 상승)가 흔하다. 내피세포 기능저하가 동반되어 있는 경우가 많아 말초 및 관상동맥 혈관 이완능이 저하될 수 있다. 혈관저항, 폐혈관저항도 상승한다.

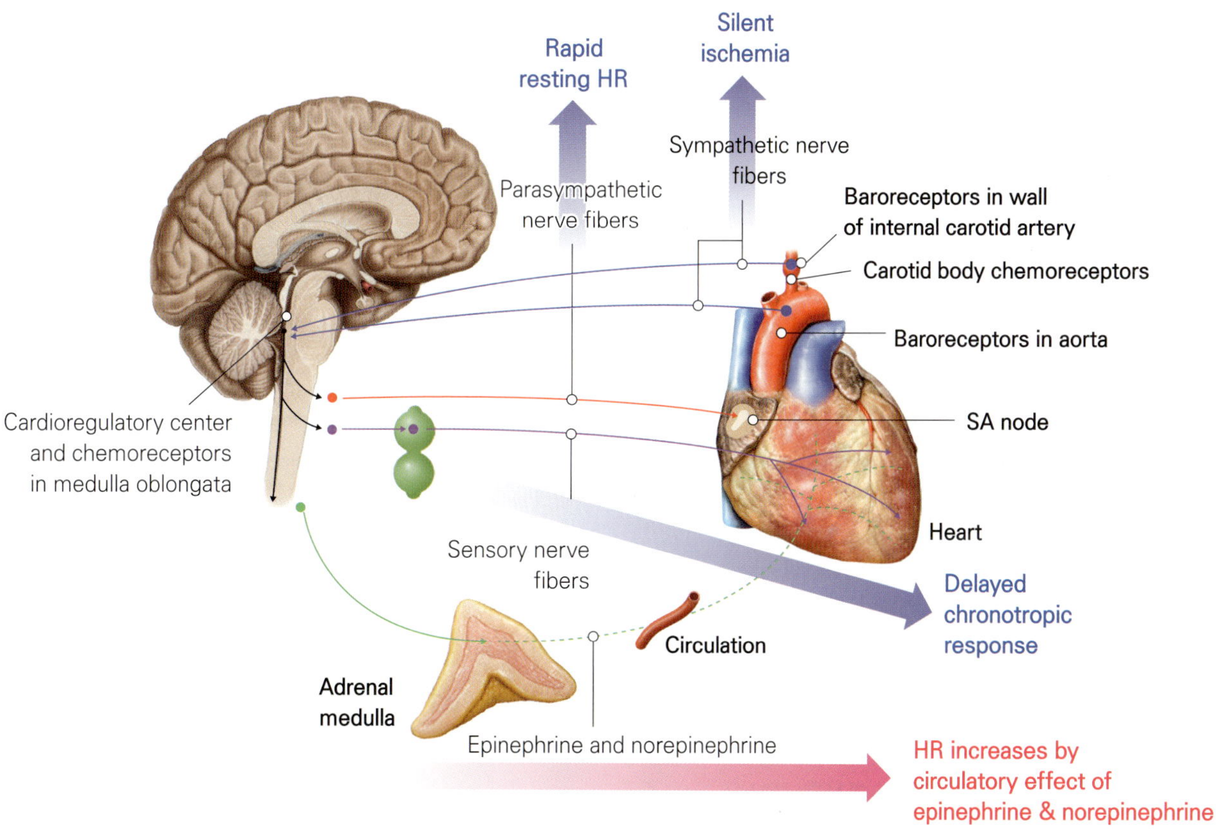

그림 29-9. 이식된 심장의 생리적 변화

HR; heart rate, SA; sinoatrial

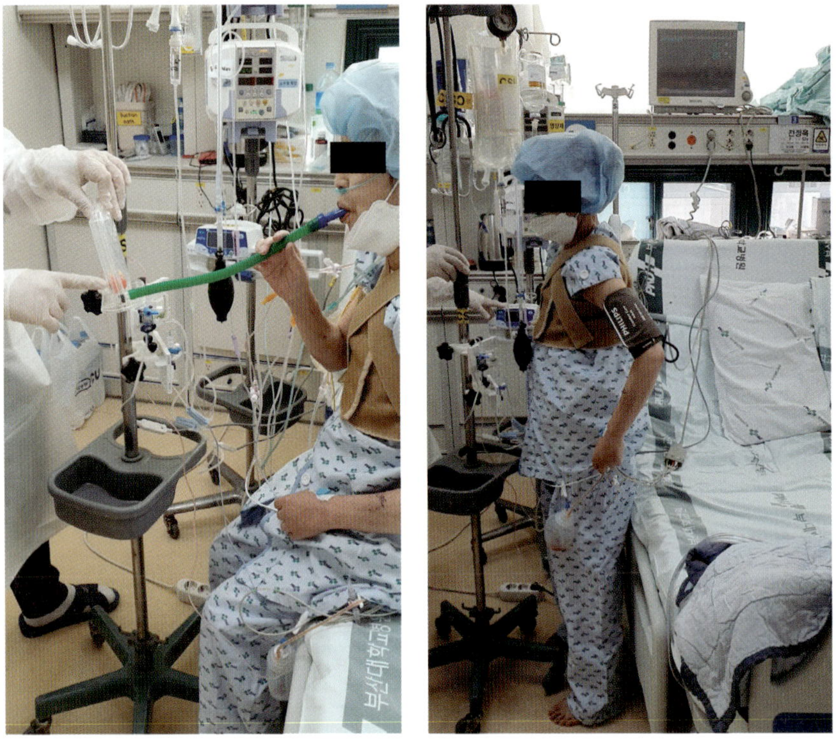

그림 29-10. 심장이식 후 중환자실 재활

3) 심장이식 후 재활 프로토콜

운동 중 심박수 변화를 운동 중 모니터 지표로서 사용할 수 없기 때문에 환자의 운동 자각도를 기준으로 운동을 진행해야 하며 목표 강도는 Borg 운동자각도 11~13 사이로 한다.[33] 다른 심장 수술 환자와 마찬가지로 침상에서 수동 관절 가동 운동부터 시작하여 호흡 재활, 조기 기동을 시행한다. 걷기나 침상 자전거 타기는 5분 이내로 시작해서 20~30분까지 시간을 차차 늘리고 하루 2~3 세션을 수행한다(그림 29-10).

이식거부반응이 발생할 수 있는데 중등도 혹은 그 이상의 중증도로 급성 거부 반응이 생겼다면 운동 계획을 수정해야 한다. 중등도의 거부 반응 시에는 운동 강도를 상향하지 않고 그대로 유지시키고, 중증 거부 반응 시에는 신체 활동을 제한하고 대사적 부담이 낮은 수동 관절가동범위 운동 정도만 시행한다.

V 결론

심장재활의 주요 목표는 운동능력 회복, 재발 및 사망 위험 감소, 삶의 질 향상이며, 이를 위해 환자 개별의 병태생리와 심폐 및 근육 운동 기능 수준을 고려한 맞춤형 접근이 필수적이다. 제 1기 심장재활은 입원 중 시작해 제 2기 통원 심장재활치료, 제 3기 유지기까지 단계적으로 진행된다. 심장 질환으로 중환자실에 입실한 환자의 경우 이미 혈역학적으로 불안정하기 때문에 심혈관계 부담을 늘리게 되는 재활치료의 적응증이 되지 않는다고 생각할 수 있다. 하지만 중환자 재활치료 지침에 따라 적절한 대상 환자를 선정하고 엄격한 모니터링하에 안전하게 수행할 수 있다. 이를 통해 중환자실 치료에 수반하는 호흡기계 합병증 발생, 관절 구축, 골격근 기능 저하를 예방하고 예후를 개선시킬 수 있다.

중환자실 심장재활은 수동 및 능동 관절 가동 훈련

및 호흡재활, 조기 가동부터 시작한다. 심근경색 환자는 추가적으로 심근손상이 발생하는지 확인하기 위해 흉통 발생 유무 및 심전도 감시, 심근효소수치 관찰이 필요하다. 심부전 환자의 경우 운동 중 심박출량 상승이 원활하지 못하여 불안정한 혈역학적 반응, 호흡곤란 증상 악화나 부정맥이 발생할 수 있어 유의해야 한다. 흉골절제술을 시행받은 환자는 흉부 통증에 의한 호흡기능 저하로 야기되는 합병증을 예방하기 위해 초기부터 호흡재활이 필요하다. 또한 안전한 수술 부위 회복을 위하여 상체 사용을 제한하고 체위 변경 방법을 교육해야 한다. 재활의 금기가 되는 치명적인 부정맥의 종류를 알아야 하고 필요한 경우 심장 이식형 전자 장치 삽입 후 재활을 시작한다. 좌심실 보조장치 수술을 받은 환자는 혈역학적으로 안정된 것처럼 보이지만 여전히 중증의 심장기능 부전 상태임을 지각해야 하며 치명적인 부정맥 발생, 장치의 부적절한 혈류 상태 유무를 확인하고 드라이브라인에 주의해야 한다. 심장이식환자는 자율신경 절단 상태로 인한 특징적인 혈역학적 반응을 보이며 면역억제제 사용에 따른 부작용, 이식거부반응 발생 유무를 살펴야 한다. 이처럼 병태생리에 따라 고려해야할 부분이 많아 심장재활에 대한 표준 처방이 통용되기 어려우며 다학제팀의 협업하에 개별화된 운동 처방이 필요하다.

심장재활의 가치는 단순한 운동 처방을 넘어 '환자의 회복을 돕는 통합적인 치료 과정'에 있다. 중환자실은 고위험 환자가 모여 있는 영역이지만, 그만큼 조기 개입으로 얻을 수 있는 이득도 크다. 적절한 선별, 모니터링, 다학제 협업이 보장된다면 중환자실에서의 심장재활은 환자의 기능 회복과 예후를 바꿀 수 있는 효과적인 수단이 될 수 있을 것이다.

▶ 참고문헌

1. Anderson L, Thompson DR, Oldridge N, Zwisler AD, Rees K, Martin N, Taylor RS. Exercise-based cardiac rehabilitation for coronary heart disease. Cochrane Database Syst Rev. 2016;1:CD001800.
2. Taylor RS, Brown A, Ebrahim S, Jolliffe J, Noorani H, Rees K, Skidmore B, Stone JA, Thompson DR, Oldridge N. Exercise-based rehabilitation for patients with coronary heart disease: systematic review and meta-analysis of randomized controlled trials. Am J Med. 2004;116(10):682-692.
3. Balady GJ, Williams MA, Ades PA, Bittner V, Comoss P, Foody JM, Franklin BA, Sanderson B, Southard D; American Heart Association Exercise, Cardiac Rehabilitation, and Prevention Committee et al. Core components of cardiac rehabilitation/secondary prevention programs: 2007 update. J Cardiopulm Rehabil Prev. 2007;27(3):121-129.
4. Morris PE, Goad A, Thompson C, et al. Early intensive care unit mobility therapy in the treatment of acute respiratory failure. Crit Care Med. 2008;36(8):2238-2243.
5. Adler J, Malone D. Early mobilization in the ICU: a systematic review. Crit Care Med. 2012;40(7):2622-2628.
6. World Health Organization. Rehabilitation after cardiovascular diseases, with special emphasis on developing countries. WHO Technical Report Series No. 871. Geneva: WHO; 1994.
7. Visseren FLJ, Mach F, Smulders YMB, et al. 2021 ESC Guidelines on cardiovascular disease prevention in clinical practice: Developed by the Task Force for cardiovascular disease prevention in clinical practice of the European Society of Cardiology (ESC) and the European Association of Preventive Cardiology (EAPC). Eur Heart J. 2021;42(34):3227-3337.
8. Brown TM, Pack QR, Aberegg E, Brewer LC, Ford YR, Forman DE, Gathright EC, Khadanga S, Ozemek C, Thomas RJ; American Heart Association Exercise, Cardiac Rehabilitation and Secondary Prevention Committee et al. Core Components of Cardiac Rehabilitation Programs: 2024 Update. Circulation. 2024;150(18):e328-e347.
9. Lee JH, Kim YJ, Park SJ, et al. Practical Guidelines for Cardiac Rehabilitation. Ann Rehabil Med. 2023;47(2):85-102.
10. Balady GJ, Williams MA, Ades PA, Bittner V, Comoss P, Foody JM, Franklin BA, Sanderson B, Southard D; American Heart Association Exercise, Cardiac Rehabilitation, and Prevention Committee et al. Core components of cardiac rehabilitation/secondary prevention programs: 2007 update. J Cardiopulm Rehabil Prev. 2007;27(3):121-129.
11. Anderson L, Thompson DR, Oldridge N, Zwisler AD, Rees K, Martin N, Taylor RS. Exercise-based cardiac rehabilitation for coronary heart disease. Cochrane Database Syst Rev. 2016;1:CD001800.
12. Ibanez B, James S, Agewall S, Antunes MJ, Bucciarelli-Ducci C, et

al. 2017 ESC Guidelines for the management of acute myocardial infarction in patients presenting with ST-segment elevation. Eur Heart J. 2018;39(2):119-177.
13. McDonagh TA, Metra M, Adamo M, Gardner RS, Baumbach A, Böhm M, et al. 2021 ESC Guidelines for the diagnosis and treatment of acute and chronic heart failure. Eur Heart J. 2021;42(36):3599-3726.
14. Gibbons RJ, Balady GJ, Bricker JT, et al. ACC/AHA 2002 guideline update for exercise testing: executive summary: a report of the American College of Cardiology/American Heart Association Task Force on Practice Guidelines (Committee to Update the 1997 Exercise Testing Guidelines). Circulation. 2002;106(14):1883-1892.
15. Monnet X, Marik P, Teboul JL. Prediction of fluid responsiveness: an updated review. Ann Intensive Care. 2016;6(1):111.
16. ATS Committee on Proficiency Standards for Clinical Pulmonary Function Laboratories. ATS statement: guidelines for the six-minute walk test. Am J Respir Crit Care Med. 2002;166(1):111-117.
17. Fletcher GF, Ades PA, Kligfield P, et al. Exercise Standards for Testing and Training: A Scientific Statement from the American Heart Association. Circulation. 2013;128(8):873-934.v
18. Melly L, Torregrossa G, Lee T, Jansens J-L, Puskas JD. Fifty years of coronary artery bypass grafting. J Thorac Dis. 2018;10(3):1960-1967.
19. Jensen L, Yang L. Risk factors for postoperative pulmonary complications in coronary artery bypass graft surgery patients. Eur J Cardiovasc Nurs. 2007;6(4):241-246.
20. Sasseron AB, De Figueiredo LC, Trova K, Cardoso AL, Lima NMFV, Olmos SC, Petrucci O. Does the pain disturb the respiratory function after open heart surgery? Braz J Cardiovasc Surg. 2009;24(4):490-496.
21. Alwardt CM, Redford D, Larson DF. General anesthesia in cardiac surgery: A review of drugs and practices. J Extracorpor Technol. 2005;37(4):227-235.
22. Cordeiro ALL, De Melo TA, Neves D, Luna J, Esquivel MS, Guimarães ARF, Borges DL, Petto J. Inspiratory muscle training and functional capacity in patients submitted to cardiac surgery. Braz J Cardiovasc Surg. 2016;31(2):140-144.
23. Sweity EM, Alkaissi AA, Othman W, Salahat A. Preoperative incentive spirometry for preventing postoperative pulmonary complications in patients undergoing coronary artery bypass graft surgery: a prospective, randomized controlled trial. J Cardiothorac Surg. 2021;16(1):241.
24. Kumar AS, Alaparthi GK, Augustine AJ, Pazhyaottayil ZC, Ramakrishna A, Krishnakumar SK. Comparison of flow and volume incentive spirometry on pulmonary function and exercise tolerance in open abdominal surgery: a randomized clinical trial. J Clin Diagn Res. Jan 2016;10(1):KC01-6. [doi: 10.7860/JCDR/2016/16164.7064]
25. Amin R, Alaparthi GK, Samuel SR, Bairapareddy KC, Raghavan H, Vaishali K. Effects of three pulmonary ventilation regimes in patients undergoing coronary artery bypass graft surgery: a randomized clinical trial. Sci Rep. 2021;11(1):6730
26. Kulchanarat C, Choeirod S, Thadatheerapat S, Piathip D, Satdhabudha O, Yuenyongchaiwat K. Inspiratory Muscle Training Improved Cardiorespiratory Performance in Patients Undergoing Open Heart Surgery: A Randomized Controlled Trial. Adv Respir Med. 2025 May 27;93(3):10.
27. Losanoff JE, Richman BW, Jones JW. Disruption and infection of median sternotomy: a comprehensive review. Eur J Cardiothorac Surg. 2002;21(5):831-839.
28. Toumpoulis I, Anagnostopoulos C, DeRose J, Swistel D. The impact of deep sternal wound infection on long-term survival after coronary artery bypass grafting. Chest. 2005;127(2):464-471.
29. Zacharia A, Habib RH. Factors predisposing to median sternotomy complications. Deep vs. superficial infection. Chest. 1996;110(4):1173-1178.
30. Ståhle E, Tammelin A, Bergström R, Hambreus A. Sternal wound complications — incidence, microbiology and risk factors. Eur J Cardiothorac Surg. 1997;11(6):1146-1153.
31. Olbrecht VA, Barreiro CJ, Bonde PN, Williams JA, Baumgartner WA, Gott VL, et al. Clinical outcomes of noninfectious sternal dehiscence after median sternotomy. Ann Thorac Surg. 2006;82(3):902-908.
32. El Oakley RM, Wright JE. Postoperative mediastinitis: classification and management. Ann Thorac Surg. 1996;61(3):1030-1036.
33. American association of dardiovascular and pulmonary rehabilitation. Guidelines for cardiac rehabilitation programs. 6th ed. Champaign, IL: Human kinetics; 2021. Chapter 10. Cardiac disease populations; p. 149-196.
34. Diehm C, Wortel EM, Heijnen M, Goudzwaard EW, Kievit J, Ubbink DT. Sternal precautions in the contemporary era of cardiac surgery: a systematic review. J Cardiovasc Nurs. 2019;34(6):e1-e13.
35. Galante A, Pietroiusti A, Cavazzini C, Magrini A, Bergamaschi A, Sciarra L, Chartouni G, Leg ramante JM, Carta S. Incidence and risk factors associated with cardiac arrhythmias during rehabilitation after coronary artery bypass surgery. Arch Phys Med Rehabil. 2000 Jul;81(7):947-952. doi:10.1053/apmr.2000.5587.
36. O'Connor CM, Whellan DJ, Lee KL, Keteyian SJ, Cooper LS, Ellis SJ, Leifer ES, Kraus WE, Kitzman DW, Blumenthal JA, Rendall DS, Miller NH, Fleg JL, Schulman KA, McKelvie RS, Zannad F, Piña IL; HF-ACTION Investigators. Efficacy and safety of exercise training in patients with chronic heart failure: HF-ACTION randomized controlled trial. JAMA. 2009 Apr 8;301(14):1439-1450. doi:10.1001/jama.2009.454.
37. Dougherty CM, Glenny RW, Burr RL, Flo GL, Kudenchuk PJ. Prospective randomized trial of moderately strenuous aerobic exercise after an implantable cardioverter defibrillator. Circulation. 2015 May 26;131(21):1835-1842. doi:10.1161/CIRCULATIONAHA.114.014444.

38. Holmgren C, Carlsson T, Mannheimer C, Lundell B, Malm B. Risk of interference from transcutaneous electrical nerve stimulation on the sensing function of implantable defibrillators. Pacing Clin Electrophysiol. 2008;31(2):151-158.
39. Surendran PJ, Jacob P, Selvamani D, Papasavvas T, Swaminathan N, Mathew G, Praveen R. Upper extremity dysfunctions in patients with cardiac implantable electronic devices: a systematic scoping review. Int J Ther Rehabil. 2021;28(1):1-8. doi:10.12968/ijtr.2020.0160.
40. Morris AA, Khazanie P, Drazner MH, Albert NM, Breathett K, Cooper LB, Eisen HJ, O'Gara P, Russell SD; on behalf of the American Heart Association Heart Failure and Transplantation Committee of the Council on Clinical Cardiology; Council on Arteriosclerosis, Thrombosis and Vascular Biology; Council on Cardiovascular Radiology and Intervention; and Council on Hypertension. Guidance for Timely and Appropriate Referral of Patients With Advanced Heart Failure: A Scientific Statement From the American Heart Association. Circulation. 2021;144(15):e72-e89. doi:10.1161/CIR.0000000000001016.
41. 장기 등 기증 및 이식. 기증희망등록. 인체조직기증 현황(2022년 1분기)
42. Molina EJ, Shah P, Kiernan MS, et al. The Society of Thoracic Surgeons Intermacs 2020 Annual Report. Ann Thorac Surg. 2021;111(3):778-792.
43. Corrà U, Pistono M, Mezzani A, Gnemmi M, Tarro Genta F, Caruso R, Giannuzzi P. Cardiovascular prevention and rehabilitation for patients with ventricular assist device from exercise therapy to long-term therapy. Part I: Exercise therapy. Monaldi Arch Chest Dis. 2011;76:27-32.
44. Corrà U, Pistono M, Piepoli MF, Giannuzzi P. Ventricular assist device patients on the horizon of cardiovascular prevention and rehabilitation. Can we convert challenges into opportunities? Eur J Prev Rehabil. 2011;19:490-493.
45. Loyaga-Rendon RY, Plaisance EP, Arena R, Shah K. Exercise physiology, testing, and training in patients supported by a left ventricular assist device. J Heart Lung Transplant. 2015;34(8):1005-1016.
46. Meusel M, Wegerich P, Bode B, Stawschenko E, Kusche-Vihrog K, Hellbrück H, Gehring H. Measurement of Blood Pressure by Ultrasound—The Applicability of Devices, Algorithms and a View in Local Hemodynamics. Diagnostics (Basel). 2021 Dec 2;11(12):2255. doi:10.3390/diagnostics11122255.
47. Kugler C, Malehsa D, Schrader E, Tegtbur U, Guetzlaff E, Haverich A, Strueber M. A multi-modal intervention in management of left ventricular assist device outpatients: dietary counselling, controlled exercise and psychosocial support. Eur J Cardiothorac Surg. 2012;42(5):1026-1032.
48. Adamopoulos S, Corrà U, Laoutaris ID, Pistono M, Agostoni PG, Coats AJS, Crespo Leiro MG, Cornelis J, Davos CH, Filippatos G, Lund LH, Jaarsma T, Ruschitzka F, Seferovic PM, Schmid JP, Volterrani M, Piepoli MF; on behalf of the Committee on Exercise Physiology and Training and the Committee of Advanced Heart Failure of the Heart Failure Association of the European Society of Cardiology. Exercise training in patients with ventricular assist devices: a review of the evidence and practical advice. A position paper from the Committee on Exercise Physiology and Training and the Committee of Advanced Heart Failure of the Heart Failure Association of the European Society of Cardiology. Eur J Heart Fail. 2019 Jan;21(1):3-13. doi:10.1002/ejhf.1352.
49. Wells CL. Physical therapist management of patients with ventricular assist devices: key considerations for the acute care physical therapist. Phys Ther. 2013;93(3):266-278.
50. International Society for Heart and Lung Transplantation. ISHLT Fast Facts — 2024. Published March 2024. Median survival rate following heart transplant: 11.9 years
51. Cheshire C, Large SR, et al. Graft function and incidence of cardiac allograft vasculopathy in donation after circulatory-determined death heart transplant recipients. Am J Transplant. 2023;23(10):1570-1579.
52. Hambrecht R, Niebauer J, Marx J, et al. Exercise training in heart transplant recipients improves exercise capacity and quality of life: results of a randomized, controlled trial. Circulation. 2000;102(9):1065-1071.
53. Nytrøen K, Aamot IL, Geiran OR, et al. High-intensity interval training versus moderate-intensity continuous training in de novo heart transplant recipients: a randomized controlled trial. J Heart Lung Transplant. 2019;38(9):907-915.
54. Costanzo MR, Dipchand A, Starling R, Anderson A, Chan M, Desai S, Fedson S, Fisher P, Gonzales-Stawinski G, Martinelli L, McGiffin D, Smith J, Taylor D, Meiser B, Webber S, Baran D, Carboni M, Dengler T, Feldman D, Frigerio M, Kfoury A, Kim D, Kobashigawa J, Shullo M, Stehlik J, Teuteberg J, Uber P, Zuckermann A, Hunt S, Burch M, Bhat G, Canter C, Chinnock R, Crespo-Leiro M, Delgado R, Dobbels F, Grady K, Kao W, Lamour J, Parry G, Patel J, Pini D, Towbin J, Wolfel G, Delgado D, Eisen H, Goldberg L, Hosenpud J, Johnson M, Keogh A, Lewis C, O'Connell J, Rogers J, Ross H, Russell S, Vanhaecke J; International Society for Heart and Lung Transplantation Guidelines. The International Society of Heart and Lung Transplantation Guidelines for the care of heart transplant recipients. J Heart Lung Transplant. 2010 Aug;29(8):914-956. doi:10.1016/j.healun.2010.05.034.
55. Kim IC, Youn JC, Kobashigawa JA. The Past, Present and Future of Heart Transplantation. Korean Circ J. 2018 Jul;48(7):565-590. doi:10.4070/kcj.2018.0189.

CHAPTER 30

간부전/간이식 환자 재활

Rehabilitation for Liver Failure/Liver Transplant Patients

이예림 의사

I 서론

1 간부전의 개요

간부전(liver failure)은 다양한 원인으로 간 기능이 저하되어 황달, 혈액응고장애, 간성 뇌병증(hepatic encephalopathy) 등이 발생하고, 결국 다발 장기 부전에 이르는 질환이다. 간부전은 급성간부전(acute liver failture)과 만성 간부전(chronic liver failure)으로 구분된다.

급성간부전은 기존 간질환이나 간경화증이 없는 상태에서 간 기능이 급격히 저하되어 증상이 빠르게 악화하며, 생명을 위협할 수 있다. 반면, 만성 간부전은 간 질환이 오랜 기간 진행되면서 점진적으로 간 기능이 감소하는 상태로, 장기적인 관리가 필요하며 간이식으로 이어질 수 있다. 급성 간부전의 주요 원인으로는 바이러스 간염, 약물 및 독소, 기타 간질환, 간 외 질환 등이 있다(표 30-1).[1]

표 30-1. 급성간부전의 원인

바이러스 간염	약물 및 독소	기타 간질환	간 외 질환
A-E형 간염바이러스 (Hepatitis A-E)	알코올(Alcohol)	자가면역 간질환 (Autoimmune liver disease)	임신성 급성 지방간 (Acute fatty liver of pregnancy)
단순포진 바이러스 (Herpes simplex virus)	아세트아미노펜 (Acetaminophen)	윌슨병 (Wilson's disease)	용혈, 간효소 상승 및 혈소판 감소 증후군(Haemolysis elevation in liver enzymes and low platelet syndrome)
수두대상포진 바이러스 (Varicella zoster virus)	항결핵제 (Anti-tuberculous drugs)	버드-히아리 증후군 (Budd-Chiari syndrome)	간 내 종양 침윤 (Tumour infiltrates in the liver)
엡스타인-바 바이러스 (Epstein-Barr virus)	특이 약물반응 (Idiosyncratic drug reactions)		
거대세포바이러스 (Cytomegalovirus)			
아데노바이러스(Adenovirus)			

2 간이식의 적응증

간이식(liver transplantation)은 급성 또는 만성 간질환으로 간 기능이 심각하게 저하되어 생명을 위협할 때 고려하는 치료법이다. 주요 적응증으로는 급성간부전, 간경화증, 간암 등이 있다. 간경화증은 B형 또는 C형 간염(hepatitis B/C), 자가면역 간염(autoimmune hepatitis), 알코올 유발 간경화증(alcohol-induced cirrhosis), 원발 담즙성 간경화증(primary biliary cirrhosis), 원발 경화성 담관염(primary sclerosing cholangitis) 등으로 인해 발생한다. 또한, 윌슨병(Wilson's disease)과 같은 대사질환이나 버드-히아리 증후군(Budd-Chiari syndrome)과 같은 혈관질환으로 인한 만성 간부전도 간이식의 적응증이 된다.[2]

간세포 암종(hepatoceullar carcinoma)은 간이식의 주요 적응증 중 하나이다. 서구에서는 뇌사자 간이식이 주를 이루며, 간외 전이나 혈관 침범이 없고 직경 5cm 이하의 단일 결절 또는 3cm 이하 결절이 3개 이하인 경우를 대상으로 하는 밀란 기준(Milan criteria)을 적용한다.[3] 한국을 포함한 아시아에서는 생체 간이식(living-donor liver transplantation, LDLT)이 활발히 시행되며, 각 센터에서 더 확장된 선정 기준을 적용하고 있다. 최근에는 주요 혈관 침범이나 간외 전이가 없는 간세포암종에 대해서도 간이식을 시행하고 있다.[4]

전격성 간부전 환자에서는 King's College Hospital Criteria 또는 Model for End-stage Liver Disease (MELD) 점수가 간이식 적응증 평가에 사용된다.[5] MELD 점수는 혈청 크레아티닌, 총 빌리루빈, PT-INR을 기반으로 산출하며, 점수가 높을수록 예후가 불량하고 간이식의 긴급도가 높아진다.

간이식의 금기증으로는 진행된 심폐질환 등으로 수술이 불가능한 경우, 활동성 감염, 전이성 암 등 간이식 후 생존 가능 기간이 너무 짧아 위험을 정당화할 수 없는 경우, 심한 우울증, 수술이 기술적으로 불가능한 경우 등이 있다.

3 간이식 수술 및 합병증 관리

간이식 수술은 생체 간이식(living-donor liver transplantation, LDLT)과 뇌사자 간이식(deceased-donor liver transplantation, DDLT)으로 구분된다. 생체 간이식은 살아있는 기증자로부터 간의 일부를 이식받는 방법이며, 뇌사자 간이식은 뇌사자에게서 기증된 간을 이식받는 방법이다. 생체 간이식은 간이식 대기 시간이 길어지는 것을 방지하고 뇌사자 간이 부족한 상황에서 중요한 역할을 한다. 단, 기증자에게 간 절제 수술이 필요하므로 건강 상태가 양호하고 적합한 간을 제공할 수 있는 경우에만 시행한다.[6] 뇌사자 간이식은 뇌사 판정을 받은 기증자로부터 간을 이식하는 방법으로, 기증자의 간 상태와 수혜자의 건강 상태를 고려하여 시행 여부를 결정한다.

수술 후 주요 합병증으로는 복강 내 출혈로 인한 혈액복막(hemoperitoneum), 혈전증(vascular thrombosis), 담도 누출 및 협착과 같은 담도 합병증(biliary complication), 감염, 급성 세포성 거부반응(acute cellular rejection), 기저 질환의 재발 등이 있다. 간이식 후 만성 관리에서는 고혈압, 당뇨병, 고지혈증, 골다공증과 같은 만성질환 및 새롭게 발생할 수 있는 악성종양(de novo malignancy)을 정기적으로 추적·감시하고 관리해야 한다.

II 간이식 대상자에서 재활의 필요성

1 근감소증

간이식 대상자에게 근감소증(sarcopenia)은 매우 흔하며, 신체 활동 부족을 포함한 다양한 요인으로 인해 발생한다. 환자들은 식사량 감소로 에너지 부족 상태에 놓이며, 단백질 합성이 억제되고 근육 손실이 초래된다. 에너지 섭취 부족의 원인으로는 위장 출혈로 인한 식이 제한, 간성 뇌병증으로 인한 단백질 섭취 제한 등이 있다. 또한 복수, 출혈, 감염으로 인한 단백질 손실 증가와 간경화증에 따른 문맥고혈압으로 인해 위장 운동이 저하되는 경우도 있다.[7]

간경화증 환자는 일반적으로 신진대사가 증가된 상태에 있으며, 단백질 분해와 포도당신생합성이 증가하여 단백질 불균형과 근육 소모가 악화된다. 이들 환자에서는 혈액과 골격근에서 마이오스타틴(myostatin) 수치가 상승하여 골격근 성장이 억제되고 근육량이 감소한다.[8] 근육 단백질 분해의 주요 경로인 유비퀴틴–프로테아좀 시스템(ubiquitin–proteasome system)도 활성화되어 근육 분해가 촉진된다.[7] 간질환 환자에서 발생하는 고암모니아혈증(hyperammonemia)은 마이오스타틴 증가 등으로 근육 감소를 초래하며[9], 전신 저강도 염증 상태(systemic low–grade inflammation)에서 생성되는 염증매개인자(pro–inflammatory factors)가 근육 단백질 분해에 기여하는 것으로 보고된다.[10] 이외에도 호르몬 불균형 등 다양한 요인이 근감소증 발생에 관여한다.[7]

2 기능 저하와 임상적 예후

만성 간질환 환자에서 근감소증은 다양한 불량한 임상 예후와 연관되는 것으로 보고되고 있다. 근감소증은 간이식 대기 중 사망률, 간이식 후 사망률, 이식 후 감염성 합병증 발생, 중환자실 재원 기간 및 기관삽관 기간, 총 병원 재원 기간과 관련된다. 최근 메타 분석에 따르면 간경화증 환자에서 근감소증은 사망 위험을 약 2배 증가시키는 것으로 보고되었다.[11,12]

근감소증 뿐만 아니라 심폐기능 저하도 만성 간질환 환자의 예후에 영향을 미친다. 간이식 대기 환자를 대상으로 시행한 심폐운동검사(cardiopulmonary exercise test, CPET)에서는 절반 이상의 환자에서 최대 산소소모량(maximal oxygen consumption)의 현저한 감소가 확인되었으며, 이 수치는 생존율 및 간이식 후 임상 경과와 밀접한 관련이 있었다.[13] 또한, 6분 보행 검사(6–minute walk test) 결과도 간이식 대기 환자에서 유의하게 낮게 나타났으며, 간이식 대기 중 사망률과 의미 있는 상관관계를 보였다.[14]

3 재활의 필요성

따라서 만성 간질환 환자 및 간이식 대기 또는 이식 후 환자에서는 운동을 통해 근감소증을 예방하거나 회복하고, 심폐기능을 향상시키는 것이 필요하다. 이들 환자에서 재활 치료의 효과를 평가한 연구들이 최근 꾸준히 보고되고 있으며, 그 효과에 대해 긍정적인 결과를 보고하고 있다. 다만, 현재까지 대규모 무작위 대조시험(randomized controlled trial, RCT)은 제한적이어서 재활 치료의 효과에 대한 근거를 확립하기 위해 추가적인 연구가 필요하다.

III 간이식 전 사전재활

1 기능적 상태 평가

앞서 언급한 바와 같이 간이식 대상 환자에서는 근감소증과 노쇠가 흔하게 나타나며, 근감소증은 최대 70%, 노쇠는 약 40%의 환자에서 보고된다. 이러한 상태는 간이식 전후의 임상 결과 및 삶의 질과 밀접하게 연관되어 있다.[15]

간이식 전 기능 평가 도구로는 기능적 용량, 노쇠, 근육량 등을 평가하는 Karnofsky 수행 상태(Karnofsky performance status), 간 노쇠 지수(Liver Frailty Index), 복부CT로 측정한 근육량, 심폐운동검사(CPET) 등이 있으며, 이러한 평가들은 간이식 후 불리한 임상 결과 발생 위험을 예측하는 데 유용하다.[16]

이외에도 MRC–sum 점수(Medical Research Council Sum Score), 버그 균형 척도(Berg Balance Scale), De Morton 이동성 지수(De Morton Mobility Index, DEMMI), 근감소증 선별 도구(Sarcopenia Screening Tool, SARC–F), 단기 신체 수행능력 검사(Short Physical Performance Battery, SPPB), 악력(hand grip strength) 검사, 보행 속도 검사 등을 통해 환자의 기능 상태 및 취약성을 평가하고, 이를 바탕으로 환자에게 적절한 운동을 처방하고 목표를 설정할 수 있다.

2 간이식 전 재활의 권고 사항

간이식 후보자에게는 수술 전 재활 프로그램이 권장되며, 이를 통해 기능 상태, 근육량, 신체적·심리적 건강 상태를 향상시킬 수 있다. 운동은 유산소 능력, 근육량 및 근력 개선에 긍정적인 효과를 보였으며, 말기 간질환 환자에서 임상적으로 유의한 부작용이 보고되지 않아 안전하고 실행 가능한 치료법으로 간주된다.[17] 또한, 수술 후 재입원율 감소 및 입원 기간 단축의 경향성도 보고되고 있다.[18] 아직 표준화된 프로토콜을 기반으로 한 대규모 연구는 부족하지만, 간이식 전 재활이 해로울 가능성은 낮고 기능적 이점이 크기 때문에, 2022년 국제 간이식학회(International Liver Transplantation Society, ILTS) 합의 회의에서는 간이식 전 재활을 권고하고 있다[증거의 질(Quality of evidence): 매우 낮음, 권고 강도(Grade of recommendation): 강함].[19]

3 간이식 전 재활 프로그램

간이식 후보자에게는 유산소 훈련과 근력 훈련을 포함한 재활 프로그램이 권장된다. 기존 연구에서 사용된 간이식 전 재활 프로그램은 운동 훈련 방법, 개입 기간, 환자 집단, 평가 지표가 다소 이질적이나, 대부분 유산소 운동, 근력 운동, 흡기근 훈련이 포함되어 있다. 감독하에 시행하는 고강도 운동이 자율운동보다 효과적일 수 있지만, 자원 및 접근성 문제를 고려할 때 가정 기반 운동(home-based exercise)도 중요한 대안이 될 수 있다.[20] 이상적인 재활 기간은 아직 확립되지 않았으나, 3~4주간의 개입으로 간이식 대기 환자의 기능 향상에 충분하다는 의견이 있으며, 영양 부족, 근감소증, 노쇠가 동반된 환자에서는 더 긴 기간의 재활이 필요할 수 있다.[17]

환자의 기능 상태에 따라 목표를 설정하고, 안전하게 시행 가능한 수준의 스트레칭, 유산소 운동, 근력 운동을 포함한 프로그램을 처방하고 교육한다. 또한, 호흡 기능이 저하된 환자에서는 수술 후 인공 호흡기 의존을 줄이기 위해 심호흡, 횡격막 호흡, 흉곽 확장 운동 등을 사전에 교육할 수 있으며, 허핑 기침(huff coughing)과 같은 가래 배출 방법도 수술 전에 교육하여 수술 이후 적용할 수 있도록 한다.

운동 전에는 발열, 두근거림, 이상 혈압, 혈당 수치 변화, 통증, 두통, 어지럼증, 호흡 곤란 등의 증상을 확인하여 안전하게 시행할 수 있도록 한다. 만성 간질환 환자는 혈액 응고 기능이 저하된 경우가 많으므로 낙상에 의한 출혈에 주의해야 한다.

이러한 재활 프로그램은 장기적으로 지속 가능해야 하며, 환자가 재활 프로그램을 통해 형성한 건강 습관이 간이식 후에도 유지될 수 있도록 지속적인 교육과 지원이 필요하다.

IV 간이식 후 재활

1 간이식 후 재활의 권고 사항

간이식 후 건강한 신체 기능 회복과 건강 관련 삶의 질 향상이 중요한 과제로 대두되고 있다. 간 노쇠 지수를 사용한 연구에서 간이식 후 약 40%의 환자만이 건강한 상태를 유지하는 것으로 보고되었으며, 이에 따라 수술 후 신체적·기능적 건강을 신속히 회복하기 위한 전략이 필요하다.[21]

2개의 무작위 대조시험(RCT)을 포함한 이전 연구에서는 간이식 수혜자에게 입원 재활 치료가 안전하고 실행 가능하다는 결과를 보고하였다.[22] 이를 바탕으로 2022년 국제 간이식학회(ILTS) 합의 회의에서는 간이식 후 입원 재활 치료가 안전하고 실행 가능하며, 간이식 후 환자의 기능 회복에 도움이 되는 것으로 권고하고 있다[증거의 질(Quality of evidence): 낮음, 권고 강도(Grade of recommendation): 강함].[19]

2 간이식 후 재활 프로그램

간이식 후 재활 프로그램은 수술 후 중환자실에 재원하는 시기, 일반 병동에서 급성기 입원 치료를 받는 시기, 퇴원 이후 외래를 기반으로 진료받는 시기로 구분하여 단계별로 적용할 수 있다. 각 단계에서 환자의 근력, 균형 능력, 기능 상태, 보행 속도, 유산소 능력 등을 평가하고, 환자의 상태에 맞춘 목표를 설정해야 한다. 기존 연구에서는 간이식 후 재활 프로그램에 흡기근 훈련을 포함한 호흡 운동, 기능 훈련, 유산소 및 저항 운동이 포함되었다.[22]

1) 중환자실에서의 초기 재활

중환자실 초기 재활에서는 RASS (Richmond Agitation–Sedation Scale) 척도, MRC–sum 점수, 기관삽관 제거 여부 등을 기준으로 기능적 훈련의 단계를 설정한다. 능동 관절 운동부터 시작하여, 침대에서 앉기, 침대 가장자리에 앉기, 의자에 앉기, 서기, 걷기 등으로 점진적으로 진행한다. 중환자실에서 일반 치료군과 집중 재활군을 비교한 연구에서는 집중 재활군에서 침대 가장자리에 앉기까지의 시간이 더 짧고, 병원 재원 기간이 감소하는 경향을 보였다.[23] 중환자실에서 재활 치료를 시행할 때에는 혈압, 맥박, 호흡수, 산소포화도 등의 활력징후를 실시간으로 모니터링하며, 환자의 협조도, 통증, 기능 상태 등 매일 변화하는 상태를 고려하여 안전하게 시행해야 한다. 간이식 환자에서 재활 치료로 인한 부작용은 드물며, 대부분 통증 증가와 관련되어 경미하게 발생하였다.[23,24] 호흡 재활이 필요한 경우, 심호흡, 횡격막 호흡, 허핑 기침, 기구를 이용한 가래 배출 훈련, 호흡근 강화 훈련 등을 적용할 수 있다.

2) 병동에서의 입원 재활

병동 입원 기간 동안 시행한 다양한 재활프로그램은 6분 보행 검사, 침대에서 일어나는 시간, 기능독립척도(Functional Independence Measure, FIM) 등의 기능적 지표 개선에 기여한 것으로 보고되었다.[22] 병동에서의 입원 재활도 중환자실에서의 초기 재활과 마찬가지로 서기, 걷기 등 기능 훈련 및 호흡 재활을 포함하여 목표를 설정하고, 환자의 상태에 맞게 진행한다.

3) 퇴원 후 외래 기반 재활

간이식 후 초기 3개월 동안 노쇠가 더 악화되는 것으로 보고되므로, 이를 예방하기 위한 유산소 및 근력 운동 교육이 필요하다.[21] 외래 기반으로 정기적인 추적 관찰을 통해 기능 저하 또는 근감소증이 있는 환자를 조기에 발견하고, 이를 관리하여 신체적·기능적 건강을 극대화할 필요가 있다.

V 결론

간부전 및 간이식 환자에서 재활은 기능 회복과 삶의 질 향상에 중요한 역할을 한다. 간이식 전후의 재활 치료는 안전하며, 근감소증 예방과 기능 상태 개선, 수술 후 회복 촉진에 필수적이다. 수술 전 사전 재활부터 중환자실, 병동, 외래 단계에 이르기까지 각 시기별로 적절한 목표 설정과 개별화된 치료가 필요하다. 이를 위해 다학제적 접근을 통해 최적의 치료를 제공하는 것이 중요하다.

▶ 참고문헌

1. Maiwall R, Kulkarni AV, Arab JP, Piano S. Acute liver failure. Lancet. 2024;404(10454):789–802.
2. Farkas S, Hackl C, Schlitt HJ. Overview of the Indications and Contraindications for Liver Transplantation. Cold Spring Harb Perspect Med. 2014;4(5):a015602.
3. Mazzaferro V, Regalia E, Doci R, et al. Liver Transplantation for the Treatment of Small Hepatocellular Carcinomas in Patients with Cirrhosis. N Engl J Med. 1996;334(11):693–700.
4. Singal AG, Kudo M, Bruix J. Breakthroughs in Hepatocellular Carcinoma Therapies. Clin Gastroenterol Hepatol. 2023;21(8):2135–49.
5. McPhail MJW, Farne H, Senvar N, Wendon JA, Bernal W. Ability of King's College Criteria and Model for End-Stage Liver Disease Scores to Predict Mortality of Patients With Acute Liver Failure: A Meta-analysis. Clin Gastroenterol Hepatol. 2016;14(4):516–25.e5.
6. Goldaracena N, Barbas AS. Living donor liver transplantation. Curr Opin Organ Transplant. 2019;24(2):131–7.
7. Chen H, Yang C, Yan S, Liu X, Zhou L, Yuan X. Sarcopenia in cirrhosis: From pathophysiology to interventional therapy. Exp Gerontol. 2024;196:112571.
8. Sinclair M, Gow PJ, Grossmann M, Angus PW. Review article: sarcopenia in cirrhosis – aetiology, implications and potential therapeutic interventions. Aliment Pharmacol Ther. 2016;43(7):765–77.
9. Qiu J, Thapaliya S, Runkana A, et al. Hyperammonemia in cirrhosis induces transcriptional regulation of myostatin by an NF-κB-mediated mechanism. Proc Natl Acad Sci USA. 2013;110(45):18162–7.
10. Tuttle CSL, Thang LAN, Maier AB. Markers of inflammation and their association with muscle strength and mass: A systematic review and meta-analysis. Ageing Res Rev. 2020;64:101185.
11. Duarte-Rojo A, Ruiz-Margáin A, Montaño-Loza AJ, Macías-Rodríguez RU, Ferrando A, Kim WR. Exercise and physical activity for patients with end-stage liver disease: Improving functional status and sarcopenia while on the transplant waiting list. Liver Transpl. 2018;24(1):122–39.
12. Tantai X, Liu Y, Yeo YH, et al. Effect of sarcopenia on survival in patients with cirrhosis: A meta-analysis. J Hepatol. 2022;76(3):588–99.
13. Dharancy S, Lemyze M, Boleslawski E, et al. Impact of Impaired Aerobic Capacity on Liver Transplant Candidates. Transplantation. 2008;86(8):1077–83.
14. Carey EJ, Steidley ED, Aqel BA, et al. Six-minute walk distance predicts mortality in liver transplant candidates. Liver Transpl. 2010;16(12):1373–8.
15. Lai JC, Tandon P, Bernal W, et al. Malnutrition, Frailty, and Sarcopenia in Patients With Cirrhosis: 2021 Practice Guidance by the American Association for the Study of Liver Diseases. Hepatology. 2021;74(3):1611–44.
16. Crespo G, Hessheimer AJ, Armstrong MJ, et al. Which preoperative assessment modalities best identify patients who are suitable for enhanced recovery after liver transplantation? Clin Transplant. 2022;36(10):e14644.
17. Vinaixa C, Martínez Palli G, Milliken D, et al. The role of prehabilitation on short-term outcomes after liver transplantation: A review of the literature and expert panel recommendations. Clin Transplant. 2022;36(10):e14686.
18. Al-Judaibi B, Alqalami I, Sey M, et al. Exercise Training for Liver Transplant Candidates. Transplant Proc. 2019;51(10):3330–7.
19. Pollok JM, Tinguely P, Berenguer M, et al. Enhanced recovery for liver transplantation: recommendations from the 2022 International Liver Transplantation Society consensus conference. Lancet Gastroenterol Hepatol. 2023;8(1):81–94.
20. Weston M, Weston KL, Prentis JM, Snowden CP. High-intensity interval training (HIT) for effective and time-efficient pre-surgical exercise interventions. Perioper Med. 2016;5:2.
21. Lai JC, Segev DL, McCulloch CE, Covinsky KE, Dodge JL, Feng S. Physical frailty after liver transplantation. Am J Transplant. 2018;18(8):1986–94.
22. Mina DS, Tandon P, Kow AWC, et al. The role of acute in-patient rehabilitation on short-term outcomes after liver transplantation: A systematic review of the literature and expert panel recommendations. Clin Transplant. 2022;36(9):e14706.
23. Maffei P, Wiramus S, Bensoussan L, et al. Intensive Early Rehabilitation in the Intensive Care Unit for Liver Transplant Recipients: A Randomized Controlled Trial. Arch Phys Med Rehabil. 2017;98(8):1518–25.
24. Senduran M, Yurdalan SU, Karadibak D, Gunerli A. Haemodynamic effects of physiotherapy programme in intensive care unit after liver transplantation. Disabil Rehabil. 2010;32(17):1461–6.

PART 6

중환자실 치료 후 재활

CHAPTER 31

중환자의 급성기 치료 후 재활

Rehabilitation after Acute Care in Critically Ill Patients

정일영 의사

I 서론

중환자의 회복 과정 중에 시행되는 재활치료의 목표는 환자의 상태 변화나 회복 기간에 따라 유동적으로 정해질 수 있는데, 이는 중증 상태에서 발생할 수 있는 신체적·심리적 문제를 정기적으로 평가하여 결정해야 한다.[1] 의료진은 재활치료 효과를 높이기 위해 환자들의 병 전 신체적, 심리적 수준을 파악하고 이전 상태까지 도달하는 것을 목표로 치료해야 한다.[2] 결과적으로 중증 질환은 환자, 가족 및 생활 환경에도 영향을 미치기 때문에 의료진이 가족에게 재활치료 전략을 공유하는 것은 중요하다. 환자가 병 전의 삶으로 돌아가기 위해서는 중환자실에서 시작하는 치료 전략과 함께 환자 및 가족의 사회적 상황까지 고려하여야 하며, 치료 초기에 선별적이면서도 적극적인 의사결정이 필요하다.[3] 이런 과정에서 사회문화적 요소는 중요한 역할을 한다. 예를 들어 아시아 국가들의 경우, 가족 중심의 문화를 가지고 있어서 중환자실 치료 이후 재활 단계에서도 가족 간 유대와 정서적 지지가 매우 중요하다. 따라서 중환자의 회복을 위한 재활치료는 각 국가, 지역, 입원 중인 병원의 역할에 따라 다르게 적용되어야 하며 상황에 따라 접근방법도 유연하게 조정되어야 한다. 또한 환자마다 나이, 진단, 입원기간, 약물사용 및 처치 등 다양한 요소에 의해 중환자실 퇴실 후 임상 양상이 달라지므로 개인별 맞춤형 대응이 필요하다.

II 중환자실에서 시작하는 재활치료

중환자실에서 퇴실한 후에 적절한 재활치료가 이루어지기 위해서는, 먼저 중환자 치료 전후 재활치료에 대한 인식을 바꿀 필요가 있다. 다시 말해, 재활은 중환자실에서부터 시행하는 '치료'라는 인식이 확립되어야 한다. 이 과정에서 몇 가지 중요한 요소가 있지만 그 중에서도 의료진과 환자, 보호자 간 오해를 방지하는 것이 핵심이다. 이를 위해 의료진들은 보호자와 지지관계를 구축하여 정확한 정보를 전달하고 현실적인 기대를 갖게 해야 하며 재활치료의 진행과정과 경과에 대해 가족들과 충분히 논의해야 한다. 특히, 인지기능 저하는 중환자 치료 중에 흔히 발생하여 중환자실 입원 중에서부터 퇴실 후까지도 기억 회상에 부정적인 영향을 끼치는 것으로 알려져 있다.[4] 따라서 환자의 인지기능 호전 수준에 따라 달성 가능한 목표를 설정하고, 현실적이며 관리 가능한 치료 스케줄을 세워야 한다. 보호자는 환자가 시간이나 기억에 대해 혼란을 겪을 때 도움을 줄 수 있으므로, 재활치료 계획을 세울 때 조기에 보호자의 참여가 필요하다. 물론 보호자가 치료계획에 참여하게 되면 만성적인 불안이나 불필요한 요구 등이 발생할 수 있으므로, 이를 관리하기 위한 의료진의 부담도 고려해야 한다. 의료진은 환자와 가족에게 질병에 대한 우려로 침상안정을 하는 것은 비생산적이라는 것을 알려야 하며 회복 기간 동안 환자의 심신을 적극적으로 자극하는 것이 중요하다고 언급할 필요가 있다. 또한 자발적인 보행과 재활이 쉽지 않음을 안내하되, 환자의 작은 성취에도 칭찬과 보상을 제공하여 긍정적인 강화를 유도하고 재활치료의 목표를 단계적으로 상향 조정하도록 도와야 한다.

재활치료는 중환자실에서부터 시작되어야 하지만, 상황에 따라 주어진 의료자원이 한정적이므로 모든 환자에게 재활치료를 적용할 수는 없다. 따라서 환자가 재활치료를 받기에 적절한 대상인지, 자원을 어디에 집중할 것인지에 대한 기준 또한 매우 중요하다. 스스로 회복할 수 있는 환자에게 과잉치료를 하거나 불필요한 치료를 시행하는 것은 지양해야 한다. 임상적으로 장기간 중환자실에서 치료받은 환자를 평가할 때는 고령(>60세), 장기간의 중환자실 재원기간(10일 이상), 중증 패혈증, 외상 또는 화상 유무, 혼동(confusion)과 섬망(delirium) 유무, 지속적인 약물복용과 금단 증상 유무, 쇠약 또는 기능저하(예: 삼킴 장애)와 같은 요인들을 종합적으로 고려한다. 중환자실 획득 쇠약(ICU-acquired weakness)[5-7] 평가가 가장 중요한데, 추가적으로 위험요인을 평가하기 위해 보행을 포함한 근골격계 기능, 호흡 및 삼킴 기능을 확인해야 한다. 이외에도 가족 및 지지기반, 지역사회 지원시스템 등 다양한 요인들을 통합적으로 고려해야 한다.

중환자 치료 후 재활치료는 국가와 문화마다 접근 방식이 다를 수 있다. 서구권의 경우 다학제적 접근(multidisciplinary approach)을 기본으로 하고 있다. 의사, 간호사, 물리치료사, 작업치료사, 언어치료사, 심리학자, 사회복지사 등 다양한 전문가들이 팀을 이루어 환자의 전반적인 회복을 돕는다.[8] 이러한 접근은 환자의 신체적, 정신적, 사회적 요구를 통합적으로 해결할 수 있도록 한다. 우리나라에서는 서구권의 교육 과정과 의료시스템을 바탕으로 중추신경계 질환을 위한 재활치료를 시행할 때 다학제적 접근을 기본으로 한다. 그러나 중추신경계 질환 이외의 중증 질환이나 중환자에 대한 전문재활치료와 이를 적절하게 수행하기 위해 다학제 회의 등에는 적절한 수가가 책정되어 있지 않아, 실제 진료 현장에서 대부분의 환자를 치료할 때 다학제적 접근은 어려운 실정이다. 그럼에도 불구하고 중환자 치료와 재활에 대한 인식이 변화하고 있어 향후에는 중환자실 입실에서부터 회복 기간까지의 재활치료에 대한 가이드라인이 제시되고 적절한 수가가 마련되기를 기대한다.

III 중환자의 회복과 중재

1 신체적 측면

중환자실에 장기간 입원한 환자는 근육 약화 및 근력 저하, 관절 가동범위 제한, 이로 인한 일상생활 수행능력 제한이 생길 수 있다.[9] 이런 신체적 문제를 회복시키기 위해서는 조기에 적극적인 재활치료가 도움이 될 수 있다.[10] 또한 중환자실에서 기계 환기를 받은 환자는 단기간의 기계 환기 적용에도 횡격막 위축 등의 호흡근 변화가 나타날 수 있는데[11], 이와 같은 변화에 맞춰 호흡재활을 시행하면 환자의 자발 호흡을 안정시키는 데에 도움이 된다.[12] 이러한 신체적 변화는 중환자실 퇴실 전후 지속적인 모니터링을 통해 확인할 수 있다. 6분 보행검사, 앉았다 일어서기, 균형평가, 도구일상활동(instrumental activities of daily living, IADLs), 일어나 걷기 검사(timed up and go test, TUG), 수정바델지수(modified Barthel index, MBI), 악력 평가 등 기존 재활 분야에서 사용하는 다양한 평가도구를 중환자 재활에 이용할 수 있다. 그러나 중요한 점은 중환자실에서의 치료 결과와 퇴실 이후 회복을 연결지을 수 있는 임상적 기준과 평가도구를 활용해야 한다는 것이다. 대부분의 중환자는 치료 중 보행을 할 수 없거나 침상 안정중인 경우가 많고, 신체 계측을 위한 모니터링 장비를 사용하고 있어 정확한 기능 평가가 어렵다. 따라서 기존 평가도구를 중환자실 환경에 맞게 개량하고 새로운 평가도구를 개발하기 위한 노력이 필요하다.

2 정신적 측면

중환자실에서 치료받은 환자에게서 장기적인 인지기능 장애가 높게 나타날 수 있음이 보고되었다.[4] 또한 불안, 우울, 외상 후 스트레스 장애(post-traumatic stress disorder, PTSD) 등을 겪을 수 있고 이는 장기적인 예후에 영향을 미친다.[13] 실제로 중환자실에서 보였던 정신적, 심리적 문제들이 퇴실 이후에도 지속되는 경우가 많은데, Richmond Agitation-Sedation Scale (RASS)[14], Confusion Assessment Method for the ICU (CAM-ICU)[15] 등 중환자실에서 환자의 진정상태, 의식상태 중 섬망을 평가하는 도구들이 있으나 중환자실 퇴실 이후 연계하여 사용할 수 있는 검사에 대한 연구는 거의 없는 실정이다. 또한 환자의 신체적, 정신적 문제와 행동이 고착화되지 않도록 하려면, 환자와 가족들에게 나타날 수 있는 상태와 문제 행동을 설명하고 예방할 수 있도록 함께 노력해야 한다. 이러한 문제들을 조기에 평가하지 않으면 치료 갈등(conflict of care)이 생길 수 있으므로 중환자실에서부터 조기에 평가하고 재활치료가 중요하다는 것을 인식시킬 필요가 있다. 치료 갈등을 줄이기 위해서는 환자와 보호자의 불안, 오해, 상이한 기대를 적절한 설명과 지지, 동기부여를 통한 치료 유도로 해결해야 한다.

3 사회문화적 측면

한국을 포함한 아시아 국가에서는 가족 중심의 회복과정이 강조되기 때문에 환자와 가족간 유대가 중요한 요소로 여겨진다. 중환자실에서 퇴실하여 일반 병동으로 전동하거나 가정으로 복귀했을 때, 과거에는 가족이 직접 간병하는 것이 일반적이었다. 그러나 급격한 산업화 이후 한국은 도시화, 핵가족화되었고 삶의 질이 높아지고 의료기술이 발전하면서 고령화 사회로 진입하였다. 이에 따라 현재는 중환자실에서 퇴실한 이후 일반 병동에 입원하는 동안 간병인을 구해야 하거나 집이 아닌 재활병원이나 요양병원으로 환자를 전원 해야 하는 경우가 더 많아졌다. 이로 인해 환자와 가족들의 관계가 단절되고 의료진과 보호자 간 의사소통이 어려워졌으며 병동에서 시행되는 치료와 의료진의 처치에 대한 오해가 많아졌다. 이를 해소하기 위해서는 환자와 가족이 서로의 경험을 재구성하여 공유하도록 하는 것이 중요하다. 경험을 공유하기 위한 방법 중 하나인 중환자실 간호사가 작성하는 중환자실 일기(ICU diary)는 환자, 가족, 의료진 사이의 유대감을 높이며, 환자가 회복하는 과정에서 대화의 매개체가 될 수 있다.[16] 중환자실 일기를 통해 환자와 보호자는 경험을 공유하고 공통 주제로 대화할 수 있게 된다.

4 이전 삶으로 회복

중증도가 높았던 환자들은 중환자실 치료에 대한 기억이 부분적으로만 남아있거나 거의 없을 수 있다. 환자는 낯선 병동에서 재활을 시작하게 되는데 그곳은 그들이 겪어본 적이 없는 환경이다. 더구나 환자들은 그들의 과거병력, 약물사용 등을 충분히 파악하고 있지 못한 의료진의 치료를 받게 될 수 있다. 따라서 위험요인 평가를 비롯하여 중환자실 치료 내용, 경과, 가족의 역할 등에 대한 정보가 충분히 전달되어야 한다. 약물 금단현상, 예기치 않은 약물의 중단, 심폐 기능 저하, 부동(immobility)과 관련된 신체적 문제를 포함한 주요 문제들을 검토해야 한다. 특히 장기간 섬망이나 혼동이 지속되었던 환자는 시간(time), 장소(place), 사람(person)에 대한 지남력 평가나 간이정신상태검사(Mini-Mental State Exam, MMSE) 등 간단한 인지기능 평가를 반복 시행하고 필요한 정보와 조언을 제공해야 한다. Beck 우울척도(Beck Depression Inventory, BDI), 외상 후 스트레스 장애 체크리스트(post-traumatic stress

표 31-1. 환자가 신체적 및 비신체적 질환을 겪을 위험이 있음을 확인하는 간단한 임상 평가의 예[1]

신체적 위험요인	• 스스로 침대에서 일어날 수 없음 • 중환자실 입원 기간이 길어질 것으로 예상됨 • 명백하고 심각한 신체적 또는 신경학적 손상이 존재함 • 스스로 운동을 지속하기 어려울 만큼의 인지기능 저하 있음 • 35% 이하의 산소 농도로는 자가 환기가 불가능함 • 병전 호흡기 또는 이동성 문제가 있음 • 짧은 거리를 스스로 움직일 수 없음
비신체적 위험요인	• 반복적인 악몽, 특히 환자가 악몽을 피하기 위해 깨어 있으려 노력한다고 보고하는 경우 • 입원 전(예: 교통사고) 또는 중환자실 입원 중 발생한 외상적 사건에 대한 안 좋은 기억(예: 망상 경험 또는 플래시백) • 새로운 불안 또는 공황 발작이 재발하는 경우 • 질병에 대해 이야기하고 싶지 않다고 표현하거나 화제를 급하게 바꾸는 경우

참고: 이 목록은 모든 내용을 담고 있지 않으며, 의료 전문가는 임상적으로 환자 상태에 맞는 적절한 판단을 내려야 함

disorder checklist for DSM-5, PCL-5)와 같은 설문을 기반으로 한 도구들을 이용해 불안, 우울, 외상 후 스트레스 장애를 선별하고, 퇴실 이후에도 중환자실과 유사한 평가를 지속하는 것이 도움이 될 수 있다. 회복 과정 전반에서 신체적, 심리적, 사회적 문제를 앞서 소개된 도구들을 조합하여 다각도로 반복 평가하면서 대처할 필요가 있다. 이를 통해 환자에게 제공되는 치료 전략을 보호자가 잘 이해하고 대응하도록 도와야 한다. 또한 표 31-1의 신체적, 비신체적 위험 요인과 같은 좀 더 구체적인 내용은 영국 National Institute for Health and Care Excellence (NICE)에서 2017년에 출판한 성인 중증 질환 이후 재활(rehabilitation after critical illness in adults) 임상진료지침(clinical practice guideline)을 참고해 볼 수 있다.[1]

Ⅳ 중환자실 퇴실 후 중재

중증질환을 경험한 성인 환자 재활치료의 경우, 앞서 언급한 영국의 NICE 임상진료지침이 제시되어 있으나, 각국의 현실과 병원의 상황에 맞게 보고된 내용은 없다. 또한 회복을 위한 종합적이고 체계적인 접근과 신체적, 정신적, 인지적 기능장애[17]를 다루는 재활 중재는 현재까지 대중에 소개된 적이 없다. 더구나 이런 임상진료지침도 최적의 재활 시작 시기와 환자 유형별 재활 전략에 대한 근거가 아직까지 없다고 보고하고 있다.

중환자실 퇴실 환자들을 위한 현재의 진료 관행은 중환자실 비상 연락 서비스나 조기 대응팀을 확보하는 정도이며 이는 재활치료를 위해 개발된 것이 아니라 임상적 변화 모니터링에 집중되어 있어 적절한 재활 프로그램이 구성되어 제공되기 어렵다. 문헌에 따르면, 입원 전 병력과 관계없이 내과계에 입원한 대부분의 노인 환자에서 신체기능 저하가 관찰된다.[18] 이러한 환자들을 위한 급성기 재활은 부동 상태로 인한 전신약화를 줄였고, 이를 바탕으로 일부 기관에서는 기능 유지 재활 프로그램을 시작하였다.[19] 이러한 재활 프로그램은 병실로 방문하여 치료하고 보행 시간을 늘리며 가능하다면 그룹 재활을 병원 내 운동시설에서 시행하는 것을 목표로 한다. 가정으로의 퇴원률 증가, 입원기간 및 비용 감소가 연구를 통해 확인되었지만 다학제 재활치료를 받은 급성기 내과계 노인 환자에서 재활치료 효과의 근거는 다소 제한적이었다.[20] 하지만 주목할 점은 연구에 포함된 환자들의 평균 연령이 78세로, 평균 60세 정도의 중환자실 생존자들의 연령보다 상당히 많다는 것이다. 현재까지 재활치료가 중환자실 퇴실 후 입원기간 동안 신체 기능이 감소한 환자의 회복 단계와 임상 경과를 향상시킬 수 있다는 연구 결과는 많지 않다. 재활 중재의 최적 기간, 강도, 유형, 빈도에 관한 질문도 아직 해답

을 얻지 못했다.[21] 재활의 기본 단계에서 개인별 치료 목표는 상태 악화를 예방하고 이전 기능을 회복해 환자가 조기에 퇴원하도록 돕는 것이다.[22] 이러한 재활치료에는 주로 조기 신체 기능 향상을 위한 운동 훈련이 포함되는데, 중증질환 생존자들에게는 추가적인 인지 재활 전략도 필요하다.

중증질환 생존자들의 병동 재활에 관한 몇몇 연구들이 있다.[23,24] 기능 저하를 회복하는 것은 중환자실 퇴실 후[23] 많은 환자들에게 중요하며, 이 시기에 면밀한 관찰과 조기 재활이 권고된다. 또한 중증질환 생존자 재활 연구는 중환자실에서 시작하여 병동으로 이어지는 운동 재활 후 그 결과와 효과를 보여준다.[24] 중환자실에서 시작하여 병원 퇴원 후까지 지속된 재활운동은 수동 및 능동운동으로 시작하여 서기와 보행, 균형 이동을 포함한 기능적 과제로 진행된다. 그러나 구체적인 내용이 부족하여 재활 프로토콜에 대한 상세한 설명과 중재 방법 개선을 위한 많은 연구가 필요하다. 또한 다학제 재활치료 계획을 포함하여 치료 효과가 분명한 그룹을 규명하는 연구도 필요하다.

V 퇴원 후 추적진료

전통적으로 중환자 치료의 주된 목적은 단기 사망률을 개선하는 것이었다. 중증질환 생존자의 5%는 병원 퇴원 후 12개월 이내에 사망하며, 일반인에 비해 3배 높은 사망률을 보인다. 나머지 생존자들도 기능적으로 회복될 때까지 12개월 이상의 시간이 필요할 수 있다.[25,26] 또한 앞서 보고한 대로 중환자실 퇴실 후 생존자들은 신체기능 장애, 인지기능 저하, 불안, 우울 등 심리변화, 성기능 감소[27] 등 다양한 합병증을 경험한다. 일반 인구집단에 비해 중환자실에서 퇴실한 환자들은 이후 5년까지도 삶의 질 평가에서 문제가 지속된다고 보고된다.[26]

사망률 증가, 치료효과 감소, 지속적인 보건의료 이용비용 상승 등의 문제를 줄이기 위해 중환자실 퇴실 후 생존자들을 추적 관리하는 '집중치료 후 클리닉(post-ICU clinic)'이 제안되고 있다. 이는 생존자의 다양한 동반질환을 진단, 관리하고 잠재적인 비용 대비 효과를 개선하는 것을 목표로 한다. 중환자를 위한 재활 치료 또한 클리닉의 한 부분에 속할 수 있으며, 이 클리닉에서는 환자 중심의 재활 성과를 확인하는 것이 중요하다. 정량적인 근거 수집뿐 아니라 질적 연구를 통해 중증질환 생존자들의 치료를 위한 맞춤형 재활 프로토콜 개발의 길잡이가 되어주어야 한다. 연구 중심의 접근방식은 비용 대비 효과성을 높이는 동시에 의료자원의 효율적 사용이라는 측면에서 매우 중요하며, 이는 지속 가능한 클리닉 운영의 밑바탕이 될 수 있다.

중환자실 생존자를 대상으로 검증된 환자 중심 성과를 발굴하는 것은 재활 분야에서 당면한 과제다. 그러므로 중환자실 퇴원 후 신체적, 비신체적 재활치료의 효과에 대한 연구가 더 많이 필요하다. 또한 앞서 언급한 바와 같이 대상자 선별, 재활치료의 양과 방법, 치료 시점도 중요한 연구 과제이다. 재활 프로그램 참여를 위한 동기 부여, 지속 가능한 재활치료를 위한 심리학적, 기술적 보조 전략 연구도 필요하다. 기술 발전으로 인공지능 기반의 실시간 데이터 분석이 가능해짐에 따라, 모바일 기술과 다양한 센서를 이용한 원격 재활이 중증질환 생존자에게 새로운 치료 방법으로 시도되고 있기 때문에 이를 위한 기반 연구도 진행되길 기대한다.

VI 결론

우리는 중환자를 위한 재활치료가 중환자실에서부터 시작되어야 한다는 사회적 인식이 확립되도록 노력해야 한다. 또한 중환자실 퇴실 이후에도 지속적으로 신체적, 비신체적 문제들을 추적 관리하며 치료를 유지해야 한다. 중환자가 회복되는 과정은 진단, 중증도, 생물학적 나이 차이와 같은 다양한 요인들이 복합적으로 영향을 미치므로, 그 과정과 기간은 개별적이고 다양할 수밖에 없다. 따라서 이를 지원하기 위해서는 환자 맞춤형 대응 방법이 필요하다. 동시에 환자들의 회복 과정을 면밀히 관찰하며 행동이나 신체적인 변화에서 유사한 부분을 찾아내고, 다양한 평가와 연구적 접근을 통해 통상적으로 적용 가능한 관리 방법을 제안할 필요가 있다. 회복 과정에서 환자와 보호자를 제외하고 질병만을 고려하는 것은 궁극적으로 중증질환 생존자가 사회로 다시 돌아가는 것을 어렵게 한다. 따라서 신체적, 정신적 문제뿐만 아니라 가족과 사회적 지지 기반까지 고려한 체계화된 재활치료 시스템을 준비할 필요가 있다.

▶ 참고문헌

1. National Institute for Health and Care Excellence. Rehabilitation after critical illness in adults. NICE guide-line QS158. London: National Institute for Health and Care Excellence: 2017. www.nice.org.uk/guidance/qs158
2. Griffiths RD, Jones C. Recovering lives: the follow-up of ICU survivors. Am J Respir Crit Care Med 2011:183;833-4
3. Griffiths RD, Jones C. Seven lessons from 20 years of follow up of intensive care unit survivors. Curr Opin Crit Care 2007:13;508-13
4. Pandharipande PP, Girard TD, Jackson JC, Morandi A, Thompson JL, Pun BT, et al. Long-term cognitive impairment after critical illness. N Engl J Med 2013;369:1306-16
5. Stevens RD, Marshall SA, Cornblath DR, Hoke A, Needham DM, De Jonghe B, et al. A framework for diagnosing and classifying intensive care unit-acquired weakness. Crit Care Med 2009;37:S299-308
6. Fan E, Cheek F, Chlan L, Gosselink R, Hart N, Herridge MS, et al. An official American Thoracic Society Clinical Practice guideline: the diagnosis of intensive care unit-acquired weakness in adults. Am J Respir Crit Care Med 2014;190:1437-46
7. Appleton RT, Kinsella J, Quasim T. The incidence of intensive care unit-acquired weakness syndromes: a systematic review. J Intensive Care Soc 2015;16:126-36
8. Tipping CJ, Harrold M, Holland A, Romero L, Nisbet T, Hodgson CL. The effects of active mobilisation and rehabilitation in ICU on mortality and function: a systematic review, Intensive Care Med 2017;43:171-83
9. Vest MT, Murphy TE, Araujo KLB, Pisani MA. Disability in activities of daily living, depression, and quality of life among older medical ICU survivors: a prospective cohort study. Health Qual Life Outcomes 2011;9:9
10. Mendez-Tellez PA, Nusr R, Feldman D, Needham DM. Early Physical Rehabilitation in the ICU: A Review for the Neurohospitalist. The Neurohospitalist 2012;2:96-105
11. Levine S, Nguyen T, Taylor N, Friscia ME, Budak MT, Rothenberg P, et al. Rapid disuse atrophy of diaphragm fibers in mechanically ventilated humans. N Engl J Med 2008;358:1327-35
12. Jang MH, Shin MJ, Shin YB. Pulmonary and Physical Rehabilitation in Critically Ill Patients. Acute Crit Care. 2019;34:1-13
13. Needham DM, Davidson J, Cohen H, Hopkins RO, Weinert C, Wunsch H, et al. Improving long-term outcomes after discharge from intensive care unit: report from a stakeholders' conference. Crit Care Med 2012;40:502-9
14. Sessler CN, Gosnell MS, Grap MJ, Brophy GM, O'Neal PV, Keane KA, et al. The Richmond Agitation-Sedation Scale: validity and reliability in adult intensive care unit patients. Am J Respir Crit Care Med 2002;166:1338-44
15. Ely EW, Margolin R, Francis J, May L, Truman B, Dittus R, et al. Evaluation of delirium in critically ill patients: validation of the Confusion Assessment Method for the Intensive Care Unit (CAM-ICU). Crit Car Med 2001;29:1370-9
16. Ullman AJ, Aitken LM, Rattray J, Kenardy J, Le Brocque R, MacGillivray S, et al. Diaries for recovery from critical illness. Cochrane Database of Systematic Reviews. 2014;2014:CD010468
17. Elliott D, McKinley S, Alison J, Aitken LM, King M, Leslie GD, et al. Health-related quality of life and physical recovery after a critical illness: a multi-centre randomised controlled trial of a home-based physical rehabilitation program. Crit Care 2011;15:R142
18. Inouye SK, Acampora D, Miller RL, Fulmer T, Hurst LD, Cooney LM Jr. The Yale Geriatric Care Program: a model of care to prevent functional decline in hospitalized elderly patients. J Am Geriatr Soc 1993;41:1345-52
19. Jones CT, Lowe AJ, MacGregor L, Brand CA, Tweddle N, Russell DM. A randomised controlled trial of an exercise intervention to reduce functional decline and health service utilisation in the hospitalised elderly. Australasian J Ageing 2006;25:126-33
20. Hartley P, Keating JL, Jeffs KJ, Raymond MJ, Smith TO. Exercise for acutely hospitalised older medical patients. Cochrane Database Syst Rev 2022;11:CD005955
21. Denehy L, Elliott D. Strategies for post ICU rehabilitation. Curr Opin Crit Care 2012;18:503-8
22. DiCicco J, Whalen D. University of Rochester Acute Care Evaluation: Development of a New Functional Outcome Measure for the Acute Care Setting. J Acute Care Phys Ther 2010;1:14-20
23. van der Schaaf M, Dettling DS, Beelen A, Lucas C, Dongelmans DA, Nollet F. Poor functional status immediately after discharge from an intensive care unit. Disabil Rehabil 2008;30:1812-8
24. Schweickert WD, Pohlman MC, Pohlman AS, Nigos C, Pawlik AJ, Esbrook CL, et al. Early physical and occupational therapy in mechanically ventilated, critically ill patients: a randomised controlled trial. Lancet 2009;373:1874-82
25. Gerth AMJ, Hatch RA, Young JD, Watkinson PJ. Changes in health-related quality of life after discharge from an intensive care unit: a systematic review. Anaesthesia 2019;74:100-8
26 Cuthbertson BH, Roughton S, Jenkinson D, Maclennan G, Vale L,

Quality of life in the five years after intensive care: a cohort study. Crit Care 2010;14:R6

27. Ulvik A, Kyale R, Wentzel-Larsen T, Flaatten H. Sexual function in ICU survivors more than 3 years after major trauma. Intensive Care Med 2008;34:447-53

CHAPTER 32

외상 환자의 급성기 치료 후 재활

Rehabilitation after Acute Care in Traumatic Patients

이구주 의사

재활의 시기를 구분하는 방식은 다양하게 정의될 수 있다. 우리나라 건강보험에서는 재활 대상자를 급성기, 회복기, 유지기로 구분하고 있으며, 국외 연구에서는 외상 이후 재활 단계를 다음과 같이 여섯 단계로 나누기도 한다. 급성기 단계(acute phase), 급성기 의료 처치와 병행하는 조기 재활(early rehabilitation with continuation of acute medical care), 집중 치료와 지지적 처치를 포함한 아급성기 재활(post-acute rehabilitation with intensive therapy and supportive care), 이후의 연속되는 재활(follow-up rehabilitation), 사회 참여를 위한 지속적인 재활(continued rehabilitation for social participation), 사후 관리(aftercare).[1] 우리나라에서의 회복기 재활은 아급성기 재활과 이후의 연속되는 재활을 포함하는 개념으로, 급성기 이후부터 사회 복귀 전까지의 재활 단계를 의미한다. 회복기 재활의 시작 시점은 손상이나 질병의 종류에 따라 발병 또는 수술 후 시기가 달라질 수 있으므로, 기간으로 정의하는 것보다는 개념적으로 이해하는 것이 적절하다. 외상 환자에서 회복기 재활은 외과적 주요 수술이 완료되고, 내과적으로 중환자실 치료 등 중증 상태를 벗어난 시점을 기준으로 하며, 손상된 기능의 회복을 위한 집중적인 재활치료가 요구되는 시기를 의미한다.

I 외상환자의 재활의료기관 연계

2002년부터 2013년 독일 외상센터의 다기관 연구에 따르면, 중증 외상 후 약 32%의 환자가 재활병원으로 전원되어 지속적인 재활치료를 받았다. 특히 머리, 골반, 하지, 척추 등에 중증 손상이 있는 경우 재활병원 연계 빈도가 높았다.[2] 국내에서는 외상 이후 재활 연계에 영향을 미치는 주요 요인에 대한 연구는 없으나, 국내 보험체계와 의료 환경을 고려한 전원 기준이 제시된 바 있다(표 32-1).[3] 외상 후 재활병원으로의 전원 결정에는 환자의 현재 의학적 상태, 보험체계에서 집중 재활이 인정되는 상병인지 여부, 그리고 기능적 상태가 중요 요인이다.

이중 보험체계에 따른 재활대상에 대해 살펴보면, 외상성 뇌 손상, 척수 손상, 절단, 골반 및 하지 골절은 전통적으로 재활 치료의 주요 대상이며, 2021년 회복기 재활의료기관 제도 시행 이후 심폐 질환을 동반한 비사용 증후군이 포함되었다. 산재보험 및 자동차보험에서는 시범 재활 수가를 신설하여 상지·하지 손상 및 수부 손상에 대한 추가적인 재활 치료를 인정하고 있다.

기능적 기준으로는 기능적 보행 능력(functional ambulatory category, FAC)이 3점(감독하에서 보행 가능) 이하로 보행 능력의 저하, 연하곤란, 언어장애 등이 재활 치료 필요 상태로 간주된다. 그러나 이처럼 의학적 필요도가 명확하더라도, 인공호흡기 사용, 혈액투석, 접촉주의 감염 등의 경우에는 재활병원 연계가 원활하지 않을 수 있다.

또한 사회경제적 요인으로는 환자의 보험 유형, 거주지역 내 재활병원 존재여부 등이 영향을 미칠 수 있다.[3]

외상환자의 조기 재활은 수술 직후 재활의학과와의 협진을 통해 가능한 이른 시기에 재활 치료를 시작하는 것만으로는 충분하지 않다. 성공적인 조기 재활 프로그램이 작동하려면 지속적으로 외과의와 재활의학과, 정신건강의학과, 마취통증의학과 등 다학제 진료과 간의 긴밀한 협력이 필수적이며, 사회복지 연계, 전과 또는

표 32-1. 외상환자의 재활 필요도 체크리스트[3]

항목 1, 2, 3 모두 만족 시 재활의료기관 전원 진행	Yes	No
1. 환자 상태 점검 항목	**5개 항목 모두 충족**	
1) 현 입원기간 내 주요 수술 종료*	☐	☐
2) 일반병실 수용가능	☐	☐
3) 안정적인 활력징후	☐	☐
4) 경구/경관 영양가능	☐	☐
5) GCS Eye 4점(continuous eye opening 가능)	☐	☐
2. 재활의료기관 입원 가능 상병 목록	**1개 항목 이상 충족**	
2-1. 건강보험 재활의료기관 치료가능 상병	☐	☐
외상성 뇌손상(traumatic brain injury)		
척수손상(spinal cord injury)		
절단(amputation)		
골반골절 및 대퇴골절(pelvis or femur fracture)		
심장 및 호흡기 질환으로 인한 비사용 증후군(disuse syndrome)		
2-2. 자동차보험, 산재보험 시범 대상	☐	☐
상지 및 어깨 손상		
수부 손상		
허리 손상		
하지 손상		
3. 기능 평가 항목	**1개 항목 이상 충족**	
	☐	☐
FAC score: 3점 이하		
언어장애		
연하곤란		
제한조건(재활 연계 전 확인 필요항목)		
Home ventilator 사용	☐	☐
혈액 투석	☐	☐
접촉주의 감염질환(VRE, CRE 등)	☐	☐

재활병원 전원과 같은 행정적 지원도 함께 이루어져야 한다. 이러한 외상환자의 조기재활은 다발성 중증 외상환자의 최대 기능 회복까지 걸리는 시간을 단축시킬 수 있다.[4]

II 급성기 치료 이후 재활을 위한 환자 평가

회복기 재활을 시행함에 있어 기능 평가는 두 가지 주요 의미를 가진다. 첫번째는 환자의 문제를 파악하는 것이고, 두번째는 반복적인 기능 평가를 통해 재활 치료의 효과를 확인하는 것이다. 환자의 문제를 파악하는 과정은 급성기 재활을 시작하는 단계에서 시행하지만, 급성기 외상 환자의 경우 진정, 피부 손상, 석고 고정 등의 이유로 모든 의학적 검사를 수행하는 것이 제한될 수 있다. 이에 따라 급성기 치료 이후 제한 요인이 해소된 시점에 전반적인 기능 평가를 다시 시행하게 된다. 경우에 따라 급성기보다 아급성기에 평가하는 것이 더 적절한 경우도 있다. 예를 들어, 외상 후 말초신경 손상으로 인한 후유장애의 경우 손상 직후 근전도 검사를 시행하면 위음성 가능성이 높기 때문에 보통 회복기 재활 단계에서 검사를 진행한다. 말초 신경 손상 중 상지 손상의 경우 수상 후 3주 이후, 하지 손상은 4주 이후 시행하는 것이 진단의 정확도를 높일 수 있다.[5]

급성기 치료 이후 재활 과정에서 반복적인 기능 평가는 치료 효과를 판단하는 중요한 자료로 활용된다. 모든 의학적 처치는 환자의 증상과 징후의 개선 여부로 효과를 판단하듯, 재활의학에서도 관절 가동 범위, 근력, 보행 능력, 균형 능력, 일상 생활 수행능력 등 다양한 기능 평가를 정기적으로 실시한다. 평가의 종류에 따라 적절한 시행 간격은 달라질 수 있으나, 대부분 한 달 간격으로 시행한다. 재활 평가는 검체 검사나 영상 검사와 달리 평가자의 숙련도, 피검자의 당일 상태와 참여도 등에 따라 측정값의 차이가 클 수 있음을 감안하여, 평가를 해석해야 한다.

환자 평가 이후에는 초기 문제 목록을 작성하고 이를 바탕으로 재활 계획을 수립한다. 재활 계획 수립 시 기능 평가를 통해 환자에게 발생한 손상이 가역적인지 비가역적인지, 그리고 현재 상태에서 장기간 치료 중 추가 손상이 유발될 가능성이 있는 지를 고려하여 문제 목록을 구성한다. 예를 들어, 경수 손상으로 인한 완전 사지마비가 발생한 경우, 경수 손상은 가장 중요한 문제 항목이며, 이로 인해 동반될 수 있는 기립성 저혈압, 신경통, 신경인성 방광, 신경인성 장 등도 함께 포함된다. 또한, 회복기 재활 과정에서는 장기 치료 중 발생 가능한 이차 손상도 문제 목록에 포함되어야 한다. 뇌 손상이나 경수 손상으로 인한 완전 마비 환자에서는 욕창, 비골 신경 마비 등 추가 손상의 위험이 존재하므로, 이를 예방하기 위한 정기적인 체위 변경 등의 계획도 재활 치료 계획에 포함되어야 한다.

III 재활치료의 단계별 적용

재활치료는 일반적으로 관절 가동 범위 회복, 근력 및 유산소 능력 강화, 기능 훈련의 순서로 진행된다. 이 과정에서 기립성 저혈압, 골절 부위의 불안정성, 욕창 및 피부 손상, 연하곤란, 인지기능 저하, 심폐기능 저하, 신경인성 장 및 방광 등의 문제는 각각 치료 대상이자 기능 회복의 제한 요인으로 작용한다. 회복기 재활 초기에는 이러한 제한 요인에 대한 치료가 우선되는 경우가 많다. 기립성 저혈압, 골절의 불안정성, 관절 구축 등을 해결하지 않으면, 앉기, 서기, 보행 등 기능 재활로의 진행이 어렵기 때문이다. 또한 제한 요인으로 인해 재활치료가 장기화되면 관절 구축, 비사용에 인한 근위축, 사지의 압박 신경병증(compressive neuropathy) 등 이차 합병증이 발생할 수 있어, 이에 대한 재활은 회복기 재활 초기부터 집중적으로 시행해야 한다.

인지, 연하, 심폐 기능 등은 전문적인 재활 영역에 해당하므로, 본 단원에서는 외상 환자의 회복기 재활 기간 중 보편적으로 적용되는 재활치료 방법에 중점을 두고 다루고자 한다.

1 관절가동운동

외상 환자에서 관절 구축 예방을 위한 매일의 수동 관절 가동 운동은 치료적 목적의 관절 고정이 필요한 불안정성 골절이 아닌 경우라면 모든 관절에 대해 매일 시행되어야 한다. 골절로 인해 특정 관절의 움직임이 제한될 경우, 인접 관절의 가동 범위 감소가 흔히 동반될 수 있으므로 이에 유의해야 한다. 예를 들어, 견관절 탈구로 어깨 관절을 고정하는 보조기를 착용한 경우, 팔꿈치, 손목, 손가락 관절의 움직임은 보조기에 의해 제한할 필요가 없다. 그러나 현재 대부분의 어깨 관절 보조기들은 구조상 팔꿈치나 손목 관절까지 함께 고정하는 경우가 많다. 이처럼 직접 고정이 필요하지 않지만 보조기 착용으로 인해 제한되는 관절은 정기적으로 보조기를 제거하고, 능동적으로 전 가동 범위를 움직여 관절 구축을 예방해야 한다. 관절 가동 운동 시에는 관절을 이루는 인대, 관절낭, 관절의 움직임에 영향을 주는 힘줄 및 근육에 대해 스트레칭을 시행한다. 관절의 구축이 없는 경우에는 연속적 수동 운동(continuous passive motion, CPM) 장치를 사용하여 관절 구축을 예방할 수 있다. 이미 구축이 발생한 경우에는, 스트레칭 전 온열 치료를 통해 관절과 관절을 움직이는 힘줄과 근육을 이완시킨 후 관절 가동 운동을 시행한다.

골절 후 석고 고정을 적용하는 경우에도 관절 구축이 발생할 수 있다. 발목이나 중족골 골절의 경우, 석고 대신 부목이나 보조기를 사용하여 고정하는 것이 가능하며, 이를 통해 조기 관절 가동 운동이 가능해져 구축 예방에 효과적이다.[6,7] 따라서 재활치료를 위해서 석고 고정 기간은 최소 기간으로 적용하고, 이후 부목이나 보조기로 전환하는 것이 바람직하다.

골절부위에 가골(callus)이 형성된 경우, 치료 시간에는 부목이나 보조기를 제거하고, 골절 부위에 기계적 부하를 가하지 않는 상태에서 관절 가동 기법(joint mobilization technique)을 이용하여 관절 가동화(joint mobilization)를 시행할 수 있다. 이후 건 가동 기법(tendon mobilization technique)으로 단계적으로 진행한다.

골절부위에 불안정성이 없다면 지렛대 원리를 활용한 스트레칭이 효과적이며, 반동을 이용한 탄성 스트레칭(ballistic stretching)은 조직 손상의 위험이 있어 지양해야 한다. 가장 흔히 사용되는 방법은 약 15초간 지속하는 정적 스트레칭이며, 고유 수용성 신경근 촉진(proprioceptive neuromuscular facilitation, PNF)기법을 활용한 스트레칭도 적용할 수 있다(표 32-2).[8]

치료사가 없는 병실 환경에서는 관절 가동 범위 유지를 위해 연속적 수동 운동 장치를 사용할 수 있다. 또한 MOTO-med®와 같은 장비를 활용하면 침상에서 조기에 상·하지 관절의 가동 운동 및 근력 운동을 시행

표 32-2. 아킬레스건 PNF 스트레칭의 예시

단계	설명
1단계: 초기 신장	발을 등쪽으로(dorsiflexion) 부드럽게 굴곡시켜 아킬레스건과 종아리 근육이 약간 긴장될 때까지 스트레칭한다.
2단계: 등척성 수축(hold)	환자는 발바닥을 치료사의 손에 아래로(발바닥 굴곡 방향) 5~10초간 밀어내려는 힘을 준다. (※ 발은 움직이지 않고 힘만 준다.)
3단계: 이완(relax)	힘을 빼고 약 2~3초간 완전히 이완한다.
4단계: 추가 신장	이완 직후 치료사는 발을 조금 더 dorsiflexion 방향으로 스트레칭하여 기존 가동 범위보다 더 깊은 신장을 유도한다.
반복	위 과정을 2~4회 반복한다.

할 수 있어, 중환자실 단계부터 회복기 재활까지 폭넓게 적용되고 있다.[9,10]

2 근력 운동

근위축을 예방하기 위해서는 지속적인 근력 강화 운동이 필요하다. 이는 관절 가동이 가능한 경우뿐만 아니라, 보조기나 석고로 관절이 고정된 경우에도 해당한다. 관절 가동이 가능한 경우에는 환자 상태에 따라 관절을 움직이지 않는 등척성 운동(isometric exercise), 일정한 저항 하에 수행하는 등장성 운동(isotonic exercise), 실내 자전거와 같은 장비를 활용할 때, 고정된 속도로 수행하는 등속성 운동(isokinetic exercise)을 적용할 수 있다. 반면, 관절의 움직임이 제한된 경우에는 관절 가동이 없는 등척성 운동을 시행한다.

등척성 운동은 대부분의 근수축이 가능한 상황에서 효과적으로 적용할 수 있는 운동 방법이다. 이는 관절을 움직이지 않고 근수축만을 유도하는 방식으로, 본격적인 재활치료 전 단계에서 근위축을 예방하고 조건화(conditioning)를 위해 활용된다. 또한, 모래주머니 등을 이용해 근력 강화 운동으로도 사용할 수 있다. 등척성 운동의 효과를 높이기 위해서는 관절 가동 범위와 근력 간의 상관관계를 고려해야 하며, 최대 근수축은 관절 가동 범위의 중간 위치에서 발생하기 때문에[11], 관절 가동 범위를 고정할 필요가 없는 경우에는 주요 근육의 기능적 움직임을 고려해 관절을 중간 각도에 위치시킨 뒤 근수축을 유도한다.

치료실로 이동이 어려운 경우, 효과적인 근수축을 위해 가장 기본적으로 활용하는 방법은 수동 관절 운동에 이어 능동적 가동운동시 근수축 방향의 반대방향으로 치료자가 저항을 주는 것이다. 치료자가 저항을 주기 어려운 경우에는 침대 발판이나, 낙상 예방을 위한 측면 보호대(side rail)를 저항 도구로 활용할 수 있으며, 모래주머니나 고무밴드 같은 소도구도 유용하게 사용된다(표 32-3).

휠체어 이동이 가능하고, 골절이나 관절의 불안정성으로 인한 근력 운동 제한이 없는 경우에는 상지·하지 실내 자전거, 스텝퍼 등 다양한 근력 운동 장비를 활용한 근력 강화 운동을 시행할 수 있다. 다만, 골반 골절이나 대퇴골 인공관절과 같은 수술을 시행한 경우에는 수술 방식에 따라 실내자전거나 스텝퍼처럼 관절의 후방에 외력이 가해지는 장비 사용이 제한될 수 있으므로 주의가 필요하다. 또한, 관절 불안정성이 특정 범위에서만 발생하는 경우에는 근력 운동 시 해당 장비의 가동 범위를 조절함으로써보다 안정적인 근력 운동을 수행할 수 있도록 한다(그림 32-1).

표 32-3. 침대에서 할 수 있는 등척성 운동의 예시

근육명	등척성 운동 방법 (누운 자세)
삼각근(deltoid)	손바닥을 몸통 쪽으로 향한 자세에서 팔과 측면보호대 사이에 쿠션을 두고 바깥쪽으로 밀어 쿠션 누르기
이두근(biceps)	팔꿈치를 90도로 굽힌 상태에서 반대 손으로 아래에서 밀어 저항 주기
삼두근(triceps)	팔꿈치를 살짝 굽혀 침대에 대고, 바닥을 미는 힘으로 팔꿈치 펴기
손가락 굴근(finger flexor)	손에 수건 또는 고무공을 쥐고 5~10초간 강하게 쥐기
고관절 외전근(hip abductor)	다리와 측면보호대 사이에 쿠션을 두고 바깥쪽으로 밀어 쿠션 누르기
대퇴사두근(quadriceps femoris)	다리를 곧게 펴고 바닥에서 발뒤꿈치를 살짝 떼고 버티기
넓적다리뒤근육(hamstring)	다리를 곧게 펴고 무릎 뒤로 바닥을 누르며 허벅지에 힘주기
가자미근(soleus 포함)	침대 발판을 아래로 밀듯이 긴장 주기

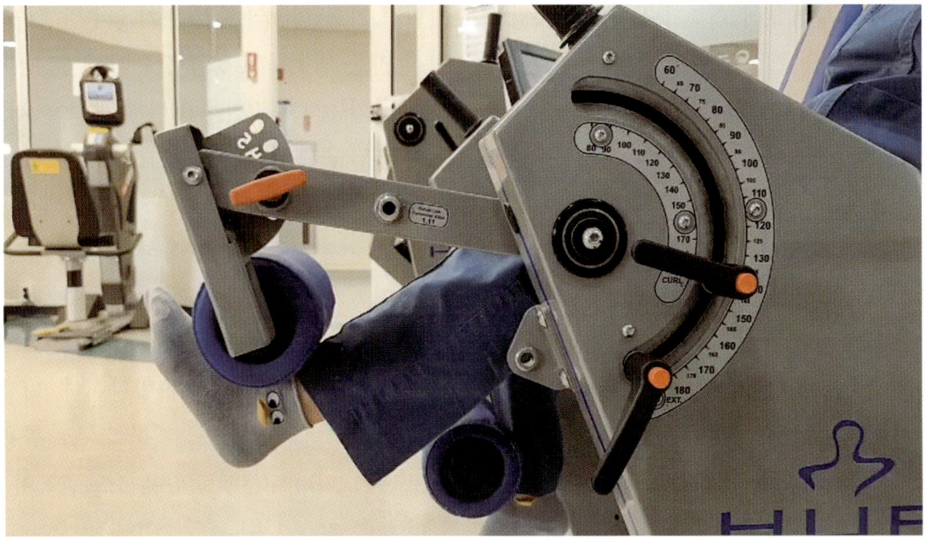

그림 32-1. 무릎 신전/굴곡근(knee extensor/flexor) 강화운동 장비에서 무릎 굴곡을 30도로 제한한 모습

3 신경마비에 대한 재활 치료

다발성 외상에서 중추신경 또는 말초신경 마비가 동반되거나, 장기간 중환자실 치료로 인해 중환자신경병증(critical illness neuropathy)이 발생한 경우, 근육의 움직임이 장기간 제한되면 근위축(muscle atrophy)이 진행된다. 신경손상으로 인해 자발적인 근수축이 어려운 경우에는 근육 또는 신경에 직접 전기자극치료(electrical stimulation therapy, EST)를 시행한다. 전기자극치료는 근육에 직접 전기자극을 주어 근수축을 유도하는 신경근육 전기자극(neuromuscular electrical stimulation, NMES) 방식과, 손상 부위의 말초신경 원위부에 자극을 주는 근접 신경 자극(near nerve stimulation) 방식이 있으며, 이를 통해 근위축을 예방할 수 있다.

초기 단계에서 관절 가동범위 유지와 근위축 예방이 충분히 이루어지지 않은 경우, 회복기 재활단계에서 관절 구축과 근위축에 대한 추가적인 치료가 반드시 필요하며, 이는 전체 재활 기간을 지연시키는 요인이 될 수 있다.

4 기립경사 훈련

기립성 저혈압은 병원 입원 환자의 약 30~60%에서 발생하는 것으로 알려져 있다.[12,13] 기립성 저혈압이 있는 경우, 먼저 탈수나 요로감염등 악화 요인을 교정하고, 저혈압을 유발하는 약물은 중단한다. 또한 복대를 착용하고, 가능한 한 장시간 누워 있는 자세는 피하도록 한다.[14] 기립성 저혈압 개선을 위한 재활 프로그램으로는, 침상 이동이 어려운 경우 하지의 등척성 근력 운동이나 침상 거치형 하지 자전거를 활용한 하지 근력 운동을 시행할 수 있다. 이동이 가능한 경우 기립경사(tilt table) 침대를 이용해 점진적으로 기립경사 훈련(tilt table training)을 시행한다.[15] 기립경사 훈련 시 하지 골절로 인해 한쪽 하지에 체중 부하가 제한되는 경우, 해당 측의 발받침을 제거해 체중 부하를 피한다. 양쪽 하지 모두 체중 부하가 어려운 경우에는 경사침대 벨트를 이용해 체간과 침대 간의 마찰력을 높여 하지에 가해지는 체중 부하를 최소화할 수 있다. 기립성 저혈압이 부분적으로 개선된 환자에게는 리클라이닝형 휠체어를 사용하면 갑작스러운 혈압 저하에 효과적으로 대응할 수 있다. 이후 기립성 저혈압이 발생하지 않고, 장시간

앉거나 서 있을 수 있는 상태가 되면 휠체어 이동이 가능해지며, 이 시점부터 본격적인 다양한 재활 프로그램을 적용할 수 있다.

5 체중 부하 훈련

외상 이후 장기간 체중 부하(weight bearing)를 시행하지 않으면 근위축과 기능 저하, 골밀도 감소, 관절 구축, 심혈관 기능 저하, 우울증, 인지 기능 저하 등 다양한 문제가 발생할 수 있다.[16,17] 이러한 문제들을 예방하기 위해 조기에 체중 부하를 시행하는 것이 중요하며, 체중 부하로 인한 골절 부위의 기계적 자극은 골유합에 효과적인 것으로 알려져 있다.[18] 그러나 골반 또는 하지 골절 환자의 경우, 수술 직후 체중 부하를 시작할 수 없는 이유는 골절 불유합 또는 부정유합이 발생할 가능성을 배제할 수 없기 때문이다. 골절이 동반된 외상환자의 재활을 시작할 때, 특히 골반 또는 하지 골절이 동반된 경우에는 골절의 불유합 위험 요인에 대한 이해가 필요하다(표 32-4).

나이, 성별, 동반 질환, 외상의 정도, 골절 형태, 감염 등의 환자 요인과 수술 방법, 고정 방법과 같은 수술 관련 요인을 파악하여 골절의 불유합 가능성을 판단하고, 재활 시작 단계에서 비 체중 부하, 부분 체중 부하, 전 체중 부하 중 어떤 방식으로 체중 부하를 적용할지 재활치료 방법을 결정한다. 체중 부하량에 대한 정의가 명확하지 않지만, 일반적으로 비 체중 부하(non-weight bearing)는 체중의 0% 부하를 의미하며, 이는 환측의 발이 바닥에 닿지 않도록 하는 것을 말한다. 전 체중 부하(full weight bearing)는 체중의 100%를 지지하는 상태를 의미한다. 임상에서 혼선을 일으키는 경우는 부분 체중 부하(partial weight bearing)이다. 부분 체중 부하 관련 용어로는 발끝만 닿는 보행(toe-touch gait)과 부분 체중 부하 보행(partial weight bearing gait)이 있으며, 명확한 정의는 없으나, 일반적으로 발끝만 닿는 보행은 전체 체중의 10~20%, 부분 체중 보행은 전체 체중의 30~50%를 지지하는 것으로 간주된

표 32-4. 골절 불유합의 위험요인[19]

환자 의존적 요인(patient-dependent factors)
수정 불가능 요인(non-modifiable) • 나이 • 성별 • 유전적 소인 • 동반 질환 • 복용 약물 • 생물학적 환경 – 세포, 혈관 분포 및 성장 인자 등
수정 가능 요인(modifiable) • 행동 • 약물 남용 • 체중 • 질병 치료 • 약물 조정 • 세포 또는 성장 인자 적용
환자 비의존적 요인(patient-independent factors)
수정 불가능 요인(non-modifiable) • 외상 정도 • 골절 형태 • 감염
수정 가능 요인(modifiable) • 예방적 또는 치료적 처치
외과의사 의존적 요인(surgeon-dependent factors)
수정 불가능 요인(non-modifiable) • 수술
수정 가능 요인(modifiable) • 수술 방법 • 고정 방법 또는 임플란트 종류 • 혈종, 혈액 공급, 골막 및 연부조직 보호 • 추적 관찰 • 재활

다.[20] 그러나 재활 전문가 집단을 대상으로 한 연구에서는 발끝만 닿는 보행 시 평균 체중 부하는 체중의 12.1%(표준편차 6.5%), 부분 체중 부하는 체중의 40.7%(표준편차 12.2%)로 보고되어, 일부 편차는 있었으나 목표한 체중 부하량을 적절히 수행하였다.[21] 반면, 고관절 골절 환자에게 보행기나 목발을 이용해 비 체중 부하나 부분 체중 부하를 지시한 경우에는 전문가 집단의 결과와 차이가 있었다. 비 체중 부하를 지시한 경우 실제 체중 부하는 체중의 22.8%(표준편차 19.1%), 발끝

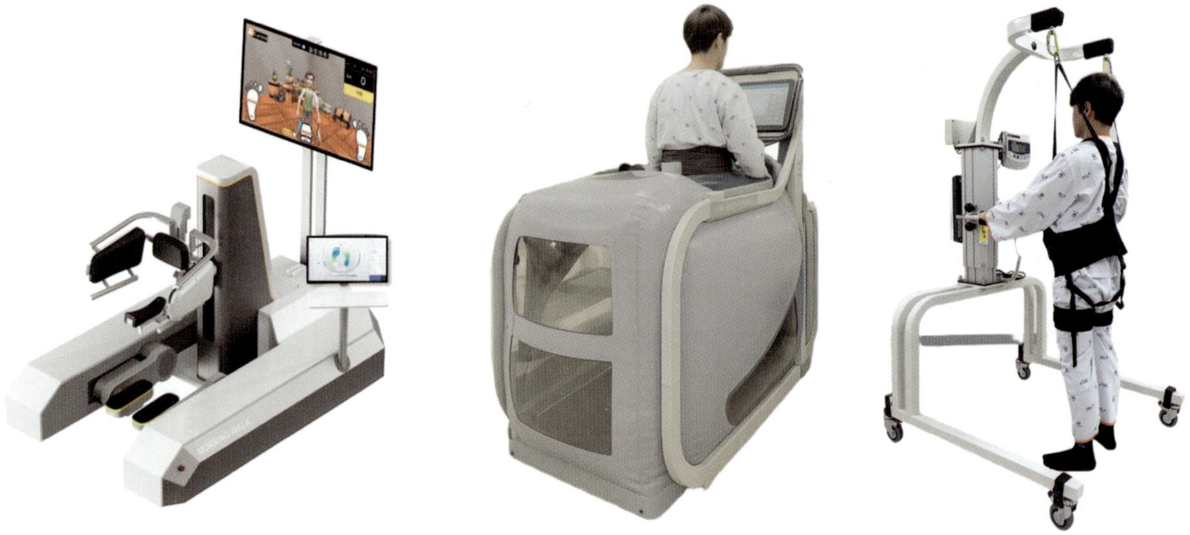

A 보행로봇을 이용한 보행훈련 B 항중력 트레드밀을 이용한 보행훈련 C 현수 장치를 이용한 보행훈련

그림 32-2. 체중 부하 조절이 가능한 보행훈련 기기들

만 닿는 보행은 체중의 51.2%(표준편차 22.3%), 전 체중 부하는 73.3%(표준편차 17.1%)로 측정되었다. 이는 비 체중 부하 상태에서는 발끝을 전혀 닿지 않게 유지하는 것이 불안정해 실제 보행이 어려웠고, 발끝만 닿으라는 지시에도 전문가보다 많은 체중이 부하되었기 때문이다. 오히려 전 체중 부하를 지시한 경우에도 100% 체중 부하가 이루어지지 않았는데, 이는 골절부위의 통증, 골절 초기 느린 보행 속도에 따른 건측(intact side)의 짧은 유각기(short swing phase), 이로 인한 지속적인 양하지 지지(double limb stance) 때문으로 추정된다.

원위부 대퇴 골절의 조기 체중 부하에 대한 체계적 문헌 고찰에 따르면, 수술 직후 부분 체중 부하 또는 전 체중 부하를 시행한 경우와 비 체중 부하 또는 발끝만 닿게 보행을 한 경우 사이에 불유합, 부정유합, 감염, 사망률에 유의미한 차이는 없었다.[22] 또한 조기 체중 부하의 안정성에 대한 체계적 문헌 고찰에서, 발목 골절 환자에게 2주 후 체중 부하를 시작한 경우와 3~6주 후 체중 부하를 시작하는 경우를 비교한 연구, 종골 골절(calcaneal fracture)에서 3~4주에 체중 부하를 시작하는 경우와 6~13주에 시작하는 경우를 비교한 연구, 경골 골절(tibial fracture)에서 수술 직후 체중 부하를 시작하는 경우와 6주 이후에 시작하는 경우를 비교한 연구들 모두에서 체중 부하 시기가 골절 유합에 유의한 영향을 미치지 않는 것으로 나타났다.[23]

복합 골절이나 골절면 간의 간격이 큰 경우처럼 불유합위험이 높은 경우, 또는 양측 하지 골절, 반대측 다리 절단, 뇌 손상이나 척수 손상 등이 동반되어 부분 체중 부하 유지가 어려운 경우에는 조기에 정확한 체중 부하를 시작하기 위해 체중 부하를 정밀하게 조절할 수 있는 재활 장비의 활용을 고려해야 한다. 이러한 경우에 사용할 수 있는 장비로는 보행 로봇, 항중력 트레드밀(anti-gravity treadmill), 체중 지지 트레드밀(weight-supported treadmill), 현수 장치(weight lift, harness)와 같은 장비들이 사용될 수 있다(그림 32-2). 이러한 장비들은 초기 재활 단계에서 과도한 하중으로 인한 부정적인 영향을 방지하고, 점진적이며 안전한 체중 부하를 유도함으로써 골절 치유와 기능 회복을 최적화하는 데 기여할 수 있다.

Ⅳ 보조기 및 의지의 활용

보조 도구의 적절한 사용은 손상 부위의 고정 및 회복을 위해 필수적으로 사용될 수 있지만, 장기간 사용할 경우 관절 및 연부 조직의 구축, 근위축을 유발할 수 있으므로 사용 기간과 방법에 대해 충분한 이해가 필요하다. 보조기의 착용 기간은 손상 부위, 수술 후 예상되는 관절의 불안정성, 회복에 소요되는 기간 등을 고려하여 결정한다. 회복기 재활 단계에서는 관절 안정성을 위해 보조기를 착용한 환자의 경우, 사용 중단 시점에 대한 적절한 의사결정과 함께, 보조기 사용 기간 동안 발생할 수 있는 관절 구축 및 근위축을 예방하기 위한 재활 프로그램의 적용이 필요하다.

절단 환자의 경우, 회복기 재활 초기에 석고 고정을 이용한 견고한 고정법(rigid dressing)을 통해 의족을 제작하고 조기 보행 훈련을 시행하는 것이 효과적인 것으로 알려져 있다.[24] 그러나 회복기 재활에서 마주하는 대부분의 경우에는 절단 부위 봉합 상태의 관찰이 필요하거나, 연부 조직 손상이 동반된 경우가 많아 석고 고정을 적용하지 못하는 경우가 대부분이다. 회복기 재활 단계에서는 절단단 수술 후 부종 및 인접 관절의 구축에 대한 조치가 우선된다. 부종 및 절단부 장액종(seroma at amputation site) 제거를 위해 압박 붕대나 압박 스타킹을 사용할 수 있다. 일반적으로 의족을 착용하면서 부종 및 절단부 장액종은 점차 호전되지만, 악화되는 경우에는 의족의 소켓이 절단단에 비해 너무 작거나 너무 크지 않은지 확인하고 조정이 필요하다. 절단부위 인접 관절의 가동범위 감소는 절단 초기부터 발생하며, 보행 양상을 지속적으로 악화시키는 요인으로 작용한다. 가장 흔한 원인은 하지 절단의 경우, 앉아 있는 시간이 많아지면서 고관절 굴곡근이나 슬관절 굴곡근의 단축이 발생하는 것이다. 이에 따라 회복기 재활 초기부터 이들 근육에 대한 스트레칭 운동을 꾸준히 시행해야 한다.

Ⅴ 결론

외상 후 급성기 치료가 종료되는 시점에는 재활 필요성에 대한 초기 평가가 이루어져야 하며, 재활이 필요한 경우에는 외상 치료 경험이 있는 재활의료기관으로의 조기 연계와 지속적인 다학제적 접근이 필요하다. 외상 환자의 재활을 담당하는 재활의료기관은 다양한 외상 유형에 대응할 수 있는 다양한 의료장비와 재활프로그램을 갖추고 있어야 한다. 외상은 동일한 손상이 반복적으로 발생할 가능성이 낮기 때문에, 외상 환자를 치료하는 재활의학과 의료진은 내·외과적인 치료에 대한 폭넓은 지식과 함께, 환자의 제한 사항을 개별 상황에 맞게 유연하게 적용할 수 있는 임상적 판단과 융통성이 요구된다.

▶ 참고문헌

1. Simmel, S., Rehabilitation after multiple traumata. Orthopade, 2021. 50(11): p. 910–915.
2. Debus, F., et al., Which factors influence the need for inpatient rehabilitation after severe trauma? Injury, 2016. 47(12): p. 2683–2687.
3. Lee, S.A., et al., The last chain of trauma survival: development of a scale for trauma-rehabilitation linkage in South Korea using a systematic review and expert consensus. Ann Surg Treat Res, 2024. 107(5): p. 274–283.
4. Bouman, A.I., et al., Effects of an Integrated 'Fast Track' Rehabilitation Service for Multi-Trauma Patients: A Non-Randomized Clinical Trial in the Netherlands. PLoS One, 2017. 12(1): p. e0170047.
5. Preston, D.C. and B.E. Shapiro, Electromyography and neuromuscular disorders e-book: clinical-electrophysiologic correlations 2012: Elsevier Health Sciences.
6. Drakos, M.C. and C.J. Murphy, Bracing versus casting in ankle fractures. Phys Sportsmed, 2014. 42(4): p. 60–70.
7. Pituckanotai, K., et al., Comparative Outcomes of Cast and Removable Support in Fracture Fifth Metatarsal Bone: Systematic Review and Meta-Analysis. J Foot Ankle Surg, 2018. 57(5): p. 982–986.
8. Sharman, M.J., A.G. Cresswell, and S. Riek, Proprioceptive neuromuscular facilitation stretching : mechanisms and clinical implica-

tions. Sports Med. 2006. 36(11): p. 929–39.

9. Prokazova, P., et al., Robot–assisted therapy using the MOTOmed letto 2 for the integrated early rehabilitation of stroke patients admitted to the intensive care unit. Human physiology. 2016. 42: p. 885–890.
10. Shen, C., et al., Effects of MOTOmed movement therapy on the mobility and activities of daily living of stroke patients with hemiplegia: a systematic review and meta–analysis. Clinical rehabilitation. 2018. 32(12): p. 1569–1580.
11. Haffajee, D., U. Moritz, and G. Svantesson, Isometric knee extension strength as a function of joint angle, muscle length and motor unit activity. Acta Orthop Scand, 1972. 43(2): p. 138–47.
12. Feldstein, C. and A.B. Weder, Orthostatic hypotension: a common, serious and underrecognized problem in hospitalized patients. J Am Soc Hypertens, 2012. 6(1): p. 27–39.
13. Shibao, C., et al., Orthostatic hypotension–related hospitalizations in the United States. Am J Med, 2007. 120(11): p. 975–80.
14. Wahba, A., et al., Management of Orthostatic Hypotension in the Hospitalized Patient: A Narrative Review. Am J Med, 2022. 135(1): p. 24–31.
15. Verheyden, B., et al., Tilt training increases the vasoconstrictor reserve in patients with neurally mediated syncope evoked by head–up tilt testing. Eur Heart J, 2008. 29(12): p. 1523–30.
16. Yoshiko, A., et al., Effects of post–fracture non–weight–bearing immobilization on muscle atrophy, intramuscular and intermuscular adipose tissues in the thigh and calf. Skeletal Radiol, 2018. 47(11): p. 1541–1549.
17. Aloraibi, S., et al., Optimal management of older people with frailty non–weight bearing after lower limb fracture: a scoping review. Age Ageing, 2021. 50(4): p. 1129–1136.
18. Ghiasi, M.S., et al., Bone fracture healing in mechanobiological modeling: A review of principles and methods. Bone Rep, 2017. 6: p. 87–100.
19. Wildemann, B., et al., Non–union bone fractures. Nat Rev Dis Primers, 2021. 7(1): p. 57.
20. Raza, M., et al., Weight–bearing in Trauma Surgery (WiTS) Study: A national survey of UK Trauma & Orthopaedic multidisciplinary health professionals. Injury, 2022. 53(2): p. 427–433.
21. Thompson, S.G., R.D. Phillip, and A. Roberts, How do orthopaedic surgeons and rehabilitation professionals interpret and assess 'toe touch' weight bearing and 'partial' weight bearing status in the rehabilitation setting? BMJ Open Sport Exerc Med, 2018. 4(1): p. e000326.
22. Wardle, B., et al., Weightbearing versus non–weight bearing in geriatric distal femoral fractures: a systematic review and meta–analysis. Eur J Trauma Emerg Surg, 2024. 50(6): p. 2807–2818.
23. Flowers, D.W., et al., The Safety and Effectiveness of Early, Progressive Weight Bearing and Implant Choice after Traumatic Lower Extremity Fracture: A Systematic Review. Bioengineering (Basel), 2022. 9(12).
24. Churilov, I., L. Churilov, and D. Murphy, Do rigid dressings reduce the time from amputation to prosthetic fitting? A systematic review and meta–analysis. Ann Vasc Surg, 2014. 28(7): p. 1801–8.

CHAPTER 33

집중치료 후 클리닉

Post-ICU Clinic after Hospital Discharge

이연주, 범재원 의사

I 집중치료 후 증후군

중환자실에서 생명을 건 위중한 치료를 받고 살아남은 환자들에게는 또 다른 회복의 긴 여정이 시작된다. 하지만 이 회복은 단순히 생존 이후의 시간이 아니라, 다양한 후유증과의 싸움이기도 하다. 이러한 후유증을 포괄적으로 설명하기 위해 2012년 Needham 등이 제안한 개념이 바로 '집중치료 후 증후군(post-intensive care syndrome, PICS)'이다.[1] 이는 중환자 치료를 마치고 퇴원한 환자에게 나타나는 신체적, 인지적, 정신적 장애를 아우르는 개념으로, 생존자의 삶의 질에 심대한 영향을 미친다.

PICS는 크게 세 가지 축으로 나타난다. 첫째, 신체적 기능 저하이다. 중환자 치료 과정 중 발생하는 근감소증, 말초 신경병증, 중환자실 획득 쇠약(ICU-acquired weakness) 등은 일상적인 활동 수행에 중대한 제한을 가져오며, 환자들의 독립적인 삶을 어렵게 만든다. 둘째, 인지 기능 장애 역시 빈번히 발생한다. 집중력 저하, 단기 기억력 감퇴, 판단력 및 계획 수행 기능의 저하는 많은 환자들에게 장기적인 사회 복귀의 장벽이 된다. 셋째, 정신적 장애 또한 매우 흔하다. 불안, 우울, 그리고 외상 후 스트레스 장애(post-traumatic stress disorder, PTSD) 등은 중환자 경험의 정신적 트라우마로부터 비롯된다. 특히, 이 정신적 고통은 환자 본인뿐 아니라 가족 구성원에게도 영향을 미치며, 이를 PICS-Family로 정의하기도 한다.

이러한 후유증들은 단순히 환자의 건강 문제에 국한되지 않는다. 중환자 생존자의 다수가 치료 이후 직업을 잃거나 복귀에 어려움을 겪으며, 가족 구성원이 새로운 돌봄 역할을 맡게 된다. 이로 인해 사회적·경제적 부담이 동반되며, 건강보험 시스템과 사회 안전망에도 장기적 영향을 미치게 된다.

PICS는 특정한 한 가지 원인에 의해서 발생하는 것이 아니라, 중환자실 내에서의 다면적인 요인들이 복합적으로 작용하여 발생한다. 장기적인 진정제 투여, 수면 박탈, 섬망, 침습적 치료 및 기계 보조 장치의 사용, 중증 패혈증 등의 경험은 모두 PICS 발생의 주요 위험 인자이다. 특히 중환자실 체류 기간이 길수록 PICS 발생 가능성은 현저히 증가하며, 고령이나 기존 만성질환을 가진 환자들은 더욱 취약하다. 이러한 맥락에서, PICS는 단순히 임상적 개념이 아니라 환자의 삶과 직결된 실존적 문제이다.

국내 한 대학병원*에서 진료했던 한 환자의 사례는

* 분당서울대학교병원

PICS의 극단적인 양상을 잘 보여준다. 47세의 젊은 남성 환자는 지역사회에서 폐렴과 패혈증으로 입원했고, 이후 3개월 이상의 중환자실 치료와 총 5개월의 입원 기간을 견디며 생존했다. 그러나 그는 결국 사지 절단이라는 돌이킬 수 없는 신체적 손상을 입었다. 이 환자는 이후 수년 간 집중치료 후 클리닉(post-ICU clinic)을 통해 지속적인 외래 추적 진료를 받으며, 의족과 의수를 이용해 삶을 다시 재건해 나갔다.

이렇듯 중환자 치료 후 회복은 단절이 없는 연속선상에 있다. 중환자실에서 병동으로, 그리고 외래와 지역사회로의 전환은 수개월에서 수년에 걸쳐 점진적으로 이루어지며, 그 과정은 단순히 의학적 회복만이 아니라 환자의 삶 전반을 아우르는 통합적인 접근을 요구한다. 하지만 현실에서는 이 회복 경로에 수많은 단절이 존재하고, 이로 인해 정보 전달의 실패, 치료의 공백, 환자와 가족의 혼란이 이어지고 있다. 바로 이러한 이유로 집중치료 후 클리닉의 필요성은 점점 더 강조되고 있으며, PICS에 대한 심층적 이해는 그 출발점이 된다.

II 회복의 연속성과 전환의 단절

중환자실에서의 치료가 끝났다고 해서 환자의 회복 여정이 마무리되는 것은 아니다. 오히려 진정한 회복은 그 이후부터 시작된다. 중환자 치료의 결과로 많은 환자들은 다양한 신체적, 인지적, 정신적 후유증에 직면하게 되며, 이로 인해 퇴원 이후의 삶은 끊임없는 재적응과 회복의 과정을 필요로 한다. 이 회복의 여정은 흔히 '연속선(continuum)'으로 묘사된다. 즉, 중환자실에서 병동으로, 병동에서 가정으로, 그리고 지역사회로 복귀하기까지의 과정은 하나의 선상에 있으며, 점진적인 탈의료화(de-intensification)의 흐름 속에 진행된다.

하지만 이 연속적인 회복 과정은 실제 임상 현실에서 상당히 단절되어 있다. 중환자실에서의 의학적 결정과 치료 내용은 병동으로 잘 전달되지 않거나 요약에 그치는 경우가 많고, 병동에서 퇴원한 후에는 외래 진료에서 환자의 병력과 상황을 충분히 이해하지 못한 채 짧은 시간의 상담만 이루어지는 경우가 흔하다. 이 같은 전환의 단절(transitional fragmentation)은 정보의 누락, 치료의 공백, 그리고 환자 및 가족의 혼란으로 이어진다. 때로는 중요한 추적 진료가 누락되거나, 필요한 재활치료나 정신건강 서비스가 제공되지 못하는 결과를 낳기도 한다.

또한 한국의 외래 진료 환경에서는 환자 한 명당 평균 진료 시간이 매우 짧다. 환자가 중환자실에서 겪은 복합적인 과정을 충분히 설명하거나, 그에 따른 후유증을 평가하고 계획을 세우기에는 시간과 구조 모두가 턱없이 부족하다. 이러한 시스템적 한계는 중환자 생존자에게 충분한 회복 경로를 제공하지 못하며, 환자는 '살아났지만 회복되지 않은 상태'로 남게 된다.

이러한 단절의 문제는 단지 의료진 간의 커뮤니케이션 실패만을 의미하지 않는다. 퇴원 후 환자가 직면하는 다양한 사회적, 심리적 문제를 해결할 수 있는 체계가 마련되어 있지 않은 구조적인 문제이기도 하다. 퇴원과 동시에 책임이 지역사회로 이전되지만, 그 지역사회에는 환자의 상태를 제대로 파악하고 관리할 수 있는 연속적인 프로그램이 거의 없는 실정이다. 특히 PICS와 같은 복합적 후유증을 가진 환자일수록, 체계적인 전환 관리가 없다면 적절한 치료 시기를 놓치기 쉽다.

집중치료 후 클리닉은 이러한 단절을 극복하기 위한 중요한 해법 중 하나로 제시된다. 병원 외래라는 틀 안에서 중환자 치료 경험과 후유증에 대한 충분한 이해를 가진 의료진이 환자의 회복 경로를 지도하고, 필요한 자원을 연계하며, 환자와 가족이 심리적으로도 안정을 찾을 수 있는 공간을 제공하는 것이 바로 이 클리닉의 역할이다. 이러한 전환의 '허브' 역할은 단순한 진료의 의미를 넘어, 환자 중심적 회복 경로를 설계하는 중요한 출발점이 된다. 결국 중환자 치료의 진정한 성공은 생존 그 자체가 아니라, 생존 이후의 삶을 어떻게 회복하는가에 달려 있다. 그리고 그 회복이 온전히 이루어지기 위해서는, 회복의 연속성을 지키고 단절을 메우는 시스템적 접근이 필요하다.

Ⅲ 집중치료 후 클리닉의 개요와 목적

집중치료 후 클리닉(post-ICU clinic), 즉 중환자 치료 후 외래는 중환자 생존자의 장기적인 회복을 지원하기 위해 고안된 새로운 진료 형태이다. 이 클리닉은 단순히 퇴원 이후 정기 진료의 연장이 아니라, 중환자실 치료로 인해 발생한 다양한 후유증 즉, PICS를 평가하고 관리하며, 환자와 가족이 이전의 일상으로 돌아갈 수 있도록 다각적인 지원을 제공하는 역할을 수행한다(그림 33-1).

이러한 외래 클리닉이 처음 제안된 배경에는, 앞서 언급한 회복의 단절과 복합적인 후유증에 대한 문제의식이 자리하고 있다. 중환자실 치료 후 생존자는 단순한 회복자가 아니라, 새로운 신체적, 정신적 상태로 재적응해야 하는 존재이다. 하지만 현재의 의료 시스템은 이들의 다차원적 필요를 충분히 충족시키지 못하고 있다. 이 같은 간극을 메우기 위해 집중치료 후 클리닉은 전환기 진료의 허브로 기능하며, 단기적 추적뿐 아니라 장기적 동반자 역할을 수행하게 된다.

집중치료 후 클리닉의 주요 목적은 세 가지로 정리할 수 있다. 첫째는 기능 회복을 지원하고 후유증을 완화하는 것이다. 중환자 치료 후 흔히 나타나는 근력 저하, 인지 장애, 정신건강 문제 등을 조기에 평가하고 개입함으로써 장기적 장애로 발전하는 것을 막는 것이 중요하다. 둘째는 환자와 가족의 삶의 질을 향상시키는 것이다. 많은 생존자들이 퇴원 후에도 지속적인 불안과 우울, 역할 상실에 시달리며, 이는 가족 전체의 역동성에도 영향을 미친다. 집중치료 후 클리닉은 이들의 정서적 고통을 듣고 공감하며, 실질적인 해결책을 함께 모색하는 장소가 된다. 셋째는 재입원 및 의료자원의 낭비를 줄이는 것이다. 후속 관리가 부재할 경우, 작은 문제들이 치료받지 못하고 악화되어 응급실 방문이나 재입원으로 이어질 수 있는데, 집중치료 후 클리닉은 이러한 악순환을 사전에 차단하는 예방적 역할도 수행한다.

이러한 과정을 통해 집중치료 후 클리닉은 단순히 '치료 후 외래'가 아니라, 중환자 생존자의 삶을 새롭게 재구성하고 동반하는 의미 있는 플랫폼으로 자리잡고 있다. 아직까지 전 세계적으로 표준화된 운영 모델이나 일

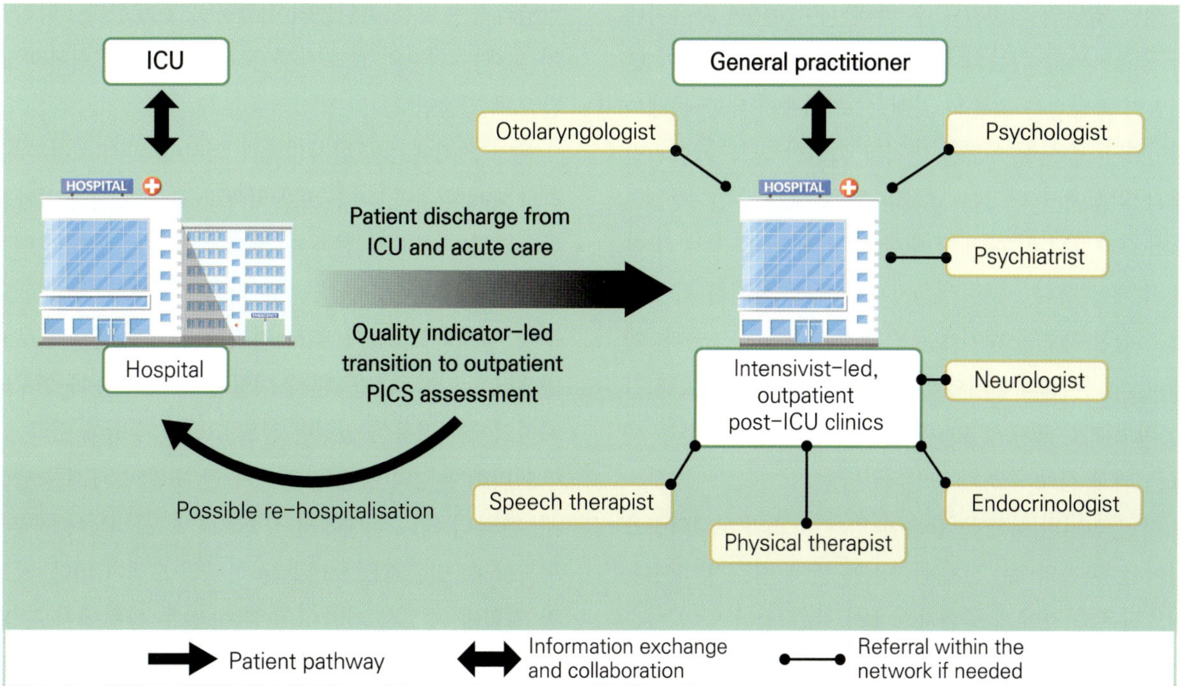

그림 33-1. 집중치료 후 중환자 관리 모식도[2]

관된 임상 지표는 존재하지 않지만, 점점 더 많은 병원들이 이 개념의 필요성을 인식하고 다양한 방식으로 이를 실천해 나가고 있다.

중환자 치료는 점점 더 정밀해지고 생존율은 높아지고 있지만, 진정한 회복은 아직도 많은 사각지대에 놓여 있다. 그 회복의 사각지대를 메우는 것이 바로 집중치료 후 클리닉의 사명이며, 이 클리닉의 존재 그 자체가 중환자 생존자의 삶에 대한 의료진의 책임 의식을 보여주는 하나의 표지라고 할 수 있다.

Ⅳ 집중치료 후 클리닉의 실제 운영: 한국 사례를 중심으로

집중치료 후 클리닉이 가지는 의미와 목적이 명확해진 만큼, 이제는 실제로 이 클리닉이 어떻게 운영되고 있는지를 살펴볼 필요가 있다. 본 장에서는 한국에서 집중치료 후 클리닉의 가장 선도적인 사례로 평가받는 국내 한 대학병원의 집중치료 후 클리닉을 중심으로, 그 운영 방식과 임상 경험을 정리하고자 한다.

해당 병원의 집중치료 후 클리닉은 2016년 호흡기내과 중환자의학 전문의 1명의 주도로 시작되었다. 이 클리닉의 출발점은 기존의 외래 진료 체계에 대한 문제의식이었다. 중환자 치료를 마치고 퇴원한 환자들은 일반내과 외래에서 단 3분 남짓의 짧은 시간 동안 복잡한 후유증과 장기적 예후에 대한 설명을 듣고, 치료 방향을 정해야 했다. 이는 생존자의 상태를 온전히 파악하고 적절한 개입을 하기에는 턱없이 부족한 구조였다. 이에 따라, 한 명의 환자에게 최소 15분 이상의 진료 시간을 확보하고, 필요시 30~40분까지 상담을 연장하는 새로운 외래 진료 구조가 고안되었다.

이 클리닉의 특징은 단순한 임상 지표의 모니터링을 넘어서, 환자의 '삶' 전체에 초점을 맞춘 진료 방식이다. 의료진은 환자에게 중환자실에서 무슨 일이 있었는지, 어떤 치료를 받았는지를 X-선 검사나 CT 영상 등의 시각적 자료를 이용해 설명한다. 그 과정에서 환자와 보호자들은 자신이 겪은 생존의 여정을 객관적으로 다시 마주하게 된다. 그리고 이어지는 대화에서는 수면의 질, 식사 습관, 사회적 관계, 가족 내 역동성, 직장 복귀 여부, 정서 상태 등 삶의 여러 측면에 대해 질문하고 경청하는 시간을 갖는다. 이 과정은 단순한 정보 전달이 아니라, 환자 스스로가 자신의 회복 경로를 '이해'하고 '수용'하며, 다시 삶의 방향성을 정립할 수 있는 기회를 제공한다.

진료 중 환자나 보호자가 눈물을 흘리는 경우도 드물지 않다. 중환자실 입실 당시의 기억은 파편적이며, 많은 경우 불안이나 죄책감, 혼란으로 남아 있기 때문이다. 그러나 이 클리닉에서 자신이 겪은 일을 차근차근 듣고 되짚어가는 과정은, 정서적 치유와 회복을 위한 중요한 시작점이 되기도 한다. 한 환자는 의수와 의족을 착용한 채 "지금은 다시 외출도 하고 친구들도 만난다"고 이야기했으며, 어떤 환자는 "이곳에서 이야기할 수 있다는 것이 참 고맙다"고 고백하기도 했다.

이 클리닉의 진료는 환자에게만 국한되지 않는다. 보호자들 역시 오랜 간병의 피로와 정서적 소진을 호소하는 경우가 많으며, 때로는 그들 역시 진료실에서 오랜 간병과정에 따른 본인들의 어려움을 토로한다. 따라서 이 외래는 환자와 보호자를 모두 포괄하는 '회복의 공간'으로 기능한다.

운영 초기에는 중환자의학과 의사 혼자서 모든 것을 감당해야 했지만, 이후 재활의학과 교수와 협업 체계를 갖추면서 다학제적 접근이 가능해졌다(그림 33-2). 더불어 집중치료 후 클리닉의 데이터를 기반으로 코호트 연구를 설계하고, 장기 추적 결과를 분석하려는 시도도 병행되고 있다. 다만, 환자 이탈율이 매우 높아 연구의 지속성에 어려움이 있었던 점도 고백할 수밖에 없다.

이러한 운영의 경험은 단순히 한 병원의 사례를 넘어서, 한국의 의료 현실에서 집중치료 후 클리닉이 어떻게 정착할 수 있는지를 보여주는 하나의 모델이 된다. 제도적 지원과 재정적 기반이 충분치 않은 상황에서도, 환자 중심의 진료라는 철학과 임상의의 헌신을 바탕으로 의미 있는 변화를 이끌어낼 수 있다는 가능성을 시사

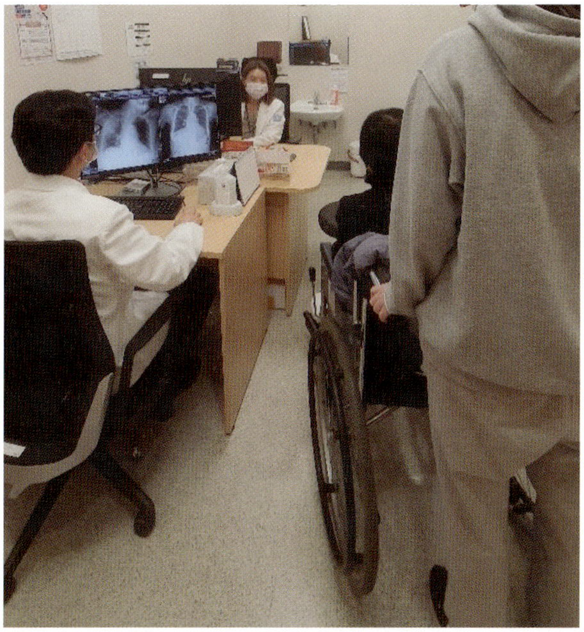

그림 33-2. 국내 한 대학병원*의 집중치료 후 다학제 클리닉

한다.

결국 집중치료 후 클리닉의 운영은 단순히 구조적 '시스템'이 아니라, 회복의 연속성과 정서적 공감의 공간을 만들기 위한 진정성 있는 노력의 결과물이라 할 수 있다.

V 다양한 운영 모델과 전략

집중치료 후 클리닉은 아직까지 전 세계적으로 통일된 운영 모델이 존재하지 않는, 매우 유동적인 구조의 진료 형태이다. 환자의 상태가 다차원적이며, 각 나라의 의료 체계와 자원 분포가 다르기 때문에 '이상적인' 집중치료 후 클리닉의 정답을 제시하는 것은 어려운 일이다. 그러나 지금까지 다양한 국가에서 시도된 운영 모델과 전략들을 살펴보면, 몇 가지 공통된 방향성과 특징을 찾아볼 수 있다.

첫 번째 전략은 중환자실 팀과 1차 의료 시스템의 연계 강화이다. 중환자실 의료진이 퇴원 이후에도 일정 기간 동안 환자의 상태를 직접 모니터링하거나, 지역 의료기관과 정보를 공유하여 연속적인 진료가 가능하도록 하는 모델이다. 이는 환자 이탈을 줄이고, 중환자실 경험을 이해하는 의료진이 이후 치료에도 관여할 수 있다는 장점이 있지만, 인력과 시간 자원이 많이 소요되어 지속 가능성에는 제한이 있다.

두 번째 전략은 동료 지지(peer support) 시스템이다. 비슷한 경험을 한 환자들이 그룹을 형성하여 서로의 회복 과정을 공유하고 감정을 나누는 방식으로, 오프라인 모임이나 온라인 플랫폼을 통해 진행되기도 한다. 이는 정신적 지지와 동기 부여에 효과적이며, 환자 중심의 접근을 실현할 수 있는 전략이기도 하다. 특히 외상 후 스트레스나 우울 증상을 경험하는 환자들에게 이 같은 동료 지지는 임상 치료 이상의 치유적 효과를 가져올 수 있다.

세 번째 전략은 전화 상담 또는 원격진료 기반의 추적 관리이다. 이는 물리적으로 병원 방문이 어려운 환자에게 접근성을 높여주는 수단이 되며, 특히 팬데믹 이후 관심이 급증한 영역이다. 중환자실에서 퇴원한 환자에게 일정한 주기로 전화를 걸어 증상을 확인하고, 필요한 경우 재방문을 유도하거나 추가 치료를 조율하는 형태이다. 다만, 이 모델은 환자와의 관계 형성, 정서적 공감 등에서 한계가 있다는 평가도 존재한다.

네 번째 전략은 단일 또는 다학제(multidisciplinary) 진료 모델이다. 단일 진료 모델은 주로 중환자의학과 또는 내과, 가정의학과 전문의가 주축이 되어 클리닉을 운영하는 구조이며, 초기 구축이 비교적 간단하다는 장점이 있다. 반면, 다학제 모델은 중환자의학과, 재활의학과, 정신건강의학과, 영양과, 간호사, 약사 등 다양한 전문가가 팀을 구성하여 환자에 대한 통합적 평가와 계획을 수립하는 방식이다. 이 모델은 환자 맞춤형 진료를 실현할 수 있다는 점에서 이상적이지만, 인건비와 시간, 공간 등 운영 자원이 많이 소요되며, 의료 시스템이 이를 얼마나 수용할 수 있는지에 따라 실행 가능성이 달

* 분당서울대학교병원

라진다.

여기서 간과할 수 없는 중요한 요소는 비용의 문제이다. 운영 모델이 복잡하고 인력이 다양할수록 비용은 기하급수적으로 증가한다. 예를 들어, 정신건강의학과 진료, 물리치료, 약제 상담 등이 포함된 다학제 클리닉은 매우 포괄적인 접근이 가능하지만, 보험 체계가 이를 보장하지 않을 경우 지속적으로 유지하기 어렵다. 실제로 많은 국가에서 집중치료 후 클리닉이 '비용 효과적이지 않다'는 이유로 도입에 제한을 받고 있다.

그럼에도 불구하고, 이러한 다양한 모델은 모두 한 가지 공통된 목표를 향하고 있다. 바로 중환자실 생존자의 복합적인 문제를 조기에 파악하고, 기능 회복과 삶의 질 향상을 촉진하는 것이다. 어떤 구조가 '최선'이라고 말하기보다는, 각 병원의 자원과 환자의 특성에 맞춰 유연하게 접근할 수 있는 맞춤형 전략이 요구된다.

또한 집중치료 후 클리닉이 효과적으로 작동하기 위해서는 단순한 진료 외에도 환자 교육, 가족 상담, 사회 복귀 프로그램 등의 비의료적 자원이 통합되어야 하며, 장기적인 정책적 지원과 제도적 뒷받침이 병행되어야 한다. 중환자 생존자에 대한 관심이 단발성에 그치지 않고, 그들의 회복 여정을 동반하는 체계로 확장되기 위해서는 이러한 통합적 전략이 핵심이다.

VI 임상연구 및 근거 기반 평가

집중치료 후 클리닉의 필요성에 대한 직관적 공감은 강하지만, 실제로 이 클리닉이 환자의 삶에 긍정적인 영향을 미치는지를 과학적으로 증명하는 일은 결코 간단하지 않다. 지난 10여 년간 여러 나라에서 다양한 운영 모델을 기반으로 한 임상연구들이 수행되었으며, 이들 연구는 집중치료 후 클리닉의 효과를 객관적인 수치로 검증하려는 노력을 담고 있다. 그러나 대부분의 결과는 일관되지 않거나 통계적으로 유의미하지 않은 경우가 많았고, 이로 인해 집중치료 후 클리닉의 근거 기반 가치를 둘러싼 논의는 여전히 진행 중이다.

대표적인 연구 중 하나는 2009년 영국에서 수행된 PRaCTICaL 연구이다.[3] 이 연구는 세 개의 병원에서 간호사 주도로 중환자실 치료 후 추적관찰 프로그램을 시행한 후, 환자의 삶의 질 향상과 비용 효과성을 평가하였다. 프로그램은 병원 입원 중 시작되었으며, 퇴원 후 3개월과 9개월에 간호사와의 정기 외래 상담이 포함되었다. 반면 대조군은 일반적인 외래 진료만 받았다. 그러나 12개월 후 SF-36을 통한 삶의 질 평가 결과, 두 그룹 간에는 신체적·정신적 건강 영역 모두에서 유의미한 차이가 없었다. 비용 분석에서도 개입군이 훨씬 많은 자원을 사용한 것으로 나타나, 이 프로그램은 비용 효과적이지 않다는 결론이 내려졌다.

비슷한 시기 독일에서 진행된 SMOOTH trial은, 패혈증 생존자를 대상으로 한 1차 진료 기반의 복합 개입 모델을 시험하였다.[4] 이 모델에서는 훈련받은 간호사가 환자의 상태를 모니터링하고, 지역 일차의료 의사들과 긴밀히 협력하는 체계가 마련되었다. 개입군은 6개월 동안 전화 상담, 행동 활성화, 교육 자료 제공 등을 포함한 통합 서비스를 제공받았으며, 대조군은 일반적인 1차 진료만 받았다. 하지만 이 연구 역시, 6개월 후 정신건강 관련 삶의 질(MCS 점수)에서 두 군 간의 유의미한 차이를 보이지 못했다.

한편, 보다 정서적 접근에 주목한 연구도 있었다. 2010년 발표된 중환자실 다이어리 연구는 중환자실 입원 동안의 치료 과정과 감정 상태를 간호사와 보호자가 기록한 다이어리를 퇴원 후 환자에게 제공함으로써, PTSD 발생률을 줄일 수 있는지를 평가하였다.[5] 이 연구에서는 개입군에서 PTSD 발생률이 대조군에 비해 유의하게 낮았으며(5% vs. 13%, $p = 0.02$), 이는 정서적 통합의 중요성을 보여주는 긍정적인 결과로 평가되었다.

또 다른 시도는 운동 중심의 개입이다. 영국의 PIX 연구는 중환자실 퇴실 환자에게 8주간의 병원 기반 운동 프로그램을 제공하고, 이 프로그램이 신체적 회복과 삶의 질에 미치는 영향을 평가하였다.[6] 수치적 분석에서는 유의한 지속 효과가 관찰되지 않았으나, 동반된 정성적 연구에서는 환자들이 스스로를 더 건강하게 느끼고,

외부 활동과 사회적 연결에 대한 의지가 높아졌다고 응답하였다.[7] 이 연구는 단순한 수치 평가만으로는 회복 경험의 진정한 가치를 포착하기 어렵다는 중요한 메시지를 전한다.

유사한 맥락에서 진행된 RECOVER 연구역시 정량적 지표로는 개입 효과를 증명하지 못했지만, 인터뷰를 기반으로 한 정성적 분석에서는 환자들이 진료와 재활을 통해 정서적으로 큰 위안을 받았음을 보여주었다.[8,9]

이처럼 현재까지의 연구는 대부분 부정적이거나 불확실한 결과를 보여준다.[10] 이는 집중치료 후 클리닉 자체의 효과가 없다는 의미라기보다는, 매우 복잡한 개입 구조와 환자군의 이질성, 불완전한 지표 설정, 그리고 제한된 관찰 기간 등 다양한 한계점 때문이라 할 수 있다. 특히, 수치화가 어려운 삶의 질, 정서 회복, 사회복귀 의지 같은 요소는 기존 임상연구 설계로는 충분히 밝혀지지 않는다.

또한 많은 연구에서 환자 이탈 문제가 지속적으로 발생해, 장기 추적의 어려움과 결과 해석의 제한성을 초래하고 있다.[11,12] 국내 한 대학병원의 집중치료 후 클리닉 역시 자체 코호트를 설계하고 장기 추적을 시도했으나, 절반 이상의 환자가 추적에서 제외되는 현실적 어려움을 겪은 바 있다.

이러한 상황은 집중치료 후 클리닉의 효과를 과학적으로 증명하기 위해서는 보다 정교한 연구 설계, 복합적 개입의 계량화, 그리고 환자 중심의 정성적 결과 분석이 병행되어야 함을 의미한다. 또한 정책적·제도적 지원을 통해 환자의 이탈을 줄이고, 장기적 연구 기반을 마련할 필요성도 제기된다.

Ⅶ 시행상의 도전과 극복 전략

집중치료 후 클리닉은 그 개념 자체로는 매우 이상적이며, 중환자 생존자의 회복을 돕기 위한 필요하고도 의미 있는 접근 방식이다. 그러나 실제 운영 단계에 들어서면, 이 이상은 여러 현실적 장벽과 마주하게 된다. 임상적·제도적·사회적 제약은 물론이고, 의료진의 감정적 소진까지 포함한 복합적인 어려움들이 클리닉의 지속 가능성을 위협한다.

가장 먼저 마주하게 되는 장애물은 정량적 효과의 부재에 대한 실망이다. 앞선 장에서 살펴보았듯이, 대부분의 무작위 대조 연구는 집중치료 후 클리닉의 개입 효과를 수치적으로 입증하는 데 실패했다. 이러한 결과는 정책 결정자나 병원 경영진에게 '비용 대비 효과'에 대한 회의로 이어질 수 있다. 다학제 팀을 구성하고 장시간 진료를 제공하는 구조는 분명 자원 소모가 크기 때문이다. 따라서 구조적 지속 가능성에 대한 의문은 집중치료 후 클리닉 확장의 가장 큰 걸림돌이 된다.

또한 제도적 기반의 부재 역시 큰 장애물이다. 대부분의 국가에서 집중치료 후 클리닉은 공식적인 진료 수가가 정해져 있지 않거나, 단순 외래 진료에 포함되어 있어 다학제 진료나 상담 중심의 진료에 대해 정당한 보상이 이루어지지 않는다. 특히 한국처럼 외래 진료 시간이 짧고, 회전율이 중시되는 환경에서는, 긴 시간의 상담과 감정적 지지를 포함하는 클리닉이 제도적으로 뿌리내리기 어렵다. 이러한 구조는 의료진이 집중치료 후 클리닉을 임상적 사명감으로만 유지하게 하며, 장기적인 헌신을 지속하기 어려운 환경을 만든다.

환자 이탈 문제는 또 다른 실질적 어려움이다. 집중치료 후 클리닉은 구조상 장기 추적을 필요로 하지만, 환자들은 예상보다 훨씬 빠르게 진료에서 이탈한다. 국내 한 대학병원의 집중치료 후 클리닉에서도 자체 코호트 설계를 바탕으로 환자의 장기적 변화를 분석하고자 했으나, 추적 중 절반 이상의 환자가 방문을 중단하면서 연구 분석 자체가 어려워졌던 경험이 있다. 그 이유는 다양하다. 어떤 환자는 자신의 상태가 더 이상 위험하지 않다고 느끼고, 어떤 환자는 경제적 부담이나 교통 문제, 진료 일정에 대한 인지 부족으로 내원하지 못한다.

이러한 상황 속에서 몇몇 기관들은 환자 내원율을 높이기 위한 전략들을 모색해왔다. 예를 들어, 퇴원 시 중환자실 의료진이 직접 집중치료 후 클리닉을 안내하고, 예약 확인 전화를 주기적으로 시행하거나, 교통비를 보조하고, 보호자와 동반 진료를 권장하는 등의 방식이다. 또한 병원 내에서 집중치료 후 클리닉을 하나의 공식적인 경로로 제도화함으로써 환자 스스로 내원이 '선택'이 아닌 '일정한 과정'으로 인식되게 하는 방식도 시도되고 있다.

이 외에도 정서적 소진은 간과하기 쉬운 중요한 문제다. 집중치료 후 클리닉에서 다루는 환자군은 단순히 '진료 대상자'가 아니라, 깊은 상처와 긴 여정을 지닌 '회복 중인 인간'이다. 의료진은 이들의 고통을 경청하고, 불확실한 예후에 대해 함께 고민하며, 때로는 함께 눈물을 흘린다. 이 과정은 숭고하지만 동시에 감정적 소진을 유발하기 쉬운 구조이다. 진료 외적으로는 보람이 크지만, 조직 내 평가와 보상은 적을 수밖에 없다. 따라서 집중치료 후 클리닉의 운영자는 개인의 사명감만으로 이 시스템을 유지하기 어렵고, 조직 차원의 정서적 지원 체계와 자율성 부여가 필요하다.

다행히도 최근에는 이같은 문제의식이 점차 공유되면서 다학제 협업과 연구적 연계를 통한 새로운 확장 가능성도 보이고 있다. 예를 들어, 국내 한 대학병원에서는 호흡기내과 중환자의학 전문의-재활의학과 전문의의 협업을 통해 환자 회복 경로에 재활치료를 적극 통합하고 있으며, 기존 코호트를 재정비하여 더욱 체계적인 연구 기반을 마련하고 있다. 이처럼 집중치료 후 클리닉은 하나의 '완성된 진료'라기보다는, 의료진과 조직이 함께 발전시켜 나가는 성장하는 플랫폼이라 이해할 필요가 있다.

결국, 집중치료 후 클리닉은 많은 제약 속에서도 환자에게 실질적인 도움을 줄 수 있는 몇 안 되는 구조 중 하나이다. 이를 지속 가능하게 하기 위해서는 정책적 뒷받침, 제도 개선, 환자 중심의 접근, 그리고 의료진의 지지를 아우르는 다층적인 전략이 병행되어야 한다.

VIII 국내외 현황과 향후 방향

중환자 치료 이후의 회복을 다루는 집중치료 후 클리닉은 이제 단순한 실험적 모델을 넘어, 많은 나라에서 관심과 논의의 중심에 서고 있다. 그만큼 중환자 생존자의 장기적인 삶의 질과 사회 복귀 문제는 더 이상 개인의 몫이 아닌, 의료 시스템과 사회 전체가 함께 고민해야 할 공공의제로 부상했다. 그러나 아직까지도 집중치료 후 클리닉은 여러 한계와 불완전한 구조 속에서 시행되고 있으며, 제도적 기반과 실질적 효과에 대한 논의는 현재진행형이다.

먼저, 국외의 흐름을 살펴보면, 영국, 독일, 미국, 호주 등 일부 국가에서는 다양한 형태의 집중치료 후 클리닉이 시범적으로 도입되고 있다. 이들 대부분은 대학병원이나 대형 연구기관을 중심으로 운영되며, 간호사 주도형, 1차 진료 통합형, 다학제팀 협업형 등 다양한 모델이 병행되고 있다. 특히 영국은 NHS를 기반으로 환자 추적 시스템이 비교적 정착되어 있어, 집중치료 후 클리닉에 대한 제도적 접근 가능성이 높지만, 그럼에도 임상 효과와 비용 효과를 동시에 만족시키는 모델은 아직 찾기 어려운 실정이다.

독일의 경우, SMOOTH trial과 같은 정부 지원 연구를 통해 집중치료 후 클리닉의 효과를 체계적으로 검증하려는 노력이 있었으나, 그 결과 역시 뚜렷한 긍정적 결론을 내지 못했다. 미국에서는 다양한 병원 차원에서 개별적으로 클리닉을 운영하고 있으나, 연방 차원의 제도화는 여전히 미비하며, 보험 적용 범위나 비용 문제는 주요 과제로 남아 있다. 대부분의 연구들은 이러한 시도들이 환자 만족도나 삶의 질 인식 향상에는 긍정적인 영향을 미칠 수 있음을 시사하지만, 표준화된 임상 지표나 보편적인 운영 모델에 도달하기에는 갈 길이 멀다.

한편, 한국의 현황은 더 제한적이다. 아직까지 집중치료 후 클리닉이라는 개념 자체가 널리 알려져 있지 않으며, 운영되고 있는 병원도 극소수에 불과하다. 국내 한 대학병원에서의 시도는 매우 선도적인 사례로, 중환자의학과 전문의가 주도하고, 재활의학과와 협업하여 PICS 환자에 대한 장기적 진료와 코호트 연구를 병행하고 있다. 그러나 이 역시 개인적 열정에 기반한 체계 밖의 노력으로, 제도적 지원이나 수가 보장 없이 지속되기에는 불안정한 측면이 크다.

이러한 현실 속에서 집중치료 후 클리닉의 향후 발전 방향은 다음의 몇 가지 키워드로 요약할 수 있다.

첫째, 근거의 축적과 질적 연구의 강화이다. 지금까지의 임상 연구들은 주로 정량적 수치를 중심으로 한 평가에 집중했으며, 그 결과 효과를 명확히 입증하지 못했다. 앞으로는 환자의 경험, 삶의 질, 사회적 복귀 과정과 같은 정성적 지표를 반영한 연구가 더욱 필요하며, 복합적 개입의 영향을 입체적으로 보여주는 새로운 연구 설계가 필요하다.

둘째, 제도화와 정책적 뒷받침이다. 집중치료 후 클리닉이 단발성 시범 사업이나 개인적 사명에 머무르지 않고 지속되기 위해서는, 외래 진료 구조의 재설계와 수가 체계의 보완이 필수적이다. 다학제 진료, 상담 중심 외래, 재활·정신건강 서비스 통합 등을 지원하는 정책은 클리닉의 지속 가능성을 좌우하는 핵심 요소이다.

셋째, 환자 중심 접근과 지역사회 연계이다. 중환자 생존자는 병원 안에서의 회복만으로는 완전한 복귀가 어렵다. 집중치료 후 클리닉은 단순한 병원 외래 진료가 아니라, 환자의 생활 반경 전체를 아우르는 통합적 진료 플랫폼이어야 하며, 이를 위해 지역사회 재활센터, 정신건강 기관, 복지 서비스 등과의 유기적 연계가 필요하다.

마지막으로, 임상의들의 참여와 네트워크 구축이다. 국내에서도 점차적으로 PICS와 집중치료 후 클리닉에 관심을 가지는 의료진들이 생겨나고 있으며, 이들이 서로의 경험과 데이터를 공유하고, 다기관 협력 연구를 통해 근거를 함께 만들어갈 수 있는 네트워크 기반이 필요하다. 현재의 각개격파 방식으로는 의미 있는 체계 구축이 어렵기 때문이다.

결국, 집중치료 후 클리닉은 중환자 치료의 '끝'이 아니라 또 하나의 '시작'을 책임지는 구조이다. 생존 이후의 삶을 온전히 회복시키기 위한 긴 여정 속에서, 우리는 이제 그 첫 걸음을 함께 내딛고 있다. 비록 현재까지의 근거는 제한적이고, 운영은 어렵지만, 생존자와 가족의 삶을 진심으로 회복시키기 위한 이 여정은 충분히 의미 있는 도전이다.

이제 필요한 것은 더 많은 공감과, 더 많은 참여, 그리고 더 많은 실천이다. 지금 우리가 할 수 있는 가장 중요한 일은, 중환자 생존자의 회복이라는 긴 여정에서 그들을 혼자 두지 않는 것이다.

IX 결론

집중치료 후 클리닉은 중환자 치료를 마친 후 환자들이 경험하는 신체적, 정신적, 사회적 후유증을 체계적으로 관리하고 회복을 지원하는 중요한 진료 모델이다. 이 클리닉의 중요성은 점점 더 많은 국가와 의료 기관에서 인정받고 있으며, 생존 중환자의 회복 과정에서 발생할 수 있는 다양한 문제들을 해결하는 데 핵심적인 역할을 한다.

우리는 이 책을 통해, 집중치료 후 클리닉이 단순한 외래 진료 시스템을 넘어서, 환자와 의료진 간의 지속적인 관계 형성과 다차원적인 지원을 제공하는 필수적인 구조임을 살펴보았다. 특히, 중환자 치료 후 나타나는 PICS의 다양한 증상들은 환자의 삶의 질을 심각하게 저하시킬 수 있으며, 이에 대한 조기 개입과 지속적인 관리가 반드시 필요함을 강조했다.

그러나 집중치료 후 클리닉의 운영은 그 자체로 수많은 도전과 어려움을 동반한다. 제도적 한계, 비용 문제, 환자 이탈 등의 현실적인 장벽은 이 클리닉의 지속 가능성에 큰 영향을 미친다. 그럼에도 불구하고, 이러한 클리닉이 환자에게 실질적인 도움을 줄 수 있는 이유는 환자 중심의 접근과 정서적 지원, 그리고 다학제적 협업을 통해 회복의 연속성을 제공하기 때문이다. 환자들은 중환자실에서의 고통을 되돌아보며, 자신들의 삶을 재정비하는 중요한 시간을 가지게 된다.

향후, 집중치료 후 클리닉의 발전을 위해서는 임상 근거의 축적, 제도적 지원, 비용 효과성 분석이 동반되어야 한다. 또한, 기존의 연구들은 주로 정량적인 지표에 초점을 맞추었으나, 앞으로는 정성적 연구와 환자들의 경험을 반영한 보다 폭넓은 평가가 필요하다. 각국의 사례를 통해 우리는 다양한 운영 모델의 가능성을 확인할 수 있었으며, 한국에서도 점차적으로 환자 맞춤형 접근이 중요해지고 있다는 사실을 알 수 있었다.

집중치료 후 클리닉의 궁극적인 목표는 중환자 치료를 받은 환자들이 일상생활로 원활하게 복귀할 수 있도록 돕는 것이다. 이는 단순히 생존을 넘어서, 환자와 그들의 가족이 회복의 길을 함께 걸어가도록 지원하는 것이며, 의료진과 사회가 협력하여 이루어져야 할 공동의 목표이다.

결국 집중치료 후 클리닉은 중환자 치료 후의 '끝'이 아니라 환자 회복의 새로운 '시작'이다. 이 여정을 성공적으로 이끌어가기 위해서는 보다 많은 의료진, 환자, 그리고 사회적 자원의 참여가 필수적이다. 앞으로 더 많은 연구와 협력을 통해 중환자 생존자들이 겪는 후유증을 최소화하고, 그들이 다시 건강하고 의미 있는 삶을 살아갈 수 있도록 지속적으로 지원해야 할 것이다.

▶ 참고문헌

1. Needham DM, Davidson J, Cohen H, Hopkins RO, Weinert C, Wunsch H, et al. Improving long-term outcomes after discharge from intensive care unit: report from a stakeholders' conference. Crit Care Med. 2012;40(2):502-509.
2. Schaller SJ, Paul N, Grunow JJ, Weiss B, Spies CD. The Post-ICU Patient – Management of Long-Term Impairments After Critical Illness. ICU Management & Practice. 2020;20(4):275-282.
3. Cuthbertson BH, Rattray J, Campbell MK, Gager M, Roughton S, Smith A, et al. The PRaCTICaL study of nurse led, intensive care follow-up programmes for improving long term outcomes from critical illness: a pragmatic randomised controlled trial. BMJ. 2009;339:b3723.
4. Schmidt K, Worrack S, Von Korff M, Davydow D, Brunkhorst F, Ehlert U, et al. Effect of a Primary Care Management Intervention on Mental Health-Related Quality of Life Among Survivors of Sepsis: A Randomized Clinical Trial. JAMA. 2016;315(24):2703-2711.
5. Jones C, Bäckman C, Capuzzo M, Egerod I, Flaatten H, Granja C, et al. Intensive care diaries reduce new onset post traumatic stress disorder following critical illness: a randomised, controlled trial. Crit Care. 2010;14(5):R168.
6. Batterham AM, Bonner S, Wright J, Howell SJ, Hugill K, Danjoux G. Effect of supervised aerobic exercise rehabilitation on physical fitness and quality-of-life in survivors of critical illness: an exploratory minimized controlled trial (PIX study). Br J Anaesth. 2014;113(1):130-137.
7. Walker W, Wright J, Danjoux G, Howell SJ, Martin D, Bonner S. Project Post Intensive Care eXercise (PIX): A qualitative exploration of intensive care unit survivors' perceptions of quality of life post-discharge and experience of exercise rehabilitation. J Intensive Care Soc. 2015;16(1):37-44.
8. Walsh TS, Salisbury LG, Merriweather JL, Boyd JA, Griffith DM, Huby G, et al. Increased Hospital-Based Physical Rehabilitation and Information Provision After Intensive Care Unit Discharge: The RECOVER Randomized Clinical Trial. JAMA Intern Med. 2015;175(6):901-910.
9. Ramsay P, Huby G, Merriweather J, Salisbury L, Rattray J, Griffith D, et al. Patient and carer experience of hospital-based rehabilitation from intensive care to hospital discharge: mixed methods process evaluation of the RECOVER randomised clinical trial. BMJ Open. 2016;6(8):e012041.
10. Hodgson C, Cuthbertson BH. Improving outcomes after critical illness: harder than we thought! Intensive Care Med. 2016;42(11):1772-1774.
11. Bakhru RN, Davidson JF, Bookstaver RE, Kenes MT, Peters SP, Welborn KG, et al. Implementation of an ICU Recovery Clinic at a Tertiary Care Academic Center. Crit Care Explor. 2019;1(8):e0034.
12. Rosa RG, Kochhann R, Berto P, Biason L, Maccari JG, De Leon P, et al. More than the tip of the iceberg: association between disabilities and inability to attend a clinic-based post-ICU follow-up and how it may impact on health inequalities. Intensive Care Med. 2018;44(8):1352-1354.

INDEX

[국문]

[영문]

A

B

C

D

E

F

K

L

M

N

O

U

V

W

X

기타